临床影像诊断必备丛书

超声诊断指南

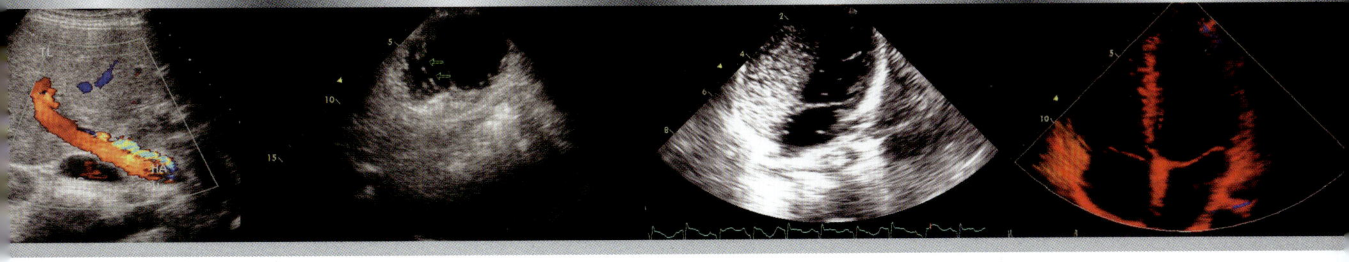

主　编　黄道中　邓又斌

北京大学医学出版社

CHAOSHENG ZHENDUAN ZHINAN

图书在版编目（CIP）数据

超声诊断指南 / 黄道中，邓又斌主编 .—北京：北京大学医学出版社，2016.1
ISBN 978-7-5659-1127-9

Ⅰ .①超… Ⅱ .①黄… ②邓… Ⅲ .①超声波诊断—指南 Ⅳ .① R445.1-62

中国版本图书馆 CIP 数据核字（2015）第 113350 号

超声诊断指南

主　　编：黄道中　邓又斌
出版发行：北京大学医学出版社
地　　址：（100191）北京市海淀区学院路 38 号　北京大学医学部院内
电　　话：发行部 010-82802230；图书邮购 010-82802495
网　　址：http：//www.pumpress.com.cn
E － mail：booksale@bjmu.edu.cn
印　　刷：北京佳信达欣艺术印刷有限公司
经　　销：新华书店
责任编辑：宋小妹　**责任校对**：金彤文　**责任印制**：李　啸
开　　本：787 mm × 1092 mm　1/16　**印张**：37　**字数**：940 千字
版　　次：2016 年 1 月第 1 版　2016 年 1 月第 1 次印刷
书　　号：ISBN 978-7-5659-1127-9
定　　价：258.00 元

临床影像诊断必备丛书

编 委 会

总 主 编　王仁法　夏黎明

副总主编　黄道中　邵剑波　吕国义

编　　委（按姓氏汉语拼音排序）

陈　浪　陈欣林　邓又斌　龚良庚

黄　璐　黄道中　黎春雷　李开艳

吕国义　彭红芬　彭俊红　彭维恒

秦增辉　邵剑波　孙子燕　唐　超

王　敏　王　翔　王仁法　夏黎明

杨敏洁　杨四清　游　建　张　菁

张　清

《超声诊断指南》

编 委 会

主　编　黄道中　邓又斌

副主编　黎春雷　李开艳　陈欣林

编　委（按姓氏汉语拼音排序）

毕小军　陈　敏　陈佩文　陈欣林
陈云超　邓又斌　何　文　洪　恺
黄道中　黄润清　黎春雷　李开艳
李燕东　刘红云　刘松兰　王　萍
王立平　王立淑　王志辉　严天慰
杨好意　叶　蕾　易慧敏　余　铖
张　超　张　丹　张　倩　张　伟
张青萍　周　琴

出 版 说 明

医学影像学随着影像设备的发展而突飞猛进，X 线、CT、MRI、超声已成为重要的检查手段，且在临床诊疗工作中日益普及，可为循证医学提供重要、客观的诊断依据。医学的发展要求影像科医师不断学习、不断提高。另外，X 线、CT 检查、超声早已普及到基层医院，但很多基层医生没有机会接受更深入的专业教育，所见病种局限，读片存在困难。目前市场上影像方面的图书或者起点较高（如按专题介绍的诊断及鉴别诊断），或者是针对学生的入门小手册，过于浅显，另有相当多的图书图片质量及印刷质量较差，不能满足实际需要。针对目前现状，我们特邀请华中科技大学同济医学院附属同济医院王仁法教授作为总主编，组织编写“临床影像诊断必备丛书”。经过两年多的艰辛付出，本丛书终于与读者见面。

丛书共 4 个分册，分别是《X 线读片指南》《CT 读片指南》《MRI 读片指南》和《超声诊断指南》，具有下述特点：

1. 以系统分章，以常见病及多发病为主。以《X 线读片指南》为例，各疾病从临床表现、X 线表现、鉴别诊断三方面叙述。

2. 贴近临床实际，注重理论和临床实际的紧密结合。

3. 叙述诊断征象时结合病理改变。

4. 注意医学影像学的统一性与完整性。

5. 以典型的图片资料为主线，用最简明的语言给出读片分析和鉴别思路。

在编写中我们注重老、中、青专家、学者的配合，采用中老年专家与工作在一线的年轻精英组合完成丛书的编写工作。本丛书在编写过程中得到华中科技大学同济医学院附属同济医院、华中科技大学同济医学院附属协和医院、华中科技大学同济医学院附属普爱医院、首都医科大学附属同仁医院、北京积水潭医院等多家医院专家的支持与帮助，在此表示诚挚的谢意。

希望广大读者不吝赐教，多提意见，以便再版时修订完善。

北京大学医学出版社
2015 年 8 月

序

超声影像医学作为现代四大医学影像学之一，无论在基础理论和技术上均得到了不断的进步与发展，在临床医学应用领域也不断地扩展和深入，日益发挥着重要的作用。当今，超声医学专业医师从业队伍增长迅速，据有关部门统计，全国超声从业人员多达十余万，且每年新增近万人上岗，为适应这一形势的发展和需要，国内近年来已有不少的超声医学影像专著、参考书和工具书出版、发行，《超声诊断指南》一书也正是在这一形势下组织编写而成的。

本书由华中科技大学同济医学院附属同济医院黄道中教授和邓又斌教授担任主编，以科室超声医师骨干为主，并邀请其他医院有实践经验的知名专家参加撰写，他们都是长期战斗在临床工作的第一线，不仅积累了丰富的临床实践经验，而且在新技术、新业务的应用上也有很强的洞察能力。纵观本书，其特色具体体现在以下诸点：

1. 着重基础理论与实践的密切结合。本书特立有总论，对各种超声新技术的应用原理，包括超声造影、弹性成像、斑点追踪技术及三维超声成像等新技术均有简明扼要的阐述，特别强调了技术操作中的规范性和临床应用价值，对实际临床工作无疑具有十分重要的指导意义。

2. 本书立足于临床，内容系统、全面，病例资料丰富、齐全，涵盖了头颈、心胸、腹部、四肢等各部位的常见病、少见病及疑难杂症，对于各种疾病的诊断和鉴别诊断均以简明的文字进行条文式叙述，特别配上各位编者多年来在实际工作中积累的精美、清晰的超声图片，相应的影像资料和病理图片，以及详细的图片注释，有助于读者的深刻理解，掌握各种疾病的诊断思路。本书对所选择的典型病例的解析都十分贴近临床，贴近超声诊断的实际过程，并以基本的规范化诊断为主线，介绍了一些超声新技术的应用，包括超声造影、弹性成像等，具有很强的实用性、先进性。

3. 本书深浅兼顾，其内容介于大型专业参考书和专科手册之间，适用读者面广，既适合基层医院超声医师学习、提高，也适合具有一定基础的超声医师参考之用，还是临床医师了解超声知识、扩展知识面的参考书籍。相信本书的出版和发行对广大超声医学工作者会有所裨益。

华中科技大学同济医学院附属同济医院
张青萍
2015 年 10 月于武汉

前　　言

超声医学参考书籍从大型的学术专著到简明的专科小本，可谓浩如烟海，种类繁多。大型学术专著从基础到临床，内容丰富但查阅不便；简明的专科小本过于简单，不能满足临床超声工作及相关专业人士的需要。鉴于此，我们组织华中科技大学同济医学院附属同济医院超声影像科及其他医院超声影像科有经验的专业人员编写了此书。本书在内容上介于前述两类书之间，特别注重于临床，内容涵盖了头颈、心胸、腹部、四肢等各部位的常见病、少见病及疑难杂症，并配有相应的精美超声图片、影像资料和病理图片，以及详细的图片注释，对大多数超声专业医师、学生及相关专业临床医师来说，不失为一本方便、实用的综合性工具书。

超声诊断学是影像医学的一门新兴学科。近年来除常规的二维超声及彩色多普勒超声技术发展迅速以外，超声造影技术、弹性成像技术及介入超声的新技术发展为超声影像带来新的飞跃。超声影像技术除了能形象、直观地显示器官或病变组织的形态学及血流动力学信息，更能达到微血管血流动力学显示甚至是分子显像，大大提高了超声诊断临床应用范围及诊断水平，使超声诊断在临床医学中占据重要地位。超声影像科室已成为各级医疗机构中必不可少的部门之一。

本书立足于临床，内容系统、全面，重点介绍“声像图表现”和“诊断注意点”两个栏目。在编写中对于复杂病例特别注重疾病的多样化表现，尤其是对同图异病及同病异图者均以文字及图例表述。在诊断与鉴别诊断上，除常规超声检查外，还运用了目前新的超声影像技术如超声造影、弹性成像、腔内超声、斑点追踪技术及三维超声等，给超声医师提供了最明晰、最全面的应用指南。全书编写历经一年，全体编者付出了艰辛的劳动，经过出版社工作人员的精心雕琢，本书得以面世，我们谨对上述人员的辛勤付出致以衷心的谢意。

在本书编写过程中得到不少专家和同道的指导和帮助，谨此表示衷心的感谢。由于我们学识有限，缺点和错误难以避免，恳切希望同道批评指正。

华中科技大学同济医学院附属同济医院
黄道中　邓又斌
2015 年 10 月

目　录

第一篇　总　论

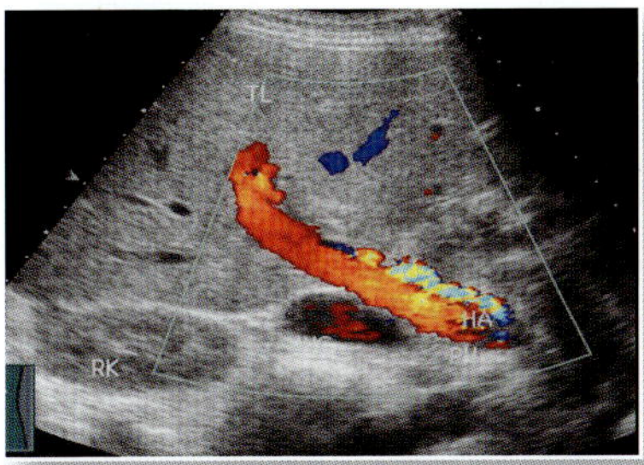

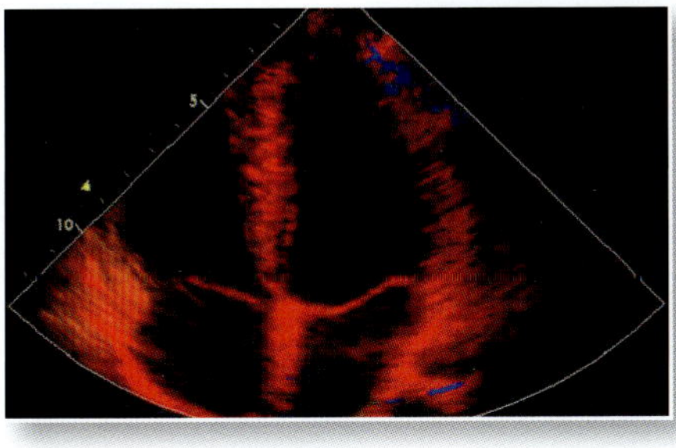

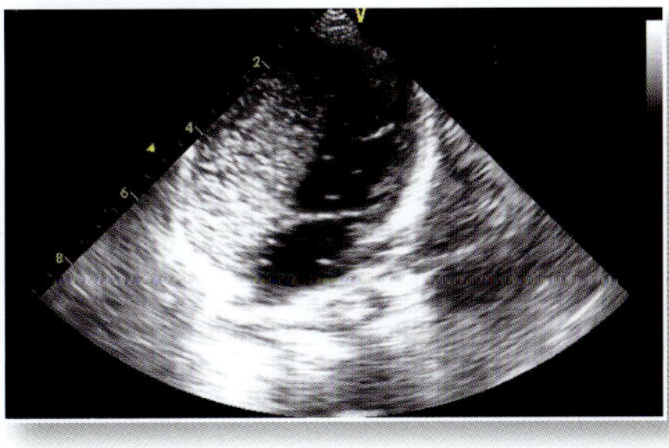

第一章　超声诊断基础

第一节　二维超声的成像原理及检查方法

二维超声成像原理是将声束传播途径中遇到的各个界面产生的一系列反射和散射信号经过处理后，显示为实时的二维灰阶断面图像，即声像图（sonogram）。

二维超声又称B型超声，具有如下特点：它将人体的回波信号以光点形式组成切面图像。此种图像与人体的解剖结构极其相似，故能直观地显示脏器的大小、形态和内部结构，并可将实质性、液性或含气性组织区分开来。超声的传播和成像速度均很快，每次扫描即产生一幅图像。快速地重复扫描，产生的众多图像组合起来便构成了实时动态图像，因此，超声能够实时观察心脏的运动功能、胎心搏动，以及胃肠蠕动等。

超声换能器又称探头，是超声仪的主要工作元件，根据探头晶片的排列、工作原理及用途，一般分为凸阵探头、线阵探头、相控阵探头、腔内探头、术中探头及穿刺探头等（图1-1-1、图1-1-2）。凸阵探头的晶片呈弧状排列并电子聚焦，形成一扇面形声像图，最常用于腹部及妇产科器官的检查。线阵探头的多个晶片组成若干个阵元沿一直线排列并配以一系列电子开关形成一幅矩形声像图。高频探头多用线阵探头，主要用于浅表器官及血管的检查。相控阵探头是利用相控阵扫描原理，通过控制各单元激励信号的时相形成一扇形扫描面，其声窗小，视野广阔，适用于心脏的超声检查。其他腔内探头主要有经直肠探头和阴式探头等，经直肠探头主要用于前列腺及其周围疾病的诊断，阴式探头用于子宫附件的超声检查。

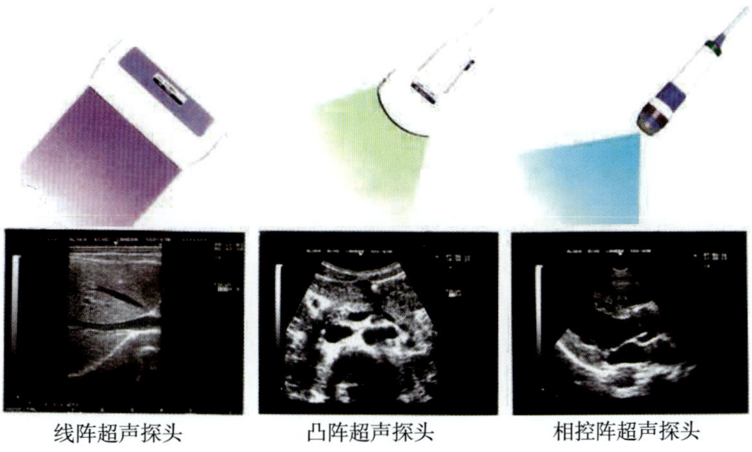

图1-1-1　常用超声探头及其扫描

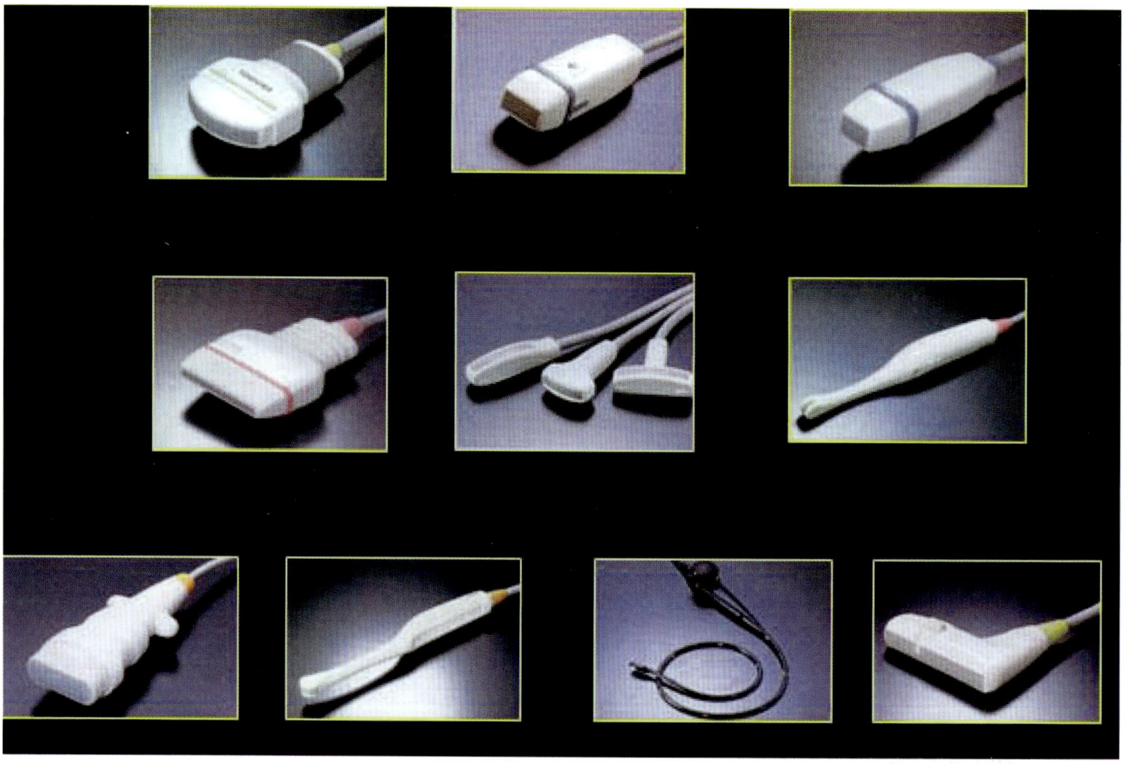

图 1-1-2 各种超声探头

第二节 彩色多普勒超声的成像原理及检查方法

多普勒效应是奥地利物理学家得利斯丁 · 约翰 · 多普勒于 1842 年首先提出的，用来描述在振动源与观察者做相对运动时出现振动频率变化的现象。

彩色多普勒血流显像（color Doppler flow imaging，CDFI）是在多点选通式多普勒基础上，将其所接收信号经相关技术处理后，并以伪彩色编码方式来显示血流的变化，即以红、绿、蓝三种基本颜色为基础。一般朝向探头的血流定为红色，背离探头的血流定为蓝色，湍流以绿色表示。正向湍流的颜色接近黄色（红色与绿色混合所致），负向湍流近于湖蓝色（蓝色与绿色混合所致），正常血流属于层流，故显示出纯正的红色或蓝色，而红色、蓝色的亮度与其相应的血流速度成正比。由彩色多普勒显示的实时二维血流图能形象、直观地显示血流的方向、流速和血流的性质（图 1-2-1）。

彩色多普勒血流图显示的模式除了常规的速度模式和加速度模式外，现今一般的高档多普勒超声仪也配置了能量模式即彩色多普勒能量图（color Doppler energy，CDE）、组织多普勒显像（Doppler tissue imaging，DTI）等。

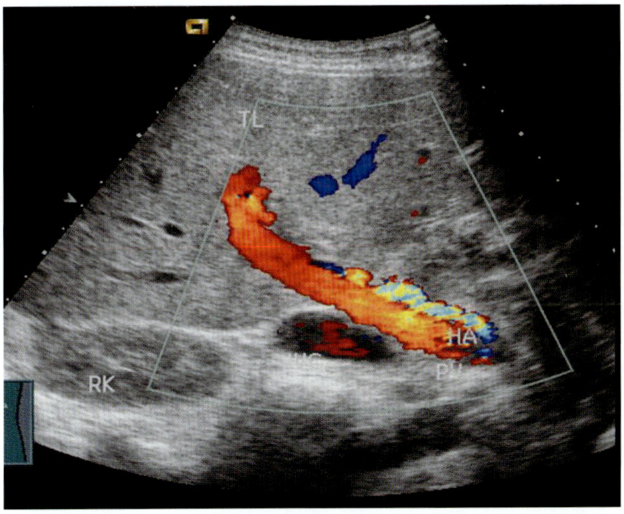

图 1-2-1　正常肝门静脉彩色多普勒显示

第三节　频谱多普勒的成像原理及检查方法

一、频谱多普勒的分类和成像原理

频谱多普勒超声主要包括连续多普勒超声和脉冲多普勒超声，是血流动力学定量分析的首选手段。连续多普勒超声诊断仪通过发射与接收连续多普勒信号，以获得运动目标的信息（图 1-3-1）。由于没有深度分辨力，不能探测运动物体的深度，因此主要用于高速血流的检测。脉冲多普勒超声诊断仪以脉冲式发射超声波，同时由延迟电路来控制接收器，使得这种仪器具有距离选通能力（图 1-3-2）。如果采用不同的延迟时间，就可以得到沿声束方向上的血流速度。但它所测血流速度的大小即多普勒频移大小受脉冲重复频率的限制。当其频移值超过尼奎斯特频率极限时，速度高的血流尖峰部分不能正常显示，出现频率倒错的显像。此外，由于采样容积范围很小，需要在断面上反复移动，检测时间较长。

二、频谱多普勒的优势

脉冲多普勒和连续多普勒技术仅能提供一维的血流信息和参数，而彩色多普勒则能进行实时地二维血流成像，形象、直观地显示血管的形态、血流的方向、流速和血流的性质（层流或湍流等）。在彩色多普勒血流显像（CDFI）下，同时能够以频谱方式记录血流信号，通过脉冲式多普勒距离选通门，对任意选定的血流区域取样，则可取得该区域血流频谱图，更可准确地进行有关血流参数的测定。彩色多普勒血流显像已广泛应用于心血管疾病的诊断。

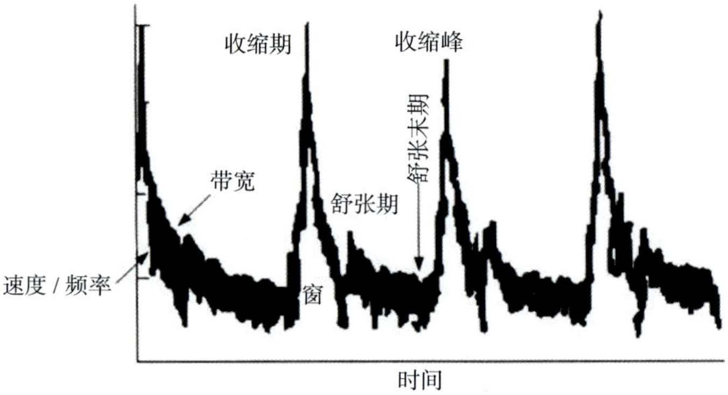

图 1-3-1 连续多普勒超声频谱

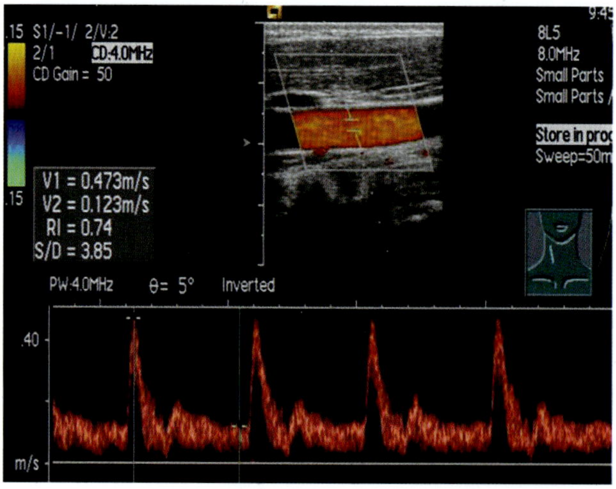

图 1-3-2 脉冲多普勒超声频谱

三、频谱多普勒观测的内容和指标

血流动力学的测定需依据频谱多普勒的检测，一般根据彩色多普勒所显示的某一部位的频谱多普勒曲线。在腹部及周围血管血流动力学的检测中常用到下列指标：收缩期最大血流速度（PS），舒张末期速度（ED），平均血流速度（MV），加速度（AV），加速时间（AT），每分钟血流量（Q），阻力指数（RI），搏动指数（PI），充血指数（CI）等。

阻力指数（RI）、搏动指数（PI）两项指标，能在一定范围内反映被测血管的远端阻力和动脉管壁弹性等综合因素的情况，且排除了声束与血流夹角的影响，有较大的参考价值。其计算的公式分别为：

$$RI=\frac{PS-ED}{PS}$$

式中，PS 为收缩期最大血流速度；ED 为舒张末期血流速度。

$$PI=\frac{PS-ED}{MV}$$

式中，MV 为平均血流速度。

$$CI=\frac{A}{MV}$$

式中，A 为血管的横切面积（cm^2）。

（陈云超　张青萍）

第四节　组织多普勒和能量多普勒的成像原理及检查方法

一、组织多普勒的成像原理

组织多普勒成像是一种能将心脏室壁运动产生的低频高振幅多普勒信号用彩色编码或用频谱显示，用于观察室壁运动的新技术。心脏大血管腔内的红细胞运动速度较快，故其产生的多普勒频移较高且振幅较低；而室壁、瓣膜和大血管壁的运动速度相对较慢，故其产生的多普勒频移较低而振幅较高。组织多普勒成像采用低通滤过器，将来自心腔内红细胞运动的高频移低振幅多普勒信号去掉，只提取来自运动室壁的低频高振幅多普勒信号，将其输送到相关系统和速度计算单元进行彩色编码，通过数字模拟转换器以二维（图 1-4-1）和M型（M型超声见本章第五节）显示。

二、组织多普勒检查方法与观测指标

1. 心肌运动速度　将脉冲多普勒组织成像的取样容积置于所要观察的室壁部位，可获取多普勒组织成像的脉冲多普勒频谱图，由此可测量和计算出反映局部心肌收缩和舒张功能的多项指标，如心肌运动瞬时速度、平均速度、加速度和减速度等。

2. 心肌运动速度阶差　将脉冲多普勒组织成像的取样容积置于心内膜和心外膜处，分别获取两处的心肌运动速度，将心内膜与心外膜心肌运动速度之差除以室壁厚度，可获取心肌运动速度阶差。正常心脏室壁各层运动速度不同，心内膜下心肌运动速度高于心外膜下心肌运动速度，故心肌运动速度阶差为正值。

3. 二尖瓣环运动速度　将探头置于心尖部，在心尖位左心长轴切面、二心腔切面和四心腔切面上观察二尖瓣环不同部位的运动情况，了解心脏的收缩和舒张功能（图 1-4-2）。

4. 时间间期　将M型彩色和脉冲频谱多普勒组织成像与心电图和心音图同步记录，测量局部心肌收缩及舒张期时间间期，从而可估计和比较局部心肌的收缩和舒张功能。

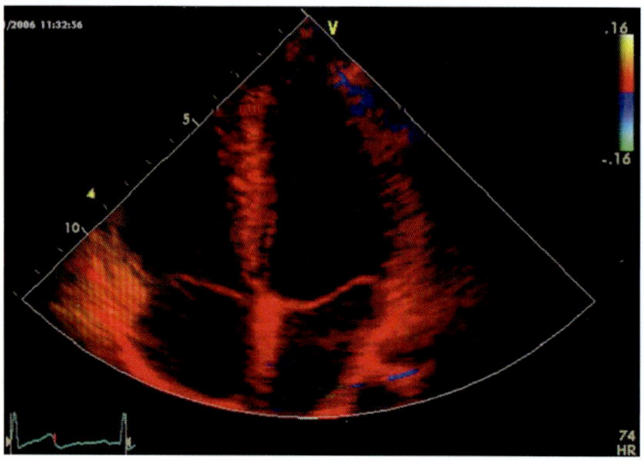

图 1-4-1 心脏四腔切面收缩末期彩色多普勒组织速度成像图

从右上角的彩色编码条图可见，朝向探头的通常从暗红色到明黄色，分别代表低速度到高速度，而背离探头则以深蓝色代表低速度，明青色代表高速度

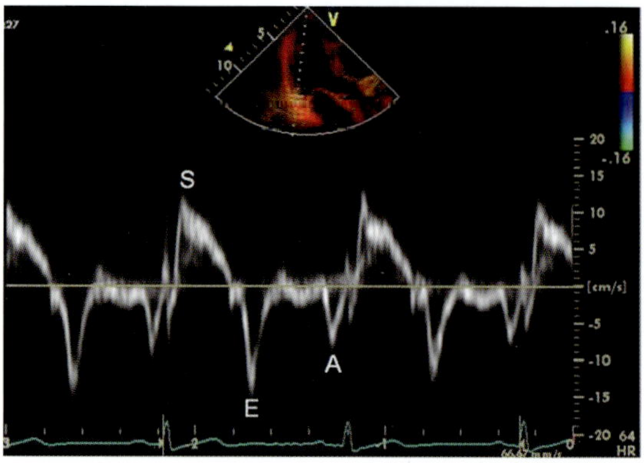

图 1-4-2 二尖瓣环脉冲多普勒组织速度成像图

正常人左室后壁二尖瓣环的脉冲多普勒组织速度图。S、E、A 分别为收缩波，舒张早期波和舒张晚期波

三、能量多普勒的成像原理及检查方法

能量多普勒是依据血管腔内运动散射体（主要是红细胞）的多普勒能量频谱的总积分，即多普勒信号的强度（振幅）或能量为成像参数，把获得的多普勒能量信号经相关技术处理，并进行彩色编码，实时显示（图 1-4-3）。色彩和亮度代表多普勒信号的能量大小，此能量大小与产生多普勒信号的红细胞数量有关。

为提高图像兴趣区血流信号的显示率，在使用能量多普勒时应熟练、正确地应用仪器的有关控制键：①在灰阶图像观察的基础上，先将滤波“Filter”键置于高滤波状态，以避免闪烁干扰。②初步观察病灶的血流状态和形态学分布后，嘱患者屏住呼吸并迅速将

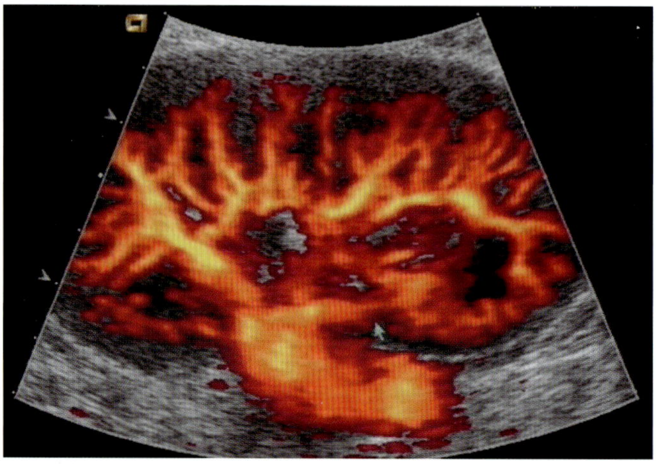

图 1-4-3 彩色多普勒能量图（CDE）对移植肾实质内血流灌注的显示

肾窦及肾实质内走行的段间动脉、叶间动脉、弓状动脉及小叶间动脉显示清楚

"Filter"键换到低滤波状态，以便观察到最丰富、最完整的血管分布结构。③ 尽量缩小兴趣区的取样范围也可减少闪烁干扰。④ 降低量程"Scale"键，降低脉冲重复频率（RPF）有助于检出低速血流信号。

第五节 M 型超声心动图的成像原理

当发射的超声束进入心脏各层和血流时产生反射回波，在荧光屏上显示随心脏周期性搏动而上下摆动的一系列灰度不同的纵向扫描光点，经慢扫描作横向展开，从而显示出心脏各层界面的活动轨迹曲线，心内血液显示为暗带。此种能反映心脏各界面（包括瓣膜）间距、厚度、运动方向及活动规律的曲线图为 M 型超声心动图（图 1-5-1）。

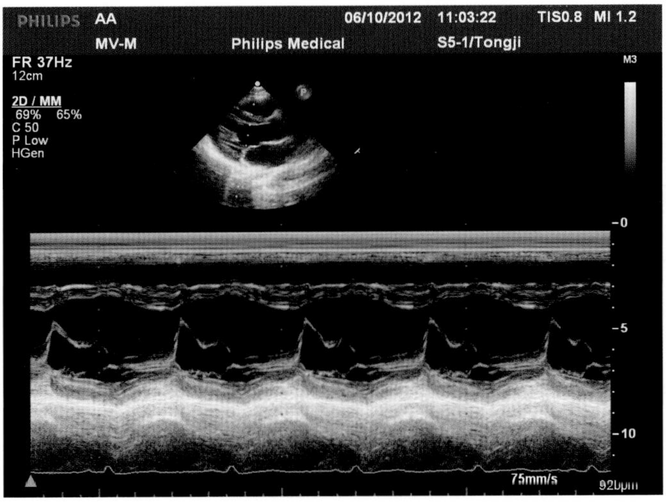

图 1-5-1 二尖瓣水平的 M 型超声心动图

（刘红云）

第二章　常用超声新技术

第一节　超声造影的原理及其应用

一、超声造影的原理

超声造影就是将造影剂注入体内，使均质的血液变为含有微小气泡的液体，声阻有很大差异，当超声波通过时，出现密集的光点反射，与正常状态均质血液的无回声区形成非常鲜明的对比，具有良好的造影效果。声诺维（SonoVue）是目前超声造影使用最广泛的造影剂，其主要成分是六氟化硫（SF_6）（一种惰性无毒气体），可随呼吸排出体外。

二、腹部脏器、浅表器官及血管超声造影

超声造影在消化系统、泌尿系统、女性生殖系统、浅表器官和外周血管等均有广泛的应用，其中肝超声造影应用最广、效果最显著。

（一）肝超声造影

1．肝实质性占位病变良、恶性的鉴别　由于肝组织接受双重血供，肝动脉与门静脉及肝实质造影剂灌注时相分为动脉相、门脉相及实质相。肝动脉相，是造影剂从肝动脉进入肝的时间，介于静脉注射造影剂后30s以内；门脉相是注射造影剂后31～120s；实质相或延迟相出现于120s之后。

肝良、恶性病变的鉴别：动脉相显示病变区血管的丰富程度及增强模式，恶性肿瘤由于血供丰富，多数出现快速明显增强，少数良性病变也有快速增强；门脉相及延迟相显示造影剂从病变部位的清除方式及速度，大部分恶性病变在延迟相造影剂逐步消退，表现为低增强，而大部分良性实性病变表现为等增强或高增强（图2-1-1、图2-1-2）。

2．肝肿瘤消融治疗的监测　射频消融治疗后即刻注射造影剂，已被消融的肿瘤组织表现为在各个时相均无造影剂填充，而残存的肿瘤组织动脉期仍出现快速增强，此时即可对残存的肿瘤进行补充治疗（图2-1-3）。

3．肝损伤的监测　肝裂伤或脾包膜下血肿表现为所有造影时相均无增强，受伤部位活动性出血时可发现造影剂外溢（图2-1-4a、b）。

4．肝移植术后监测　正常移植肝表现为注射造影剂后肝动脉快速增强，但肝动脉血栓形成时，肝动脉不增强，通过门脉相及延迟相对肝组织的扫查可以显示肝组织内的梗死灶。

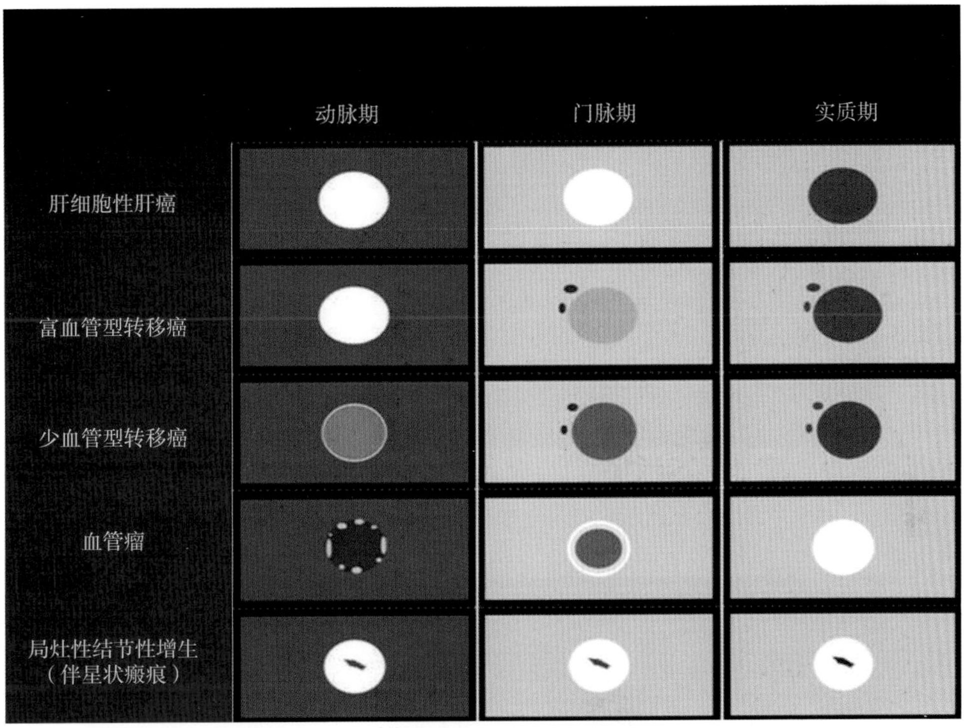

图 2-1-1　肝局限性病变超声造影表现示意图

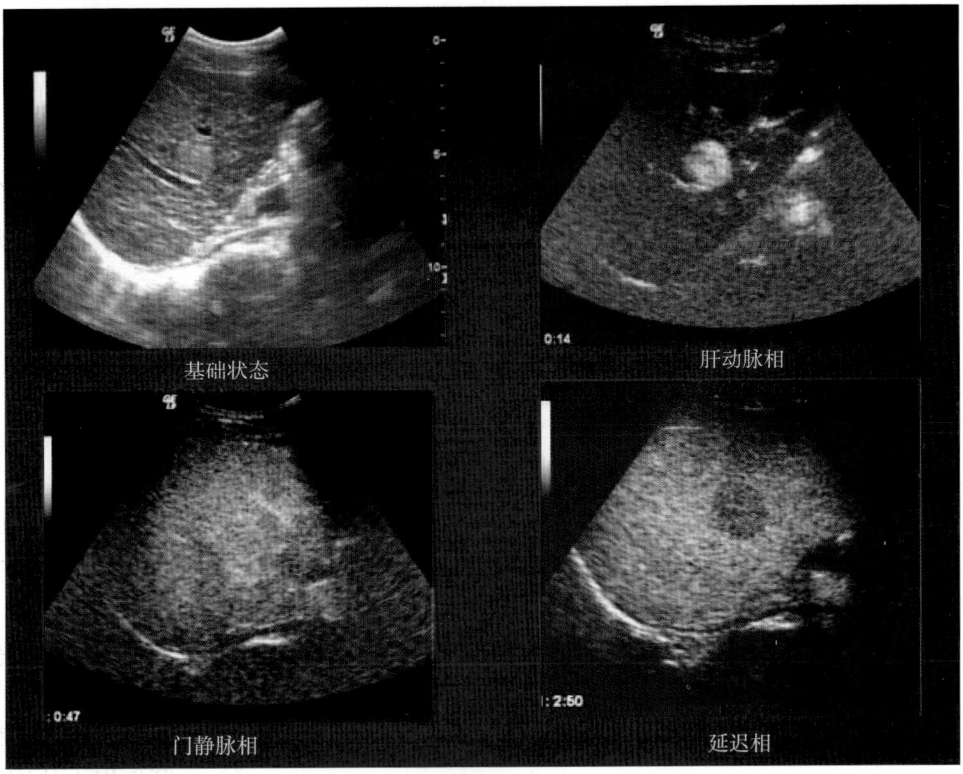

图 2-1-2　肝细胞性肝癌超声造影表现

肝细胞性肝癌基波显像呈等回声病灶，动脉相呈高增强，门脉相造影剂消退，实质相病灶内造影剂明显消退，回声明显低于周围肝组织

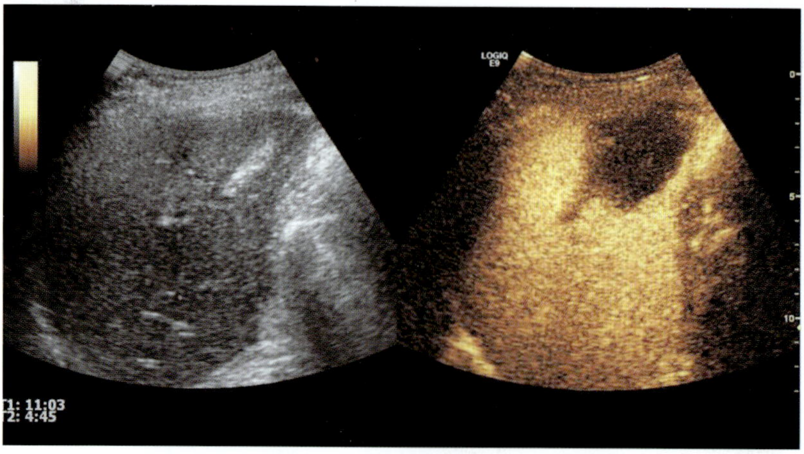

图 2-1-3 肝肿瘤微波治疗后的监测

肝癌微波治疗后，超声造影显示病灶内部未见造影剂填充

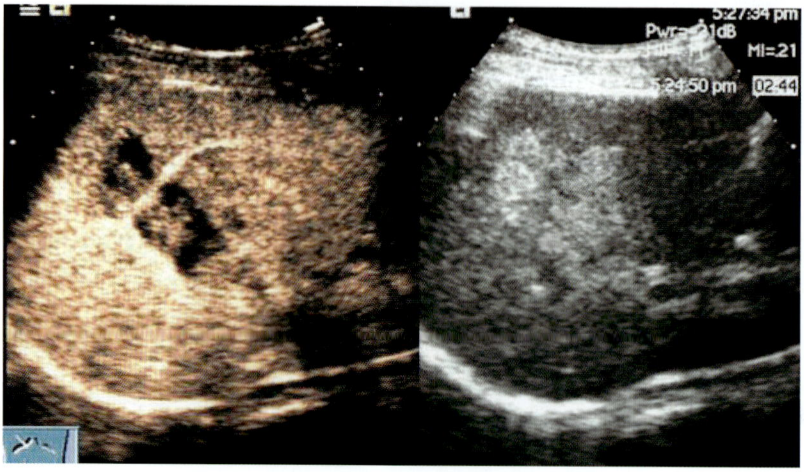

图 2-1-4a 肝损伤后造影

显示肝内裂伤无增强区

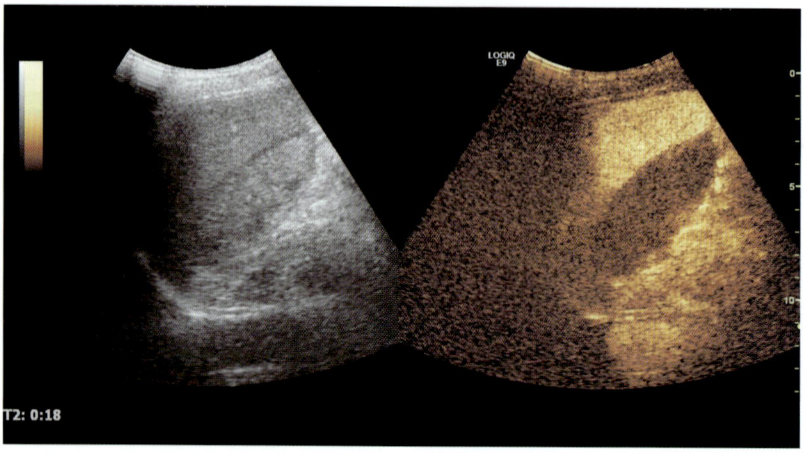

图 2-1-4b 脾包膜下血肿造影

显示为无增强区

（二）肾超声造影

鉴别肾局灶性病变是超声在肾最重要的临床应用（图 2-1-5）。超声造影可用于肾介入治疗后的监测、移植肾及肾动脉狭窄的动脉血流显示。

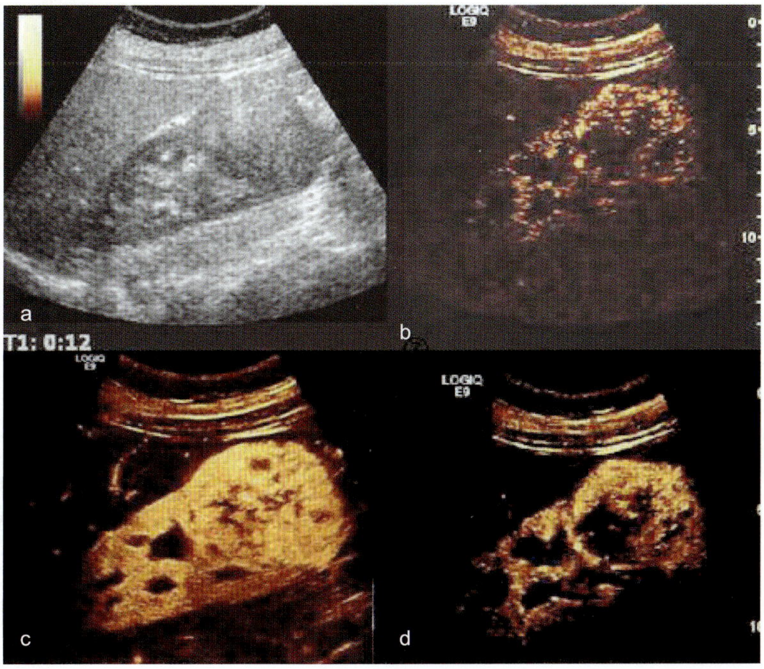

图 2-1-5　肾肿瘤超声造影

a. 基波显像肾下极实质性肿瘤病变；b. 超声造影显示病灶内造影剂开始填充；c. 病灶内造影剂峰值填充，回声明显增强；d. 病灶内造影剂消退，回声已减低

（三）女性生殖系统超声造影

超声造影可用于子宫、卵巢肿瘤的良、恶性鉴别。超声造影有助于评价子宫恶性肿瘤的浸润范围，可以评价子宫肌瘤介入治疗的效果，亦可显示输卵管形状（图 2-1-6）。

（四）甲状腺、乳腺超声造影

超声造影可以提高甲状腺、乳腺肿瘤的血流显示的阳性率，更全面显示肿瘤的血管形态及数量，提高小器官肿瘤病变诊断及鉴别的准确性（图 2-1-7）。

（五）颈动脉超声造影

超声造影可明确显示狭窄血管内残腔，有助于判断血管有无闭塞和狭窄程度；可通过显示斑块内新生血管而评价斑块的易损性（图 2-1-8）。

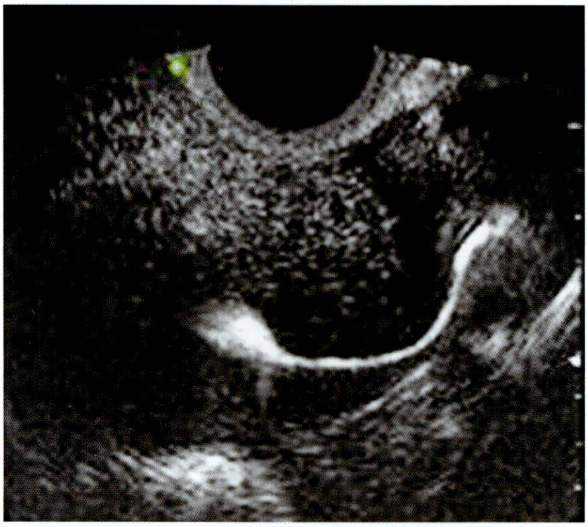

图 2-1-6 超声造影显示输卵管

造影剂显示输卵管呈弯曲细管状

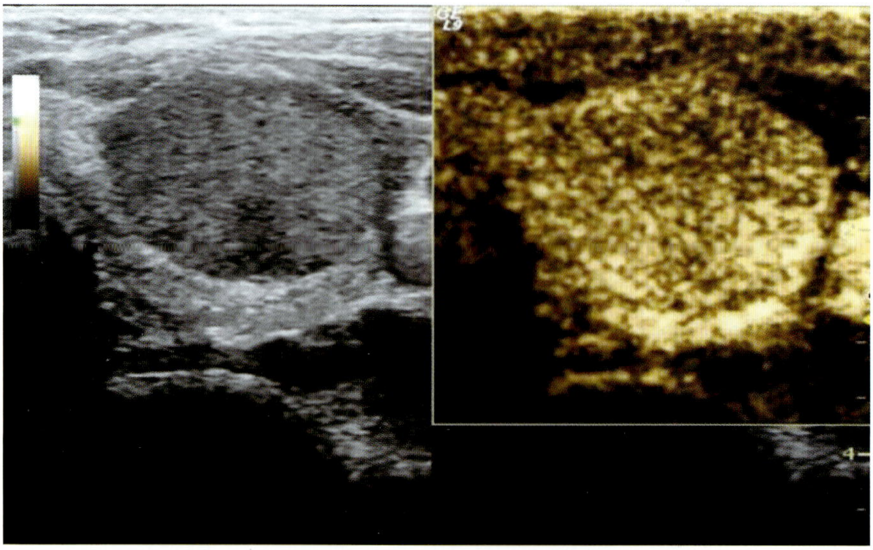

图 2-1-7 甲状腺瘤的超声造影

甲状腺瘤病灶内部回声均匀性增强，周边声晕增强，边界清

（六）超声造影与超声分子成像

超声分子成像是通过将靶分子的特异性抗体或配体连接到超声造影剂表面，构建靶向超声造影剂，通过特异性的分子识别机制，即抗原与抗体或受体与配体结合的方式，使超声造影剂主动结合到靶区从而进行特异性的超声分子成像。靶向超声造影有助于诊断多种疾病，如炎症、肿瘤、血栓以及动脉粥样硬化斑块等。

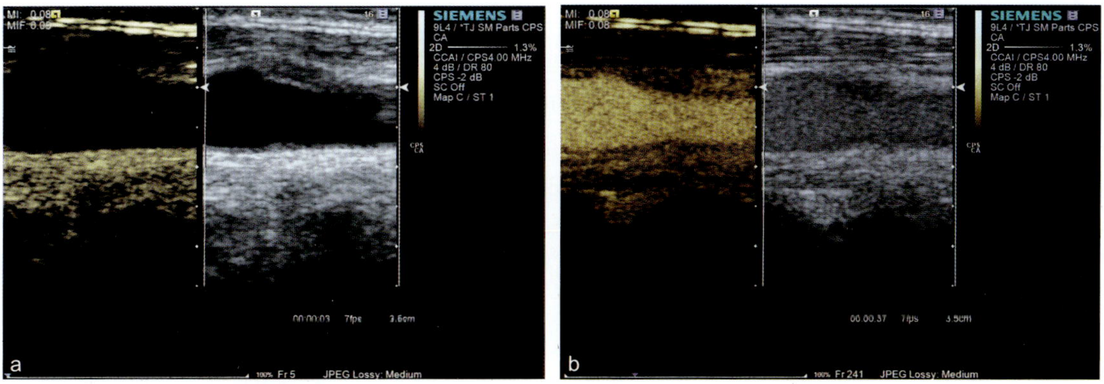

a（造影前） b（造影后）

图 2-1-8 颈动脉粥样斑块

a. 造影前病灶呈低回声区，边界欠清；b. 造影后病灶区造影剂部分填充，回声稍增强

三、心脏超声造影

（一）左、右心超声造影临床应用价值

1. 显著改善左心腔心内膜显影 对于肥胖、肺气肿、胸壁畸形等透声差而心内膜边缘无法区别的患者有利于测量心腔横径（图 2-1-9）。

2. 评价左室容积及功能 心腔超声造影检查是评估重症患者心功能更为准确的无创性检查方法。

3. 协助诊断瓣膜病变、左心腔占位性病变等。

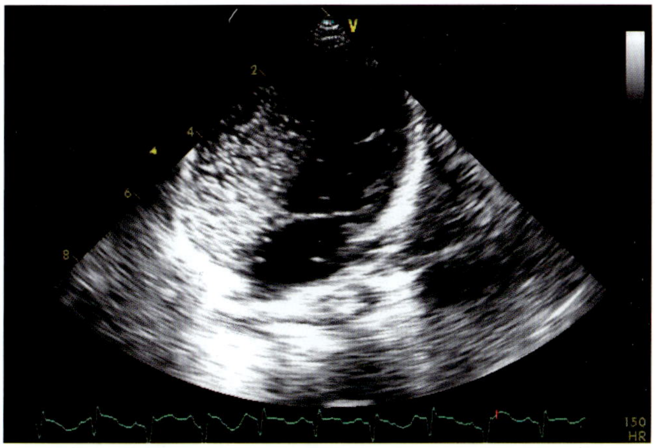

图 2-1-9 肺动静脉瘘患者右心造影

（二）心肌超声造影

心肌造影超声是利用声学微气泡作为造影剂进行心肌灌注显像的一项新技术。通过冠

状动脉直接注射或者从外周静脉输注的方法，这些微气泡不仅能够进入到冠状动脉微血管内，并且能较长时间保留其中而不溢出血管外。因此，在平衡状态下，微气泡在心肌不同区域的相对浓度反映了局部冠状动脉微血管的密度及其相对血容量。

1. 心肌超声造影在心肌灌注显像中的应用　心肌超声造影可诊断冠状动脉狭窄和检测冠状动脉的血流储备、早期诊断急性心肌梗死，以及评价溶栓及介入治疗急性心肌梗死的疗效。

2. 心肌超声造影判定心肌梗死后的存活心肌　心肌超声造影根据心肌血流灌注和室壁运动可以判断存活心肌，常需结合负荷实验来分析。心肌超声造影可直接评价心肌微循环。存活心肌虽然有局部室壁运动异常，但由于微血管结构相对完整，保证了有效的心肌灌注，在心肌造影中常表现为正常均匀显影或部分显影；无造影剂显影则提示该区域心肌细胞坏死（图 2-1-10）。

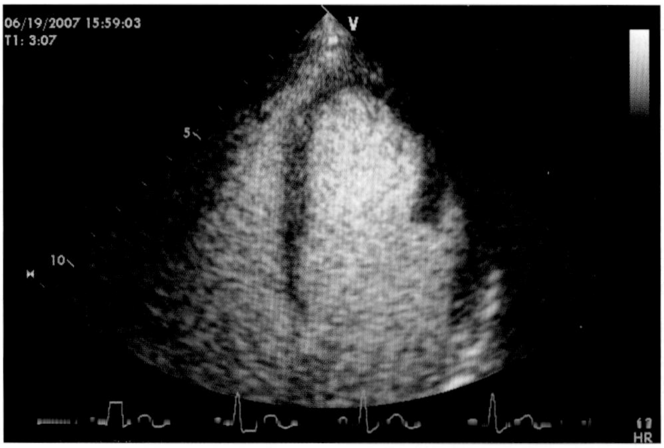

图 2-1-10　正常人实时超声造影检查

注入声诺维 2.4ml，左室心肌均匀显影，未见明显充盈缺损

（黄道中）

第二节　斑点追踪超声的成像原理及检查方法

一、斑点追踪超声的成像原理

超声成像过程中，入射超声波与小于超声波波长的组织结构发生散射、反射等作用，形成了二维灰阶图像中所谓的“斑点回声”信息。心肌组织内包含众多均匀分布的声学斑点，这些自然声学标志与组织同步运动，其形状在相邻两帧之间变化不大。斑点追踪超声是在高帧频二维超声图像中，采用最佳模式匹配技术，逐帧追踪感兴趣区内心肌组织中的斑点运动，运用空间和时间处理算法计算其空间位移大小，由此获得心肌组织在心动周期内的运动速度、应变及扭转角度等多个运动参数信息。与组织多普勒技术相比，斑点追踪

技术能够更准确地反映心肌空间运动。其优点为：①与组织多普勒频移无关，不受多普勒取样角度的限制；②定量分析心肌在各个方向上的运动速度、位移、形变以及运动时相和顺序；③操作简单、可重复性好。

二、检查方法与观测指标

1. 应变　在二维图像切面中勾画感兴趣区的心肌节段，斑点追踪技术的分析软件将自动追踪心肌组织中各个斑点在心动周期中的运动轨迹，计算感兴趣区内各室壁心肌节段的平均应变值。

（1）纵向应变：在心尖切面测量心肌沿纵行纤维方向上的应变值。心肌缩短时应变为负值，伸长时则为正值（图 2-2-1）。

（2）径向应变：在心脏短轴切面测量心肌径向应变值，该值反映了室壁收缩期的增厚程度，室壁增厚时为正值，变薄时为负值（图 2-2-2）。

（3）圆周应变：在左室短轴切面测量心肌沿着圆周方向的平均应变值。心肌节段短轴时为负值，伸长时为正值（图 2-2-3）。

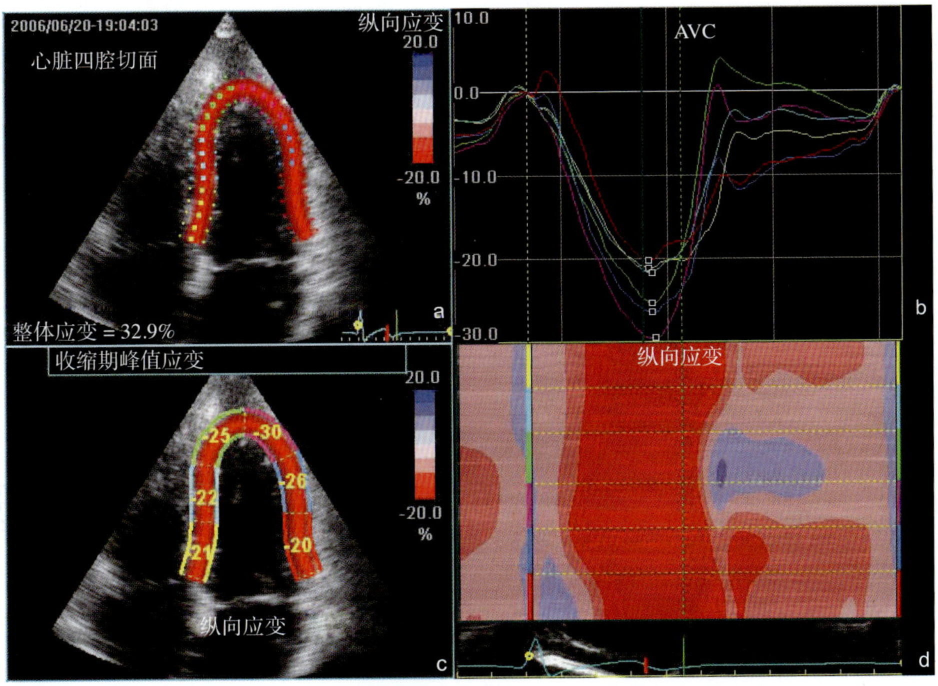

图 2-2-1　左室心脏四腔切面心肌纵向应变 – 时间曲线

a. 将感兴趣区置于左室四腔切面各实壁节段心肌组织；b. 斑点追踪技术自动分析获得的各室壁节段的二维应变曲线；c. 显示了各室壁心肌节段的收缩期峰值应变；d. 各心肌节段应变值的曲线解剖 M 型显示。AVC：主动脉瓣闭合

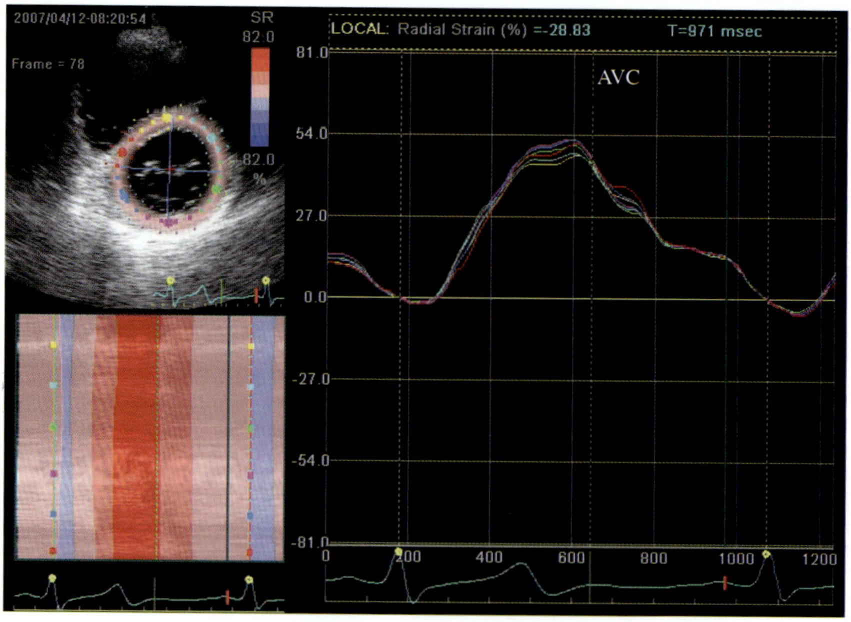

图 2-2-2 二尖瓣水平左室短轴切面径向应变 - 时间曲线

收缩期室壁增厚，各心肌节段径向应变为正值，显示在曲线的上方。AVC：主动脉瓣闭合

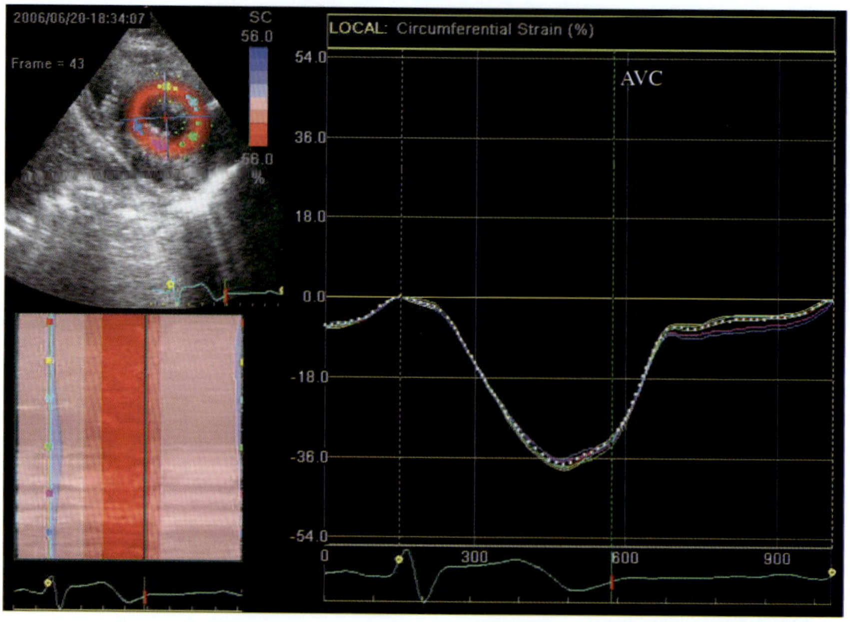

图 2-2-3 心尖水平左室短轴切面圆周应变 时间曲线

收缩期左室周径变短，各心肌节段圆周应变为负值，显示在曲线下方。AVC：主动脉瓣闭合

2. 旋转角度 在心脏短轴二维图像切面中勾画感兴趣区，软件将自动追踪组织中各个斑点在心动周期中的运动轨迹，以左室短轴中心为假想圆心，计算感兴趣区内各心肌节段心肌的旋转角度，从心尖向心底方向观察，二尖瓣水平左室短轴是顺时针旋转，心尖部左室短轴是逆时针旋转。关于左室旋转的表示方法还没有统一，目前一般是用正值表示逆时针旋转，负值表示顺时针旋转（图 2-2-4、图 2-2-5）。

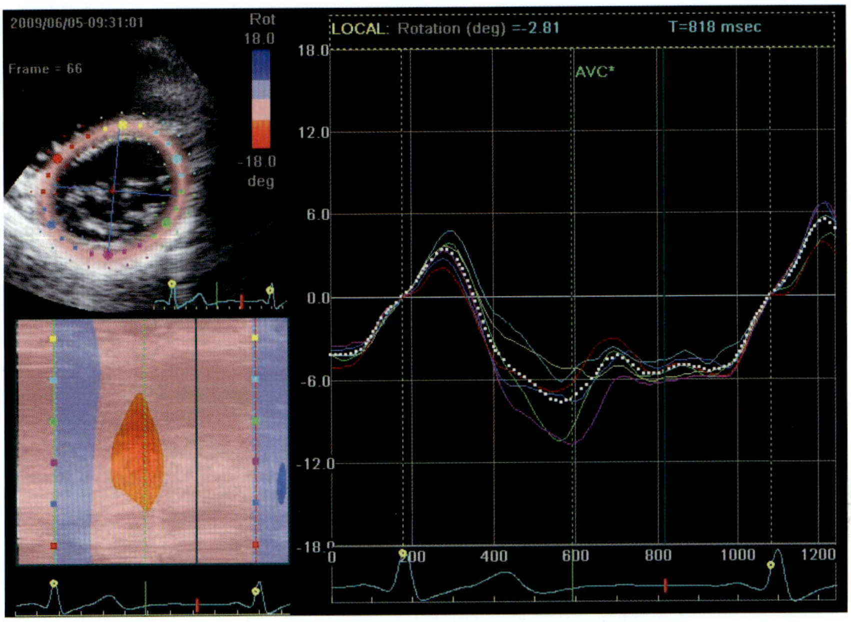

图 2-2-4　二尖瓣水平左室短轴旋转 - 时间曲线

从心尖向心底看，收缩早期为逆时针方向旋转，为正值，故在基线上方显示；收缩中晚期为顺时针方向旋转，为负值，故显示在基线下方。AVC：主动脉瓣闭合

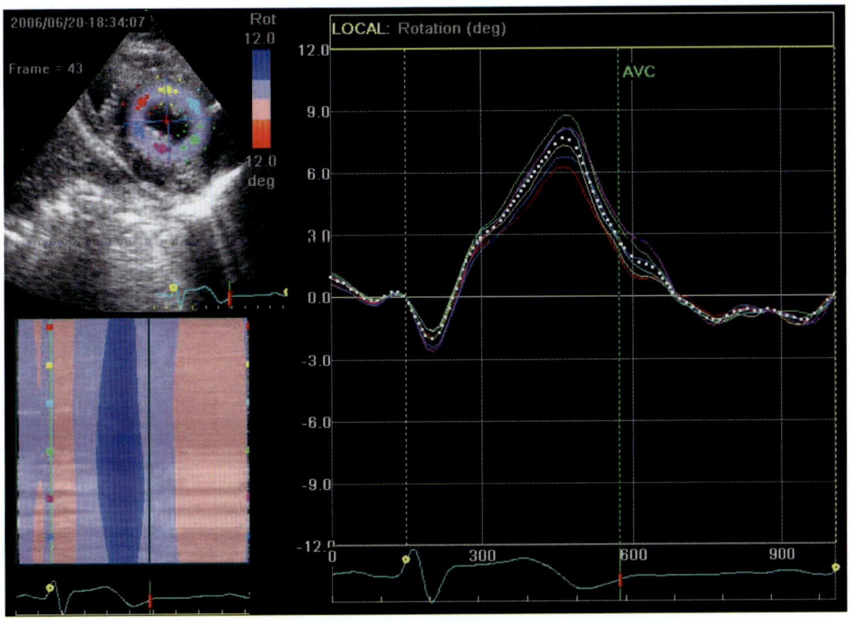

图 2-2-5　心尖部左室短轴旋转 - 时间曲线

与二尖瓣水平的旋转方向相反，从心尖向心底方向看，收缩早期为顺时针方向旋转。为负值，显示在基线下方；收缩晚期为逆时针方向旋转，为正值，显示在基线上方。AVC：主动脉瓣闭合

（刘红云）

第三节 超声弹性成像

生物组织的弹性或者硬度主要取决于组织内部的结构成分，超声弹性成像技术能够获得组织内部弹性分布的定量信息，能更生动地显示、定位病变及鉴别病变性质，它使超声诊断技术更为完善。

一、超声弹性成像的基本原理

根据组织的弹性系数不同，施加外力后其产生形变能力也不同。利用超声探头或一挤压装置沿着探头的纵向（轴向）给组织施加一个微小的力量压迫组织，同时向组织发射超声波，对压缩前、后超声回波信号进行相关性分析，计算出受外力后组织的动态位移，再以灰阶或彩色编码进行二维成像。弹性系数小的组织受压后位移变化幅度大，显示为红色；弹性系数大的组织受压后位移变化小，显示为蓝色；弹性系数中等的组织显示为绿色，以色彩对不同组织的弹性进行编码，借其反映组织硬度。

二、超声弹性成像的检查及分析方法

（一）超声弹性成像的检查方法

1. 感兴趣区的调节 进行组织超声弹性成像检查时，先观察二维图像，然后启动弹性成像模式，同时显示二维图像与弹性图像。感兴趣区大小应调节至应变区面积的 2 ~ 3 倍以上，至少不小于 1.5 倍。

2. 加压方法 分为手法加压及机械加压两种。

（1）机械加压：不仅容易实现压缩方向严格沿着超声探头的纵向，而且也容易实现微小的压缩量，具体的数值也可以测量，但是不仅装置笨重，数据采集时间也较长。

（2）手法加压：人为主观因素影响较多，组织的应变与位移不仅与施加压力大小有关，也受压放频率快慢的影响。在操作中，将显示屏上的反应压力与压放频率的综合指标（数字 1 ~ 7 显示）维持在 2 ~ 3 比较合适，数字 2 ~ 3 表示可较好地分辨组织的硬度，数字“1”表示外力指标过低，数字“4”以上表示外力指标过高，对组织硬度的反应均可能不准确。

（二）超声弹性成像的分析方法

近年发展的实时组织弹性成像以彩色编码代表不同组织的弹性大小，通常自红色至蓝色，表示组织从“软”逐渐变“硬”。弹性系数小的组织受压后位移变化大，显示为红色；弹性系数大的组织受压后位移变化小，显示为蓝色，弹性系数中等的组织显示为绿色，以色彩对不同组织的弹性编码，能较直观地反映被测组织硬度。另外还可以比较病变区与周围正常区之间的弹性（或硬度）。在感兴趣区域（ROI）内选取病变区（应变值用 A 表示）、周围正常组织区（应变值用 B 表示），计算 A/B 值即应变对比度：该比值越大，表示病变组织的弹性越好，该比值越小，表示病变组织的弹性越差。通过应变对比度的测定，可以定量反映病变组织的硬度。

三、超声弹性成像的临床应用

（一）评价乳腺良、恶性病变

Krouskop 等的研究表明乳腺组织弹性系数从大到小排列顺序是：浸润性导管癌＞导管内原位癌＞乳腺纤维组织＞正常乳腺组织＞脂肪组织。目前国内外多参照日本筑波大学植野教授提出的 5 分法对乳腺组织进行弹性评分（图 2-3-1、图 2-3-2）。其评分标准为：

1 分：肿瘤整体发生变形，图像显示为绿色。

2 分：肿瘤大部分发生变形，图像显示为绿蓝相间的马赛克状。

3 分：肿瘤边界发生变形，中心部分没有变形，图像显示病灶中心为蓝色，病灶周边为绿色。

评分	弹性评分标准	模拟图	弹性图像
1	低回声区域整个明显变形	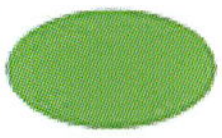	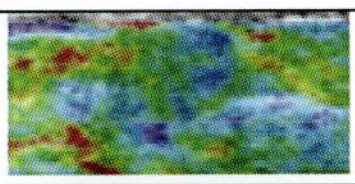
2	低回声区域部分扭曲变形	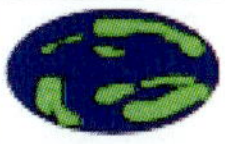	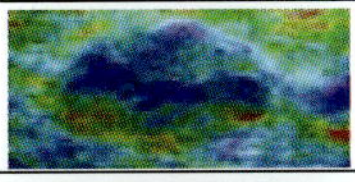
3	低回声区域边缘扭曲变形	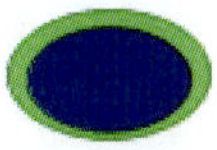	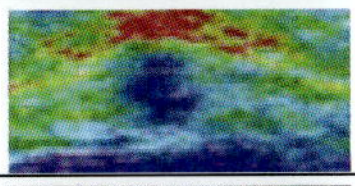
4	整个低回声区域没有明显变形	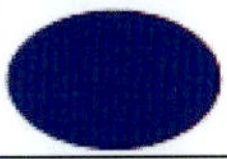	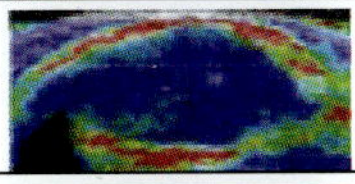
5	低回声区域及其周边没有明显变形	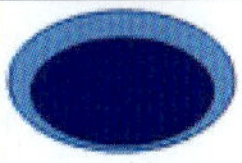	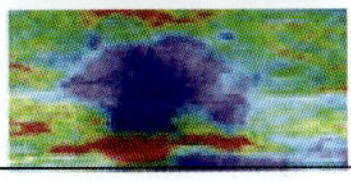

图 2-3-1　弹性成像评分标准及模拟图

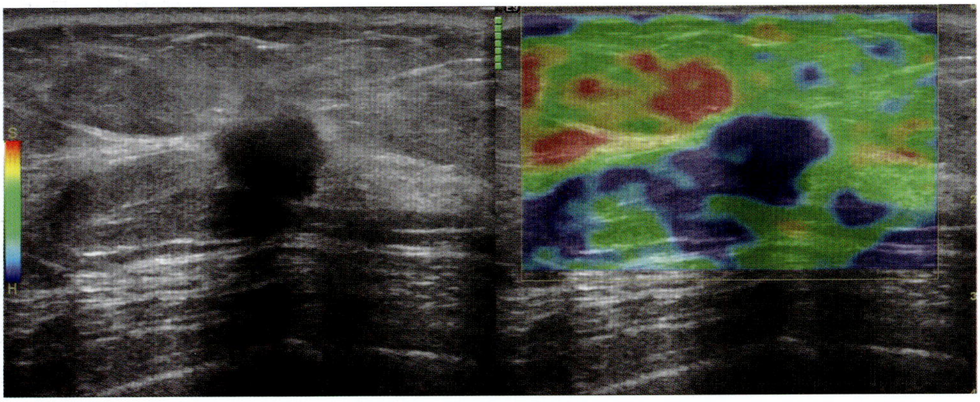

图 2-3-2　乳腺癌弹性成像

乳腺内实质性病灶弹性成像内部呈蓝色，病灶较硬

4 分：肿瘤全体没有变形，图像显示病灶整体为蓝色图像。

5 分：肿瘤全体和周边组织都没有变形，图像显示病灶和周边组织为蓝色。

评分为 1～3 分者提示组织硬度相对小而考虑良性病变，4～5 分者提示组织硬度大而考虑为恶性病变。

（二）甲状腺占位性病变的鉴别诊断

目前临床多采用 5 级分法对甲状腺占位性病变进行弹性评分。其评分标准：

0 级：病灶区以囊性为主，表现为红蓝相间或蓝绿红相间。

Ⅰ级：病灶区与周围组织呈均匀的绿色。

Ⅱ级：病灶区以绿色为主，少部分呈蓝色。

Ⅲ级：病灶区呈杂乱的蓝绿相间分布，以蓝色为主。

Ⅳ级：病灶区完全为蓝色覆盖。

0 级提示肿块囊性变或囊内出血，甲状腺囊性变弹性图上具有特征性的表现，即“蓝 - 绿 - 红”分布（blue-green-red sign，BGR 征象，图 2-3-3）。甲状腺腺瘤或增生结节的弹性分级多为Ⅰ ～ Ⅱ级，而腺癌的分级多为Ⅲ ～ Ⅳ级，这表明甲状腺恶性肿瘤的硬度大于良性肿瘤。

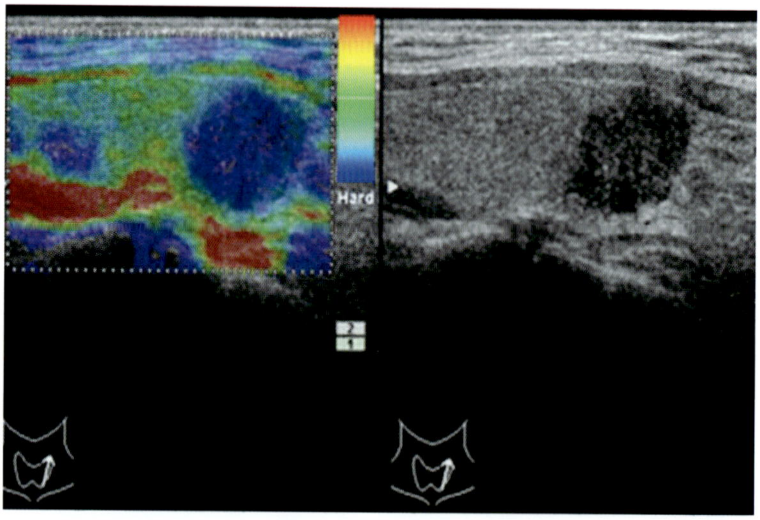

图 2-3-3 甲状腺癌弹性成像

甲状腺内实质性病灶弹性成像，病灶内部呈蓝色，病灶较硬

（三）评价颈动脉粥样硬化斑块的性质

超声弹性成像图上软斑块表现为黄绿色或者以绿色为主；混合型斑块表现为蓝绿相间，而钙化斑则完全为蓝色所覆盖。周围正常组织与斑块的应变对比度：钙化斑块最高，混合性斑块次之，软斑块最低（图 2-3-4）。

（四）肝纤维化的诊断

组织的弹性或硬度主要取决于组织内部的分子组成及其在微观、宏观上的表现形式，因此，当肝组织出现纤维化、硬化等病理改变时，肝的弹性也发生改变。当早期肝组织

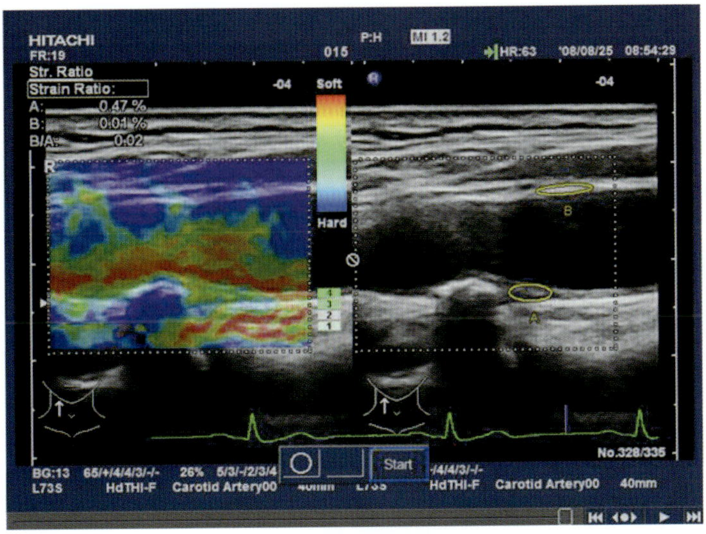

图 2-3-4　颈动脉粥样斑块

块弹性成像颈动脉后壁斑呈蓝色为硬斑

出现纤维化等病理改变时，组织的声阻抗差变化不明显，传统超声诊断肝硬化并不敏感。Sandrin 等通过研究表明瞬时弹性成像结果的可重复性高，肝弹性模量与纤维化级别的相关性好，且与炎症活动度及脂肪变性分级不相关（图 2-3-5）。

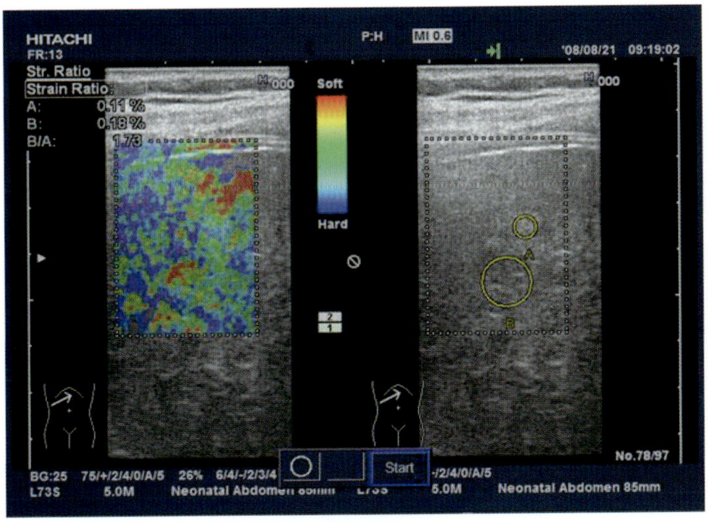

图 2-3-5　肝弹性成像

（五）前列腺癌的诊断

肿瘤的细胞密度大于周围的正常前列腺组织，因此，前列腺癌的组织弹性有别于正常组织。实时弹性成像与常规诊断方法结合可以有效降低前列腺组织活检的假阴性，从而提高组织活检诊断前列腺癌的敏感性。

（六）静脉血栓性质的评价

静脉血栓的发生时间对于其治疗措施的选择非常重要。由于静脉血栓发生越早，存在时间越长，则机化程度越重，其弹性也就越小。因此，可利用超声弹性成像技术通过评价静脉血栓的弹性来推断静脉血栓的发生时间。

（七）评价恶性肿瘤淋巴结转移

是否存在淋巴结转移及转移的部位、大小、数目对恶性肿瘤的治疗方式选择非常重要。超声弹性成像可通过评价淋巴结的弹性来判断淋巴结有无恶性肿瘤淋巴结转移。其弹性图像一般分为四种类型：1 型，淋巴结 80% 以上显示为绿色或红绿相间；2 型，淋巴结 50% 以上、80% 以下显示为绿色或红绿相间；3 型，淋巴结 50% 以上，80% 以下显示为蓝色；4 型，淋巴结 80% 以上显示为蓝色。其中 1 型和 2 型表示淋巴结弹性较大，多为良性。3 型和 4 型表示弹性较小，多为恶性肿瘤淋巴结转移。

（八）心肌功能的评价

心肌弹性成像可以反映局部心肌的位移及心肌弹性。位移及弹性图可见显示心肌的收缩 - 舒张运动以及心肌层的增厚或变薄，显示病变心肌与正常心肌之间的对比度。心肌弹性成像有效提高心肌的弹性信息，并准确表现出正常心肌弹性图像特点，从而有利于早期诊断心肌缺血、心肌梗死，并精确定位。

（叶　蕾）

第四节　腔内超声

一、经食管超声心动图

经食管超声心动图（transesophageal echocardiography, TEE）是 20 世纪 80 年代发展起来、日臻成熟的一项新的超声显像技术。经食管超声心动图检查时，探头位于食管或胃底，从心脏后方向前扫查心脏，克服了经胸壁超声检查的局限性，不受肺气肿、肥胖、胸廓畸形等因素的影响，能获得较满意的图像。

（一）仪器与探头

目前经食管超声心动图检查所使用的仪器均为彩色多普勒血流显像仪，探头为相控阵型，分为单平面、双平面和多平面探头，单平面和双平面探头频率多为 5MHz，多平面探头频率可以调节，为 3.5 ~ 7.0MHz 。多平面探头可使声束 360° 全面扫查心血管的结构（图 2-4-1）。

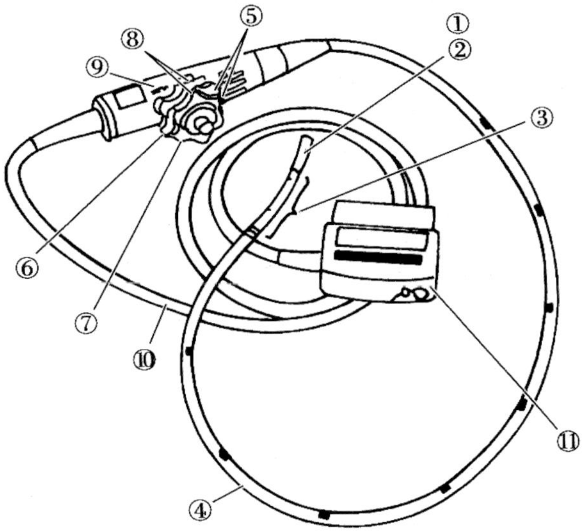

图 2-4-1　经食管超声探头结构示意图

1. 探头顶端　2. 换能器　3. 管体曲段　4. 管体　5. 弯曲控制转钮　6. 内侧大转钮　7. 外侧小转钮　8. 中间位指示标志　9. 操作柄　10. 连接导线　11. 插头

（二）适应证与禁忌证

1. 适应证　①二尖瓣、三尖瓣与主动脉瓣病变，人工瓣膜功能障碍，感染性心内膜炎。②主动脉扩张及主动脉夹层，主动脉窦瘤扩张破裂，冠状动脉起源异常或冠状动静脉瘘。③先天性心脏病的诊断、鉴别及分型，特别是经胸超声心动图检查难以显示的静脉窦型房间隔缺损或肺静脉畸形引流；先天性心脏病及瓣膜整形等手术围术期的评估；心内导管及心外微创介入治疗术前筛选病例及手术过程监护。④心腔内、心包及邻近食管的纵隔等部位的占位性病变，特别是常规经胸超声心动图检查难以清晰显示的左心耳血栓（图 2-4-2）。⑤经胸检查图像质量不理想或部分疑难病变的进一步诊断而又无检查禁忌者。

2. 禁忌证　检查前应对患者的情况进行详细了解，对具有以下这些情况者，在无条件和专业人员监护，缺乏抢救条件时暂不行经食管超声检查：①严重心、肺功能异常，体质极度虚弱；②持续高热和严重感染性疾病；③食管病变，如溃疡、静脉曲张、急性出血、狭窄畸形等；④血压过高或过低者，冠状动脉粥样硬化性心脏病（冠心病）心绞痛或心肌梗死急性发作；⑤主动脉夹层急性发作。

（三）经食管超声心动图的优点

1. 经食管超声心动图探测时，声束不受肺、胸壁的遮挡，对肺气肿、肥胖、胸廓畸形的患者可获得经胸壁检查难以比拟的清晰图像。经食管检查时，房间隔与声束垂直且在近场，无回声失落现象，可准确观察房间隔有无异常，有无心房水平的分流（图 2-4-3）。

2. 在心脏直视手术中进行经食管超声心动图监护时，对手术操作无任何干扰，监测手术进程，减少手术失误。

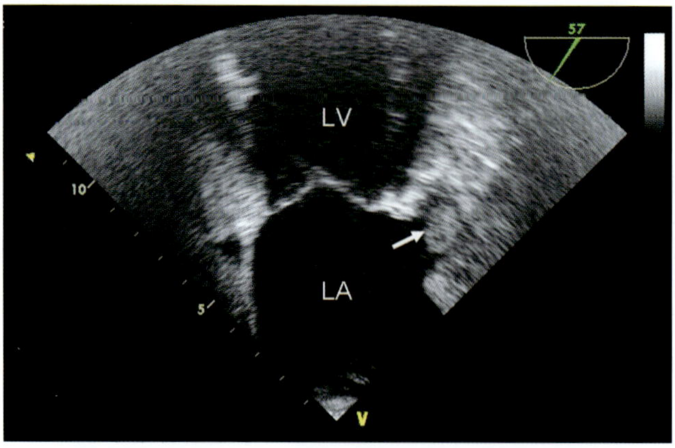

图 2-4-2 经食管超声显示左心耳血栓

箭头所示为左心耳血栓。LV，左心室；LV，左心房

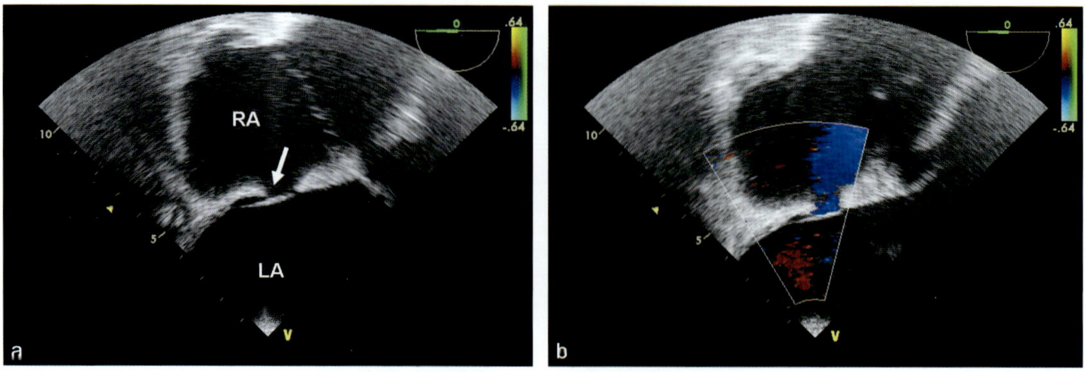

图 2-4-3 经食管超声探查心房水平分流

a. 经食管超声显示房间隔卵圆孔处可见缝隙；b. 彩色多普勒显示房间隔卵圆孔处细束左向右分流血流信号

二、血管内超声

血管内超声（intravascular ultrasonography，IVUS）是将微小的超声探头镶嵌于心导管的顶端，置于血管内，以此而获得血管壁及血管腔的切面图像。目前应用最多的是冠状动脉内超声，冠状动脉内超声的探头有很高的分辨率，因此，可以准确测量血管和血管腔的径线和面积，还可以发现早期冠状动脉粥样硬化斑块，显示粥样硬化斑块的形态、结构，用于冠状动脉疾病的早期发现、诊断、指导和评价冠状动脉介入治疗（图 2-4-4、图 2-4-5）。

三、心腔内超声心动图

心腔内超声心动图技术将换能晶片置于介入性心导管头端，采用经血管方式插入右侧心腔内贴近特定的心脏结构进行扫描和观察，获取高分辨率的心脏解剖结构及其功能信息（图 2-4-6、图 2-4-7）。心腔内超声的临床应用更好地改进了消融导管电极与组织之间的接触，能够确定心腔内膜损伤的形成、部位、范围和程度，并及时评价并发症的发生、部位和严重程度，能够引导房间隔穿刺，并有助于理解心律失常机制与心脏解剖结构异常之间关系。

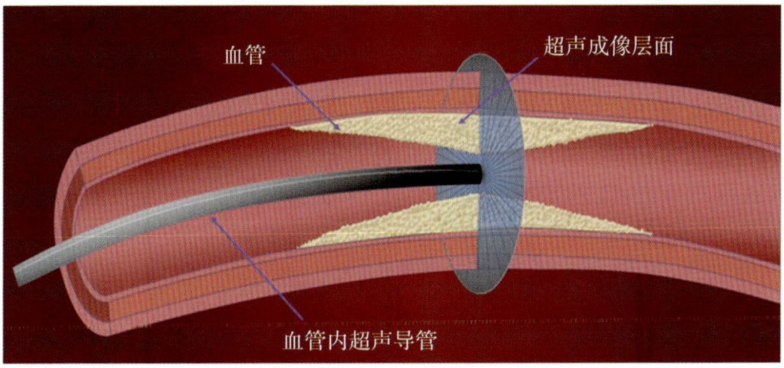

图 2-4-4　血管内超声工作示意图

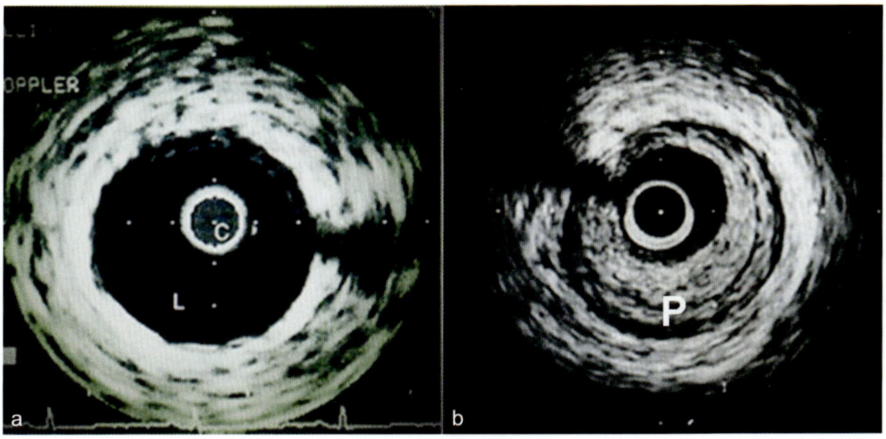

图 2-4-5　冠状动脉血管内超声声图像

a. 正常冠状动脉的血管内超声图像（L 示血管腔，C 示血管内超声导管）；b. 冠状动脉内斑块形成的图像（P 示斑块）

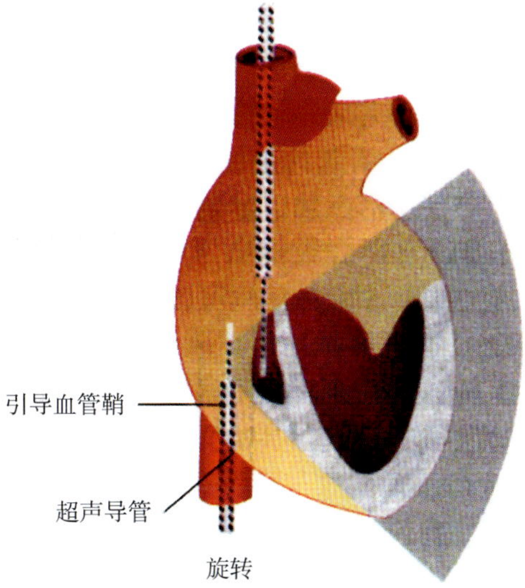

图 2-4-6　心腔内超声工作示意图

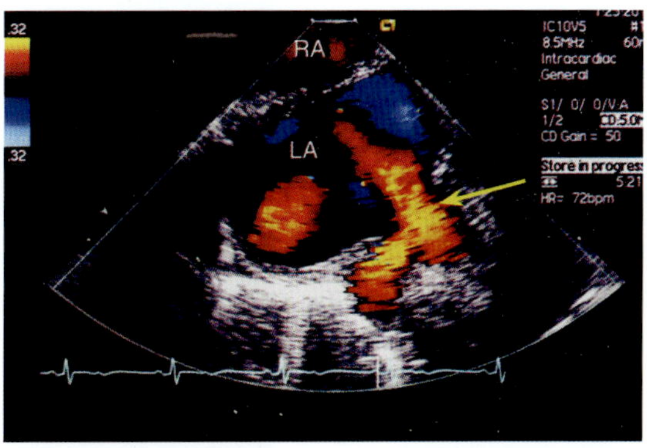

图 2-4-7　心腔内超声的肺静脉切面

探头位于右心房，向左心房扫查：可清晰显示左心房及左肺上、下静脉的二维及彩色血流图像

四、超声内镜

超声内镜（endoscopic ultrasonography，EUS）是将内镜和超声相结合的消化道检查技术，将微型高频超声探头安置在内镜顶端，当内镜插入体腔后，一方面通过内镜直接观察腔内的形态改变，同时又可进行实时超声扫描，以获得管道层次的组织学特征及周围邻近脏器的超声图像。微型超声探头细小，可经鼻胃管将微型超声探头导入胃内进行超声扫查；也可经十二指肠乳头按内镜下逆行性胰胆管造影术（endoscopic retrograde cholangopancreatography，ERCP）将微型超声探头插入胰管、胆总管或胆囊内行超声检查上述器官的病变。

（一）超声内镜的分类

超声内镜分为专用超声内镜、电视超声内镜、彩色多普勒超声内镜及经内镜的微型超声探头等。超声探头具有 5MHz、7.5MHz、12MHz 和 20MHz 的宽频切换探头，更有利于清晰地显示病灶。

（二）超声内镜检查的适应证与禁忌证

1．适应证

（1）判断消化系统肿瘤的浸润范围及外科手术切除的可能性，确定消化道黏膜下肿瘤的起源与性质，判断消化性溃疡的愈合与复发。

（2）显示纵隔病变，判断食管静脉曲张程度与栓塞治疗的效果，判断是否有淋巴结转移。

（3）胆囊、胆总管中下段及胰腺良恶性病变的诊断及治疗，诊断十二指肠壶腹肿瘤（图 2-4-8）。

2．禁忌证

（1）严重心、肺疾病不能耐受镜检查者，处于休克等危重状态或疑有胃穿孔者，胸主动脉瘤、脑出血者等。

（2）口腔、咽喉、食管及胃部的急性炎症，特别是腐蚀性炎症。

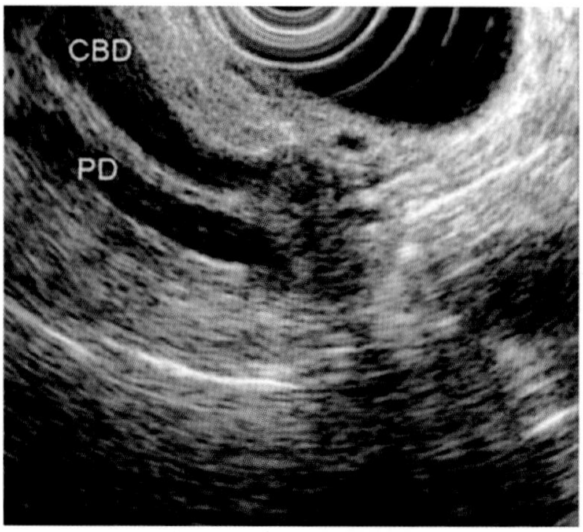

图 2-4-8 壶腹癌的腔内超声检查

（三）超声内镜的新近应用

1. 超声内镜引导下细针穿刺活检术　用于诊断胃肠黏膜下及其邻近器官的肿瘤，尤其使胰腺癌得以早期检出。

2. 超声内镜引导下细针注射技术　可以应用 CDFI 了解病变周围的血管和肿瘤的血运情况，超声引导定位准确，可以减少血管损伤和药物外漏。

五、经阴道超声

（一）经阴道超声探头

有机械扫描和电子扫描。经阴道超声探头频率有 5MHz、6.5MHz、7.5MHz，大多数最大探测深度在 10cm 以内。扫描角度有 60°、70°、90°、110°、120°、140°、240°不等。进行经阴道介入性超声使用的穿刺附属器一般安装在探头组合的边缘，以供组织活检或针吸细胞学检查时使用。

（二）经阴道超声适应证

阴道超声可用于子宫、附件各种病变的检测，可用于监测卵泡、卵泡穿刺取卵、早孕，以及诊断早期异位妊娠等病变。

（毕小军　黄道中）

第五节　产科三维超声

三维超声又称容积超声，在产科超声检查中发展最为迅速，如今已成为产前诊断的重要工具，是对二维超声的一种补充，已被临床广泛应用。三维超声采集容积数据库的方式包括静态三维、实时三维或四维，以及心脏和血管时间空间复合成像（spatio-temporal image correlation，STIC)，通过采集感兴趣区域获得容积数据，并进行储存。检查者在脱机的情况下可随时任意调节显示二维重建平面，多角度、多平面地提供胎儿解剖结构图像。三维超声拥有多样成像模式，在采集或脱机时应用不同的成像模式得到有针对性的诊断信息，在评估正常解剖和证实某些胎儿畸形的诊断上具有较高的应用价值。

一、胎儿面部的三维超声检查

表面成像模式可以清晰显示胎儿面部，排除面部畸形；最大透明模式可以显示面部骨性结构，得到类似 X 线片的图像，可以评估胎儿头面部骨骼的发育状况，对唇腭裂、鼻骨缺失、颅缝早闭、下颌骨短小畸形的诊断具有重要作用（图 2-5-1 ~ 图 2-5-4）。

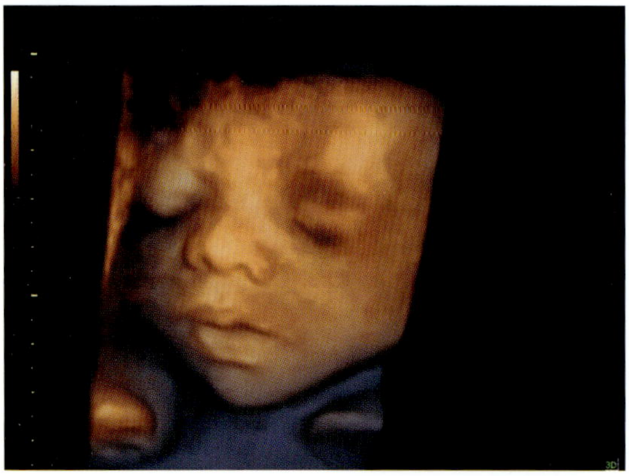

图 2-5-1 正常胎儿面部表面成像模式

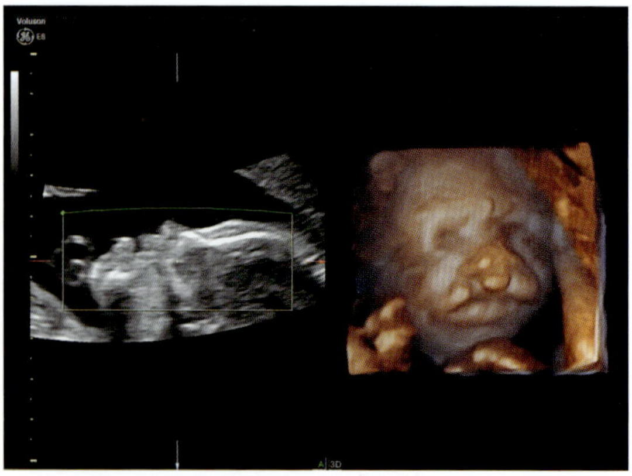

图 2-5-2 双侧唇腭裂胎儿面部三维表面成像

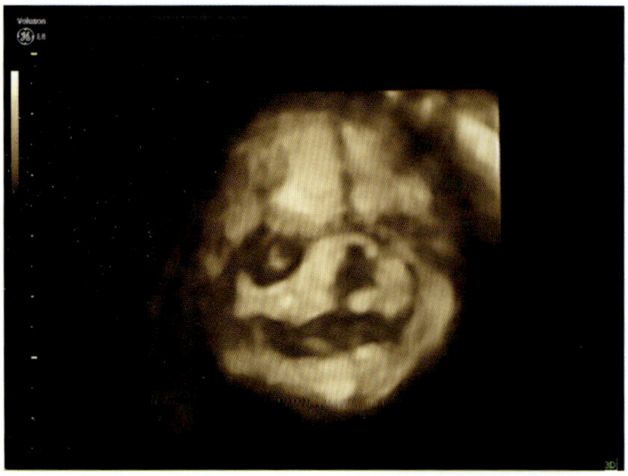

图 2-5-3 腭裂胎儿面部骨骼的最大透明模式

显示胎儿上牙槽骨回声连续中断

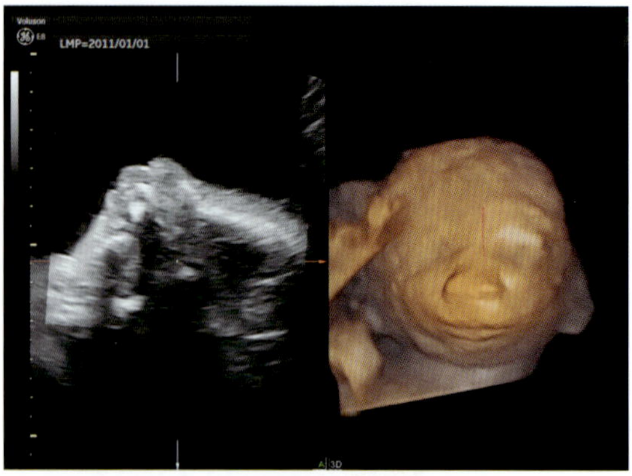

图 2-5-4 下颌骨短小畸形表面模式

显示下颌短小，双侧耳郭位置偏低

二、胎儿神经系统的三维超声检查

（一）胎儿颅脑三维超声检查

三维超声断层成像技术（tomographic ultrasound imaging，TUI）颅内解剖图像可以与计算机断层扫描（computed tomography，CT）和磁共振成像（magnetic resonance，imaging MRI）相媲美，其中二维超声不易获得的颅正中矢状面，可通过三维图像处理清晰显示，对于诊断胼胝体和小脑发育异常具有优势（图 2-5-5 ~ 图 2-5-7）。

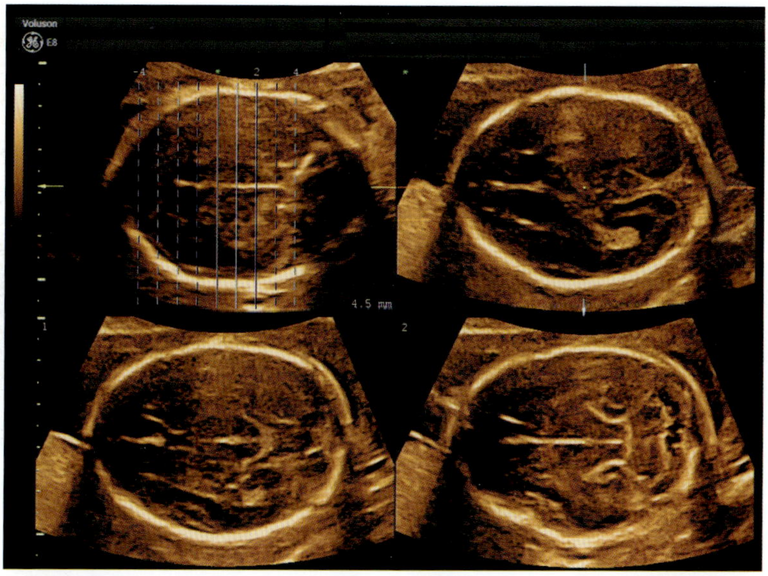

图 2-5-5　TUI 显示颅内各个重要结构如侧脑室、丘脑、透明隔腔

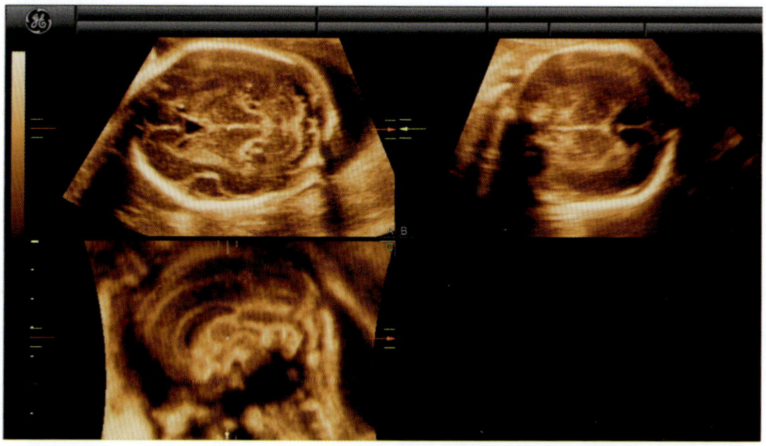

图 2-5-6　容积数据的矢状面显示胼胝体结构

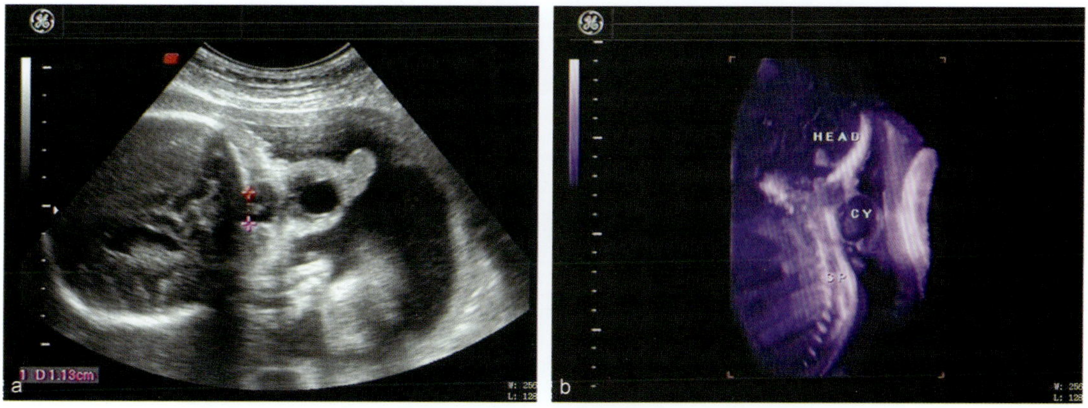

图 2-5-7　枕部脑脊膜膨出、小脑结构异常

a. 二维图横切面显示颅骨缺损部位；b. 三维图矢状面显示膨出组织的位置及形态

（二）胎儿颈项部的检查

颈项透明层（nuchal translucency，NT）是胎儿颈后皮肤与软组织之间的无回声带，对高危孕妇在孕 11～13^{+6} 周进行颈项透明层的测量，可作为胎儿染色体异常的超声标记，结合孕妇血清 HCG 可提高中孕早期筛查的准确性（图 2-5-8、图 2-5-9）。

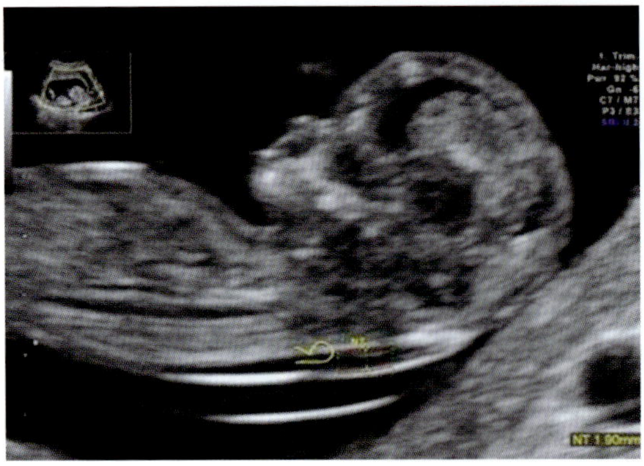

图 2-5-8　半自动测量颈后透明层

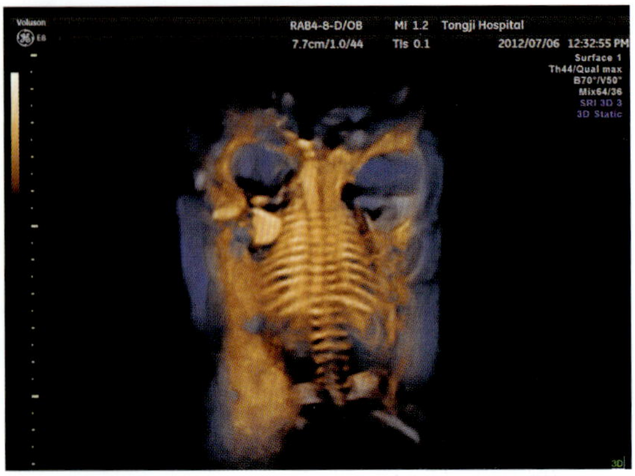

图 2-5-9　颈部淋巴囊肿表面模式

从后背冠状面显示脊柱、肋骨及颈部囊肿

（三）胎儿脊柱检查

二维超声难以在一个平面清晰显示胎儿骨骼系统某一部分的全貌，三维超声最大透明模式和容积对比成像（VCI-C）的联合，可以实时显示脊柱、肋骨的结构和连续性，在胎儿脊椎裂的定位和范围判断、椎体发育异常导致的脊柱侧弯后突畸形、肋骨融合的诊断中较二维超声有明显的优势（图 2-5-10、图 2-5-11）。

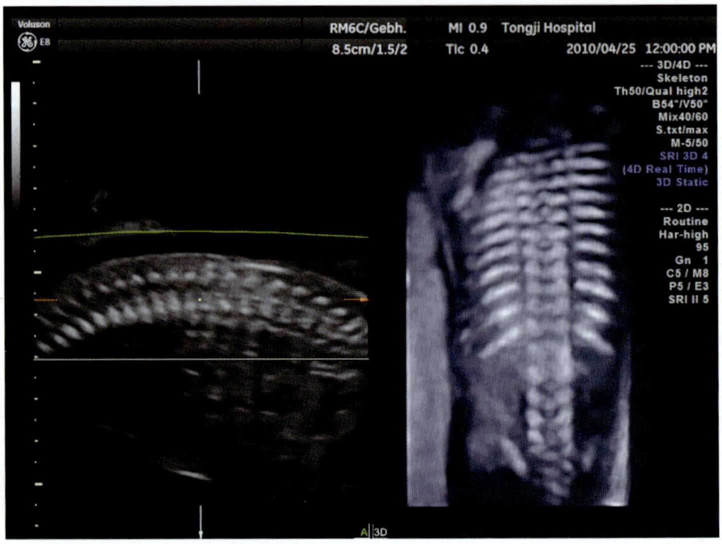

图 2-5-10　最大透明与　　显示正常脊柱及肋骨

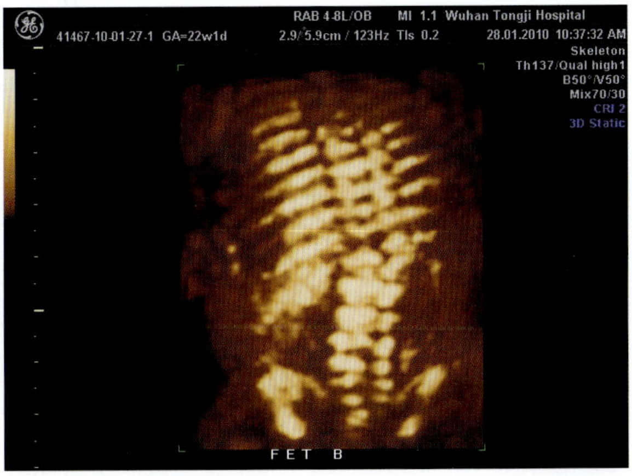

图 2-5-11　最大透明模式显示脊柱侧弯，T_{12} ~ L_2 椎体排列紊乱

三、胎儿心脏及大血管的三维超声检查

胎儿心脏具有体积小、结构复杂、快速搏动的特征，是产科超声检查的难点。时间空间复合成像（spatiotemporal image correlation，STIC）是一种专门针对心脏的实时动态三维成像技术，可直接进行胎儿心脏三维超声成像（图 2-5-12）。它将三维数据的采集与时相信息的获取结合起来，一个 STIC 容积数据包含了一个心动周期任意时刻、任意平面的信息，同时以无限循环的电影回放方式显示。STIC 容积数据的成像具有多种模式，可直观显示胎儿心脏结构、大血管连接及相互毗邻关系（图 2-5-13、图 2-5-14）。与二维超声相比，STIC

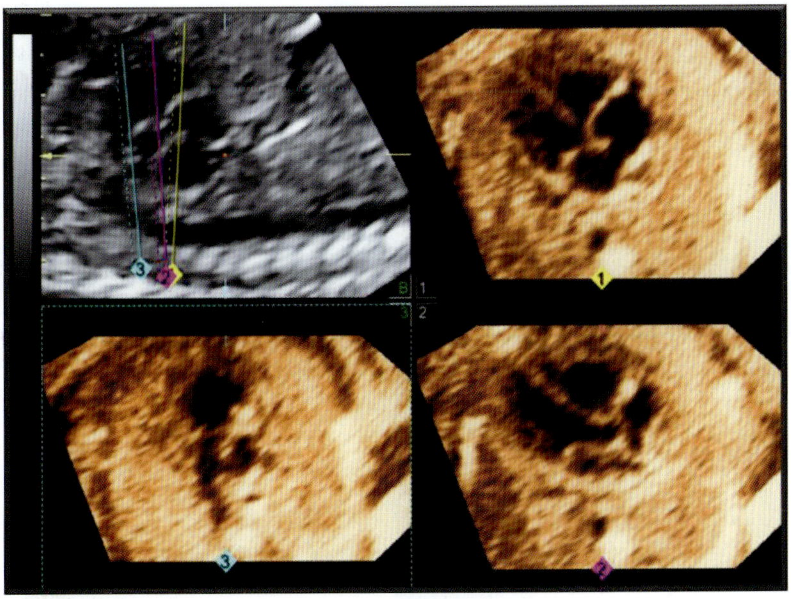

图 2-5-12　TUI 模式观察心脏

TUI 模式显示心脏位置、大小、房室解剖结构及大血管连接关系，并可获得心脏标准切面、四腔心切面、左右室流出道切面、三血管气管切面

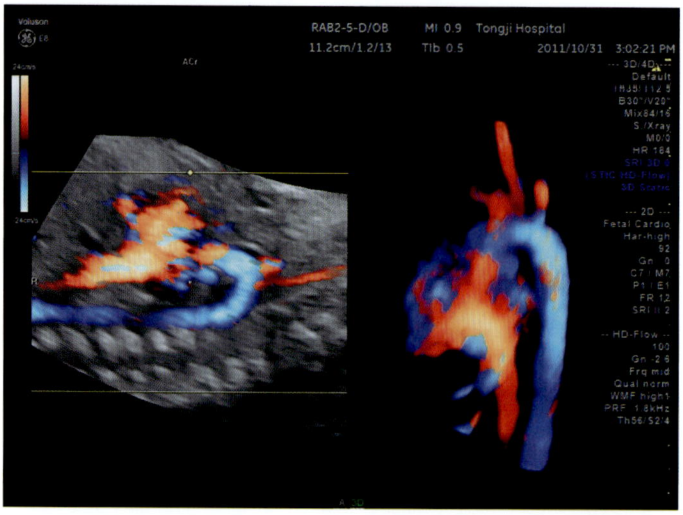

图 2-5-13 HD-flow 显示主动脉弓的空间形态及分支

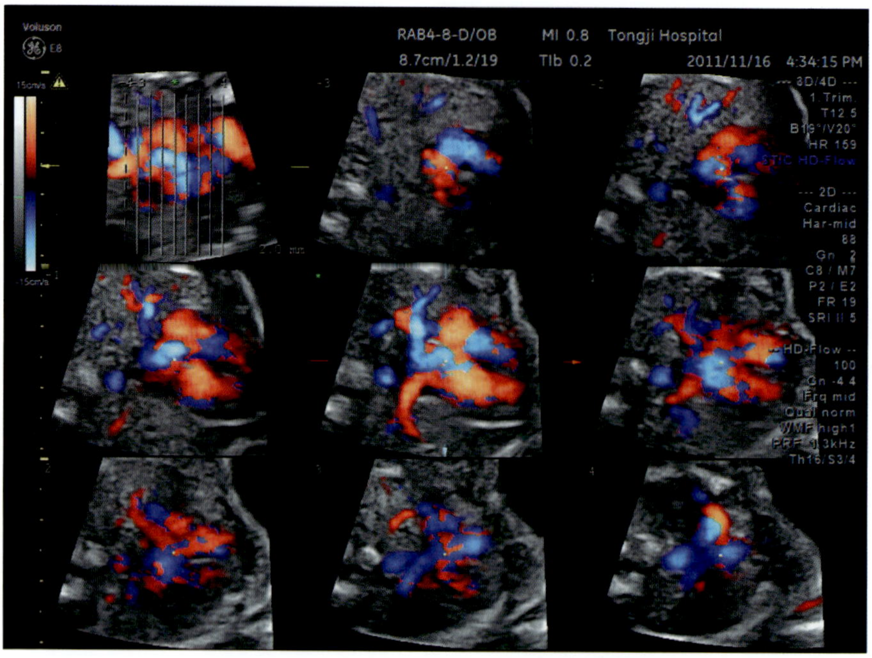

图 2-5-14 HD-flow 显示肺静脉回流

技术无需变换声束方向以寻找诊断所需的特征性图像，可以一次完成整个心脏的数据采集，不再需要各个切面逐一扫查，可在孕妇离开后进行离线分析。STIC 技术不仅可以显示主要的病变，对于复杂型先天性心脏病还可以显示二维超声难以观察到的细小病变，因此，应用三维超声 STIC 技术有助于提高胎儿先天性心脏病的检出率和诊断的准确性。HD-Flow/B-Flow 能观察更加细小的血管分支，有更高的空间分辨率。

四、胎儿胸腔的三维超声检查

三维超声可评价胎儿肋骨的形态及发育，反映胸腔内肿瘤的状况及肺体积的测量（图 2-5-15）。

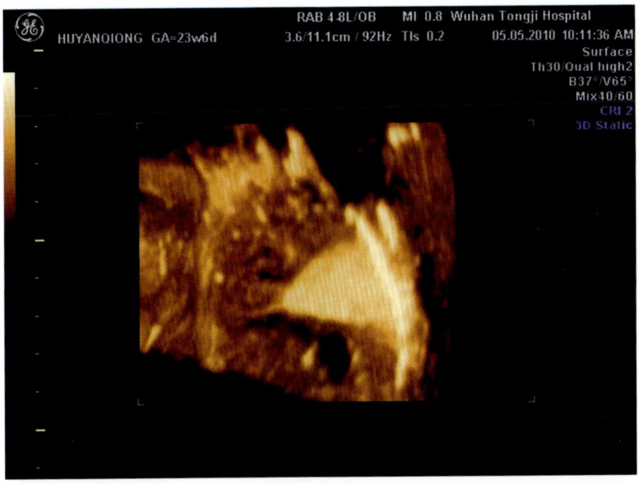

图 2-5-15　肺囊腺瘤表面成像模式图像

高回声区域为病变部位

五、胎儿腹部的三维超声检查

腹腔成像根据脏器的不同回声特性可选择多种成像模式，其中腹腔内脏器中的含液性结构与周围组织对比明显，采用最小模式可以得到清晰显示，对于腹腔内囊性占位的定位较为有利（图 2-5-16）。反转成像来源于最小容积模式，又称为阴性表面显示，该模式将灰阶信息反转，使无回声区域显示为高回声，而高回声和等回声区域显示为无回声，更利于观察囊性结构的空间形态。

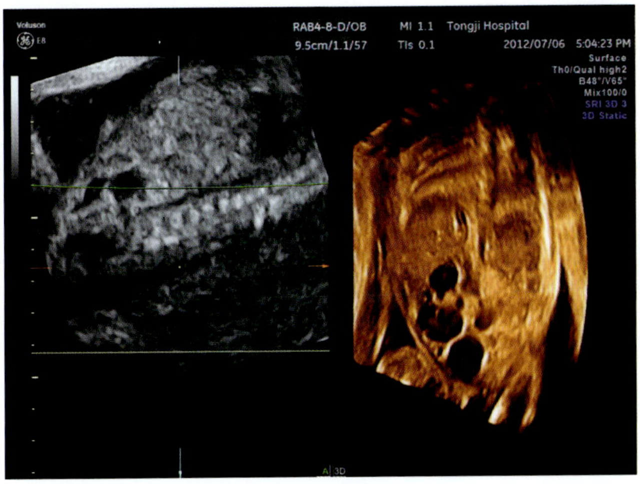

图 2-5-16　多囊性发育不良肾表面成像模式显示图像

六、胎儿四肢的三维超声检查

三维超声可显示胎儿肢体表面及骨骼的空间姿势，四维超声是一种动态的三维超声，更可实时观察胎儿运动过程（图 2-5-17、图 2-5-18）。在手足畸形及手足姿态异常等的诊断中，三维超声是二维超声较好的补充。

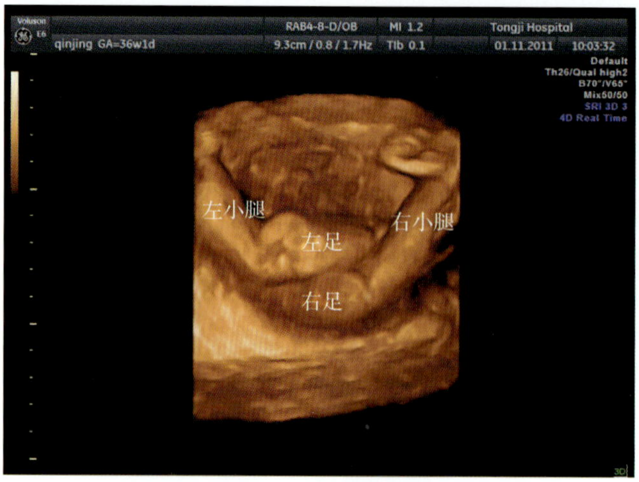

图 2-5-17 双侧足内翻表面模式图像

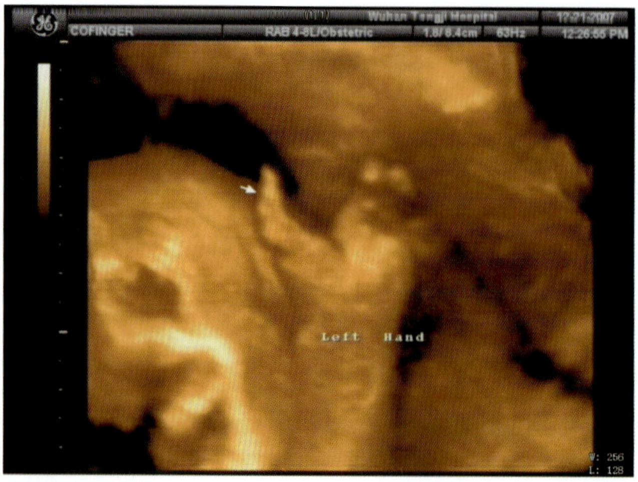

图 2-5-18 最大容积模式显示裂手畸形

七、胎盘及脐带检查

静态三维与彩色多普勒、能量多普勒或 HD-flow 超声中的玻璃体模式结合，能够显示胎盘、脐带的血管空间关系，对判断胎盘植入、脐带真结极有帮助（图 2-5-19）。

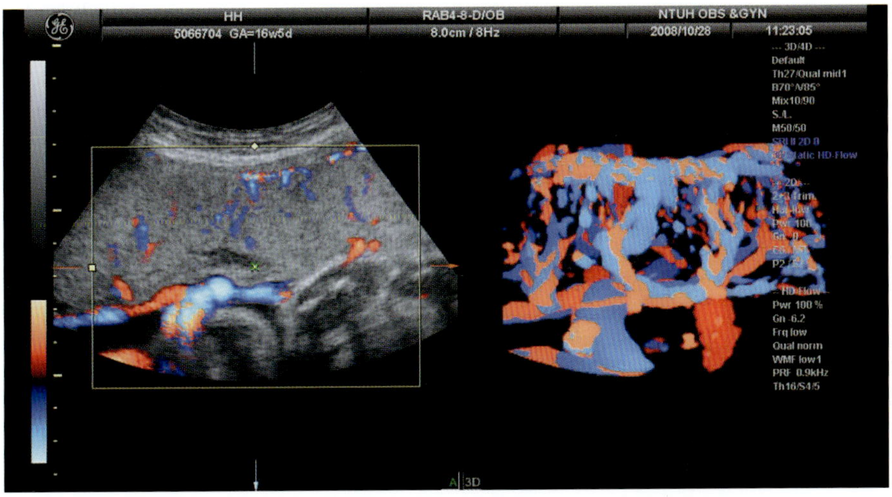

图 2-5-19　正常胎盘脐带附着处血管及胎盘内血管分布

（周　琴）

第三章 超声诊断的方法

第一节 基本操作手法

一、检查前的准备

上腹部检查包括肝、胆道、胰腺、脾、肾上腺、腹膜后及腹内深部病变等，需要空腹进行，主要防止胃肠道气体干扰。为了清除或避免声传播通路中气体干扰，必要时充盈液体，如饮水后充盈胃以清除胃内气体，便于观察胃、胰腺及腹膜后等部位。下腹部检查包括子宫、卵巢、膀胱、前列腺等生殖和泌尿系统器官的检查，需充盈膀胱，必要时可用导尿管灌注生理盐水充盈膀胱。还可利用某些生理特点进行观察，如利用脂餐试验观察胆囊收缩功能；以呼吸活动配合，观察腹腔内脏静脉血管情况；利用 Valsalva 动作使胸膜腔内压改变，以减少静脉回流，从而可使肝静脉和下腔静脉显示清晰。

二、扫查的基本程序和操作手法

超声探测常规采用体表途径扫查，亦可根据不同病变的需要采用腔内或术中途径。腔内包括经食管、经直肠、经阴道和血管腔内等。灵活运用各种切面扫查脏器，经腹部扫查多以纵切面、横切面或斜切面扫查，腔内超声主要依靠仪器及探头本身具备的切面扫查。经腹部扫查探头移动的手法主要有以下几种：

1. 连续平行扫查法　在选定某一成像平面后，依次将探头沿该平面平行移动选取多个平行的断面图像。

2. 立体扇形扫查法　在选定某一成像平面后，探头与体表接触处位置不移动，按一定角度扇形摆动探头，构成立体扇面图像。

3. 十字交叉扫查法　对某一部位中心点进行纵向和横向扫查，鉴别是圆球形或是管形，常用于病灶中心定位穿刺或胸水定位。

4. 对比加压扫查法　即利用探头加压腹部，并左右两侧或上下部位进行对比观察，可以帮助鉴别真假肿块。

第二节 图像方位的识别

一、扫查的切面

在超声扫查中常以体表某些解剖标志为基准，取得各种不同方位的切面图像。常见的解剖标志有腹部正中线、脐平面、髂嵴平面、耻骨联合等。背面以脊柱棘突、肩胛角以及髂嵴上缘作为参考点、参考线，以确定平面的方位与距离。

常用的扫查切面（图 3-1-1）有以下 4 种：

1. 纵切面扫查　扫查面由前向后，并与人体的长轴平行。
2. 横切面扫查　扫查面与人体的长轴垂直。
3. 斜切面扫查　扫查面与人体的长轴成一定角度。
4. 冠状切面扫查（或额状切面）　即扫查面与人体侧腹部与人体额部平行。

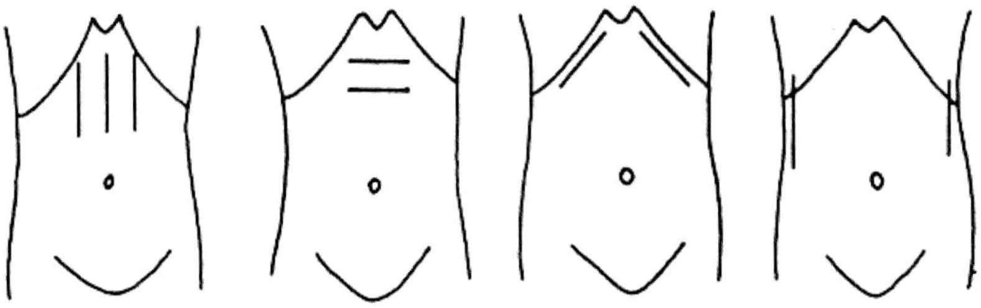

图 3-1-1　腹部常用扫查切面示意图

二、图像方位的标准

由于超声扫查的灵和性，扫查切面很多，所以需要制定标准的方位以利于学习和交流，而且目前临床上心脏与腹部超声在某些切面上制定的方位正好相反，如纵切面图像。因此，这也是开始学习超声时较复杂且容易弄混的内容。各个脏器探测时应根据上述方位标准，观察和拍摄图像，力求统一和规范化，以便比较、观察和交流。

（一）腹部超声扫查

1. 仰卧位扫查　相当于在被检查者足端向头端观察，此处图像左右侧分别是以检查医生座位时左右手为准，探头接触皮肤处显示在屏幕上方即近场，此切面深部结构显示在屏幕下方即远场。常用断面图（图 3-1-2）如下：

（1）纵断面：图像左侧示被检查者头端结构，图像右侧示被检查者足端结构。

（2）横断面：图像左侧示被检查者右侧结构，图像右侧示被检查者左侧结构。

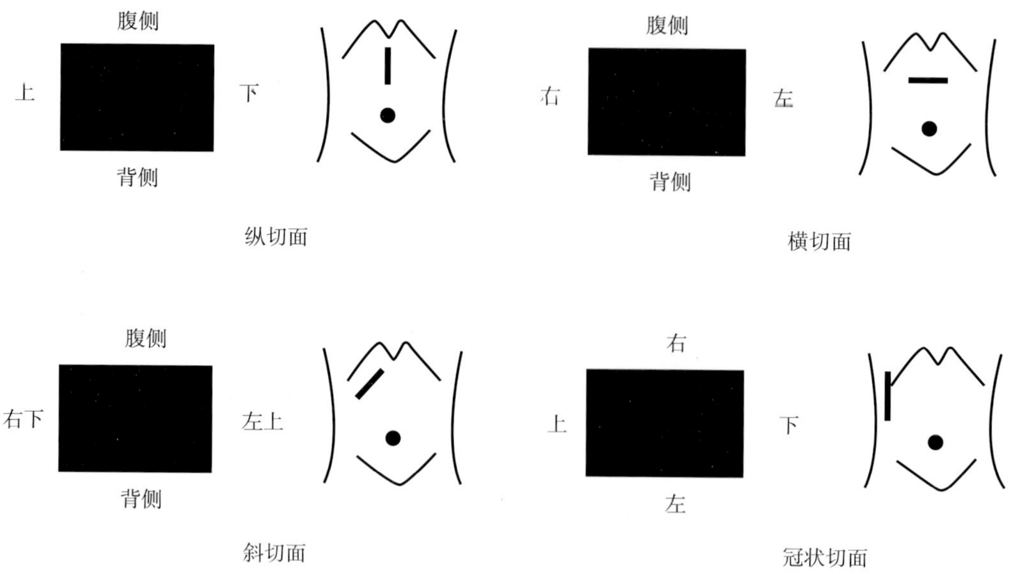

图 3-1-2 常用扫查切面示例

（3）斜断面：如斜断面近乎横断面（即探头倾斜角度不大），则以上述横断面为标准；斜断面近乎纵断面（即探头倾斜角度过大），则以纵断面所示为标准。

（4）冠状断面：分左、右侧冠状断面，例如左侧冠状断面相当于从被检查者左侧向右看，图像近场示被检查者左侧结构，远场示被检查者深部结构，图像左侧示被检查者头端结构，图像右侧示足端结构。

2. 俯卧位扫查　俯卧位时，各断面图像上方代表被检查者背侧结构，下方代表腹侧结构。

（1）横断面：图像左侧示被检查者左侧结构，图像右侧示被检查者右侧结构。

（2）纵断面：图像左侧示被检查者头侧结构，图像右侧示被检查者足侧结构。

（二）心脏超声扫查

1. 纵断面扫查　经胸壁超声扫查心脏时只有纵切面图像方位与腹部正好相反，左侧示被检查者心尖结构，图像右侧示被检查者心底结构。

2. 横断面扫查　图像左侧示被检查者右心结构，图像右侧示被检查者左心结构。

（黄道中）

第四章 超声图像的观察和诊断报告的书写

第一节 超声图像的观察

一、回声的描述与命名

超声图像由许多像素构成，像素的亮暗反映了回声的强弱。反映在荧光屏上从最亮到最暗的像素变化过程即灰度。将灰度分为若干等级，即为灰阶。人体的被测脏器与病灶的断面图像即是根据不同界面的几何形状、回声的空间分布和灰阶强度来加以描述的。

1. 回声强弱的命名

（1）强回声：灰度明亮，后方常伴声影，如结石和钙化灶等。

（2）高回声：灰度较明亮，后方不伴声影，如肾窦、纤维组织和肝癌病灶等呈此类回声（图 4-1-1）。

（3）等回声：灰阶强度呈中等水平，如正常肝、脾等实质脏器的回声。

（4）低回声：灰阶强度较低，如肝内回声病灶（图 4-1-2）。

（5）无回声：均匀的液体内无声阻差异的界面，即呈无回声区，如充盈的膀胱及囊肿病变（图 4-1-3）。

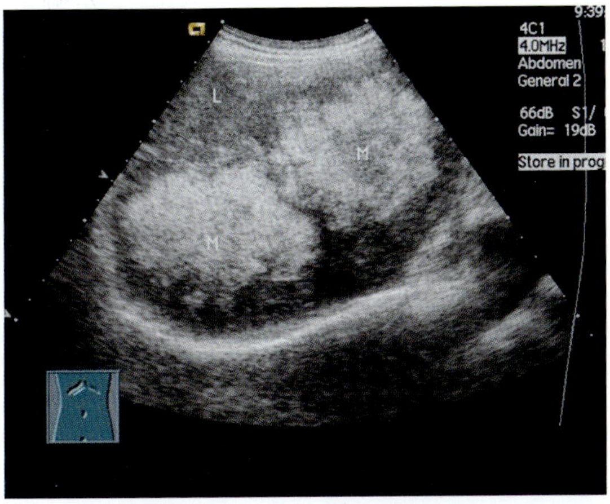

图 4-1-1 肝内高回声病灶

肝癌病灶呈局限性回声增强，比较明显不规则

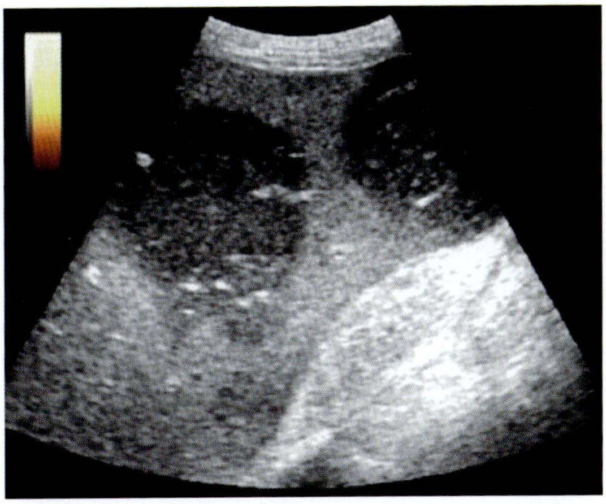

图 4-1-2 肝内低回声病灶

肝内淋巴瘤呈局限性低回声病变，边界清，内部回声均匀

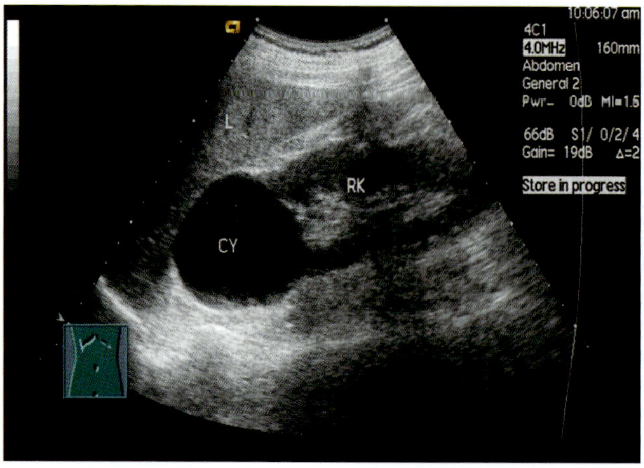

图 4-1-3 肾上极无回声病灶

右肾上极囊肿呈无回声区，边缘光滑，后壁及后方回声增强

2. 回声分布的描述 按其图像中光点的分布情况分为均匀或不均匀。

3. 回声形态的命名 根据回声的大小分为点状、斑片状及团状。点状回声：回声呈细小亮点状。斑片状回声：回声聚集呈明亮的小片状，其大小在 0.5cm 左右，有清晰的边界。团状回声：回声光点聚集呈明亮的光团，有一定的边界。还根据回声形状分环状回声、带状或线状回声。

4. 某些特殊征象的描述 声晕：在结节外周呈 1～2mm 低回声环形围绕（图 4-1-4）。"靶环征"及"牛眼征"：在某些病灶中心呈强回声区而其周围形成圆环状低回声（图 4-1-5）。"驼峰征"：肿瘤自肝表面隆起处。"双筒枪征"：肝门部肝外胆管因阻塞扩张后在声像图上形成与肝门部门静脉平行，且管径相近或更宽道。"平行管道征"：肝内胆管扩张即与相应的门静脉构成（图 4-1-6）。"假肾征"：来自胃肠肿瘤时其壁增厚，有残腔形成（图 4-1-7）。"彗星尾征"：宫内避孕环强回声后方出现狭长的带状强回声。

5. 病灶后方回声的描述 声像图上某些囊性病灶后方出现增强的回声，即回声增强效应、侧后声影、中心声影等（图 4-1-8）。

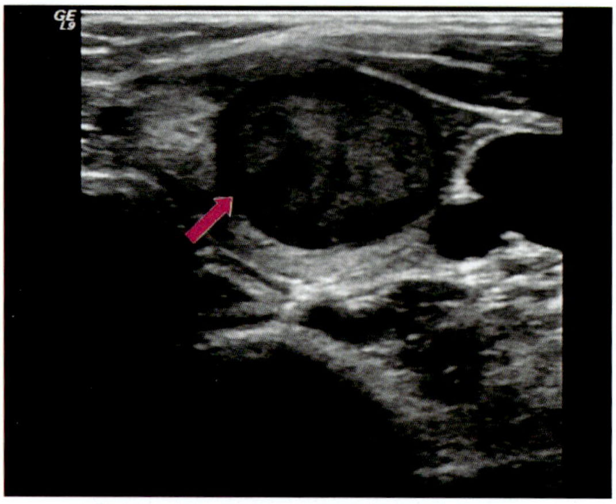

图 4-1-4 声晕

病灶周边环形低回声区，箭头所示

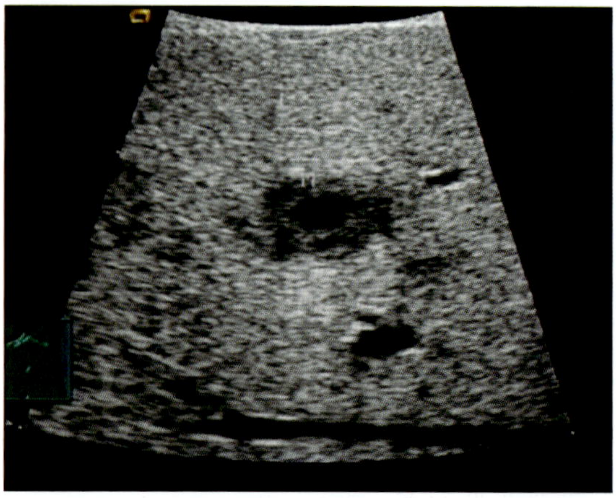

图 4-1-5 靶环征

低回声病灶内部可见稍强回声，类似靶样

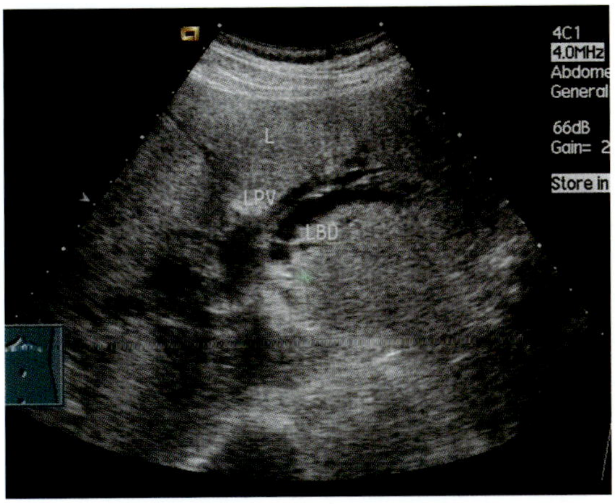

图 4-1-6　平行管道征

肝内胆管扩张后与伴行门静脉平行走行

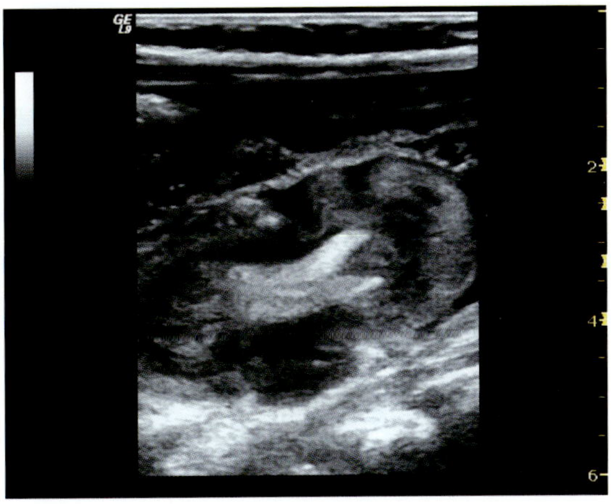

图 4-1-7　假肾征

病变周边可见环形低回声，内部明显呈强回声，类似肾声像图

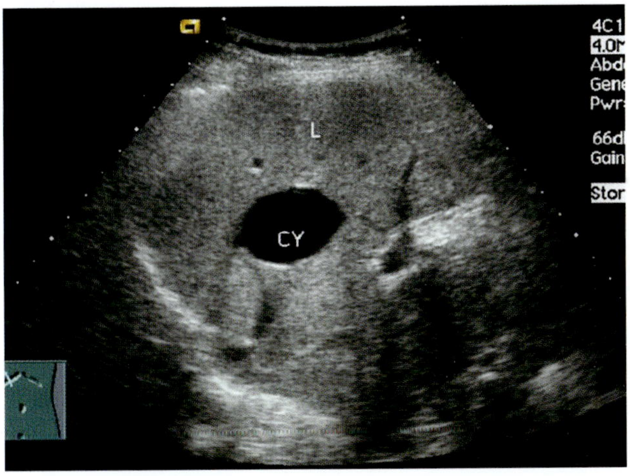

图 4-1-8　囊性病灶后方回声增强

肝囊肿呈无回声区，边缘光滑，病灶后方回声增强，高于周围肝组织

二、图像分析的内容

1. 形态　观察脏器的外形是否肿大或缩小，有无形态失常等。

2. 边界和边缘回声　了解病变区与正常组织的界限形态及清晰程度，描述为规则与不规则、清晰与不清晰，仔细地观察病变的形态和边缘，在病变性质的鉴别等方面有重要意义。

3. 内部结构特征　可分为结构正常，正常结构消失及其他各种不同类型的异常回声等。

4. 后壁及后方回声　由于人体各种正常组织和病变组织对声能吸收衰减不同，衰减系数低的含液性囊肿或脓肿，则出现后方回声“增强”，而衰减系数高的纤维组织、钙化、结石、气体等，则其后方形成“声影”。此外，某些质地均匀，衰减较大的实质性病灶，内部可完全表现为低回声，在声像图上酷似液性病灶，但无后壁和后方回声的增强效应则可区别。

5. 周围组织回声　病变对周围组织影响时可导致病灶周围回声的改变。如系膨胀性生长的病变，则周围回声增强或管道推挤移位；如系浸润性生长的病变，则其周围回声不均或结构中断。

6. 周邻关系 根据局部解剖关系判断病变与周邻脏器的连续性，有无压迫、粘连或浸润。

7. 量化分析 包括测量病变数目、范围、大小等。

8. 功能性检测 如应用脂餐试验观察胆囊的收缩功能，残余尿测定了解膀胱排尿功能。

三、彩色多普勒及频谱多普勒观察的内容

彩色多普勒血流显像可以判断血流的方向、血流速度和血流的性质，同时，对血管形态学的显示包括血管的直径、走行、分布和血管的丰富程度等也有一定价值。可用于评价脏器的血流灌注和病灶血供特点。但由于脏器或病灶内的血管其走行并非完全平直，加上受声束探测角度的影响，往往难以显示完整走行的血管，可能只观察到某一断面或某一部分。因此，在图像上其血管呈点状、短线状或树枝状彩色血流分布。评价血流丰富程度时亦根据其点状、短线状或树枝状血管显示的多少而定，较丰富的血流可显示更多的树枝状或网状血流，甚至呈火球状（图 4-1-9）。

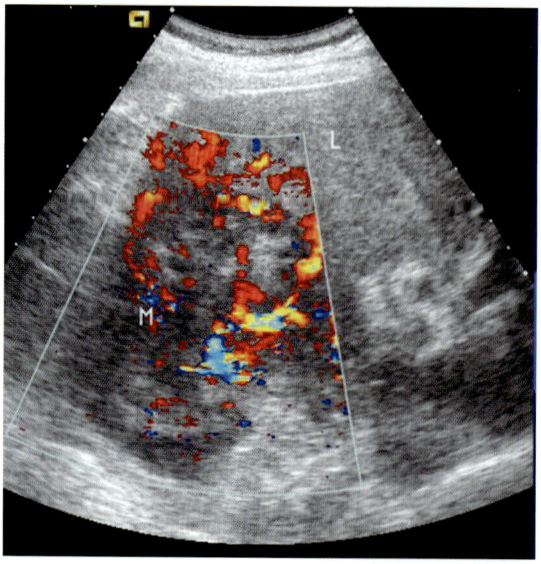

图 4-1-9 彩色多普勒血流图

肝癌彩色多普勒血流显示病变区可见丰富血流信号，血管粗细不均，走行不规则

频谱多普勒可以检测血管内血流动力学参数（图 4-1-10），在腹部及周围血管血流动力学的检测中常用下列指标：收缩期最大血流速度（SP），舒张末期速度（ED），平均血流速度（MV），加速度（A），加速时间（AT），每分钟血流量（Q），阻力指数（RI），搏动指数（PI）等。

四、超声造影观察的内容

超声造影是近年来超声发展较快的技术，腹部超声造影尤其进展迅速。主要观察造影

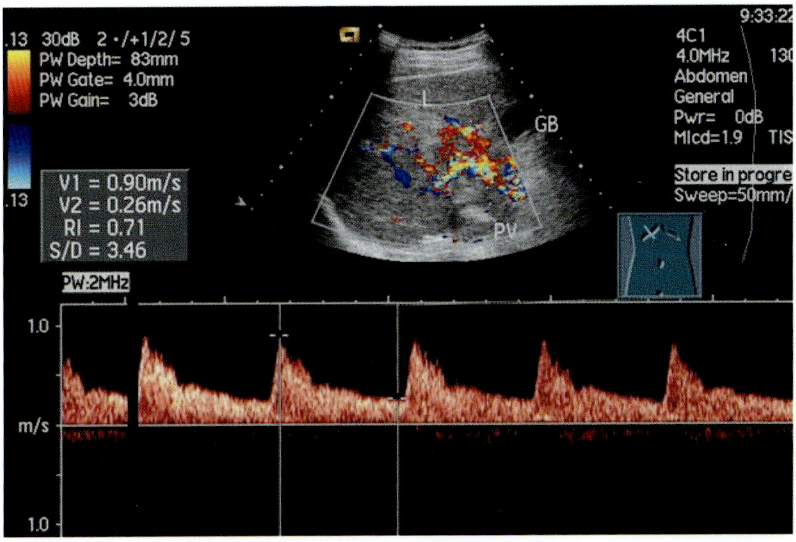

图 4-1-10　彩色多普勒频谱图

动脉血流频谱明显呈波动状，可检测多种血流参数

剂随血流填充病变的形态、速度、持续时间及造影剂消退的情况。腹部超声造影通过病变造影增强的模式及时间 - 强度曲线判定病变性质。心脏超声造影则主要观察病变部位的造影剂流动及心肌的血流灌注情况，以作出病变的诊断。

第二节　诊断报告的书写

一、诊断报告书写的要求

（1）全面、客观地描述探测所得切面的全部信息，包括有意义的阳性和重要阴性内容，必要时附示意图说明。

（2）诊断提示或结论意见一般分两部分填写：一是超声可以肯定的病变的物理性质，如囊实性；另一部分是根据所见并结合病史分析得出的病变性质或疾病的提示。这两部分应该分开，不能混淆。一般以括号形式附于病变物理性质之后供临床医师参考，如肝右前叶实质性占位性病变（肝癌）。

（3）书写报告时每一项目均应填写完整，并应亲笔签名，以示负责。

二、诊断报告书写的内容

（1）一般项目：患者姓名、性别、年龄、病历住院（门诊）号、超声检查编号、临床诊断、检查日期等。

（2）超声检查所见。

（3）附阳性或重要的阴性超声切面图像。

（4）诊断提示或结论意见。

［附］

超声诊断报告单

姓名：________ 性 别：________ 年 龄：________

科室：________ 住院号：________ 超声号：________

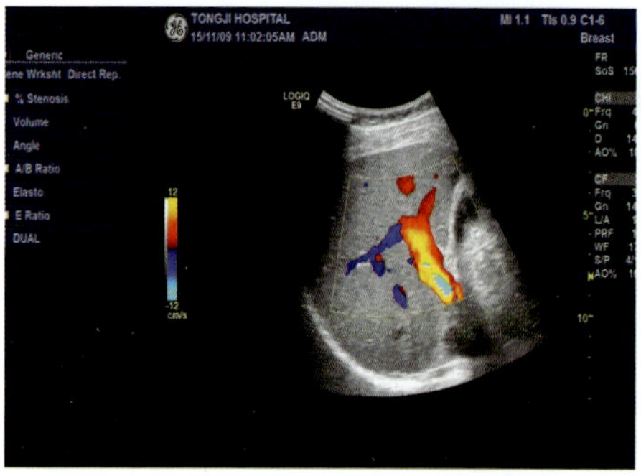

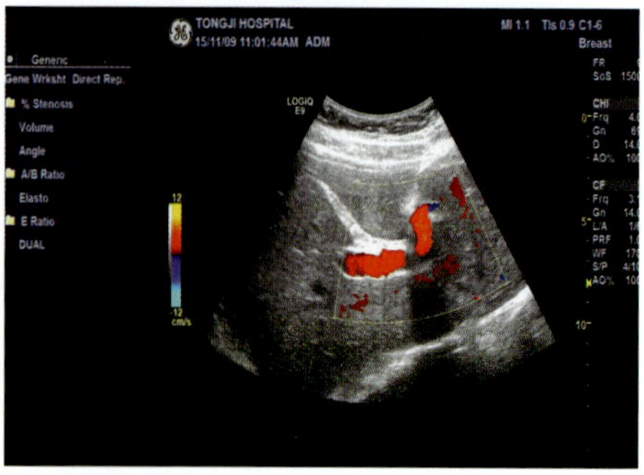

超声所见：

肝切面形态正常，实质光点分布尚均匀，肝内未见局限性异常回声。门静脉主干内径 1.2 cm，其内及左、右分支内未见异常回声。

胆囊切面内径 5.0cm×2.0 cm，内未见异常回声，肝内外胆管不扩张。

脾厚 3.5 cm，内未见异常回声。

胰腺切面形态正常，内未见异常回声，胰管不扩张。

CDFI：门静脉血流充盈，上述部位未见异常血流信号。

提示：

检查时间： 记录员： 审核医生

（黄道中 张青萍）

第二篇　各　论

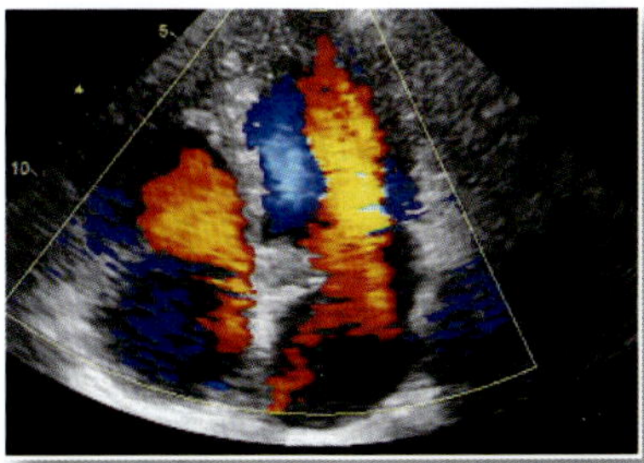

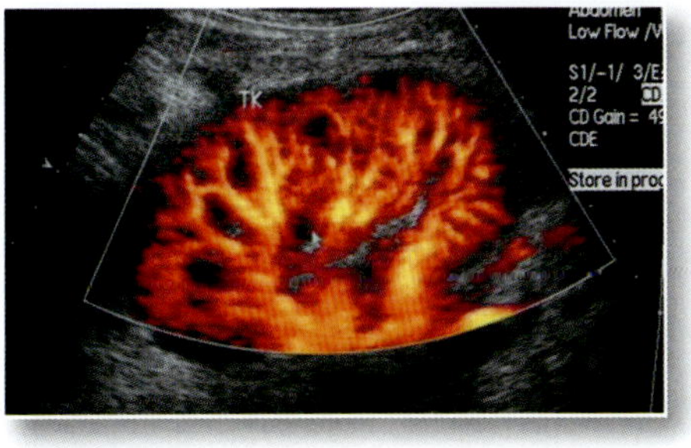

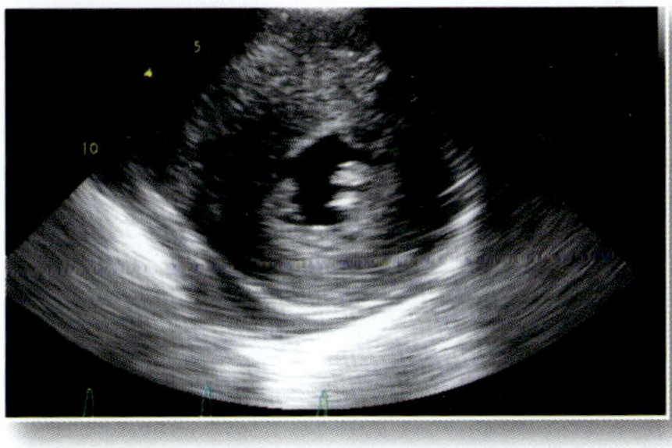

第五章　心血管疾病的超声诊断

第一节　检查方法及正常超声心动图

超声心动图是一种既可实时观察心脏大血管的形态结构与搏动，了解心脏收缩舒张功能和瓣膜活动，又能实时显示心血管内血流状态的检查方法。该方法包括二维超声心动图、M 型超声心动图、频谱型多普勒超声心动图和彩色多普勒超声心动图等。

一、检查方法

（一）二维超声心动图

常用切面如下：

（1）胸骨旁左心长轴切面（图 5-1-1）：探头置于胸骨左缘第 3、第 4 肋间，探查平面与右胸锁关节和左乳头连线平行。该切面可清晰显示右室流出道、主动脉、左心房、室间隔、左心室、左室后壁、二尖瓣前后叶和主动脉瓣。该切面为最基本的切面，常规测量均在此切面上进行。

（2）心底短轴切面（图 5-1-2）：探头置于胸骨左缘第 2、第 3 肋间，与前胸体表垂直。探察平面与左肩和右肋弓连线基本平行。该切面上主要用于观察：①主动脉瓣、肺动脉瓣和三尖瓣的形态结构和活动情况；②肺动脉及其分支宽度；③肺动脉分支与降主动脉之间有无交通；④左房及左心耳内有无血栓等异常回声。

（3）二尖瓣水平短轴切面（图 5-1-3）：在心底短轴切面的基础上将探头下移一肋间或

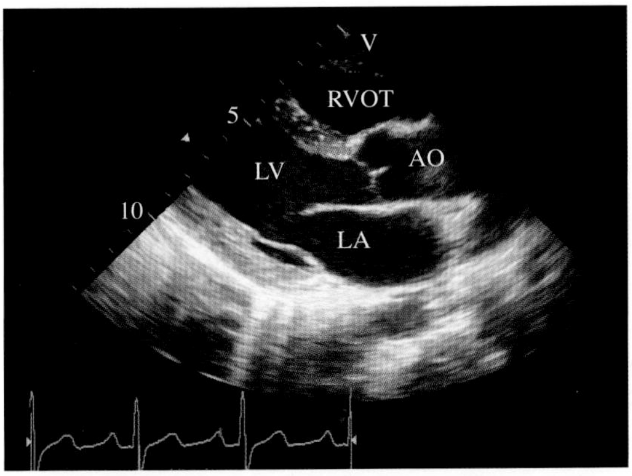

图 5-1-1　胸骨旁左心长轴切面

LV，左室；LV，左房；AO，主动脉瓣；RVOT，右室流出道

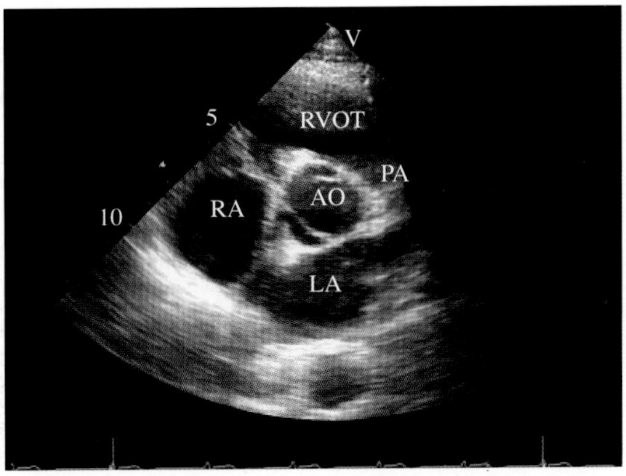

图 5-1-2　心底短轴切面

RA，右房；AO，主动脉瓣；PA，肺动脉瓣；LA，左房；RVOT，右室流出道

稍将探头扫查平面向下倾斜即可。该切面主要用于观察二尖瓣的形态结构、活动情况及测量瓣口面积。

（4）乳头肌水平左室短轴切面（图 5-1-4）：探头置于胸骨左缘第 4 肋间，与左肩右肋弓连线平行。该切面主要用于观察左、右室大小、形态、室壁活动情况和室壁厚度。

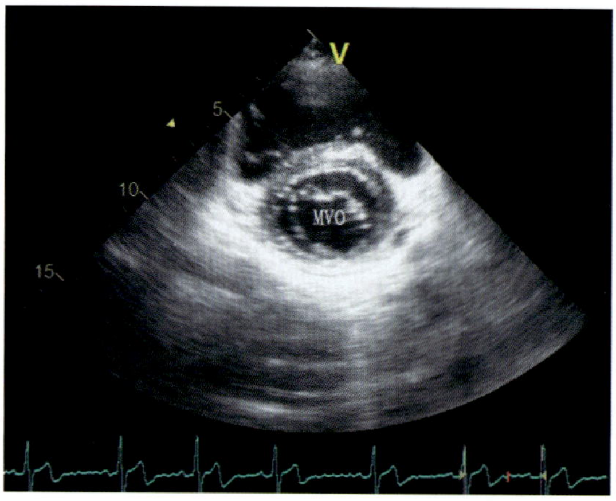

图 5-1-3 二尖瓣水平短轴切面
MVO: 二尖瓣口横断面

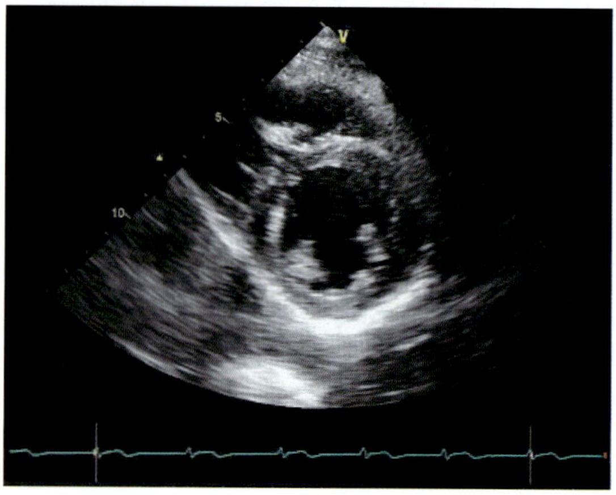

图 5-1-4 乳头肌水平左室短轴切面

（5）心尖位四腔切面（图 5-1-5）：探头置于心尖部位，与前胸体表近于平行，声束指向右侧胸锁关节。该切面可同时显示左右心室、左右心房、房室间隔。在此基础上稍将探头向上倾斜、扫描平面通过主动脉根部，使四腔之间出现一半圆形的主动脉腔，此即心尖位五腔心切面；如将探头置于胸骨左缘，可获得胸骨旁四腔切面；如将探头置于剑突下，可获得剑突下四腔切面。四腔切面主要用于观察房室间隔是否完整。

（6）心尖位二腔心切面（图 5-1-6）：在心尖位四腔图基础上将探头逆时钟方向旋转约 45°，即可获得该切面。图像上只显示左房和左室两腔室，故称为二腔切面。该切面主要用于观察左室前壁，左室下壁和心尖部的室壁运动情况。

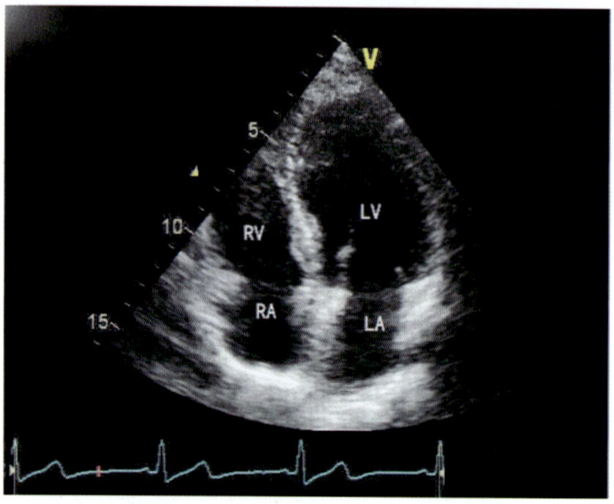

图 5-1-5 心尖位四腔心切面

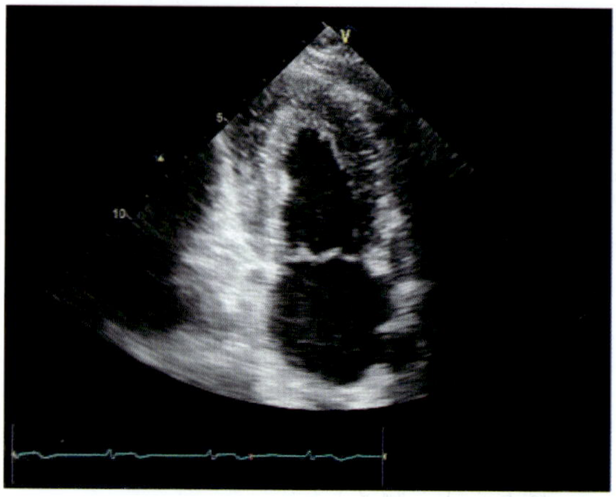

图 5-1-6 心尖位二腔心切面

（7）心尖位左心长轴切面（图 5-1-7）：在心尖位二腔切面的基础上继续逆时针方向旋转探头 45°，即可获得该切面。所显示的腔室和胸骨旁左心长轴切面一样，但由于能较好地显示心尖，故常用于观察心尖部的室壁运动。另外，该切面上左房流入左室的血流方向基本上与声束平行，故常在此切面上用多普勒观察测量二尖瓣口血流。

（8）下腔静脉长轴切面（图 5-1-8）：探头置于剑突下，扫描平面与下腔静脉平行，图像上能显示右房、下腔静脉及肝静脉。有时尚见三尖瓣部分叶瓣、右室、房间隔、左房及下腔静脉瓣等。在探查时应注意与腹主动脉的无回声带相鉴别，后者有波动及比较固定的分支（腹腔动脉、肠系膜上动脉等）。

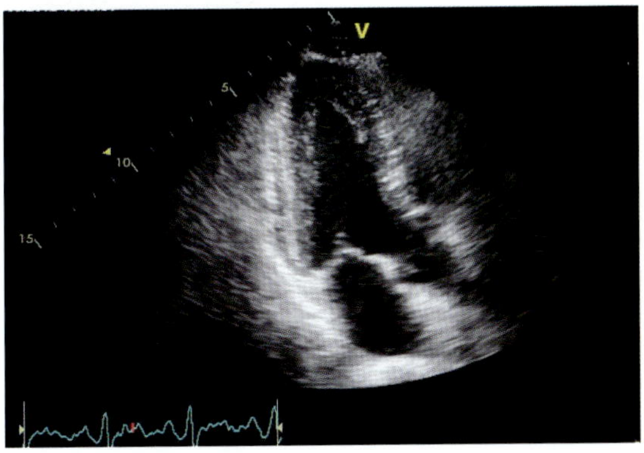

图 5-1-7 心尖位左心长轴切面

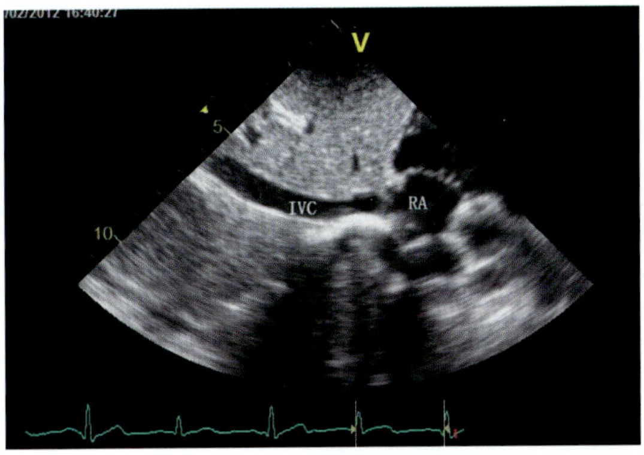

图 5-1-8 下腔静脉长轴切面

IVC，下腔静脉；RA，右房

（9）胸骨上窝主动脉弓长轴切面（图 5-1-9）：探头置于胸骨上窝，指向心脏，探测平面通过主动脉弓长轴（接近矢状切面），可显示主动脉弓及其主要分支、右肺动脉等。

（10）胸骨上窝主动脉弓短轴切面（图 5-1-10）：探头位置同上，转动 90°，横切主动脉弓（接近冠状切面），除显示主动脉横断面外，尚能察及肺动脉干分叉处及右肺动脉，有时可见左无名静脉、上腔静脉等。

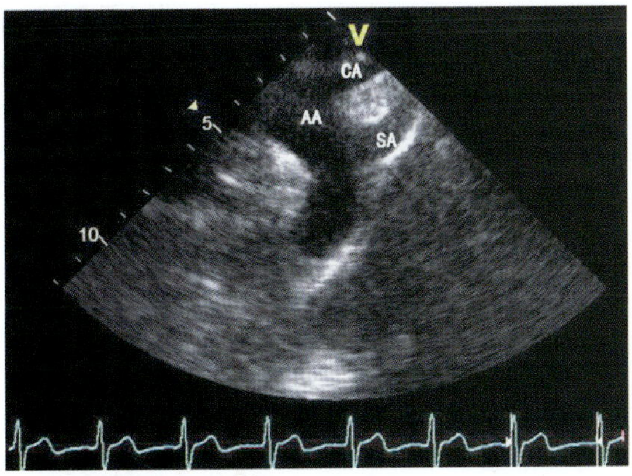

图 5-1-9 胸骨上窝主动脉弓长轴切面

AA，主动脉弓；SA，锁骨下动脉；CA，颈总动脉

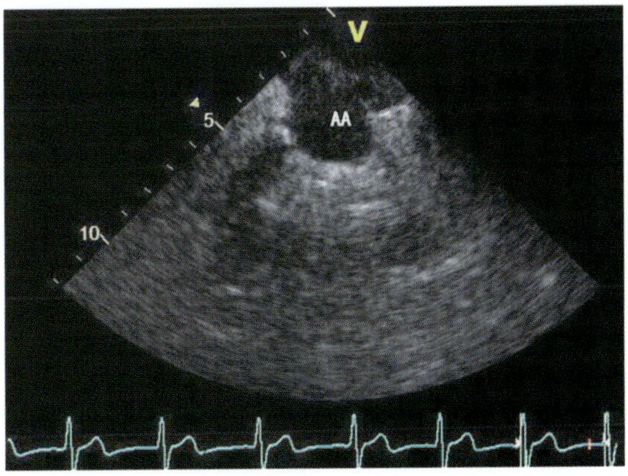

图 5-1-10 胸骨上窝主动脉弓短轴切面

（二）M型超声心动图

详见第一章第五节。

（三）多普勒超声心动图

根据其仪器性能及显示方式，大致可分两类：其一为频谱多普勒超声心动图[包括脉冲波频谱多普勒（PW，图5-1-11）与连续波频谱多普勒（CW，图5-1-12）]，其二为彩色多普勒超声心动图（图5-1-13）。

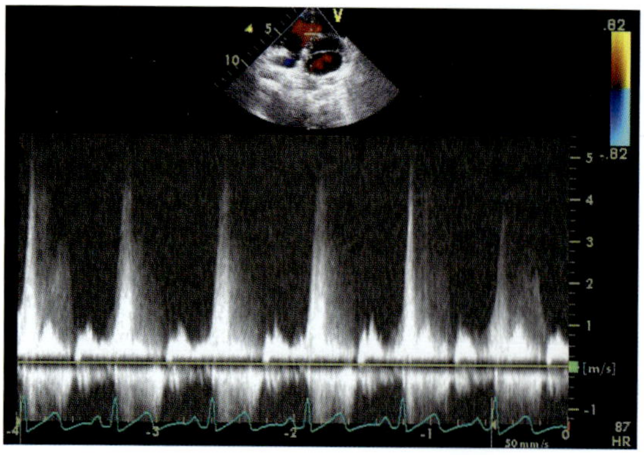

图5-1-11 脉冲多普勒频谱

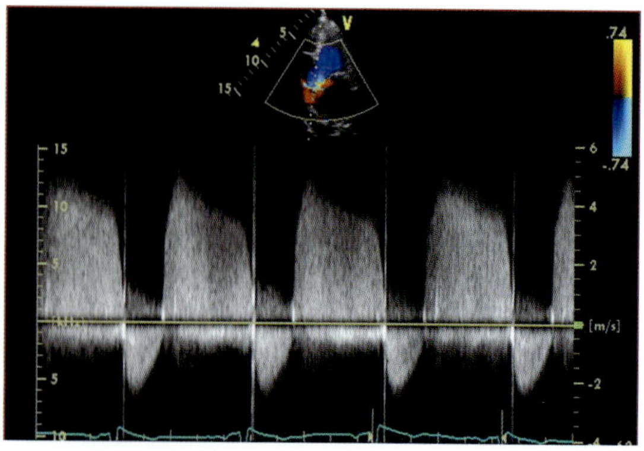

图5-1-12 连续多普勒频谱

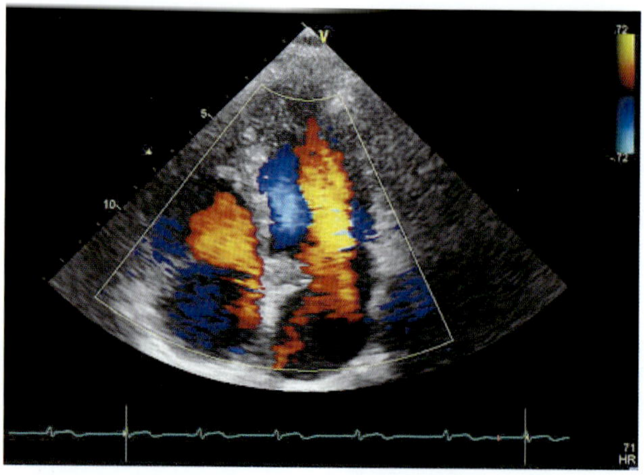

图5-1-13 心尖四腔切面彩色多普勒血流成像

二尖瓣口舒张期左房血流流向左室

取样容积置于心尖四腔心切面的二尖瓣瓣口，记录舒张期二尖瓣口血流频谱，脉冲多普勒频移值超过1/2脉冲重复频率（PRF）的Nyquist频率极限时，高速血流的峰尖部分不能正常显示，出现频谱倒错。

室间隔缺损患者，CW取样线通过室间隔缺损处，记录到从左室进入右室的异常高速血流连续多普勒频谱。

（四）三维超声心动图

三维超声心动图包括三维重建超声心动图和实时三维超声心动图两类，三维超声心动图的临床用途如下。

1．观察心脏形态结构　可以从不同方位了解心脏各个结构的形态、位置、大小、腔室内径、走向、空间关系、立体方位与活动状态，观察心壁、间隔与大血管的连续状态（图 5-1-14）。

2．确定瓣膜病变性质　在动态三维超声图像上不但可获得与二维超声相似的心脏瓣膜断面，而且可以显示瓣膜的形态、厚度及关闭和开放时的活动情况（图 5-1-15）。

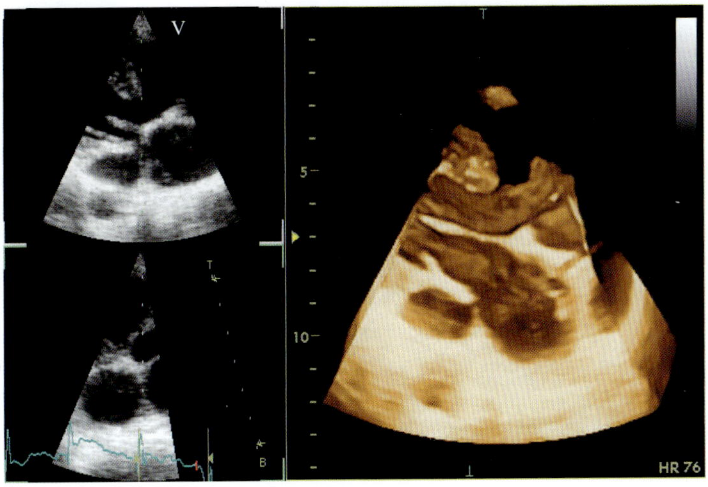

图 5-1-14　完全型大动脉转位患者实时三维图像

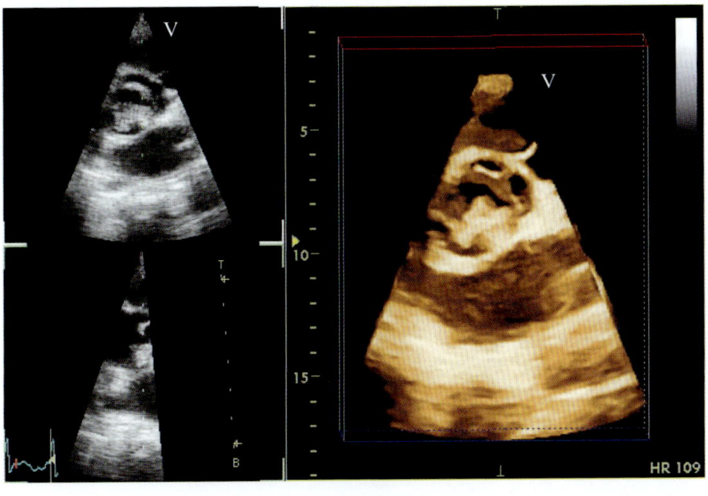

图 5-1-15　二叶化主动脉瓣患者实时三维图像

主动脉瓣呈二叶化，且主动脉瓣上可见高回声的赘生物

3．探查间隔缺损　对室间隔缺损、房间隔缺损患者，动态三维超声心动图不仅可在相应的间隔上看到连续中断，也可从与之垂直的方向由左侧或右侧进行观察，可获得相应部位的房间隔或室间隔的平面图，从而显示出缺损的有无、位置、形状、直径、周长、面积及其类型（图 5-1-16）。

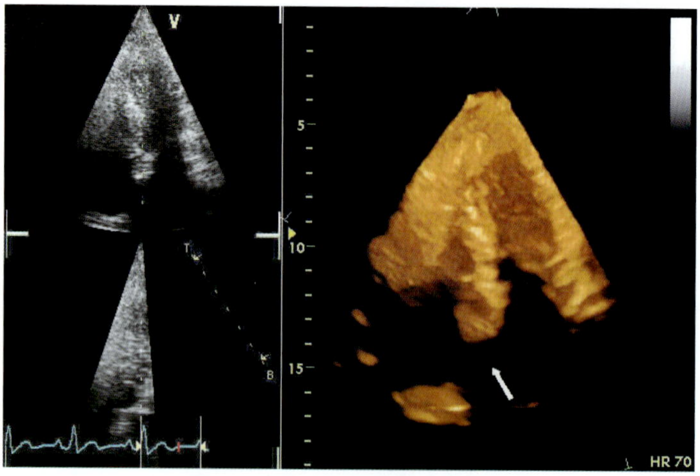

图 5-1-16　实时三维图形心尖四腔切面

箭头所示房间隔中部连续性中断

4．观察室壁活动（图 5-1-17）。

5．确诊心腔肿物（图 5-1-18）。

6．夹层动脉瘤　主动脉根部内膜剥离形成夹层者，术中经食管进行动态三维成像，见增粗的环状主动脉壁反射内有一薄层灰暗呈波浪状的内膜光环，形成套管状的真腔与假腔，主动脉瓣附于剥离的内膜上（图 5-1-19）。手术修补后可恢复正常。

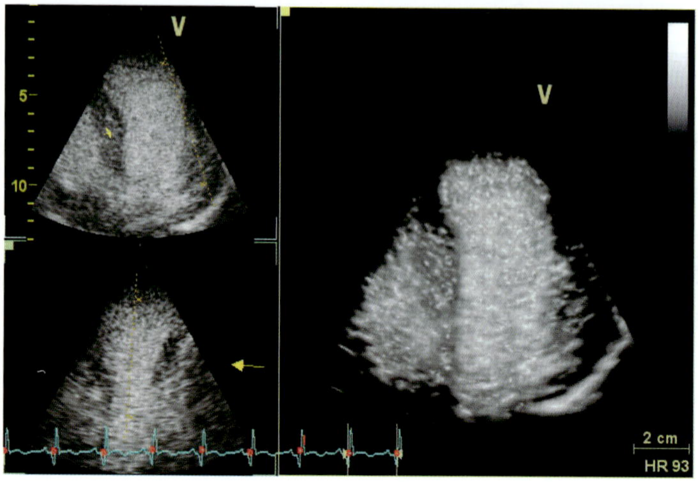

图 5-1-17　实时三维超声结合超声造影成像

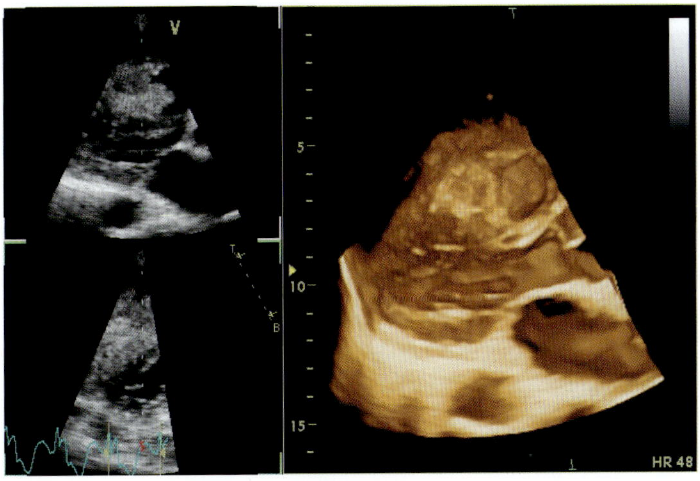

图 5-1-18　右室肿瘤患者三维超声探查

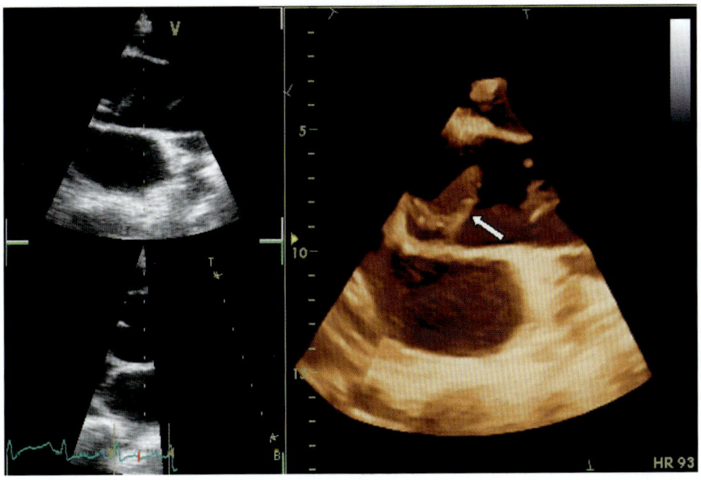

图 5-1-19　DeBakey Ⅰ型主动脉夹层患者三维超声探查
实时三维超声图像显示主动脉内有一飘动的薄层动脉内膜

（五）心脏超声造影

详见第二章第一节。

（六）经食管超声心动图

详见第二章第四节。

（七）组织多普勒成像

详见第一章第四节。

二、正常超声心动图

（一）正常二尖瓣

1．二维超声心动图　通常采用胸骨旁左室长轴、胸骨旁左室短轴、心尖或胸骨旁四腔切面检查，必要时也可采用心尖左室长轴、心尖两腔及剑下切面。

（1）左心长轴切面：二尖瓣前叶在舒张早期迅速向前活动，贴近室间隔（其间距为 2～5mm）。在舒张中期整个瓣叶向后漂浮，处于半关闭状态；待舒张末期又向前摆动，但幅度较小。这两次向前活动，相当于 M 型超声心动图上二尖瓣曲线上 E、A 两峰。后叶活动方向相反，由于瓣叶较短，故活动幅度亦小。正常二尖瓣前后叶的尖部在舒张早期相距较远，这和二尖瓣狭窄时前叶体部向前突出呈穹隆状，而尖部交界处有粘连不能充分开放有很大不同。

收缩期瓣口闭合，前后叶合拢，受腱索的牵拉，瓣叶不会翻向左房。随着血液排出，左室腔减小，长径亦将缩短，由于乳头肌亦收缩，长度变小，使整个牵拉瓣膜的装置（乳头肌、腱索及瓣叶本身）的总长度减小，故保证二尖瓣不向左房侧膨出，其反射光带不超过二尖瓣环连线水平。

综上所述，在此切面上对观察二尖瓣的形态、活动度、开口幅度及有无脱垂等有重要意义。

（2）二尖瓣水平左室短轴切面：在二尖瓣水平左室短轴切面上，左室腔为圆形结构，室间隔与左室游离壁构成一圆形光环，随心室舒缩而活动。其内尚有一组反射代表二尖瓣前后叶。反射强度中等、纤细、活动快速、幅度较大。收缩期前后叶合拢，呈一横线，中无间隙，位置约在左室腔的中 1/3 与后 1/3 的交界处。舒张期前后叶开放，形成一椭圆形颇似鱼口状的环带。检查时，可参考 M 型曲线上 E 峰的位置，选取合适的心动图舒张早期时相，在声束通过瓣尖开放最大水平时，可测得二尖瓣的最大开口面积。正常人此面积为 4～5cm^2；而有狭窄时，瓣口面积明显减小。

在舒张期图像上，有时见二尖瓣前叶的中部有连续中断，可能为正常现象，而非二尖瓣裂的特异表现。因为二尖瓣前叶游离缘的内侧部与外侧部通过腱索分别连向两侧乳头肌，此处在切面上可能显示为回声连续中断。

（3）四心腔切面：在心尖位或胸骨旁四腔切面上可见二尖瓣前叶附着于室间隔侧，后叶附于侧壁。此切面能清晰显示二尖瓣前后叶的形态，观察开放与闭合时的情况，且可比较各房室大小，故对诊断二尖瓣疾病有重要意义。另在图像上可以探及二尖瓣前叶根部的附着点，与三尖瓣隔瓣的附着点相对照，能判断有无三尖瓣下移畸形等。

2．M 型超声心动图

（1）二尖瓣前叶曲线：正常人二尖瓣前叶曲线基本一致，在舒张期内曲线上升形成 A、E 两峰，分别位于心动图 P 波及 T 波之后，而收缩期则位置较低，为一缓慢上升的 CD 段，这种双峰曲线具有一定特异性。曲线上各峰及各段见 M 型超声相应内容（图 5-1-20）。

（2）二尖瓣后叶曲线：在二尖瓣波群中，有时可见二尖瓣后叶曲线，活动方向与前叶相反，即呈镜像样的曲线，向下的两个尖峰分别称 E’、A’。由于二尖瓣后叶较短，故曲线的幅度亦低。

前叶 E 峰与后叶 E’ 峰间的距离大致上可以反映二尖瓣口开放时的大小。后叶在舒张早期也有关闭现象，与二尖瓣前叶向后漂浮形成急速下降的 EF 段机制相似。

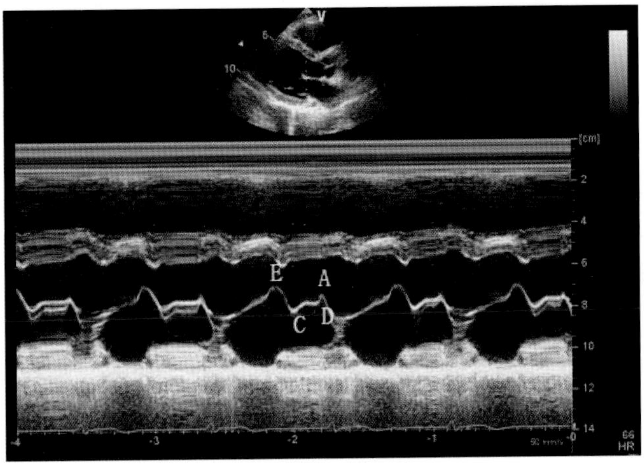

图 5-1-20　二尖瓣前叶曲线

A 峰代表左房收缩，二尖瓣再开放；C 点代表前后叶碰拢，说明二尖瓣关闭；D 点为瓣口开放处，后叶向后，E 峰处达最大限度

由上述曲线形成可以看出，二尖瓣曲线在收缩期位置固定（前后叶关闭），变化较少，而在舒张期内则有较大的改变：①自第二心音至 D 点为等容舒张期，左室尚未充盈。② E 峰前后二尖瓣口开放幅度最大为左室快速充盈期。③ F 点前后（或 FG 段）二尖瓣口处于半关闭状态，为左室缓慢充盈期。快速充盈期与缓慢充盈期时，心房未收缩，血液由左房自动流入左室，系后者压力降低所致，故二者合称被动充盈期。④ A 峰前后为主动充盈期，此因左房收缩时其内压力上升，再次推起二尖瓣前叶，主动向左室射血所致。

在正常情况下，二尖瓣口较大，舒张期内血液很容易通过，只需很短时间，左室已能较好充盈，其余时间基本上处于休息状态，故有较强代偿能力。

3. 彩色多普勒　在二维彩色多普勒血流成像图上，舒张期二尖瓣开放后，左房血液经二尖瓣口进入左室。在快速充盈期，房室压差最大，血流速度快，流量大（占总充盈量的 60% ~ 80%）。二维彩色多普勒显示为一宽阔明亮的红色血流束，自二尖瓣口进入左室。血流束轴心近瓣尖处流速最快，故红色鲜亮，甚至出现色彩倒错现象；边缘部流速较慢，故红色渐暗淡。在缓慢充盈期，二尖瓣血流束达左室心尖后立即折转，形成一宽大的漩流冲击二尖瓣，使之处于半关闭状态，因漩流方向背离探头而着以蓝色。在心房收缩期，二尖瓣口血流速度再次增快，故红色血流信号由暗变亮。

4. 频谱多普勒　二尖瓣口血流频谱的检测一般选取心尖四腔或心尖两腔切面，因为此时血流束方向与声束方向较平行。

脉冲型频谱多普勒：二尖瓣舒张期血流频谱为正向双峰窄带波形（图 5-1-21）。自二尖瓣开放后起始，持续至舒张期末。频谱第一峰（E 峰）较高，为舒张早期血流快速充盈所致。E 峰快速上升，达峰值后血流快速减速，E 峰下降。第二峰（A 峰）较低，为舒张末期心房收缩，血流再度加速所致。E 峰与 A 峰之间可出现低流速平台段，为心室缓慢充盈期。在心动过缓时，缓慢充盈期延长，故 E、A 峰间的平台期延长，心动过速时平台段则缩短乃至消失。因正常二尖瓣舒张期血流为层流，故 E、A 两峰的上升支与下降支均陡直，呈三角形尖峰，频谱很窄，基线间留有空窗。成人最大流速平均为 0.90m/s（0.60 ~ 1.30m/s），儿童为 1.00m/s（0.80 ~ 1.30m/s）。

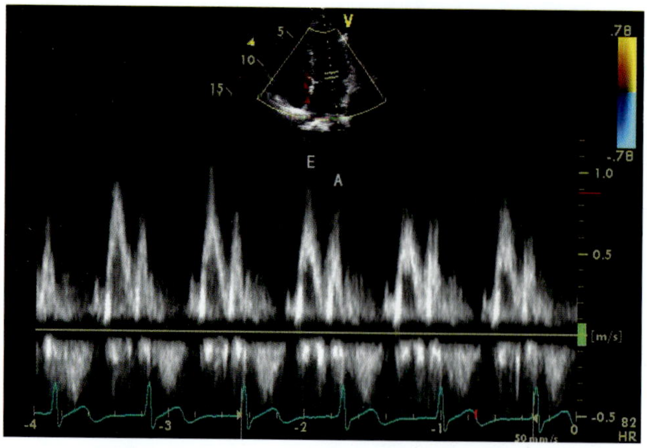

图 5-1-21 二尖瓣瓣口舒张期血流频谱

即使正常人，二尖瓣口血流频谱也可随年龄、负荷状态、心率等变化。随年龄增长，左室弛张延迟，E 峰渐小，舒张早期减速时间延长。通常青年人 E/A>1，50～60 岁成人 E/A 约等于 1，60 岁以上 E/A<1；心率快时，A 峰可重叠于 E 峰下降支上，致 A 峰增高或 E、A 峰融合；前负荷增加时 E 峰升高。

5. 组织多普勒显像 取心尖四腔或两腔切面，取样容积置于二尖瓣瓣环的室间隔侧或左室侧壁侧，二尖瓣环频谱显示为一正两负的三主波。

（1）收缩期 Sa 波：从心电图 QRS 波之后开始，到 T 波结束终止，为收缩期左室射血，左室长轴缩短，乳头肌向心尖方向牵拉二尖瓣环，运动方向朝向探头，形成正向 Sa 波。

（2）舒张早期 Ea 波：心电图 T 波后，心室舒张早期，左室快速充盈，左室长轴伸长，瓣环向心底移动，产生舒张早期负向 Ea 波，对应于二尖瓣口血流频谱 E 峰。

（3）舒张晚期 Aa 波：心电图 P 波后，心房收缩期，瓣环再次向心底移动，产生负向 Aa 波，对应于二尖瓣血流频谱 A 峰。

二尖瓣环舒张期运动频谱与二尖瓣口血流频谱类似，但主波方向相反且速度低。正常成人 Ea/Aa>1，舒张功能减退时 Ea/Aa<1；当舒张功能进一步减退，二尖瓣口血流频谱呈假性正常化改变时，二尖瓣环的 Ea 峰速度仍进一步下降，A 峰速度增高，有助于二尖瓣口血流频谱假性正常的鉴别，正确判断左心舒张功能。

（二）正常三尖瓣

（1）二维超声心动图：在四腔切面上可以显示三尖瓣前瓣和隔瓣，位于图像右侧的瓣叶较大且活动度较强的为三尖瓣前叶，瓣叶较小且活动度稍低、附着在十字交叉右侧的为三尖瓣隔叶；后叶一般在胸骨旁右室流入道长轴切面可以看到，位于左后方者为后瓣，右前方者为前瓣。隔瓣附着点一般略低于二尖瓣前叶附着点，两者相距 1cm 左右。

（2）M 型超声心动图：正常三尖瓣前叶活动曲线与二尖瓣相似，有 E、A 两峰，但其活动度比二尖瓣要大。其关闭时间较二尖瓣稍晚（小于 0.03s），与胸壁距离较近，一般为 35mm 左右（而二尖瓣离胸壁约为 58mm 左右）。

（3）彩色多普勒：四腔切面上见三尖瓣口出现与二尖瓣相似的、有规律的色彩变化。三尖瓣血流较二尖瓣血流速度稍低，色彩较二尖瓣血流暗淡。

（4）频谱多普勒：在心尖四腔切面上，将取样容积放置在三尖瓣口右室侧，即可见到与二尖瓣口相似的多普勒血流频谱。收缩期无血流，舒张期则出现与三尖瓣曲线上E、A两峰相对应的e、a两波。但峰值速度较二尖瓣速度低。三尖瓣口血流频谱亦受心率快慢影响，其速度受呼吸影响较大。吸气时，胸腔负压增加，右心回流增加，导致右房舒张充盈容积和速度增加，三尖瓣口舒张期血流速度增加；呼气时相反，血流速度减低。

（三）正常主动脉瓣

1. 二维超声心动图　在左心长轴切面及心底短轴切面上均可清晰显示主动脉瓣之图像，其不同之处在于方向上有差异。长轴上见右冠状动脉瓣与无冠状动脉瓣分别附着于主动脉根部的前后壁，短轴上三个瓣叶均可见到，右冠瓣、左冠瓣、无冠瓣分别位于前方、左后方和右后方，收缩期向外开放，舒张期向中心靠拢，形成“Y”形交接线。

2. M型超声心动图　在主动脉根部波群的主动脉根部前后壁曲线间，常可见一六边形盒样曲线，此即主动脉瓣曲线。收缩期瓣口开放，故两线分开，且互相平行。舒张期瓣口关闭，故二线合并。其中前线代表右冠状动脉瓣，后线代表无冠状动脉瓣。曲线分开处为K点，R波及第一心音之后。闭合处为G点，与第二心音在同一时间。K-G间的时间代表左室射血期。正常人叶瓣菲薄，故反射纤细。开放时两线间的距离可代表开口幅度，一般在15～20mm之间，当病变时可有异常表现，如变厚、变窄等。

3. 彩色多普勒　心尖位五腔切面、心尖左室长轴切面上主动脉血流呈蓝色，胸骨上窝时主动脉血流则呈红色。在心尖切面中，收缩期左室向主动脉射血，可见一束蓝色血流通过主动脉瓣口进入升主动脉，瓣环处血流开始加速，瓣口处流速最快，中心区最鲜艳，近动脉壁处逐渐变暗，此与断面上血流速度分布不同有关。当血流速度超出显示范围时，可出现色彩倒错现象。

4. 频谱多普勒　在心尖位五腔切面上，当取样容积置于主动脉瓣口时，在收缩期可见一向下的空心三角形频谱。带窄、呈高频乐音，示为层流。幅度较大，示流速快，一般在1.3m/s左右，主动脉瓣口或瓣上附近流速最高（图5-1-22）。如由胸骨上窝探查，取样容积置于主动脉根部，收缩期呈现一空心向上、幅度较高的窄带频谱。

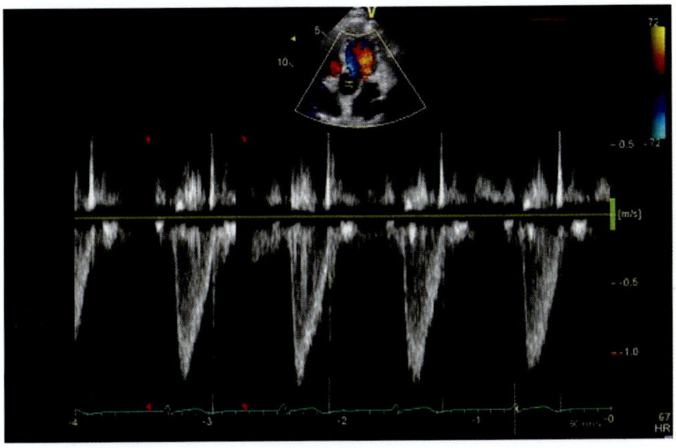

图5-1-22　主动脉瓣口脉冲多普勒血流频谱

（四）正常肺动脉瓣

1. 二维超声心动图　胸骨旁大动脉短轴切面和胸骨旁右室流出道切面均可用于观察肺动脉瓣，但通常只能显示 1 ~ 2 个瓣叶（图 5-1-23）。心底短轴切面上主动脉根部横断面位于正中，而肺动脉瓣位于其左前方相当于 1 ~ 2 点钟处，借此将右室流出道与肺动脉干划界。常见者为后瓣，位于右侧，与主动脉根部相邻。有时亦可见左前瓣或右前瓣，位于外侧壁。正常人瓣膜纤细，反射弱，加之左右摆动，故清晰度不如主动脉瓣。

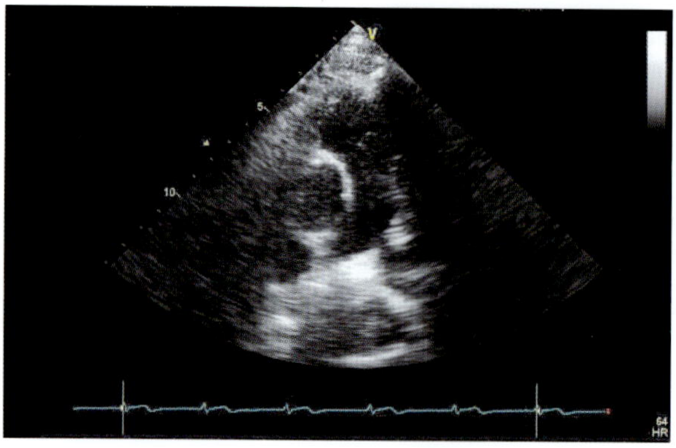

图 5-1-23　胸骨旁大动脉短轴切面

2. M 型超声心动图　M 型超声心动图通常只能记录到肺动脉瓣后叶曲线，肺动脉瓣曲线 a 波波峰向下，相当于心电图 P 波之后，和三尖瓣曲线上 A 峰在同一时间上，即心室舒张末期的心房收缩主动排血期。

3. 彩色多普勒　在心底短轴上见肺动脉瓣区及肺动脉干内在收缩期出现背离探头，编码呈蓝色的血流信号，随后当血流减缓乃至停顿时彩色即变为暗淡或消失。

4. 频谱多普勒　将取样容积置于肺动脉瓣口的远侧，在收缩期可见一方向朝下、呈空心三角形或抛物线形的窄带频谱，其峰值速度较主动脉血流速稍低，频谱形态较圆钝，上升支与下降支近于对称，速度在 0.7m/s 左右（图 5-1-24）。肺动脉血流频谱是了解肺循环血流动力学状态的一个间接指标，当肺动脉压力增高时，频谱曲线变尖锐且峰值提前，加速度时间（AT）缩短（＜140ms）。对于早期肺动脉高压，加速时间缩短可能是唯一表现。

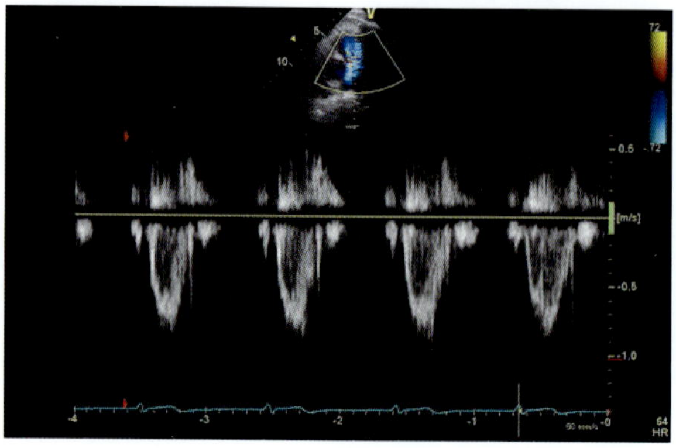

图 5-1-24　肺动脉瓣口血流频谱

三、常用指标及其正常值

（一）M型超声心动图

1. 左室　左室长轴前后径：舒张末期 49.1 ± 9.8mm（男），42.3 ± 4.2mm（女）；收缩末期 28.6 ± 5.2mm（男），28.8 ± 5.4mm（女）。

2. 右室　左室长轴前后径：<20mm。

3. 左房　左室长轴前后径：收缩末期 26.0 ± 4.4mm（男），26.7 ± 4.2mm（女）。

4. 右房　剑下四腔内径：15.3 ± 7.5mm。

5. 主动脉根部　舒张末期 27.14 ± 2.62mm（男），26.19 ± 1.92mm（女）。

6. 肺动脉主干（心底波群） 22.7 ± 3.8mm。

7. 下腔静脉前后径　剑下下腔静脉长轴：11.34 ± 3.94mm（吸气），18.75 ± 3.92mm（呼气）。

（二）二维超声心动图

1. 左室

（1）左心长轴前后径：舒张期 56.98 ± 3.88mm；收缩期 34.31 ± 3.48mm。

（2）二尖瓣水平短轴前后径：舒张期 52.1 ± 2.0mm（男），49.6 ± 1.6mm（女）；收缩期 34.7 ± 3.9mm（男），32.7 ± 4.1mm（女）。

（3）心尖四腔横径：舒张期 47.0 ± 3.6mm（男），41.0 ± 6.3mm（女）；收缩期 36.5 ± 3.7mm（男），32.4 ± 5.0mm（女）。

（4）心尖二腔长径：舒张期 81.27 ± 7.48mm；收缩期 56.21 ± 9.28mm。

2. 右室

（1）左心长轴前后径：舒张期 21.2 ± 3.8mm（男），18.8 ± 2.2mm（女）；收缩期 21.0 ± 3.9mm（男），19.1 ± 4.0mm（女）。

（2）心尖四腔横径：舒张期 27.9 ± 5.4mm（男），21.6 ± 6.1mm（女）；收缩期 22.0 ± 5.6mm（男），16.9 ± 5.1mm（女）。

（3）心尖四腔长径：舒张期 66.2 ± 10.4mm（男），62.9 ± 8.3mm（女）；收缩期 50.2 ± 9.1mm（男），46.1 ± 7.5mm（女）。

3. 左房

（1）左心长轴前后径：收缩期 28.9 ± 4.3mm（男），28.1 ± 3.9mm（女）。

（2）心尖四腔横径：舒张期 25.8 ± 6.4mm（男），23.1 ± 5.0mm（女）；收缩期 31.7 ± 3.6mm（男），30.5 ± 5.1mm（女）。

（3）心尖四腔长径：舒张期 33.4 ± 8.8mm（男），32.6 ± 8.6mm（女）；收缩期 44.0 ± 9.1mm（男），43.0 ± 6.3mm（女）。

4. 右房

（1）心尖四腔横径：舒张期 33.9 ± 5.8mm（男），29.9 ± 4.6mm（女）；收缩期 35.8 ± 5.7mm（男），31.9 ± 6.9mm（女）。

（2）心尖四腔长径：舒张期 34.7 ± 5.9mm（男），30.6 ± 4.4mm（女）；收缩期 46.4 ± 4.9mm（男），43.5 ± 4.7mm（女）。

5. 主动脉根部　前后 24.00 ± 2.45mm，横径 24.00 ± 2.58mm。

6. 动脉　横径：瓣环水平 20.2 ± 2.9mm，最宽处 22.5 ± 2.5mm。

（三）多普勒超声心动图

1．二尖瓣口 最大流速：成人 0.90m/s（范围 0.60～1.30m/s），儿童 1.00m/s（范围 0.80～1.30m/s）。

2．三尖瓣口 最大流速：成人 0.50m/s（范围 0.30～0.70m/s），儿童 0.60m/s（范围 0.50～0.80m/s）。

3．主动脉瓣口

（1）最大流速（左室流出道）：成人 0.90m/s（范围 0.70～1.10m/s），儿童 1.00m/s（范围 0.70～1.20m/s）。

（2）最大流速（升主动脉）：成人 1.35m/s（范围 1.00～1.70m/s），儿童 1.50m/s（范围 1.20～1.80m/s）。

4．肺动脉瓣口 最大流速：成人 0.75m/s（范围 0.60～0.90m/s）。

（邓又斌 朱 英）

第二节 心脏瓣膜疾病

一、二尖瓣狭窄

【临床表现】

二尖瓣狭窄是最常见的慢性风湿性心脏瓣膜病变，瓣叶、腱索等二尖瓣装置因风湿性炎症水肿增粗、增厚、粘连，致使二尖瓣口狭窄，引起左房至左室血流受阻，左房血流淤滞、压力升高，左房增大，肺循环阻力增加，使右心负荷加重而扩大。

【超声心动图表现】

（1）二维超声心动图可见二尖瓣回声增粗增强，轻者仅见瓣尖游离缘处受累、增粗增厚，粘连致活动受限，瓣体活动正常，而出现瓣尖和瓣体间形成钩状弯曲。舒张期瓣体向左室流出道方向膨隆，呈气球样改变，严重者瓣叶腱索乳头肌均增粗、增厚、粘连，活动明显受限（图 5-2-1）。若瓣膜钙化明显可见非均匀的强光斑回声。

（2）二尖瓣口开放幅度减低，瓣口面积减小（图 5-2-2）。轻度狭窄瓣口开放时面积为 1.5～2.5cm^2，中度狭窄开放时面积为 1～1.5cm^2，重度狭窄开放时面积为＜1cm^2。

（3）左房、右室增大，肺动脉及分支、肺静脉均可增宽。

（4）M 型超声心动图可见二尖瓣前叶活动曲线舒张期正常双峰消失，EF 斜率下降缓慢，重度呈平台样改变。前后叶活动曲线呈同向运动（图 5-2-3）。

（5）彩色多普勒显示狭窄瓣口血流为红色变窄的五彩镶嵌的射流束，二尖瓣口左房侧因血流加速出现半圆形的血流会聚区（图 5-2-4a）。

（6）频谱多普勒在瓣口左室侧可探及舒张期湍流宽带频谱，舒张早期血流速度增快，E 峰＞150cm/s，压力降半时间延长（图 5-2-4b）。

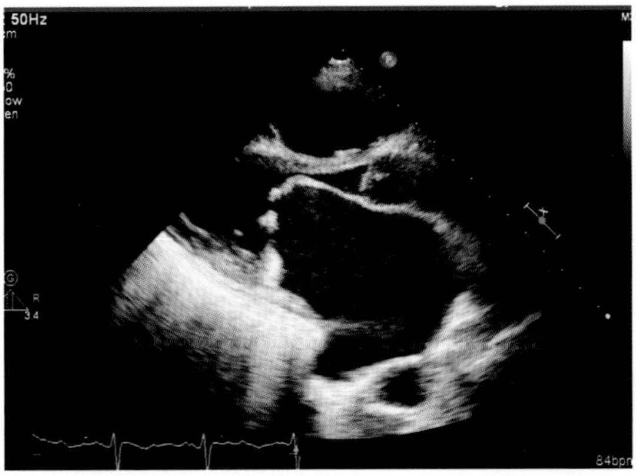

图 5-2-1　风湿性心脏病二尖瓣狭窄

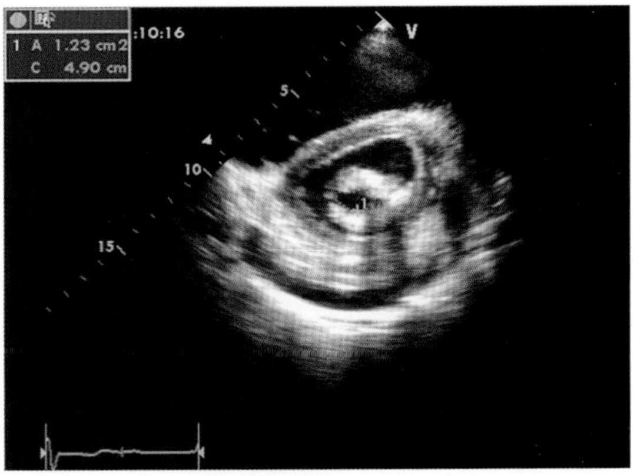

图 5-2-2　二尖瓣狭窄

二尖瓣口短轴舒张期瓣口开放面积缩小

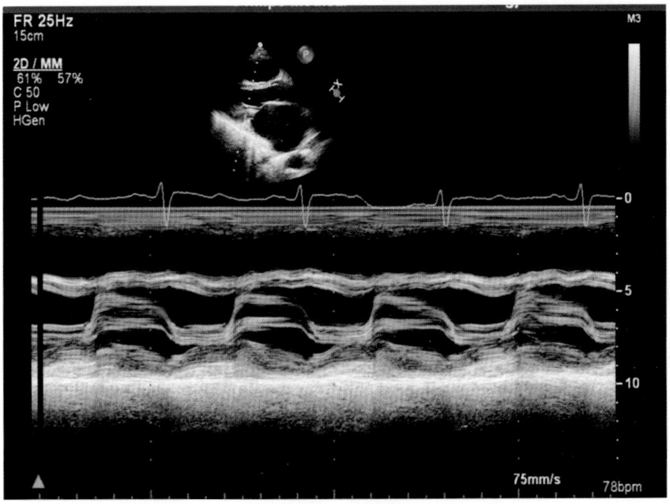

图 5-2-3　风湿性心脏病二尖瓣狭窄

M 型曲线舒张期双峰消失，前后叶同向运动

【二尖瓣狭窄程度的估计】

（1）跨瓣压差：依据改良的伯努利（Bernoulli）方程，常用二尖瓣口瞬时最大压差及平均跨瓣压差表示。

正常人 PPG＜4mmHg，MPG≤1mmHg；轻度狭窄 PPG 8～12mmHg，MPG 3～6mmHg；中度狭窄 PPG 12～25mmHg，MPG 6～12mmHg；重度狭窄 PPG＞25mmHg，MPG＞12mmHg。

（2）二维超声心动图直接测量瓣口面积。

（3）连续性方程法：一般连续性方程法所测量的均为有效面积而非解剖面积，故所测值比心导管所测值低，但相关性良好。

（4）彩色多普勒近端血流会聚法：应用血流汇聚法评价二尖瓣狭窄严重程度，不受二维超声直接瓣口面积测量法和多普勒压力减半时间法许多影响因素的限制。

（5）压力减半时间法：对典型的二尖瓣狭窄频谱，利用经验公式 MVA=220/PHT 可以测量二尖瓣狭窄瓣口的面积。适用于单纯二尖瓣狭窄。

【诊断注意点】

二尖瓣狭窄因左房血流淤滞，常并发左心房血栓。因此要注意左房黏液瘤与左心房血栓的鉴别。左房黏液瘤异常光团回声边缘清晰，并有蒂附着在房间隔近卵圆窝处，可随心脏舒缩在二尖瓣口上下摆动。左心房血栓基底部宽，常附着在左心房其他壁上（图 5-2-5）。

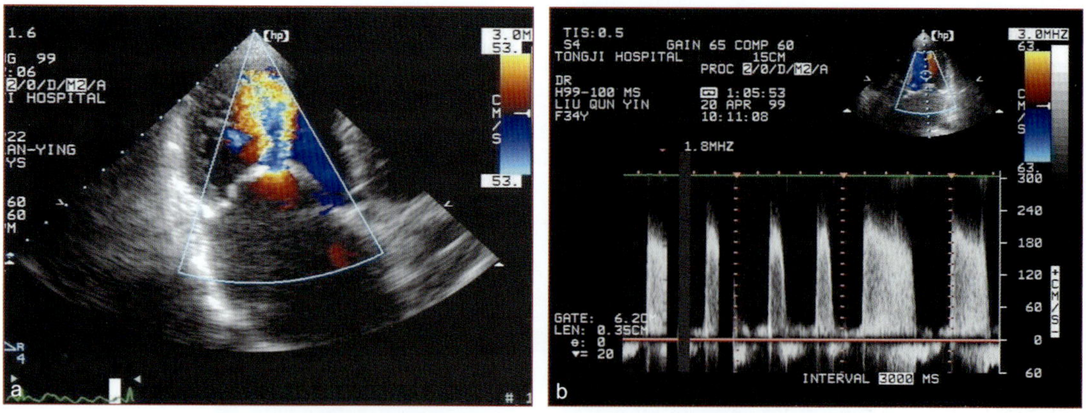

图 5-2-4 二尖瓣狭窄

a. 彩色多普勒超声表现；b. 二尖瓣狭窄瓣口血流频谱

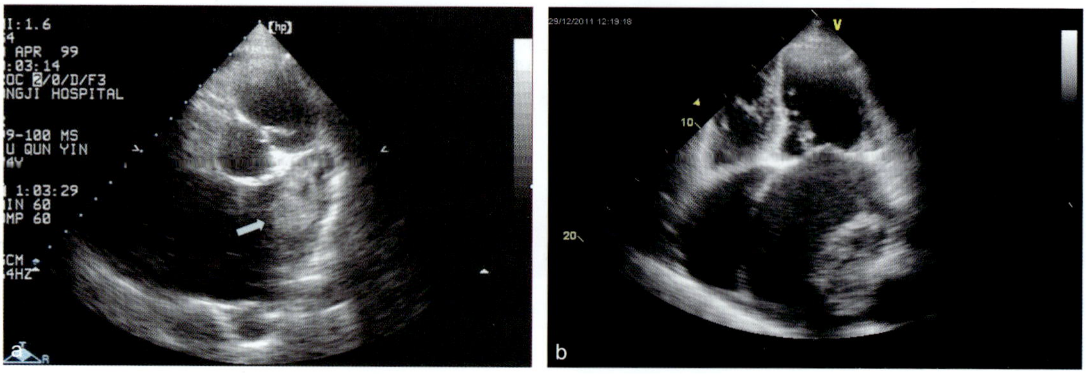

图 5-2-5 二尖瓣狭窄并左房血栓

图 a 中箭头所示为左心耳血栓

二、二尖瓣关闭不全

【临床表现】

二尖瓣装置瓣环、瓣叶、腱索和乳头肌的病变都可引起二尖瓣关闭不全。风湿性心内膜炎所致的瓣膜增厚、瓣膜瘢痕及其挛缩，引起瓣膜关闭时不能完全合拢，是造成关闭不全的常见原因。

【超声心动图表现】

（1）二尖瓣回声增粗、增强，收缩期前后叶不能完全合拢，关闭点错位，或可见缝隙（图 5-2-6）。

（2）左房、左室增大呈左室容量负荷过重。

（3）彩色多普勒显示左房内可见收缩期来自左室以蓝色为主、反流的五彩镶嵌的血流束。较严重反流者，在二尖瓣口左室侧可观察到半圆形的血流会聚区。根据反流束的范围可估计反流程度：反流束至瓣环水平为轻度，反流束至左房中部为中度，反流束达左房顶部为重度（图 5-2-7）。

（4）频谱多普勒在瓣口左房侧可探及反流的湍流频谱，多持续全收缩期，最大反流速度≥3～4m/s。

【诊断注意点】

注意观察二尖瓣瓣叶及附属结构有无病变，以判断二尖瓣关闭不全的病因。

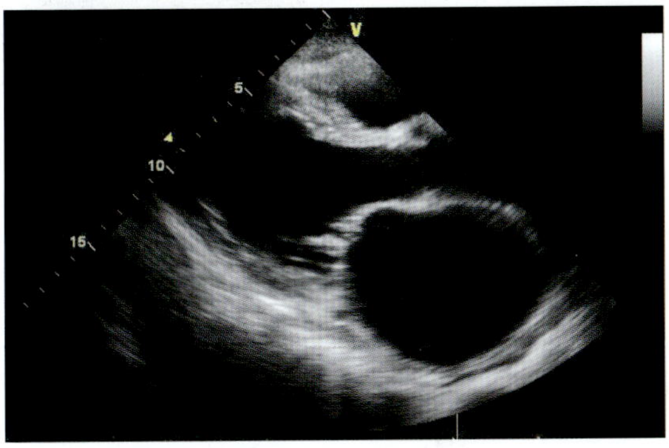

图 5-2-6　二尖瓣关闭不全

收缩期关闭时可见缝隙

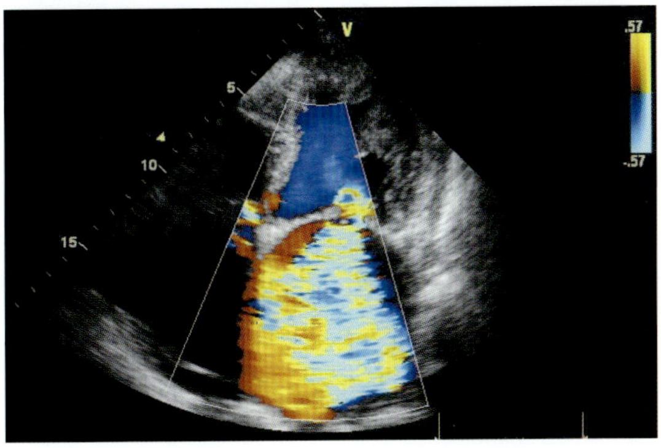

图 5-2-7　二尖瓣关闭不全

收缩期左房内可见来自瓣口的反流血流

三、二尖瓣脱垂

因二尖瓣装置包括瓣叶、腱索、乳头肌、心室壁等任何部位发生病变致使瓣膜等松弛延长或相对性过长均可引起二尖瓣在心脏收缩时脱向左房。

【超声心动图表现】

（1）二尖瓣前或后叶在心脏收缩期向左房内脱垂，超过二尖瓣环连线水平形成瓣体的部分向左房腔弯曲（图 5-2-8、图 5-2-9）。

（2）M 型二尖瓣曲线见 CD 段收缩中晚期呈吊床样改变（图 5-2-10）。

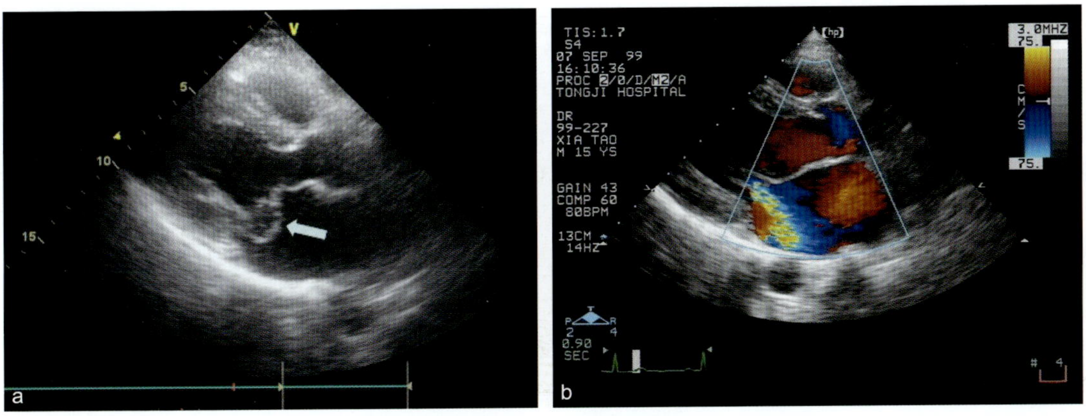

图 5-2-8　二尖瓣前叶脱垂

a. 箭头所示为脱垂部位；b. CDFI 反流血流

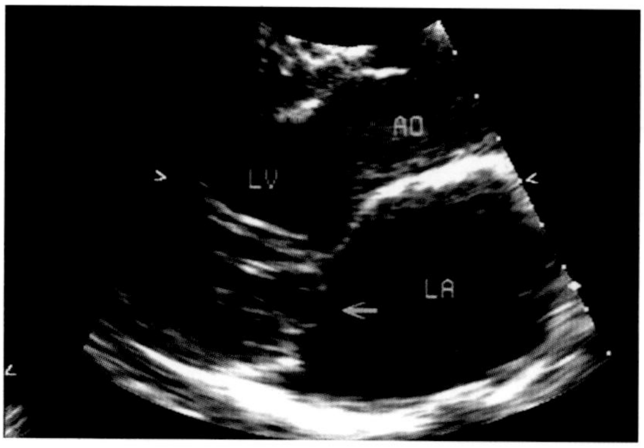

图 5-2-9 二尖瓣后叶脱垂
箭头所示为脱垂部位

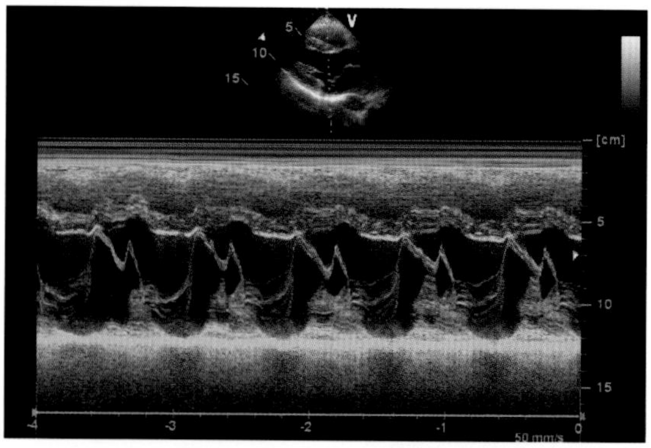

图 5-2-10 二尖瓣脱垂
M 型超声表现为收缩期 CD 段呈吊床样改变

（3）二尖瓣脱垂常伴有二尖瓣关闭不全，此时彩色多普勒可见左房内有反流束。三尖瓣、主动脉瓣也同时有脱垂改变时，称为松软（floopy）瓣膜综合征。

四、二尖瓣腱索断裂

二尖瓣腱索断裂是引起严重的急性二尖瓣关闭不全的最常见原因，其病因有风湿性瓣膜病、感染性心内膜炎、心肌梗死、外伤等，因腱索断裂引起瓣膜在心脏收缩时脱向左房，而不能对合，左心室的血流反流至左房致使左房容量负荷过重而增大。

【超声心动图表现】

（1）二尖瓣前叶或后叶因腱索断裂，致使瓣膜部分或全部活动失控，二尖瓣瓣尖或（和）瓣体收缩期翻折至左房，关闭时不能合拢，心脏舒张时随血流又返回左室呈典型连枷样活动，瓣叶尖端或边缘常有断裂的腱索回声，呈细带状回声。

（2）左房、左室增大，室壁活动幅度较大，呈明显的左心容量负荷过重。

（3）断裂的腱索及瓣叶收缩期呈高速扑动。

（4）彩色多普勒可见明显的收缩期反流至左房的血流信号。

五、主动脉瓣狭窄

【临床表现】

风湿性心脏病引起的单纯性主动脉瓣狭窄占 10%～20%，其余多是由于老年性退行性变引起。年轻患者如同时有二尖瓣病变，则大多是风湿性疾病引起。因风湿性疾病累及主动脉瓣叶发生炎性水肿、增厚、机化、僵硬、瘢痕形成，交界处粘连融合，使瓣叶开放受限，瓣口缩小，引起左室负荷过重而室壁增厚。

【声像图表现】

（1）主动脉瓣回声增粗，增强，呈斑点状和团块状，收缩期瓣口开放受限，瓣口缩小变形，心底短轴切面主动脉瓣舒张期失去正常的“Y”形结构（图 5-2-11）。

（2）主动脉增宽、搏动幅度低，主动脉瓣六边形盒样结构变形，开放幅度小，一般轻度狭窄时直径＜15mm，中度狭窄时直径＜10mm，重度狭窄时直径＜7mm（图 5-2-12）。

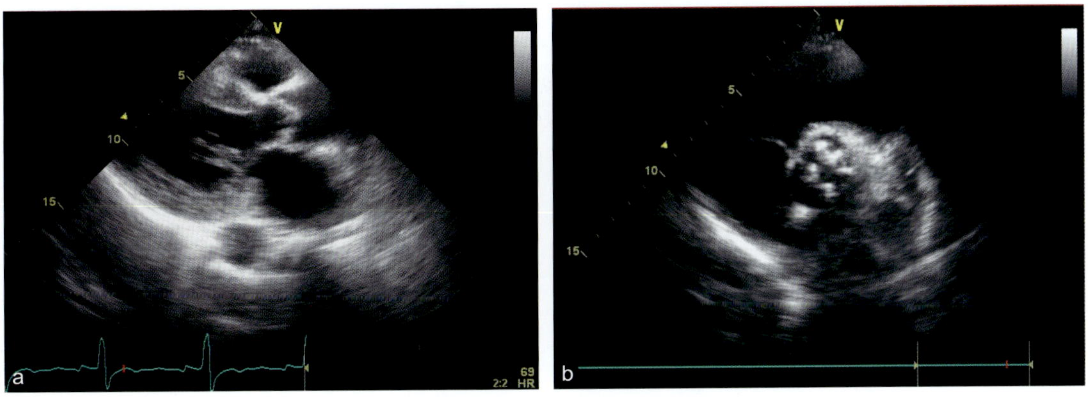

图 5-2-11 主动脉瓣狭窄

收缩期主动脉瓣开放受限。b 图为主动脉短轴切面

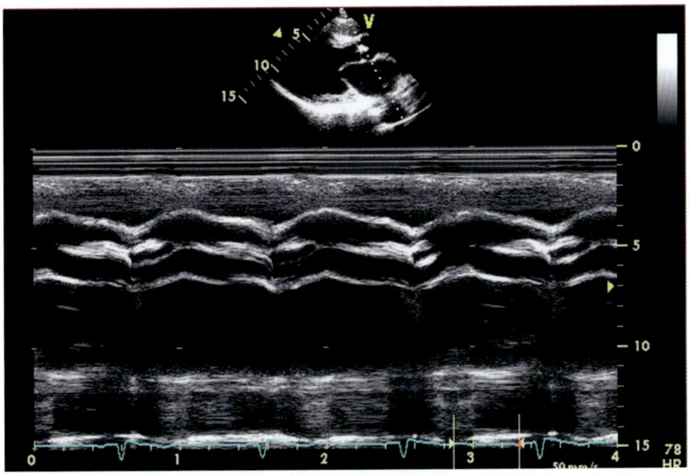

图 5-2-12　主动脉瓣狭窄

M 型超声表现为主动脉瓣曲线开放幅度减小

（3）左室壁肥厚。

（4）彩色多普勒在主动脉瓣口显示变窄的五彩镶嵌射流束，频谱多普勒在主动脉瓣口可探及收缩期湍流频谱，频谱峰值速度＞2m/s（图 5-2-13）。

【主动脉瓣狭窄程度的定量评估】

（1）跨瓣压差：以最大瞬时压差、平均压差估计。轻度狭窄压差＜50mmHg，中度狭窄压差 50～80mmHg，重度狭窄压差＞80mmHg。

（2）瓣口面积：测量方法有连续方程式原理和格林公式法。

【诊断注意点】

（1）主动脉瓣退行性变：瓣膜回声增粗、增强，以瓣体为主，常累及瓣环及根部，瓣膜边缘无明显粘连。

（2）感染性心内膜炎：瓣膜增厚、回声杂乱，呈蓬草样或团块样改变。回声较弱，开放幅度可正常，常因瓣膜破裂而当心脏舒张时脱向左室流出道呈连枷样运动。

（3）瓣下或瓣上的先天性狭窄：二维超声可显示瓣下或瓣上的异常结构如纤维隔膜、

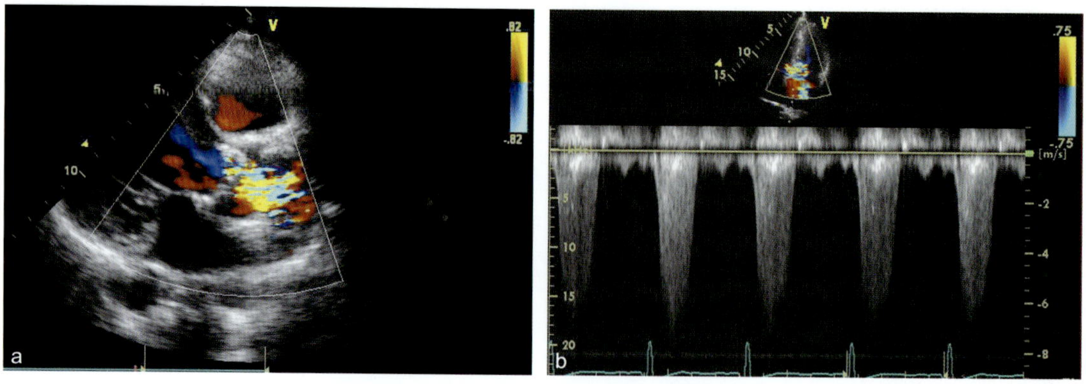

图 5-2-13 主动脉瓣狭窄彩色血流
a. 彩色血流；b. 瓣口高速湍流频谱

纤维肌性增生性狭窄和漏斗状狭窄等。频谱多普勒检测狭窄性射流的最大流速的位置有助于鉴别瓣膜、瓣下、瓣上狭窄。

六、主动脉瓣关闭不全

【临床表现】

因风湿性疾病致单纯主动脉瓣关闭不全少见，常合并主动脉瓣狭窄和二尖瓣病变。病理改变主要是瓣膜增厚、硬化、缩短和畸形。因舒张期主动脉内血液反流至左心室，可引起左室扩大。

【超声心动图表现】

（1）主动脉瓣回声增粗增强，舒张期正常“Y”形结构消失，不能完全合拢，活动受限，若瓣膜裂断，舒张期可脱向左室流出道，呈连枷样运动（图 5-2-14）。

（2）左室增大，左室流出道增宽。呈左室容量负荷过重。

（3）二尖瓣曲线可见高速扑动。

（4）彩色多普勒在主动脉瓣下出现舒张期五彩镶嵌的反流血流束（图 5-2-15）。据此反流束大小可估计反流程度：轻度，反流束至二尖瓣前叶瓣尖水平；中度，反流束达乳头肌水平；重度，反流束可达心尖处并可弥漫整个左心室。

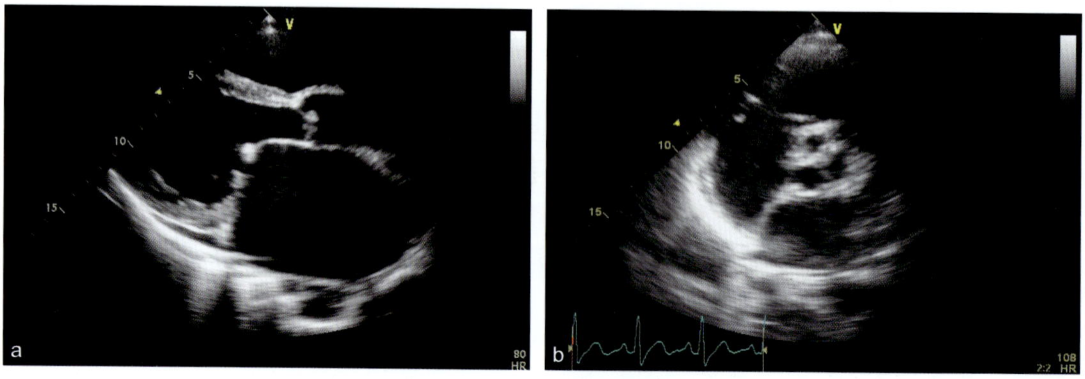

图 5-2-14 主动脉瓣关闭不全
舒张期关闭时可见缝隙。b 图为主动脉短轴切面

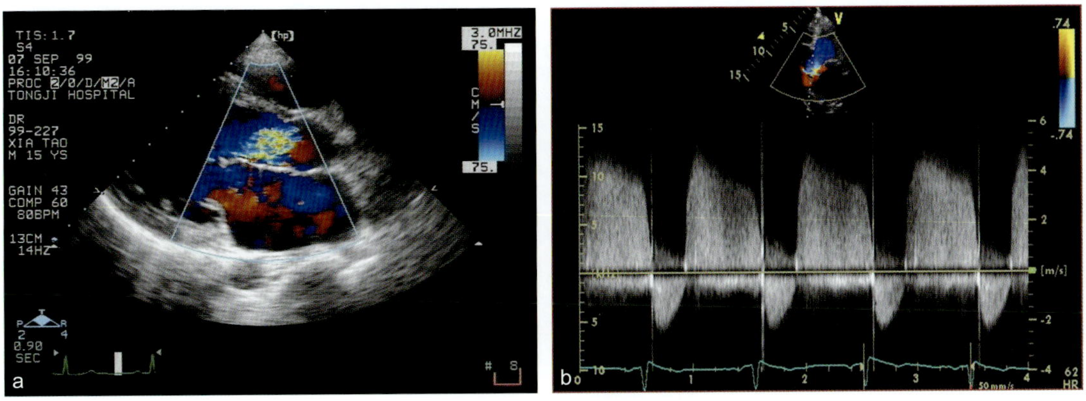

图 5-2-15 主动脉瓣关闭不全

b 图为瓣口反流频谱

【诊断注意点】

（1）生理性反流，反流速度＜1.5m/s，多在舒张早期，各房室大小正常，主动脉瓣叶结构正常。

（2）老年退行性变：瓣膜改变多在瓣体瓣环处而瓣膜边缘无明显粘连时。

（3）感染性心内膜炎：瓣膜呈蓬草样改变，有赘生物形成，临床上多伴有发热、中毒等症状。

七、三尖瓣狭窄

【临床表现】

三尖瓣狭窄较少见，主要由慢性风湿性心脏病所致，常与二尖瓣主动脉瓣病变同时存在。如风湿性心脏病遗留下瓣膜病变，瓣膜变粗增厚，交界处粘连融合致瓣口狭窄。舒张期右房至右室血流在三尖瓣口受阻致使右心室充盈困难，右心排血量减低，右心房及腔静脉、门脉压力升高。

【超声心动图表现】

（1）二维超声心动图见三尖瓣回声增粗、增强，活动受限，开放面积变小，隔叶与前叶间开放距离≤2cm。

（2）右房明显增大，房间隔向左房偏移，下腔静脉、肝静脉增宽。

（3）彩色多普勒显示舒张期三尖瓣口变窄的以红色为主的五彩镶嵌的射流束，脉冲多普勒该处出现湍流频谱，频谱形态与二尖瓣狭窄相似。

八、三尖瓣关闭不全

三尖瓣关闭不全多为继发病变。风湿性心脏病、先天性心脏病、肺动脉高压等常可导致三尖瓣相对性关闭不全。

【超声心动图表现】

（1）相对性关闭不全，瓣膜一般无增粗、增厚等改变。瓣膜发育不良引起的关闭不全则瓣膜缩短，感染性心内膜炎可见赘生物回声光团等改变或呈连枷样运动。

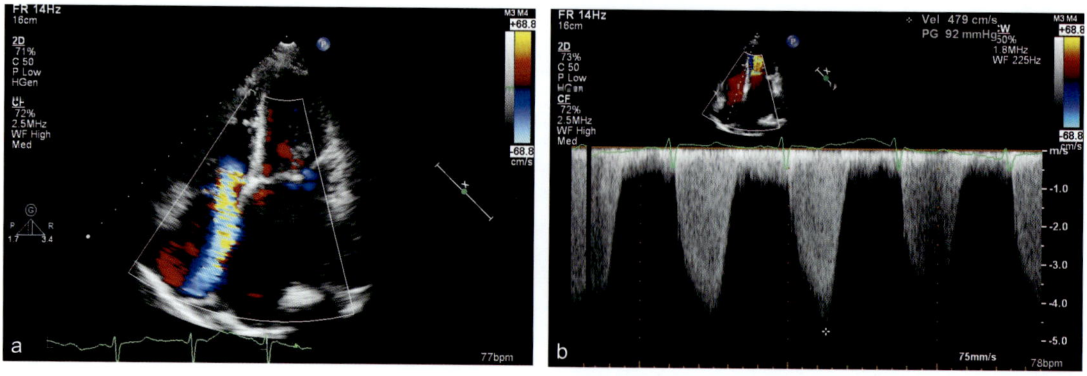

图 5-2-16 三尖瓣关闭不全
b 图三尖瓣反流血流频谱

（2）右室、右房增大，右心容量负荷过重。

（3）室间隔与左室后壁呈同向运动。

（4）下腔静脉、肝静脉明显增宽。

（5）彩色多普勒在三尖瓣口右房侧可见以蓝色为主五彩镶嵌的反流束及湍流频谱（图 5-2-16）。

【诊断注意点】

（1）生理性与病理性反流的鉴别：生理性反流多发生于收缩早期，反流束范围较局限，最大流速＜2cm/s。

（2）病因鉴别：观察瓣膜本身有无异常，如三尖瓣狭窄合并三尖瓣关闭不全，三尖瓣下移畸形。先天性心脏病房间隔缺损或肺动脉高压等所致相对性关闭不全，则可根据疾病自身特点加以鉴别。

九、肺动脉瓣关闭不全

【临床表现】

肺动脉瓣关闭不全多为功能性，常继发于某些心脏疾病，如风湿性心脏病、先天性心脏病等引起肺动脉高压，肺动脉瓣环扩张等，致使肺动脉瓣相对性关闭不全。也可因肺动脉瓣本身器质性病变，如感染性心内膜赘生物形成引起肺动脉瓣关闭不良，继而引起右室扩张，下腔静脉、肝静脉内径增宽等改变。

【超声心动图表现】

1. 肺动脉瓣相对性关闭不全可见瓣膜在心室舒张时不能完全合拢；若瓣膜本身有病变则可见瓣膜回声异常，感染性内膜炎可见赘生物回声，甚至出现因瓣膜破裂而形成连枷样运动。

2. 肺动脉扩张，右室、右房扩大，甚至下腔静脉、肝静脉扩张。

3. 肺动脉高压引起肺动脉瓣后叶活动曲线 a 凹消失，收缩中期关闭呈“W”和“V”形。射血前期延长，射血期缩短。

4. 彩色多普勒在肺动脉瓣下可见以红色为主的舒张期反流束。

【诊断注意点】

1. 生理性反流，反流束范围局限，持续时间短，房室大小及瓣叶结构正常。

2. 注意鉴别肺动脉瓣本身器质性病变所致还是功能性相对性关闭不全引起。

十、心脏人工瓣膜

心脏人工瓣膜种类很多，大致可分为两类。一类为机械瓣，包括球形瓣和碟形瓣；另一类为生物瓣，包括牛心包瓣和猪主动脉瓣。目前临床采用机械瓣较多。超声心动图检查可了解人工瓣活动及功能状态，及时发现人工瓣置换后的并发症，并可长期追踪随访，具有重要意义。

（一）功能正常的心脏人工瓣膜

【超声心动图表现】

1. 球形瓣　为早期使用的人工瓣膜，现较少应用。由瓣环、笼架和硅胶球组成，硅胶球落入笼架时血流通过；硅胶球嵌入瓣环时血流阻闭。

2. 碟形瓣　有单叶瓣、双叶瓣两种，由瓣环、支架及碟片组成。

（1）二尖瓣位碟瓣：瓣环为两条强回声光带，分别附着于主动脉根部后壁及左房室交界处。碟片呈强回声，厚度为 5～6mm。舒张期碟片开放，单叶瓣向一侧开放，双叶瓣于中央向两侧开放，收缩期关闭贴近瓣环（图 5-2-17a）。M 型超声心动图呈“城墙样”曲线，开放幅度为 10～15mm。彩色多普勒显示舒张期两束红色为主的五彩镶嵌的血流经瓣口进入左室，双叶瓣血流束从中央通过，血流速度 1～2m/s，压力降半的时间为 60～100ms（图 5-2-18）。收缩期瓣口关闭，无血流通过。

（2）主动脉瓣位碟瓣：于主动脉根部前壁及后壁之间可见瓣环强回声，收缩期叠片开放，呈两股蓝色血流通过，舒张期关闭无血流显示。

3. 生物瓣　生物瓣在左房室口显示两个弧形的强回声光带，为瓣环支架，固定于主动脉根部与左房室交界处，瓣叶呈纤细的弱回声，舒张期开放靠近支架，收缩期向中心靠拢。（图 5-2-17b）彩色多普勒显示舒张期瓣叶开放，血流束从中间进入左室，呈红色为主中心

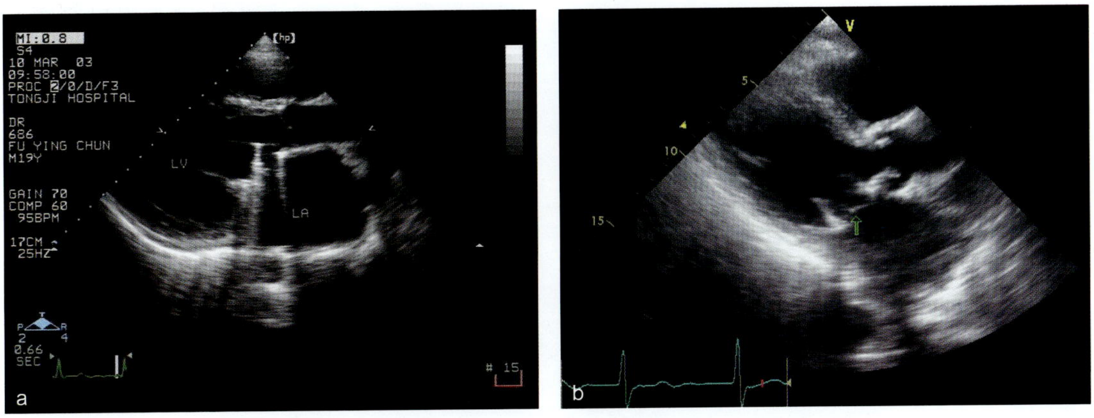

图 5-2-17　二尖瓣位人工瓣膜

a. 生物瓣膜，箭头所示为生物瓣纤细瓣膜；b. 机械瓣膜

混叠的血流束，脉冲多普勒呈舒张期层流，E、A 双峰与正常二尖瓣口相似，速度<2m/s，压力降半的时间为 90 ~ 160ms。

主动脉瓣位生物瓣与正常主动脉瓣活动相同，收缩期开放，可见蓝色血流进入主动脉腔，舒张期关闭无血流显示。频谱呈收缩期正向层流，同正常主动脉瓣口血流频谱。

（二）功能异常的心脏人工瓣膜

【超声心动图表现】

1. 人工瓣狭窄　常发生于生物瓣。超声心动图表现如下：

（1）瓣叶活动幅度减小，开口<8mm，同时可见瓣叶增厚，回声增强，厚度>3mm。

（2）人工瓣瓣口血流速度增高，二尖瓣位人工瓣血流速度>2.5m/s，生物瓣平均跨瓣压差≥4mmHg，有效瓣口面积<1.1cm²。主动脉瓣位人工瓣：碟瓣血流速度>3m/s，生物瓣平均跨瓣压差≥30mmHg，有效瓣口面积≤1.0cm²。彩色多普检测瓣口呈五彩镶嵌的射流束。

2. 人工瓣瓣膜反流　各种机械瓣中均存在一定量的正常反流。经胸壁超声有时很难发现，但经食管超声检查检出率几乎达 100%。生物瓣叶的破裂、穿孔或人工瓣口血栓形成等均可致人工瓣关闭不全，二维超声心动图可显示瓣叶增厚，回声增强，瓣叶撕裂时呈连枷样运动，收缩期和舒张期扑动。彩色多普勒显示二尖瓣位人工瓣反流时收缩期可见蓝色血流由左室反流入左房，频谱为负向频谱；主动脉瓣位人工瓣反流时可见舒张期红色血流反流至左室流出道，频谱为正向湍流频谱。

3. 瓣周漏　为人工瓣置换术后的重要并发症，其原因可能是瓣膜黏液性退行性改变、瓣环被缝线割裂或缝合不正确。人工瓣合并感染性心内膜炎常可导致瓣周漏。

彩色多普勒显示人工瓣瓣环与房室环或主动脉根部之间出现反流信号（图 5-2-19）。二尖瓣位人工瓣瓣周漏收缩期左房出现蓝色为主的反流束，量少时呈泪滴状，中等量时呈椭圆形或月牙形。靠近前交界处的瓣周漏反流束由前向后沿左房外侧壁分布，后交界处漏者反流束朝向房间隔侧。主动脉瓣瓣周漏时舒张期左室流出道内显示红色为主的反流束，朝向室间隔或二尖瓣前叶。

4. 人工瓣膜血栓形成　血栓可见于机械瓣或生物瓣，瓣周血栓形成可引起瓣活动受阻，

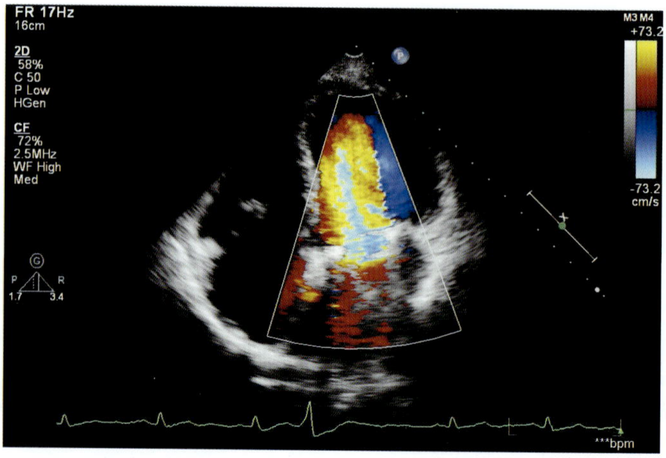

图 5-2-18　二尖瓣人工瓣口彩色多普勒表现

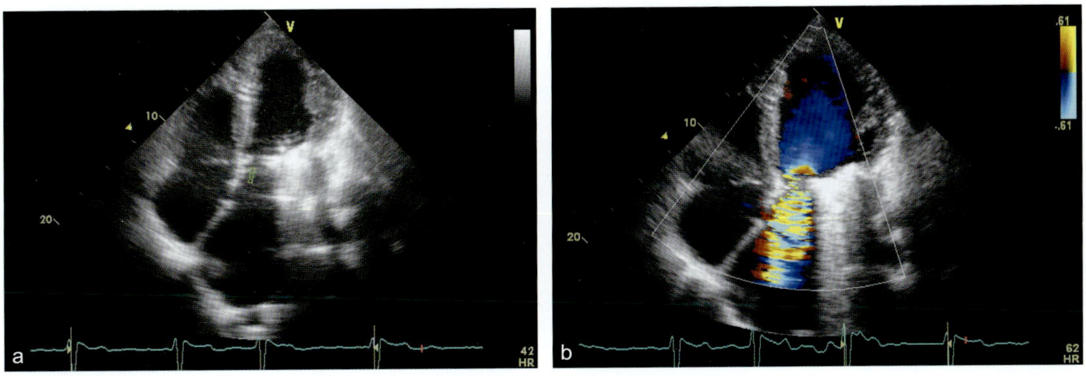

图 5-2-19　二尖瓣人工瓣瓣周漏

瓣膜功能发生障碍。二维超声显示人工瓣膜增厚，或瓣架增粗，可见不规则的絮状回声附着，较大的血凝块呈强回声光团。血栓所致人工瓣膜活动受限时，瓣膜开放与关闭幅度和速度均发生改变，或引起关闭不全，彩色多普勒检测可显示相应的异常血流变化。

5. 心内膜炎　是一种严重的并发症。感染性赘生物可发生在人工瓣缝合环周围，或邻近的心内结构及瓣叶，引起瓣环糜烂，缝线脱落，导致瓣周漏。声像图表现为赘生物呈不规则的团块，周边毛糙较模糊，中心回声较强。感染常来自主动脉瓣周围向下蔓延，可影响人工瓣膜功能，瓣叶开放关闭速度减慢，活动幅度降低，或瓣周漏，彩色多普勒显示来自瓣周或瓣叶的反流血流信号及高速湍流频谱。

十一、感染性心内膜炎

【临床表现】

感染性心内膜炎是指由微生物所致的心内膜炎症，以侵犯瓣膜（包括人工瓣膜）多见，主要累及主动脉瓣，其次是二尖瓣，肺动脉瓣、三尖瓣受累极少见，多发生于原有心瓣膜病或先天性心脏病患者，在原发病变基础上瓣膜形成溃疡、缺损及赘生物，有时可形成球形栓子，亦可由瓣膜延伸至邻近的心内膜及腱索，使附着部位的瓣膜或腱索纤维性增厚、缩短或断裂，引起或加重瓣膜的关闭不全。

【超声心动图表现】

1. 赘生物征象　二维超声检查取左室长轴及四腔切面、主动脉根部短轴切面观察可显示受累瓣叶上赘生物，多呈团块状或绒毛状，附着在瓣叶上，可随瓣叶活动，亦可使瓣膜增厚变形，呈毛刺状或蓬草状（图 5-2-20、图 5-2-21、图 5-2-22）。

主动脉瓣赘生物多发生在左室侧，舒张期在左室流出道，收缩期随瓣叶开放进入主动脉内。炎症病变可沿主动脉瓣根部蔓延至二尖瓣前叶，继而发生瓣膜的损害，二尖瓣赘生物常发生在心房侧，舒张期进入左室，收缩期随瓣叶关闭回到左房。

2. 瓣膜穿孔、破裂或连枷样运动　感染性赘生物常附着于瓣膜上致瓣膜破坏，出现小的穿孔，瓣膜关闭时出现血流反流，反流的血流可使瓣叶颤动；并发瓣叶撕裂时可见瓣叶呈连枷样运动，腱索受累时可出现瓣叶脱垂呈吊床样改变。彩色多普勒检测可显示相应瓣膜关闭不全出现的反流血流信号（图 5-2-23）。

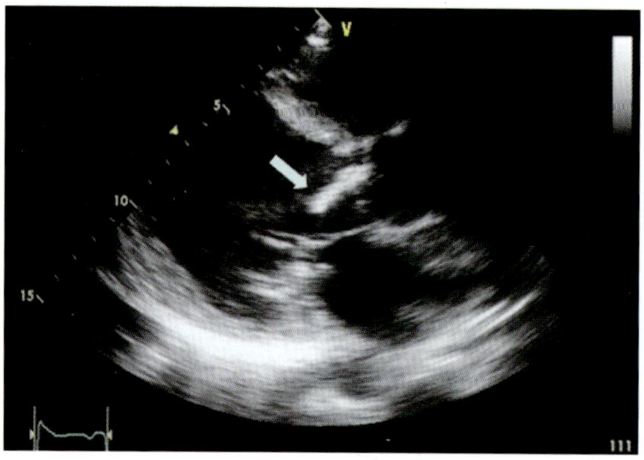

图 5-2-20 感染性心内膜炎主动脉瓣赘生物

箭头所示为主动脉瓣赘生物

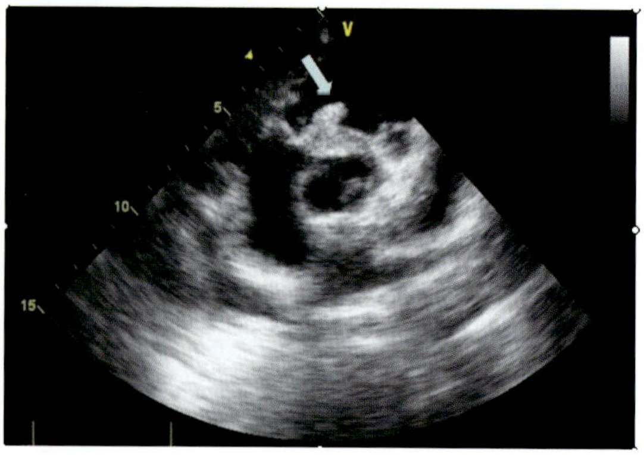

图 5-2-21 室间隔缺损并赘生物形成

箭头所示为室间隔右室面赘生物

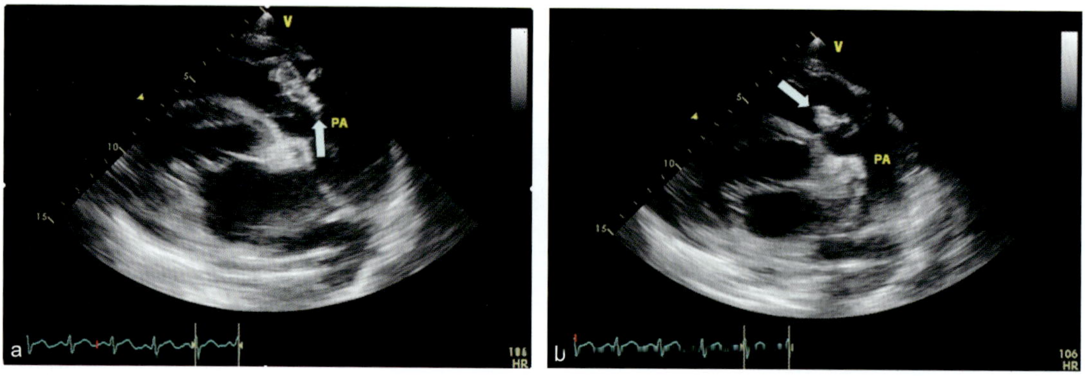

图 5-2-22 肺动脉瓣赘生物

a. 箭头所示为赘生物；b. 箭头所示赘生物可随瓣膜活动而摆动

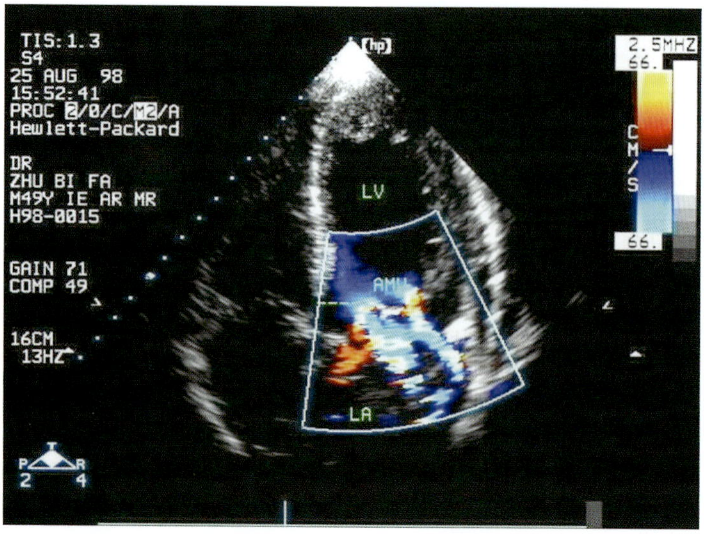

图 5-2-23 感染性心内膜炎二尖瓣穿孔彩色血流

收缩期可见两束反流血流

3．心脏容量负荷过重　受累瓣膜所在腔室扩大，常伴有心功能不全的表现。

4．原发疾病的征象　二维超声心动图可显示原发病变如风湿性心瓣膜病、先天性心脏病等的相应征象。

【诊断注意点】

（1）心房黏液瘤：常有蒂附着于房间隔中部，随心动周期有规律的在瓣口活动，幅度较大，小的黏液瘤应注意与赘生物鉴别。

（2）心内血栓：常附着于心房、心室壁上，活动度小，而赘生物可随瓣叶活动。

（黎春雷）

第三节　冠状动脉粥样硬化性心脏病

一、概述

冠状动脉粥样硬化性心脏病（简称冠心病）是引起心肌缺血的主要原因，室壁节段性运动异常是心肌缺血的特异表现，超声心动图可以通过 M 型、二维及 DTI 技术相结合显示节段性运动异常的部位、范围，也是较早发现心肌缺血的检测手段。

（一）左心室室壁节段的划分

1．16 节段划分法　根据冠状动脉与各室壁节段间的对应关系，1989 年美国超声心动图学会推荐使用 16 节段划分法（图 5-3-1）。该法在长轴切面把左室壁分为基底部、中部、心尖部，在基底部和中部短轴切面把左室壁分为前壁、前间隔、后间隔、下壁、后壁、侧壁，而心尖部短轴切面仅分为四段即前壁、室间隔、下壁、侧壁，共计十六段。这种划分法与冠状动脉血供分布密切结合，又使各段容易在超声心动图两个以上的常规切面中显示出来。

2．17 节段划分法　16 节段划分法不包括心尖顶部，即没有心腔的真正心肌心尖段。近年来，超声方法评价心肌灌注的各项技术逐步应用发展，心尖顶部心肌段日益受到关注。因此美国心脏病学会建议几种心脏影像学检查方法统一采用 17 段心肌分段方法，17 节段划分法（图 5-3-2）实际上是在 16 节段划分法的基础上把心尖单独作为一个节段，其余 16 段与 16 节段划分法一致，只是命名稍有区别。

（二）节段性室壁运动异常的分析

缺血性节段性室壁运动异常是冠心病在二维超声心动图上的特征性表现，节段性室壁运动异常的表现：①室壁运动幅度减低、消失、矛盾运动；②室壁运动时间延迟；③心肌收缩时的变形及变形率减低；④心肌收缩运动梯度低下；⑤室壁收缩期增厚率减低、消失、负值。心内膜运动＜2mm 者为运动消失，2～4mm 者为运动减弱，≥5mm 者为运动正常。

节段性室壁运动异常的目测分析：①运动正常：收缩期心内膜向内运动幅度和室壁增厚率正常者。②运动减弱：较正常运动幅度减弱。③不运动：室壁运动消失。④矛盾运动：

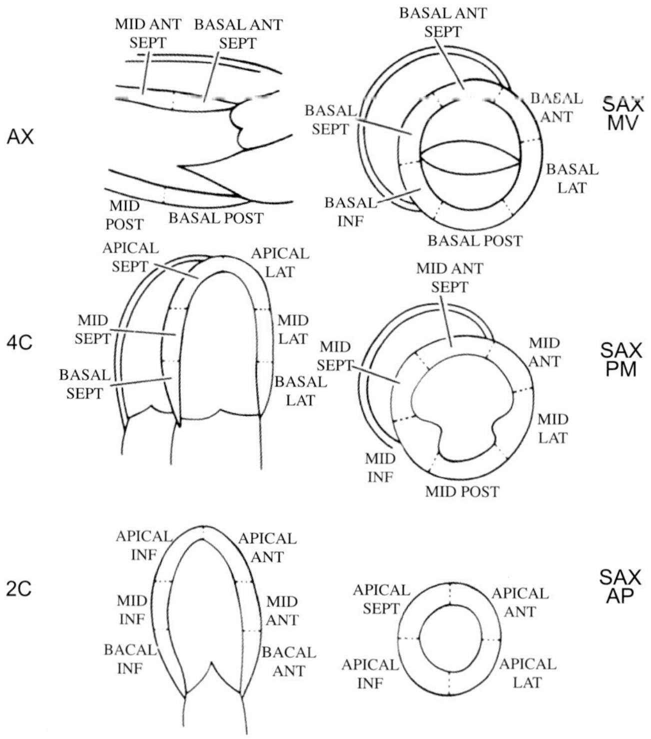

图 5-3-1 左室壁 16 节段划分法

二尖瓣水平短轴（基底段 BASAL：前壁 ANT、前间隔 ANT SEPT、后间隔 SEPT、下壁 INF、后壁 POST、侧壁 LAT）。乳头肌水平短轴（中段 MID：前壁 ANT、前间隔 ANT SEPT、后间隔 SEPT、下壁 INF、后壁 POST、侧壁 LAT）。心尖水平短轴（心尖段 APICAL：前壁 ANT、室间隔 SEPT、下壁 INF、侧壁 LAT）。以上 16 段可在胸骨旁左室长轴切面、心尖四腔心切面和心尖二腔心切面三个长轴切面上找到对应节段

收缩期室壁朝外运动。⑤运动增强：室壁运动幅度较正常大。同时采用室壁运动记分法进行半定量分析：运动增强＝0 分；运动正常＝1 分；运动减弱＝2 分；不运动＝3 分；矛盾运动＝4 分；室壁瘤＝5 分。将所有节段的记分相加的总和除以所观察的室壁总数即得“室壁运动指数”（wall motion index，WMI）。凡室壁运动指数为 1 者属正常，室壁运动指数大于 1 者为异常，室壁运动指数≥2 者为显著异常。

另外，可用组织多普勒成像、应变率成像等技术对室壁运动进行定性、定量研究。

（三）超声心动图负荷试验

1．大剂量多巴酚丁胺负荷超声心动图　负荷超声心动图是一种无创性检测冠心病的诊断方法。其通过最大限度激发心肌需氧增加而诱发心肌缺血，通过实时记录室壁运动情况，评估心肌缺血所致节段性室壁运动异常。由于心肌缺血时室壁运动异常往往遭遇心电图改变和心绞痛发生，从而提高了超声诊断冠心病的敏感性，也增加了其安全性。

多巴酚丁胺具有较强的 β_1 受体兴奋作用，即正性肌力作用。经研究证实，静脉滴注 1～2min 后开始生效，8～10min 达高峰，血浆半衰期约 2min，停药后 5～10min 作用消失。当应用 20μg/（kg · min）以上时，可使心率增快，血压增高，心肌需氧量增加，流向狭窄冠状动脉的血流量减少，使该血管供血的心肌缺血，从而检测出缺血心肌。

多巴酚丁胺剂量及用法：起始浓度为 5μg/（kg · min），每 3min 递增至 10μg/（kg · min）、

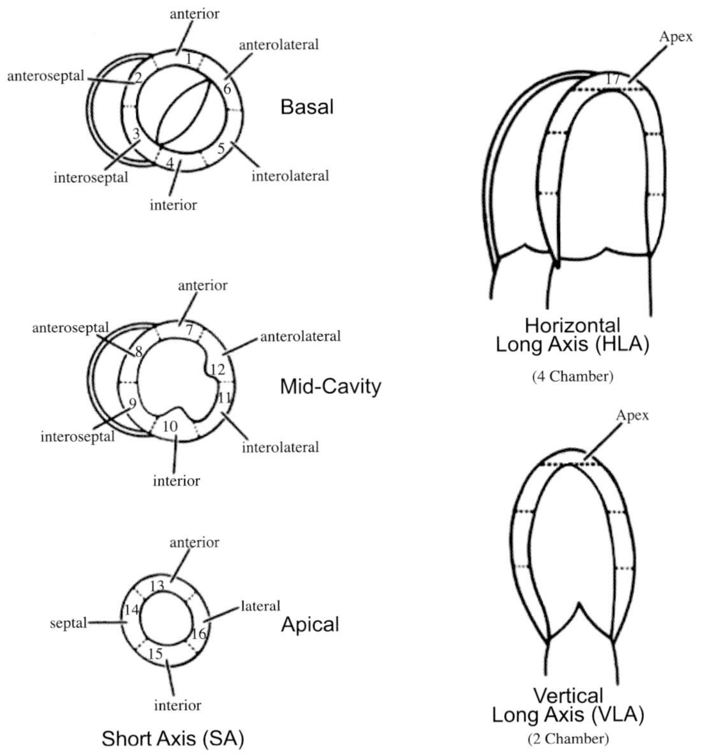

图 5-3-2　左室壁 17 节段划分法

1. 基底段前壁（Basal-anterior）；2. 基底段前间壁（Basal-anteroseptal）；3. 基底段下间壁（Basal-interoseptal）；4. 基底段下壁（Basal-interior）；5. 基底段下侧壁（Basal-interolateral）；6. 基底段前侧壁（Basal-anterolateral）；7. 中段前壁（Mid-anterior）；8. 中段前间壁（Mid-anteroseptal）；9. 中段下间壁（Mid-interoseptal）；10. 中段下壁（Mid-interior）；11. 中段下侧壁（Mid-interolateral）；12. 中段前侧壁（Mid-anterolateral）；13. 心尖段前壁（Apical-anterior）;14. 心尖段间壁（Apical-septal）；15. 心尖段下壁（Apical-interior）；16. 心尖段侧壁（Apical-lateral）；17. 心尖段（Apex）。第 17 段即没有心腔的真正心尖段可在心尖四腔心切面和心尖二腔心切面上显示

20μg/（kg · min）、30μg/（kg · min），最大剂量为 30 ~ 50μg/（kg · min）。经超声心动图各切面观察每一剂量及终止后 5min 的室壁运动，并记录血压、心率及 12 导联心电图。若出现室壁运动异常可诊断为冠心病。

以往对多巴酚丁胺负荷试验结果的判定多采用目测法计算室壁运动记分指数为评判标准，带有明显的主观性和经验依赖性，随着超声新技术的开展，在多巴酚丁胺负荷超声心动图基础上结合多种新方法以提高诊断率，主要有：①与声学造影结合；②与应变率成像结合；③与彩色室壁运动（CK）结合，提高了对室壁运动判断的准确性，减少了人为主观因素的影响。

2. 小剂量多巴酚丁胺负荷超声心动图　目前临床检测存活心肌多应用小剂量多巴酚丁胺，静脉注射 2.5 ~ 10μg/(kg · min)时，可使心肌收缩力增强，心输出量增加，左室充盈压、肺毛细血管楔压和中心静脉压下降，以此可检出存活心肌。起始浓度为 2.5μg/（kg · min），每次递增 2.5μg/（kg · min）至 10μg/（kg · min）或 15μg/（kg · min），每个剂量维持 5min。

缺血心肌收缩期后异常收缩常提示该处心肌存活，出现以下改变有利于诊断存活心肌：①收缩活动减弱的节段负荷后较前增强；②无收缩活动的节段负荷后出现收缩变厚，位移增加；③收缩减弱的节段在小剂量时较前改善，但随着剂量增加，出现收缩活动再次减弱。第三条特异性最高。

（四）冠状动脉检查

1．经胸二维超声检查 二维超声心动图可清晰显示左、右冠状动脉的起始部，在心底短轴切面于主动脉根部 3～4 点钟处可见左冠状动脉的开口，在 10～11 点钟处可见右冠状动脉的起源。在胸骨旁主动脉根部短轴切面调整探头方位，可显示左冠状动脉的主干向左走行，分叉处指向肺动脉瓣者为左前降支，其下方为左回旋支（图 5-3-3）。将探头稍向上翘，于主动脉根部的右上缘 10～11 点的部位可见右冠状动脉长轴图像（图 5-3-4）。在胸骨旁左室长轴切面清楚显示主动脉前壁时，也可见右冠状动脉起源于右冠窦处（图 5-3-5）。冠状动脉及其分支不在同一水平，难以显示冠状动脉的全貌，通常在一个切面上只能显示一段冠脉。

2．彩色多普勒冠状动脉血流显像技术 心底短轴切面可显示指向肺动脉瓣的左前降支近段长轴彩色多普勒血流图（图 5-3-6）。在心尖三腔切面可显示左前降支末段的彩色多普勒血流图（图 5-3-7）。在左心二腔切面基础上探头略向下移动，显示左室心尖部，待右室

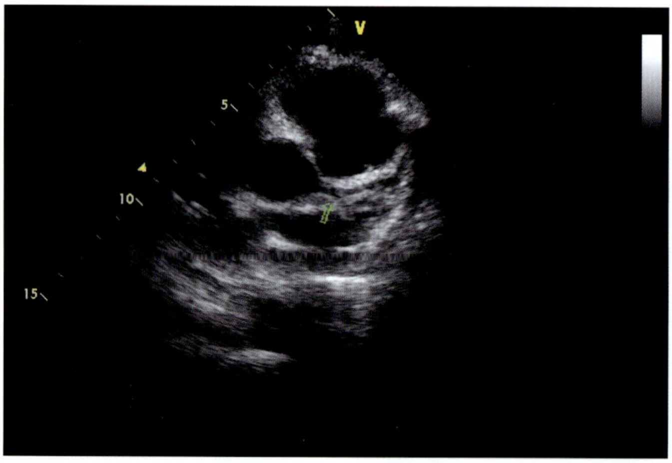

图 5-3-3 左冠状动脉

心底短轴切面于主动脉根部 3～4 点钟处可见左冠状动脉主干，分叉处指向肺动脉瓣者为左前降支，其下方为左回旋支开口

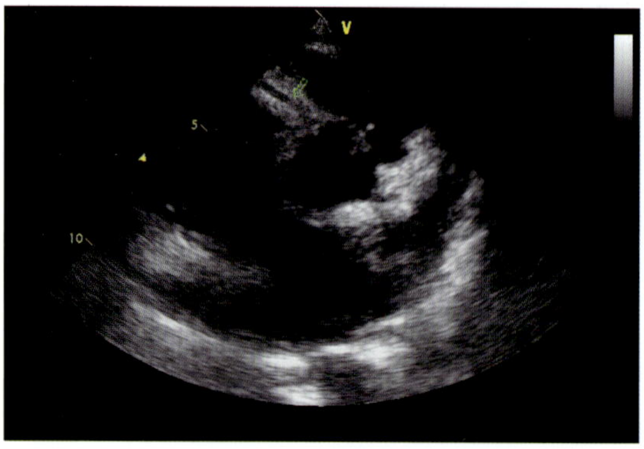

图 5-3-4 右冠状动脉

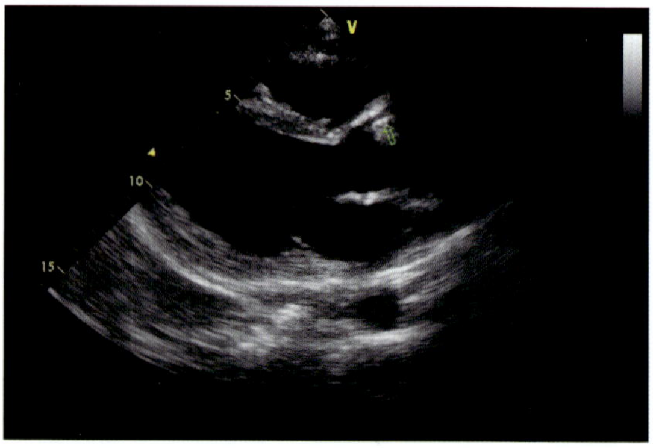

图 5-3-5 右冠状动脉

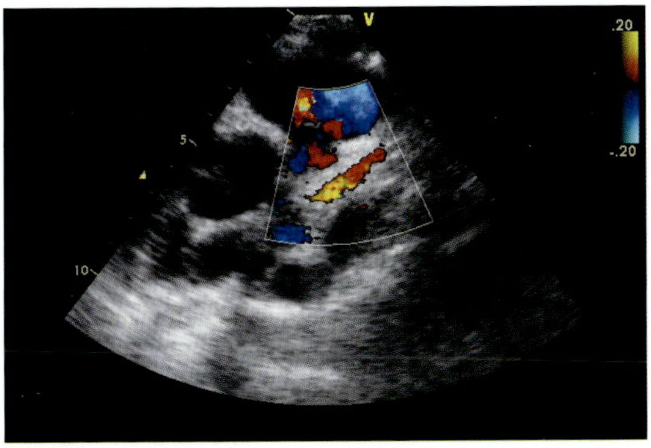

图 5-3-6 左前降支近段

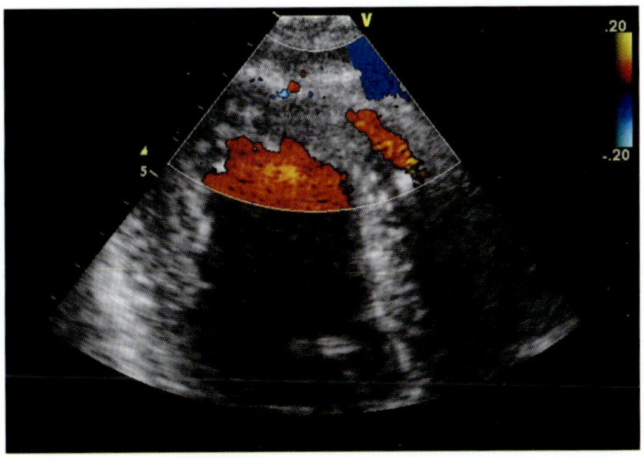

图 5-3-7 左前降支末段

结构正好消失，此时左室下壁与膈肌之间可出现沿后室间沟下行的右冠状动脉后降支的中下段（图 5-3-8）。在心尖四腔切面略改变探头倾斜角度，于左室的左外侧可显示左旋支的分支——钝缘支的血流（图 5-3-9）。

在彩色多普勒冠状动脉血流显像引导下采用频谱多普勒可定量分析冠状动脉血流灌注情况，认识冠状动脉血流的生理，了解各种生理和病理因素对冠状动脉血流灌注的影响，评估药物治疗的效果，为诊断和治疗提供可靠的依据。

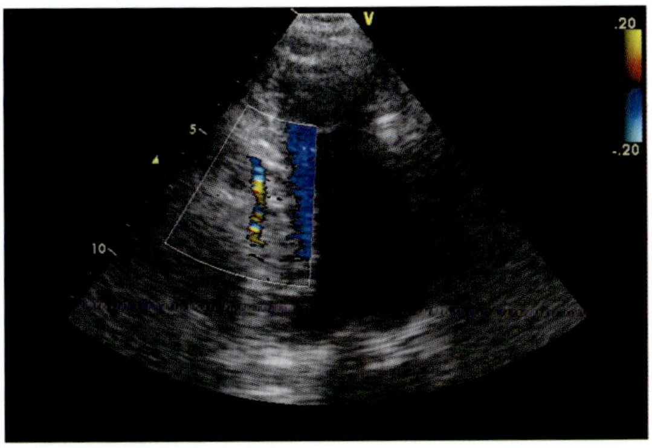

图 5-3-8 右冠状动脉后降支的中下段

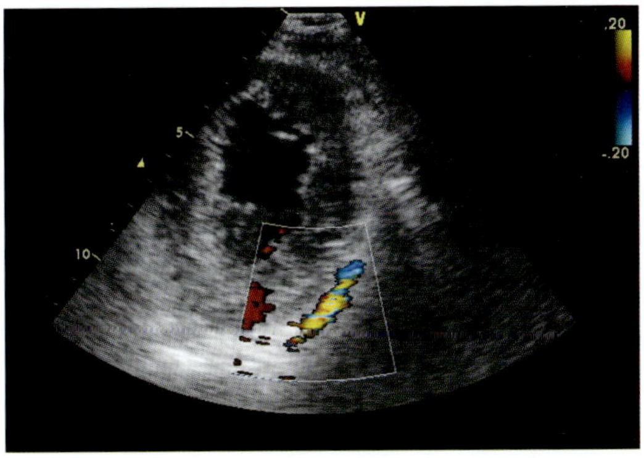

图 5-3-9 左旋支的分支——钝缘支

二、心肌梗死

【超声心动图表现】

1．急性心肌梗死　由于冠状动脉血流中断，引起其供血部位心肌缺血、坏死。超声心动图表现为梗死区域室壁运动明显减弱或消失。心肌梗死早期，坏死节段心肌回声正常或呈较低回声，室壁厚度亦可无明显改变，但收缩期增厚率明显下降（图 5-3-10）。

2．陈旧性心肌梗死　心肌梗死后，坏死心肌由于纤维化及瘢痕形成，残存心肌肥大等组织学改变引起相应的声学改变。超声心动图表现为梗死区域结构层次不清，可出现斑点、条索块状强回声，心内膜常明显增强。梗死区域心肌变薄，局部运动减弱或消失，收缩期增厚率明显下降（图 5-3-11）。

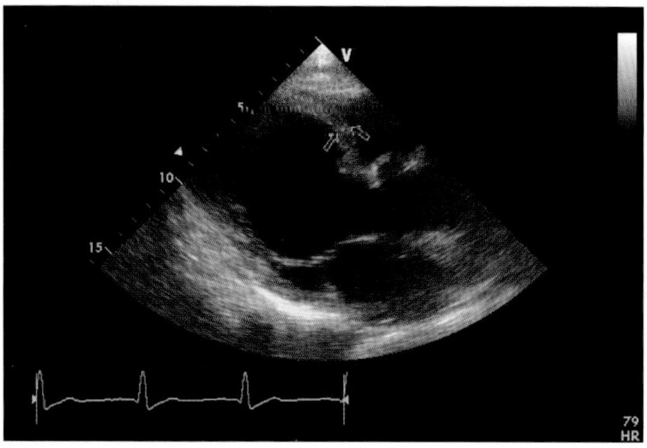

图 5-3-10 急性心肌梗死

前间隔中段及心尖段回声减低，室壁运动幅度及收缩期增厚率明显减低。早期室壁厚度无明显变化

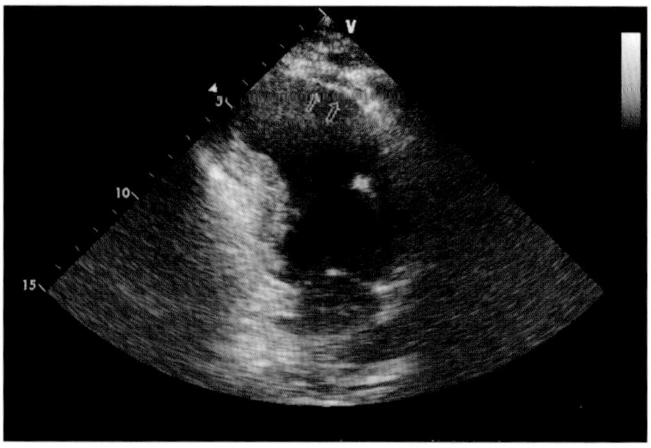

图 5-3-11 陈旧性心肌梗死

左室前壁心尖段室壁变薄，心肌回声增强，室壁运动幅度及收缩期增厚率明显减低

【心肌梗死的并发症】

1. 真性室壁瘤 心肌组织消失，瘢痕形成，病变局部扩张，心室舒张期和收缩期均向外膨出变形，即矛盾运动，与正常心肌交界部位可见宽大的“瘤口”，呈瓶颈形态（图 5-3-12、图 5-3-13）。室壁瘤处可见到因血流缓慢形成的超声自显影现象，是血栓形成的预兆。

2. 假性室壁瘤 假性与真性室壁瘤的本质区别是心脏已破裂，假性室壁瘤处的心肌、心内膜中断，不连续。瘤壁由纤维样心包组织和（或）血凝块构成，没有心肌成分，瘤腔内可有强弱不均的块状或片状回声。瘤体与室腔通过一瘤口相通（图 5-3-14）。超声心动图鉴别假性与真性室壁瘤的要点是室壁瘤的颈部宽度，假性室壁瘤的颈部比较窄，而真性室壁瘤的颈较宽。

3. 室间隔穿孔 室间隔穿孔是急性心肌梗死时发生于室间隔的心肌破裂，形成室间隔缺损。二维超声可以直接观察到破裂的室间隔，彩色多普勒可显示室间隔缺损所致的异常左

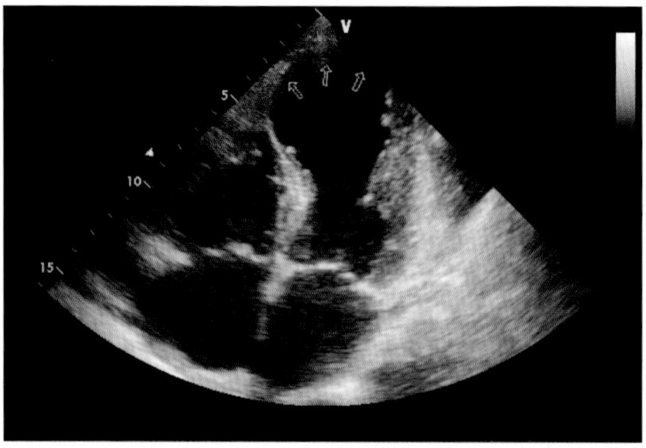

图 5-3-12 真性室壁瘤

左室心尖部向外膨出变形，呈矛盾运动与正常心肌交界部位可见宽大的“瘤口”

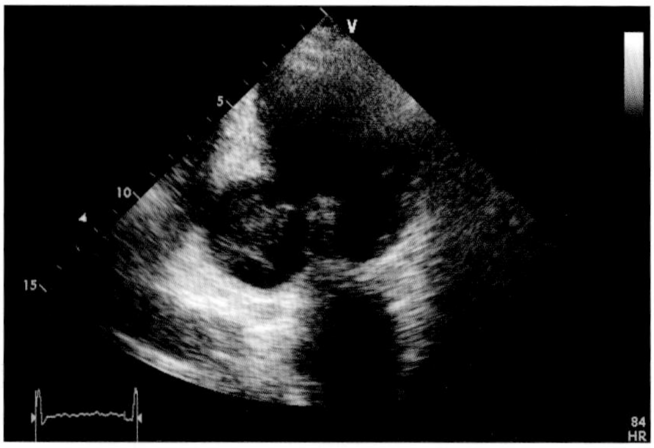

图 5-3-13 真性室壁瘤

心尖二腔心切面，左室下壁基底部向外膨出变形，呈矛盾运动

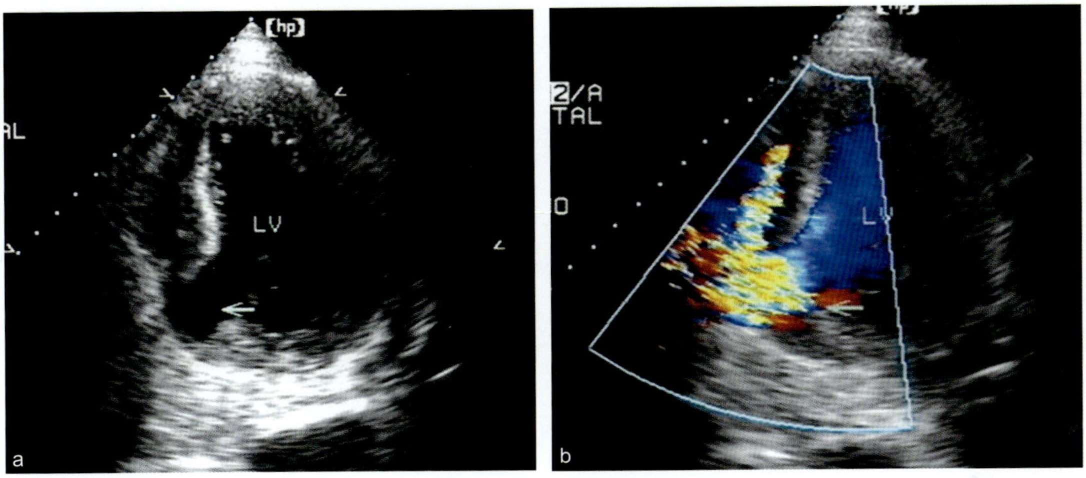

图 5-3-14　假性室壁瘤

左室侧壁心肌、心内膜中断，其外侧可见瘤体无回声区，瘤腔内可有强弱不均的块状或片状回声，瘤体与室腔通过一瘤口相通。彩色多普勒可见瘤体与左室腔之间的往反血流束

向右分流。室间隔破裂可发生于任何部位，常发生于室间隔近心尖部（图 5-3-15、图 5-3-16）。

4．乳头肌功能不全　乳头肌增粗或回声不均，收缩减弱或无收缩，导致二尖瓣脱垂或瓣尖下移，造成二尖瓣关闭不全（图 5-3-17）。乳头肌及相关心脏游离壁的急性缺血甚至可导致乳头肌断裂，断裂常发生在乳头肌的远端，可能累及一个或数个小的乳头肌头部，发生在乳头肌近端的完全断裂非常罕见。

5．左室附壁血栓　心肌梗死的部位可见异常回声团块，多在心尖部，亦可出现于室壁瘤瘤体部位，回声可强可弱（图 5-3-18）。

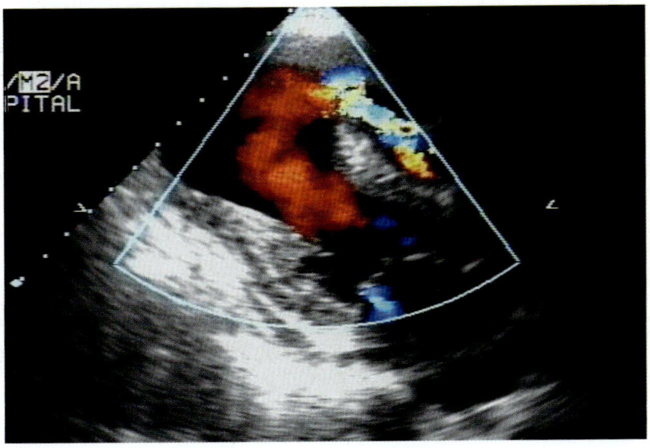

图 5-3-15　室间隔穿孔

心尖左室长轴切面，室间隔心尖部回声中断，彩色多普勒可见左向右分流血流信号

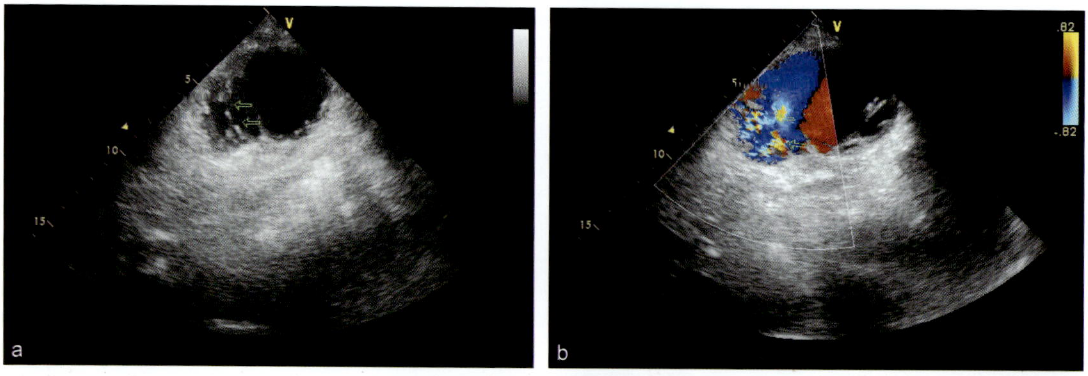

图 5-3-16 室间隔穿孔

a. 室间隔基底部回声中断；b. 彩色多普勒可见左向右分流血流信号

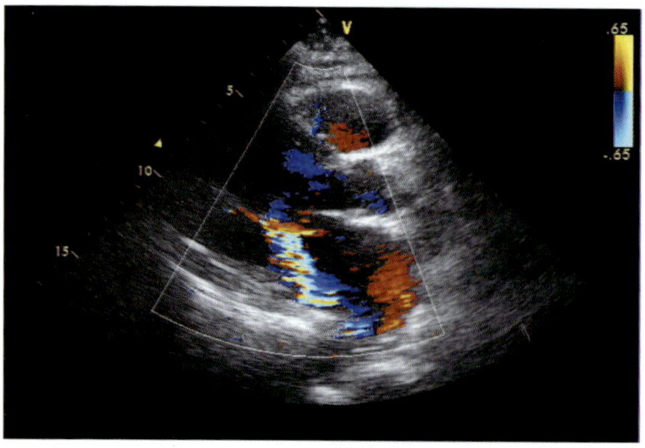

图 5-3-17 乳头肌功能不全

左室后壁心肌梗死，乳头肌收缩功能减低，导致二尖瓣关闭不全的偏心性反流血流信号

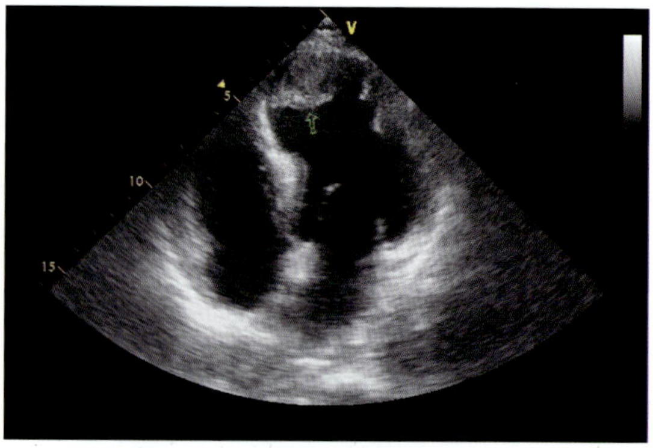

图 5-3-18 左室附壁血栓

心尖部真性室壁瘤瘤体内可见稍高回声团块

（杨好意）

第四节 慢性肺源性心脏病

因呼吸道肺组织或肺部血管慢性病变，导致肺循环阻力增加，肺动脉高压，右心负荷增大，右室肥大，最后导致右心功能不全。

【超声心动图表现】

（1）右室流出道增宽，右室、右房增大（如图 5-4-1）。

（2）室间隔增厚、搏幅低。

（3）主肺动脉及右肺动脉内径增宽，肺动脉压力增高（如图 5-4-2）。

（4）彩色多普勒：常伴有三尖瓣、肺动脉瓣反流。

【诊断注意点】

风湿性心脏病病变瓣膜增厚、回声增强、开放受限，而肺源性心脏病者瓣膜本身无病理改变。

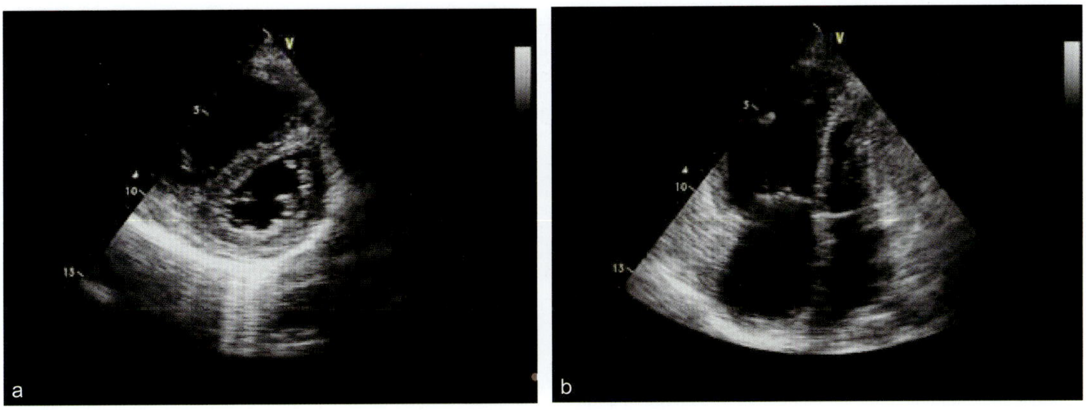

图 5-4-1　肺源性心脏病 1

右心扩大。a. 右心负荷过重，室间隔向左室偏移；b. 右房、右室横径增大

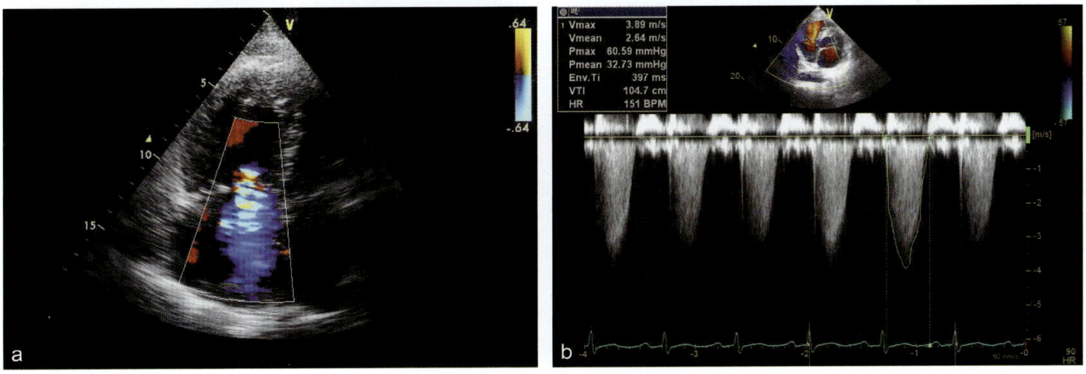

图 5-4-2　肺源性心脏病 2

肺动脉压力增高。a、b 均为 三尖瓣反流血流信号，峰值流速达 3.9m/s，峰值压差达 60mmHg

第五节　高血压心脏病

高血压心脏病指由高血压所引起的心脏功能与结构性的损害。主要血流动力学改变是由于外周血管阻力增高，左心收缩期负荷加重，导致心肌肥厚，长期左心负荷过重进入失代偿期时，心肌收缩力减弱，出现左室增大、左心衰竭。

【超声心动图表现】

左室壁增厚，左房可增大，左心舒张功能减退。至失代偿时左室扩大，左心收缩功能减低，室壁运动幅度普遍减低（图 5-5-1、图 5-5-2）。

【诊断注意点】

主要与肥厚型心肌病和主动脉瓣狭窄鉴别。肥厚型心肌病以非对称性肥厚多见，肥厚的室间隔回声不均匀。主动脉瓣狭窄可见瓣膜本身的病理改变。

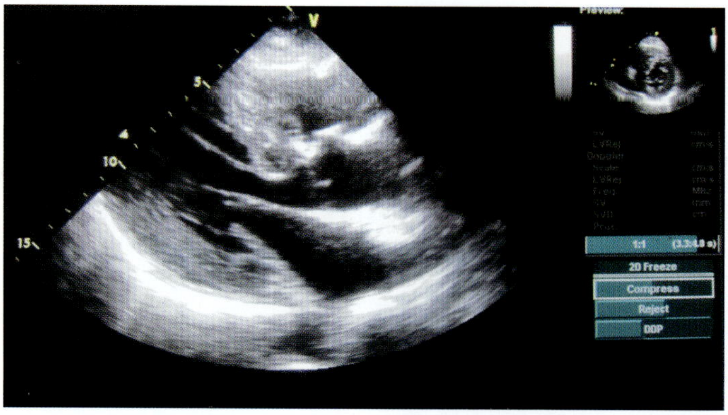

图 5-5-1 左室肥厚（左室长轴切面）

室间隔及左室后壁厚度均大于 10mm

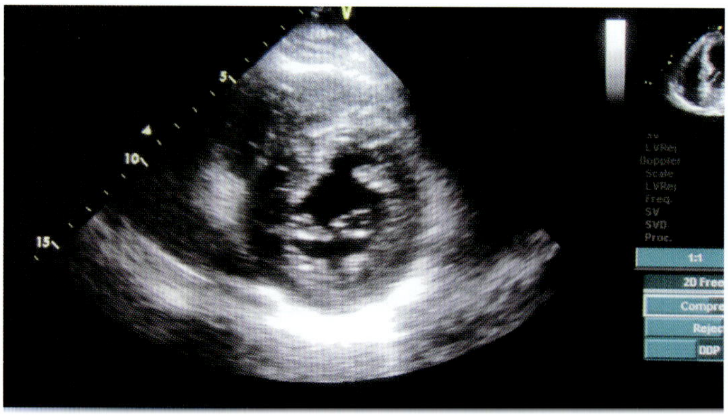

图 5-5-2 左室肥厚（左室短轴切面）

室间隔及左室后壁厚度均大于 10mm

第六节 心肌病

心肌病是指伴有心肌功能障碍的心肌疾病。原发性心肌病又分为扩张型心肌病、肥厚型心肌病和限制型心肌病三种类型。以扩张型心肌病最常见。

一、扩张型心肌病

临床以充血性心力衰竭、心律失常为主要表现。

【超声心动图表现】

（1）心腔扩大：左房、右房、心室均增大，以左室增大较显著（图 5-6-1a、b）。

（2）瓣膜开放幅度小：于左室长轴及二尖瓣口短轴切面显示“大心腔、小开口”征象。

（3）室壁运动普遍减弱，左室收缩功能明显减低（图 5-6-2）。

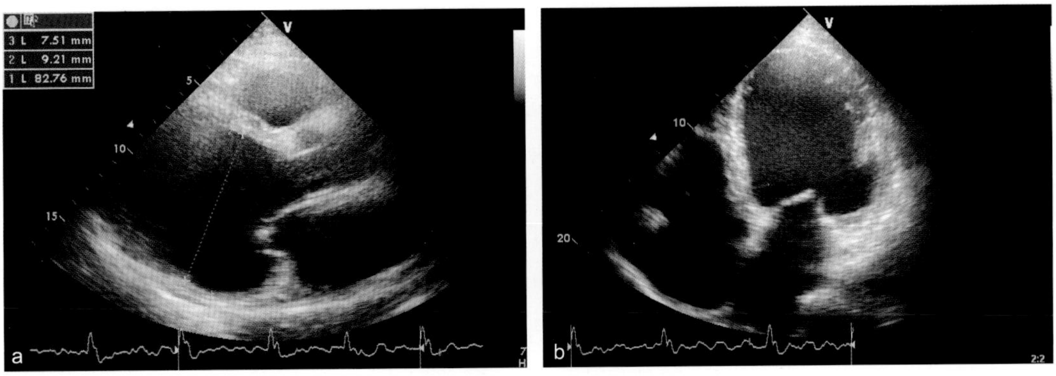

图 5-6-1　扩张型心肌病 1

全心扩大，以左室扩大为主

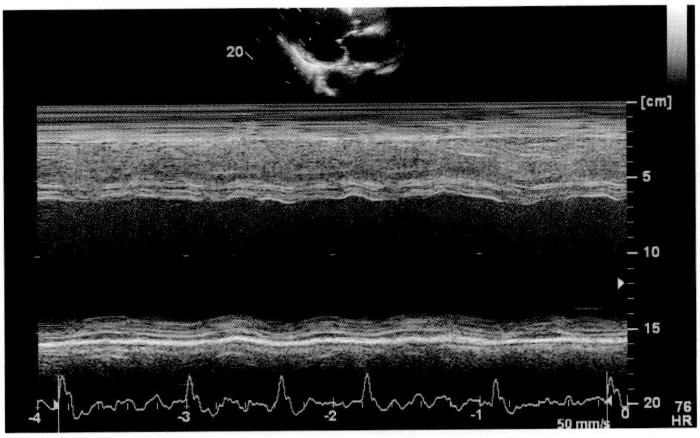

图 5-6-2　扩张型心肌病 2

左心收缩功能减低。室间隔及左室后壁活动幅度减低，EF 值小于 50%

（4）彩色多普勒：可出现多个瓣膜口反流。

（5）右室扩大为主的心肌病：较少见。主要表现为右室内径明显增大，室间隔运动幅度增强，而左室扩张不明显。需排除其他致右心扩大的心脏病后才能作出诊断。

【诊断注意点】

（1）缺血性心肌病：缺血性心肌病亦表现为左室腔扩大，室壁运动减弱及心功能不全，有时难以鉴别。但缺血性心肌病发病年龄多在 40 岁以上，有冠心病史，室壁运动有明显的节段运动异常，结合病史特征可有助于鉴别。

（2）风湿性心脏病：风湿性心脏病瓣膜明显增粗，回声增强，多有粘连，开放受限，关闭时不能完全合拢。扩张型心肌病因房室腔扩大，常伴有瓣膜口血流反流，但瓣膜本身无病理改变。

二、肥厚型心肌病

本病多发于儿童或青年，可有家族史，多数以室间隔肥厚为主，可分为梗阻型与非梗阻型两类。

【超声心动图表现】

（1）左室壁非对称性肥厚：以室间隔增厚为主，室间隔与左室后壁厚度之比>1.3～1.5。增厚的室间隔回声不均，呈斑点状回声增强。心肌肥厚亦可发生于左室后壁或心尖部（图 5-6-3）。

（2）心腔改变：左室内径较正常小。

（3）二尖瓣活动异常：M 型超声心动图可见二尖瓣前叶活动曲线 CD 段出现一个向上突起的异常波形（SAM 征），为肥厚型梗阻性心肌病较为特异的征象之一（图 5-6-4）。

（4）彩色多普勒：收缩期主动脉瓣下左室流出道血流加速，内可见五彩镶嵌的彩色血流信号（图 5-6-5）。

【诊断注意点】

本病主要应与主动脉瓣狭窄、高血压所致心肌肥厚鉴别。二者多为对称性左室壁肥厚，主动脉瓣狭窄者可显示瓣膜本身的病变。对于特殊类型的肥厚型心肌病应结合病史排除其他疾病所致心肌肥厚才能作出诊断。

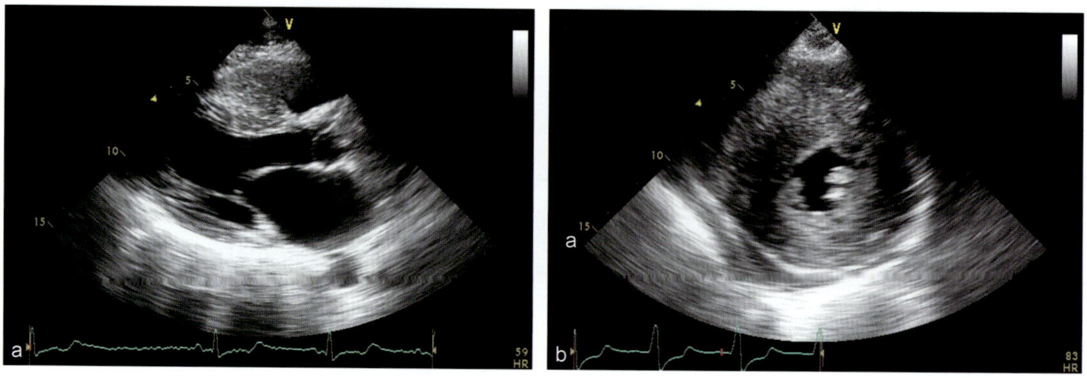

图 5-6-3 肥厚型心肌病 1

左室非对称性肥厚。室间隔增厚为主

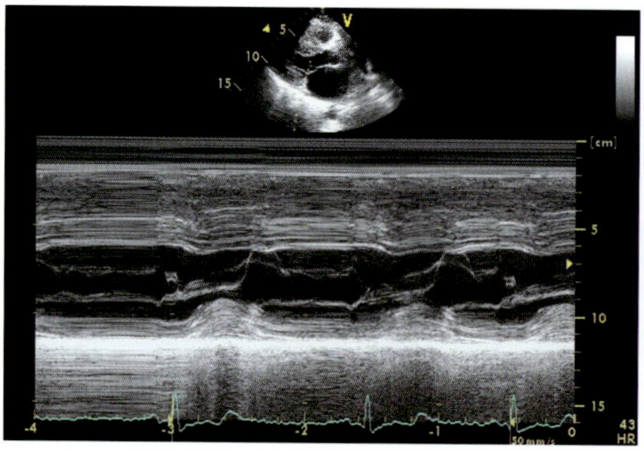

图 5-6-4 肥厚型心肌病 2

SAM 征。二尖瓣前叶活动曲线 CD 段出现一个向上突起的异常波形

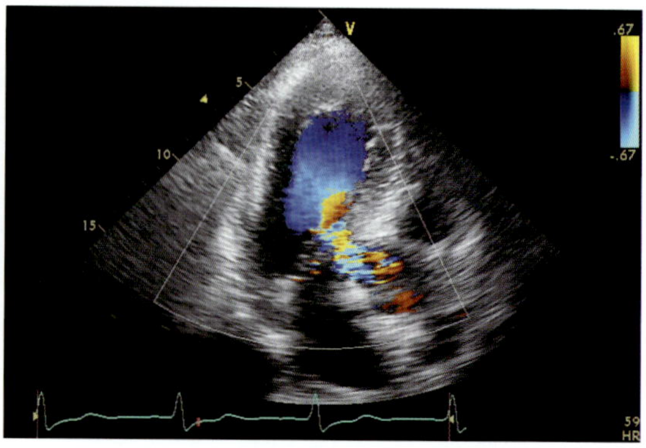

图 5-6-5 肥厚型心肌病 3

左室流出道血流加速，可见彩色混叠

三、限制型心肌病

限制型心肌病较少见，主要病理改变为心脏间质纤维化增生，心室腔特别是流入道为增生的纤维组织所限制，心室顺应性降低，舒张期充盈受限。

【超声心动图表现】

（1）室间隔和左室后壁对称性增厚，回声增强，左右心房增大，下腔静脉和肝静脉增宽（图 5-6-6）。

（2）室间隔和左室后壁活动幅度减低（图 5-6-7）。

（3）各瓣膜口血流速度降低，多合并有瓣膜口反流。

（4）组织多普勒：瓣环活动减弱（图 5-6-8）。

【诊断注意点】

本病主要与缩窄性心包炎鉴别，缩窄性心包炎超声显示心包脏层和壁层增厚，回声增强，而限制型心肌病主要是心内膜增厚。

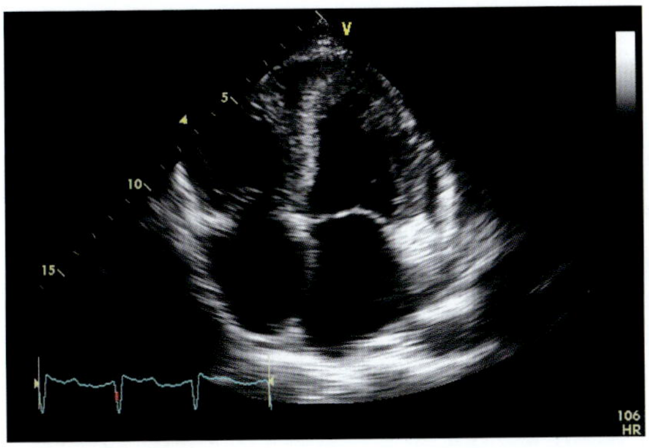

图 5-6-6　限制型心肌病 1
双房扩大

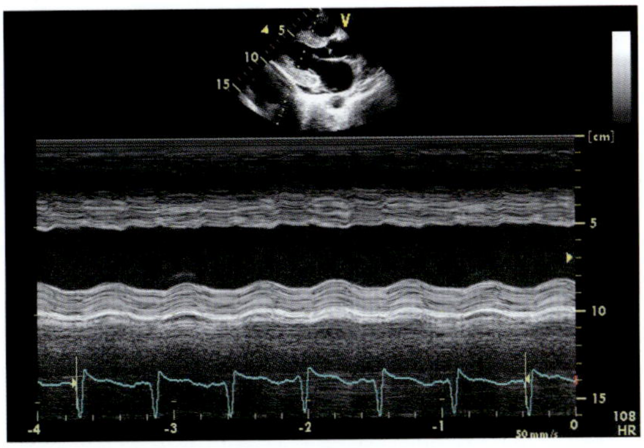

图 5-6-7　限制型心肌病 2
室壁活动幅度减低

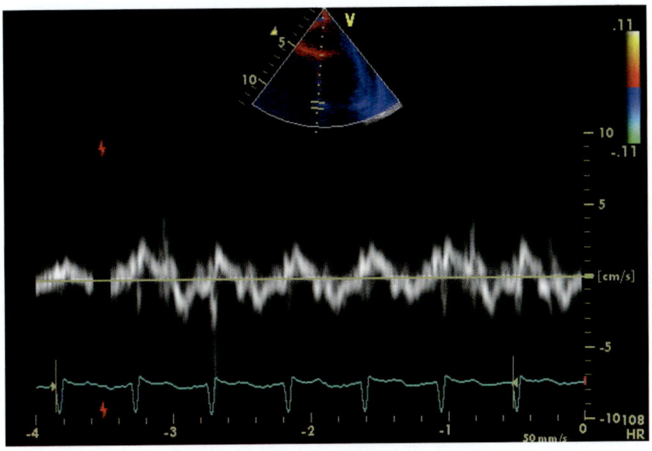

图 5-6-8　限制型心肌病 3
组织多普勒示瓣环活动减弱

（易慧敏）

第七节 心包疾病

一、心包积液

心包积液（pericardial effusion，PE）是由于各种病因致心包腔内液体增加超过正常（>50ml）导致心包脏层和壁层分离，同时伴有壁层心包运动减弱。可由细菌、病毒、肿瘤、自身免疫、物理、化学等因素引起。

【超声心动图表现】

1. 二维超声 左室长轴切面、四腔切面，心底大动脉短轴切面均可显示心包脏层与壁层分离，其间可见液性暗区环绕心脏表面，量较大时可随体位变化而改变。

（1）心包积液的定量：根据心包积液液性暗区分布情况及测量其内径来估计积液量的多少（表 5-7-1，图 5-7-1 ~ 图 5-7-3）。

表 5-7-1 不同程度的心包积液的估计

	少量心包积液	中量心包积液	大量心包积液
心包腔液体量	50 ~ 100ml	100 ~ 500ml	大于 500ml
液性暗区的宽度	左心室后壁心包腔暗区内径小于 5mm	右心室前壁心包腔暗区内径为 5 ~ 10mm，左心室后壁心包腔暗区内径为 10 ~ 20mm	右心室前壁心包腔暗区内径大于 15mm，左心室后壁心包腔暗区内径大于 20mm
荡击波征	无	无	有
心包积液的分布	左心室后壁和房室沟处心包腔	右心室前壁，心尖，左心室后壁心包腔	与中量心包积液分布相同，但暗区的内径较大

若心包积液呈非均匀性分布，尤其是心包粘连或积液较局限呈包裹性积液时，积液的量就难以估计。

（2）心包积液的性质：根据液性暗区的回声特点，可初步鉴别积液的性质，提示其不同的病理变化。①浆液性积液：以液体渗出为主，心包腔液性暗区较纯净，随体位活动变化较大。②纤维性渗出为主的积液：液性暗区中可见纤维素细光带回声，漂浮于液性暗区内，似水草或飘带状（图 5-7-4）。③化脓性和血性积液：心包腔液性暗区较混浊，可见较多的光点或絮状物回声。④心包粘连：心包腔内出现较多的纤维素光带，将心包脏层、壁层连接起来，形成多个小的间隔，心包腔液体被分隔包裹，失去流动性（图 5-7-5）。

2. M 型超声 中到大量心包积液时，于右室前壁曲线前方及左室后壁活动曲线后方可见心包脏层、壁层分离出现液性暗区（图 5-7-6）。大量心包积液时，心脏呈"摆动征"，室间隔与左室后壁、右室前壁出现同步、同向运动。由心室向心尖部扫查时，心室收缩期心尖抬举，心包腔液性暗区内有一束光点反射；心室舒张时，心尖下垂离开声束，心包腔内无反射出现，形成一间歇出现的光点回声，即"荡击波征"。

【诊断注意点】

1. 左侧胸腔积液 左房后方降主动脉是鉴别诊断的标志。于左室长轴切面左房后方可

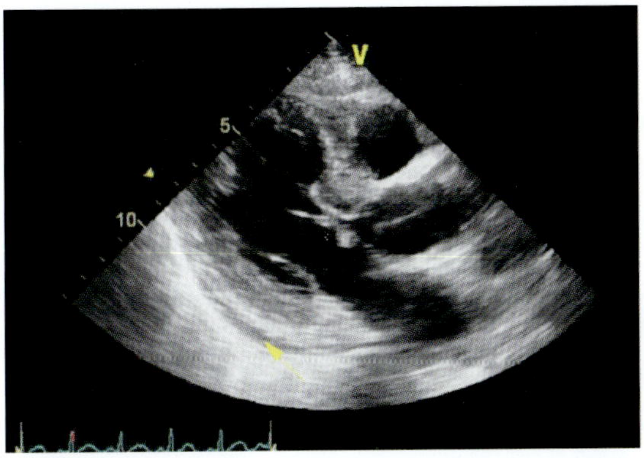

图 5-7-1　少量心包积液

左心长轴切面。左室后壁心包腔内可见少量液性暗区（↑所示）

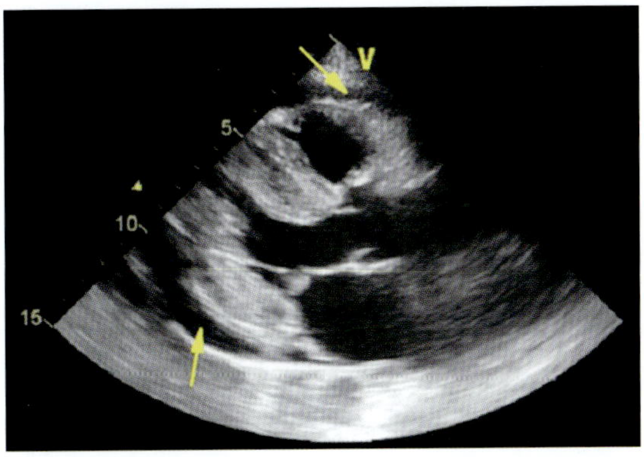

图 5-7-2　中量心包积液

左心长轴切面。右室前壁、左室后壁心包腔内可见液性暗区（↑所示）

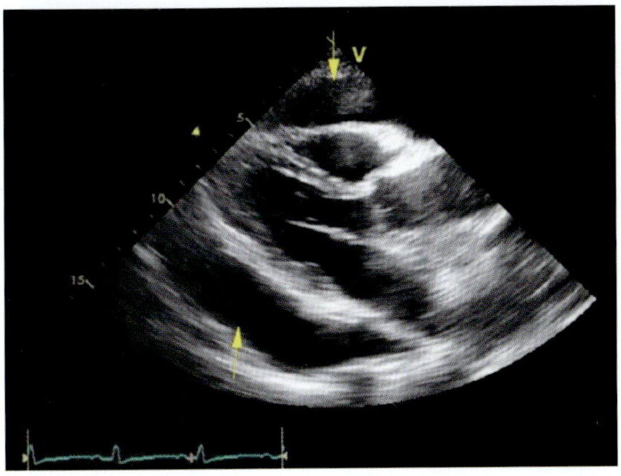

图 5-7-3　大量心包积液

左心长轴切面。右室前壁、左室后壁心包腔内可见大量液性暗区（↑所示）

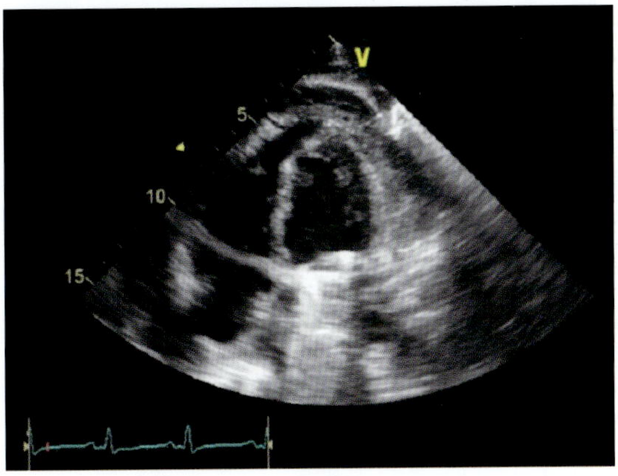

图 5-7-4　包裹性心包积液

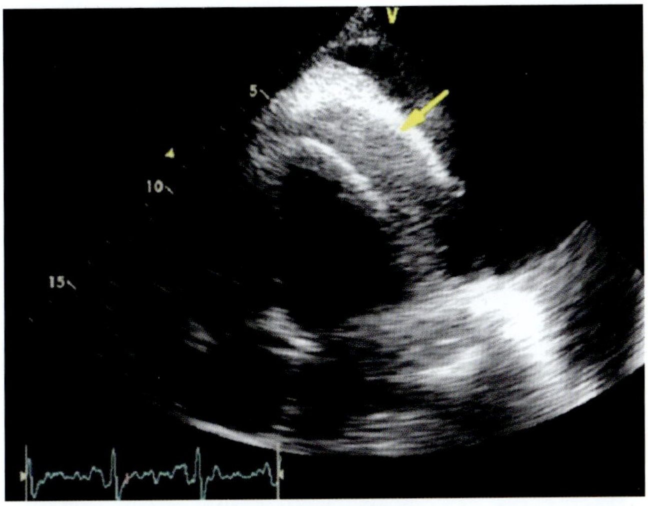

图 5-7-5　心包粘连

心尖四腔切面。心包腔被低回声区（↑所示）环绕见降主动脉横断面，心包积液液性暗区位于降主动脉前方，而胸腔积液暗区在降主动脉之后，胸腔积液不出现在心脏前方，亦不伴心脏“摆动征”。如二者同时存在时，心包积液在胸腔积液之前，心包与胸膜界面呈一规整的线样回声。

2. 心包脂肪 心脏表面脂肪呈低回声，附着于心包之外，多出现于心尖部，心室壁前外侧，心包脂肪回声无完整规则的边缘，覆盖于心包壁层表面（图 5-7-7），而非心包腔内。

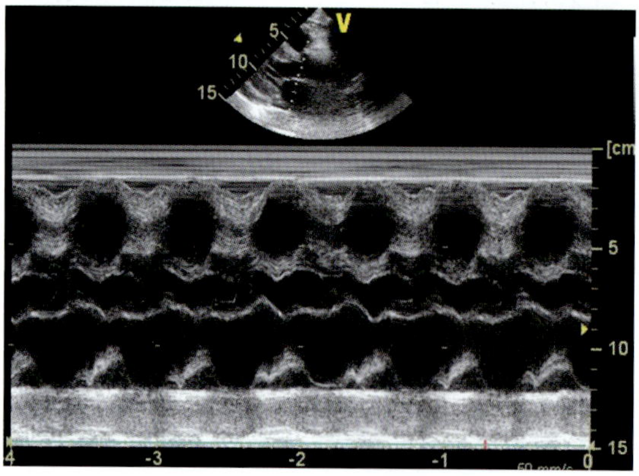

图 5-7-6 心包积液

M 型超声显示心包脏、壁层分离

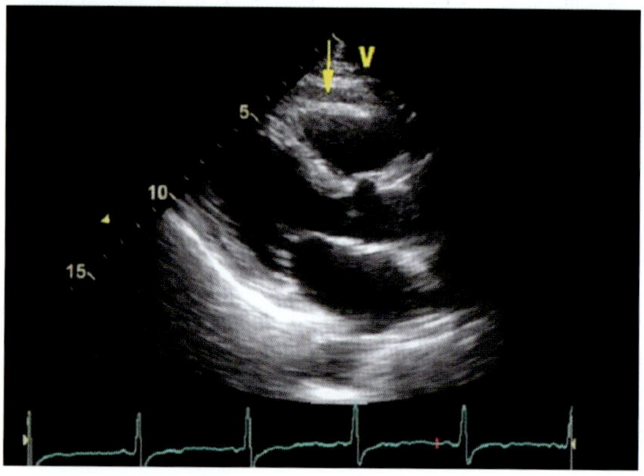

图 5-7-7 正常心脏

左心长轴切面。右室前壁前方低回声区为心包脂肪（↑所示）

二、心脏压塞

心包积液增多，心包腔内压力急剧增高，心脏受压，影响心脏舒张和收缩时，称心脏压塞。常见病因有心脏外伤、心包肿瘤、某些急性心包炎、心脏或大血管根部破裂等。

【超声心动图表现】

（1）心室腔径的改变：心室腔径随呼吸而变化，呼气末右室明显缩小，左室径稍增大，吸气末右室明显增大而左室缩小。

（2）右心舒张期塌陷现象：左室长轴切面和心底大动脉短轴切面显示右室前壁和右室游离壁后外侧壁于舒张期向心腔方向移行，室壁塌陷（图 5-7-8）。

（3）二尖瓣活动曲线 EF 斜率变慢，DE 幅度变小。右室前壁舒张期向后运动。

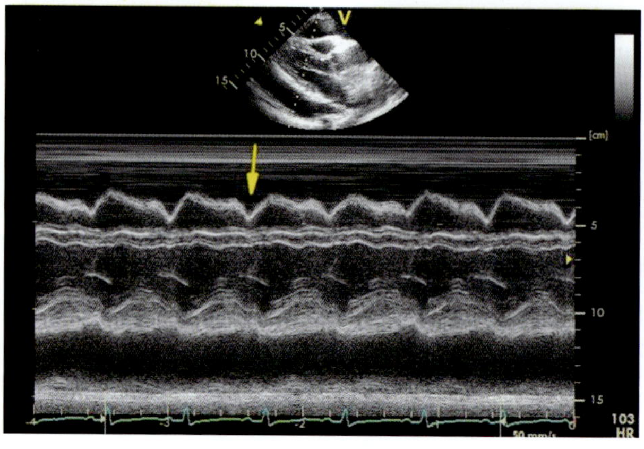

图 5-7-8 心脏压塞

M 型超声上可见因大量心包积液所致右室面塌陷（↑所示）

（4）心包腔内可见大片无回声暗区包绕心脏表面。

三、缩窄性心包炎

缩窄性心包炎是由急性心包炎发展而来，以炎性，尤其是结核性最多见，心包脏层与壁层增厚、钙化，呈广泛粘连，形成坚硬的纤维外壳附着于心脏外层，限制心肌的舒张功能，使回心血流受阻，心排血量下降，出现静脉淤血征象。

【超声心动图表现】

（1）心包增厚，各切面均可显示心包脏层和壁层增厚，回声增强。心包钙化时可见心包明显增强的光带。

（2）心脏外形改变：缩窄的心包可使心脏外形变形，如缩窄部位位于房室环处四腔切面则显示心脏形态酷似“葫芦状”。

（3）房室大小改变：左房、右房增大，心室内径正常或稍小。左室长轴切面上因左房增大，测量左房与左室后壁连接处于心包表面形成的夹角＜150°。

（4）室壁活动受限：左室壁舒张中晚期运动受限，呈平直状，或向后运动消失。室间隔运动异常，舒张期出现异常后向运动。

（5）下腔静脉、肝静脉扩张，剑突下长轴切面显示下腔静脉内径增宽，肝静脉内径亦增宽。

（6）脉冲多普勒显示二尖瓣舒张期血流频谱 E 峰呼气时增高，与吸气时相比增高大于 25%（图 5-7-9）。

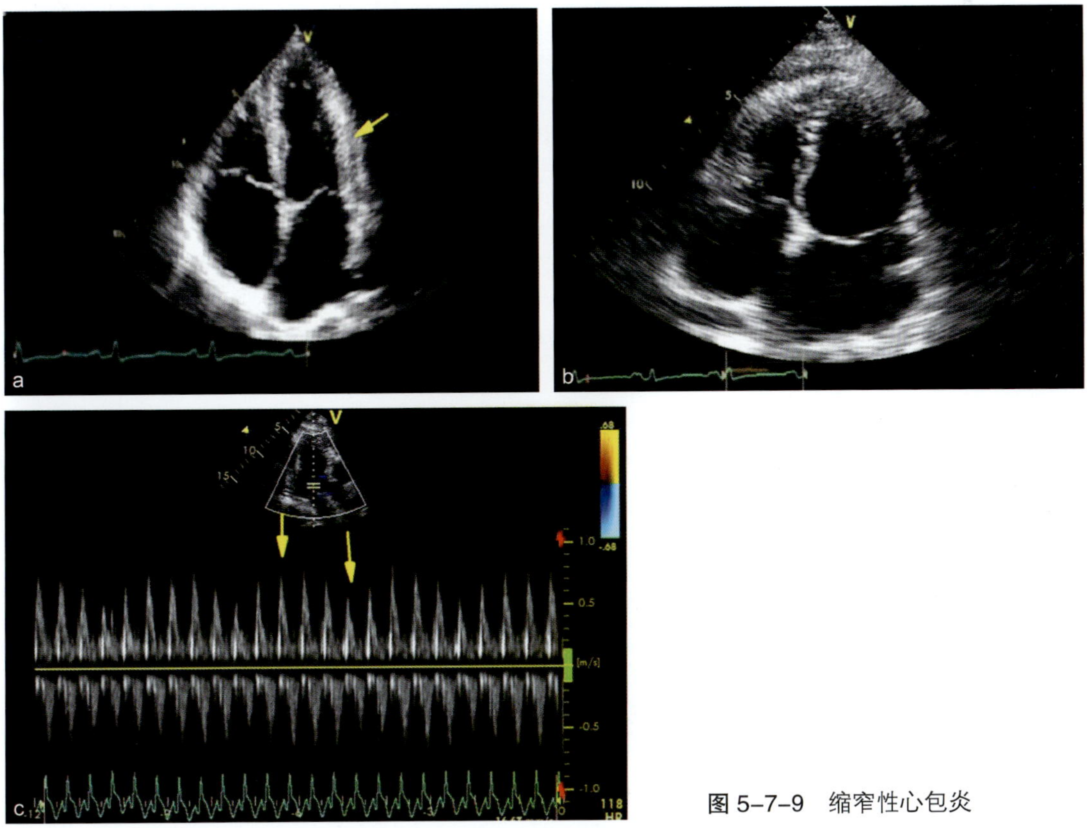

图 5-7-9　缩窄性心包炎

【诊断注意点】

缩窄性心包炎主要应与限制型心肌病鉴别。而两者在超声心动图上有各自特异的表现（图 5-7-10、图 5-7-11）。具体鉴别见表 5-7-2。

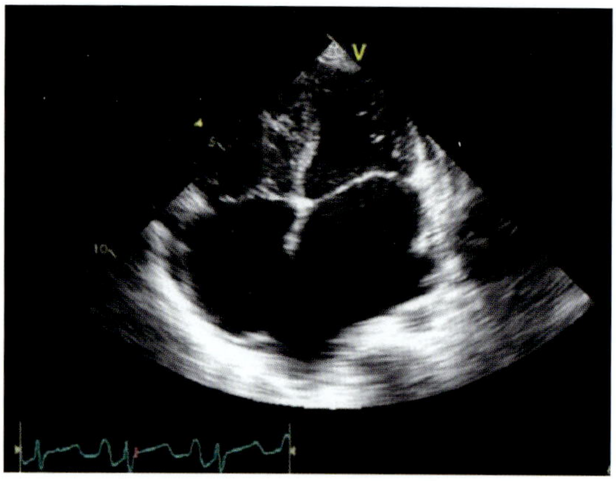

图 5-7-10 缩窄性心包炎

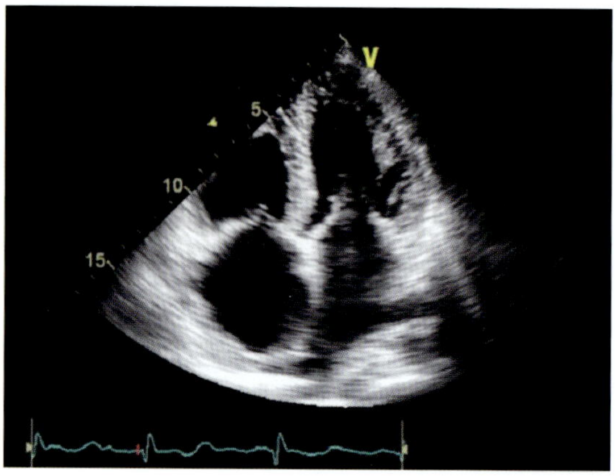

图 5-7-11 限制型心肌病

表 5-7-2 缩窄性心包炎与限制型心肌病的鉴别诊断

	缩窄性心包炎	限制性心肌病
病因	各种原因引起的心包炎和心包积液	不明原因的心内膜纤维组织增生和心肌纤维化
心包回声	明显增厚增强	无改变
心内膜及心肌回声	无改变	增厚增强
心腔的大小	心房明显扩大，心室正常	心房扩大、心室缩小
二尖瓣 E 峰与呼吸的关系	受呼吸影响较大	受呼吸影响不明显

第八节 心脏肿瘤

心脏肿瘤少见，原发性肿瘤更为少见，75%为良性肿瘤，其中最常见的黏液瘤约占50%，其次横纹肌瘤约占 20%。恶性肿瘤约占原发性心脏肿瘤的 25%，其中肉瘤占 20%。

一、心脏黏液瘤

心脏黏液瘤是来源于心内膜下层的原始间质细胞的真性肿瘤，可发生在各房室，以左心房为最多见。常带蒂附着于房间隔卵圆窝附近或房室环。其次发生在右心房，少数发生在左室、右室。黏液瘤多为单发，亦可多发。瘤体为半透明胶冻状，呈分叶状或梨形，表面有大小不等的结节，易脱落致血管内栓塞，肿瘤内部可有散在出血，纤维素变性或钙化。

【超声心动图表现】

1．直接征象

（1）二维超声心动图各切面可显示心房或心室内的云团状肿块回声，内部回声强弱不均。

（2）肿瘤形态各异，可呈圆形、椭圆形或不规则形，有包膜者轮廓清晰，边缘规整，无包膜者常呈分叶状或乳头状。

（3）肿瘤常带蒂，其长短、粗细不等，多附着于心脏间隔部位，瘤体活动度较大，在心腔内可随血流冲击进行有规律的往返运动。

2．各心腔黏液瘤特点

（1）左房黏液瘤：左室长轴切面及四腔切面可显示左房内肿块呈强回声光团，其蒂常附着于房间隔卵圆窝附近。瘤体活动度较大，舒张期随血流进入左室或部分嵌顿于二尖瓣口，瘤体形态可伸展变长，收缩期回到左房，瘤体恢复原态。左房内径增大，二尖瓣瓣膜形态正常（图 5-8-1）。

M 型超声心动图：二尖瓣活动曲线舒张期前后叶之间可见充填的实质性光点回声，收缩期消失；同时 EF 斜率下降缓慢，但前后叶仍呈镜像运动。

彩色多普勒：舒张期随着瘤体脱入二尖瓣口，血流束从红色宽带血流信号变为较窄的射流束，位于瘤体与二尖瓣环之间；脉冲多普勒检测可显示舒张期血流速度加快。收缩期左房内可见沿瘤体与左房壁间的蓝色反流信号及湍流频谱。

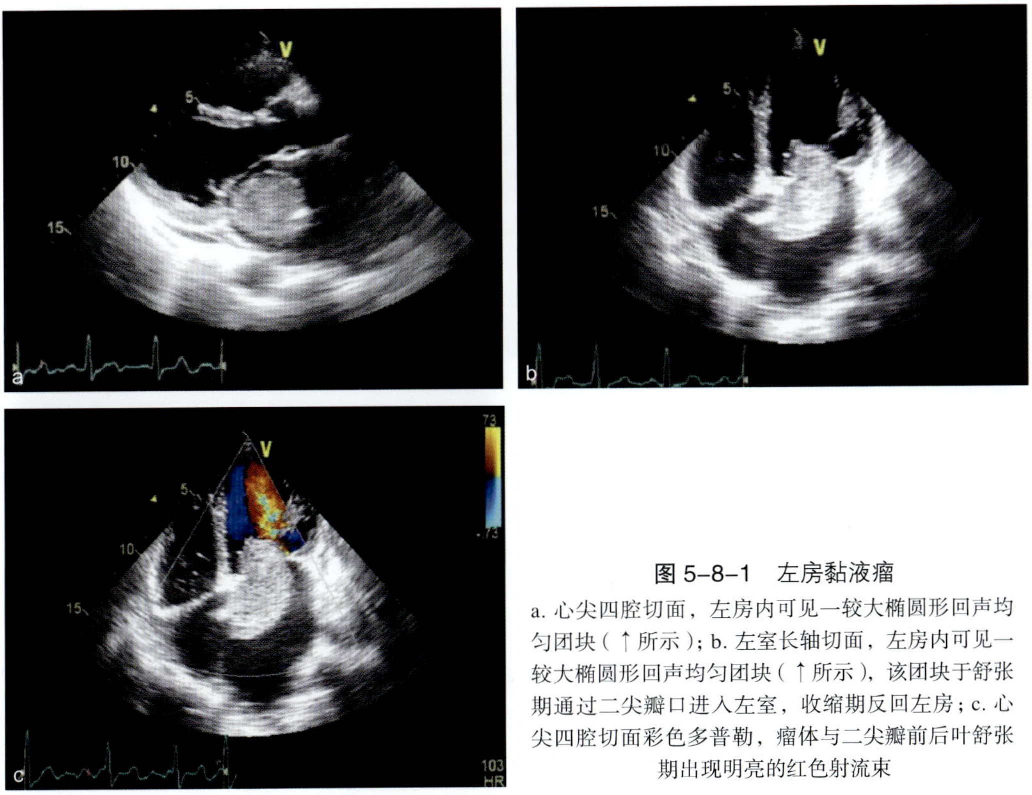

图 5-8-1　左房黏液瘤

a. 心尖四腔切面，左房内可见一较大椭圆形回声均匀团块（↑所示）；b. 左室长轴切面，左房内可见一较大椭圆形回声均匀团块（↑所示），该团块于舒张期通过二尖瓣口进入左室，收缩期反回左房；c. 心尖四腔切面彩色多普勒，瘤体与二尖瓣前后叶舒张期出现明亮的红色射流束

（2）右房黏液瘤：右房内径增大，其内可见肿块呈光团回声，其蒂附着于房间隔右房面，舒张期瘤体可进入三尖瓣口或右室内，收缩期回到右房。彩色多普勒显示舒张期三尖瓣口较窄的血流束及收缩期右房内的蓝色返流信号及湍流频谱。

（3）心室黏液瘤：较少见，发生于左室者其蒂多附着于室间隔左室面，亦可附着于心尖部或侧壁，瘤体突向左室腔内。右室黏液瘤的蒂多附着于室间隔右室侧，亦附着于右室外侧壁，瘤体突向右室腔（图 5-8-2）。心室内黏液瘤活动度较心房者小，收缩期朝向左或右室流出道方向运动，舒张期回到心室。

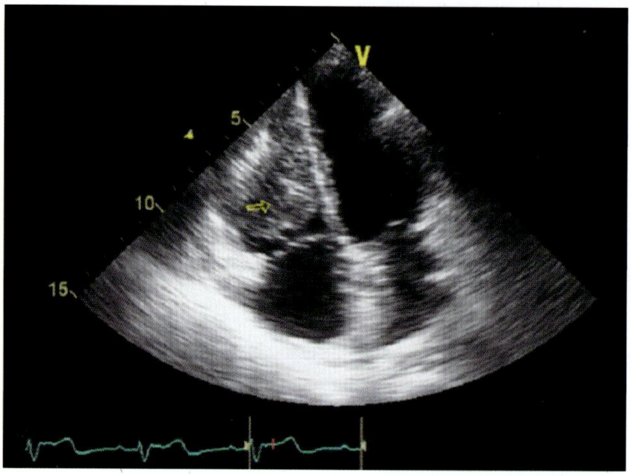

图 5–8–2　右室黏液瘤

心尖四腔切面。右室内可见一形态不规则、回声不均匀的团块（↑所示），病理证实为右室黏液瘤

【鉴别诊断】

（1）心内血栓：心腔内血栓多附着于左心耳、左房后壁、左室心尖部或室壁瘤内，基底宽，附着面广，活动性小，形态固定。黏液瘤多有蒂，活动性大，形态可随血流冲击而改变。

（2）心壁或瓣叶上非肿瘤性赘生物：瓣叶上赘生物通常可随瓣膜活动。慢性炎症病变，呈强回声光团，后方可伴有声影。

（3）乳头状瘤：常发生于二尖瓣或三尖瓣，与瓣叶的附着面较宽。有时亦难以与瓣膜上的赘生物、黏液瘤等鉴别。

二、心脏其他原发性肿瘤

（一）乳头状瘤

可发生于任何年龄，但 60 岁以上者多见。表现为回声均匀的圆形或椭圆形团块，表面呈乳头状，多附着于心内瓣膜上，附着面宽，位于房室瓣上的乳头状瘤于舒张期进入心室内，收缩期则回复至瓣叶的闭合处，诊断时应注意与瓣膜钙化以及发生于瓣叶上的其他肿瘤和赘生物相区别。位于心室的乳头状瘤若有一短小的蒂与室壁或乳头肌相连，则难以与心室黏液瘤区别。

（二）纤维瘤

可发生于任何年龄，但多见于婴儿及儿童。多发生于室间隔或心室壁。纤维瘤多包埋于心肌中，没有包膜，回声反射较心肌为强，部分亦可向心腔内生长（图 5-8-3）。右房及心包腔内可见实质性肿块，手术后病理：右房孤立性纤维状肿瘤，应注意与肥厚型心肌病、心室壁肥厚、变异的乳头肌、心内膜纤维化和室壁瘤相鉴别。

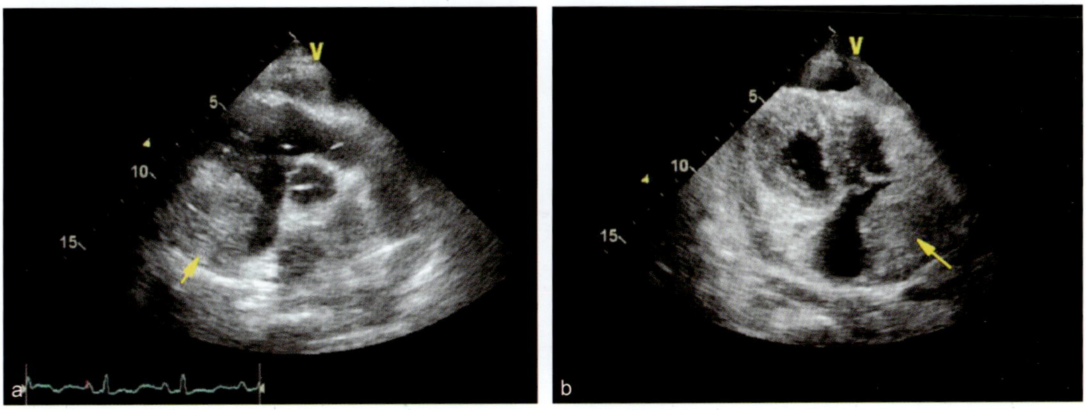

图 5–8–3　心脏纤维瘤

a. 心底短轴切面。右房内见一中等强度，回声欠均匀，形态不规则团块（↑所示），与心肌分界欠清，无蒂，无活动性。b. 心尖四腔切面。左房旁心包腔内可见一中等强度，回声尚均匀团块（↑所示）

（三）脂肪瘤

多见于心室，单发或多发。表现为心室内回声稍强的圆形或椭圆形团块，与室壁附着面积较大，活动度较小。

（四）心脏横纹肌瘤

心脏横纹肌瘤极为少见，可发生于任何年龄，以婴幼儿多见。横纹肌瘤常见为多发性，亦可单发，多发生于室间隔、心壁内，或压迫周围心肌，或突入心腔内，瘤体大小不等，形态不规则。超声心动图表现：二维超声心动图显示位于心室壁或突入心腔内的肿瘤回声，回声较强、均匀、致密，瘤体附着部位心壁增厚，肿瘤边界较清晰，边缘规则，若向心腔内生长，可使心腔狭小或发生梗阻。

（五）横纹肌肉瘤

为原发于心脏的恶性肿瘤中较常见的。自心壁长出，基底较宽，可向内或向外突出。二维超声显示肿瘤内回声不均匀，内部常有出血、坏死，呈无回声或低回声区，表面不平，形态不规则（图 5-8-4）。

三、心脏继发性肿瘤

身体各部位的恶性肿瘤可转移至心脏，常见的有肺癌、纵隔肿瘤、乳腺癌。以侵犯右

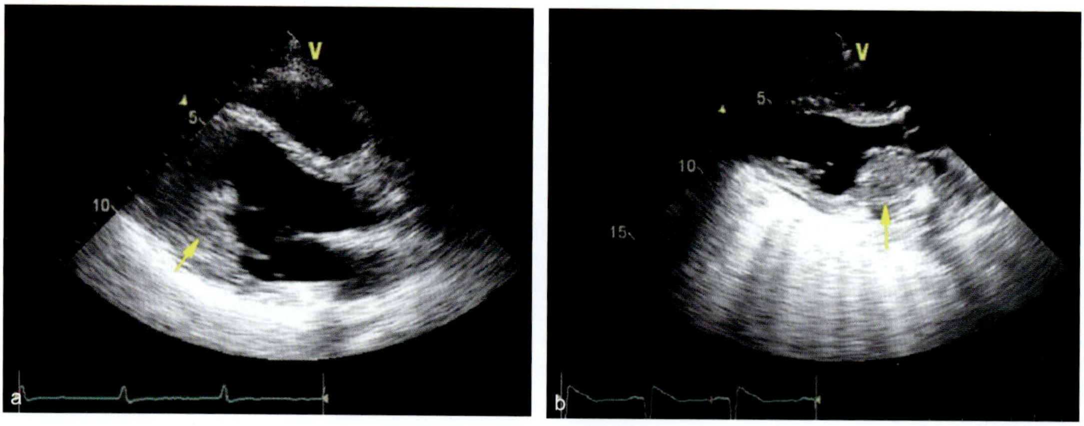

图 5-8-4　左心肉瘤

a. 左心长轴切面，左室内可见一稍强回声团块（↑所示），与左室下壁和后壁相连，病理证实为横纹肌肉瘤；b. 左心长轴切面，左房内可见一稍强回声团块（↑所示），基地较宽，活动度较小，病理证实为恶性间叶组织肉瘤

心较多，尤以心包为转移瘤的好发部位（图 5-8-5、图 5-8-6、图 5-8-7），伴血性心包积液。转移性肿瘤常呈多发结节状。

二维超声显示肿块形态不规则，边缘毛糙，与正常心肌分界不清，内部回声不均，呈粗大的光点，或呈低回声区和无回声区出现。累及心包的肿瘤可见突向心包腔的肿块回声，并可显示心包腔内液性暗区。以上这些与常见原发的良性心脏肿瘤的特点有差异（表 5-8-1）。

临床意义：超声检查对于心脏肿瘤有很高的诊断价值，可直观显示肿瘤部位、大小、形态、数目与心壁的关系及活动度，反映心腔大小改变及功能状态。超声检查优于其他影像检查方法，已成为心脏肿瘤的首选和最佳诊断方法。

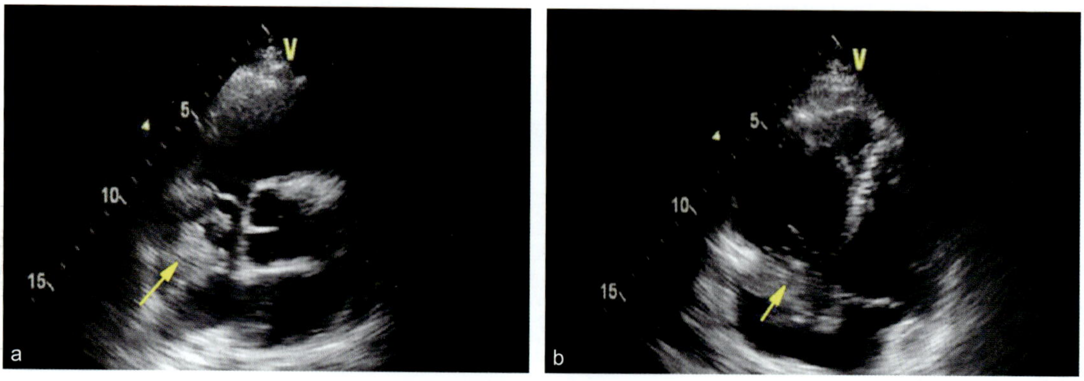

图 5-8-5　心脏恶性肿块

患者先诊断为右肺腺癌，后发现右房肿块，化疗后肿块消失，考虑转移性心腔内肿瘤。

a. 心底短轴切面，右房内可见一形态不规则，回声稍低的团块（↑所示）；b. 心尖四腔切面，右房内可见一团块，呈菜花状（↑所示）

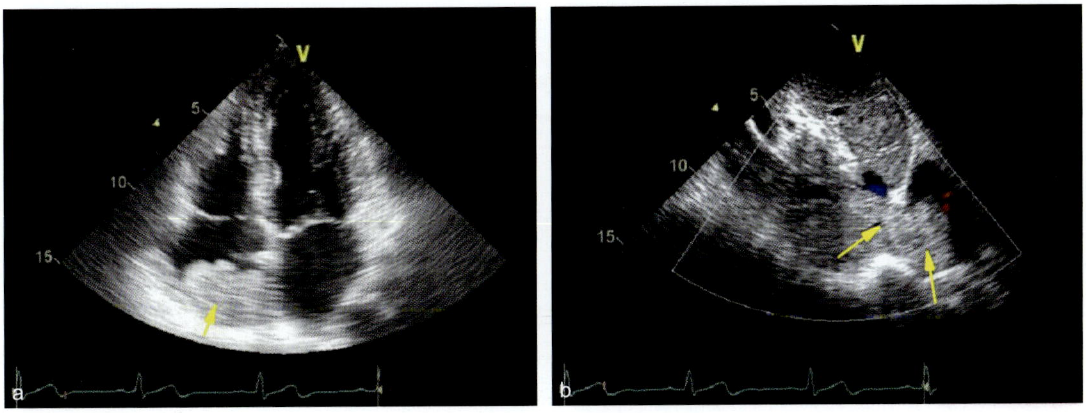

图 5-8-6 右房内实质性肿块

a. 心尖四腔切面。右房内可见一椭圆形的团块（↑所示）；b. 剑突下右心房断面，下腔静脉内可见占位性病变，堵塞下腔静脉，瘤体伸入右心房（↑所见）。病理证实为肝癌心脏转移。

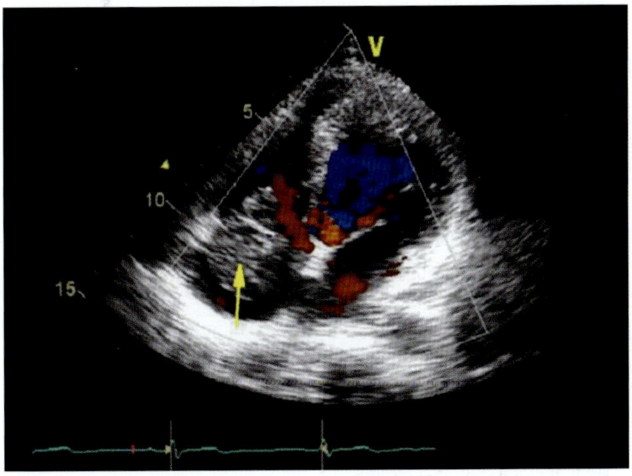

图 5-8-7 右房实质性肿块

心尖四腔切面。右房可见一团块，边缘不规则，回声中等，基底部较宽，无蒂，活动性差（↑所示）。病理证实为弥漫性大 B 细胞淋巴瘤

表 5-8-1 心脏良性肿瘤与心脏原发性恶性肿瘤的鉴别

	心脏良性肿瘤	心脏原发性恶性肿瘤
部位	多见于左心	多发于右心
形态	形态较规则，边界清晰	形态不规则，边界欠清晰
活动度	活动度大，有变形运动	活动度小，多数较固定
蒂	多数肿块有蒂	少数肿块有蒂
心包	心包回声正常	可侵犯心包，常伴有心包积液

第九节 心腔内血栓

心腔内血栓常在心瓣膜疾病、房性心律失常、人工瓣膜、心肌梗死及心肌病等疾病的基础上发生，是栓塞的主要根源。

心腔内血栓由于其性质、病理改变与心脏肿瘤不同，通常有不同的病史和临床表现，多数的超声表现差别明显，一般不容易混淆（表 5-9-1）。但是有的心脏肿瘤可有与血栓类似的表现，很难相鉴别，鉴别通常需要参考临床和其他辅助检查的资料。

一、左房血栓

最常见，并发于二尖瓣疾病、心房纤颤、二尖瓣位人工瓣、心排出量减低及左房房壁瘤时。二尖瓣口狭窄，心房纤颤时房室舒缩的不协调，以及风湿性心脏病使左房内膜受到损害而变得粗糙，以上任一因素的单独或合并存在使得左房血液排空延缓，血流淤滞，红细胞易于附壁，最终形成血栓。

二维超声心动图取左室长轴、四心腔、主动脉根部短轴及一些非标准切面观察。经食管超声心动图用于常规经胸壁超声心动图显像较差的患者，且对新鲜血栓、左心耳内血栓和左房内小血栓的检出率更高，主要观察心底短轴（图 5-9-1a）、四心腔（图 5-9-1b）、心房两腔、左心耳及上腔静脉长轴切面。

【超声心动图表现】

1. 部位　多位于左房后壁、侧壁上，左心耳，少数可延伸至房间隔。部分二尖瓣位人工瓣膜置换术后，血栓可附着于瓣环或瓣体的左房面。

2. 回声强度　回声强弱与血栓的性质有关。机化的血栓回声较强，由于新旧血栓重叠常呈多层样改变。新鲜血栓回声较弱，有漂浮感，其形态和回声强度常呈动态变化，新鲜血栓是可逆的，故溶栓治疗有效。

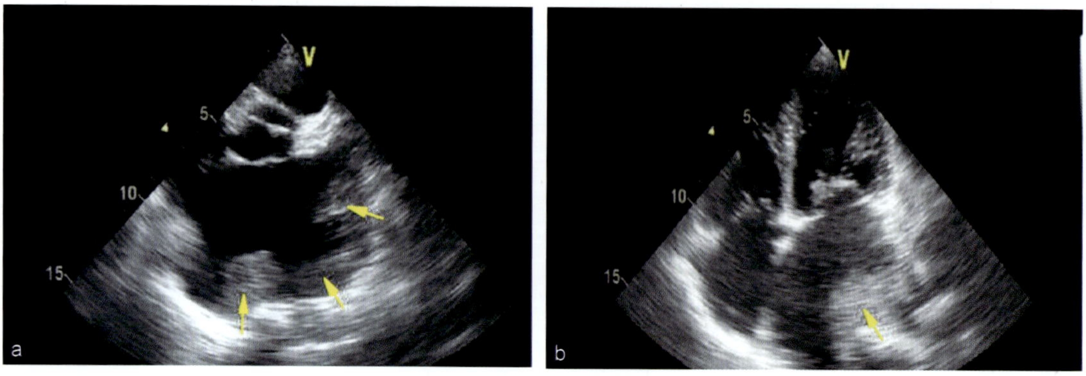

图 5–9–1　左房血栓

a. 心底短轴切面，左房内可见多个团块↑所示（患者有风湿性心脏病病史）；b. 心尖四腔切面，左房内可见一团块（↑所示）

3. 形态与活动度　椭圆或不规则形，左心耳内的血栓可呈楔形，基底部宽，游离面小，无蒂，不随心脏的舒缩活动发生形态的改变和位移。

4. 血栓脱落　部分血栓脱落后当直径较小时，可随血流运行进入周围动脉，导致体循环栓塞，直径较大不能通过二尖瓣口时，在左房内形成往返运动的活动血栓，如舒张期移向二尖瓣口，则在原有二尖瓣狭窄的基础上使其症状加重，严重者可导致患者突然死亡。

5. 左房云雾影　又称自发性造影回声，因血流缓慢淤滞，红细胞相互叠加所致，常与左房血栓合并存在，表现为弥散于左房内呈漩涡样缓慢流动的微细点状回声反射，形态不固定，无血流充盈缺损区。

6. 血流充盈缺损区　彩色多普勒可观察到左房血栓所形成的血流充盈缺损区，尤其在辨别新鲜血栓时，彩色多普勒的观察更为重要。

【诊断注意点】

1. 左房黏液瘤　圆形或椭圆形，肿瘤带蒂附着于房间隔中部，附着面小，活动度较大，随心脏的舒缩发生形态改变和位移，舒张期突入二尖瓣口，收缩期回纳左房。

2. 左房云雾影　血栓形成与云雾影均是由于血流缓慢、淤滞所致，二者常合并存在，在发现有左房云雾影时应仔细检查是否合并有左房血栓，尤其在与新鲜血栓合并存在时。

3. 二尖瓣叶赘生物　有感染性心内膜炎病史，赘生物形态不规则，大小不一，中等强度回声，常附着于瓣叶上与其一同运动，部分赘生物有短小的蒂与瓣叶相连，则活动幅度较大。有时亦难以与人工瓣瓣叶上的血栓相区别。

【临床意义】

二维超声尤其是经食管超声探查左房内血栓对指导临床治疗及寻找栓塞来源具有重要的价值。

二、左室血栓

常发生于急性心肌梗死、左室室壁瘤及扩张型等，由于梗死部位室壁的心内膜受损或（和）室壁运动异常使血液滞留易于形成血栓。

超声心动图取左室长轴、四心腔、左心二腔及左室短轴切面观察。

【超声心动图表现】

1. 部位　心梗时血栓位于室壁运动异常的部位，以心尖部多见。室壁瘤时血栓位于向外膨出的室壁瘤处。

2. 形态　扁平或不规则形，与室壁的附着面广，表面与室壁平行或呈半圆形突出于室腔内。

3. 回声强度　回声强弱不等，机化血栓回声较强，新鲜血栓回声较弱，少数血栓呈多条回声带漂浮于左室腔，此种血栓极易脱落，导致体循环栓塞。

【鉴别诊断】

左室血栓应注意与左室肿瘤、左室正常的心脏结构如乳头肌、腱索和左室内异位肌束相鉴别。

三、右房血栓

发生于房颤、二尖瓣狭窄等所致的右房扩张和右房血流淤滞时，亦可来自于外周静脉血栓回流入右房。血栓附着于右房壁，形态不规则，内部回声不均匀，无明显活动。来自外周静脉，在右房内自由活动的血栓，一旦进入右室、肺动脉则形成肺栓塞。右心内异物如起搏电极、导管周围亦可形成血栓。

四、右室血栓

不常见。右室心肌梗死或心肌病导致右心排血量减低时可形成右室血栓。其声像图表现与左室血栓相似。右室血栓可形成右室流出道梗阻，脱落后可导致肺栓塞。

右房血栓应注意与右房肿瘤（黏液瘤、其他原发性肿瘤），三尖瓣赘生物，右心导管及右房内正常解剖结构如位于下腔静脉口的欧氏瓣、希阿利网相鉴别（表 5-9-1）。右室血栓应注意与右室肿瘤及赘生物相鉴别。

表 5-9-1 心脏黏液瘤与心内血栓的鉴别

	心脏黏液瘤	心内血栓
原发病变	无	风湿性二尖瓣病变、心房颤动、心肌梗死、人工瓣膜置换术后、心肌病等
发生部位	心脏四个心腔均可发生，以左心房最多见，多在卵圆窝附近	多附着于左心房后侧壁、顶部或心耳。风湿性疾病时血栓多附着于左心耳和左心房后壁，扩张性心肌病血栓多发生在心尖部，心肌梗死时新鲜血栓多发生在梗死部位心内膜处
形态	多呈圆形或椭圆形，可变形	呈不规则形，形态不变
活动度	有蒂，附着面较小，游离面大，附着在房间隔卵圆窝处，房室瓣及瓣环的心房面，随心脏收缩和舒张上下移动	无蒂，附着面大，游离面小，附着在房室壁上，基底部宽，不移动；游离血栓可在心腔内滚动
柔顺性	肿瘤在快速血流的冲击下，以蒂为固着点，沿血流方向伸展变长	血栓形态无变化
多层性	多无	多有
与瓣膜的关系	舒张期移到瓣膜口，造成瓣膜口狭窄，EF 斜率虽减慢，但瓣膜本身正常	多有二尖瓣狭窄、增厚，瓣膜开口小，二尖瓣前后叶同向运动

（叶　蕾）

第十节　先天性心脏病

一、室间隔缺损

室间隔缺损（ventricular septal defect，VSD）是一种最常见的先天性心脏病，占先天性心脏病首位。

分型：一般分四型。①膜部及膜周部型（包括流入道膜周部、肌小梁膜周部和流出道膜周部）；②流出道型（包括室上嵴上型即干下型、室上嵴下型）；③肌部型；④流入道型（图 5-10-1、图 5-10-2）。

【临床表现】

临床症状与缺损大小及是否合并其他心脏畸形有关。小缺损一般无临床症状；大缺损可导致生长发育障碍，可有心悸、气喘、乏力、咳嗽、反复肺部感染等症状；当出现肺动脉高压，甚至右向左分流时，患者可有杵状指（趾）、发绀等症状。

【超声心动图表现】

1．二维超声

（1）不同类型缺损，在不同切面上可显示室间隔连续性中断（图 5-10-3、图 5-10-4）。

当缺损周围组织出现粘连时可见三尖瓣隔瓣心室侧有一袋状光带自室间隔膜部向右室侧膨出，随心动周期大小稍有改变，这是室间隔缺损的愈合过程，即室间隔膜部瘤（图 5-10-5）。

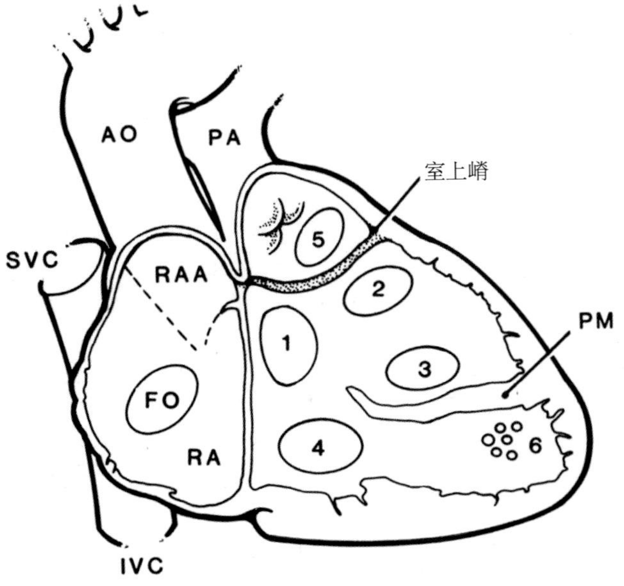

图 5-10-1　室间隔缺损右心室面解剖示意图

PA，肺动脉；AO，主动脉；RA，右心房；RAA，右心耳；FO，卵圆孔；SVC，上腔静脉；IVC，下腔静脉；PM，乳头肌；1 区，膜部室间隔；2 区，流出道间隔；3 区，肌部间隔；4 区，流入道室间隔；5 区，嵴上室间隔；6 区，心尖多孔瑞士奶酪样室间隔缺损

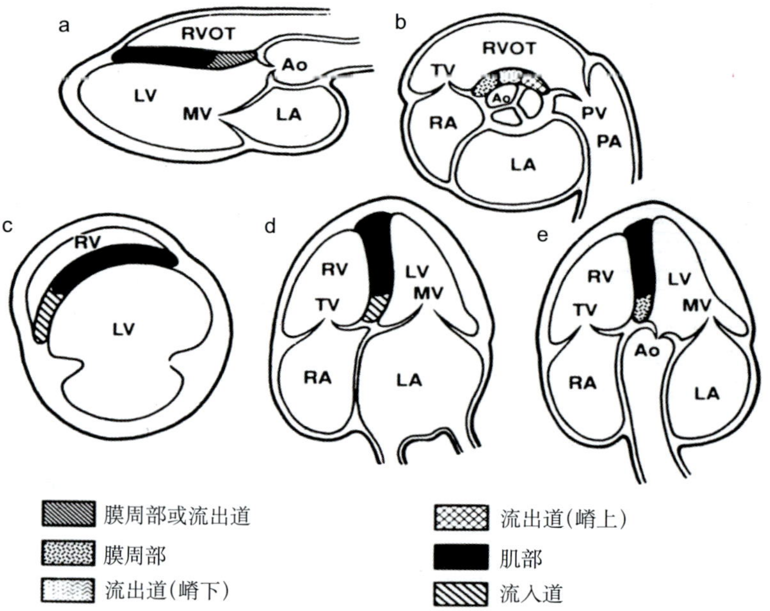

图 5-10-2 二维超声心动图对室间隔缺损的定位

AO，主动脉；LA，左心房；LV，左心室；RA，右心房；RV，右心室；RVOT，右室流出道；MV，二尖瓣；TV，三尖瓣；PV，肺静脉

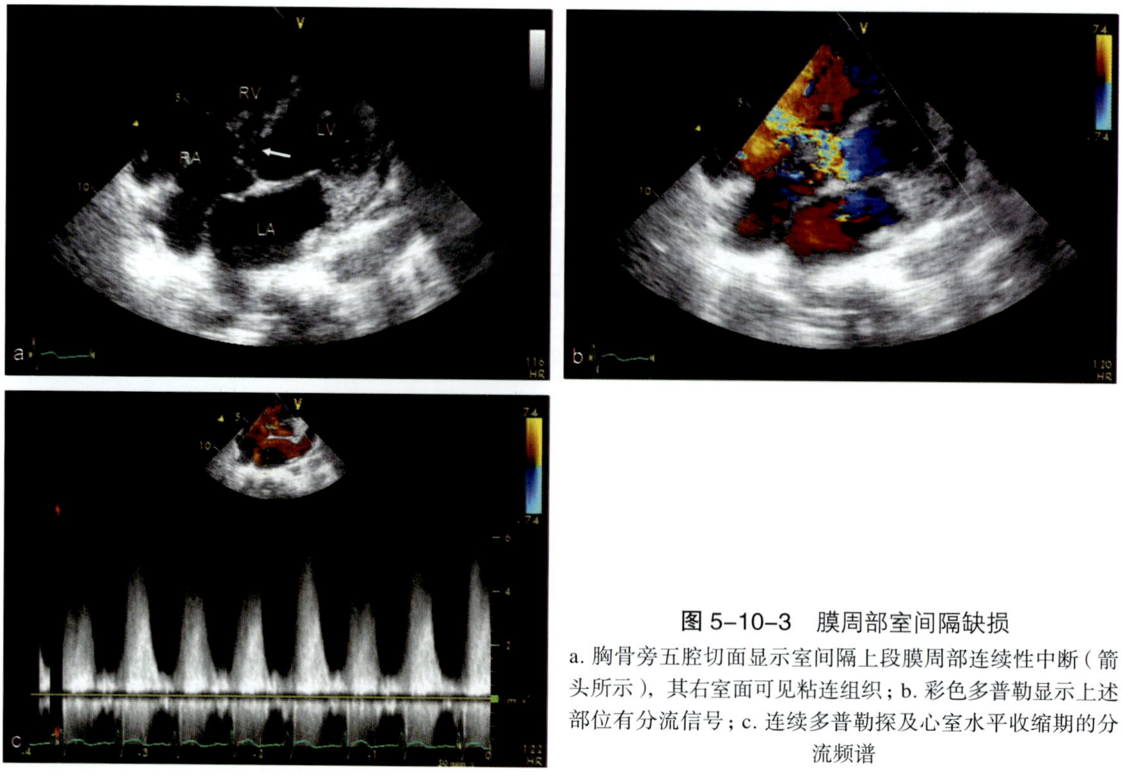

图 5-10-3 膜周部室间隔缺损

a. 胸骨旁五腔切面显示室间隔上段膜周部连续性中断（箭头所示），其右室面可见粘连组织；b. 彩色多普勒显示上述部位有分流信号；c. 连续多普勒探及心室水平收缩期的分流频谱

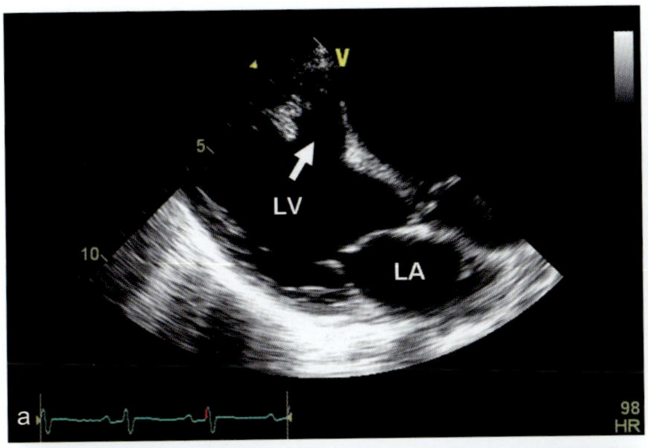

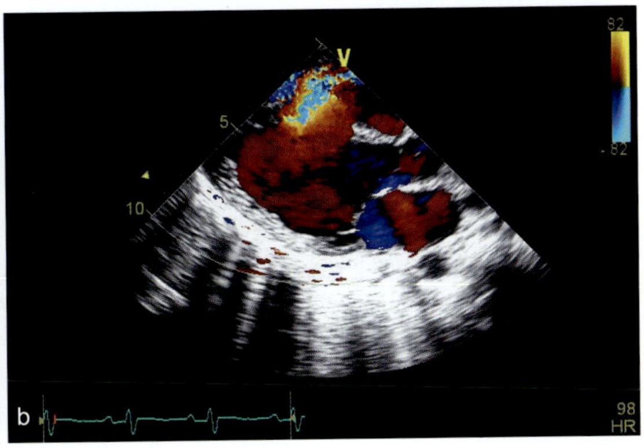

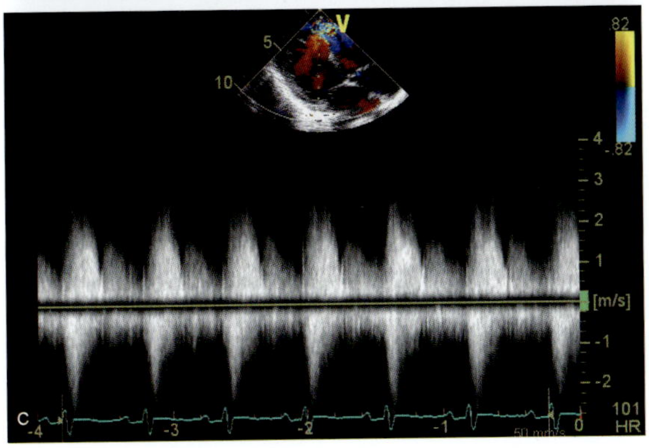

图 5–10–4　肌部室间隔缺损

a. 左心长轴切面显示室间隔中下段肌部连续性中断（箭头所示）；b. 彩色多普勒显示上述部位有分流信号；c. 连续多普勒探及心室水平收缩期的分流频谱

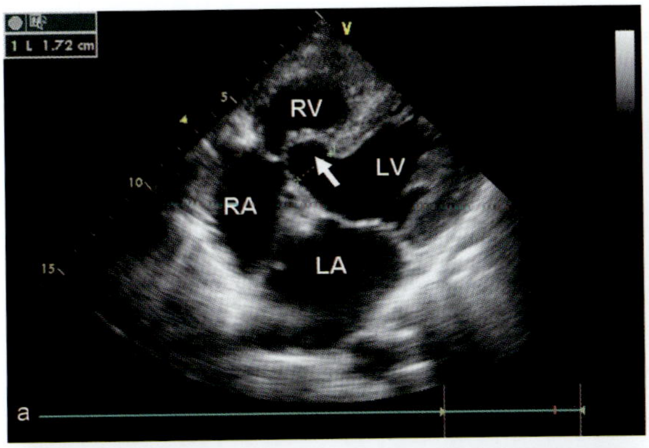

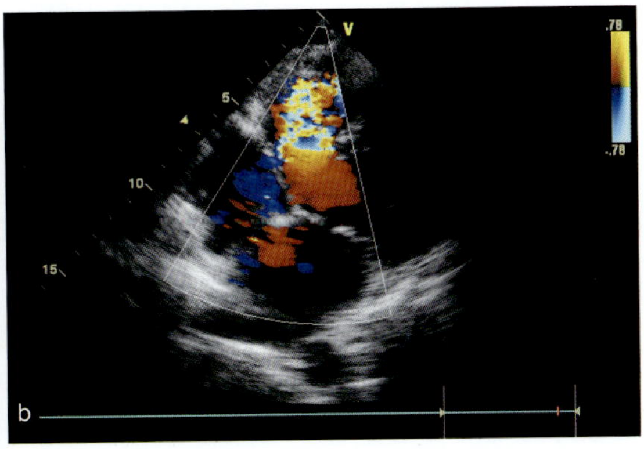

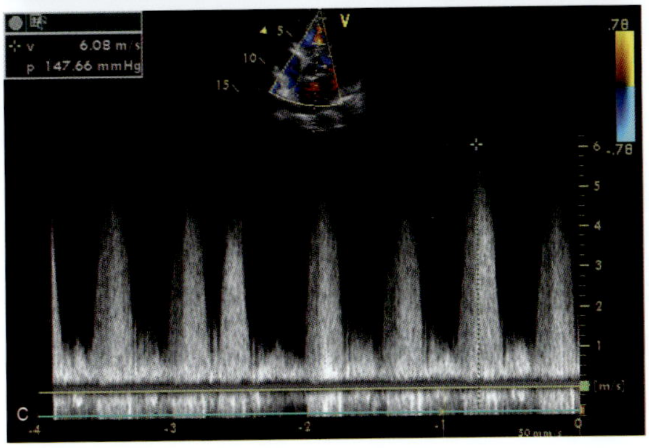

图 5–10–5　室间隔膜部瘤

a. 胸骨旁四腔切面显示室间隔膜部瘤凸向右心室（箭头所示）；b. 彩色多普勒显示五彩血流经过膜部瘤分流到右心室；c. 连续多普勒探及心室水平收缩期通过膜部瘤的分流频谱

（2）左房、左室扩大，左室壁活动幅度增大（左室容量负荷过重表现）。

（3）肺动脉增宽。

2．彩色多普勒 因左、右室压力差较大，可显示起自左心室流经缺损处至右心室的分流信号，当出现肺动脉高压时可出现双向分流，即收缩期左向右分流而舒张期出现右向左分流。

3．频谱多普勒 通过室间隔连续中断处可获取收缩期高速分流频谱，常可达 4～6m/s。当出现肺动脉高压时分流速度降低或可探及双向频谱。

频谱多普勒可准确评价 VSD 时左右心室间的压力梯度，一般采用连续多普勒方法。左右心室间的压力梯度可用改良的伯努利方程推算，压力梯度 $=4V^2$。在没有左心室流出道梗阻的情况下，肱动脉收缩压相当于左心室收缩压，因此可推算出右心室收缩压。

$$右心室收缩压 = 左心室收缩压 - 跨隔压力梯度$$

在无右心室流出道狭窄的情况下，右心室收缩压相当于肺动脉收缩压，因此可以用于评价肺动脉高压的严重程度。右心室收缩压亦可根据三尖瓣反流的峰值流速推算：右心室收缩压 = 右心房压 + $4V^2$（V 为三尖瓣反流峰值流速）。大多数患者用此法可正确估价右心室收缩压。

4．声学造影 小室间隔缺损，由于分流量少，由周围静脉注入造影剂时，仅在右心室出现造影剂回声，一般难以见到左向右分流造成的负性造影区；中度室间隔缺损由于分流量较大，可在右心室观察到不含造影剂的负性造影区。

【诊断注意点】

（1）右室流出道狭窄或双腔右心室：右室流出道变窄或右室腔出现肥厚肌束将右室分为高压和低压两腔；加速血流出现在右室流出道或右心室，而没有穿过室间隔；可合并室间隔缺损。

（2）主动脉右冠窦瘤破入右室流出道：可见扩张的主动脉右冠窦呈囊袋样突入右室流出道并可见破口（位于主动脉瓣上），而室间隔缺损位于主动脉瓣下方；彩色及频谱多普勒表现为连续分流，而室间隔缺损表现为收缩期分流；多与室间隔缺损并存。

二、左室 - 右房通道

正常人二尖瓣、三尖瓣在室间隔附着点水平高度不同，三尖瓣较低，从而将膜部室间隔分为房室部和心室部。若膜部缺损位于二、三尖瓣附着点之间的区域内即房室部时，则产生了左室和右房之间的交通即左室 - 右房通道。当心室收缩时，左室血流可通过此缺损注入右房。

【临床表现】

与室间隔缺损相似。

【超声心动图表现】

（1）二维超声上可见二、三尖瓣附着点之间的连续性中断（即近十字交叉处心室侧回声中断）。

（2）彩色多普勒可见起自左室的血流束，通过上述区域到达右房，频谱可显示收缩期湍流频谱，若伴有三尖瓣反流时，两者易混淆（图 5-10-6）。

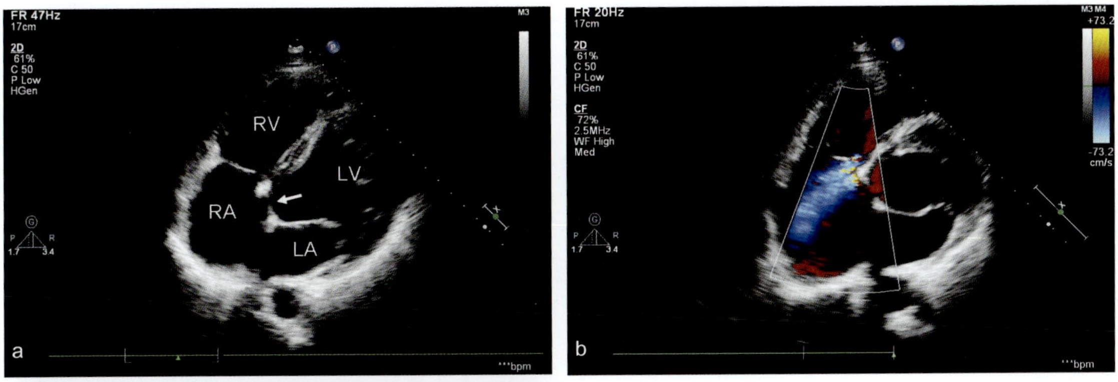

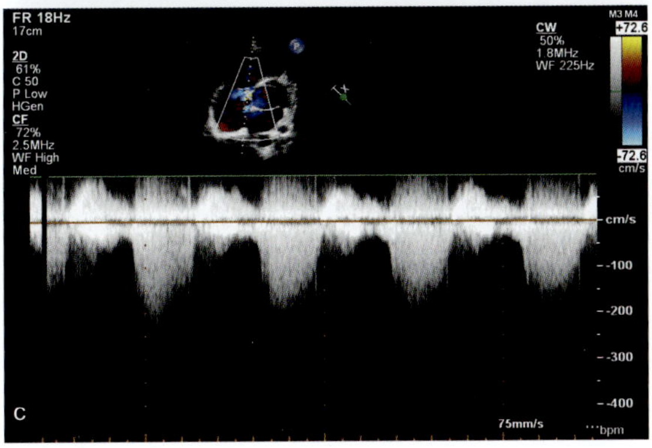

图 5-10-6　左室 - 右房通道

a. 胸骨旁四腔切面显示房室间隔回声连续中断（箭头所示）；b. 彩色多普勒显示收缩期两股异常血流，一股由右室反流至右房，一股由左室分流至右房；c. 连续多普勒探及收缩期通过房室间隔的分流频谱

（3）右房明显增大，伴有右心室容量负荷过重表现。

【诊断注意点】

（1）三尖瓣关闭不全：异常血流起自右室，通过三尖瓣口进入右房。

（2）膜部室间隔缺损：异常血流起自左室，通过缺损的膜部室间隔进入右室。

三、房间隔缺损

房间隔缺损（atrial septal defect，ASD）是常见的先天性心脏病之一，是因为房间隔的发育异常或吸收过度造成。可分为原发孔型及继发孔型两种。继发孔型又分为中央型、静脉窦型（下腔型、上腔型）、冠状窦型和混合型（图 5-10-7）。

【临床表现】

较小的房缺可无明显症状；较大的房缺病程较长时可导致轻中度的肺动脉高压；极少数大房缺患者可导致重度肺动脉高压，在静息状态下出现发绀，即艾森门格综合征（Eisenmenger syndrome）。

【超声心动图表现】

1. 二维超声及 M 型超声

（1）房间隔回声连续中断，少数患者可表现为双孔型或筛孔型（图 5-10-8、图 5-10-9）。经食管超声可更加清晰地显示缺损的部位及大小（图 5-10-10）。房间隔缺损中断的部位有

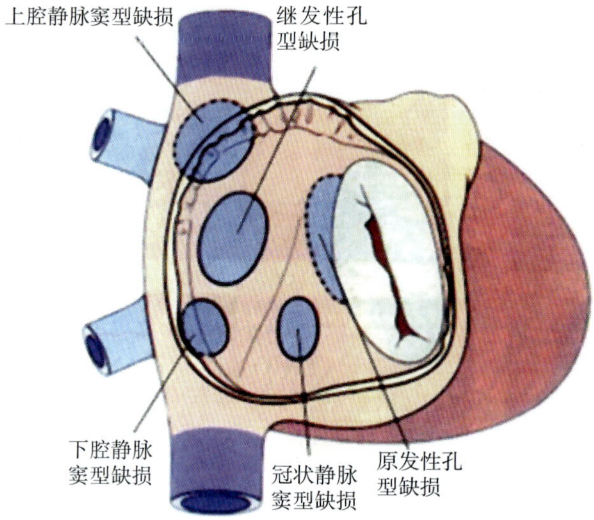

图 5-10-7 房间隔缺损分型示意图

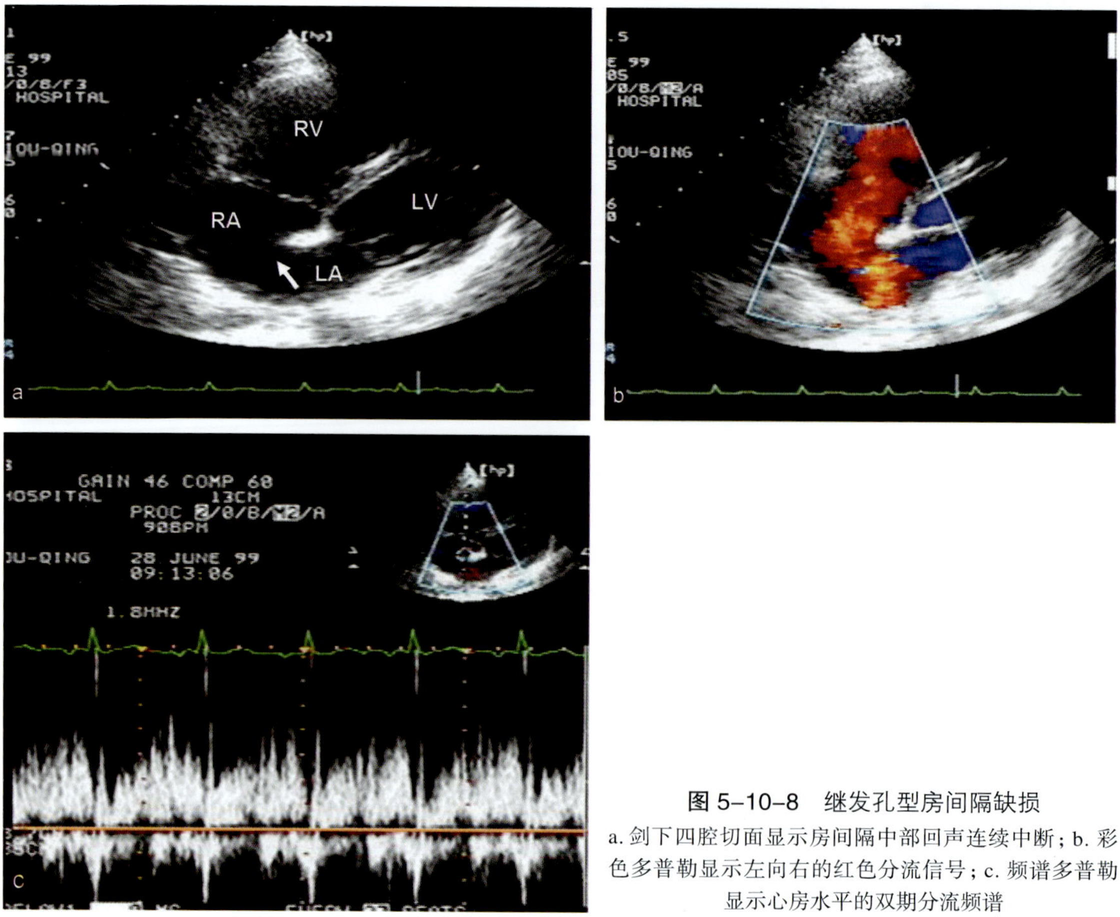

图 5-10-8 继发孔型房间隔缺损

a. 剑下四腔切面显示房间隔中部回声连续中断；b. 彩色多普勒显示左向右的红色分流信号；c. 频谱多普勒显示心房水平的双期分流频谱

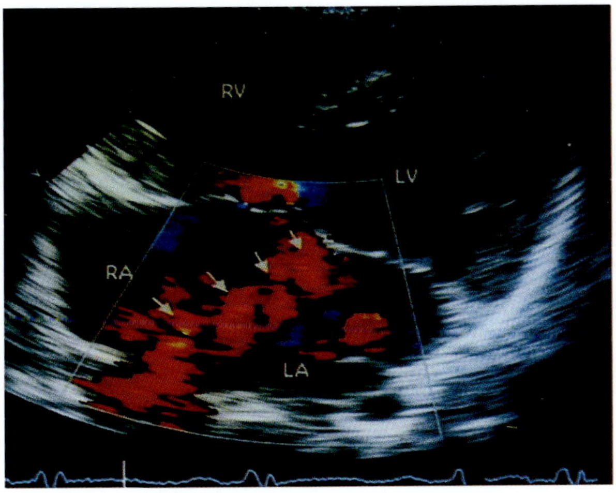

图 5-10-9　筛孔样房间隔缺损

剑下四腔切面彩色多普勒显示房间隔水平有多处左向右分流血流信号

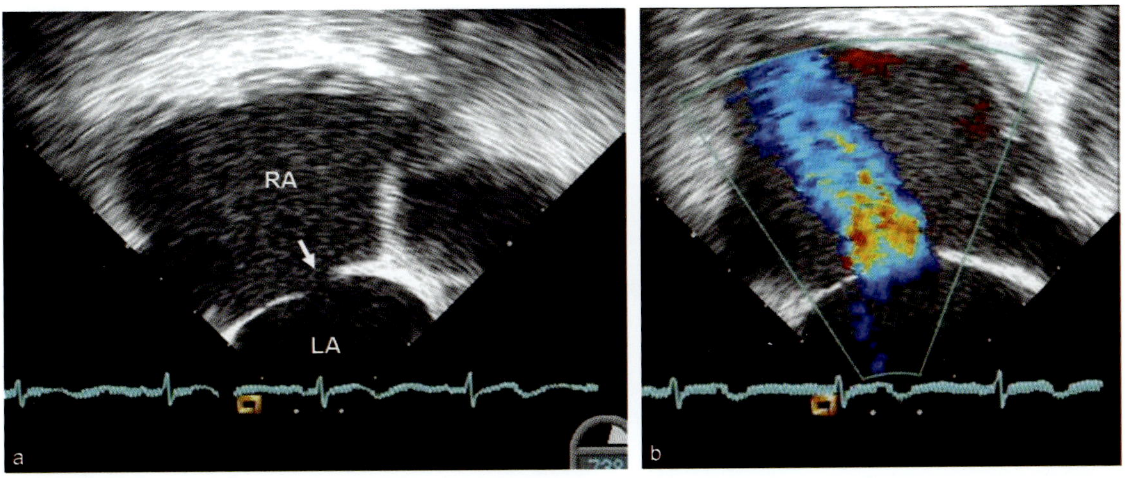

图 5-10-10　经食管超声显示房间隔缺损

a. 二维切面显示房间隔中部回声连续中断；b. 彩色多普勒显示左向右的蓝色分流信号

助于确定其类型：

原发性孔型：连续性中断位于房间隔下部累及十字交叉。

继发性孔型：连续性中断未累及十字交叉。

当房间隔完全缺如或仅见 2 ~ 3mm 残端时，可诊断为单心房，此时二尖瓣前瓣和三尖瓣隔瓣在同一水平，同时可合并其他心脏畸形（图 5-10-11）。

（2）右房、右室腔扩大，肺动脉增宽（右心容量负荷过重表现）。

（3）室间隔走行变平直，M 型超声心动曲线显示室间隔运动减低或室间隔与左室后壁呈同向运动。

2. 彩色多普勒　可见起自左房流经中断处而进入右房，并迅速流向三尖瓣口的过隔血流信号，其经过缺损部位后血流有加速现象。

3. 频谱多普勒　房间隔中断处频谱多普勒显示血流速度较高，以双峰波或三峰波为主

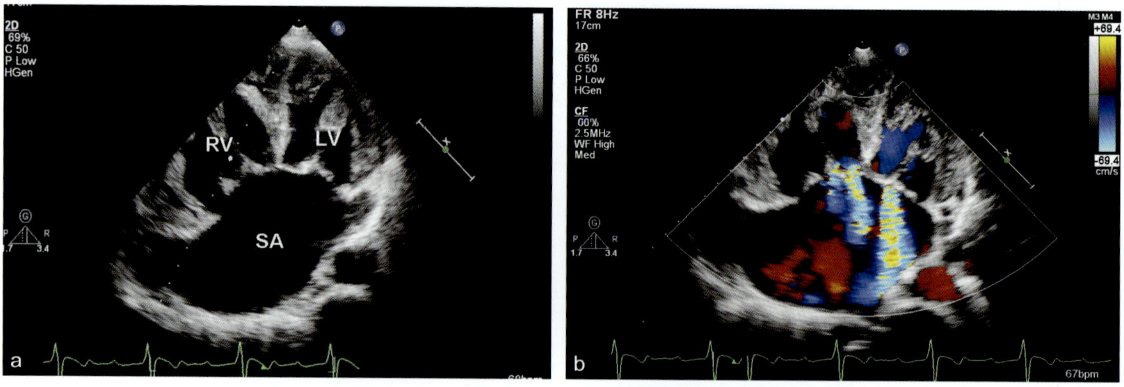

图 5-10-11 单心房

a. 心尖四腔切面显示心房水平未见房间隔回声，为单一心房，二尖瓣前瓣和三尖瓣隔瓣在同一水平；b. 彩色多普勒显示收缩期二尖瓣及三尖瓣均有反流信号

的连续性单向分流频谱；但当发生肺动脉高压时，分流速度减低，甚至出现双向分流信号。

可根据三尖瓣反流的峰值流速推算右室收缩压：右室收缩压 = 右房压 + $4V^2$（V 为三尖瓣反流峰值流速）。大多数患者用此法可正确估计右室收缩压。

4．右心超声造影 可见右房侧负性造影区，肺动脉高压或嘱患者咳嗽时可见造影微气泡经过缺损进入左心房（图 5-10-12）。

【合并畸形】

可合并多种畸形，如肺静脉异位引流、室间隔缺损、肺动脉瓣狭窄、二尖瓣脱垂、二尖瓣关闭不全、二尖瓣狭窄及动脉导管未闭等。当合并二尖瓣狭窄时则构成鲁登巴赫（Lutembacher）综合征。

【诊断注意点】

（1）房间隔膨出瘤：房间隔中央部呈瘤样向右房或左房膨出，常与房间隔缺损同时存在。

（2）卵圆孔未闭或开放：与小房间隔缺损常难鉴别，经食管超声心动图有时能较好区别两者（图 5-10-13）。

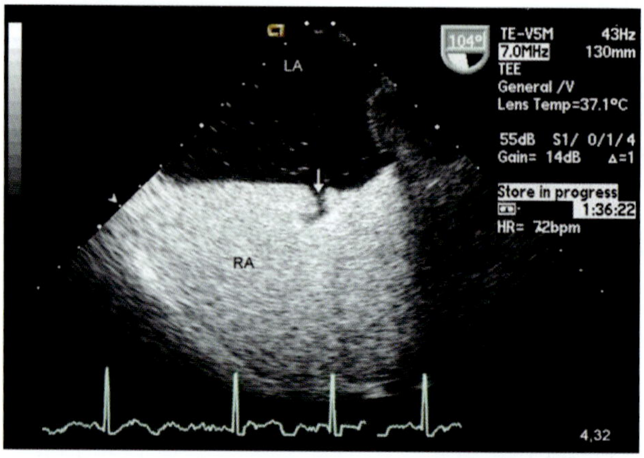

图 5-10-12 房间隔缺损的声学造影

注射造影剂后，经食管超声显示右房内出现造影剂回声，缺损右房侧可见一负性造影区（箭头所指），说明心房水平有左向右的分流

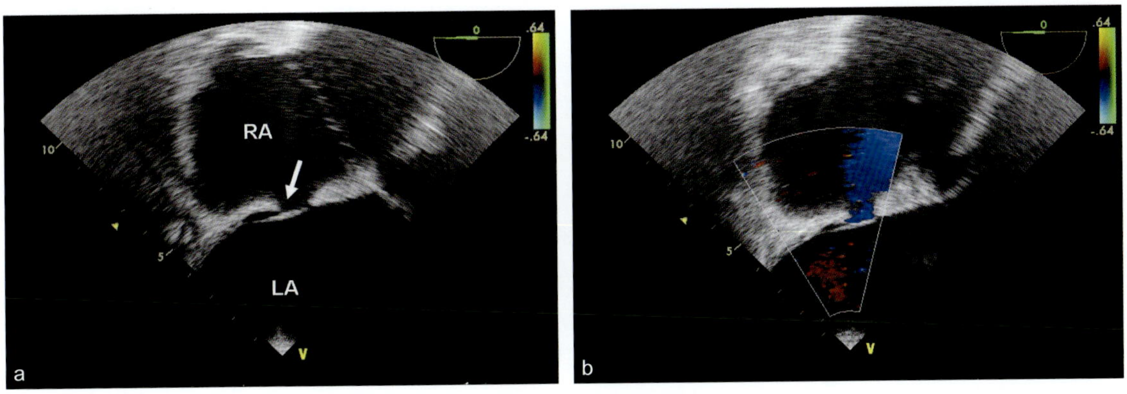

图 5-10-13　卵圆孔未闭

a. 经食管超声示房间隔卵圆孔处可见缝隙；b. 彩色多普勒示房间隔卵圆孔处可见细束左向右分流血流信号

四、房间隔膨出瘤

房间隔膨出瘤（interatrial septal aneurysm，IASA）或称房间隔瘤样膨出是一种少见畸形，房间隔部分（多在卵圆窝区）向一侧心房（压力低侧）膨出呈“袋状”，并常可见随心动周期压力改变而摆动。

【超声心动图表现】

在房间隔中部呈一细光带反射，呈囊袋状凸向一侧或向左右两侧摆动，活动幅度较大。一般其基底部≥1.5cm，瘤体顶部最远距离≥1.1～1.5cm。常合并房间隔缺损（图 5-10-14）。

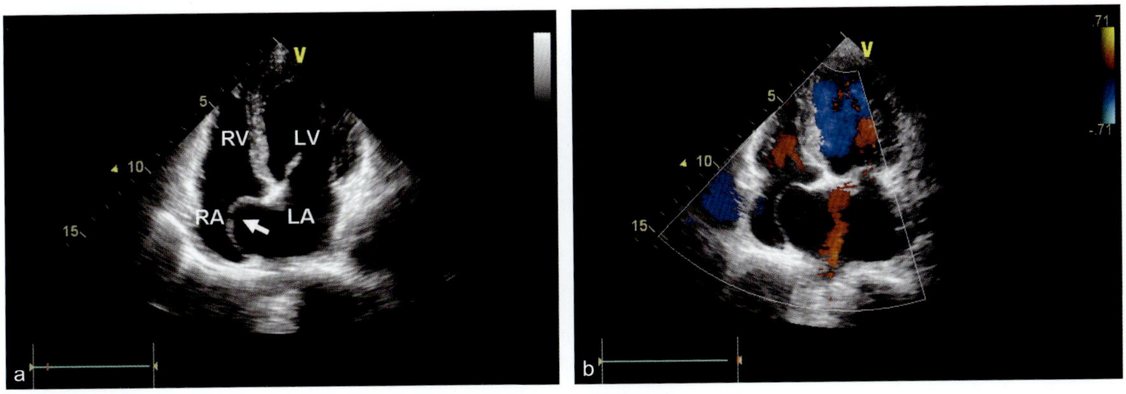

图 5-10-14　房间隔膨出瘤

a. 心尖四腔切面，示房间隔中部呈瘤样凸向右心房；b. 彩色多普勒示该患者房间隔瘤样膨出处未见分流血流信号

五、三房心

三房心（cor triatriatum，CTA）是一种罕见的先天性心脏畸形，左房内出现异常的纤维隔膜样结构将左房分隔为两个腔，与左室相通的为真性左房，与肺静脉相通的为副房。隔膜有开口，大小不等。部分肺静脉引流入副房者为不完全型，四条肺静脉均引流入副房为完全型，其血流动力学改变与二尖瓣狭窄颇相似。

【临床表现】

主要症状表现为活动后心悸、气急、咳嗽，甚至咯血，症状出现的时间和严重程度与左房血液回流受阻程度密切相关。隔膜开口狭小的患者，出生不久即可出现重度肺充血；隔膜开口较大、合并畸形少的患者症状轻，出现时间晚。

【超声心动图表现】

1. 二维超声 左房内可见隔膜回声，将左房分为上下两腔，上腔与肺静脉相连为副房，下腔与二尖瓣口交通为真性左房，真性左房内径多小于副房。左室长轴切面可见连接于左房前后壁细光带回声，四腔切面上可见房间隔与左房游离壁相连的细光带回声。异常隔膜光带在心动周期中可发生摆动，即舒张早期移向二尖瓣，晚期背离二尖瓣。

2. 彩色及频谱多普勒 可显示隔膜中断处血流来自副房进入真性左房，并可见通过孔后血流加速现象，呈五彩镶嵌血流信号，频谱呈现湍流频谱（图 5-10-15）。

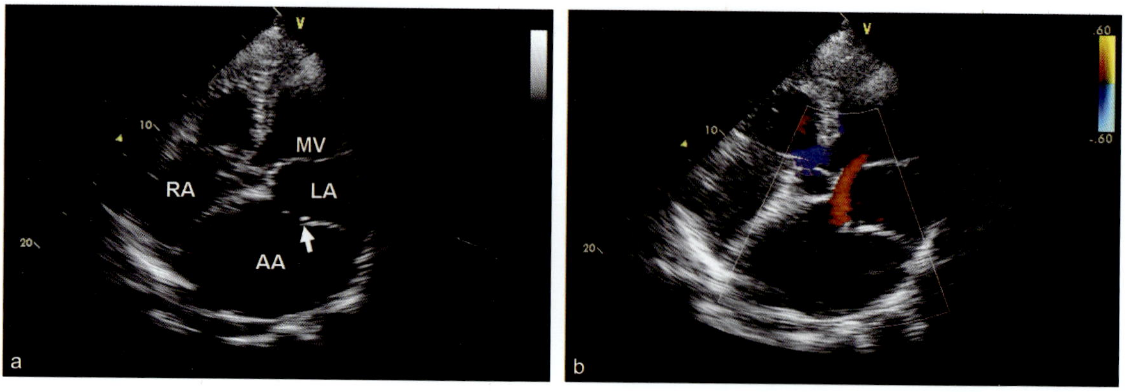

图 5-10-15 三房心

a. 心尖四腔切面显示左房内有一膜样光带（箭头所示）将心房分为副房和真房；b. 彩色多普勒显示副房内血流通过隔膜中断处进入真性左房

3. 心脏超声造影 观察右房侧有无负性造影区和真性左房内有无造影剂回声，可判断房间隔缺损的有无和部位，心内分流和分流路径，有助诊断是否合并畸形。

【诊断注意点】

（1）二尖瓣上狭窄环 左心三房心的异常回声带多距二尖瓣较远，与二尖瓣环水平近于平行，与瓣膜不相连，隔膜孔径较小时，彩色涡流为双期连续性血流信号。而瓣上狭窄多位于瓣环附近，与瓣膜相连，血流主要是舒张期的湍流信号和频谱。

（2）完全型肺静脉畸形引流 完全型肺静脉畸形引流的共同肺静脉腔位于左房之外；与右房不相邻，与右房间无房间隔组织。三房心的副房与右房间一定有房间隔。在鉴别困难时可根据情况加做经食管超声检查。

六、心内膜垫缺损

心内膜垫缺损（endocardial cushion defect，ECD）又称房室间隔缺损，是因为胚胎时心内膜垫发育障碍所致，一般分为部分型及完全型两种。

部分型：原发孔房间隔缺损＋二尖瓣裂或三尖瓣裂。

完全型：原发孔房间隔缺损＋室间隔膜部缺损＋共同房室瓣。

完全型心内膜垫缺损据共同瓣可否分为二尖瓣、三尖瓣，以及腱索附着方式，又分为三个亚型。Rastelli 分型如下：

A 型：共同瓣可分为二尖瓣、三尖瓣，腱索附于室间隔顶部。

B 型：共同瓣可分为二尖瓣、三尖瓣，腱索附于右室侧乳头肌上。

C 型：共同瓣不能分为二尖瓣、三尖瓣，游离在室间隔上。

【临床表现】

部分型 ECD 患儿出生时可能表现为无症状，完全型 ECD 患儿，症状常在 1 岁内出现，表现为喂养困难、上呼吸道感染反复发作、肺炎、易于疲劳和生长缓慢，严重时表现为呼吸困难、肝大、脾大、水肿、晕厥和发绀等症状。

【超声心动图表现】

1. 二维超声

（1）原发性孔房间隔缺损：心尖四腔切面在房间隔近“十”字交叉处可见回声中断，断端回声增强。若为单心房，房间隔回声消失或仅留少量残端 。

（2）室间隔缺损：完全型心内膜垫缺损患者有较大的室间隔缺损。左室长轴切面室间隔与主动脉前壁连接处见连续中断，心尖四腔切面室间隔上端近“十”字交叉处亦可见连续中断。

（3）房室瓣畸形

①二尖瓣前叶裂：不完全型心内膜垫缺损多数有二尖瓣裂。左室长轴及心尖四腔切面见二尖瓣前叶连续中断，二尖瓣水平短轴切面见舒张期二尖瓣前叶断裂呈三角形，断端指向左室流出道，二尖瓣的活动幅度明显增大。

②共同房室瓣：共同房室瓣为完全型心内膜垫缺损的特征性表现之一。心尖四腔切面于房间隔和室间隔连续中断的中间即“十”字交叉的中央见有瓣膜回声，A 型和 B 型的共同房室瓣可分为二尖瓣和三尖瓣，A 型患者二尖瓣和三尖瓣的腱索附着于室间隔上端，B 型患者二尖瓣和三尖瓣的腱索附着于室间隔右室面近心尖部一个异常肥大的乳头肌上；C 型的共同房室瓣未分离，无腱索附着于室间隔之上。

（4）房室腔扩大：心内膜垫缺损患者均有不同程度的心腔扩大。单纯原发性孔型房间隔缺损患者右心扩大；原发性孔型房间隔缺损合并二尖瓣裂房室腔均扩大（图 5-10-16、图 5-10-17）。

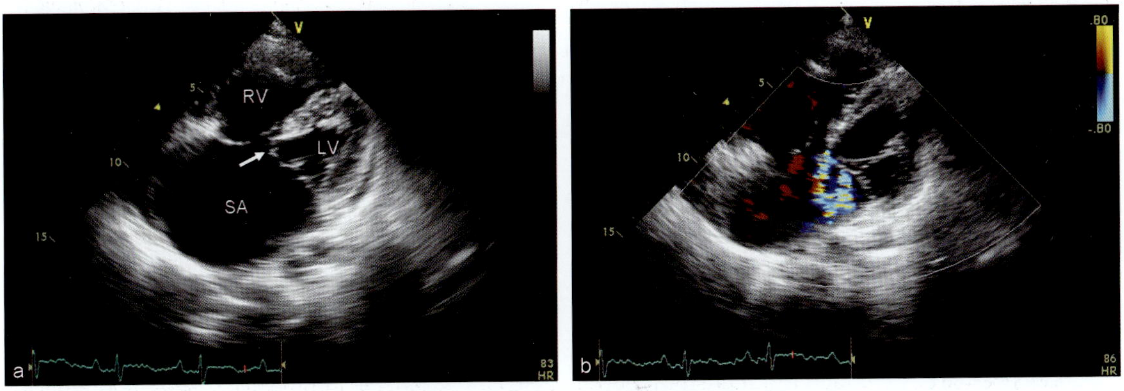

图 5-10-16　部分型心内膜垫缺损

a. 剑下四腔切面显示心房为单心房，二尖瓣前叶根部可见裂隙（箭头所示）；b. 彩色多普勒显示收缩期有两股血流由左室反流至左房，一股经过瓣口，一股经过二尖瓣前叶根部裂隙处

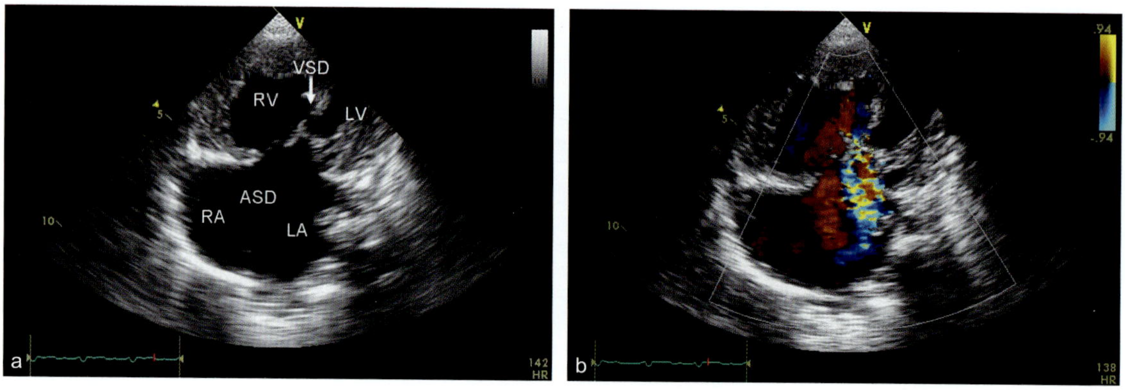

图 5-10-17 完全型心内膜垫缺损

a. 剑下四腔切面显示一巨大房间隔缺损和一较大室间隔缺损（箭头所示），房室瓣为共同房室瓣；b. 彩色多普勒显示收缩期由左室经共同房室瓣反流至左房、右房的彩色血流信号

2. 彩色及频谱多普勒

（1）心房水平分流：心类四腔切面可显示收缩期和舒张期从左房经房间隔缺损分流入右房的红色血流信号。

（2）心室水平分流：完全型心内膜垫缺损者有室间隔缺损，心室水平收缩期可见左向右分流的五彩镶嵌的血流信号及湍流频谱。

（3）房室瓣反流：左室长轴切面和心尖四腔切面收缩期于左房内可见由二尖瓣裂孔处从左室流入左房的二尖瓣反流的湍流信号。

【合并畸形】

心内膜垫缺损常合并肺动脉狭窄、动脉导管未闭、肺静脉异位引流、右室双出口、大动脉转位及永存动脉干等畸形。

【诊断注意点】

（1）完全型与不完全型心内膜垫缺损的鉴别：后者的三尖瓣隔叶常有裂缺或短小、发育不全，甚至缺失，而二尖瓣前叶冗长伴直达根部的裂缺。在心尖四腔切面上因二尖瓣前叶向右房脱垂，二尖瓣反流可进入右房，而被误诊为完全型心内膜垫缺损，甚至有左室-右房通道。

（2）低位继发孔型房间隔缺损与部分型心内膜垫缺损的鉴别：前者房间隔缺损下端与心内膜垫组织相连，心内正常“十”字交叉结构存在，二尖瓣、三尖瓣结构完整，不存在裂隙，瓣环位置正常，均可与部分型心内膜垫缺损鉴别。

七、三尖瓣下移畸形

三尖瓣下移畸形是一种少见的先天性三尖瓣解剖结构异常，1866 年由 Ebstein 首次报道，故又称为 Ebstein 畸形。本病主要累及三尖瓣和右心，其解剖形态及临床表现多变。

【临床表现】

三尖瓣轻度下移患者可无明显症状；重度下移患者可在幼年出现发绀、活动受限、心律失常等症状。

【超声心动图表现】

1. 二维超声

（1）正常时三尖瓣隔叶附着于室间隔，其位置略低于二尖瓣前叶的附着点，但两者相距不超过 10mm。当隔叶低于二尖瓣前叶距离超过 15mm 以上时通常认为三尖瓣隔叶下移；同时前叶宽大、冗长，后叶附着点不同程度向心尖方向移位，前后叶对合不良。

（2）房化右室与解剖右房明显扩大，合并显示为一巨大的右房腔，功能右室则显著减小（图 5-10-18）。

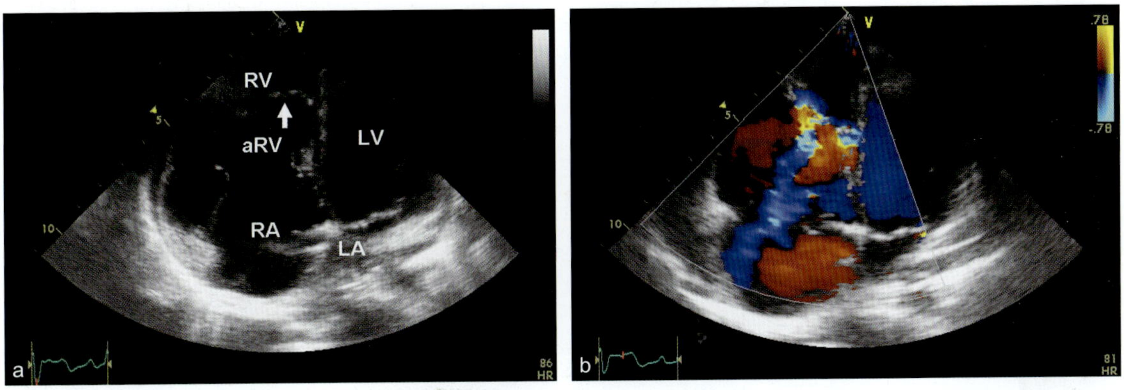

图 5-10-18　三尖瓣下移畸形

a. 心尖四腔切面显示三尖瓣隔瓣位置明显下移（箭头所示），三尖瓣前瓣冗长；b. 彩色多普勒显示收缩期三尖瓣口有大量反流血流信号。LA，左房；LV，左室；RA，右房；RV，右室；aRV，房化右室

2. 彩色及频谱多普勒

（1）三尖瓣反流：彩色多普勒表现为收缩期自三尖瓣口反入房化右室和右房的五彩镶嵌的异常湍流，反流束起始点明显低于二尖瓣环水平，反流柱较宽，反流面积较大。频谱多普勒可测量反流的速度，运用简化的伯努利方程无创性估测右室收缩压。

（2）心房水平分流：当合并卵圆孔未闭或房间隔缺损，尤其出现严重肺动脉高压时，彩色多普勒可见右向左分流。

【诊断注意点】

（1）三尖瓣缺如：三尖瓣缺如者右心室壁有许多条索状物，形似下移的三尖瓣叶。超声心动图表现与三尖瓣下移极为相似，右室腔内的条索状物形态似藤条，呈摆动状，极似瓣叶的活动。

（2）限制型心肌病：右室型限制型心肌病的主要病理改变为右心室、心室流入道部位的心内膜及内层心肌纤维化。本病常累及房室瓣叶，腱索、乳头肌受累、变形、萎缩，造成瓣膜关闭不全，出现反流。三尖瓣的后叶和隔叶可与心室壁粘连，粘连后的瓣叶部分启闭运动消失，仅近瓣叶的瓣尖部分有启闭运动，形似瓣叶的附着点下移，易与下移的瓣叶混淆。

八、三尖瓣闭锁

三尖瓣闭锁（tricuspid atresia，TA）的主要病变是右侧房室瓣闭锁或者缺如，右侧的心房与心室之间没有直接交通，右室窦部发育不良或缺如，左房、左室扩大，左房、右房之间存在交通。

【临床表现】

多数患者发育差；由于心房水平的右向左分流，患者发绀明显；因右心和左心心功能不全，患者多出现呼吸困难、食欲缺乏和反复发作的呼吸道感染；右心系统的血栓可通过房间隔缺损进入左心，产生体循环栓塞，即矛盾栓塞。

【超声心动图表现】

1. 二维超声及 M 型超声

（1）三尖瓣：三尖瓣位置探查不到正常的三尖瓣及其活动，代之以增厚的强光带回声，将右房、右室分隔开，无开放、关闭运动（图 5-10-19）。

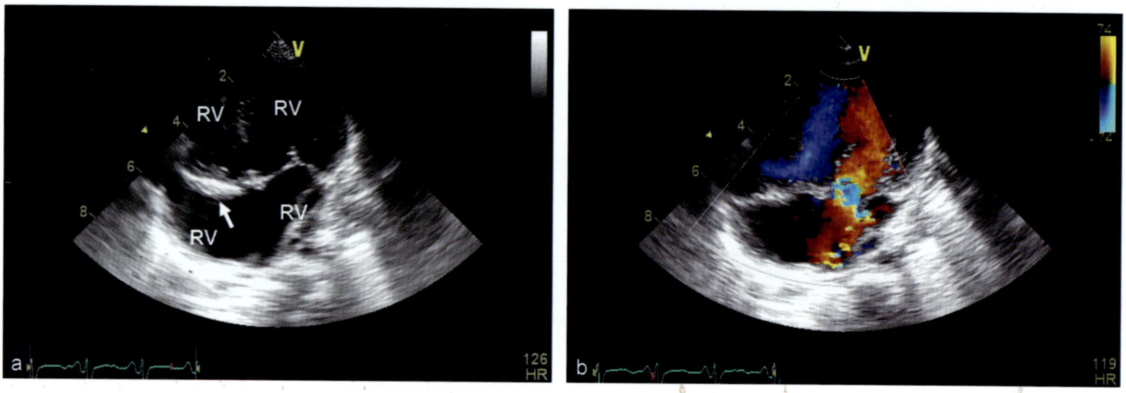

图 5-10-19 三尖瓣闭锁

a. 心尖四腔切面显示三尖瓣位置探查不到正常的三尖瓣及其活动，代之以增厚的强光带回声（箭头所示），同时可见室缺和房缺；b. 彩色多普勒显示舒张期三尖瓣口无流血流信号。RV，右室

（2）房间隔：房间隔回声带连续中断，多为卵圆孔未闭或继发性孔型房间隔缺损，偶尔通过冠状静脉窦型房间隔缺损进行交通。

（3）室间隔：缺损可位于膜部或肌部，其大小不仅与右室发育有关，且与右室发出的大血管发育有关。

（4）腔室改变及其他：左房、左室代偿性扩大。右房常扩大，与右室之间缺乏直接交通。根据室间隔缺损的有无及缺损的大小，右室可有程度不等的发育不良。

（5）大动脉：大动脉关系正常者可见肺循环血液流出受阻，梗阻部位可在室间隔缺损部、漏斗部、肺动脉瓣部，或多处合并存在；而合并大动脉转位者体循环血流受阻则更为常见，如主动脉瓣下狭窄、主动脉发育不良、主动脉缩窄等。

2. 彩色及频谱多普勒

（1）三尖瓣口无血流信号通过。

（2）房间隔水平由右向左分流。

（3）室间隔水平或大动脉水平由左向右分流：室间隔水平的分流随血流动力学改变不同较为复杂。大动脉关系正常而肺动脉闭锁时心室水平无分流；但大多数患者存在肺动脉狭窄和心室水平双向分流，分流方向和分流量根据肺动脉狭窄程度不同而异。大动脉关系异常者则存在心室水平的左向右分流。伴动脉导管未闭时，在降主动脉与主肺动脉或左肺动脉之间可见左向右分流信号。

（4）主动脉或肺动脉血液流出梗阻：大多数大动脉转位的三尖瓣闭锁患者存在主动脉瓣下（包括室间隔）和肺动脉瓣下狭窄，部分合并降主动脉缩窄。狭窄局部出现明显涡流。

3．心脏声学造影　最常见的三尖瓣闭锁患者由于解剖结构的异常，其血流动力学有极其特异的改变，即造影剂充盈顺序为：右房→左房→左室→右室。

【诊断注意点】

本病的诊断要点是二维超声心动图发现三尖瓣口被隔膜状回声封闭，右房、右室间缺乏直接交通；彩色多普勒及声学造影显示从右房→左房→左室→右室的异常血流途径；声学造影显示非同一水平的双向分流。应注意与严重的三尖瓣狭窄鉴别，后者三尖瓣有微弱的开闭活动，尽管开口很小，但仍有血流通过。

九、单心室

单心室（single ventricle）是指一个心室腔同时接受左房、右房的血液，是一组复杂的先天性心脏畸形，可以是两组房室瓣全部开口于一个心腔或一组房室瓣的全部与另一组房室瓣大部开口在同一侧心室腔。单心室通常为一个巨大的主心腔和残余小腔，但也可仅为单一心腔。常伴有动脉位置、房室连接及静脉连接异常。

分为三种类型。①左室型单心室：是最常见的单心室类型。心室为左心室形态，无右心室或仅见右心室残腔连于左心室之上。②右室型单心室：主腔为右心室解剖结构，其特征为小梁粗大，左室残腔一般位于主心腔的左后或右后方。③共同单心室：仅有一个心室腔，室间隔未发育，兼有左心室与右心室的解剖特征。

【临床表现】

单心室的临床症状主要取决于心室内血的混合程度、流出道的梗阻及房室瓣的反流情况。对于无明显流出道和瓣膜梗阻的患儿，病程早期大量的血液混合后进入肺动脉，肺血流量显著增多，造成患儿肺动脉高压和肺充血的症状。此外，由于主心室腔容量负荷增加，易出现心力衰竭的临床症状。随年龄增大，肺动脉压力增高，出现逐渐加重的发绀。如果合并严重肺动脉瓣狭窄，则肺血流量显著减少，患儿严重缺氧，发绀症状较重；如并存明显房室瓣反流，则可加重心脏负担，更早出现心力衰竭和肺动脉高压症状。

【超声心动图表现】

1．二维超声

（1）可以清晰显示室间隔回声缺如，心内“十”字结构消失，或仅残余一个小的心腔（图 5-10-20）。

（2）根据心内膜、肌小梁和肌束的形态可初步确定单心室的类型。一般来说，如果心内膜光滑、肌小梁细小，肌束较少的为左室型单心室，而心内膜粗糙、肌小梁粗大，肌束较多的为右室型单心室。若没有残腔，且不易区分左右心室形态的为共同单心室。

（3）可显示两条大血管与主心室腔和残腔的连接关系，根据大血管与心室的连接关系，区分是否存在大动脉转位、异位。

2．彩色及频谱多普勒　彩色多普勒可显示单心室流入、流出道和球室孔的血流信号；并可观察大动脉有无狭窄，以及狭窄的起始位置。频谱多普勒能够定量测定高速血流流速与峰值压差，从而评估狭窄程度。

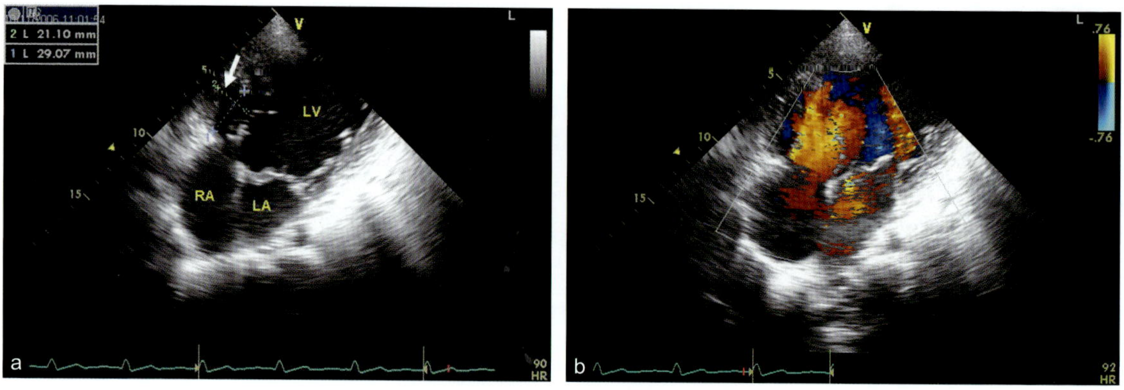

图 5-10-20 单心室

a. 心尖四腔切面仅见一个主腔，为左室型单心室，箭头所示为右室残腔；b. 彩色多普勒显示舒张期左房、右房内血流分别经二尖瓣和三尖瓣进入主腔内

【诊断注意点】

主要跟巨大室间隔缺损鉴别，单心室一般不存在室间隔，但是常常存在异常粗大的肌束，此时可以从以下几个方面来进行鉴别诊断。

（1）根据单心室定义：在心室短轴切面观察是否两组房室瓣均开口于主心腔；巨大室间隔缺损可以观察到房室瓣是分别开口的。

（2）观察残余室间隔或肌束形态：室间隔是凸向右室侧，纵切或横断均为“面”，而粗大肌束可以走形异常，横断面为“点”。

（毕小军）

十、肺动脉瓣关闭不全

肺动脉瓣关闭不全多为功能性，常继发于某些心脏疾病，如风湿性心脏病、先天性心脏病等引起肺动脉高压、肺动脉瓣环扩张等，致使肺动脉瓣相对性关闭不全。也可因肺动脉瓣本身器质性病变，如感染性心内膜赘生物形成引起肺动脉瓣关闭不全，继而引起右室扩张，下腔静脉、肝静脉内径增宽等改变。

【超声心动图表现】

1. 二维超声及 M 型超声

（1）肺动脉瓣相对性关闭不全可见瓣膜在心室舒张时不能完全合拢；若瓣膜本身有病变则可见瓣膜回声异常，感染性内膜炎可见赘生物回声，甚至出现因瓣膜破裂而形成连枷样运动。

（2）肺动脉扩张，右室、右房扩大，甚至下腔静脉、肝静脉亦扩张。

（3）肺动脉高压引起肺动脉瓣后叶活动曲线 a 凹消失，收缩中期关闭呈“W”和“V”形。射血前期延长，射血期缩短。

2. 彩色多普勒 在肺动脉瓣下可见以红色为主的舒张期反流束（5-10-21）。

【诊断注意点】

（1）需与生理性反流鉴别。

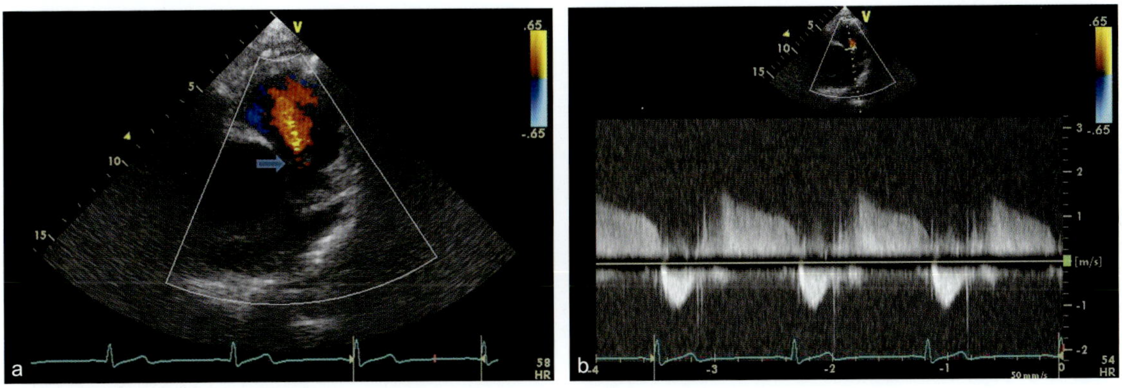

图 5-10-21　肺动脉瓣关闭不全

a. 肺动脉瓣下可见以红色为主的舒张期反流束；b. 肺动脉瓣下舒张期反流频谱

（2）需鉴别是肺动脉瓣本身器质性病变所致还是功能性相对性关闭不全引起。

十一、动脉导管未闭

动脉导管在胎儿期是血液循环的生理性通道，出生后，肺呼吸建立，肺循环呈正常运转，动脉导管自行关闭。若因某原因出生一年后动脉导管仍不关闭，即为本病。

导管位于主动脉弓降部左锁骨下动脉的对侧与肺动脉分叉处。导管直径多为 0.5 ~ 1.0cm。

【超声心动图表现】

1. 二维超声及 M 型超声

（1）心底短轴切面及胸骨上窝主动脉弓长轴切面可见肺动脉分支处异常通道与降主动脉相贯通，肺动脉干增宽。

（2）左房、左室扩大，左室壁活动幅度增加（左心容量负荷过重表现）。

2. 彩色多普勒　可见起自降主动脉经过异常通道至肺动脉，呈红色为主五彩镶嵌的连续性分流信号，多数病例分流束沿肺动脉前外侧壁上行。

3. 频谱多普勒　通过异常通道开口可探及连续性湍流频谱。当出现肺动脉高压时可表现为舒张期为主的湍流血流信号，甚至出现收缩期负向频谱（图 5-10-22）。

十二、主动脉 – 肺动脉间隔缺损

主动脉 - 肺动脉间隔缺损又称主 - 肺动脉窗。由于升主动脉与肺动脉主干的分隔不全，两者间有缺损使之相通，通常位于主动脉瓣上方的升主动脉左壁与相邻的肺动脉干右壁相交通，缺口常呈卵圆形，大小不等。两根大动脉发育和位置均正常。

【超声心动图表现】

1. 二维超声及 M 型超声

（1）主动脉根部短轴切面，可见主动脉左壁与肺动脉干之间有沟通（即主动脉左壁回声有连续中断），主动脉及肺动脉干均增宽。

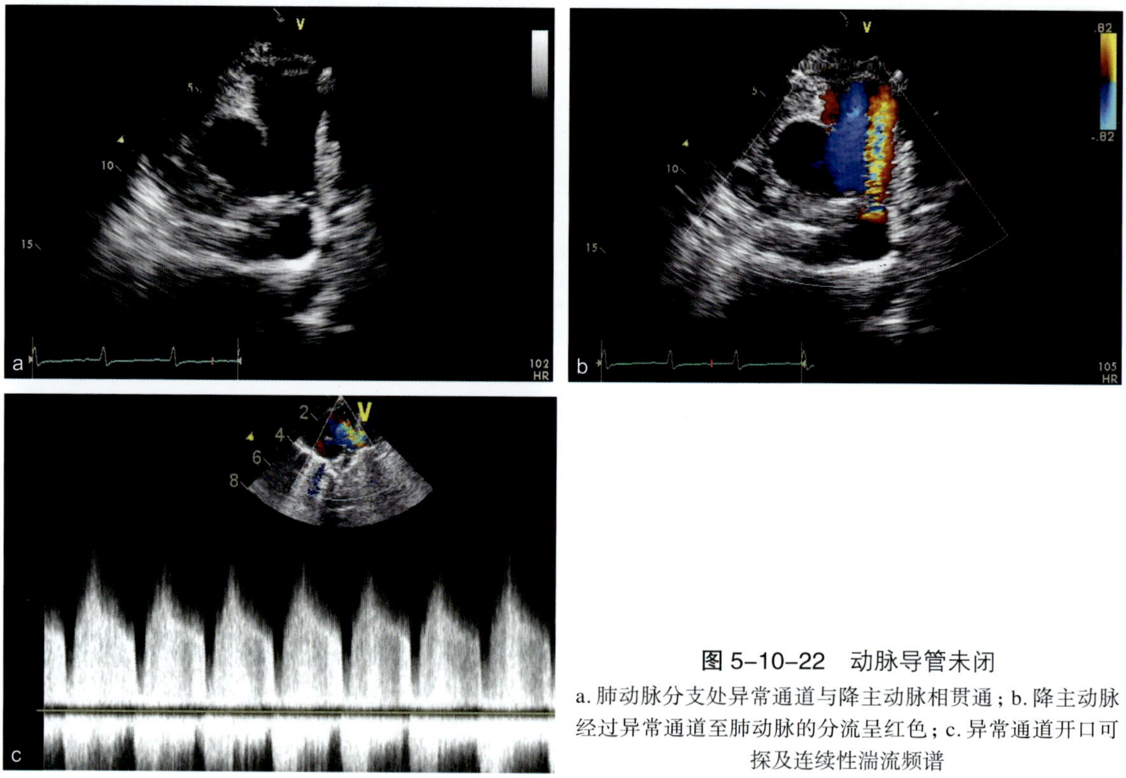

图 5-10-22 动脉导管未闭

a. 肺动脉分支处异常通道与降主动脉相贯通；b. 降主动脉经过异常通道至肺动脉的分流呈红色；c. 异常通道开口可探及连续性湍流频谱

（2）左房、左室增大，左心容量负荷过重。

2. 彩色多普勒 心底短轴切面可见血流束来自主动脉通过连续中断的主动脉左壁进入肺动脉主干，呈五彩镶嵌的血流信号及连续性湍流频谱（图 5-10-23）。

【诊断注意点】

本病血流动力学改变与动脉导管未闭极为相似，鉴别点是两者分流部位不同。

十三、肺动脉狭窄

肺动脉狭窄在先天性心脏病中包括肺动脉瓣狭窄、肺动脉主干及其分支狭窄，以及右室流出道（即漏斗部）狭窄三个部位，狭窄可以是单一部位狭窄，也可以多个部位同时存在。

（一）肺动脉瓣狭窄

瓣叶发育障碍，三瓣叶交界处部分或全部融合成隔膜状或圆顶状，瓣孔可在中央或偏于一侧，孔直径大小不一，瓣膜可增厚，也可正常；瓣可呈单叶、双叶或三叶，单纯瓣口狭窄时肺动脉主干常呈狭窄后扩张，扩张也可累及分支。

【超声心动图表现】

1. 二维超声及 M 型超声

（1）肺动脉瓣回声常增强，收缩期开放受限，呈圆顶状膨入肺动脉内，瓣尖不能贴近肺动脉壁而悬于腔中。部分病例瓣膜可见增厚。

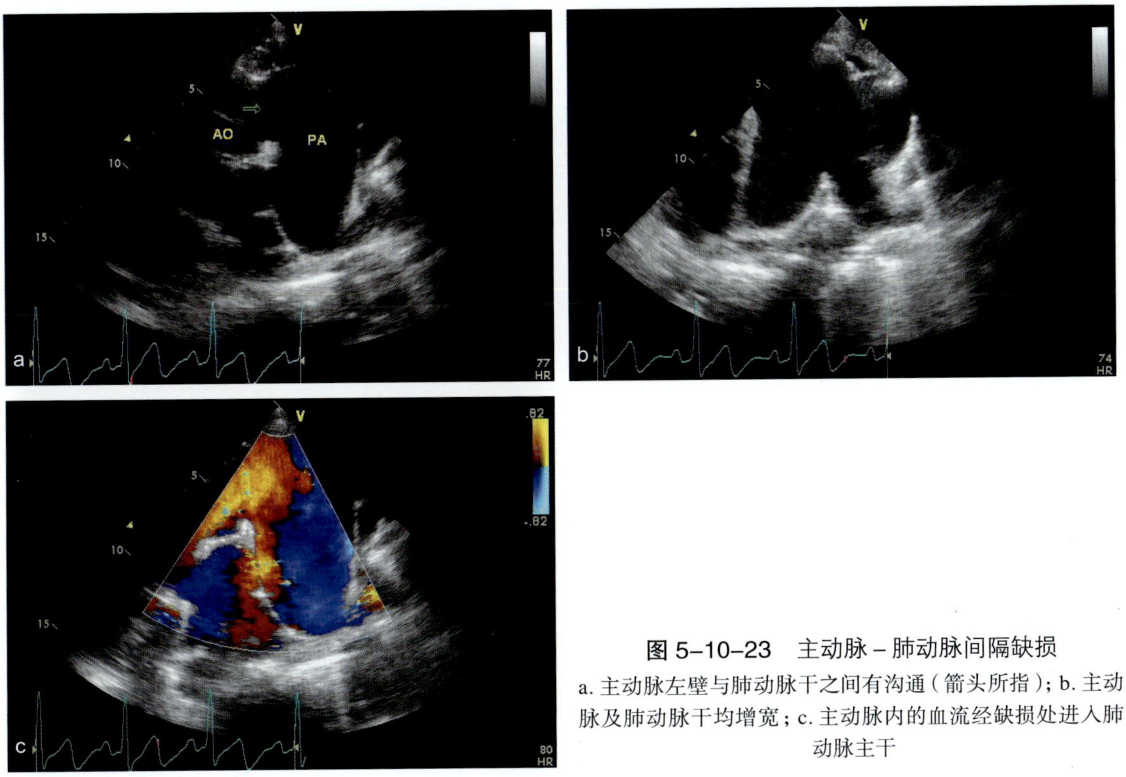

图 5-10-23　主动脉－肺动脉间隔缺损

a. 主动脉左壁与肺动脉干之间有沟通（箭头所指）；b. 主动脉及肺动脉干均增宽；c. 主动脉内的血流经缺损处进入肺动脉主干

（2）右心室壁有不同程度增厚。

（3）M 型超声通过肺动脉瓣取样，曲线显示“a”波加深大于 7mm，中、重度肺动脉瓣狭窄病例在心房收缩之后，在心室收缩之前肺动脉瓣已开放，肺动脉瓣开放时间延长。

2. 彩色多普勒　可见血流束经瓣口时变窄，出现加速现象，呈狭窄射流束，在主干内呈五彩镶嵌色，频谱呈收缩期高速湍流频谱。血流速度常可达 3～5m/s（图 5-10-24）。

（二）右室流出道狭窄

即漏斗部狭窄，可以是纤维性（隔膜型）、肌性或肌纤维性（肌肥厚型）；隔膜型狭窄位于室上嵴平面，隔膜中心有一小孔；肌肥厚型狭窄多呈梭形，狭窄区可呈狭长管状或仅局限在漏斗部，肺动脉主干无狭窄后扩张。

【超声心动图表现】

1. 二维超声及 M 型超声

（1）隔膜型狭窄仅见一细光带位于室上嵴部位的右室流出道中，中央部有连续中断，即为狭窄口；肌肥厚型狭窄可见肥厚肌束向流道内突出，使流出道明显变窄。

（2）右室肥厚。

2. 彩色及频谱多普勒　可见血流束进入流出道时变窄，明显的加速现象使血流束呈五彩镶嵌色，频谱呈高速度的湍流频谱（图 5-10-25）。

【合并畸形】

单纯右室流出道狭窄少见，多在复杂畸形中存在，如法洛四联症。

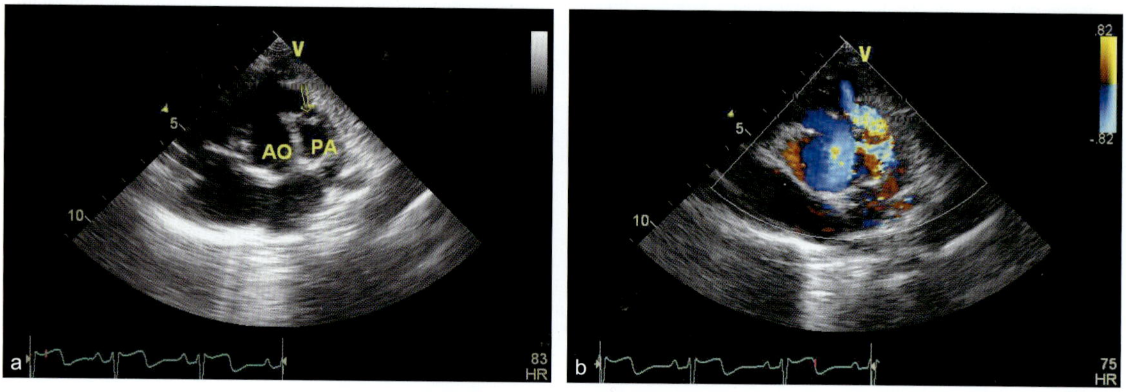

图 5-10-24 肺动脉狭窄

a. 肺动脉瓣增厚；b. 肺动脉瓣口及主干内见五彩镶嵌色的高速湍流血流信号

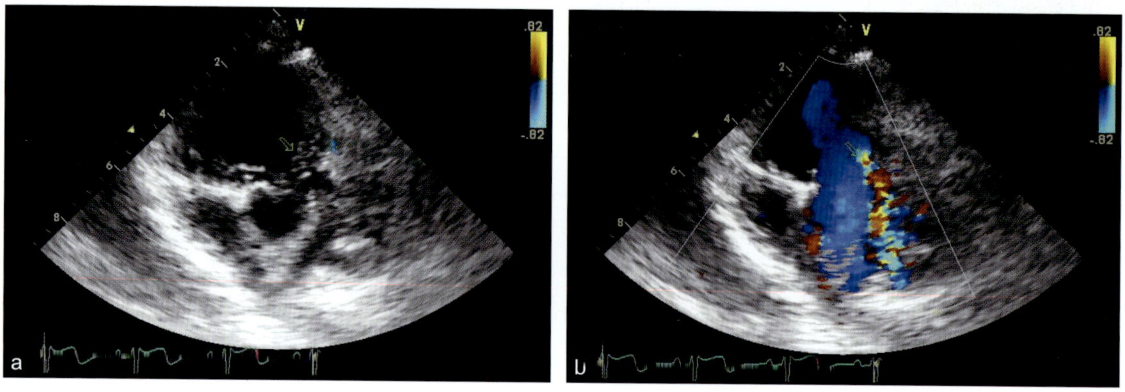

图 5-10-25 右室流出道狭窄

a. 肺动脉瓣下可见肌性隆起（箭头所指处），右室流出变窄；b. 右室流出道可见高速湍流

（三）肺动脉干及分支狭窄

指肺动脉主干，肺动脉左、右分支及其分叉处及远侧分支狭窄。根据狭窄部位可分为三型。主干型：狭窄位于肺动脉主干。外周型：狭窄位于肺段或肺叶动脉，常为多发性。中间型：狭窄多位于左、右肺动脉及其分叉处，可能为单侧或双侧。

【超声心动图表现】

1. 二维超声及 M 型超声

（1）肺动脉主干狭窄时其内径变窄，容易检出，左右分支狭窄亦可测出，再远侧超声则无法检查。

（2）右室常有肥厚。

2. 彩色及频谱多普勒　若主干较长狭窄，血流束可变窄，但加速现象不明显；若局部段狭窄，血流束通过狭窄段后有加速现象，呈五彩镶嵌色，频谱可呈湍流频谱（图 5-10-26）。

【临床意义】

肺主动脉干及左、右分支近端狭窄超声心动图能作出正确诊断，而肺动脉左、右分支远侧及下级分支则无法显示。

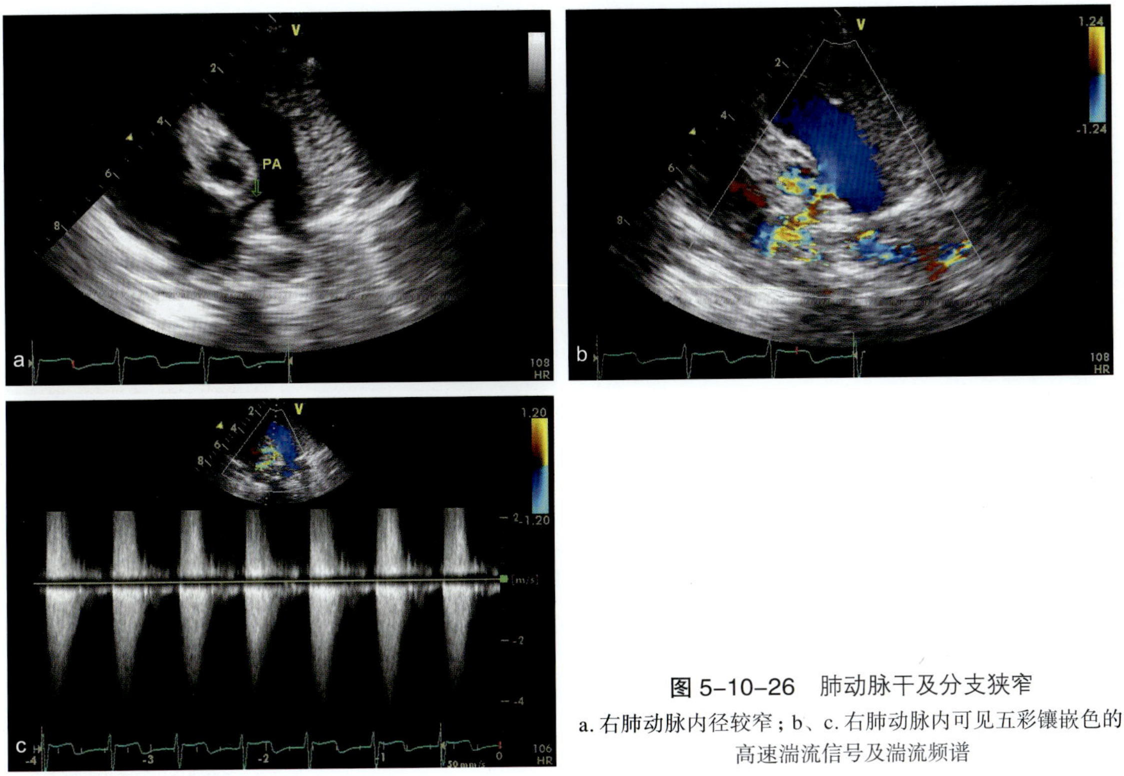

图 5-10-26　肺动脉干及分支狭窄

a. 右肺动脉内径较窄；b、c. 右肺动脉内可见五彩镶嵌色的高速湍流信号及湍流频谱

十四、原发性肺动脉扩张

原发性肺动脉扩张，指肺动脉总干扩大而无其他畸形，可能是胚胎发育期中，动脉干分化不均，以致肺动脉较大而主动脉较小所致。诊断依靠排除可以引起肺动脉扩张的各种先天性和后天性心血管病。本病预后良好，无需特殊治疗。

【超声心动图表现】

肺动脉内径与主动脉内径比≥1.5：1；不伴有其他心血管畸形（图 5-10-27）。

十五、肺静脉畸形引流

肺静脉畸形引流是指部分或全部肺静脉未能与左心房正常连接，而引流于其他部位，系少见的先天性心脏病。

【病理解剖及血流动力学改变】

根据其引流部位可分为心上型（至左上腔或右上腔）、心内型（至冠状静脉窦或右房）、心下型（至下腔静脉或肝静脉）和混合型。

肺静脉畸形引流的结果是使氧合的肺静脉血回流入右房，因此完全型的肺静脉畸形引流的患者为了生存，房间隔缺损或卵圆孔未闭是必须存在的交通，右心血流增加。部分型肺静脉畸形引流的血流动力学改变类似房间隔缺损。

【超声心动图表现】

1. 二维超声及 M 型超声

（1）可显示部分或全部肺静脉未回流左心房。心上型在左房后上方可见肺总静脉→垂

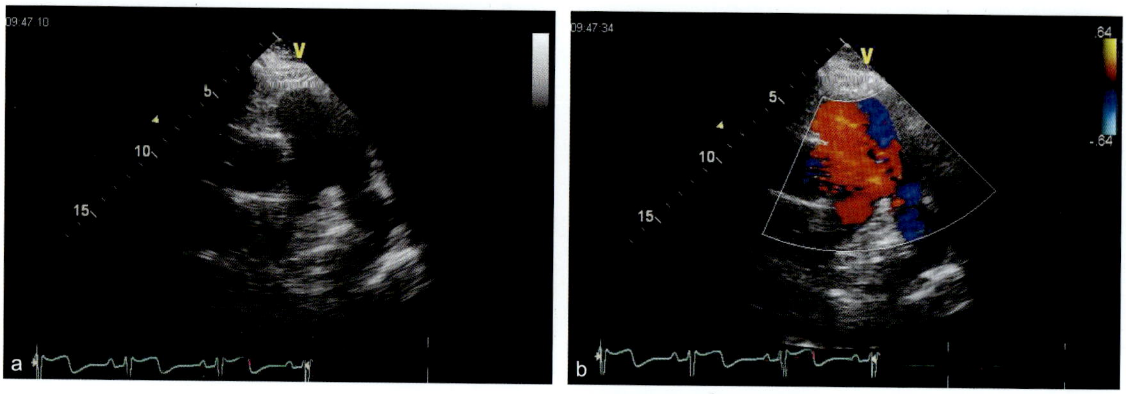

图 5-10-27 原发性肺动脉扩张

a. 肺动脉主干内径增宽；b. 肺动脉主干内的血流呈漩流

直静脉→无名静脉→右上腔静脉→右房（图 5-10-28）。心内型可见冠状静脉窦明显扩张（图 5-10-29）。心下型可见引流的下腔静脉增宽。部分型肺静脉畸形引流以右肺静脉回流入右房多见（图 5-10-30）。

（2）右房、右室增大，肺动脉增宽。

（3）合并房间隔缺损时可见其间隔连续中断。

2. 彩色及频谱多普勒 可以追踪异位引流静脉而找寻回流部位，尤其是心上型。

3. 经食管超声心动图 观察肺静脉较经胸探查更清晰。

【合并畸形】

常合并房间隔缺损、室间隔缺损、三房心、肺动脉狭窄、心内膜垫缺损、大动脉转位等。

【临床意义】

肺静脉异位引流诊断比较困难，超声心动图只能作出部分诊断，一部分不容易诊断。需做心血管造影检查。

十六、主动脉狭窄

先天性主动脉狭窄，包括主动脉瓣狭窄及瓣上、瓣下狭窄。

（一）动脉瓣狭窄

【病理解剖与血流动力学改变】

主动脉瓣狭窄是由于瓣膜分化异常所至，瓣可呈单瓣、二瓣、三瓣，甚至四瓣叶畸形，以二瓣叶畸形多见；瓣膜粘连、增厚，出生后可以逐渐钙化，出现开放及关闭的异常。多数患者早年瓣膜功能相对正常，无明显血流动力学改变，随着年龄的增长，主动脉瓣的狭窄及关闭不全越来越常见。

【超声心动图表现】

1. 二维超声及 M 型超声

（1）瓣膜增厚，回声增强，二瓣化畸形短轴切面开放时呈“鱼口状”，关闭时呈“一”字形，形同二尖瓣（图 5-10-31）。长轴切面上，可见主动脉瓣开放受限，瓣呈圆顶状突向

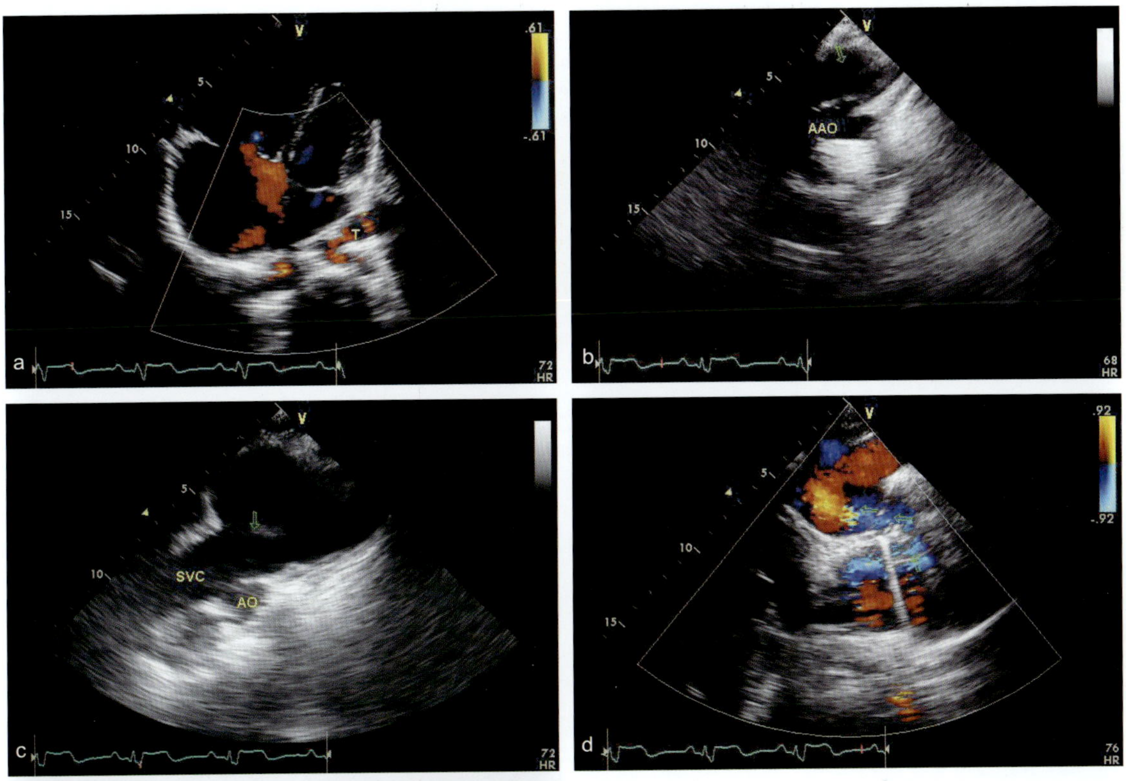

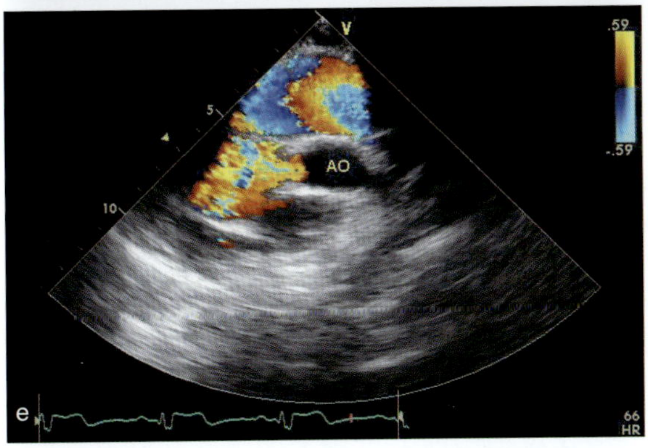

图 5-10-28　完全型肺静脉畸形引流心上型

a. 左房后方可见总肺静脉腔（T）；b、c. 主动脉弓前方可见无名静脉（箭头所指），无名静脉与右侧上腔静脉相连（SVC）；d、e. 彩色血流显示总肺静脉内血流经垂直静脉→无名静脉→右上腔静脉→右房

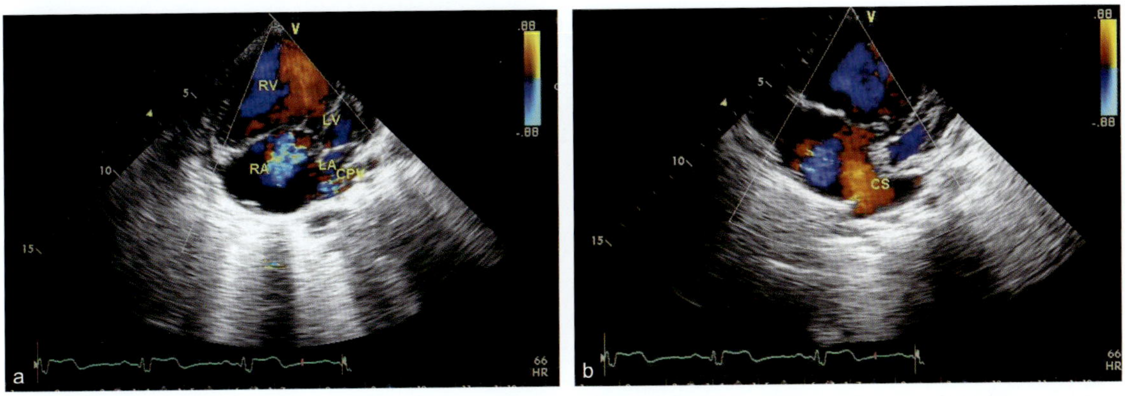

图 5-10-29　完全型肺静脉畸形引流心内型

a. 左房后方可见总肺静脉腔（CPV）；b. 冠状静脉窦（CS）明显扩张，总肺静脉腔的血经 CS 回流入右房

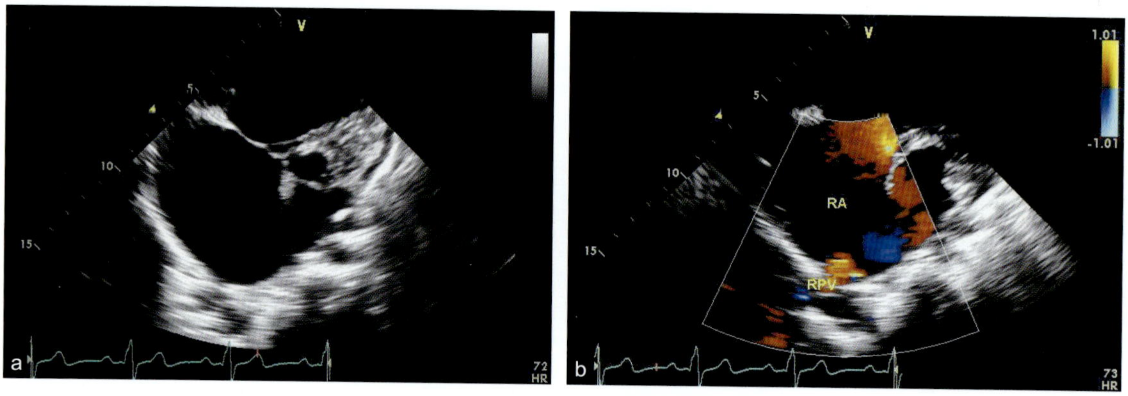

图 5-10-30 部分型肺静脉畸形引流

a. 右肺静脉开口于右房，房间隔可见连续中断；b. 彩色血流显示右肺静脉血回流入右房

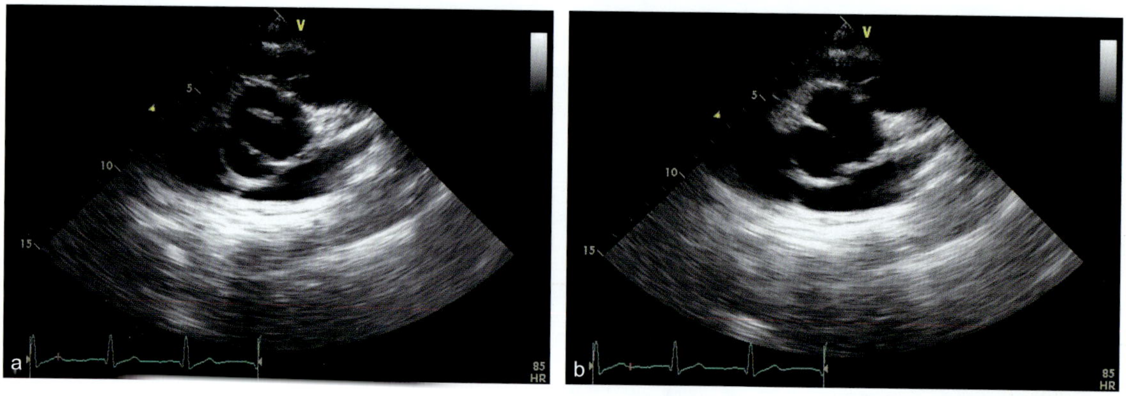

图 5-10-31 主动脉瓣二瓣化畸形

短轴切面开放时呈“鱼口状”，关闭时呈“一”字形

升主动脉腔，但不能贴近壁。单瓣叶主动脉畸形在短轴切面上开放时似为重叠的环状，关闭时关闭线形似逗号，未见分割瓣叶的交界线。长轴切面上瓣叶呈圆屋顶样突向主动脉腔，顶端小孔开放，瓣尖悬于主动脉腔中。四叶瓣畸形在短轴切面上可见主动脉瓣开放呈方形，闭合呈“田”字形（图 5-10-32）。

（2）升主动脉可有扩大（狭窄后扩张），左心室多有肥厚。

2. 超声多普勒 可见通过主动脉瓣口时血流束变窄，过瓣口后明显加速现象，在升主动脉内呈五彩镶嵌色，频谱呈收缩期高速湍流频谱，舒张期左室流出道侧可见反流信号（图 5-10-33）。

【临床意义】

超声心动图可以确定诊断，并根据血流跨瓣压力阶差评估狭窄程度。

（二）主动脉瓣上狭窄

【病理解剖与血流动力学改变】

主动脉瓣上狭窄是指冠状动脉开口以上的左室流出道梗阻，比较少见，根据形态不同可分为下述几种。①隔膜型狭窄：狭窄位于主动脉嵴（窦管接合部），有纤维膜样结构突向

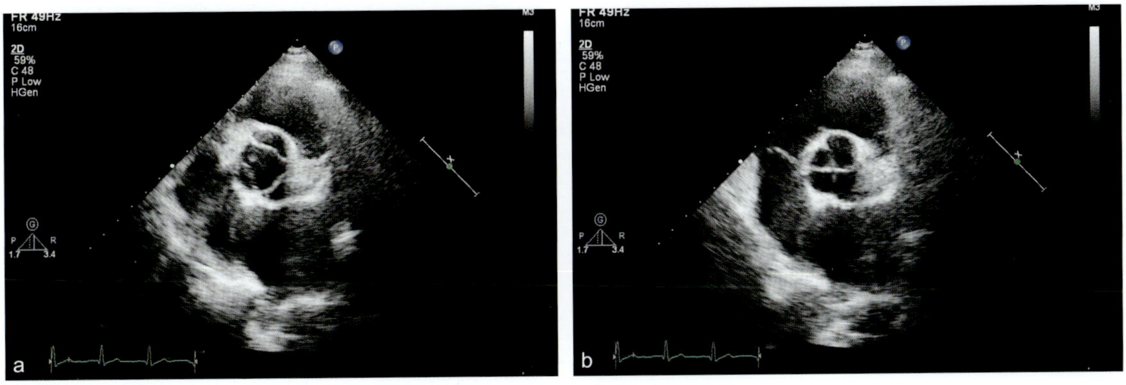

图 5-10-32　主动脉瓣四瓣化畸形

短轴切面上主动脉瓣开放为四叶，开放呈方形，闭合呈“田”字形

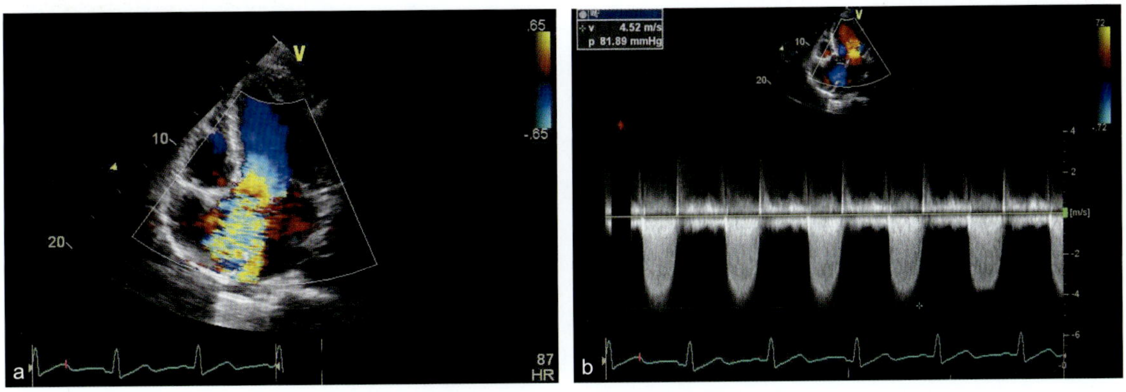

图 5-10-33　主动脉瓣狭窄

a. 彩色多普勒，主动脉瓣口血流加速；b. 频谱多普勒呈收缩期高速湍流频谱

主动脉腔内，中央为狭窄的小孔，主动脉外径正常。②壶腹型狭窄：狭窄位于主动脉嵴水平，局部管壁纤维肌性增厚，并向管腔内突出，形成环形狭窄。③升主动脉发育不全：整个升主动脉弥漫性发育不良，管壁增厚，管腔狭窄。其血流动力学改变是左室与主动脉之间存在压差，导致左室排血受阻，左室心肌肥厚。

【超声心动图表现】

1. 二维超声及 M 型超声

（1）在显示主动脉长轴的切面上可见主动脉窦上缘的主动脉内有异常隔膜样或嵴状突起造成狭窄。隔膜型可有狭窄后扩张；壶腹型可显示局限性主动脉狭窄；升主动脉发育不良者多为升主动脉明显变细，可累及主动脉弓。

（2）左室肥厚、主动脉窦扩张，冠状动脉亦可扩张。

2. 超声多普勒　可显示狭窄区血流变窄，并有加速现象，远侧呈五彩镶嵌色，频谱多普勒可显示高速湍流频谱（5-10-34）。

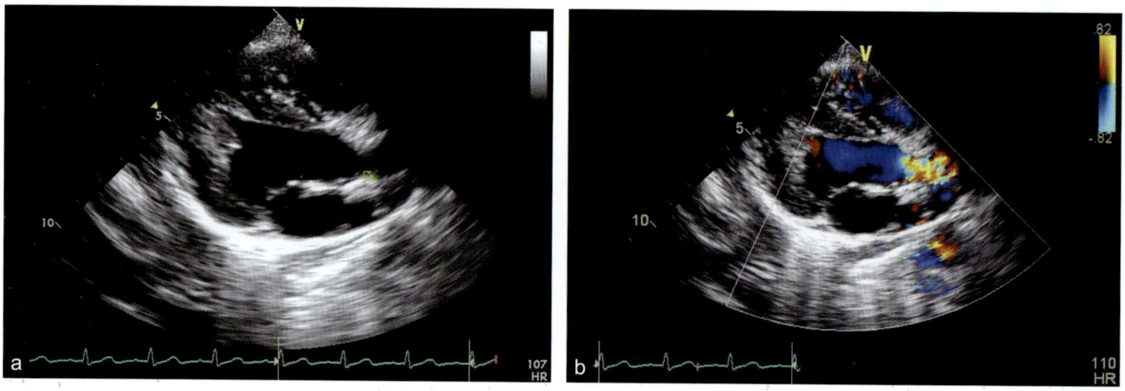

图 5-10-34 主动脉瓣上狭窄

a. 主动脉窦上缘主动脉腔内可见隔膜样结构（箭头所指）；b. 彩色多普勒显示高速湍流

（三）主动脉瓣下狭窄

【病理解剖与血流动力学改变】

主动脉瓣下狭窄可分为隔膜型（纤维组织薄）及纤维肌型（纤维肌性组织）。隔膜型是在主动脉瓣下方约 1cm 处有一纤维隔膜，膜中央有小孔，直径 4～12mm 不等。纤维肌性狭窄是在主动脉瓣下方有较局限性环形肌肥厚，常距主动脉瓣 1～3cm，收缩期使流出道变得更加狭窄。左室流出道血流排出受阻，左室肥厚。

【超声心动图表现】

1. 二维超声及 M 型超声

（1）隔膜型：在长轴切面上主动脉瓣下约 1cm 左右的地方可见一细光带连接左室流出道的前后壁上，中央有连续性中断现象。纤维肌型：可见流出道前后缘有肥厚肌束向流出道凸出，收缩期时流出道更加狭窄（5-10-35）。

（2）狭窄部位以下的左室呈对称性肥厚。

2. 超声多普勒 血流束进入狭窄区或口时变窄，出现加速现象使血流束呈五彩镶嵌色，频谱显示收缩期射流现象，通过高速血流可以测算出跨狭窄压差而评估狭窄程度。

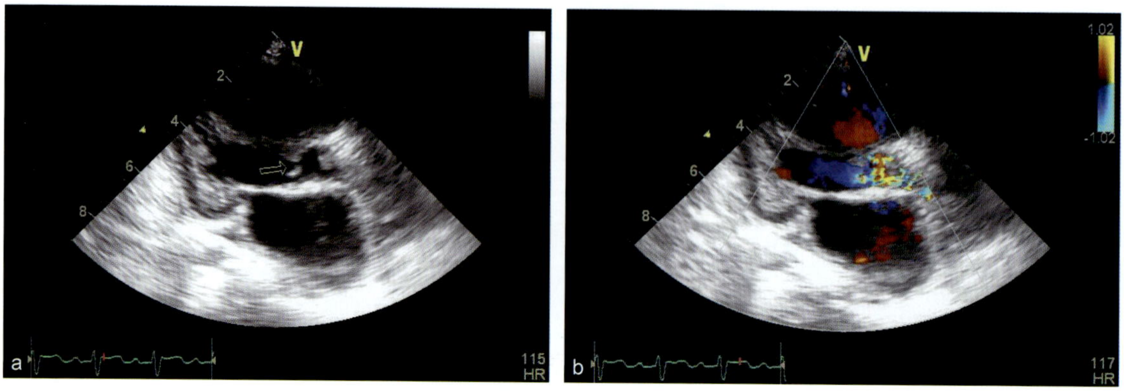

图 5-10-35 主动脉瓣下狭窄

a. 主动脉瓣下左室流出道内可见隔膜样结构（箭头所指）；b. 彩色多普勒显示高速湍流

十七、主动脉缩窄

主动脉缩窄是主动脉任何部位发生的局限性狭窄或闭塞，可发生在主动脉弓至髂血管分叉处之间的任何部位，但大部分狭窄发生在主动脉弓降部（峡部）。

【病理解剖与血流动力学改变】

主动脉缩窄最常发生的部位是为左锁骨下动脉开口远端，动脉导管（或动脉韧带）之前或之后，管腔呈局限性狭窄，缩窄可呈隔膜样或嵴样突入主动脉腔内，缩窄处内径一般为2～5mm，甚至近乎闭锁。根据主动脉缩窄的部位不同分为导管前型、导管后型及正对动脉管型。导管前型：又称婴儿型，缩窄位于动脉导管（或动脉韧带）之前。导管后型：又称成人型，缩窄位于动脉导管（或动脉韧带）之后。正对动脉导管型：缩窄段正对动脉导管开口或动脉韧带，位于主动脉峡部。主动脉缩窄引起左室压力负荷过重，左室代偿性肥厚。缩窄近端动脉压力升高，远端动脉压力减低，导致上肢及下肢动脉血供差异，下肢血压明显低于上肢血压。

【超声心动图表现】

1. 二维超声及 M 型超声

（1）主动脉局限性明显缩小是直接征象。胸骨上窝取主动脉弓长轴切面，在左锁骨下动脉的远侧或主动脉弓可见管腔狭窄（5-10-36）。远端可有狭窄后扩张。

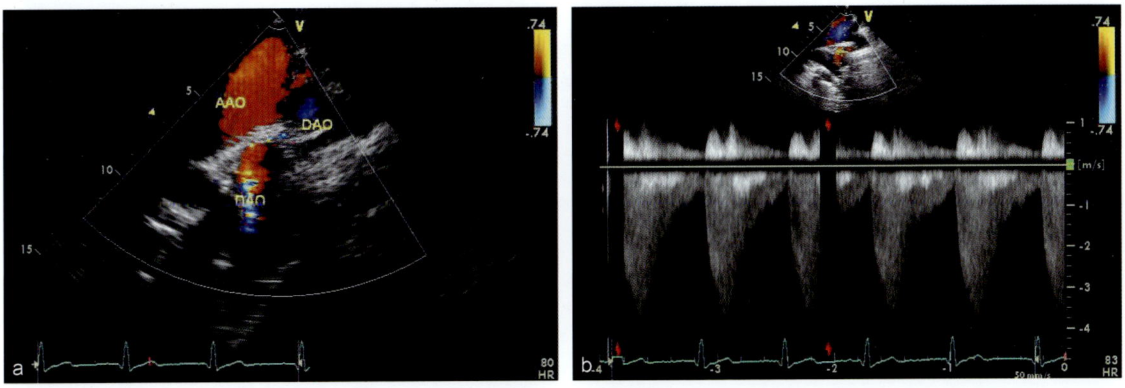

图 5-10-36　主动脉缩窄

a. 胸骨上窝切面见胸降主动脉管腔变窄，走行迂曲；b. 频谱多普勒显示湍流频谱

（2）左心室肥厚。

2. 超声多普勒　狭窄部位可见血流束变细，血流加速现象，通过狭窄后呈五彩镶嵌色，频谱可显示高速湍流频谱。

【合并畸形】

二瓣化主动脉瓣、主动脉弓发育不良、动脉导管未闭、室间隔缺损、房间隔缺损等。

【临床意义】

超声心动图对缩窄检出率高，对诊断极有帮助。

十八、主动脉窦瘤破裂

主动脉窦瘤破裂又称为乏氏窦瘤破裂。因该部位组织发育不良，较薄弱部分受主动脉高压作用逐步形成窦瘤；窦瘤长期受血液冲刷，最后导致破裂，此时主动脉的血流通过破口大量涌入与之相通的心腔。

主动脉窦瘤破裂以右冠状动脉窦最多，其次为无冠状动脉窦，左冠状动脉窦破裂最少见。主动脉窦瘤破裂以先天性的多见，但后天性继发性亦可见到，如外伤、感染等引起（本文只介绍先天性）。先天性冠状动脉窦瘤常合并室间隔缺损。主动脉窦瘤破裂大多有明显的诱因，如负重、分娩、感染或发热等。由于窦瘤破入的心腔多为低压腔室，与主动脉内压力阶差较大，故左向右分流量大，同时常伴主动脉反流，导致左室容量负荷过重，出现充血性心力衰竭。

【超声心动图表现】

1. 二维超声及 M 型超声

（1）二维超声可在相应部位观察到主动脉窦瘤，即主动脉窦呈“囊袋”状膨出（其高度常大于宽度），伸入到相应的腔室内，若一旦破裂，则囊壁上可见连续中断（图 5-10-37）。右冠窦瘤可破入右房、右室、右室流出道等；无冠窦瘤可破入右房等；左冠窦瘤可破入左房等。

（2）心腔室改变与破入部位、分流量大小有关，如右冠窦瘤破入右心房，因主动脉、

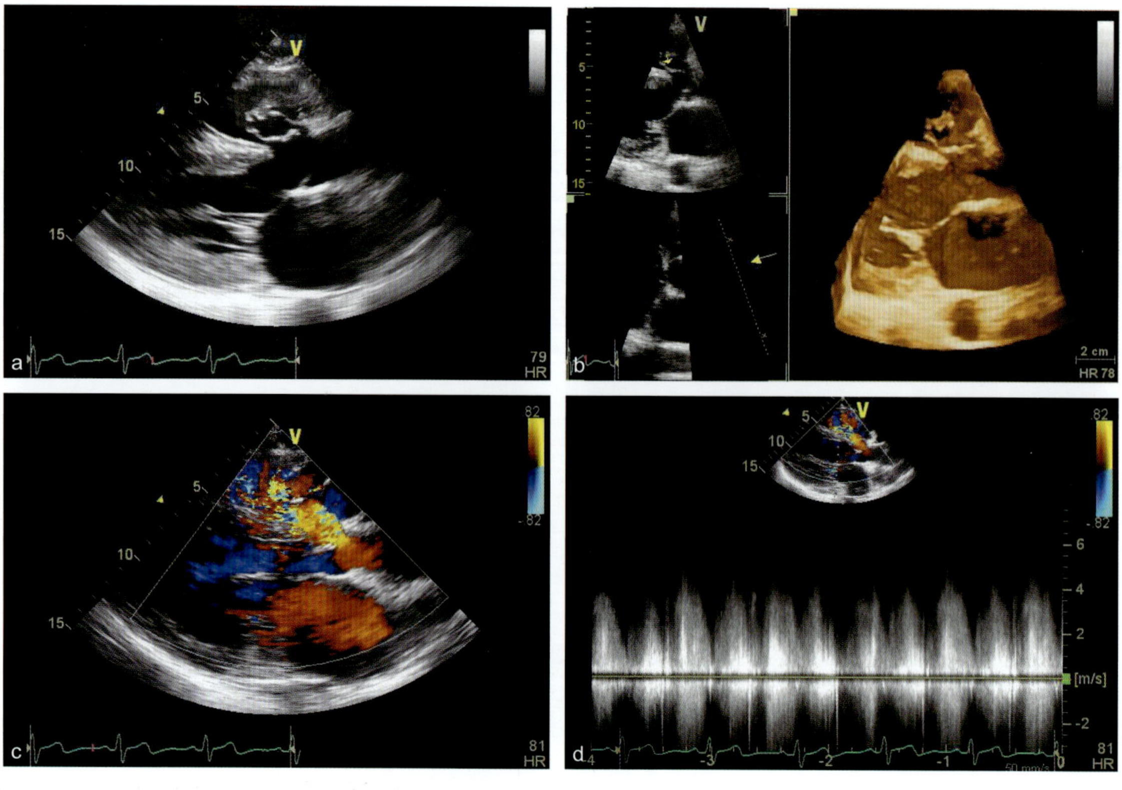

图 5-10-37 主动脉窦瘤破入右室

a. 主动脉右冠窦呈囊袋样突向右室流出道，囊壁上可见连续中断；b. 为三维重建右冠窦瘤；c. 彩色多普勒可见起自主动脉窦部血流经破裂口进入右室流出道的五彩镶嵌的分流束；d. 其分流为连续性分流信号

右房间压差大，容易造成右心容量负荷过重。此时右室扩大比左侧明显，反之，若破入右室流出道，则引起左侧心室扩大。

2. 超声多普勒 可见起自主动脉窦部血流经破裂口进入相应心腔的五彩镶嵌的分流束，其分流频谱依破入部位而不同，破入右心和左房者，分流为连续性；破入左室者，分流则发生在舒张期。

合并室间隔缺损时因右冠窦瘤部结构松弛，主动脉瓣右冠瓣脱向流出道，常使室间隔缺损口变小，在二维超声上不易观察到室间隔连续中断。另外，右冠窦瘤破裂的双期分流信号又掩盖了室间隔缺损的收缩期分流信号，使室间隔缺损诊断困难。故应在不同的切面中寻找，若在主动脉瓣下发现高速收缩期高速湍流信号，即可认为合并有室间隔缺损（图 5-10-38）。

合并感染性心内膜炎时由于长期高速血流的冲刷，结构疏松的窦瘤组织易发生感染，导致赘生物形成（图 5-10-39）。

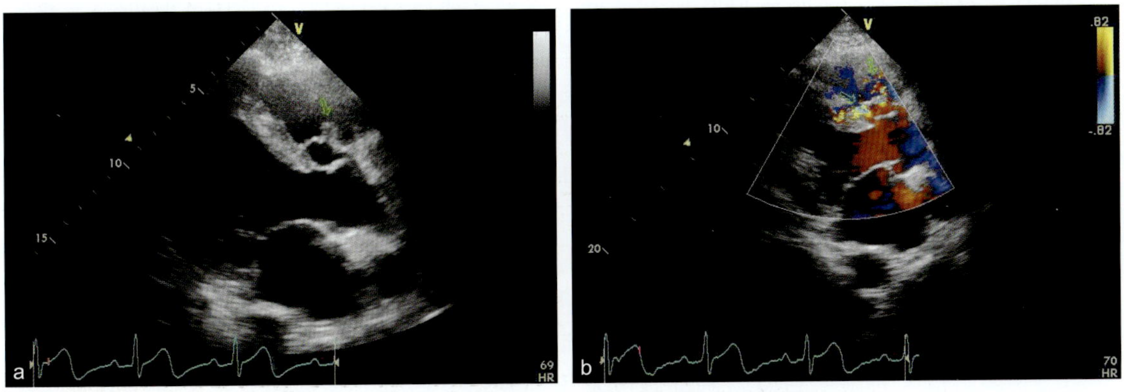

图 5-10-38 主动脉右冠窦瘤破入右室合并室间隔缺损

a. 二维超声显示右冠窦呈手指状突向右室流出道；b. 彩色多普勒显示有两束左向右分流，其中一束位于主动脉瓣下，为室间隔缺损的分流（箭头所指）

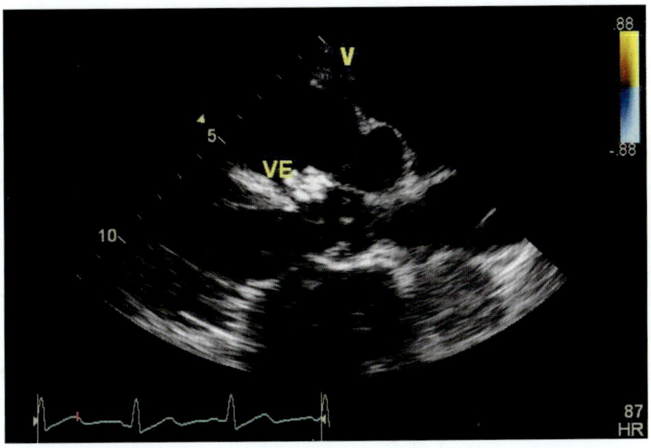

图 5-10-39 主动脉右冠窦瘤合并赘生物形成

右冠窦呈囊袋样突向右室侧，囊袋内可见多个强回声光团，为赘生物（VE）

【诊断注意点】

（1）室间隔膜部瘤亦可呈袋形光带膨出在右室之中，未愈合时亦可见分流信号，依据其只有收缩期湍流频谱可与主动脉瘤破裂鉴别。

（2）后天获得性主动脉窦瘤破裂，常常见不到明显“袋”形光带突入腔室，此时应与流出道型较大室间隔缺损伴主动脉瓣脱垂相鉴别，分流部位、频谱仍是主要鉴别点。

十九、冠状动脉瘘

冠状动脉瘘是一种少见的先天性心血管畸形，系指冠状动脉的主支或分支，与心腔或大血管之间存在异常交通，多数引流到右室、右房，少数引流至左心系统。

【病理解剖及血流动力学改变】

冠状动脉瘘起源于右冠状动脉较多，左冠状动脉次之，双冠状动脉均有瘘者少见，异常交通的冠状动脉常明显迂曲扩张或呈瘤样扩张。其开口较正常粗大，末端瘘口较细小。冠状动脉瘘口进入心脏主要有三种形式：①冠状动脉主支或分支末端瘘，一般为一个瘘口；②冠状动脉有多个瘘口或形成网状血管丛样交通；③瘘口位于冠状动脉主支侧面，与心腔形成一侧壁交通。

冠状动脉瘘对血流动力学的影响主要取决于瘘口的大小、引流的部位及有无合并畸形。瘘管本身较细小，分流量较小，则对血流动力学影响不大，长而扭曲的粗大瘘管或有多发瘘口时其分流量也不大，瘘管粗而短时，瘘口多较大，分流量较大，其瘘入的心室扩大。

【超声心动图表现】

1. 二维超声及 M 型超声

（1）冠状动脉瘘发生侧冠状动脉起始部明显扩张，有时也可以显示瘤样扩张的部分。部分可见瘘口进入心腔前扩张的冠状动脉。

（2）瘘口进入右房、右室、肺动脉、左房、左室，该处心腔或血管扩大并呈容量负荷过重表现。

2. 超声多普勒 可直接显示异常冠状动脉血流起始、经过途径及进入心腔部位，进入心腔时有血流加速现象，并在心腔内呈五彩镶嵌的血流信号。瘘入右心系统及左房者呈连续性分流；瘘入左室者呈舒张期分流（图 5-10-40、图 5-10-41）。

二十、马方综合征

马方综合征是一种显性遗传性间胚叶组织疾病，表现为全身结缔组织病变。主要为眼、骨骼及心血管系统受累。心血管病变主要累及主动脉，主动脉中层囊状坏死，表现为升主动脉瘤样扩张和主动脉夹层，常伴有主动脉关闭不全，二尖瓣病变等。

【超声心动图表现】

1. 二维超声及 M 型超声

（1）升主动脉瘤样扩张，根部内径为 42mm 以上或左房 / 主动脉内径比≤0.70（正常为 0.9 ~ 1.10 之间）（图 5-10-42）。有主动脉夹层者主动脉壁回声呈分离光带，内层为低回声光带，外层较强，其间为假腔（无回声），有时可见内膜破裂口，该处内膜在血管腔内游离随心搏飘动（图 5-10-43）。

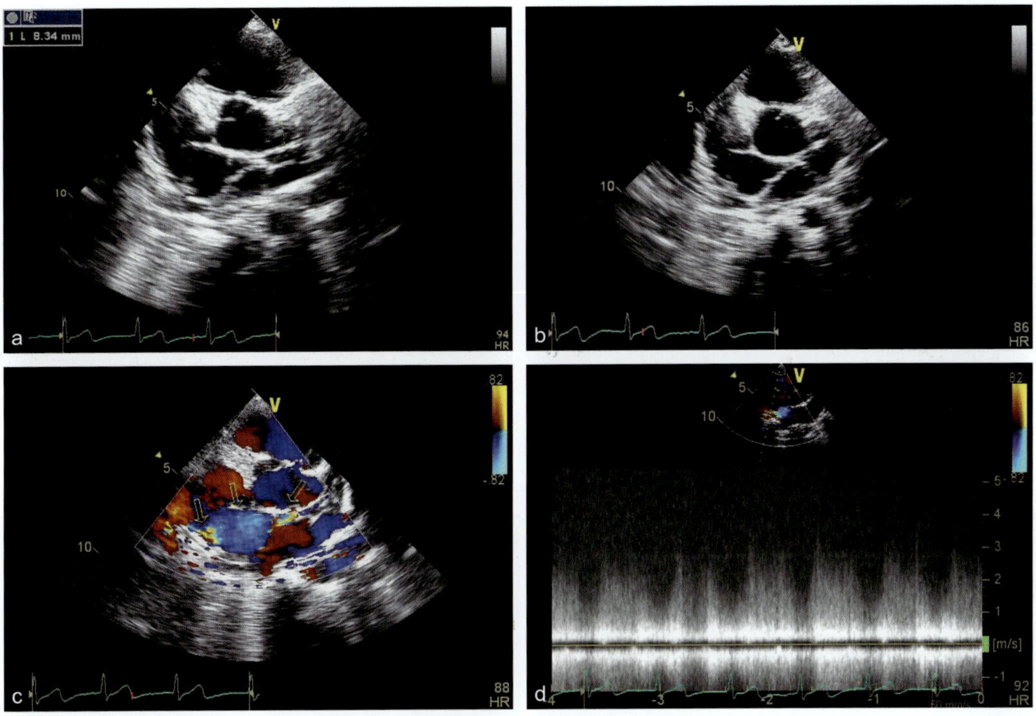

图 5-10-40　左冠状动脉右室瘘

a. 左冠状动脉内径增宽；b. 增宽的左冠状动脉沿主动脉后壁走行，最后进入右室，其末端呈瘤样膨大；c. 彩色多普勒显示五彩镶嵌的血流汇入右室（箭头所指）；d. 频谱多普勒为连续性分流信号

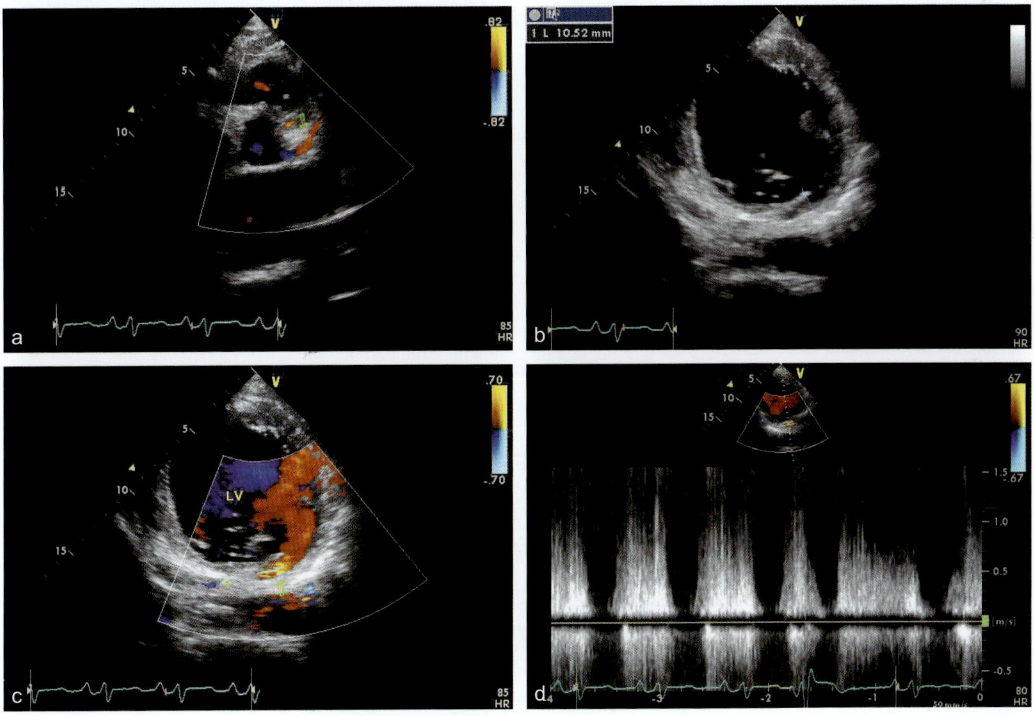

图 5-10-41　左冠状动脉左室瘘

a. 左冠状动脉内径增宽（箭头所指）；b. 增宽的左冠状动脉沿房室沟走行，最后开口于左室；c. 彩色多普勒显示五彩镶嵌的血流汇入左室（箭头所指）；d. 频谱多普勒为舒张期分流信号

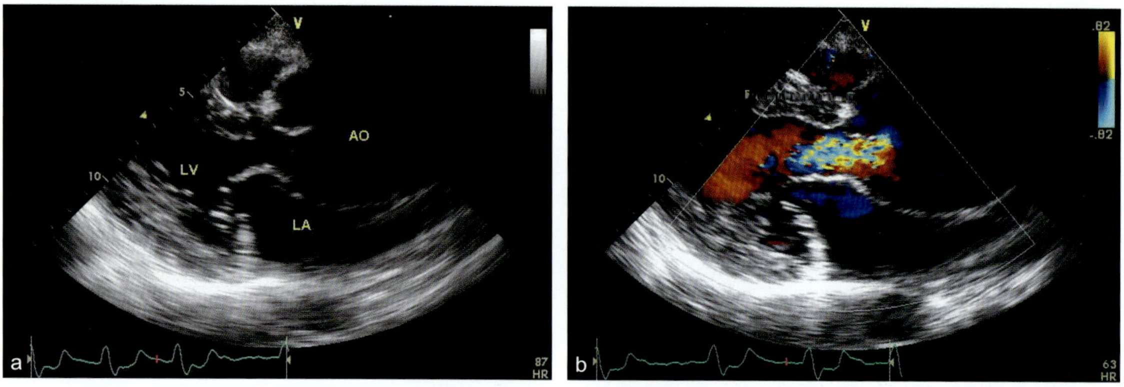

图 5-10-42 马方综合征

升主动脉瘤样扩张，主动脉可见反流

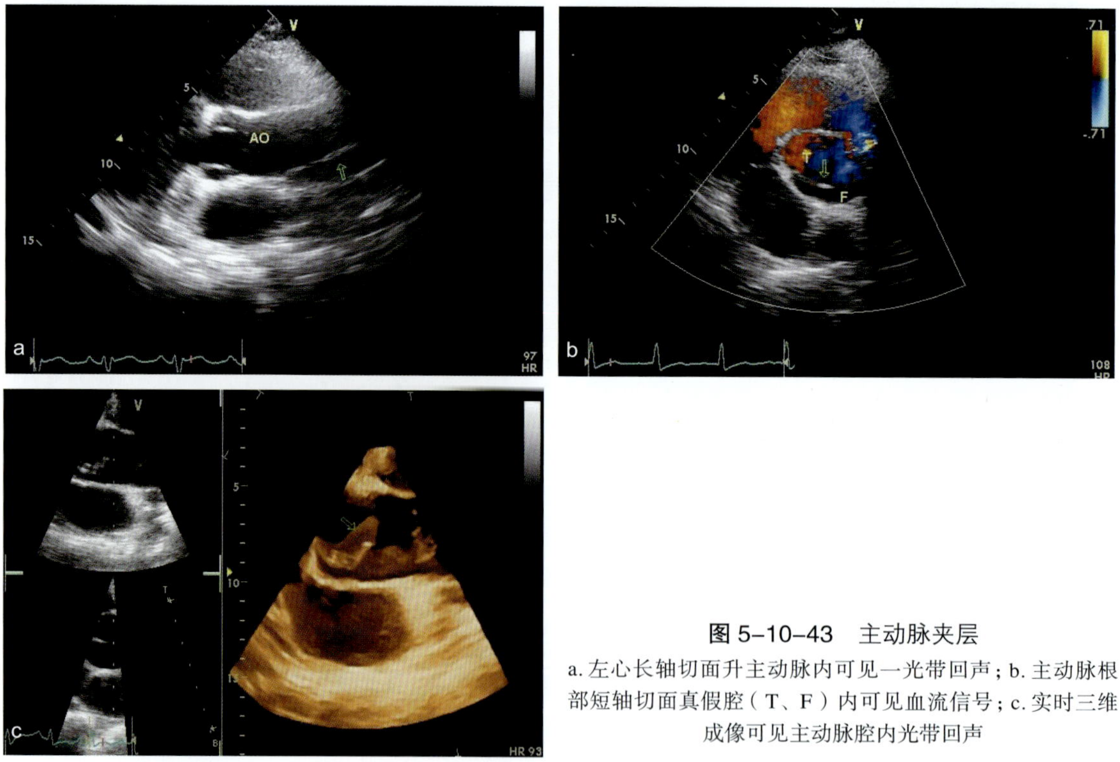

图 5-10-43 主动脉夹层

a. 左心长轴切面升主动脉内可见一光带回声；b. 主动脉根部短轴切面真假腔（T、F）内可见血流信号；c. 实时三维成像可见主动脉腔内光带回声

（2）左室明显扩大。

2. 超声多普勒

（1）主动脉夹层部位可见两种不同的血流信号，即真腔内彩色鲜明的主动脉血流信号及假腔内较缓慢的色泽较暗淡的血流信号，频谱显示前者血流快、后者血流慢。

（2）主动脉瓣、二尖瓣可见反流信号及湍流频谱。

二十一、大动脉转位

大动脉转位是指主动脉和肺动脉与左室、右室的连接关系异常。其发病率约为发绀型先天性心脏病的20%，约占先天性心脏病的5%。可分为完全型、不完全型和矫正型三大类，不完全型大动脉转位包括右室双出口（含 Taussig-Bing 综合征）及左室双出口两型。将在其他章节中介绍。

（一）完全性大动脉转位

【病理解剖及血流动力学改变】

完全型大动脉转位的房室序列正常，右房与右室相连，左房与左室相连，而心室与大动脉连接不一致，导致体循环与肺循环成为两个截然分开的循环系统，即体循环来的低氧血经上下腔静脉进入右房到右室然后经主动脉到体循环，肺循环回来的氧合血经左房到左室，然后经肺动脉到肺循环，体循环和肺循环各行其道，失去互交的生理原则。因此患者存活的必须条件是存在心房水平、心室水平或大动脉水平的交通。临床上完全型大动脉转位患者常合并房间隔缺损、室间隔缺损或动脉导管未闭等多种并发畸形。

【超声心动图表现】

1. 二维超声及 M 型超声

（1）心房水平：心房正位，心房位置主要根据内脏位置，下腔静脉与心房连接以及下腔静脉与主动脉之间的关系来判断，与下腔静脉相连的为右房，剑下四腔心图可直观显示下腔静脉上段位置，从而确定心房的位置。患者常合并卵圆孔未闭或房间隔缺损。

（2）心室水平：心室右袢，心室连接正常，即右房-右室、左房-左室相连。心室位置的判断主要依据其解剖形态上的特征来明确心室袢位置，即依据房室瓣类型、腱索、乳头肌、调节束、肌小梁及心室形态来鉴别左右室位置。

患者常合并以下畸形。①室间隔缺损：多为膜周型，缺损面积通常较大。②左室流出道狭窄：主要为膜样纤维隔性狭窄和肌性狭窄，超声心动图上表现为肺动脉瓣下线样强回声或肌性组织回声。③右室流出途径梗阻：主要表现为主动脉瓣下肌性狭窄、主动脉发育不良、主动脉缩窄或主动脉弓离断等。

（3）大动脉水平：主动脉及肺动脉的位置关系的判断是诊断和鉴别大动脉转位类型的重要方面。大动脉的判断主要根据分支情况，有无冠状动脉的开口来判断。两支大动脉平行走行时位于前方的几乎总是主动脉，其主干较长，分支后继续前行，位于后方的大动脉主干较短，很快分为左右两支，无冠脉开口提示为肺动脉。在心底短轴切面，主动脉根部切面仍为圆环状，但不在正中，而转至右前或正前、左前；肺动脉不再呈香肠样包绕主动脉，而变为圆环状由左前转至左后。大血管与心室连接：位于右前方的主动脉根部向下与解剖右室（三尖瓣附着的心室）连接，其间有圆锥肌组织阻隔；位于左后方的肺动脉干向下与解剖左心室（二尖瓣附着的心室）相连，其间无圆锥肌组织阻隔。

2. 超声多普勒　可显示上述走行及连接异常的大血管血流信号，了解其血流动力学信息。可显示合并畸形造成的异常血流，频谱多普勒也能显示相应异常血流及评估房室、大血管的压力（图 5-10-44）。

（二）矫正性大动脉转位

【病理解剖及血流动力学改变】

大多数患者心房正位而房室瓣反位，致使解剖学的左右室左右位置颠倒。主动脉、肺动脉呈平行走行，主动脉位于肺动脉的左前方，肺动脉起源于右位的解剖左室，主动脉起

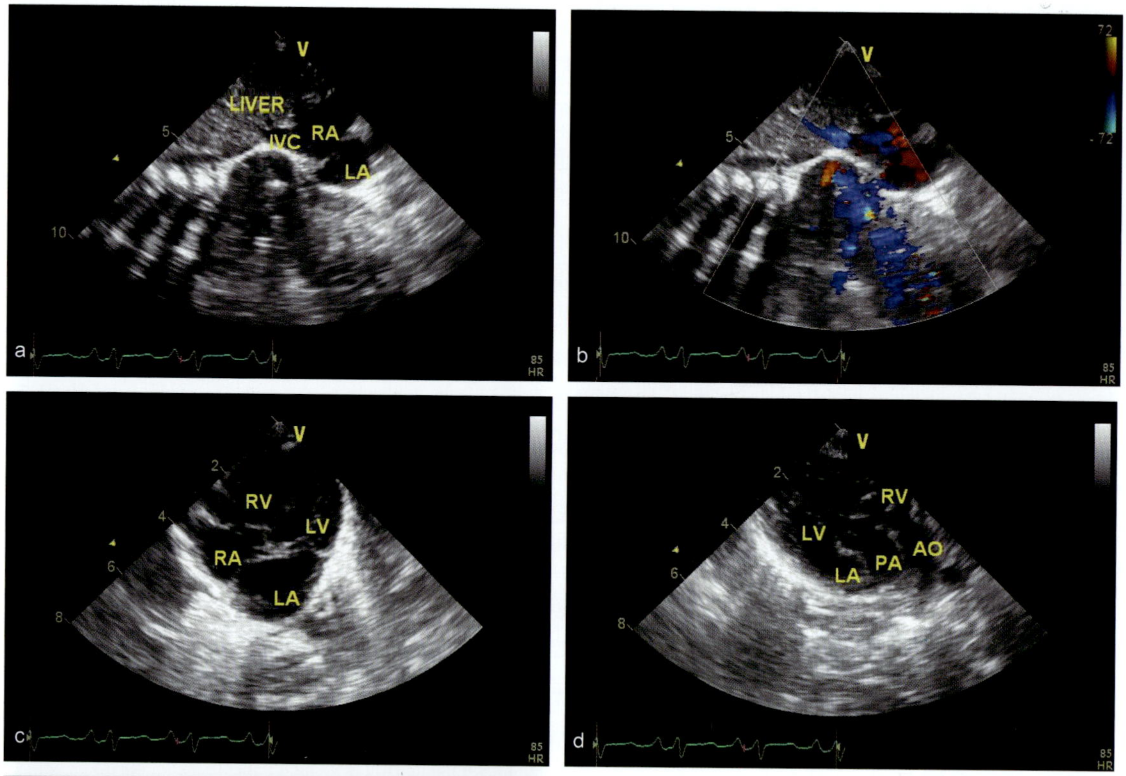

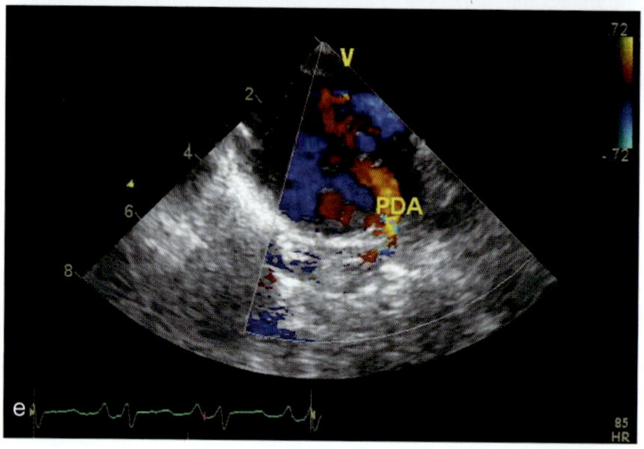

图 5-10-44 完全性大动脉转位

a. 剑下四腔切面下腔静脉（IVC）与右侧心房相通，心房正位；b. 彩色多普勒示 IVC 汇入右房；c. 胸骨旁四腔心，左侧房室瓣较右侧低，故左侧为二尖瓣，心室右袢，房室序列一致；d. 两条大血管并行，位于后侧的动脉较早分叉为肺动脉（PA），且与左室相连，主动脉（AO）与右室相连；e. 患者房室间隔完整，降主动脉与肺动脉间的动脉导管（PDA）为左右心的唯一交通

源于左位的解剖右室。少数患者心脏为镜像右位心，内脏心房反位，但是不论心房的位置如何，房室瓣反位，房室序列不一致。故心房正位，心室反位，大动脉多为左转位，心房反位时，心室正位，大动脉多为右转位。

患者虽然有左右室的位置颠倒，但同时伴有心室 - 大动脉的连接异常，功能上得到矫正，肺静脉的回心血流入主动脉，腔静脉的回心血进入肺动脉，故血流动力学上无明显障碍。患者常合并其他畸形，以室间隔缺损和肺动脉狭窄最多见，患者出现相应的征象。

【超声心动图表现】

1. 二维超声及 M 型超声

（1）主动脉、肺动脉转位，并列走行（同完全型性大动脉转位）。

（2）心房、心室及大血管关系：心房位置一般正常；左、右室反位，即含有二尖瓣的左室连接于右房，含有三尖瓣的右室连接于左房；位于左前的主动脉向下与左侧的解剖学右室相连；位于右后的肺动脉向下与右侧的解剖学左室相连（图 5-10-45）。

2. 超声多普勒

（1）可显示上述走行及连接异常的大血管血流信号及连接异常的房室间血流信号，了解其血流动力学信息。

（2）可显示合并畸形造成的异常血流，频谱多普勒也能显示相应异常血流及评估房室、大血管的压力。

（3）常合并室间隔缺损、肺动脉狭窄、房间隔缺损、动脉导管未闭、Ebstein 畸形等。

二十二、右室双出口

【病理解剖及血流动力学改变】

右室双出口指主动脉和肺动脉中，一条 100%起源于右心室，另一条大部分起源于右室的一种先天性复杂畸形。大血管关系可以正常（即保持左右位交叉关系）或异常（右或左转位）；当主动脉完全起源于右室、肺动脉大部（大于 50%）起自右室，称为 Taussig-Bing 综合征。室间隔缺损是左室主要出口，缺损部位与发绀程度关系密切，紧邻主动脉则发绀较轻，靠近肺动脉则重；肺动脉可有狭窄，也可无狭窄，无狭窄者易合并肺动脉高压。

【超声心动图表现】

1. 二维超声及 M 型超声

（1）大血管异常：主动脉内径常增宽，位置前移，在左室长轴切面上与肺动脉呈平行的前后关系，短轴切面见两个圆形结构位于室间隔前方，大部分呈前后或平行关系，但少

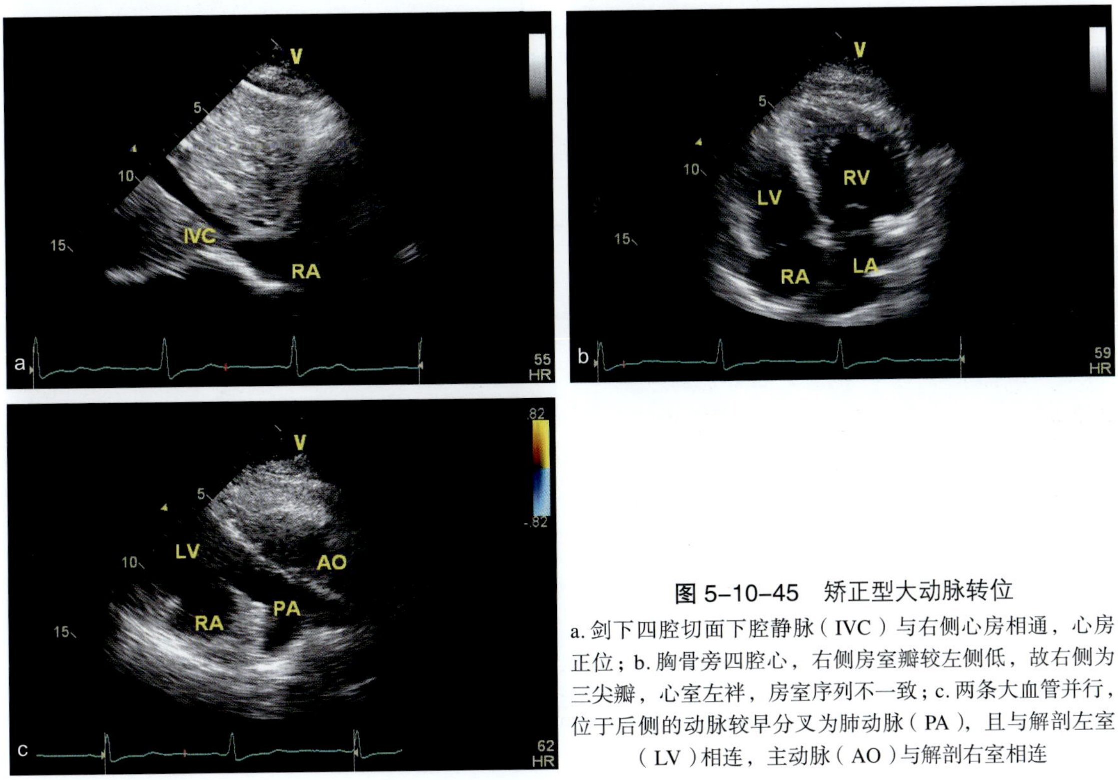

图 5-10-45　矫正型大动脉转位

a. 剑下四腔切面下腔静脉（IVC）与右侧心房相通，心房正位；b. 胸骨旁四腔心，右侧房室瓣较左侧低，故右侧为三尖瓣，心室左袢，房室序列不一致；c. 两条大血管并行，位于后侧的动脉较早分叉为肺动脉（PA），且与解剖左室（LV）相连，主动脉（AO）与解剖右室相连

数可呈正常交叉关系（但主动脉位置前移），大血管均起源于右心室，一条全部，另一条大部分（一般>75%）起源于右心室，此时位于后方的大血管骑跨于室间隔之上。

（2）室间隔缺损常较大，可位于室上嵴上或嵴下。

（3）主动脉后壁与二尖瓣前瓣连接异常，失去正常的纤维连接，可见两者间呈强回声的肌性组织介入之中。

（4）肺动脉狭窄可以是肺动脉瓣下，瓣口或主干及分支狭窄。

2. 超声多普勒　可见两条大血管的血流信号仅出自右心室，室间隔缺损成为左室主要出口；肺狭窄者可见相应部位高速五彩镶嵌的血流信号及高频湍流频谱（图 5-10-46）。

【合并畸形】

右室双出口常合并主动脉病变（缩窄、弓离断、管状发育不良、瓣下狭窄等），二尖瓣异常（关闭不全、狭窄、闭锁），房间隔缺损，动脉导管未闭，冠状动脉畸形等。

二十三、永存动脉干

【病理解剖及血流动力学改变】

永存动脉干又称共同动脉干或主动脉-肺动脉共干，系指心底部仅发出一根单独的大动脉干，此动脉干仅有一组半月瓣（此组半月瓣可呈三叶、四叶或五叶、六叶，也可以是

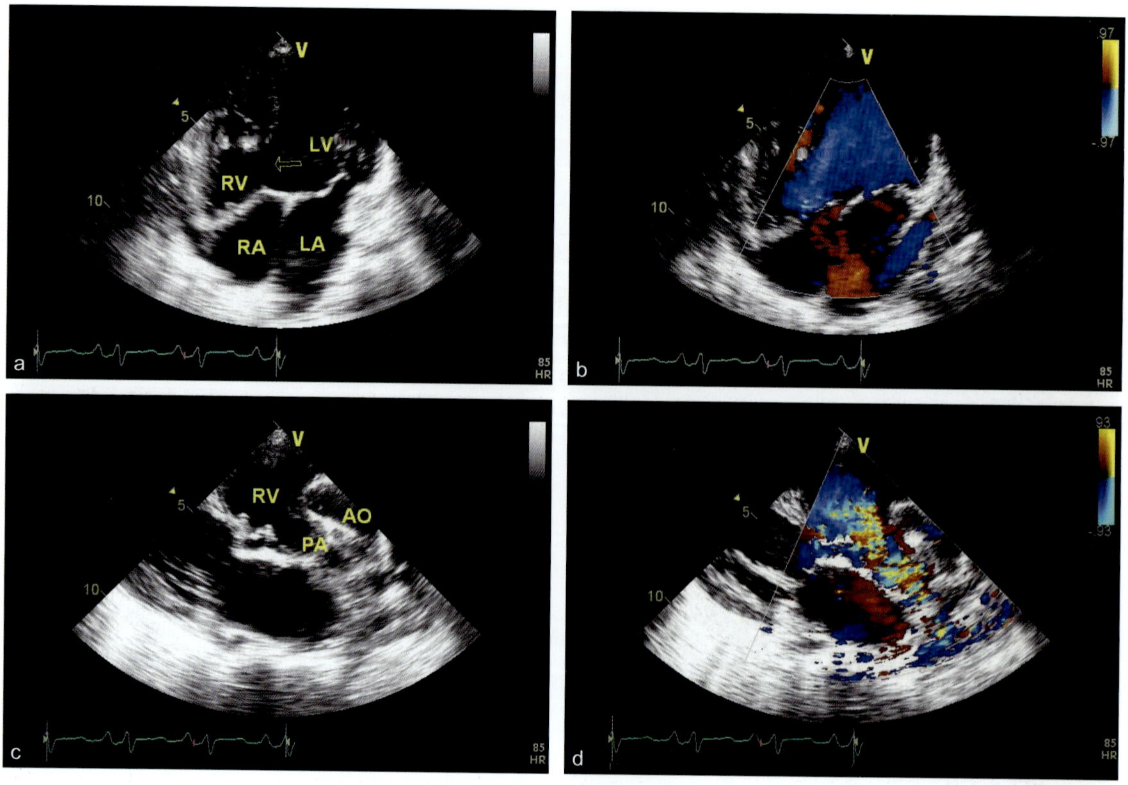

图 5-10-46　右室双出口

a. 胸骨旁四心腔切面，室间隔上部可见一连续中断；b. 彩色多普勒显示室间隔水平左向右分流；c. 左心长轴切面，主动脉（AO）及肺动脉（PA）均开口于右室（RV），肺动脉位于主动脉后方；d. 右室的混合血进入 AO 和 PA，肺动脉瓣口血流加速

二叶），主动脉、肺动脉及冠状动脉均发自此大动脉，此共同动脉干开口骑跨于室间隔上，根据肺动脉的起始部位不同分为以下几种类型。Ⅰ型：肺动脉起自动脉干的左后方，有一短小的肺动脉干，由此再分为左、右肺动脉。Ⅱ型：左、右肺动脉分别起自动脉干的后壁，互相分离但相距不远。Ⅲ型：左、右肺动脉分别起自动脉干的两侧壁。

由于肺动脉起源于共同动脉干，肺循环与体循环承受相同的压力，故患者存在肺动脉高压，其程度取决于患者的年龄、肺血管对高流量灌注的反应性、肺血管组织发育的遗传学特点。患者可出现左心功能不全、呼吸困难等症状。

【超声心动图表现】

1．二维超声及 M 型超声

（1）胸骨旁左室长轴切面右室流出道显示不清，共同动脉干内径增大，前壁与室间隔连续中断，骑跨间隔之上，后壁与二尖瓣前叶连续。

（2）半月瓣：大血管根部短轴切面只见一个大血管短轴切面，瓣叶常增厚，边缘呈结节状，或冗长，活动度较大。瓣叶数可呈 2～6 个瓣，瓣膜多有对合不良、脱垂，约有 1/3 患者出现绝对或相对性狭窄。

（3）若能显示肺动脉干发自共同干则有诊断价值。

2．超声多普勒

（1）双侧心室血流只进入共同动脉干。

（2）若能观察到肺动脉血流起自共同动脉干则有助于确诊。

（3）室间隔缺损处可见双向分流信号及湍流频谱（图 5-10-47）。

【合并畸形】

右位主动脉弓、单心室、房间隔缺损、完全性心内膜垫缺损。

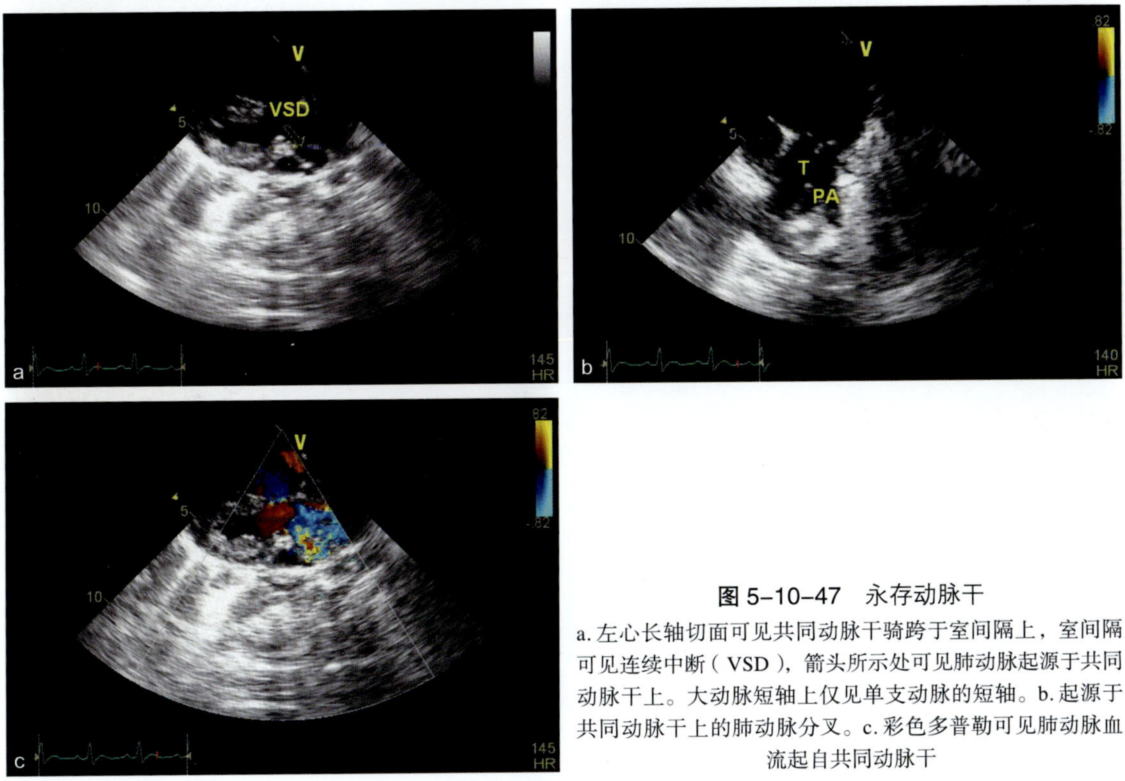

图 5-10-47　永存动脉干

a. 左心长轴切面可见共同动脉干骑跨于室间隔上，室间隔可见连续中断（VSD），箭头所示处可见肺动脉起源于共同动脉干上。大动脉短轴上仅见单支动脉的短轴。b. 起源于共同动脉干上的肺动脉分叉。c. 彩色多普勒可见肺动脉血流起自共同动脉干

【临床意义】

永存动脉干的婴幼儿死亡率高，超声心动图对部分病例可诊断，但多数病例确诊依赖X线心血管造影。

二十四、法洛四联症

法洛四联症是一种常见的先天性心脏病，在发绀型心脏病中占50% ~90%，居首位。它包括肺动脉狭窄（包括右室流出道、瓣膜、瓣环及肺动脉干和它的分支狭窄）、室间隔缺损、主动脉骑跨及右室肥厚。

【超声心动图表现】

1. 二维超声及M型超声

（1）左室长轴切面上可见右室流出道狭窄，主动脉增宽，右移主动脉前壁与室间隔不连续，骑跨于室间隔之上，骑跨程度（%）=（主动脉前壁内侧至室间隔的距离/主动脉根部前后径）×100%。若骑跨率>75%则可能是右室双出口（图5-10-48）。

（2）室间隔缺损：多数为较大的缺损，左室长轴切面及心尖四腔切面均可见室间隔与主动脉前壁连续中断；干下型则在心底短轴切面肺动脉瓣下显示。

（3）肺动脉狭窄：心底短轴切面可以判断狭窄的部位及程度。漏斗部狭窄可以是纤维性（隔膜型）、肌性或肌纤维性（肌肥厚型）。单纯瓣膜狭窄，除瓣膜回声增强开放受限（开

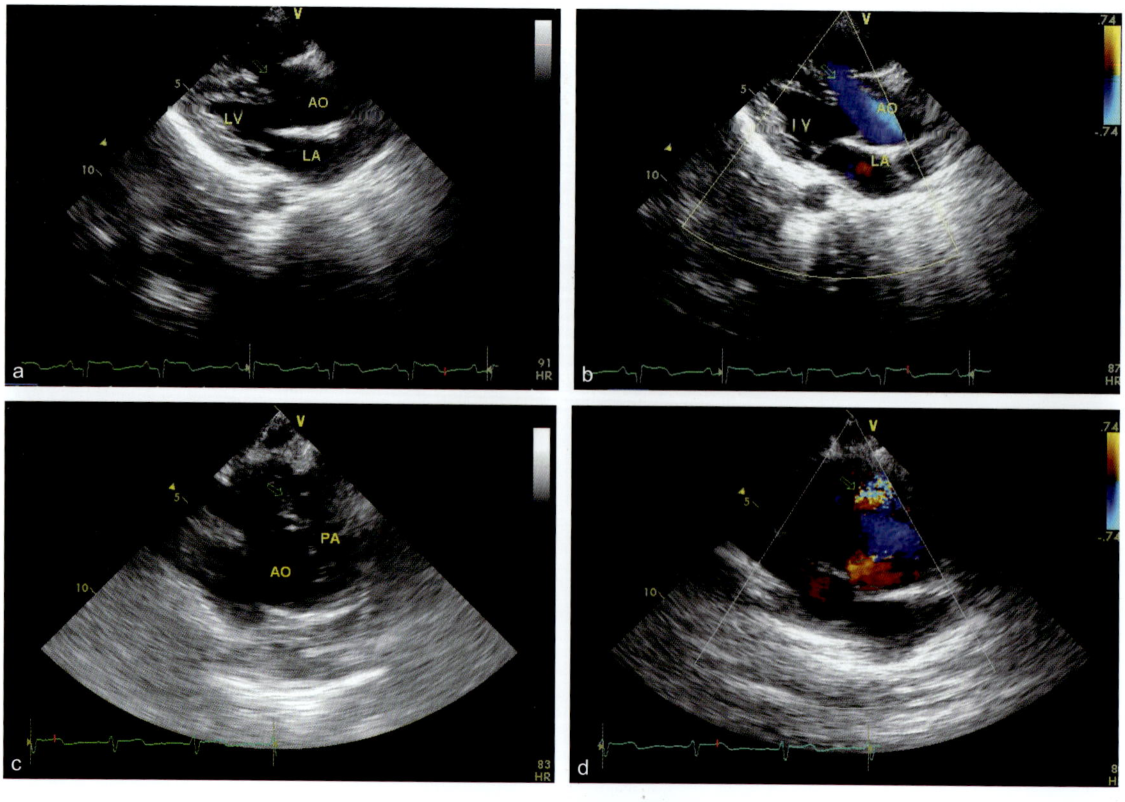

图5-10-48 法洛四联症

a. 左室长轴切面，主动脉骑跨于室间隔上；b. 心室水平以右向左为主的双向分流；c. 大动脉短轴切面右室流出道可见肌性隆起，致右室流出道狭窄；d. 彩色多普勒可见右室流出道血流加速

放呈帐篷样，不能贴近管壁）外，主干可有狭窄后扩张，若瓣膜发育不良或缺如，主干可明显增宽。若肺动脉闭锁，则表现为瓣膜闭锁或主干或分支闭锁（图 5-10-49）。

（4）右心室肥厚，包括室间隔亦肥厚，肥厚程度与肺动脉狭窄相关。

（5）若合并房间隔缺损称为法洛五联症。

2. 超声多普勒

（1）可见左室、右室血流同时进入主动脉。

（2）心室水平呈右向左为主的双向分流，彩色多普勒和频谱多普勒均可显示较低速的双向分流血流信号。

（3）右室流出道、肺动脉内可以见狭窄处开始的高速血流信号呈五彩镶嵌色及高速湍流频谱，有助于对狭窄的定位和程度评估。

（4）房间隔缺损：可显示左向右分流。

二十五、法洛三联症

法洛三联症是一种复合的心血管畸形，主要表现为肺动脉狭窄、房间隔缺损、右心室肥厚。肺动脉瓣增厚，开口小，多为三瓣叶，有时为两个瓣叶；房间交通多为卵圆孔未闭，也可以继发孔型房间隔缺损；右室呈向心性肥厚，心腔常不大，当肺动脉瓣狭窄比较轻时，可无发绀，狭窄较明显时则出现发绀。

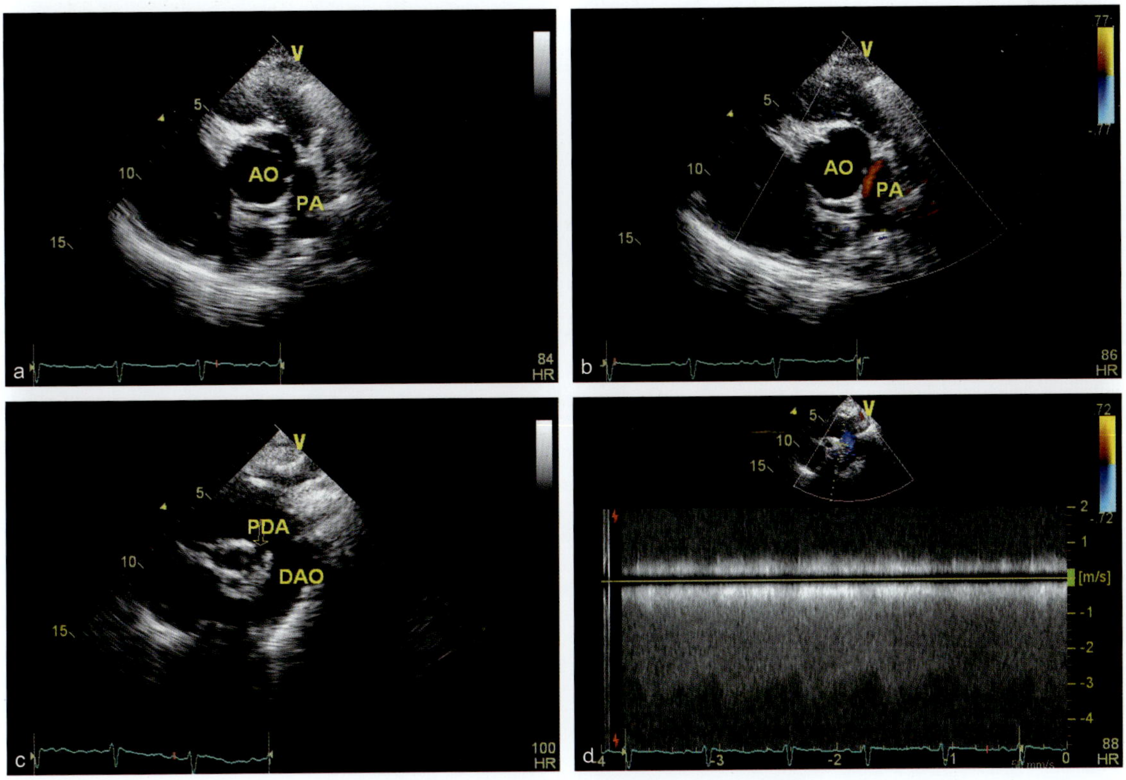

图 5-10-49　重度法洛四联症肺动脉闭锁

a. 大动脉短轴切面肺动脉瓣处可见一光带回声；b. 彩色多普勒肺动脉瓣口处未见过瓣血流，仅见一束红色血流，为未闭的动脉导管的血流；c、d. 胸骨上窝切面可见动脉导管及连续性的分流信号

【超声心动图表现】

1. 二维超声及 M 型超声

（1）主肺动脉长轴切面，可见肺动脉瓣回声增强，瓣膜增厚，开放受限，瓣膜呈圆顶状。

（2）房间隔中部可见回声连续中断。

（3）右心室壁增厚。

2. 超声多普勒

（1）可见血流束通过肺动脉瓣口时呈狭窄血流束，有明显的加速现象，在肺动脉内呈五彩镶嵌血流信号；频谱多普勒可见高速收缩期湍流频谱，血流速度与狭窄程度有关，常大于 2.5m/s；通过跨瓣压差，可以估计狭窄的程度。

（2）心房水平分流左→右（轻型）或双向分流（发绀型）（图 5-10-50）。

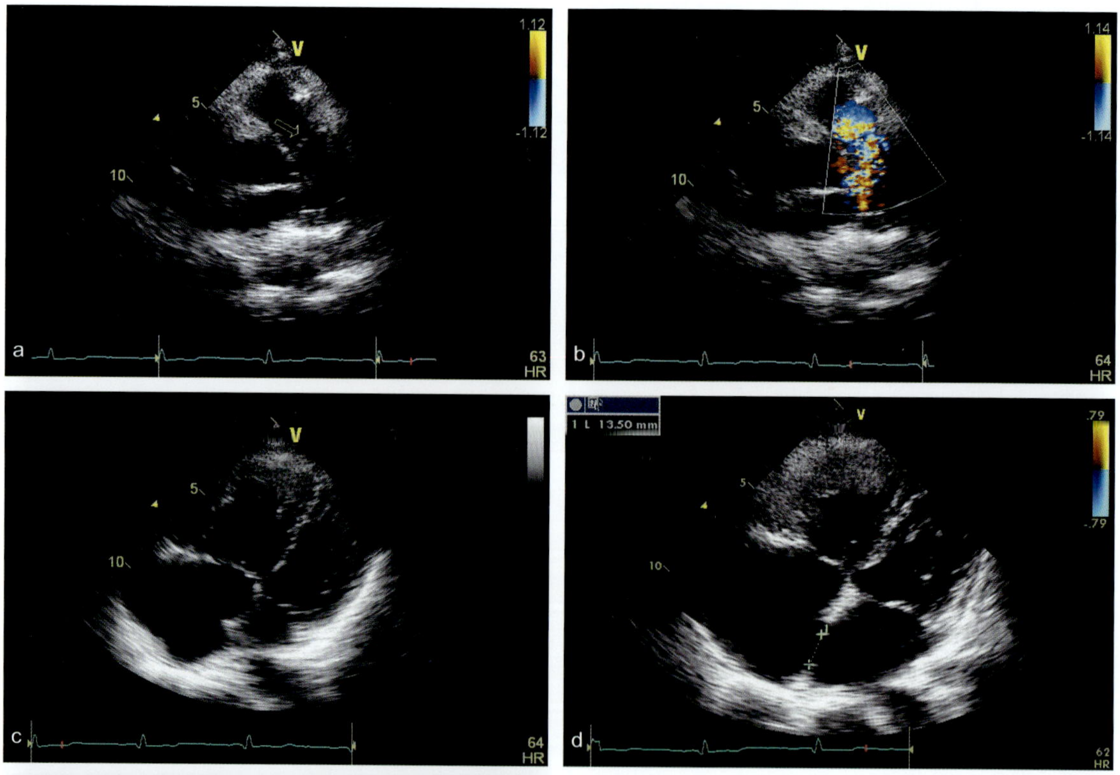

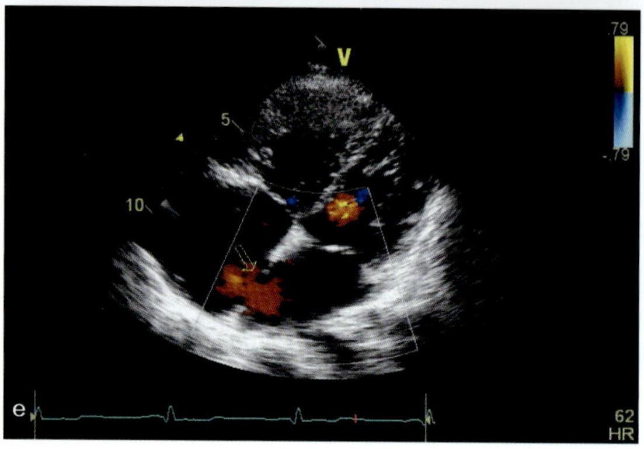

图 5-10-50 法洛三联症

a. 大动脉短轴切面可见肺动脉瓣开放受限（箭头处）；b. 彩色多普勒显示肺动脉瓣口血流加速；c. 胸骨旁四心腔切面可见右室壁增厚；d. 胸骨旁四心腔切面房间隔中部可见连续中断；e. 彩色多普勒示房间隔水平左向右分流（箭头处）

（黄润青）

第十一节 心脏功能测定

超声心动图可显示心脏的解剖结构，各结构在心动周期中运动的实时动态图及心内血流的动态信息，是无创心功能检测的首选技术。通过M型、二维及三维超声，多普勒血流信号及组织多普勒信号的综合应用，可较全面地定性和定量分析心脏功能状态，它具有无创，可重复性强的优点，已成为临床广泛应用的心脏功能检查方法。

一、左心功能测定

（一）左心收缩功能测定

左室收缩期为自二尖瓣关闭至主动脉瓣开放后关闭的时段（自心电图QRS波至T波终末），包括等容收缩期（从二尖瓣关闭至主动脉瓣开放）及射血期（从主动脉瓣开放至主动脉瓣关闭）。等容收缩期左室内仅有压力而无容量的改变，射血期左室内不仅有压力变化而且有容量的改变。左室收缩功能的M型超声曲线见图5-11-1。

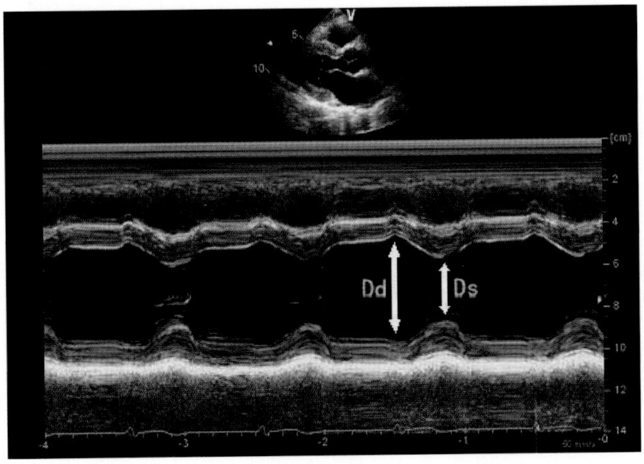

图5-11-1 左室收缩功能的M型超声曲线

1．每搏出量（stroke volume，SV） 正常值 35～90ml。

$$SV（ml）=EDV-ESV$$

式中，EDV为左室舒张末期容量（end-diastolic volume）；ESV为收缩末期容量（end-systdic volume）。

2．射血分数（ejection fraction，EF）

$$EF（\%）=SV/EDV\times 100\%$$

（二）左室舒张功能测定

1．二尖瓣血流参数　脉冲式多普勒超声检测舒张期二尖瓣血流频谱，是日前评价左室舒张功能常用的简便而准确的方法。多普勒二尖瓣口舒张期血流频谱，正常人呈双峰，快速充盈期形成 E 峰，舒张晚期心房收缩产生 A 峰。左室舒张功能多普勒曲线见图 5-11-2.

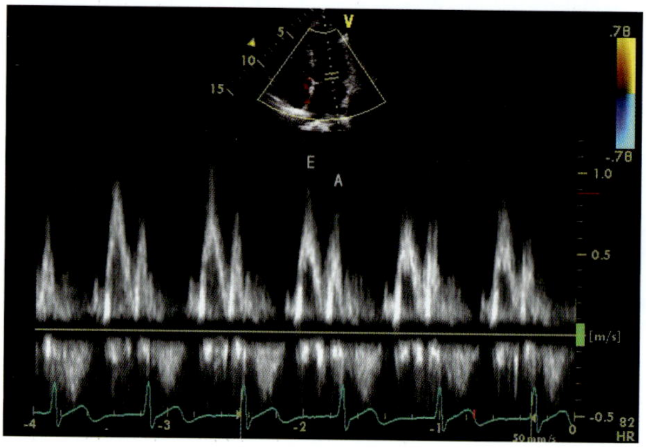

图 5-11-2　左室舒张功能多普勒曲线

2．充盈容积指标　舒张早期充盈分数（RFF）：二尖瓣 E 峰血流速度积分与总血流速度积分的比值，间接反映左室舒张早期充盈量。舒张早期功能减低时，此值减小。正常值＞50%。

舒张晚期充盈分数（AFF）：二尖瓣 A 峰血流速度积分与总血流速度积分的比值，间接反映左室舒张晚期充盈量。舒张早期功能减低时此值增大（＞30%）。

有关参数正常值（供参考值）：

E 峰峰值速度（E）：60 ~ 100cm/s。A 峰峰值速度（A）：40 ~ 60cm/s 。

E/A ：1.0 ~ 2.0。

E 峰加速时间（EAT）：40 ~ 90ms。E 峰减速时间（EDT）：150 ~ 200ms。

E 峰积分：6.0 ~ 10.0cm。　　A 峰积分：2.0 ~ 5.1cm。

等容舒张时间（IVRT）：60 ~ 90ms。

多普勒技术评价左室舒张功能的指标总结见表 5-11-1。

二、右心功能测定

1．Simpson 法　一般均采用此法，取心尖四腔切面及右室两腔切面计算容量（方法见“左室收缩功能”节）。通过计算测得 SV、CO、RVSI（每搏指数 SV/BSA），右室 EF。

2．右室每搏出量（RVSV）

$$SV = A \times VTI$$

若无右室及肺动脉口狭窄时，肺动脉血流量即为右室搏出量。

A 为肺动脉瓣环处横断面积。

表 5-11-1　多普勒技术评价左室舒张功能

	二尖瓣口血流频谱	肺静脉血流频谱	二尖瓣环组织多普勒
舒张正常	E/A＞1	S/D≥1	Em/Am＞1
	1.0＜EDT＜220ms	AR＜A	Em＞8cm/s
	IVRT＜100ms	ARd＜Ad	
松弛功能减退	E/A＜1	S/D≥1	Em/Am＜1
	EDT ↑		Em＜8cm/s
	IVRT ↑		
假性正常	E/A＞1	S/D＜1	Em/Am＜1
	EDT ↓	AR＞A	Em＜8cm/s
	IVRT ↓	ARd＞Ad	
限制性充盈异常	E/A≥1	S/D＜＜1	Em/Am＜1
	EDT ↓ ↓		Em＜＜8cm/s
	IVRT ↓		

（邓又斌　朱　英）

第六章　颅脑疾病的超声诊断

第一节　检查方法及正常超声声像图

一、检查方法

（一）经颅超声扫查

经颅超声扫查一般要求患者处于安静状态，新生儿及小儿哭闹者，可给予镇静剂后检查。一般选用小凸阵探头，成人选用 1.5～3.5 MHz 探头，2～3 岁以下婴幼儿及新生儿可选用 3.5～7.5MHz 探头，高频探头适用于浅层病变的检测。

囟门未闭的新生儿及婴幼儿可经前囟、后囟及侧囟扫查，以前囟最为常用，可做冠状切面及矢状切面连续扫描，以获得不同切面、不同角度的完整图像。矢状切面扫查：将探头置于前囟正中，使其长轴与头部长轴平行，从正中矢状切面向左右两侧连续扫查。冠状切面扫查：将探头置于前囟正中，使其长轴与头部横轴平行，从正中向前后偏转做连续扫查。

成人及囟门已闭的小儿可经颞窗、枕窗、眼窗、额窗扫查，以颞窗最为常用，其具体位置为颧弓上，耳郭上方、后方，以及耳屏前方，可行横切、纵切、斜切及扇形扫查。已行开颅手术者也可经颅骨缺损处直接探查。

（二）术中超声扫查

1. 仪器　仪器根据术中超声应用的目的以及各单位的具体情况而定，基本要求为配备术中专用探头的实时灰阶超声仪，如需超声造影检查，则要求配备具有超声造影功能超声仪。颅脑术中超声常用的探头为小凸阵探头、冰球棍形探头、笔式探头等，频率多在 5～12MHz。探头的选择根据骨瓣大小、病变深度、手术切口的位置而定。凸阵探头一般频率较低，穿透力较强，多用于检查脑深部病变，如深部胶质瘤、海绵状血管瘤以及脑干肿瘤等；冰球棍形探头频率较高，分辨率好，多用于脑部较表浅部位的病变；笔式探头多用于手术切口较小、位置较深的肿瘤，可将探头置于瘤腔内探查。总之，选择术中超声探头的基本原则是：在条件允许的情况下最大限度地利用高频探头以获得最佳图像分辨率。

2. 人员的配备　要求超声医师具有一定神经解剖学、神经影像学和神经外科学的基础知识和技能，能够正确阅读 CT、MRI、DSA（数字减影血管造影）等影像学资料，熟悉神经外科不同部位肿瘤的手术体位、手术入路及手术方法。同时，应用术中超声的神经外科医师也应接受相应的超声知识培训，能够识别超声图像的方位和基本特征，熟练掌握超声扫查手法和技巧。超声扫查可以由超声科医师或经验丰富的神经外科医师完成。一般来说，由超声科医师扫查可以获得更多的信息。

3．探头的无菌处理　严格遵守无菌操作的原则，介入性专用探头可用消毒药水浸泡进行消毒，而一般常规用探头不允许长时间浸在液体内，可用甲醛熏蒸或用环氧乙烷消毒。以上方法均需要一定时间去准备，在紧急需要术中引导或数台手术同时需要引导的情况下，无菌塑料套是一种安全又便捷的方法。经甲醛、环氧乙烷或消毒药水消毒的探头可直接使用。应用无菌塑料套时应先在探头表面涂耦合剂，再由超声医师与刷手护士共同配合套上无菌塑料套，需排净探头与无菌套之间的空气，使二者紧密贴合，然后用橡皮筋固定，以减少超声扫查伪像。

4．术中超声检查前准备　超声医师术前应了解患者病史，并全面复习影像学资料（CT、MRI、DSA），了解患者手术体位及手术切口的位置，以更好地理解术中超声所探测到的颅内结构。如需超声造影检查的患者，应严格掌握超声造影检查的适应证及禁忌证，与神经外科医师及麻醉科医师共同评估患者术中能否接受超声造影检查，并向受检者及家属说明情况，与之签署知情同意书。

5．扫查方法　依据病变部位，常规开颅、去骨瓣后，术中专用探头表面涂耦合剂，外套无菌塑料套。神经外科应用术中超声，一般采用三步扫查法，即剪开硬脑膜前、后各扫查一次，病灶切除后再扫查一次。在硬脑膜外扫查，主要是确定病变的边界以及病变与周围毗邻关系，探头扫查时在硬脑膜上滑动、旋转。剪开硬脑膜后，在脑表面直接扫查，主要是为了确定病变与脑表面脑沟回的位置关系，确定最佳手术入路，扫查时动作需轻柔，尽量避免滑动和旋转探头，以防止脑挫伤。术后扫查主要是为了明确病变切除范围，确定有无病变残留，有无颅内血肿等手术损伤。

术后扫查时因探头不易与脑组织贴合，应在手术残腔灌注生理盐水，将探头置于水中扫查。灌注生理氯化钠溶液（生理盐水）时应使用水球注水，而避免应用注射器，因注射器可以产生较多的小气泡，从而形成超声伪像，影响图像质量。水球注水产生的气泡较少，通过缓慢注入的方法可以进一步减少气泡量，少量气泡在短时间内就可以逸散，从而减少伪像，获得清晰的图像。此外，在灌注生理盐水前吸走残腔内的组织碎片和血液也是提高图像质量的方法之一。当手术残腔的长径与手术床平行而无法存留生理盐水时，可通过改变手术床的位置、持续滴水及应用水囊等方法使探头与脑组织紧密贴合。

超声扫查时首先确认探头的扫查方位，然后对术野进行纵断和横断的系列扫查，根据病变的深度合理调节仪器、选择合适探头。常用的扫查方法主要有以下几种。

（1）直接扫查法：即探头和被扫查部位直接接触，将探头放置在脑表面进行扫查。这种扫查方法探头移动灵活、操作简便，不受患者体位的影响，也是术中超声最常用的扫查方法；但由于脑表面凹凸不平，探头与被扫查部位间易有空气而影响扫查效果。

（2）间接扫查法：探头和被扫查部位不直接接触，而是通过水等中间介质进行扫查。如在探头和被扫查部位之间放置水囊，或术后将手术残腔内注满水，将探头置于水中不与残腔接触进行扫查。主要适合于检查浅表部位的病变，但需要水等介质，操作不方便，易受患者体位的影响。需要注意的是，当在手术残腔内注入生理盐水或制作水囊时，操作需轻柔，尽可能避免产生气泡而影响扫查效果。

二、正常超声声像图

（一）经颅超声扫查

1. 经前囟冠状切面图

（1）经额叶层面：将探头置于前囟，最大限度地向前额方向探查。此切面可显示前颅窝、大脑前正中裂（纵裂）、双侧大脑额叶皮质及其深方的颅骨。

（2）经侧脑室前角层面：由额叶层面将探头向后偏转 10°~20°。此切面可显示：①侧脑室前角：呈裂隙状或羊角形的双侧对称的无回声暗区。②大脑前正中裂：为两侧大脑半球中间的条带状强回声。③尾状核头部：位于侧脑室前角下缘，为等回声或低回声（早产儿）。④透明隔腔：位于两侧侧脑室前角之间的无回声区，又称第五脑室。透明隔腔在妊娠 3 个月出现，近足月时多消失，故胎龄越小的早产儿透明隔腔越大。有少部分人透明隔腔可一直保存至成年。⑤胼胝体：为位于双侧脑室前角间的横向条带状高回声。

（3）经第三脑室层面：探头继续向后偏转，于两侧丘脑之间可见狭长的无回声缝隙，为第三脑室。位于丘脑下方的低回声区为脑干（图 6-1-1、图 6-1-2）。

（4）侧脑室中央部 - 后角层面：此层面可见对称分布于中线两侧的“八”字形高回声，为侧脑室脉络丛。

2. 经前囟矢状切面图

（1）正中矢状切面图：图像中央弯曲形状的无回声区为透明隔腔，其前方与之平行走形的等回声带为胼胝体，透明隔腔的下方为脑干，分别为中脑、脑桥和延髓。脑干背侧三角形无回声区为第四脑室（图 6-1-3、图 6-1-4）。

（2）旁正中矢状切面图：由正中矢状切面图向左或向右偏转，可显示侧脑室体部及其下方呈椭圆形低回声的尾状核和丘脑。

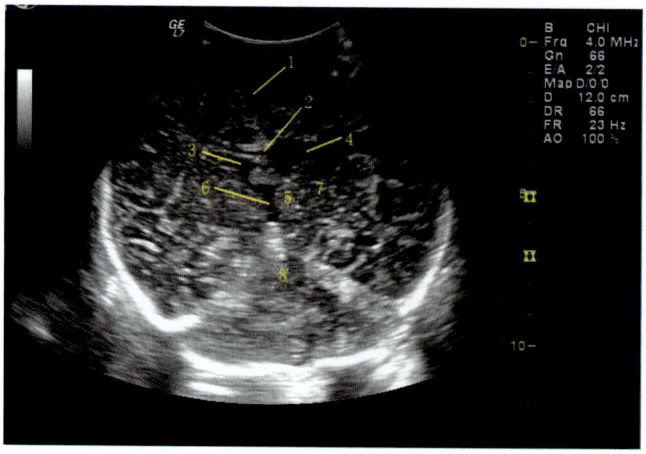

图 6-1-1 正常颅脑经前囟冠状切面声像图

1. 大脑前正中裂 2. 胼胝体 3. 侧脑室前角 4. 尾状核 5. 背侧丘脑 6. 第三脑室 7. 豆状核 8. 脑干

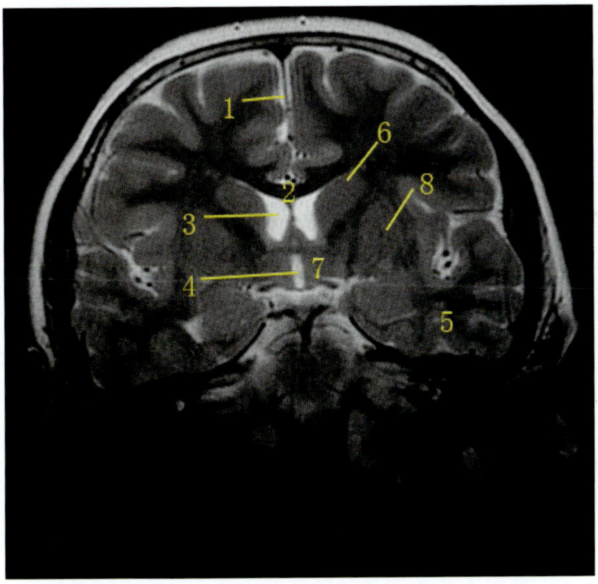

图 6-1-2　正常颅脑经前囟冠状切面图（MRI）

1. 大脑镰　2. 胼胝体干　3. 侧脑室体　4. 第三脑室　5. 颞叶　6. 尾状核　7. 背侧丘脑　8. 豆状核

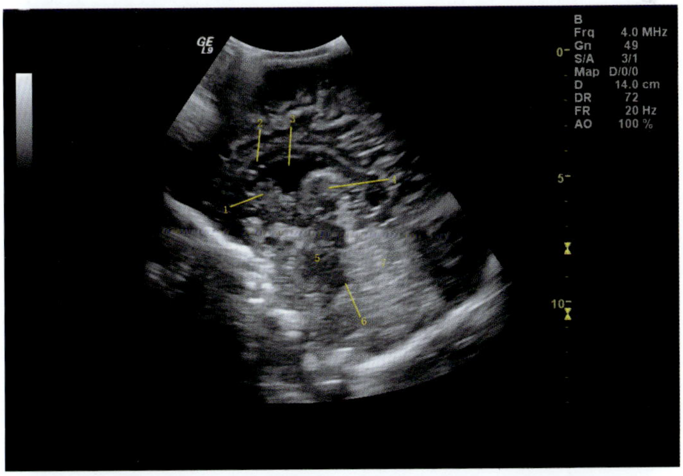

图 6-1-3　正常颅脑经前囟矢状切面声像图

1. 尾状核　2. 胼胝体　3. 透明隔腔　4. 丘脑　5. 脑干　6. 第四脑室　7. 小脑

（二）术中超声扫查

1. 经大脑皮质横切面　此切面以大脑镰为标志。大脑镰位于大脑纵裂内贯穿中线分隔两侧大脑半球，在声像图上表现为条带状强回声。当颅内肿瘤性疾病压迫大脑镰时，可引起受压处大脑镰偏离中线，形成弧形强回声。大脑镰旁为两侧大脑半球，切面图上可见沟回密布。脑沟表现为弯曲线样高回声，脑回为位于脑沟之间的低回声带，形态不规则（图 6-1-5）。

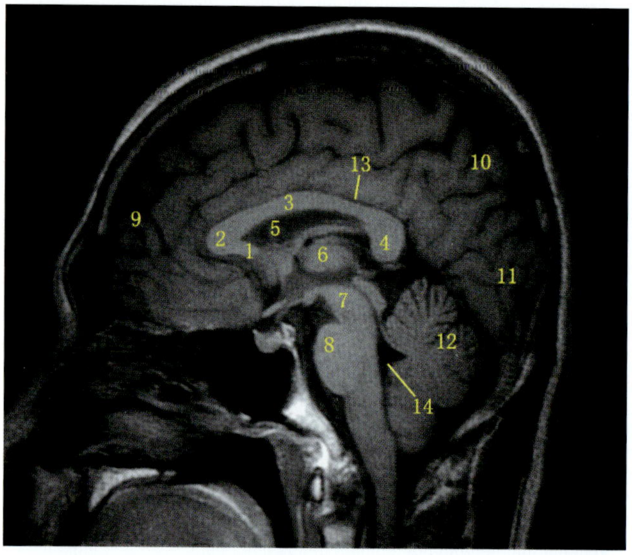

图 6-1-4 正常颅脑经前囟矢状切面图（MRI）

1. 胼胝体嘴 2. 胼胝体膝 3. 胼胝体干 4. 胼胝体压部 5. 侧脑室 6. 丘脑 7. 中脑 8. 脑桥 9. 额叶 10. 顶叶 11. 枕叶 12. 小脑 13. 胼胝体沟 14. 第四脑室

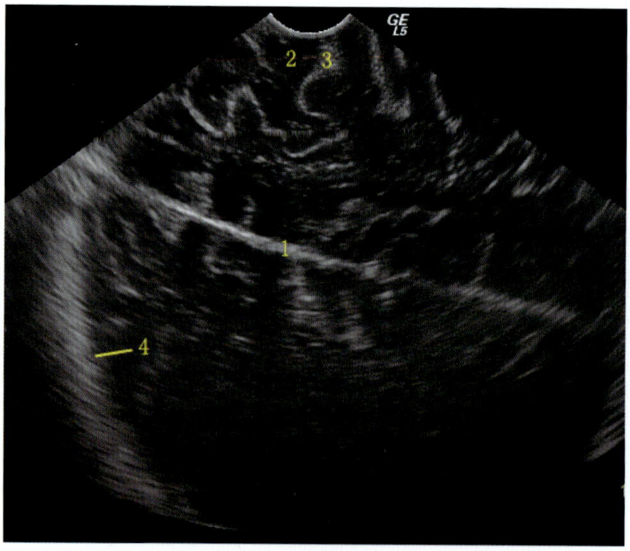

图 6-1-5 经大脑皮质横切面声像图

1. 大脑镰 2. 脑回 3. 脑沟 4. 颅骨

2. 经丘脑、基底节区横切面 此切面侧脑室体部消失，前角呈三角形，后角呈“八”字形或弯曲三角形伸入枕叶。侧脑室前角多表现为无回声，后角内因充满脉络丛组织常呈偏强回声，可在偏强回声周围见窄带样无回声。侧脑室前角的前上壁为胼胝体膝，后角的内侧壁为胼胝体压部，分别连接两侧大脑半球额叶及枕叶皮质。声像图中表现为均匀的偏低回声区，呈“八”字形。侧脑室前角的外侧壁可见长椭圆形的尾状核头，回声较周围脑回略高。前角与后角之间可见呈卵圆形的背侧丘脑，回声与尾状核头相似（图 6-1-6）。

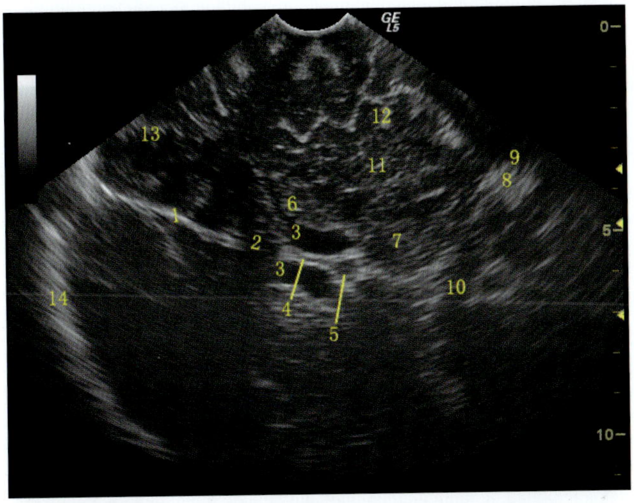

图 6-1-6　经丘脑、基底节区横切面声像图

1. 大脑镰　2. 胼胝体膝　3. 侧脑室前角　4. 透明隔　5. 穹窿柱　6. 尾状核头　7. 背侧丘脑　8. 侧脑室脉络丛　9. 侧脑室后角　10. 胼胝体压部　11. 豆状核　12. 岛叶　13. 额叶　14. 颅骨

3．经中脑、第三脑室横切面　此切面以偏低回声的心形中脑为标志。中脑后方偏强回声区为小脑，小脑两侧及后方的条带状强回声分别为小脑幕和大脑镰。侧脑室下角位于颞叶底，少见无回声区，常只表现为偏强回声（脉络丛）（图 6-1-7）。

4．经侧脑室前角、基底节区冠状切面　此切面以大脑镰和两侧侧脑室前角为标志。侧脑室前角呈三角形无回声，其顶为胼胝体干，表现为均匀的偏低回声，略呈“一”字形。侧脑室外侧为基底节区及岛叶（图 6-1-8）。

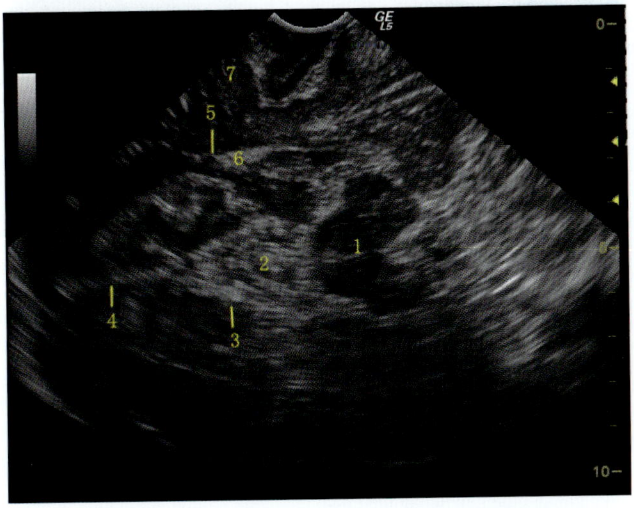

图 6-1-7　经中脑、第三脑室横切面声像图

1. 中脑　2. 小脑　3. 小脑幕　4. 大脑镰　5. 侧脑室下脚　6. 侧脑室下脚脉络丛　7. 颞叶

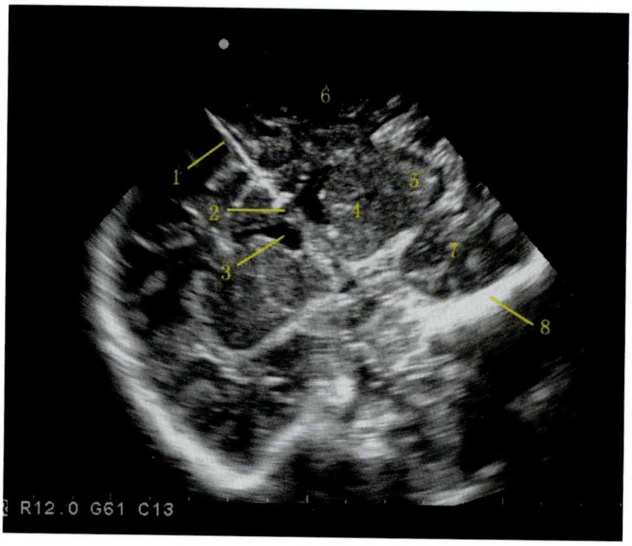

图 6-1-8 经侧脑室前角、基底节区冠状切面声像图

1. 大脑镰 2. 胼胝体干 3. 侧脑室前角 4. 基底节区 5. 岛叶 6. 额叶 7. 颞叶 8. 颅骨

5. 经小脑正中矢状切面　后正中入路为神经外科常见手术方式，因此，经小脑正中矢状切面常常容易得到。此切面以清晰显示第四脑室为标志。第四脑室位于脑桥和延髓的背侧，形如帐篷，尖指向后。脑桥和延髓的腹侧邻枕骨大孔前方的斜坡。小脑蚓的前下方为小脑扁桃体，小脑与延髓之间可见呈无回声的小脑延髓池（枕大池）（图 6-1-9）。

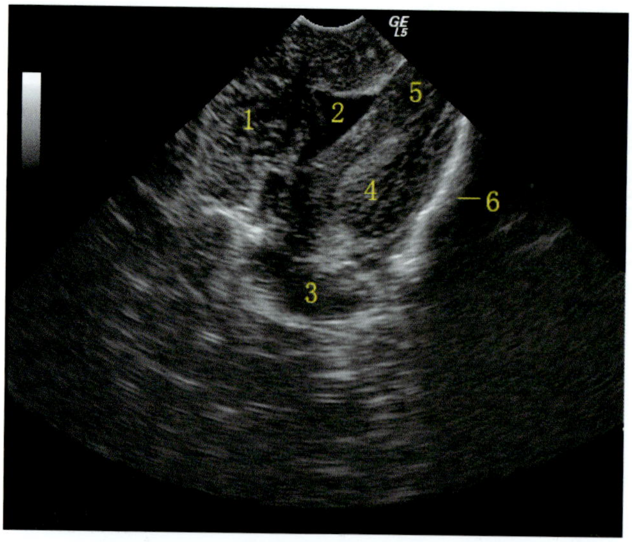

图 6-1-9 经小脑正中矢状切面声像图

1. 小脑 2. 第四脑室 3. 大脑脚 4. 脑桥 5. 延髓 6. 斜坡

第二节 颅脑常见疾病

一、脑积水

【临床表现】

成人脑积水主要由创伤或肿瘤梗阻引起，主要表现为颅内压增高症状。新生儿、婴幼儿脑积水多由先天畸形（如 Dandy-Walker 综合征）、产伤、出血和感染导致。重度脑积水的婴儿可见头颅显著增大，脑室扩张、脑组织萎缩变薄。两侧侧脑室多为对称性扩大，第三脑室扩大膨隆如气球状，可下压使蝶鞍扩大，后床突脱钙或变薄。

【声像图表现】

脑积水发生的早期，侧脑室枕角首先扩大，经囟门矢状旁扫查可以观察到枕角的早期扩大，随着积水量的增多，侧脑室前角、中央部、下角及第三脑室也增宽（图 6-2-1）。

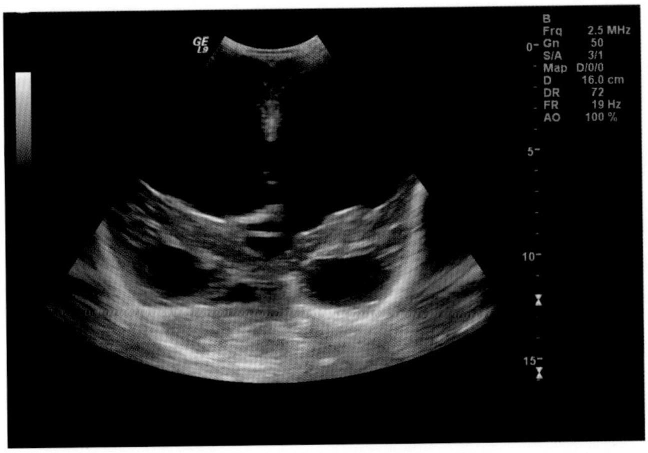

图 6-2-1 重度脑积水

成人脑积水的超声诊断标准标准：侧脑室宽径＞2.5cm，第三脑室宽径＞1.0cm。新生儿及婴幼儿脑积水超声诊断标准：正常侧脑室宽度应小于 4mm，超过 4mm 即可确定为侧脑室扩张。侧脑室宽度 4～6mm 为轻度扩大；侧脑室宽度 7～10mm 为中度扩大；侧脑室宽度大于 10mm 为重度扩大。

【诊断注意点】

不同病因引起的脑积水治疗方法不同，故应对脑积水的病因进行进一步的超声探查。如 Dandy-Walker 综合征所致脑积水常可见第四脑室囊性扩大，又称为 Dandy-Walker 囊肿；颅内肿瘤所致梗阻性脑积水常可发现颅内占位性病变；脑室内出血后梗阻性脑积水可在脑室内探及不规则高回声团块，即陈旧性出血。

重度脑积水应与积水性无脑畸形（水脑症）鉴别进行，重度脑积水发生在脑内，脑组织因严重受压而变得菲薄，头围或双顶径显著增大。水脑症是指脑组织未发育，积水在脑外，头围或双顶径正常或稍增大。

二、颅内出血

【临床表现】

颅内出血为新生儿期常见颅内病变，其病因有围生期窒息、产伤及出血性疾病等。根据出血部位不同可分为：脑室周围 - 脑室内出血、硬脑膜下出血、蛛网膜下腔出血以及小脑内出血等类型。轻度颅内出血可无明显临床症状，中重度颅内出血可表现为昏迷、癫痫、不同程度的神经功能障碍以致死亡。

【声像图表现】

（1）脑室内出血：脑室内出血有多种分级方法，Papile 分级法被国际上广泛采用，其将脑室内出血分为 4 级：

Ⅰ级：单侧或双侧室管膜下胚胎生发层基质出血。

Ⅱ级：室管膜下出血穿破室管膜进入脑室，但脑室尚未扩张。

Ⅲ级：脑室内出血并脑室扩张。

Ⅳ级：脑室内出血伴脑室周围出血性梗死。

根据 Papile 分级法，不同级别的脑室内出血超声表现各不相同。Ⅰ级脑室内出血冠状切面表现为侧脑室前角和体部强回声团；Ⅱ级脑室内出血在Ⅰ级脑室内出血的基础上可见无回声侧脑室内亦呈现高回声出血灶；Ⅲ级脑室内出血在Ⅱ级脑室内出血的基础上合并脑室扩大（图 6-2-2）；Ⅳ级脑室内出血在Ⅲ级脑室内出血基础上可见额叶、顶叶，甚至颅脑边缘及枕叶的高回声区，即发生脑室周围出血性梗死。

（2）硬脑膜下出血：经颅超声对硬膜下出血不敏感，只有大量出血才可被探及，典型表现为位于颅骨内侧的半月形强回声区。

（3）蛛网膜下腔出血：经颅超声对蛛网膜下腔出血亦不敏感，只有大量出血导致蛛网膜下腔增宽并伴有蛛网膜下腔回声增强时才可诊断。

（4）小脑出血：经颅超声对小脑出血探查较为困难，小脑内异常强回声区及双侧小脑

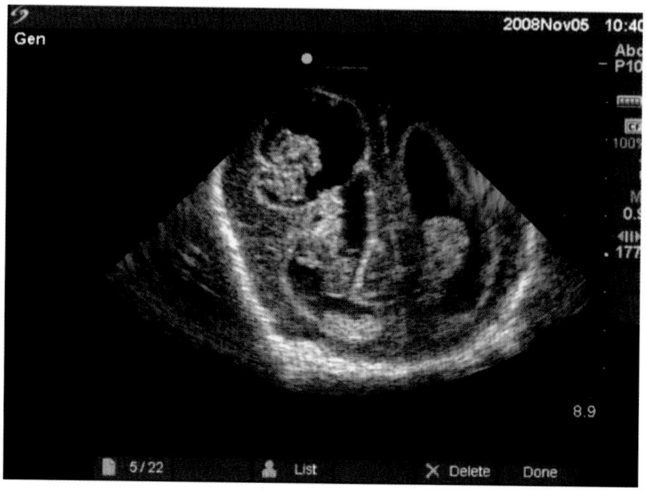

图 6-2-2 脑室内出血合并脑室扩大（Papile Ⅲ级）

半球不对称性改变有助于诊断。

【诊断注意点】

颅内出血是引起新生儿死亡与神经系统发育障碍的主要原因，脑室内出血发生率最高，危害性最大，经颅超声可敏感发现早期脑室内出血。对新生儿颅内出血尽早确诊和合理治疗，是挽救患儿生命、提高患者生存质量的关键。

脑室内出血应注意与脉络丛鉴别，避免误诊，正常脉络丛双侧对称，均匀一致，且多数不会出现在后角和室间孔以前的部位，如一处脉络丛增粗、增厚，或在正常脉络丛位置以外脑室内出现强回声团，多考虑为脑室内出血。

三、脑动静脉畸形

【临床表现】

脑动静脉畸形是颅内血管畸形中最常见的一种类型，是由于胚胎期局部脑血管分化发生障碍，缺乏毛细血管床，致使动脉端与静脉端直接相通产生动静脉畸形。其在形态学上由供血动脉、畸形血管团和引流静脉三部分组成。供血动脉和引流静脉可以是一支或多支，而且常常明显增粗，甚至迂曲扩张，形成巨大的动脉瘤或静脉瘤。

脑动静脉畸形最常见的临床表现是脑出血（43.4%）、头痛（24.9%）和癫痫发作（17.3%），在20～40岁人群最常见（51.5%）。其次为10～20岁阶段（23.3%）。①出血：是脑动静脉畸形最常见的临床表现，一般发生在年轻人，主要表现为脑内血肿，也可表现为硬膜下血肿、脑室内出血、蛛网膜下腔出血等。②癫痫：可以表现为局限性发作或大发作，以额叶、顶叶及颞叶的动静脉畸形多见。③头痛：类似偏头痛发作，局限于一侧，可自行缓解。

【声像图表现】

颅内动静脉畸形灰阶超声表现为回声不均匀的偏强回声区，伴或不伴有低回声区，边界欠清晰，形态不规则，相邻脑组织回声稍增强，无明显边界。彩色多普勒血流成像（CDFI）表现为五彩镶嵌的血管团，形态不规则，边界清晰。根据其声像图表现可分为完全型和部分型，病变完全为彩色镶嵌血管团占据者为完全型（图6-2-3），只有病变中心或

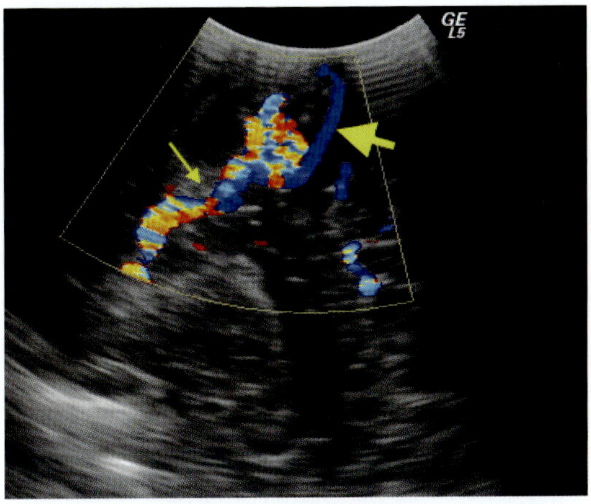

图6-2-3　脑动静脉畸形

细箭头所示为供血动脉，粗箭头所示为引流静脉

边缘为彩色镶嵌的血管团占据，其余表现为低回声或强回声者，考虑有出血或胶质增生，为部分型。

供血动脉较正常动脉明显增粗，走行弯曲，流速增加，彩色血流信号明亮，血流方向指向畸形血管团，频谱多普勒示供血动脉收缩期峰值流速（PSV）明显增快，阻力指数显著降低（RI），即呈高速低阻型频谱，频带增宽，不规整，频窗消失；引流静脉粗大，流速增加，血流方向离开畸形血管团，多普勒频谱于收缩期出现类动脉样波峰，波形圆钝。伴有动脉瘤或静脉瘤者，灰阶超声可见血管管腔局限性增宽，CDFI 可见瘤体内呈涡流。畸形血管团切除术后，供血动脉 PSV 较术前显著降低，RI 明显升高，可根据供血动脉 PSV、RI 值判断畸形血管团是否切除干净。此外，瘤腔周围血管 RI 值可判断是否存在残留畸形血管，如 RI 值较低，提示存在畸形血管残留。

动静脉畸形超声造影显示造影剂沿供血动脉、畸形血管团、引流静脉顺序显影，根据畸形血管团大小及供血动脉来源不同，其供血动脉显影时间不同，为 10～24s，随后，畸形血管团迅速显影，表现为显著的高增强，其后 2～5s，引流静脉显影。应用超声造影剂可提高位置较深、走形迂曲供血动脉的显示率。

【诊断注意点】

颅内动静脉畸形手术切除的原则是先阻断供血动脉，再处理引流静脉，然后整体切除畸形血管团。因此，术中正确识别动静脉，准确显示供血动脉的位置、走形是手术顺利进行的关键。行术中超声前，超声医师及神经外科医师应共同复习患者的 CT、MRI、DSA 等影像学资料，了解畸形血管团供血动脉、引流静脉的来源及数目，术中扫查时根据血管走形尽量打出供血动脉的长轴切面，并注意旋转探头，沿血管长轴追踪至其起源动脉，当彩色多普勒超声高度怀疑为供血动脉时，应使用频谱多普勒超声证实。

四、脑胶质瘤

【临床表现】

脑胶质瘤是最常见的颅内原发性肿瘤，占全部颅脑肿瘤的 40%～50%，包括星形胶质细胞瘤、少突胶质细胞瘤、中枢神经细胞瘤、室管膜瘤和髓母细胞瘤等。脑胶质细胞瘤多呈浸润性生长，无明显边界，肿瘤周围常有不同程度脑水肿。

肿瘤的性质和生长部位不同，其临床表现各不相同，主要表现为颅内压增高和局灶症状。颅内压增高典型表现为头痛、呕吐和视盘水肿（三联征）。大脑半球功能区或其附近的肿瘤早期可表现为神经系统定位体征。如精神症状，主要表现为人格改变和记忆力减退；癫痫发作包括全身性及局限性发作。发作多由一侧肢体开始的抽搐，有些则表现为发作性感觉异常；锥体束损伤表现为对侧半身或单一肢体力弱渐瘫痪；优势半球可出现失语和失用；枕叶和视路损伤可出现视野改变。

【声像图表现】

胶质细胞瘤的级别和病理特征不同，其声像图表现也不尽相同。多表现为不均匀强回声，由于肿瘤浸润性生长，多显示为边界不清晰，恶性程度较高，生长速度较快的胶质瘤常见囊变及坏死，肿瘤生长活跃区可见较丰富的血流信号。部分肿瘤周围可见指样水肿带，水肿组织回声较肿瘤组织回声略低，且沿脑回向外伸展，表现为“手指样”。

中枢神经细胞瘤最常发生在侧脑室室间孔或透明隔附近，可经室间孔向第三脑室发展，引起梗阻性脑积水。超声表现为边界清晰的混合回声团块，可见多发无回声囊变区及强回声钙化灶（图 6-2-4）。

胶质细胞瘤超声造影表现为肿瘤组织明显强化，呈高增强，增强形态不规则，肿瘤内坏死区及囊变区表现为无增强，肿瘤周边水肿带呈低增强，由此可区分水肿带与肿瘤组织，明确肿瘤边界；颅内血管与肿瘤组织同步增强，可清晰显示肿瘤血流灌注情况与血管内血流方向，以及肿瘤内与邻近血管走行、分布和分支。超声造影对肿瘤内部血管与邻近血管关系的显示与数字减影动脉造影（DSA）结果呈良好相关性。脑肿瘤超声造影平均强度及上升斜率均明显高于周围正常组织，恶性胶质瘤倾向于更高的峰值强度和斜率，由此可鉴别肿瘤的良、恶性。

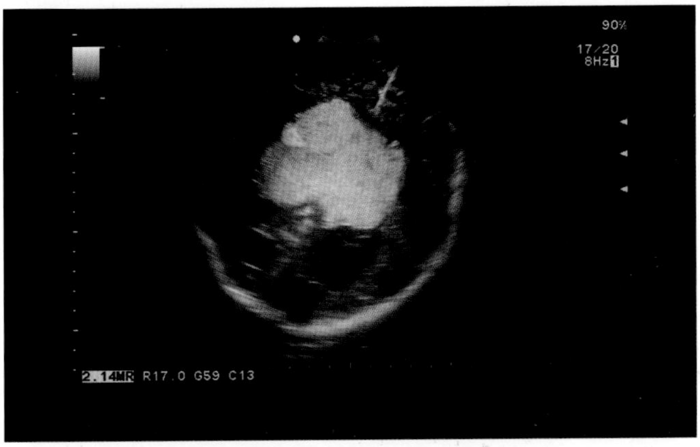

图 6-2-4 脑胶质细胞瘤

【诊断注意点】

经颅彩色多普勒可显示大部分幕上脑肿瘤，对颞窗透声不佳者及幕下肿瘤显示困难，因声衰减明显，经颅彩色多普勒超声（TCCS）对脑肿瘤难以定性，但可作为筛查颅内肿瘤性病变的初步检查手段，尤其是对透声窗佳的小儿患者。术中超声在脑胶质细胞瘤定位、定性、确定肿瘤边界、引导手术入路、确定残余肿瘤及瘤周血肿方面均具有重要作用。

五、脑膜瘤

【临床表现】

脑膜瘤属颅内常见肿瘤之一，其发生率仅次于胶质瘤，可发生在颅内任何部位，幕上者占 85%，多发生于有蛛网膜细胞的地方，特别是与蛛网膜颗粒集中分布的区域相一致。脑膜瘤多与硬脑膜相粘连，大部分位于大脑突面，可与大脑镰相关，其他部位包括嗅沟、蝶骨嵴、鞍旁、岩骨、小脑幕和后颅窝。但亦可与硬脑膜无关联，如发生在脑室内的脑膜瘤。

临床表现主要为颅内压增高症状，局部神经功能障碍以及颅骨改变等。颅骨改变可表现为颅骨内板增厚，增厚的颅骨内可含肿瘤组织。也可表现为骨板受压变薄、被破坏，甚至穿破骨板侵蚀至帽状腱膜下，头皮局部可见隆起。

【声像图表现】

脑膜瘤超声多表现为边界清晰的强回声团，因肿瘤内部出血、坏死、囊变等改变，部分肿瘤内可见不规则无回声及低回声区。根据脑膜瘤的病理学特点可将其分为内皮型、纤维型、血管型、沙砾型、移行型等多种类型。

纤维型脑膜瘤病理显微镜下常见肿瘤细胞呈束状排列，细胞间质中有许多粗大的胶原纤维。因此超声表现为内部回声强、均匀，边界清晰，形态规则，部分可见病灶后方伴条带状声影（图 6-2-5）。

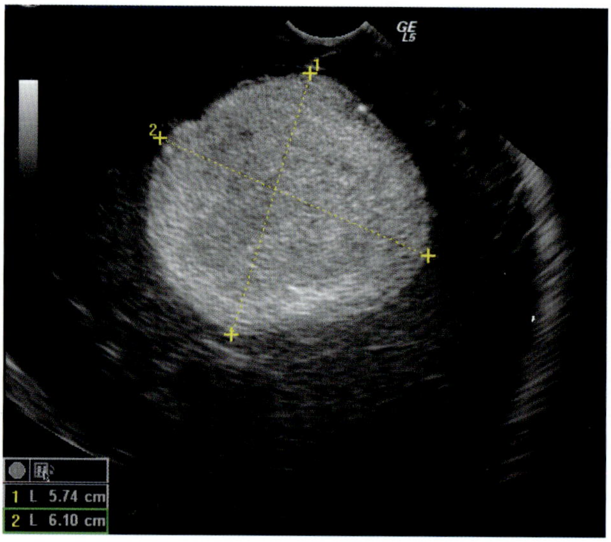

图 6-2-5 脑膜瘤

当肿瘤内含有内皮型、纤维型、血管型、沙砾型脑膜瘤的成分，但不能肯定以哪种成分为主时，称为移行型脑膜瘤或混合型脑膜瘤。声像图可见肿瘤回声较纤维型脑膜瘤偏低，且内部回声欠均匀，但边界清晰仍为其特征，部分肿瘤内可探及较丰富血流信号。可见不同类型脑膜瘤在形态与回声上虽有差异，但边界清晰是其共有特征。

【诊断注意点】

位于矢状窦旁脑膜瘤应与转移癌鉴别，转移癌边界不如脑膜瘤清晰，多发，肿瘤周围脑水肿明显，病史短，可在其他部位发现原发病灶。

六、蛛网膜囊肿

【临床表现】

先天性蛛网膜囊肿为胚胎发育过程中，由脱落于蛛网膜下隙（腔）的蛛网膜小块发展而成，或因软脑膜先天性套叠或软脑膜炎症陷入所形成。病变好发于脚间池、基地池附近，或由第三脑室向后扩张所致。患者多表现为头痛、呕吐等颅内压增高症状。

【声像图表现】

（1）位于脑表面与颅骨之间的无回声液性暗区，边界清晰（图 6-2-6）。

（2）周围组织受压迫，可引起脑中线、脑室变形和移位。

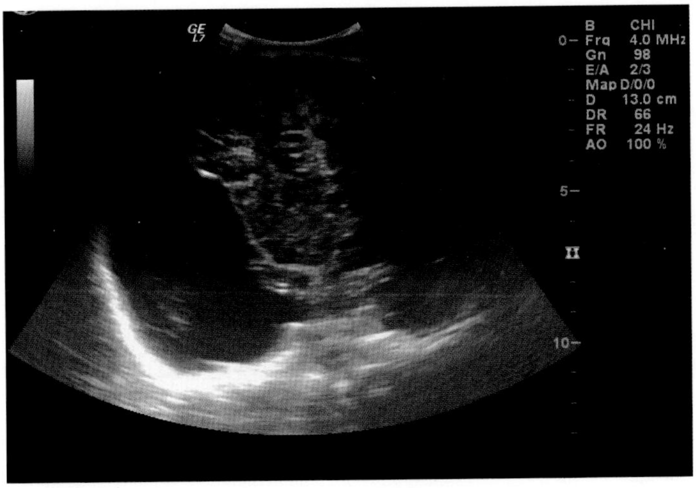

图 6-2-6 蛛网膜囊肿

（3）可引起脑积水，表现为脑室扩大。

【诊断注意点】

蛛网膜囊肿表现为单纯的薄壁无回声区，超声表现与表皮样囊肿、囊性肿瘤尚容易区分。但位于颅后窝的蛛网膜囊肿有时需与 Dandy-Walker 囊肿相鉴别。

展 望

颅脑超声尤其是颅脑术中超声越来越引起神经外科医师的重视，但仍有许多问题需要改进和探讨，如不断改进超声设备，提高超声分辨率；超声设备的小型化和探头的微型化，使超声更加方便地应用于手术中；实时三维超声的应用可解决二维超声方向性问题，使颅内病灶及脑组织显像更加直观；超声造影技术可使颅内病变显示更为清晰，从而更加准确地判断肿瘤边界及术后有无肿瘤残余，进一步提高肿瘤的良、恶性鉴别诊断，对肿瘤的病理分级将起到重要作用；功能超声的研究使超声确定脑功能区成为可能等；微波消融治疗为无法切除或无法全切的颅内肿瘤提供了新的治疗方法，可延长患者生存期，改善患者生存质量。相信随着超声探头、造影、介入及超声技术的改进，术中超声在神经外科将发挥重要作用。

（何 文 王立淑）

第七章　眼部疾病的超声诊断

第一节　检查方法及正常超声声像图

一、检查方法

1．检查前准备　眼部的超声检查无需特殊准备。检查前应详细了解病史，参考眼科各项有关检查。对不能合作的小儿，可给予服用镇静剂，使之入睡后再检查。对外伤的患者，探头前端要消毒，应用无菌耦合剂。

2．仪器条件　采用眼科专用超声诊断仪（A 型、B 型及超声生物显微镜）或彩色多普勒超声仪，探头频率 7.5 ~ 10MHz。

3．扫查技术

（1）常规扫查法：患者仰卧，双眼轻闭，并保持直视前方，双眼睑皮肤表面涂耦合剂后探头直接轻贴眼睑，声束方向与眼轴平行，取横切、纵切、轴位，不断转动探头方向和角度，进行全面扫查，重点观察病变的范围，回声强度，声学物理性质及周围结构的关系，进行双眼对比观察。

（2）彩色多普勒血流显像（color doppler flow image，CDFI）：检查眼动、静脉及球内、眼眶内肿瘤血流，或眼眶内血管性病变。由于眼眶内血管细小，血流速度缓慢，扫查时需用小取样容积及低脉冲重复频率，低滤波设置。探头水平放置取眼球的水平切面，充分显示视神经，以视神经作为眶内血管的定位标志，分别检测眼动脉、视网膜中央动脉及睫状后动脉。

二、正常超声声像图

1．眼球　眼球为一圆球形无回声区，前后径 24mm。周围有强回声光带包绕，为眼球壁，厚度 1.5mm。眼球前部分的小的无回声区为前房，其前表面光带即为眼睑，角膜形成，两侧的宽带状强回声为虹膜及其后方的睫状肌，中央为晶状体回声，呈双凸面椭圆形，厚度 3.5 ~ 4.5mm。眼球后部分即晶状体后方与球后壁光带之间的圆形无回声区为玻璃体，正常前后径 14 ~ 15mm（图 7-1-1）。

2．眼眶后间隙　声像图呈三角锥形，内有密集的强回声光点，前后径 20mm，由球后软组织充填，包括脂肪、眼肌、血管和神经。

3．视神经　为眼眶后间隙正中贯穿前后的带状低回声区，呈“S”形，宽度 4 ~ 5mm，眶内段全长 25 ~ 30mm。

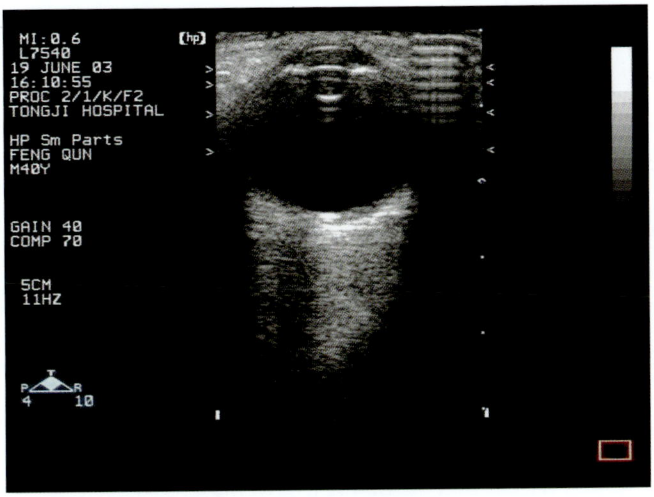

图 7-1-1　正常眼声像图

4．眼肌　共 6 条（四条直肌和两条斜肌），均呈低回声。四条直肌起自眶尖，呈放射状前行附着在眼球四周，声像图上显示眶壁与脂肪强回声之间的低回声带即为直肌。眼肌最大厚度不超过 3.5mm。

5．眼眶内血管（图 7-1-2）

（1）眼动脉：起自颈内动脉，常在眼球后 1.5 ~ 2.0cm 处视神经稍偏颞侧，探及到呈红色的眼动脉血流信号。其频谱相当于颈内动脉频谱，呈一个高尖的收缩期峰，其后跟随一个稍低的重搏波及持续的舒张期低峰。收缩期峰值速度为 25 ~ 30cm/s。

（2）视网膜中央动脉：为眼动脉的分支，在眼球后极 10mm 左右，可探及呈红色的视网膜中央动脉和呈蓝色的静脉，与视神经暗带回声呈并行排列（图 7-1-3）。动脉频谱与眼动脉频谱相似，血流速度较低，形似斜三角形。收缩期峰值速度 8 ~ 12cm/s。

（3）睫状后短动脉：在获得视网膜中央动脉的同时向视神经两侧偏移，即可获得睫状后短动脉的血流信号。其频谱与眼动脉相似，收缩期峰值速度 10 ~ 12cm/s。

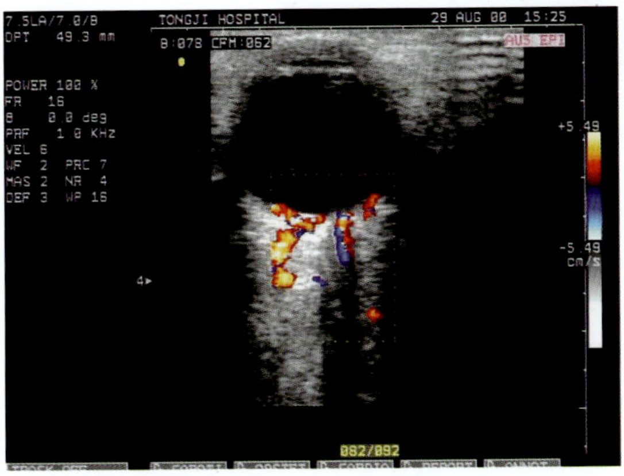

图 7-1-2　眼眶内血管

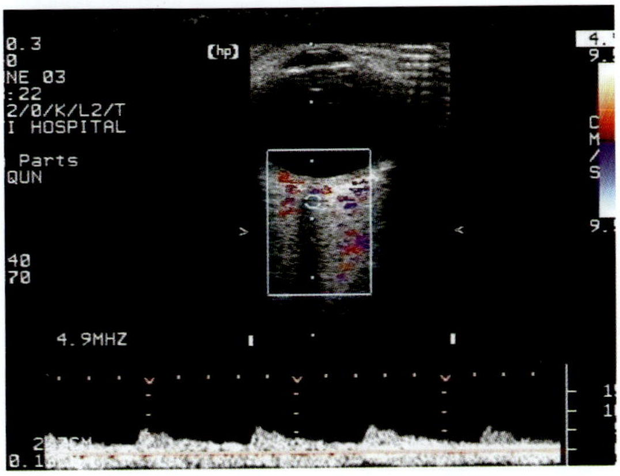

图 7-1-3　视网膜中央动静脉

第二节 玻璃体疾病

一、玻璃体积血

【临床表现】

眼外伤和眼底血管性疾病是引起玻璃体积血的主要原因。

【声像图表现】

玻璃体无回声区内出现细小光点回声或强弱不等、形态不一的团状回声，可以局限或分散在整个玻璃体内。玻璃体内光点、光团有活跃的后运动现象（图 7-2-1）。

【诊断注意点】

超声诊断需与玻璃体积脓、玻璃体变性等疾病鉴别，从超声表现上积血与积脓等难以鉴别，需紧密结合临床表现及病史作出诊断。

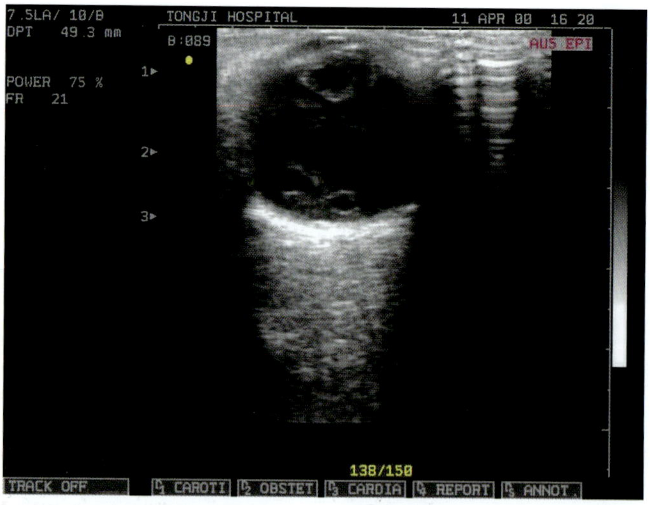

图 7-2-1 玻璃体积血

二、玻璃体后脱离

玻璃体后脱离是指基底部以后的玻璃体与视网膜相互分离。

【临床表现】

多为老年变性引起，炎症、出血、外伤等也可导致玻璃体后脱离。

【声像图表现】

玻璃体内连续条带状弱回声，不与后极部眼球壁相连，运动及后运动实验均阳性，运动为自眼球一侧向另外一侧的波浪状运动。CDFI 示玻璃体带状回声内无血流信号显示（图 7-2-2）。

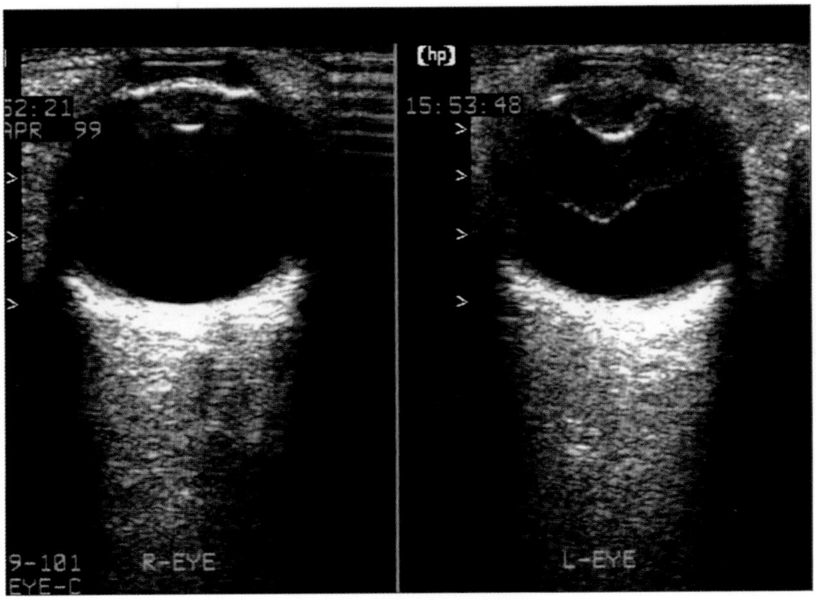

图 7-2-2　玻璃体后脱离

【诊断注意点】

玻璃体后脱离需与视网膜脱离进行鉴别，部分患者可由于后界膜的牵拉可能导致视网膜破孔甚至视网膜脱离，需注意观察，彩色多普勒血流检测对二者鉴别有帮助。

第三节　视网膜疾病

一、视网膜脱离

【临床表现】

由于视网膜色素细胞与神经细胞层间粘连松弛，因炎症、出血液体积聚等原因致二层分离，形成视网膜脱离，引起视力障碍。

【声像图表现】

（1）玻璃体无回声区内眼球壁光带前方可见脱离的视网膜光带回声，光带凹面向前，后端连于视盘，前端达锯齿缘，眼球运动时，该光带亦随之运动（图 7-3-1）。

（2）根据视网膜脱离程度，范围以及时间长短不同可分为部分性、完全性、陈旧性视网膜脱离，分别表现为呈“一”“V”及“～”的光带回声。

（3）CDFI 示视网膜脱离的光带上可见彩色血流信号，多由视盘连接处向上延伸。频谱与视网膜中央动脉相同（图 7-3-2）。

【诊断注意点】

需与玻璃体机化膜、玻璃体后脱离、脉络膜脱离等鉴别，主要以病变的形态、回声、光带与眼球壁的连接关系、运动情况及内部血流进行鉴别。

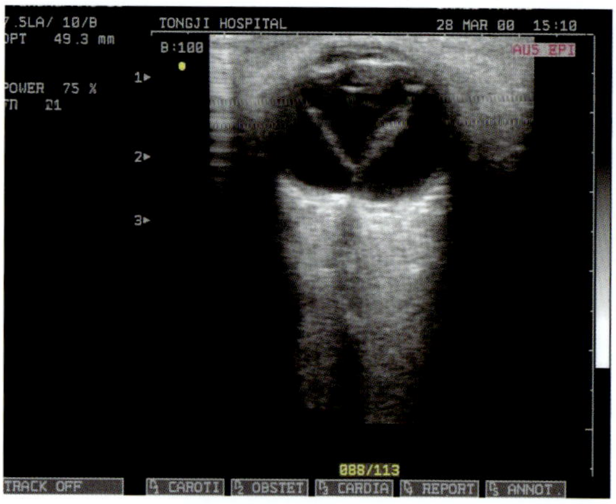

图 7-3-1 视网膜脱离

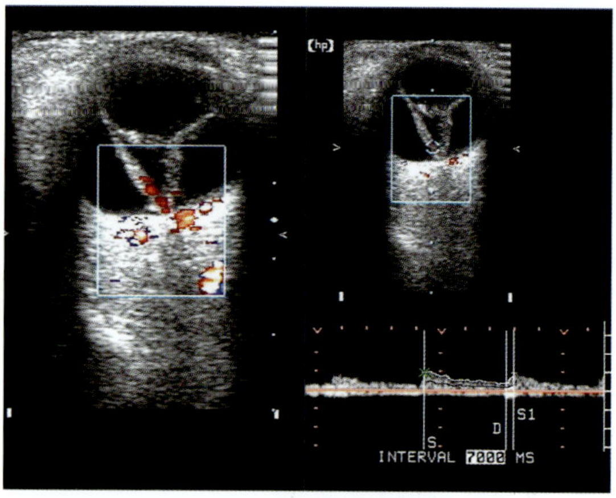

图 7-3-2 视网膜脱离血流及频谱

二、视网膜母细胞瘤

【临床表现】

视网膜母细胞瘤是儿童时期常见的眼内恶性肿瘤，30%左右的患者发生于双眼。对于儿童患者，应常规双眼探测。

【声像图表现】

（1）眼内实质性肿块回声：玻璃体内可见呈高回声圆形、半圆形或不规则的光团，与球壁紧密相连（图 7-3-3）。

（2）肿块内部回声不均，若有液化时，内部可出现无回声区，也可钙化形成强回声斑，后方伴声影。

（3）肿块边缘不规则，表面高低不平，不光滑。肿块大小不等，较大的可占据整个玻璃体腔。

（4）玻璃体内可出现继发性视网膜脱离的光带回声。

（5）肿瘤可向眼球外生长或向四周浸润性生长，使球壁回声中断，视神经增粗，球后组织正常结构被破坏等。

（6）CDFI 示肿瘤内可见斑点或条带状彩色血流信号显示，由基底部伸向内部或包绕肿瘤周边，多呈搏动性动脉频谱（图 7-3-4）。

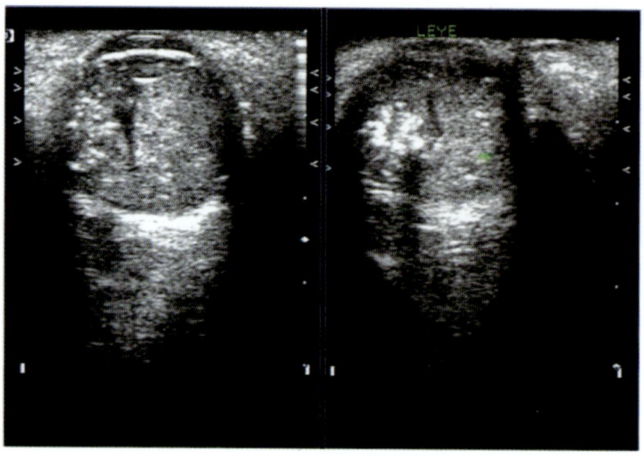

图 7-3-3 视网膜母细胞瘤

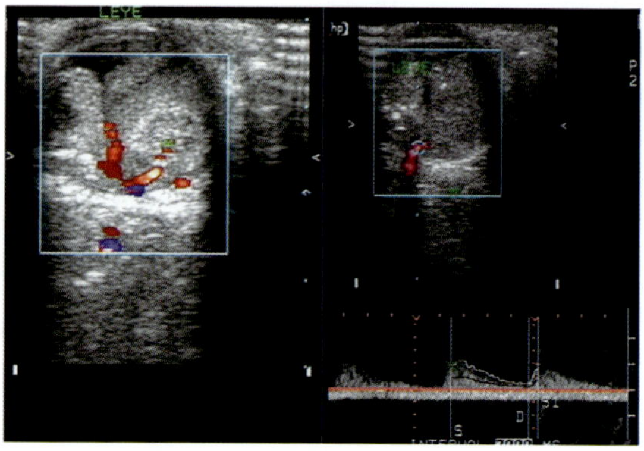

图 7-3-4 视网膜母细胞瘤血流

【诊断注意点】

视网膜母细胞瘤最常见的体征是白瞳孔，而一些儿童眼病也可有类似发现，如先天性白内障、晶状体后纤维增生、永久增生性原始玻璃体等，需要进行鉴别。

第四节　脉络膜疾病

一、脉络膜脱离

【临床表现】

外伤性穿通伤或手术治疗引起眼内压突然降低，或炎症可致脉络膜与巩膜之间液体积存而分离，称脉络膜脱离，分离部位多位于眼球赤道部之前达睫状体区。

【声像图表现】

（1）玻璃体内出现一个或多个半球形隆起的异常光带，凸面向前，一般在眼球周边部，后界位于眼球赤道部附近与球壁相连，不与视盘相连，此点可与视网膜脱离鉴别（图7-4-1）。缺乏后运动。

（2）出现脉络膜接触。脱离的脉络膜多位于眼球赤道部之前，如睫状体与前脉络膜均有脱离时，相对面的脱离膜可以接触。

（3）当合并有视网膜脱离时，玻璃体无回声区出现两层膜状物与球壁分离。其内层为脱离的视网膜光带及视网膜下积液，靠外层即为脱离的脉络膜光带。

（4）CDFI 示脱离的脉络膜光带上有较丰富的血流信号，与睫状后短动脉频谱特征相同。

【诊断注意点】

需与引起玻璃体内膜状回声表现的疾病鉴别，如视网膜脱离、玻璃体机化膜等。

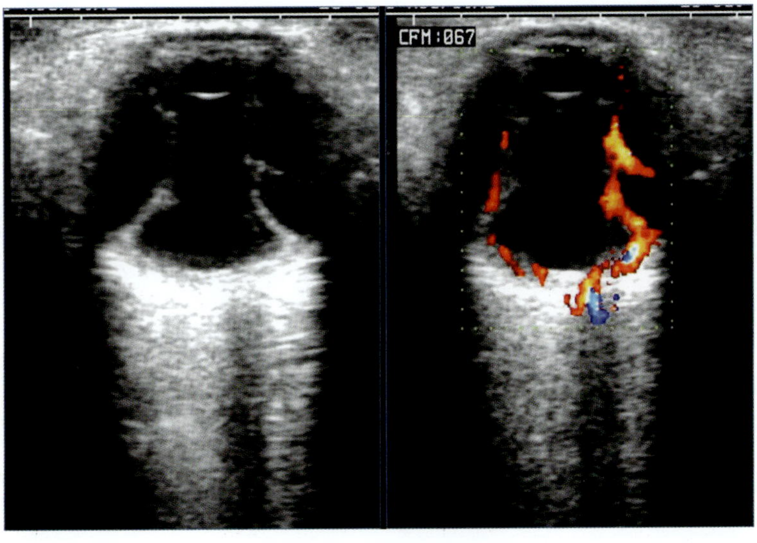

图 7-4-1　脉络膜脱离

二、脉络膜黑色素瘤

【临床表现】

黑色素瘤是成年人最常见的眼内恶性肿瘤，多发生于眼球后极部，近视盘区。

【声像图表现】

（1）玻璃体无回声区内可见圆形或蘑菇状光团回声，边缘回声较强，光滑、锐利（图7-4-2a）。

（2）肿块内部回声不均匀，呈中低回声，肿块前部光点密集，偏后接近球壁处回声减弱，似无回声区，出现“挖空现象”。

（3）肿瘤内部回声可呈均匀光点或不均匀，可出现钙化而呈强回声，后方伴声影。

（4）肿瘤基底部因脉络膜被肿瘤组织浸润而出现脉络膜凹陷征，即局部眼球壁较周围正常者回声减低。

（5）伴视网膜脱离时，玻璃体内出现异常光带回声。

（6）CDFI示肿瘤内部可见丰富的彩色血流信号显示，部分从基底部呈分支状进入肿瘤中央，其周边亦常可见血管环绕，其血流频谱呈低阻型动脉频谱特征（图7-4-2b）。

【诊断注意点】

注意与脉络膜血管瘤、脉络膜转移癌鉴别，脉络膜血管瘤呈圆形或半球形实性病变，内部回声均匀，呈中等程度到强回声，无脉络膜凹陷及声衰减。脉络膜转移癌为扁平状实性病变，内回声均匀，呈较低回声，边缘欠光滑，应密切结合临床，了解病史。

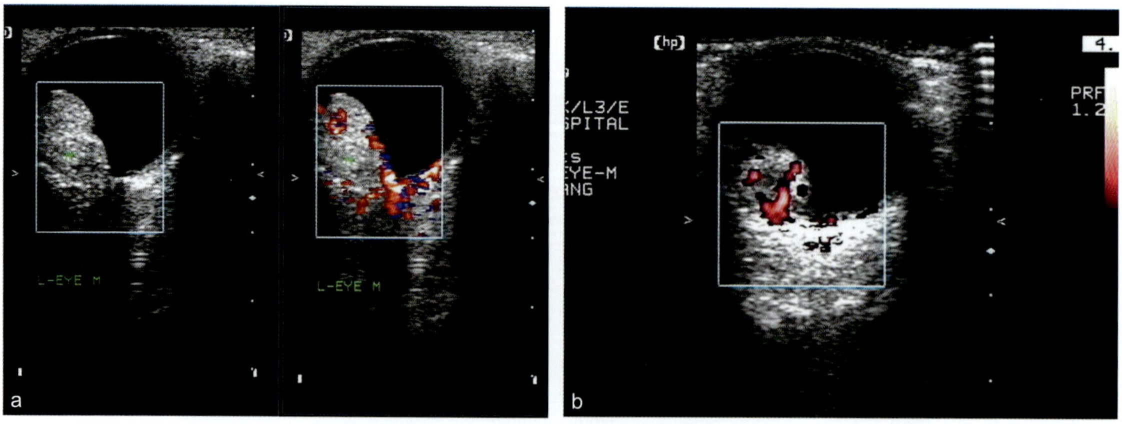

图7-4-2 脉络膜黑色素瘤

a.二维超声；b.CDFI

第五节　眼眶疾病

一、眼眶肿瘤

（一）眼眶囊性肿瘤

常见的有鼻旁窦黏液性囊肿及眼眶内皮样囊肿。

【声像图表现】

（1）眼球后间隙内显示类圆形无回声区，边界清晰，包膜光滑。

（2）囊肿后方回声增强。加压探头，囊肿形态有改变（图 7-5-1）。

（3）皮样囊肿声像图较复杂，呈多样性，内部可呈密集光点回声，或因存在皮脂、毛发等出现强回声光团或钙化光斑，后方可伴有声影。黏液性囊肿内如有脱落上皮可出现散在细小光点回声。

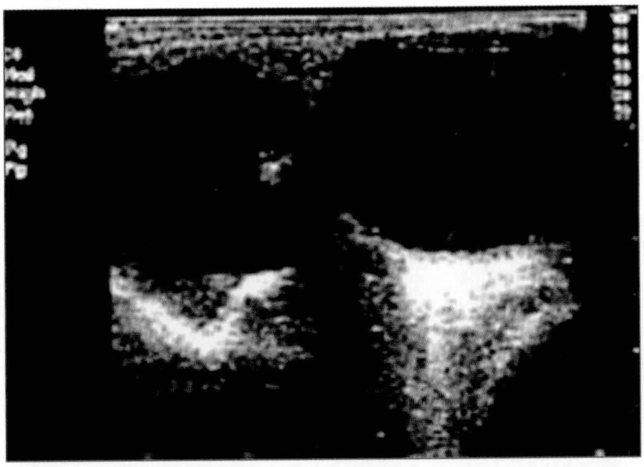

图 7-5-1　眼眶黏液性囊肿

（二）视神经胶质瘤

【临床表现】

是发生于视神经胶质细胞的良性或低度恶性肿瘤，可导致视力障碍，多见于少年儿童或青年。多起自于视神经孔附近，向眼眶内或颅内发展。

【声像图表现】

（1）肿瘤位于球后间隙沿视神经行走，呈椭圆形或梭形低回声（图 7-5-2）。

（2）肿瘤低回声区内呈分布均匀，细小的光点回声，边界清晰。

（3）玻璃体暗区内视盘较正常隆起，显示视盘水肿征象。

（三）海绵状血管瘤

【临床表现】

为较多见的眼眶良性肿瘤，多发生于 20 ~ 50 岁成年人，较大肿瘤可致眼球突出，影响

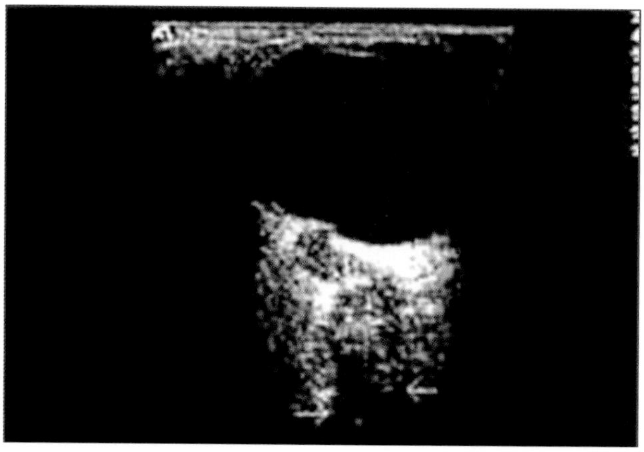

图 7–5–2 视神经胶质瘤

视力，视盘水肿或眼球运动障碍。

【声像图表现】

（1）眼眶球后间隙可见圆形或椭圆形实质性回声区。

（2）肿瘤内部回声多呈较强回声的光点，光带及间隔的低回声区或小的无回声区呈蜂窝状，为大小不等的血窦构成（图 7-5-3）。

（3）肿瘤有包膜，边界清楚、锐利，其后壁因透声较好而显示清晰，或稍有增强。

（4）CDFI 示常可在肿瘤内部显示斑点状彩色血流信号，收缩期峰值速度较低。

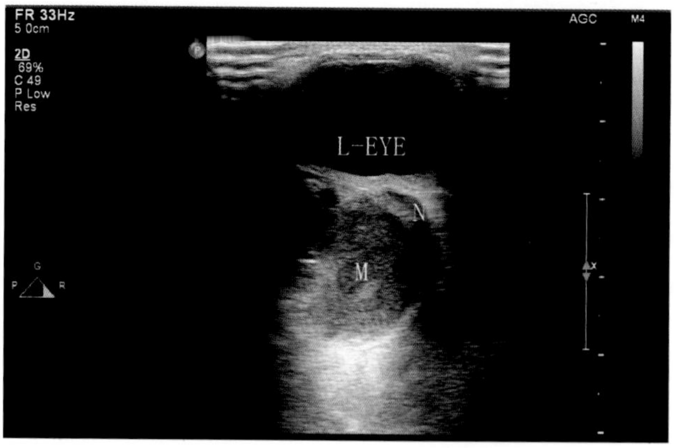

图 7–5–3 眼眶海绵状血管瘤

二、眼眶蜂窝织炎

【临床表现】

继发于全身脓毒血症或眼局部感染之后发生的眼眶内组织炎性病变。

【声像图表现】

眼眶间隙内可见异常回声区，其内回声不均，呈强弱不等的光点，光团及间隔的小的无回声区，似蜂窝状，周边不规则，与周围组织界限不清。病灶内液化，脓肿形成时，可见典型的无回声区，内有细小光点，后方回声因透声较好而增强。

三、血管性疾病

（一）眼眶静脉曲张

【临床表现】

是一种先天性静脉畸形，眼球未突出时为正常眼声像图。

【声像图表现】

压迫颈内静脉使眶内静脉充血时，眼球突出，球后间隙内出现一个或多个无回声区，呈扩张迂曲状。CDFI 示可见无回声区内呈静脉频谱的彩色血流信号。

（二）颈动脉－海绵窦瘘

【临床表现】

外伤性颅底骨折或海绵窦内段颈内动脉瘤破裂致动脉血直接进入静脉窦，引起眶内静脉充血，扩张和软组织水肿，临床表现为搏动性突眼、杂音。

【声像图表现】

眼球上静脉扩张，视神经与上直肌之间出现无回声区。用探头加压可见扩张的血管明显搏动，压迫同侧颈动脉可使搏动消失。CDFI 示眼静脉扩张，呈动脉化频谱及双向血流，血流速度增快（图 7-5-4）。

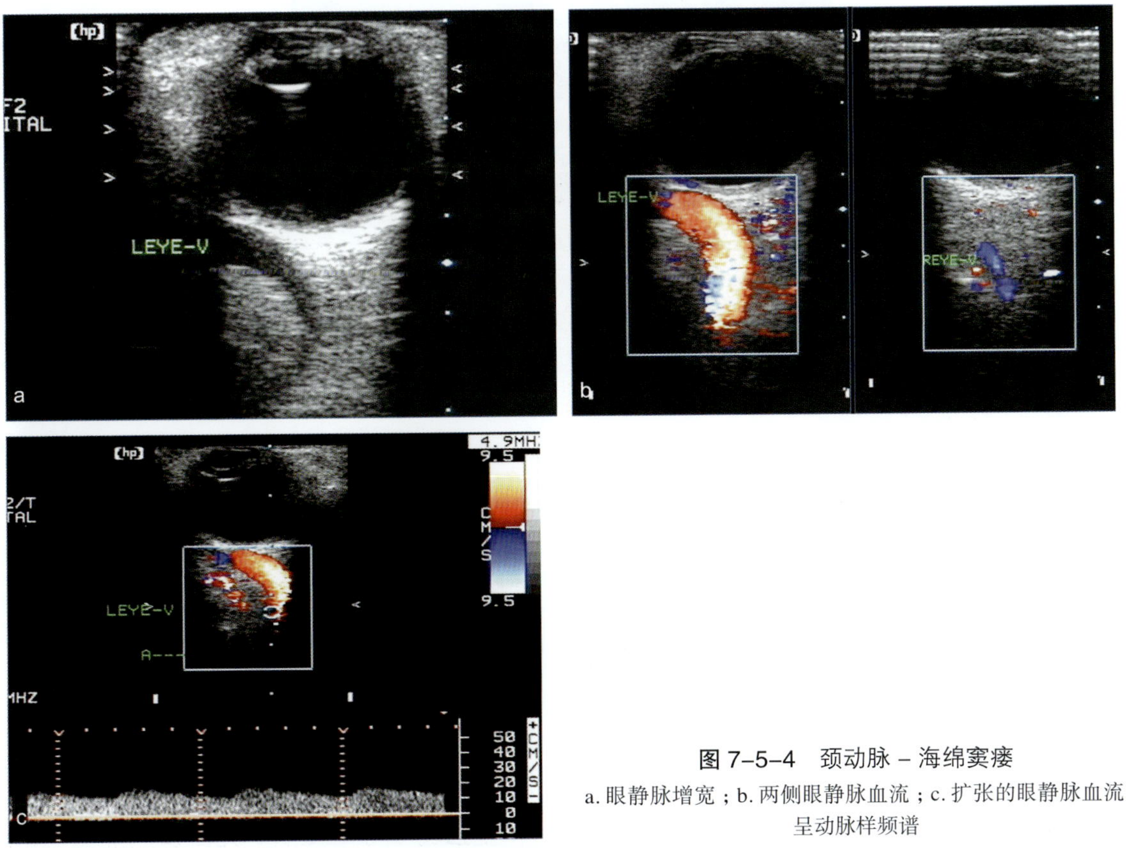

图 7–5–4　颈动脉－海绵窦瘘

a. 眼静脉增宽；b. 两侧眼静脉血流；c. 扩张的眼静脉血流呈动脉样频谱

第六节 眼外伤

一、眼球破裂伤

【声像图表现】

（1）眼球壁光带连续性中断，其间出现无回声裂隙，破口处嵌有无回声的玻璃体，眼球内径较正常缩短。

（2）眼内容物脱出，脱出的玻璃体在眼球周围形成无回声区或低回声区。

（3）玻璃体无回声区内因出血而出现光点或光斑回声（图 7-6-1）。

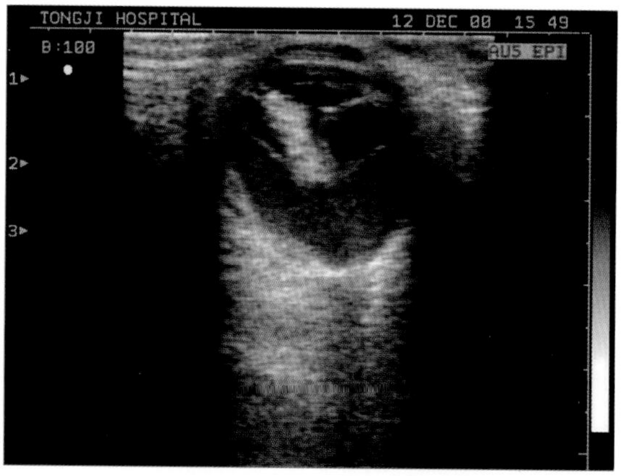

图 7–6–1 外伤致玻璃体积血

二、眼部异物

【声像图表现】

（1）眼球无回声区或眼眶内出现强回声光点或光团，其大小形态因异物不同而异。

（2）异物的强回声后方出现声影，若异物较大而形态规则（如气枪子弹），其后方出现“彗星尾征”（图 7-6-2）。

（3）位于球后组织内的异物强回声，在降低增益后，眼正常结构回声消失而该异物回声仍然存在。

（4）继发改变：玻璃体内因积血机化物形成而出现相应异常光点或光带回声。

（5）若伴有眼球壁穿孔破裂，出现球壁光带连续性中断，眼球缩小，失去正常形态。可因感染致玻璃体内出现异常光点回声。

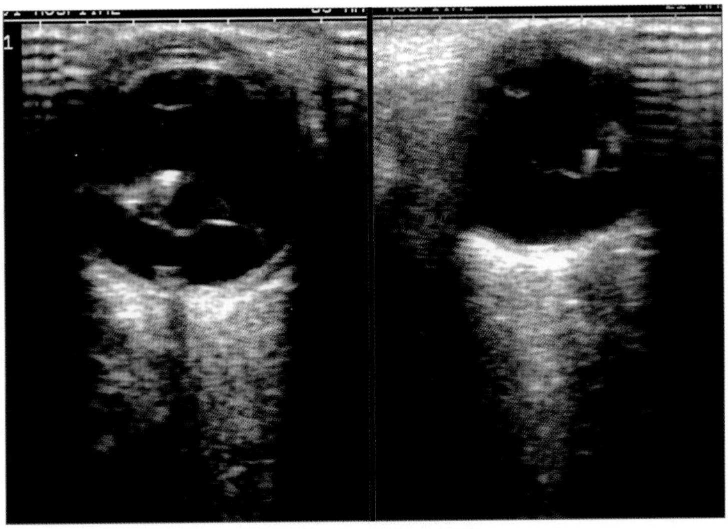

图 7-6-2　眼球内异物

（黎春雷）

第八章　甲状腺、甲状旁腺及唾液腺疾病的超声诊断

第一节　检查方法及正常超声声像图

一、检查方法

检查前无需特殊准备，采用高频超声探头，患者取仰卧位，颈部垫以枕头，头后仰，充分暴露颈部。

二、正常超声声像图

正常甲状腺呈“H”形，两侧叶基本对称，边缘规则，包膜完整，境界清晰。内部回声中等，分布均匀，周围肌群为低回声。甲状腺内彩色多普勒血流显像（color doppler flow image，CDFI）可见短线状或斑点状血流。

第二节　甲状腺疾病

一、弥漫性毒性甲状腺肿

又称 Graves 病或原发性甲状腺功能亢进症。

【临床表现】

常有心悸、无力、手抖、体重减轻、突眼等症状。

【声像图表现】

甲状腺弥漫性、对称性、均匀性增大，内部呈密集细小光点，无结节。彩色多普勒显示血流异常丰富，呈“火海征”。双侧甲状腺上动脉血流速度异常增高，甚达正常的两倍以上（图 8-2-1），一般大于 70cm/s 具有诊断价值。突眼者超声显示为球后组织增宽，为脂肪垫水肿所致，同时也可发现眼外肌较正常增厚。

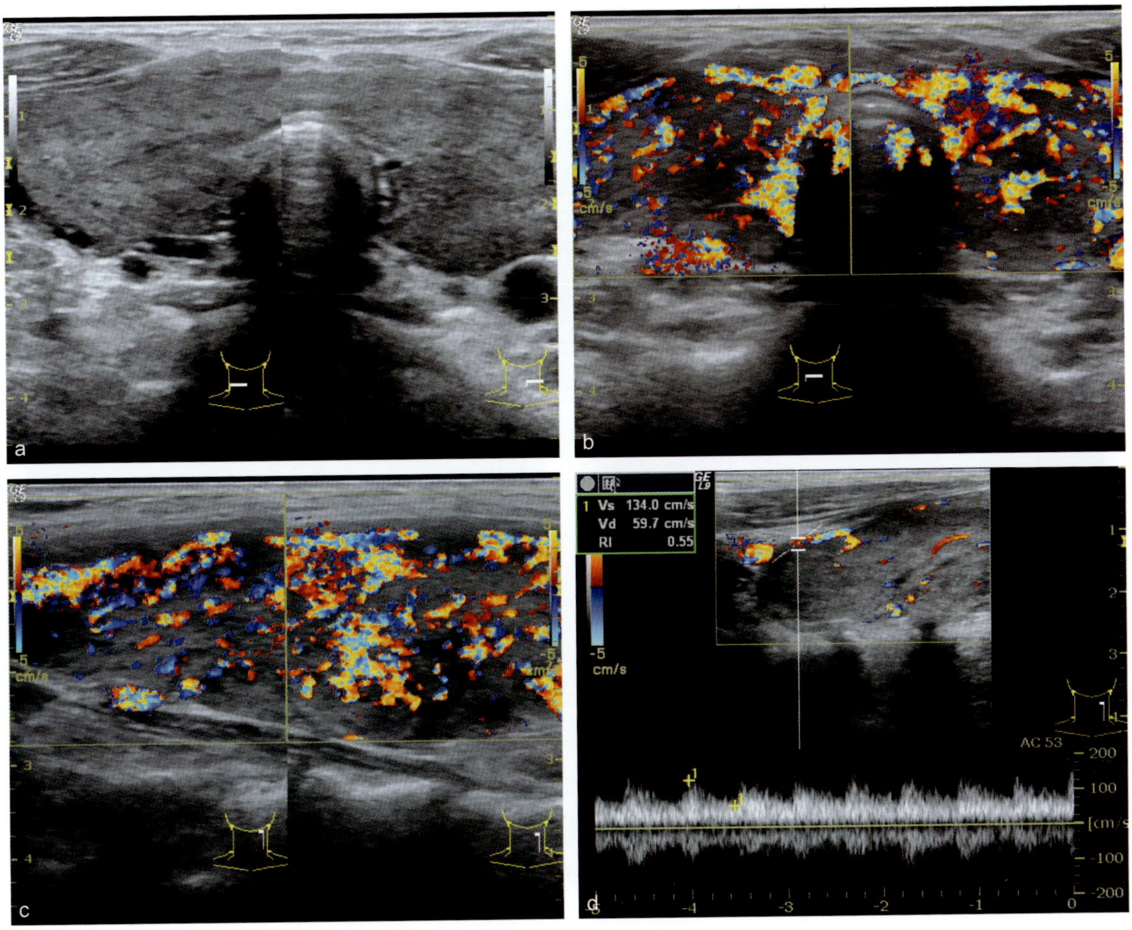

图 8-2-1　Graves 病

a. 甲状腺功能亢进症患者甲状腺弥漫性增大；b. CDFI 显示横断面甲状腺血流异常丰富，呈“火海征”；c. CDFI 显示纵断面甲状腺血流异常丰富呈“火海征”；d. 频谱多普勒显示甲状腺上动脉血流速度异常增高

二、单纯性甲状腺肿

【临床表现】

又称地方性甲状腺肿。甲状腺肿大，无明显全身症状。

【声像图表现】

甲状腺对称性、均匀性增大可达正常 3～5 倍，表面光滑、边缘饱满，内部回声均匀减低、无结节。CDFI 显示血流未见明显异常（图 8-2-2）。

三、结节性甲状腺肿

在地方性甲状腺弥漫性肿大的基础上反复增生和不均匀的复发所致，形成增生性结节及纤维间隔。可分为毒性结节性甲状腺肿及非毒性结节性甲状腺肿，前者伴甲状腺功能亢进表现，后者不伴甲状腺功能亢进，后者多见。

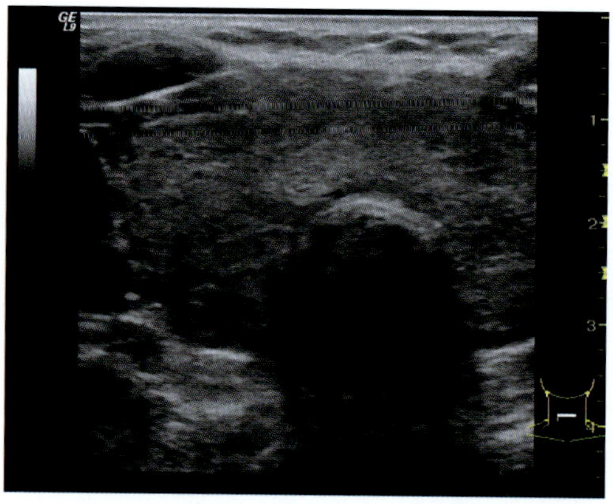

图 8-2-2 单纯性甲状腺肿

甲状腺弥漫性肿大，回声较均匀

【临床表现】

甲状腺肿大或体检发现甲状腺结节，女性多见，年龄较大，病程较长。

【声像图表现】

两侧叶甲状腺不规则增大，内见多发性、大小不等的结节。结节边界不清楚，无包膜回声，内部回声不均，部分结节呈实质性低回声区，大多数结节内部可出现囊性变。CDFI示血流减少，少数结节内也可见较丰富血流信号（图 8-2-3a、b）。结节周围的甲状腺组织回声多数正常。也可出现纤维增生、钙化等征象（图 8-2-3c、e），伴彩色血流丰富者为毒性结节性甲状腺肿。超声造影显示病灶周边环形增强，内部低增强（图 8-2-3d）。超声弹性成像病灶内部呈较软的绿色信号为主（图 8-2-3f）。

【诊断注意点】

结节性甲状腺肿特征是多发结节、易囊性变，4%～7% 结节性甲状腺肿结节有发生恶变的可能，必要时采用超声引导下穿刺细胞学或组织学活检。部分结节与甲状腺腺瘤鉴别见表 8-2-1。

表 8-2-1 甲状腺腺瘤与结节性甲状腺肿的鉴别

	甲状腺腺瘤	结节性甲状腺肿
数目	多为单侧，	双侧，多发性，散在分布
边界	有较光滑完整包膜，周边可见声晕	无包膜，边界不光滑
内部回声	较均匀	不均，有大小不等低、无回声区
甲状腺组织	腺瘤周围组织正常	病灶周围有 / 无正常组织

四、急性化脓性甲状腺炎

【临床表现】

由细菌感染引起，可形成脓肿，有明显颈部肿痛及发热症状。

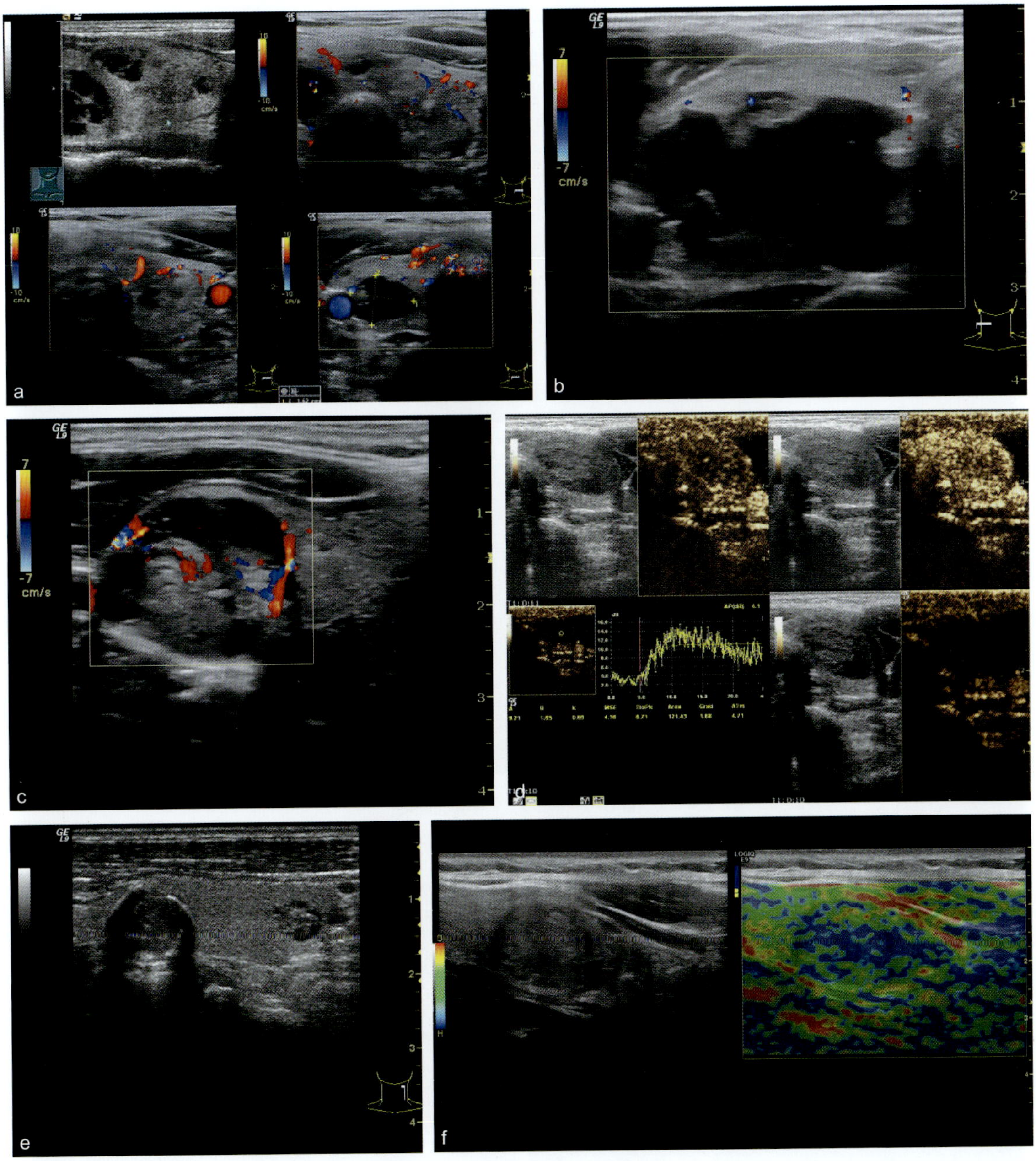

图 8-2-3　结节性甲状腺肿

a. 甲状腺内多个结节，多数伴有囊性变是其特征，周边还可见斑片状钙化灶；b. 囊性病灶的内壁可见多发实性小结节，但范围小，很少见丰富血流信号；c. 实性病灶内有部分囊性变，边界欠规则，实性部分可见血流信号；d. 超声造影表现是周边增强为主呈环状增强，内部低增强；e. 病灶可见环形钙化，这也在其他良性病灶可见；f. 弹性扫查时，病变区主要呈绿色，少部分蓝色，应该是 2 分，表示良性病变

【声像图表现】

甲状腺局限性肿大呈低回声区，脓肿形成后期则呈液性暗区，内可见细小光点回声（图 8-2-4）。超声引导下穿刺抽吸脓液，既可明确诊断，又可引流治疗。

【诊断注意点】

诊断此病要结合患者有明显细菌感染的临床征象。

五、亚急性甲状腺炎

【临床表现】

又称病毒性甲状腺炎、肉芽肿性甲状腺炎，病毒感染性疾病，病程为数周或数月，多见于女性，表现为发热、甲状腺中度肿大和疼痛、局部压痛。

【声像图表现】

甲状腺非均匀性肿大，内有小的不规则低回声区，也可呈高回声区，甲状腺炎症病灶与颈前肌形成粘连，回声减低形成囊肿样改变或“假囊征”(图 8-2-5)。

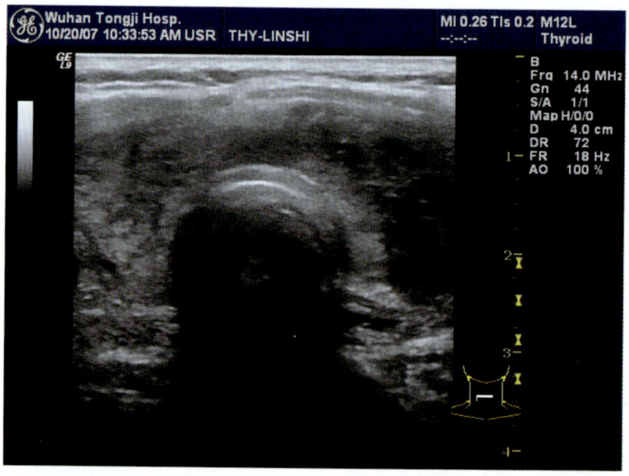

图 8-2-4 急性甲状腺炎

甲状腺体积增大，回声减低不均匀，血流信号稍增多

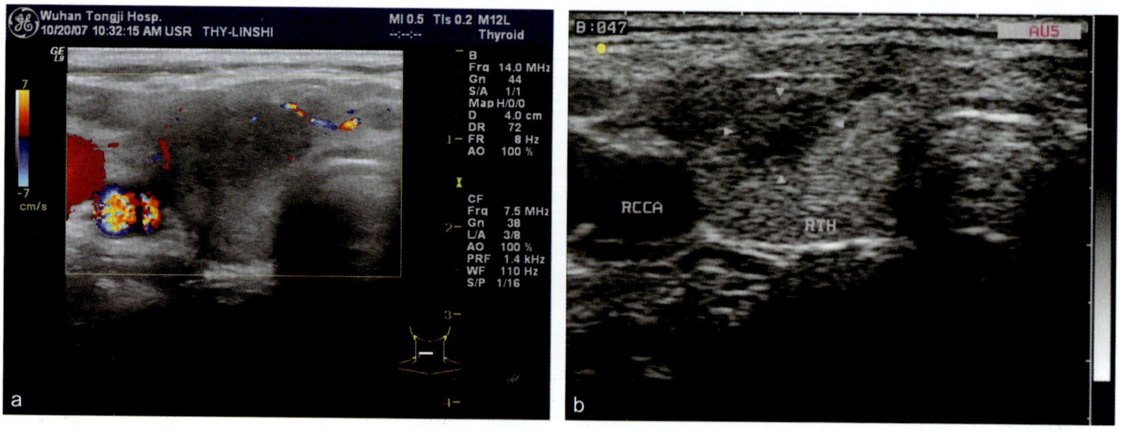

图 8-2-5 亚急性甲状腺炎

a. 患侧甲状腺内小片状低回声区，边界不清晰；b. 右侧叶甲状腺前壁回声明显减低类似于颈前肌组织回声，边缘欠清

六、慢性淋巴细胞性甲状腺炎

【临床表现】

又称桥本甲状腺炎，常见于女性，病程较长。甲状腺弥漫性肿大，压痛不适，部分患

者可有轻度甲状腺功能亢进表现，血中自身抗体滴度增高。

【声像图表现】

（1）甲状腺弥漫性肿大尤其是前后径增大，峡部增大特征明显（图 8-2-6a）。

（2）多数病例甲状腺内部回声较正常减低，或呈片状低回声区，或呈较多小结节状低回声伴纤维化组织增生呈格状（图 8-2-6b）。少数病例可见甲状腺结节或胶质浓缩形成的强光点回声，后期甲状腺缩小、回声增强（图 8-2-6c）。

（3）CDFI 显示低回声区内血流信号增多呈“火海征”，后期甲状腺内血流信号明显减少（图 8-2-6d）。

【诊断注意点】

此病较特征表现是甲状腺内片状回声减低区及峡部增厚。当出现胶质浓缩形成的点状强回声时，需要鉴别于微钙化，胶质浓缩强光点后方可见多重反射形成的“慧尾征”，多出现在囊性病变区，局部血流不明显；而微钙化出现在实质性病灶区，后方伴声影，局部血流增多甚至呈分枝状。

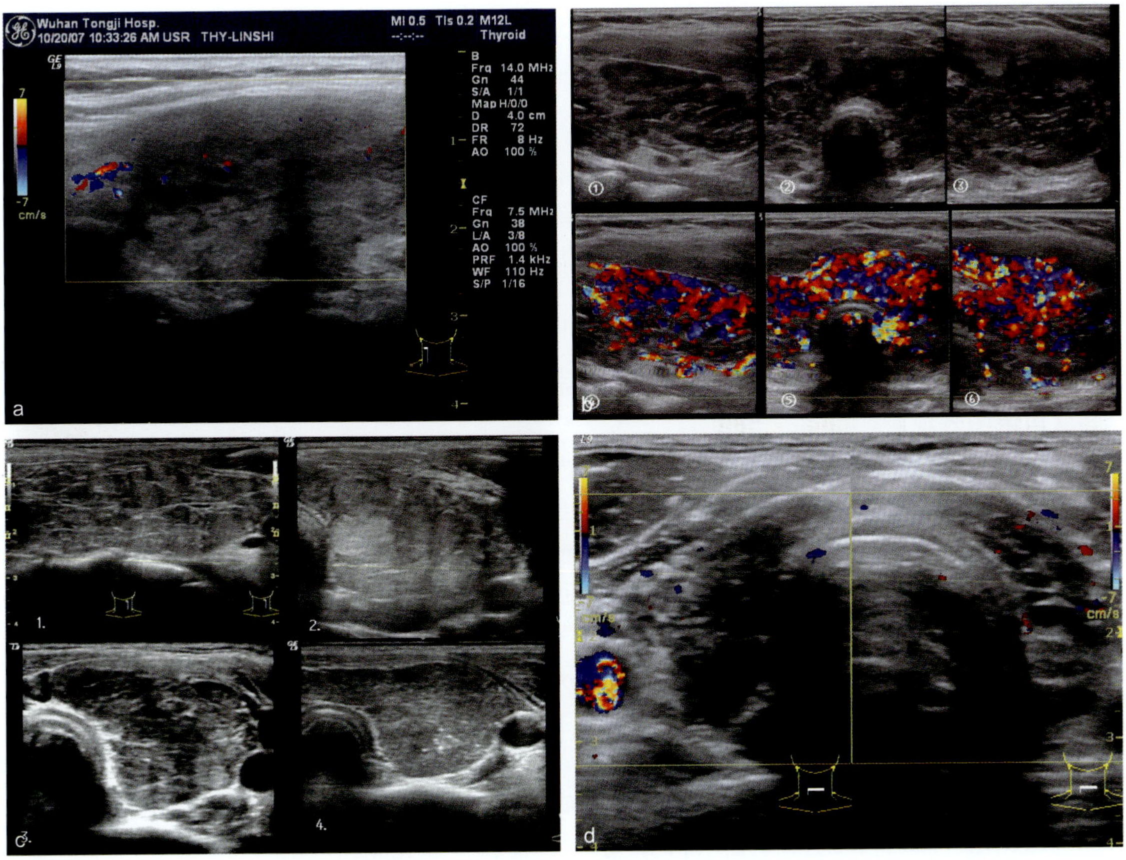

图 8-2-6　慢性淋巴细胞性甲状腺炎

a. 甲状腺体积增大，峡部增厚，甲状腺内多发片状低回声区，边界不清；b. 甲状腺内部回声呈网状，如图①②③，CDFI 显示病灶内血流信号较丰富，也称“火海征”，如图④⑤⑥；c. 甲状腺内可见多个细小低回声结节，如图①②③，图④显示为本病嗜酸性变病灶改变；d. 慢性淋巴细胞性甲状腺炎后期出现甲状腺功能减退时甲状腺体积明显变小，内部回声不均

七、慢性纤维性甲状腺炎

又称 Riedel 甲状腺炎，罕见病，病因不明。正常甲状腺组织几乎全部破坏，仅存少数腺泡，纤维组织增生，包膜纤维化并向甲状腺周围侵犯，使甲状腺紧贴于气管上或于颈部肌肉粘连而不易分离。

【声像图表现】

甲状腺变小，内部回声增强，分布明显不均匀。CDFI 显示血流信号减少，血流速度减低。

八、甲状腺囊性病变

【临床表现】

单纯性囊肿少见，多数囊性病变来自于结节性甲状腺肿或甲状腺瘤囊性变。临床无明显临床症状。

【声像图表现】

无回声区形态规则、边界清晰，可有分隔光带，后方回声增强。部分病例囊内可见胶质浓缩形成的光团和光点回声（图 8-2-7）。

九、甲状腺腺瘤

甲状腺腺瘤包括滤泡状腺瘤、乳头状腺瘤及不典型腺瘤，占甲状腺肿瘤的 70%～80%，进一步划分滤泡状腺瘤包括胎儿型腺瘤、单纯性腺瘤、大滤泡腺瘤及小滤泡腺瘤等。乳头状腺瘤又称乳头状囊腺瘤。20% 的腺瘤属高功能性，可引起甲状腺功能亢进。约 10% 病例发生癌变。

【临床表现】

多见于 20～40 岁女性，可无明显自觉症状，也可体检触及甲状腺结节。

【声像图表现】

（1）滤泡状腺瘤多为实性包块，甲状腺内可见椭圆形低回声区或稍高回声区，边缘光滑，部分周边可见圆环形声晕。内部低回声可发生液化、坏死、囊变。腺瘤囊性变时可见不规则无回声区，呈囊实混合性改变。肿瘤周围甲状腺组织回声正常（图 8-2-8a、b）。

（2）乳头状囊腺瘤少见，呈轮廓规则无回声区，囊壁较厚，壁上有中等回声的乳头状结构或光团凸向腔内。

（3）CDFI 显示腺瘤周边血流较丰富呈环形血流，并向内部发出分支。

（4）超声造影显示病灶周边环形增强为主，内部稍增强，时间 - 强度曲线显示病灶区造影剂消退呈单向曲线（图 8-2-8c、d、e）。

（5）超声弹性成像显示为病灶质地中等或偏软，病灶区呈红色或红蓝相间色彩。少见的甲状腺嗜酸性腺瘤表现为病灶内部回声不均，伴较多强光点回声（图 8-2-8f）。

十、甲状腺癌

甲状腺癌好发于 40～50 岁，女性多见，小儿甲状腺结节易出现恶性病变。病理分类：

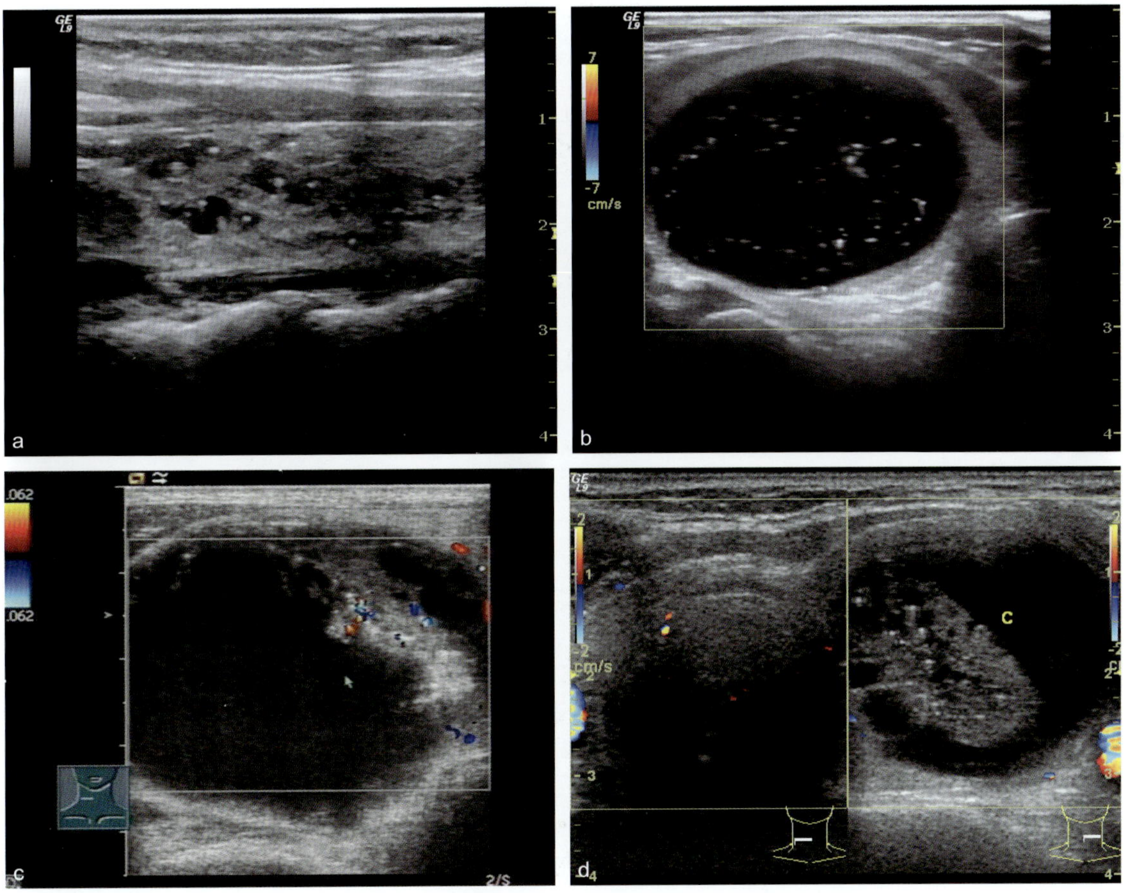

图 8-2-7　胶质囊肿

a. 甲状腺纵断面显示甲状腺内多发小无回声区，中间可见强光点回声，此为甲状腺滤泡增大伴有浓缩胶质；b. 甲状腺内较大无回声区，内有浓缩胶质的强光点，也称胶质囊肿；c. 类似上述病灶，甲状腺内可见较大无回声区，内有浓缩胶质的强光点及未坏死完全的组织回声；d. 甲状腺囊性病灶内有浓缩胶质的强光点及未坏死完全的组织回声，也属胶质囊肿

乳头状癌 50%～80%，滤泡状癌占 20%，其他有髓样癌、胚胎癌、未分化癌。乳头状癌早期治疗 10 年存活率高达 80%～90%。

【临床表现】

病程慢，早期症状不明显，也可偶然触及甲状腺结节或于体检时发现。

【声像图表现】

（1）甲状腺内可见局限性低回声区，形态不规则，无包膜，后方可伴声衰减少，病灶周边可见不完整、厚薄不一的声晕。

（2）内部回声不均，可见较多钙化点，呈细小点状或沙粒状微钙化，此钙化是诊断甲状腺癌很重要的特征。

（3）CDFI 显示肿块内部可有丰富的血流信号，尤其中心部位分枝状血流具有特征性。

（4）超声造影显示病灶呈非均匀性增强，表现为病灶内部分增强明显、部分轻度增强，部分病例造影范围超过二维超声病灶区，时间 - 强度曲线显示病灶区造影剂消退呈多向曲线，下降支缓慢（图 8-2-9a、b、c）。

（5）多有颈部淋巴结肿大，淋巴结除了一般转移癌的表现外，比较特征性的表现是淋巴

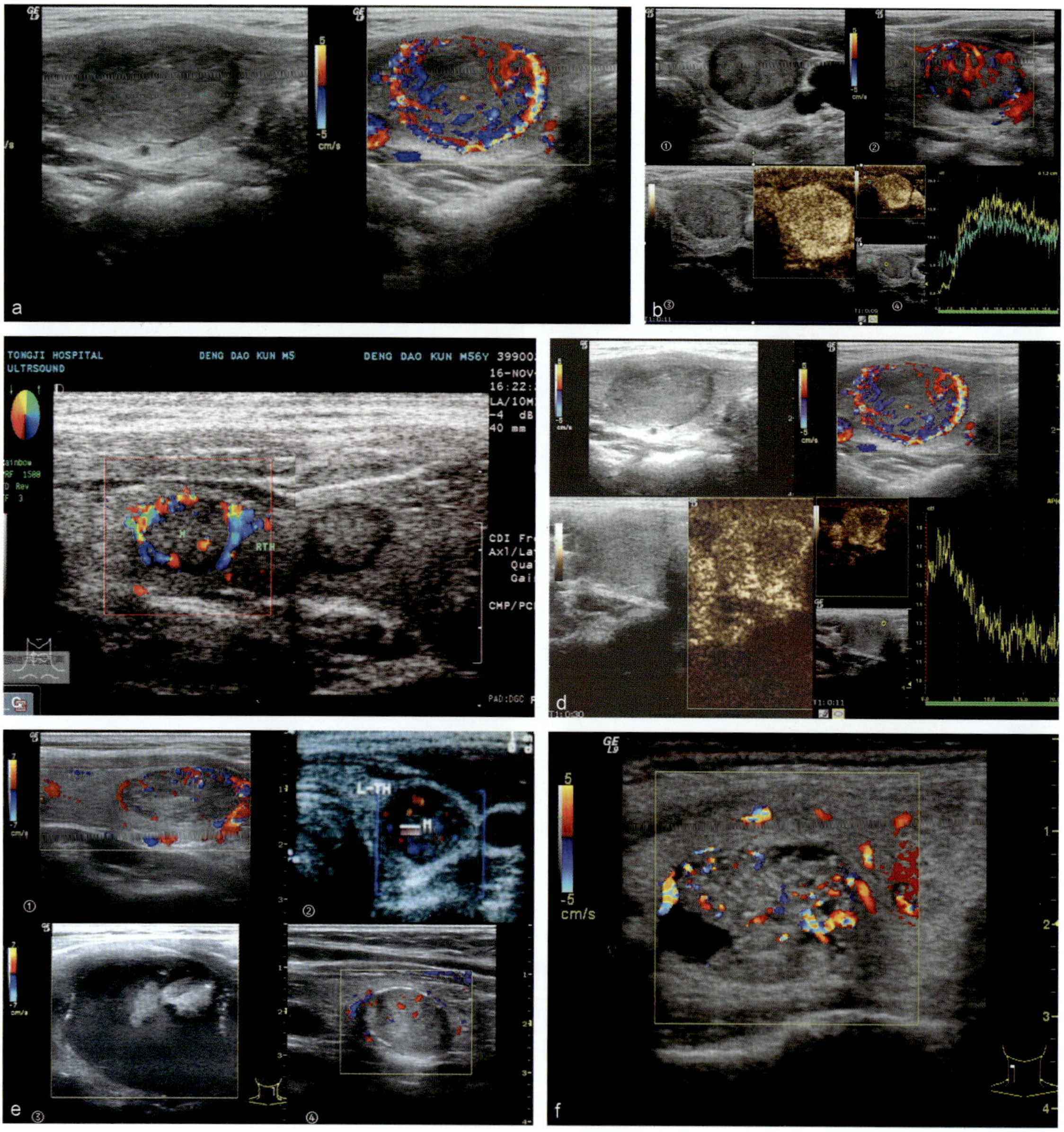

图 8-2-8 甲状腺腺瘤

a. 病灶区呈椭圆形，边界尚清，周边环形血流，并向中心分支。b. 病灶周边圆环状声晕，宽度较一致，超声造影病灶内部呈均匀增强，此均匀增强征象也见于恶性病灶。c. 病灶周边圆环状声晕，声晕区可见圆环状血流信号。d. 病灶超声造影显示为病灶周边环形强化为主，内部低增强，TIC 曲线显示造影剂快速消退。e. 不同病灶声像图显示为：①边界清楚地椭圆形病灶；②婴儿性腺瘤均匀圆形病灶；③甲状腺瘤液化不全病灶；④甲状腺瘤蛋壳样钙化病灶。f. 甲状腺嗜酸性腺瘤，病灶内可见多发性嗜酸性变的强光点，不易鉴别甲状腺癌，穿刺细胞学不易诊断此病，需要病检加免疫组化鉴别

结内可见较多沙粒状钙化灶；淋巴结内部回声不均，呈部分或不规则无回声区（图 8-2-9d）。

（6）甲状腺微小癌是指直径小于 1cm 的病灶，其特征不明显，主要还是不规则病灶及微小钙化灶及乏血流信号（图 8-2-9e、f）。超声造影显示增强不明显，呈低增强表现。

（7）甲状腺癌超声弹性成像显示为病灶质地较硬，病灶区呈蓝色（图 8-2-35）。此外还可见异位甲状腺及甲状腺癌（图 8-2-9g、h）。

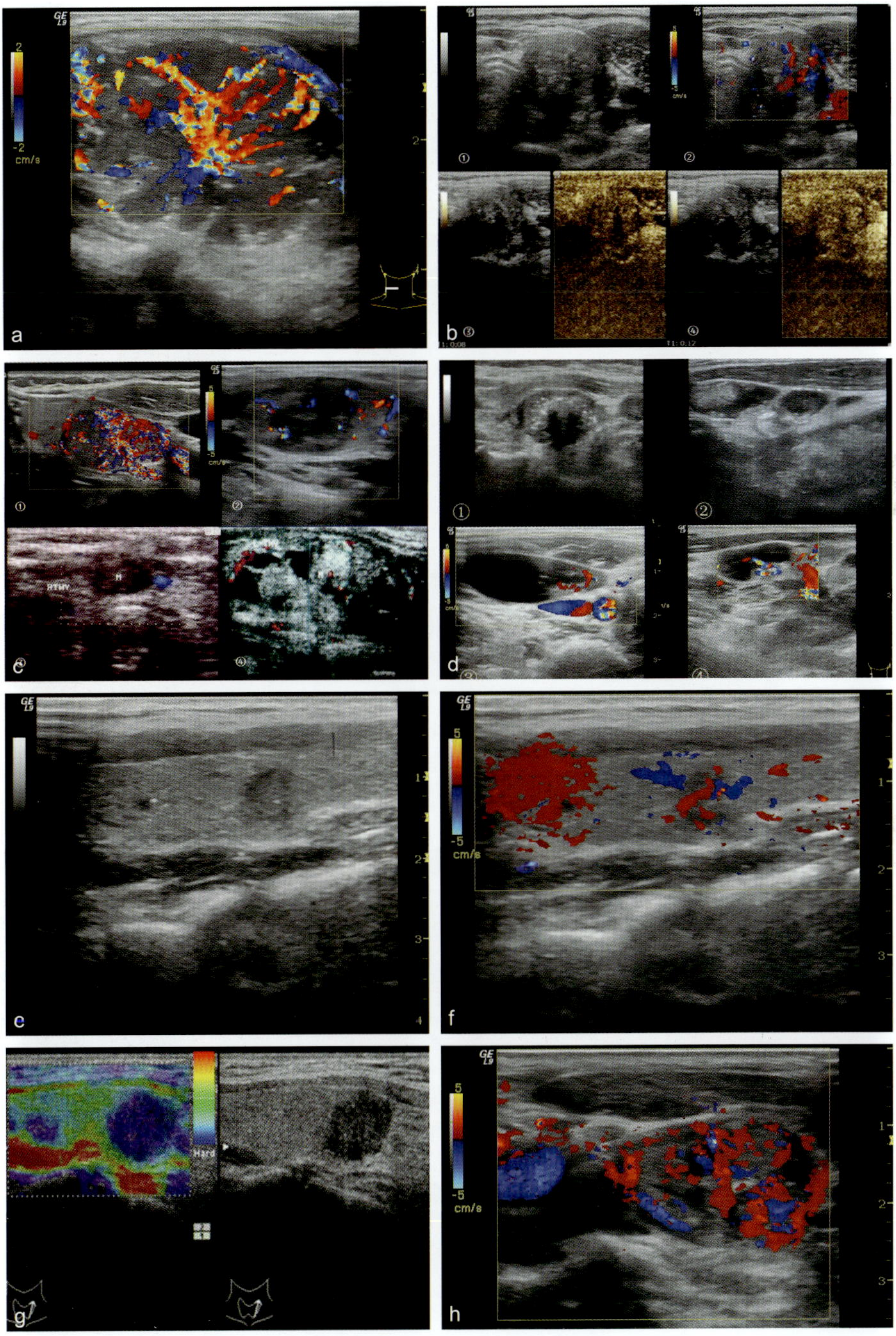

图 8-2-9 甲状腺癌

a. 病灶周边及内部散在分布多发沙粒状钙化灶，病灶内部见丰富血流信号呈放射状，具备典型征象。b. ①甲状腺癌病灶边界不清，内有细小钙化点；②同一病灶内部可见较丰富血流信号；③、④超声造影显示该病灶内部呈不均匀性增强，表现为短线状及小斑片状增强。c. ①滤泡型甲状腺癌病灶内部丰富血流信号，很少见微钙化；②甲状腺髓样癌病灶形态不规则，少量血流，钙化少见；③甲状腺未分化癌表现为不规则低回声区，血流信号少；④甲状腺囊腺癌病灶内部呈囊实混合性病变，实性部分比较多，边界不规则，实性部分可见较多血流信号。d. 甲状腺癌淋巴结转移时的特征性表现为：①淋巴结内可见较多沙粒状钙化灶；②淋巴结内部回声不均，呈部分回声增强；③、④淋巴结内出现不规则无回声区。e. 甲状腺微小癌（病灶小于 1cm）病灶边界不清的低回声，内可见少量微钙化灶。f. 病灶内部可见较丰富的血流，此征象不典型，要结合其他征象判断。g. 弹性成像显示病灶内部质地较硬，显示呈蓝色；h. 左侧颈总动脉外侧异位甲状腺癌，病灶呈低回声伴丰富的血流，呈网状

【诊断注意点】

1. 钙化　钙化病变的表现对鉴别甲状腺结节良恶性具有特别重要的价值，恶性病变主要表现为细小沙粒状钙化，散在分布在病变内，如伴有病灶血流丰富者，更具有特异性。良性病变的钙化多呈斑片状或条索状，多出现在囊性病变中或周边处（图 8-2-10、图 8-2-11）。

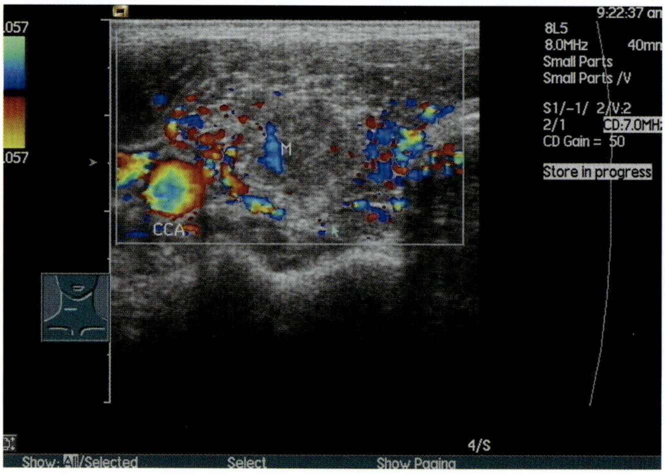

图 8-2-10　钙化（甲状腺癌）

甲状腺结节可见多发性微钙化灶，同时病灶内部伴丰富的血流则具备较大特征性

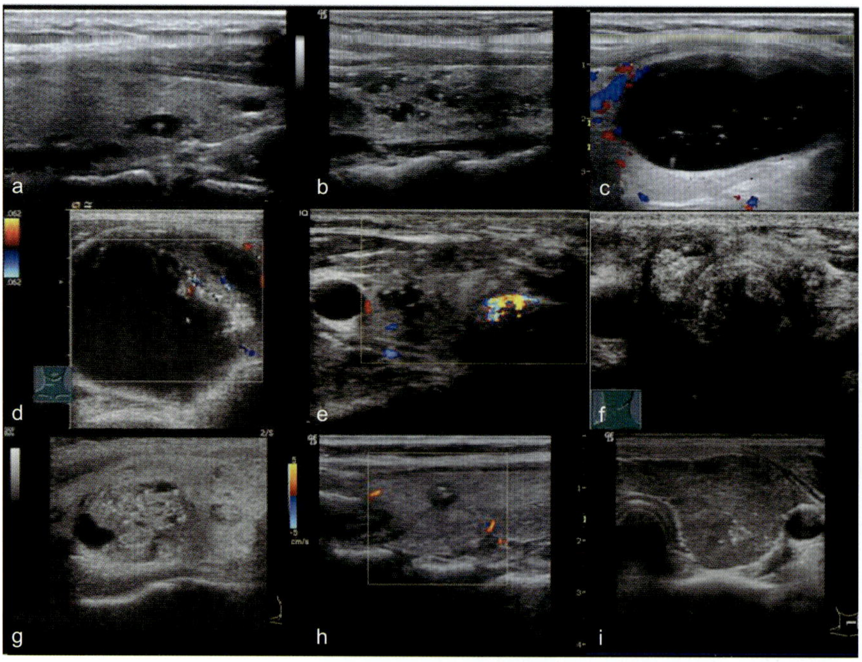

图 8-2-11　甲状腺病灶内出现强光点的其他原因

a、b 甲状腺内增大滤泡，中间可见浓缩胶质强光点；c、d 胶质囊肿内部可见较多浓缩胶质强光点及部分坏死组织碎片；e、f 甲状腺术后早期术后改变，也可见细小强光点回声；g 甲状腺嗜酸性腺瘤病灶内可见多个小的无回声区伴多发小强光点；h 甲状腺结节术后病检证实为纤维化伴玻璃样变，病灶内未见血流信号；i 慢性淋巴细胞性甲状腺炎患者病灶内可见多发浓缩胶质形成的强光点群回声

2. 彩色多普勒血流显像　彩色多普勒血流显像（CDFI）鉴别甲状腺结节的良恶性重点是注意血流丰富程度及其存在部位，恶性病变血流丰富呈放射状或网状，频谱多普勒峰值高，位置前移。良性病变血流欠丰富（图 8-2-12、图 8-2-13）。

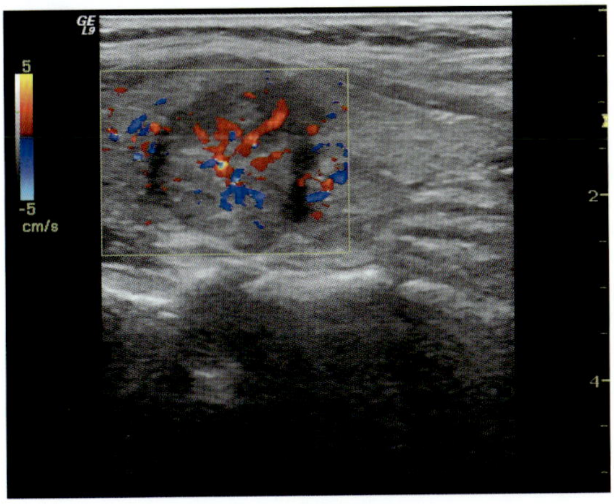

图 8-2-12　甲状腺癌（CDFI）

病灶形态不规则，某个局部可见小叶状凸出，中心伴血流丰富

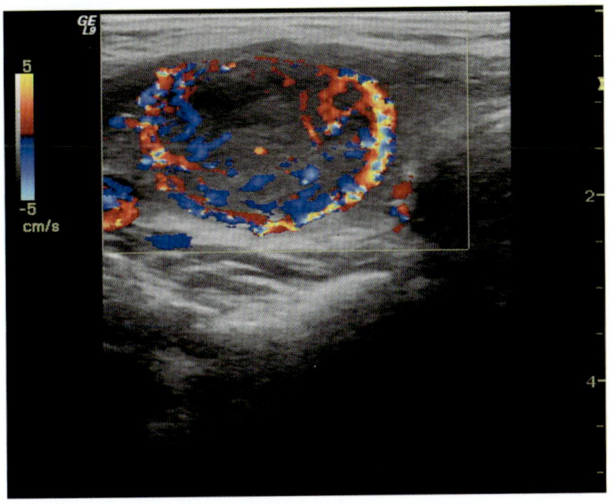

图 8-2-13　甲状腺瘤（CDFI）

甲状腺良性病灶周边血流丰富，内仅间少量血流信号

3. 声晕　良性病变的声晕多呈圆环状，宽窄基本一致，CDFI 声晕处多显示圆环状血流，恶性病变声晕少见，不完整、宽窄不一，声晕处多不显示血流（图 8-2-14、图 8-2-15）。

4. 囊性变　甲状腺结节中良性病变容易见囊性变，如结节性甲状腺肿、甲状腺瘤等，其无回声区范围比例较大，囊壁尚光滑，恶性病变囊性变少见，无回声区范围小，部分实变区内血流丰富（图 8-2-16、图 8-2-17）。

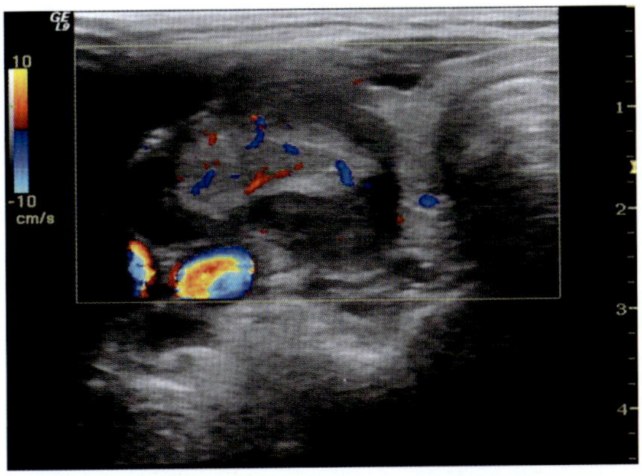

图 8-2-14　声晕（甲状腺癌）

病灶周边可见宽窄不一的声晕

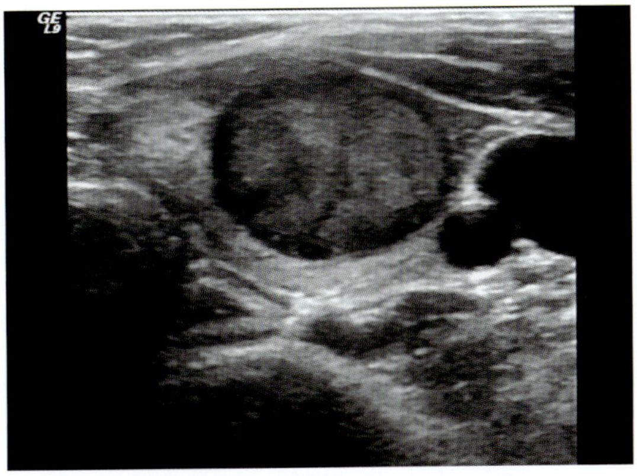

图 8-2-15　声晕（甲状腺腺瘤）

病灶周边可见环形声晕，宽窄较一致

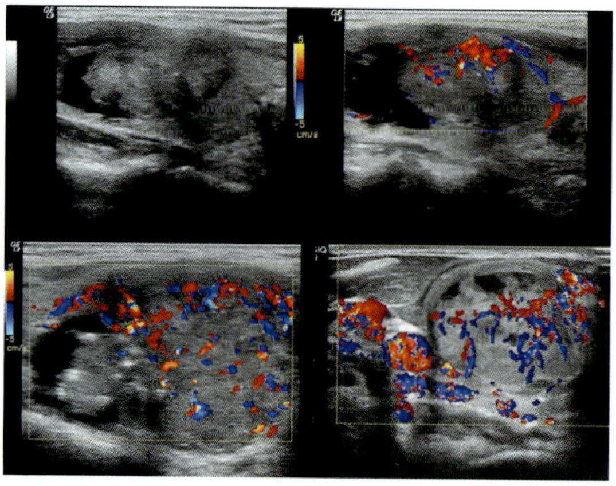

图 8-2-16 囊性变（甲状腺癌）
病灶内部出现无回声区比较少见，范围小，边界不规则，其内可见多发微钙化灶

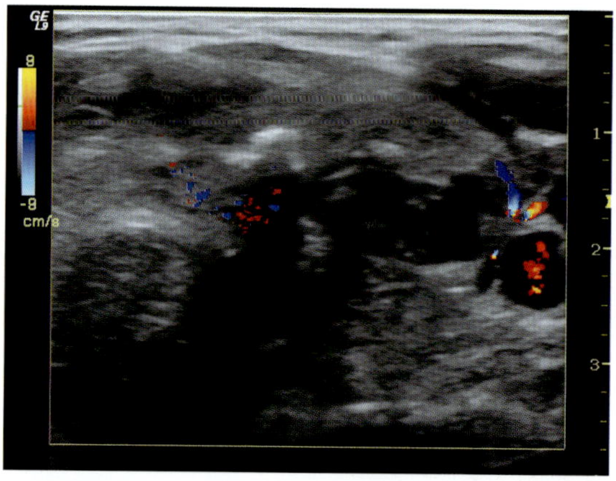

图 8-2-17 囊性变（结节性甲状腺肿）
甲状腺良性病灶比较欠清，内可见较大的片状钙化斑

第三节 甲状旁腺疾病

甲状旁腺瘤

【临床表现】

本病多见于 20 ~ 50 岁的成年人，常见症状是屡发肾结石、骨痛，以及以血钙过高引起的甲状旁腺功能亢进表现。长期高钙血症可影响肾小管的浓缩功能，出现多尿、夜尿、口渴等。骨痛主要位于腰背部、髋部、肋骨与四肢，局部有压痛。

【声像图表现】

甲状腺后壁处可见低回声区，呈圆形或三角形，边界尚清，与甲状腺之间可见纤维间隔，内部回声均匀。CDFI 显示病灶内可见丰富的血流信号，周边呈环形血流，内部呈分枝状或短线状血流（图 8-3-1）。

第四节 唾液腺疾病

一、唾液腺检查方法及正常超声声像图

唾液腺腺包括腮腺、颌下腺、舌下腺三对大唾液腺及许多小唾液腺，超声一般只显示前两对唾液腺，其他腺体则难以观察。检查前一般不需做任何准备，探头频率为 7.5 ~ 10MHz，腮腺检查常取经下颌角的水平断面及经下颌后窝的冠状切面进行，颌下腺检查取与下颌骨体平行的斜冠状切面检查。

正常腮腺大小约 4cm × 1.5cm，颌下腺大小约 3cm × 1.5cm，回声均匀，与正常甲状腺

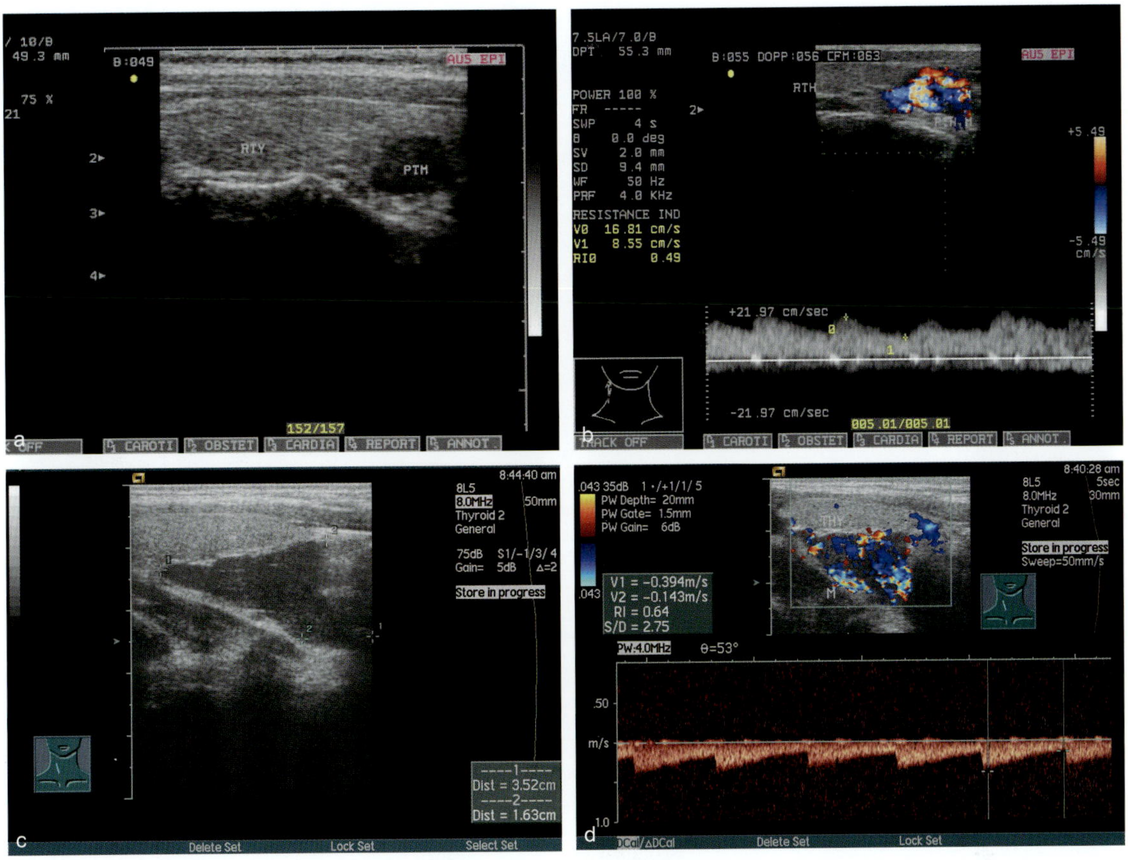

图 8-3-1　甲状旁腺瘤

a. 病灶位于甲状腺后壁，局限性低回声；b. 同 a，同一病灶内部可见丰富血流信号，成团状；c. 病灶呈不规则三角形，边界尚清，内部回声均匀；d. 同 b，同一病灶内部可见丰富的血流信号，成团状

回声相似。病史及临床症状提示唾液腺疾病。唾液腺区肿胀、疼痛、口干，局部触及结节或包块等。

二、腮腺炎

【临床表现】

腮腺区肿胀、疼痛、口干，挤压腮腺时导管口可有黏稠液体流出。如腮腺管口阻塞，进食时可有肿胀感加重。

【声像图表现】

腮腺弥漫性肿大，内部回声分布均匀。急性期多为低回声，慢性期回声多增强。如炎症病灶进展不一致，内部回声可不均匀（图 8-4-1）。

三、腮腺肥大

腮腺肥大是指良性的腮腺增生、肥大。如涎腺症（涎腺退行性肿大）和 Mikulicz 病。

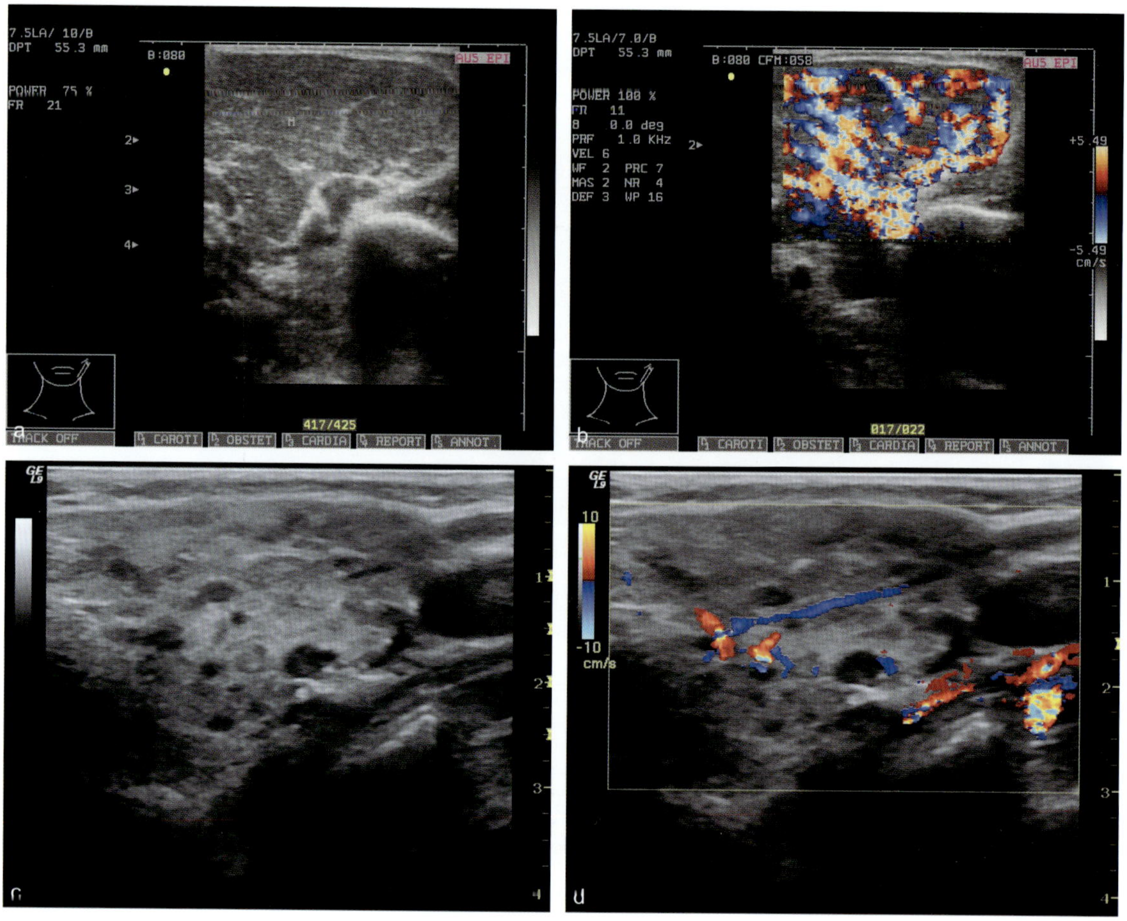

图 8-4-1 急性腮腺炎

a、b. 腮腺呈弥漫性低回声，内有纤维光带回声，可见丰富的血流信号；c、d. 病灶内部可见多发性小片状低回声区，边界尚清，可见丰富的血流信号

Mikulicz 病好发于中老年女性。

【临床表现】

单侧或双侧腮腺肿大，腮腺区轻度不适，疼痛或口干。

【声像图表现】

腮腺弥漫性肿大，界限欠清晰。内部回声均匀或略增强。内部结构正常，无肿块（图 8-4-2）。

四、腮腺混合瘤

【临床表现】

腮腺混合瘤又称多形性腺瘤，为腮腺中最多见的良性肿瘤。多发于中年，女性多于男性。肿瘤生长缓慢，多无临床症状。

【声像图表现】

腮腺内肿块形态规则，多为圆形或椭圆形，边界清晰。内部回声可呈均匀分布的低回声区；或呈实性均质性低回声病变，内有细小蜂窝状结构；或实性低回声结构中出现囊性无回声区。肿瘤内部可发生囊性变，亦偶见出血和坏死灶（图 8-4-3）。

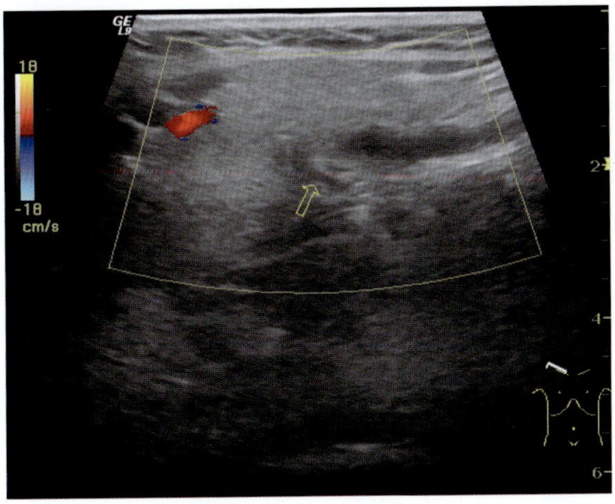

图 8–4–2　腮腺肥大

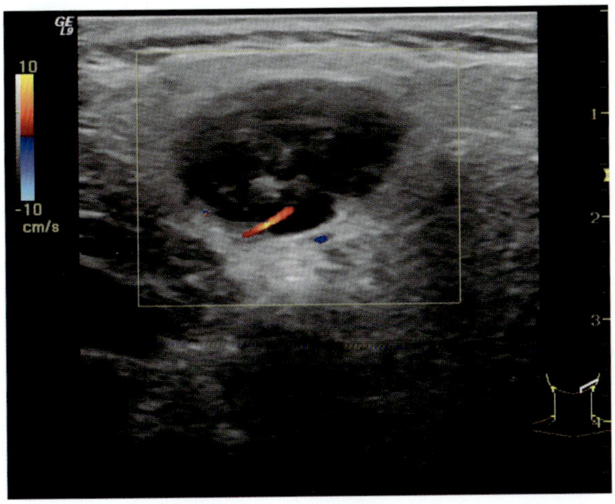

图 8–4–3　腮腺混合瘤

腮腺内实质性低回声病灶，边界尚清，内部回声欠均

五、黏液表皮样癌

黏液表皮样癌可分为高分化（低恶性变）和低分化（高恶性变）两类。临床及病理特点：中年多见，女性多于男性。

【声像图表现】

腮腺区内探及实质性病灶，轮廓不完整，与周围组织界限不清晰。内部回声分布不均，低回声与致密较强回声交错分布。高分化者也可表现为均质致密的较强回声光团。可发生囊性变而呈囊实混合性肿块（图 8-4-4）。

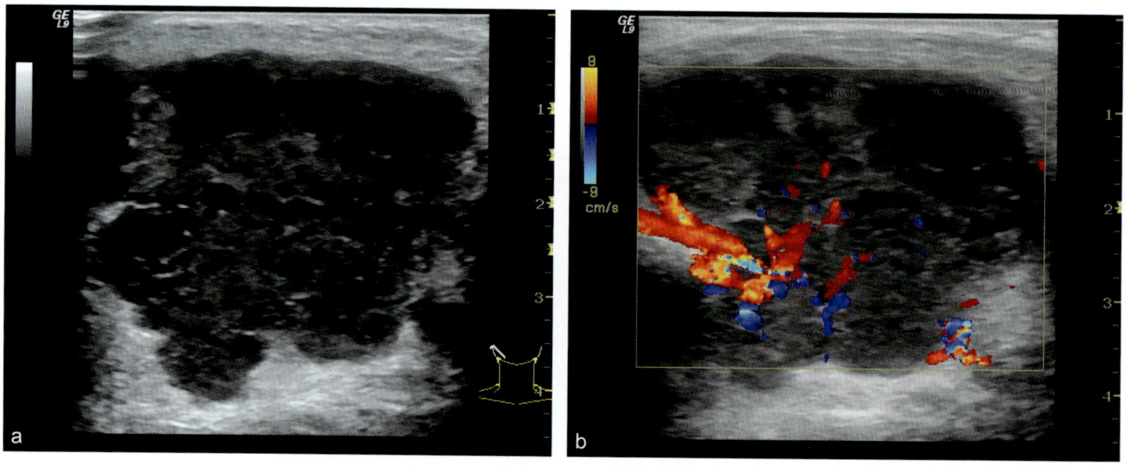

图 8-4-4 腮腺黏液表皮样癌

a. 腮腺内较大实质性病变，形态不规则，内部回声欠均；b. CDFI 显示病灶内分支状血流

【诊断注意点】

肿瘤较小时可表现为均质的低回声光团，无明显组织破坏征象，应注意与良性肿物相鉴别。但本病瘤体轮廓不完整，周围界限欠清晰。穿刺活检为最佳的明确诊断方法。

六、涎石症

多见于颌下腺。在颌下腺或腮腺的腺体内或腺管内显示强回声光团，后方伴声影，可准确定位诊断（图 8-4-5）。

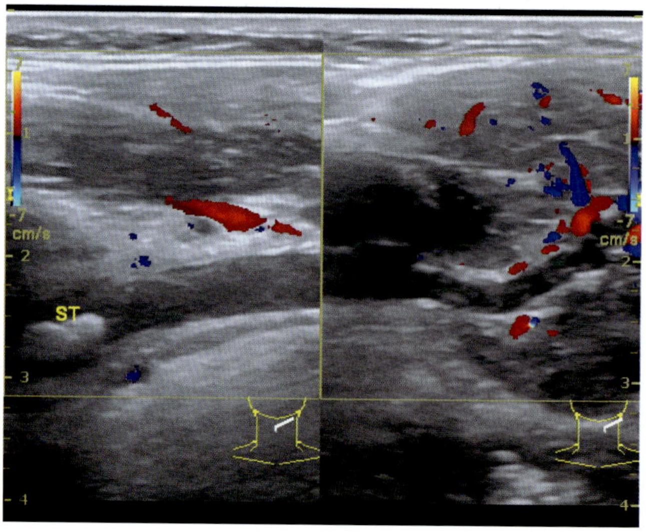

图 8-4-5 腮腺结石

腮腺管结石患者腮腺管内可见强光团回声伴近段腮腺管扩张

第五节　其他病变

一、甲状舌骨囊肿

【临床表现】

颈部中央可触及小包块，表面尚光滑。

【声像图表现】

颈部中央可见无回声区，位于甲状软骨与舌骨之间，形态往往不规则，有向深部凹陷处，内部可见较多光点及光斑回声（图 8-5-1）。

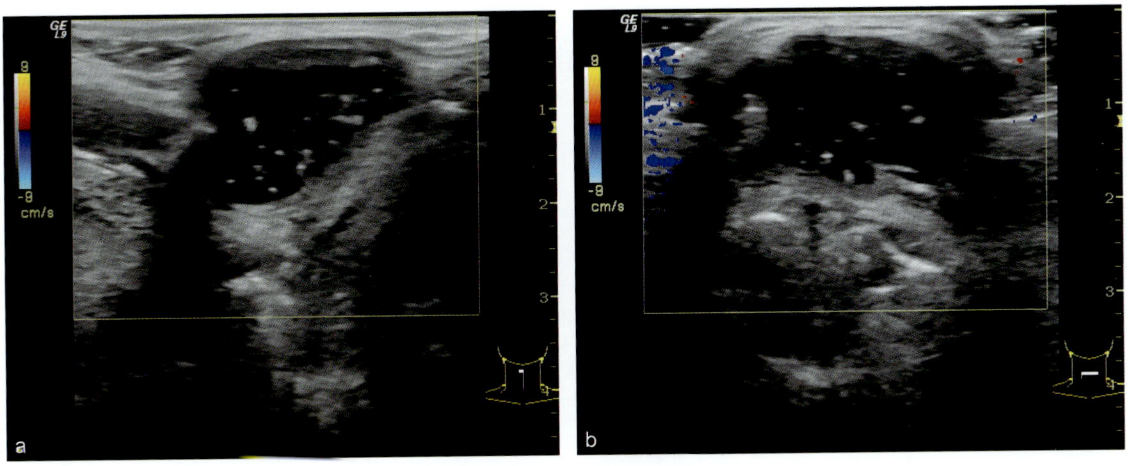

图 8-5-1　甲状舌骨囊肿

a. 横断面显示此处囊性病变，边缘不光滑，内可见较多光点回声；b. 纵断面显示的病灶

二、先天性斜颈

【临床表现】

小儿颈部可触及包块并见斜颈。

【声像图表现】

患侧胸锁乳头肌明显增厚，内部可见明暗相间的条纹状或内部回声明显不均（图 8-5-2）。

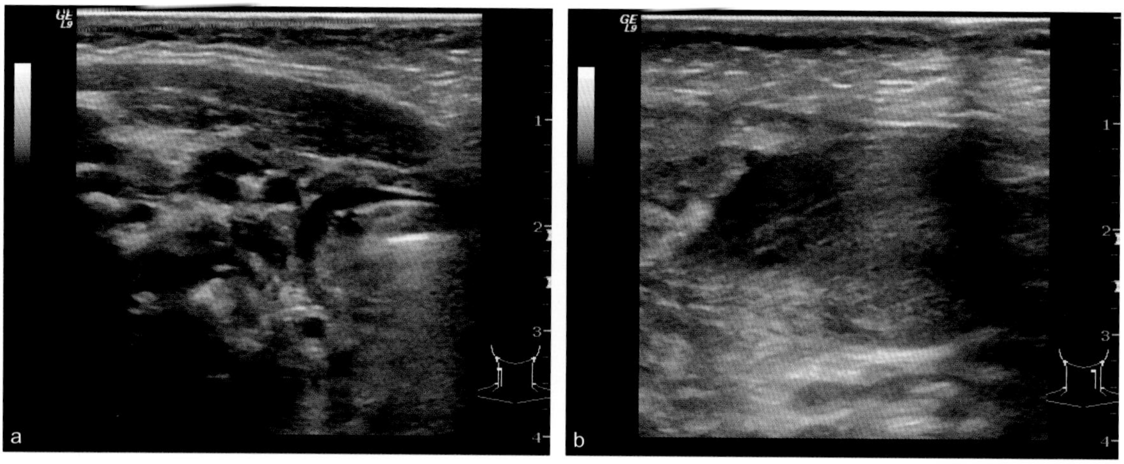

图 8-5-2 先天性斜颈

a. 先天性斜颈健侧胸锁乳头肌；b. 患侧胸锁乳头肌局限性明显增厚，内部回声均匀

（黄道中）

第九章　乳腺疾病的超声诊断

第一节　检查方法及正常超声声像图

一、检查方法

检查前患者无需特殊准备，常用频率为 10MHz 或 7.5MHz 的探头。常规取仰卧位，若乳腺病变靠外侧，则改用侧卧位或斜位。将探头置于乳腺区进行顺序横切、纵切和斜切扫查，并作双侧乳腺对比观察。

二、正常超声声像图

正常乳腺声像图由浅部至深部，表现依次如下。①皮肤：呈一增强的弧形光带，厚 2～3mm，边界光滑、整齐。②皮下脂肪组织：呈低回声区，内有散在的弱回声光点，有时可见三角形强光带回声，为 Cooper 韧带。③乳腺小叶及乳腺导管：腺叶呈中等强度的光点或光斑，导管呈圆形或椭圆形暗区，排列不整齐，但大小相似。④胸大肌：位于乳腺小叶的深层，为均匀实质回声区，内有条状强回声带。肋骨在横切时呈椭圆形衰减暗区，后方有声影（图 9-1-1）。

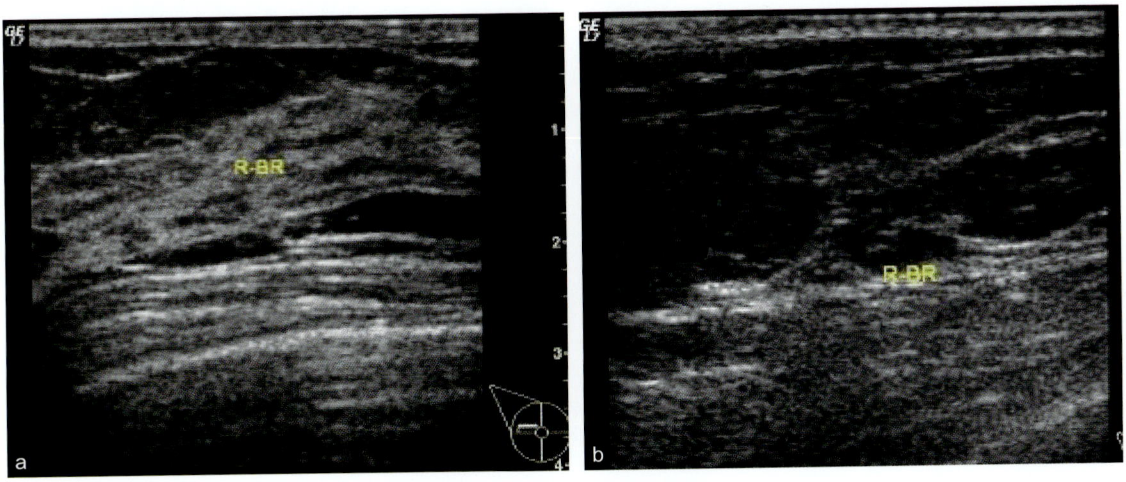

图 9–1–1　正常乳腺声像图

a. 图示乳腺结构清晰，回声均匀，可见腺体结构；b. 老年期正常乳腺，乳腺腺体萎缩、变薄，脂肪层变厚

第二节 乳腺常见疾病

一、乳腺增生症

【临床表现】

双侧乳腺同时或先后发生多个大小不等的结节，大小和质地随月经周期变化。临床上表现为平时乳房胀痛，月经来潮前 3～4 日疼痛加剧，但月经一来潮，疼痛立即减轻。

【声像图表现】

双侧乳腺腺体增厚，内部回声不均匀，回声增粗，低回声区及带状强回声交织成网状。如伴有导管囊状扩张，乳腺内可见大小不等的无回声区，边界清晰，后方有增强效应。无回声区亦可呈管状分布（图 9-2-1、图 9-2-2）。

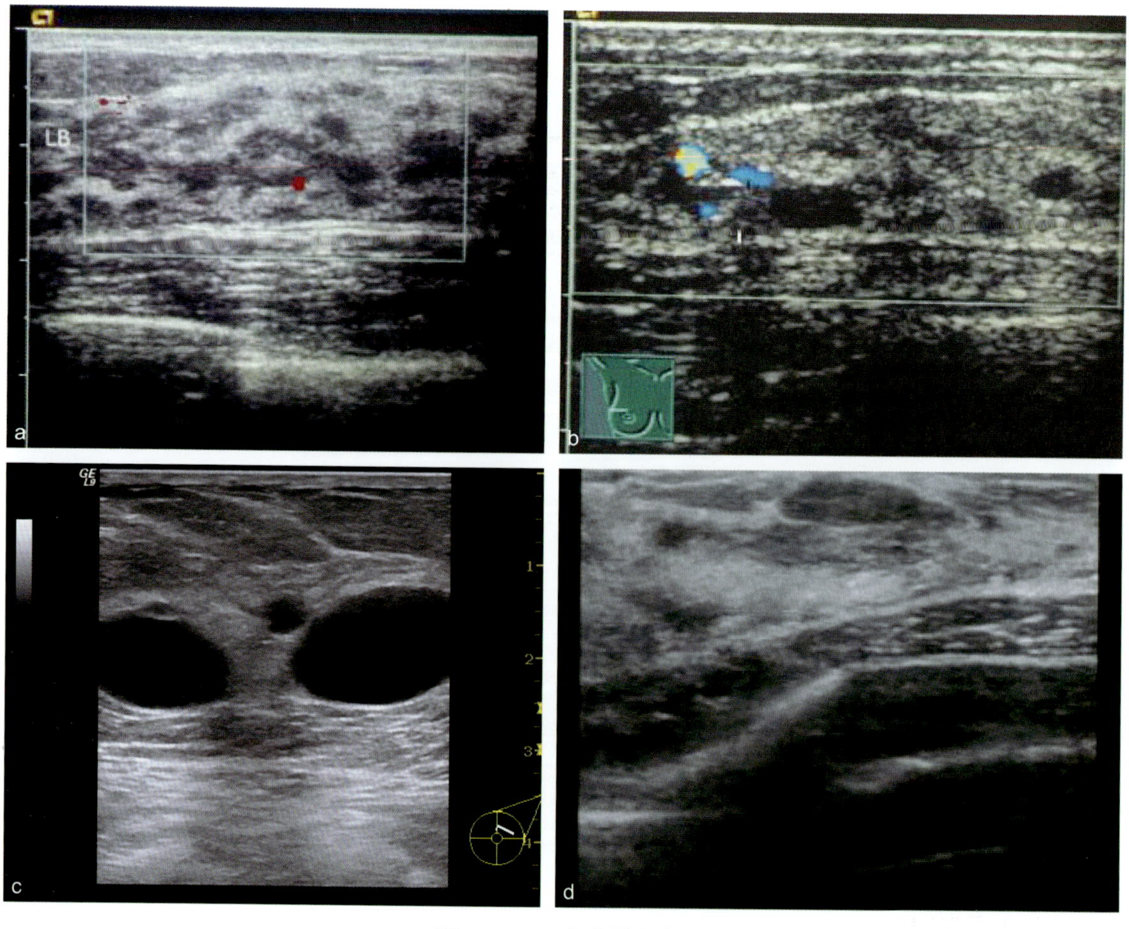

图 9-2-1 乳腺增生症

a. 腺体回声不均，呈蜂窝样改变；b. 增生的腺体内可见多个小无回声区，为囊性增生改变；c. 增生腺体内多个较大的无回声区；d. 腺体内小片状低回声，切除后病检为乳腺腺病

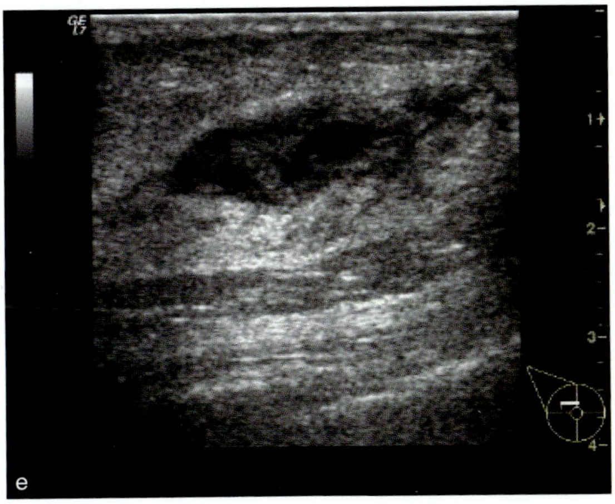

图 9-2-1（续）　乳腺增生症

e. 腺体内小片状低回声，切除后病检为乳腺腺病

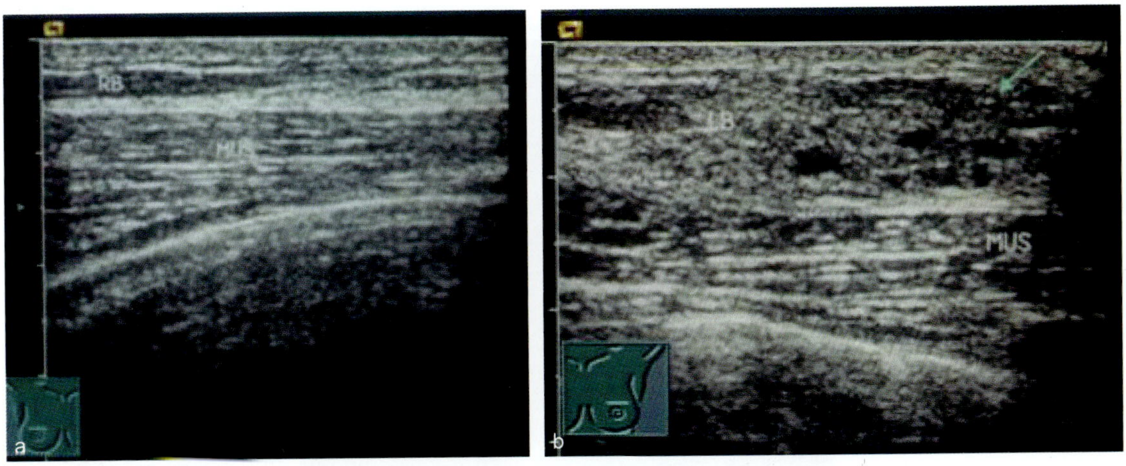

图 9-2-2　男性正常乳房与乳腺增生声像图对比

a. 男性正常乳房，腺体薄，结构清晰；b. 男性乳腺增生，腺体增厚，回声不均匀

二、乳腺纤维瘤及乳腺纤维腺瘤

【临床表现】

常见于青年女性，单发多见。肿瘤常有完整的包膜，腺管成分多者，呈浅红色，质地较软。纤维组织较多者，呈灰白色，质地较硬，病程长者可出现钙化。

【声像图表现】

肿块多呈椭圆形，边界清楚，有完整的包膜。内部回声分布均匀，呈弱光点。部分后方回声增强，如伴钙化，钙化点后方可出现声影（图 9-2-3、图 9-2-4、图 9-2-5）。

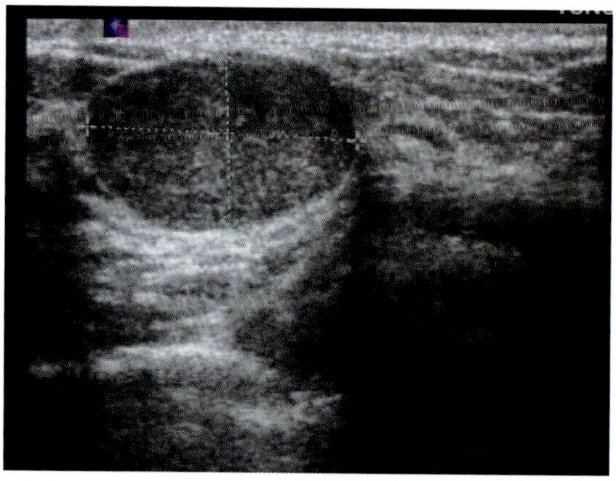

图 9-2-3 乳腺纤维瘤

腺体内低回声病灶，边界清晰，回声欠均匀肿块内部可见短线状血流信号

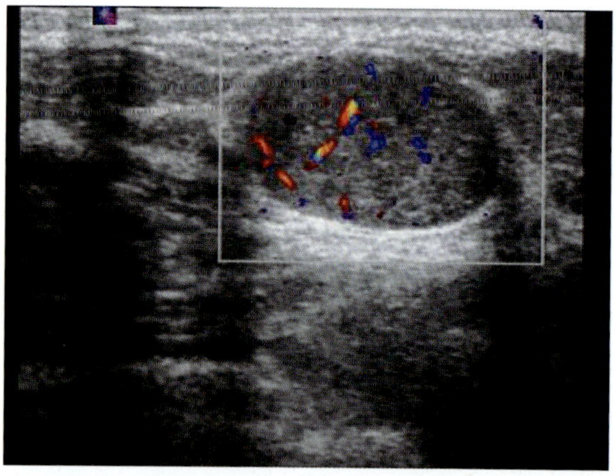

图 9-2-4 乳腺纤维腺瘤

超高频超声显示乳房内纤维腺瘤，边界清，回声不均

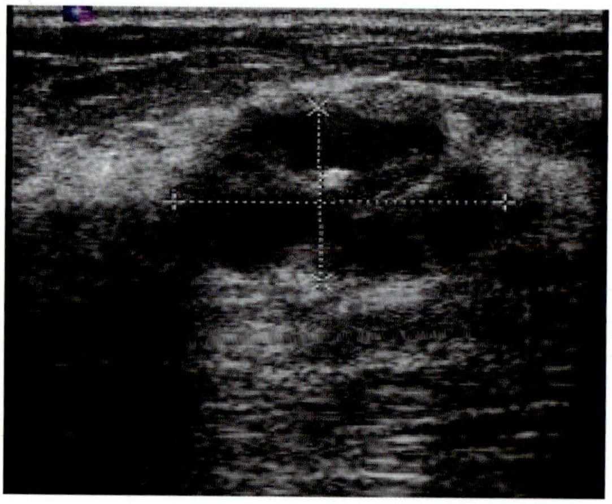

图 9-2-5 乳腺纤维瘤伴钙化灶

乳腺低回声内可见一强回声粗钙化灶

三、乳腺癌

【临床表现】

乳腺癌发生率居女性恶性肿瘤的第二位，根据肿瘤的发生部位可分为小叶癌和导管癌，按其发展过程、形态特点和预后关系分为原位癌及浸润癌，早期可无任何症状，多被偶然发现，表现为一侧乳房无痛性质硬的肿块。肿瘤逐渐长大时，可侵入筋膜或 Cooper 韧带，肿块区皮肤出现凹陷，皮肤有橘皮样改变及乳头凹陷。常侵犯同侧腋窝淋巴结及锁骨下淋巴结。晚期可通过血液循环转移。

【声像图表现】

病灶形态不规则，边缘不光滑，常呈蟹足样或多角状生长，与正常组织分界不清，无包膜。纵横比失调，纵横比大于 1，内部多为低回声，分布不均匀，可有成簇分布的强回声光点。肿瘤后方回声衰减，部分患者可探及同侧腋窝淋巴结肿大（图 9-2-6）。肿块内及周边见较丰富血流信号，可以表现为多分枝状、束状或呈粗细不均样改变（图 9-2-7）。

（1）硬癌：硬癌细胞少，大多数为纤维组织，集合成索状或片状，肿块质地坚硬，边缘不整，境界不清。后部回声明显衰减呈暗区为其特点（图 9-2-8）。

（2）髓样癌：体积一般较大，呈圆球形，界限较清楚，内部为中等回声。因肿瘤细胞数多，间质纤维少，易发生坏死，中央区可出现不规则无回声区。后方回声不衰减（图 9-2-9）。

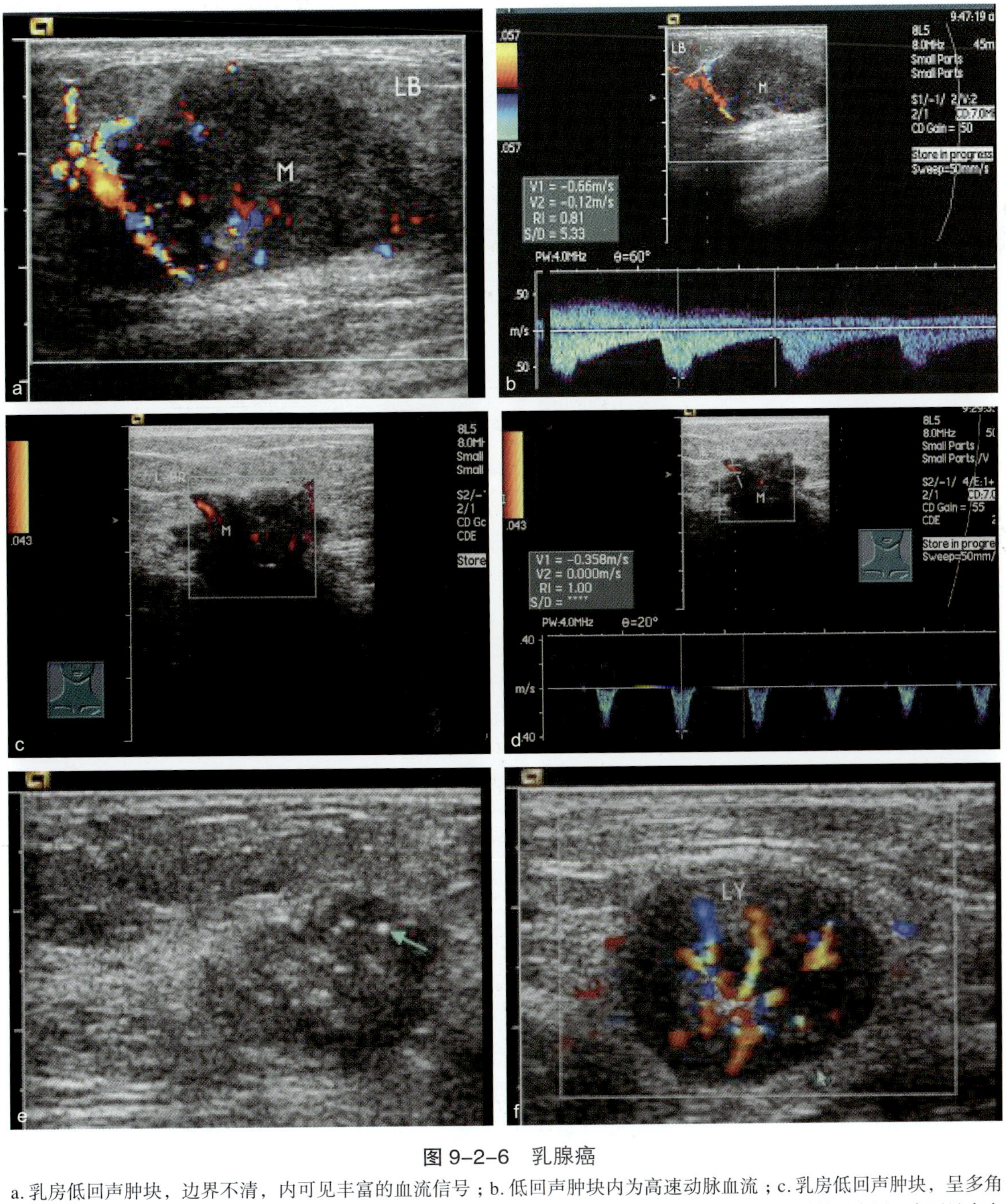

图 9-2-6　乳腺癌

a. 乳房低回声肿块，边界不清，内可见丰富的血流信号；b. 低回声肿块内为高速动脉血流；c. 乳房低回声肿块，呈多角形，形态不规则，内可见血流信号；d. 乳房内不规则低回声肿块，血流速度高；e. 乳房内不规则低回声团，内可见多个微钙化灶；f. 腋窝内肿大淋巴结，呈实质性的低回声，其内部可见丰富的血流信号

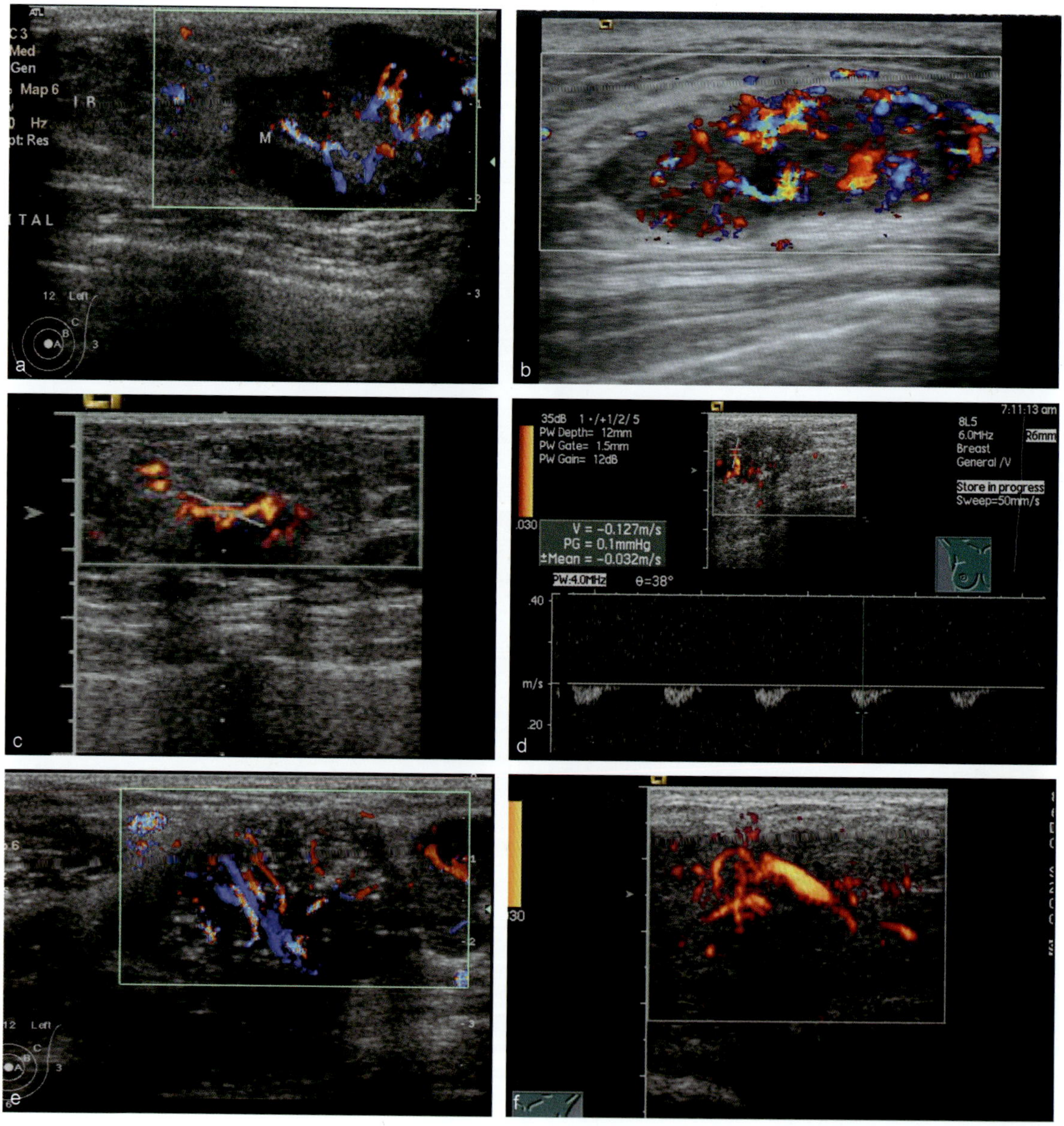

图 9-2-7 乳腺癌各种血流形态

a. 肿块内血管走行迂曲；b. 肿块内血管管径粗细不均；c. 乳腺癌内血管形成动静脉瘘，阻力指数小于 0.5；d. 血管末梢处频谱多普勒为单向波，无舒张期血流，表明末梢血管梗阻，为盲端血管；e. 肿瘤内血管异常分级，见三条平行的动脉血管呈束状；f. 能量多普勒显示肿瘤内多分支血流

（3）导管内乳头状癌：癌肿累及导管范围很广，呈多中心性散在分布。声像图表现为扩张的导管内见边界不整的低回声区，有蟹足样浸润，导管壁可受浸润（图 9-2-10）。

（4）炎性乳癌：系广泛皮肤及皮下淋巴管癌性病变，常于产后发生，似慢性炎症。声像图显示乳房的皮肤及皮下组织层增厚，回声增强，乳腺内结构紊乱。腋窝及锁骨下易探及肿大的淋巴结（图 9-2-11）。

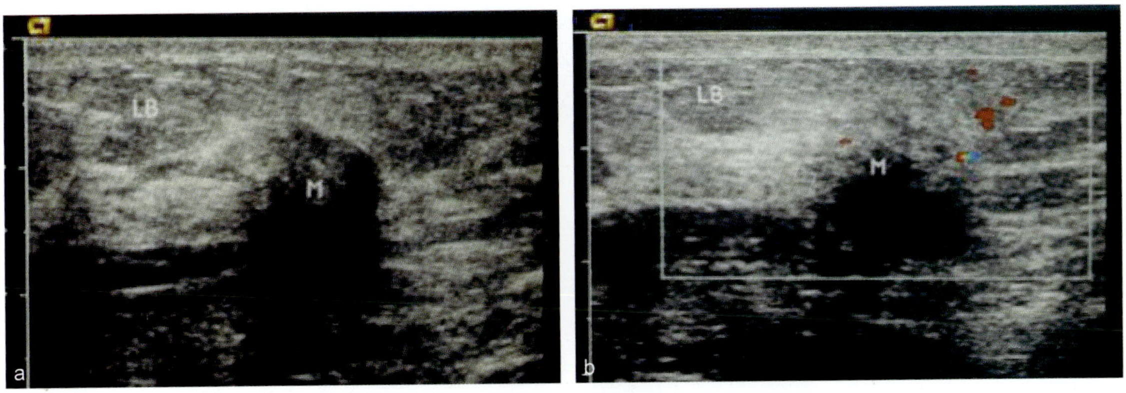

图 9-2-8　硬癌

a. 肿块体积较小，边缘不规则，后方伴明显声衰减；b. 肿块周边可见少量血流信号

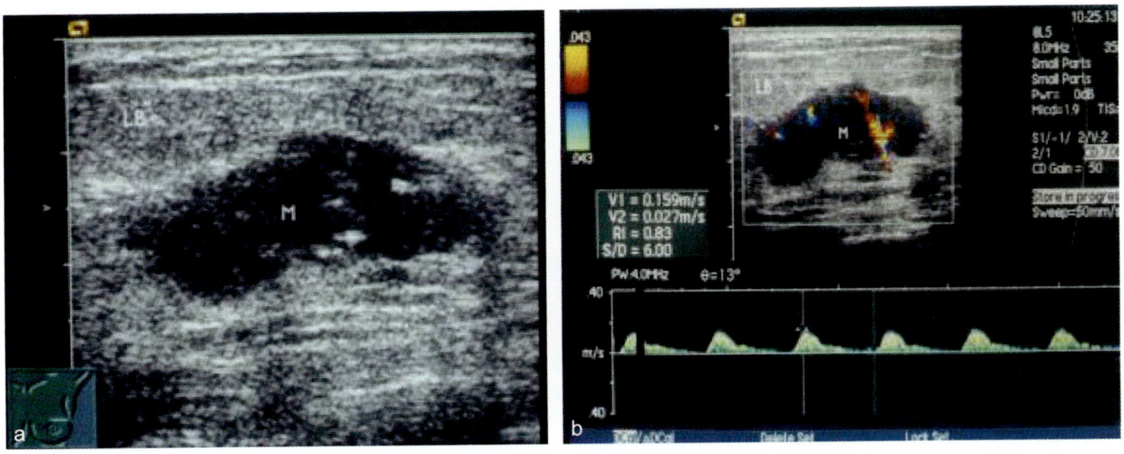

图 9-2-9　髓样癌

a. 乳房内不规则低回声区，内部回声不均，可见多个强回声钙化灶，后方无声衰减；b. 肿块内部可见条状血流信号

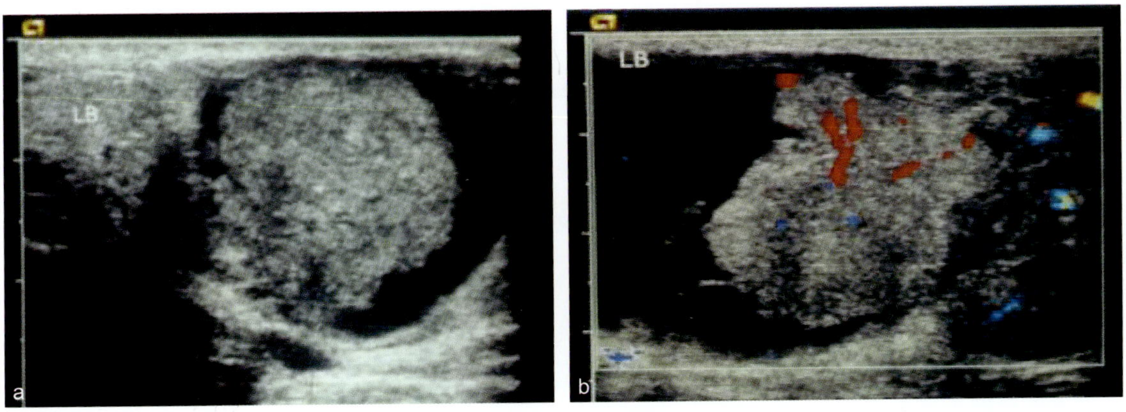

图 9-2-10　导管内乳头状癌

a. 明显扩张的导管内可见实质性团块，回声不均匀；b. 该团块内较多彩色血流

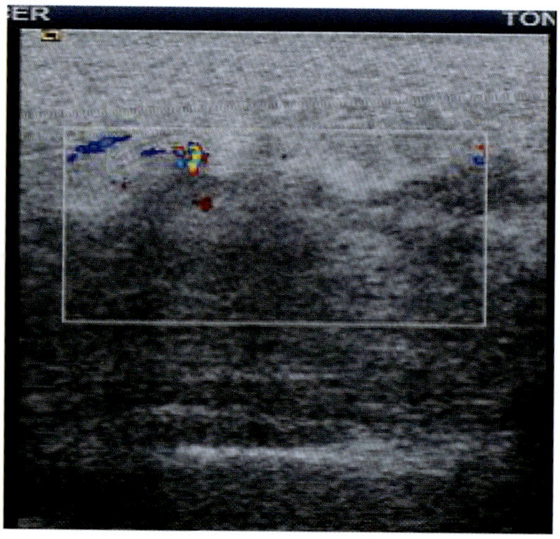

图 9-2-11 炎性乳癌
乳房的皮下组织层增厚，回声增强，乳腺内大片状回声不均的低回声区

【鉴别诊断】

乳腺癌应与良性病灶鉴别（表 9-2-1）。

表 9-2-1 乳腺癌与良性病灶的鉴别

	良性	恶性
边缘及轮廓	整齐、光滑，多有侧方声影	不整、粗糙，侧方声影罕见
包膜	有	无
内部回声	无回声或均匀低回声	不均匀低回声伴点状强回声，伴“彗尾征”
后壁回声	整齐、增强、清晰	不整、减弱、不清
肿块后回声	正常或增强	多有衰减
皮肤浸润	无	有
组织浸润	无	有
CDFI	肿块内一般无彩色血流显示	肿块内多有较丰富的高速低阻动脉血流

四、乳腺导管内乳头状瘤及乳头状癌

【临床表现】

导管内乳头状瘤是起源于大导管上皮的良性肿瘤，多见于中年女性，挤压乳头常见浆液或血性分泌物溢出。导管内乳头状癌癌肿累及导管范围很广，呈多中心性散在分布。

【声像图表现】

早期难以发现，或仅见乳晕区导管扩张，病程较长者，导管扩张明显，扩张的导管内壁可见实性低回声区，导管壁连续性好（图 9-2-12）。导管内乳头状癌表现为扩张的导管内见边界不整的低回声区，有蟹足样浸润，导管壁可受浸润。

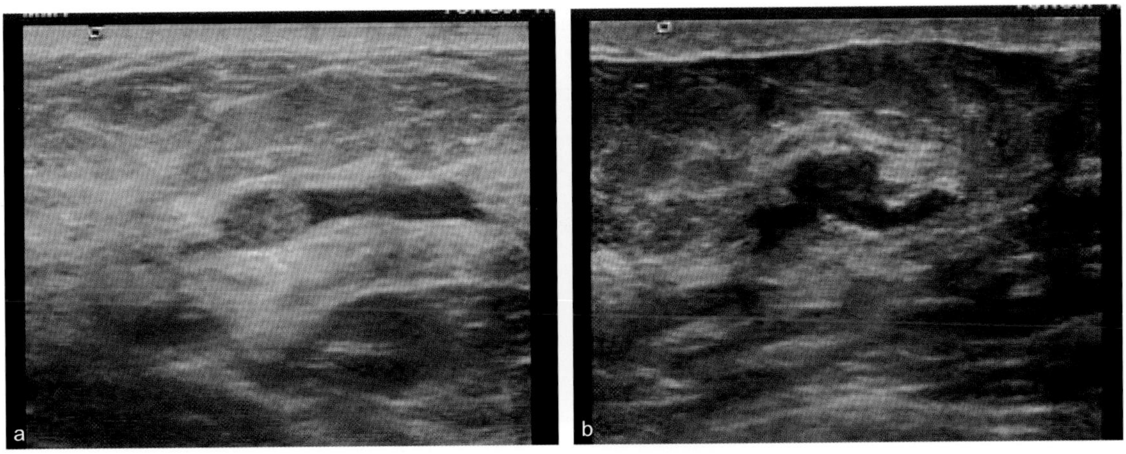

图 9-2-12　导管内乳头状瘤

a. 扩张的导管内可见低回声团，导管连续性好；b. 乳腺内低回声团，其周边可见扩张导管回声

【诊断注意点】

超声发现导管扩张，尤其主导管扩张，应想到本病的可能，应注意导管内乳头状瘤与乳头状癌鉴别。

五、乳腺炎

【临床表现】

急性乳腺炎多发生于产后哺乳期，以初产妇多见。患者有寒战、高热，乳房区红、肿及疼痛。在短期内疼痛区软化形成脓肿，且常伴腋窝淋巴结肿大，若治疗不及时或者反复感染，可形成慢性化脓性乳腺炎。

【声像图表现】

乳腺局部增厚，内部回声增强，边界模糊，加压时有压痛。脓腔形成时，局部呈不均匀、边界不光滑的无回声区，壁厚，内有细小光点或光斑。炎症初期 CDFI 可显示其内散布的点状或斑片状血流信号（图 9-2-13）。

【诊断注意点】

本病应与乳腺癌相鉴别。声像图上乳癌为低回声肿块，边界不规则，常有浸润，肿块后方常有衰减为其特征。有时两者声像图极相似，难以区分，应结合临床症状及体征进行鉴别。

六、浆细胞性乳腺炎

【临床表现】

为非哺乳期、非细菌感染性疾病，常见于中年女性。其病理表现为导管扩张和管周大量浆细胞浸润。在患乳可触及肿块，质地较硬，并伴疼痛。

【声像图表现】

急性期表现为乳腺内导管扩张，管腔内有时可见实性回声，病程较长者，乳腺内特别

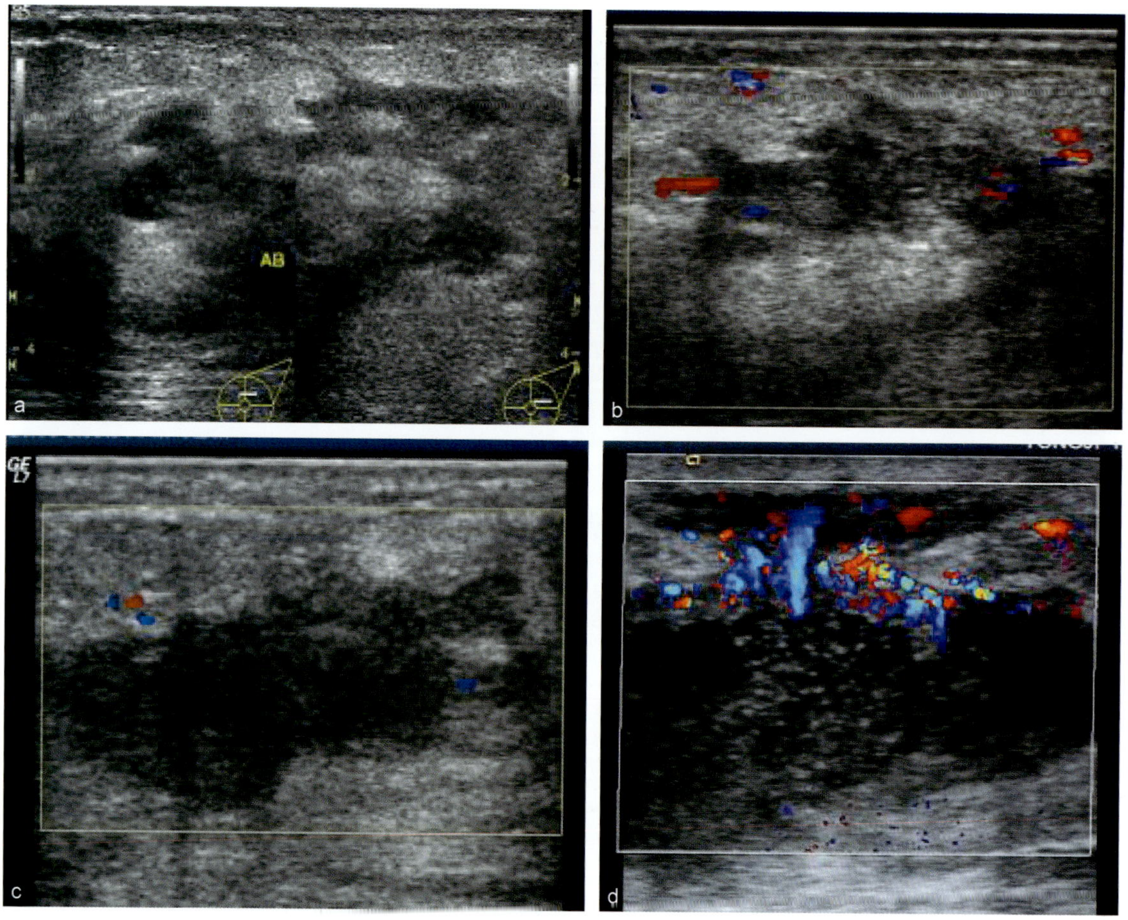

图 9-2-13 乳腺炎声像图

a. 腺体内见不规则无回声区，脓肿形成；b. 腺体内见不规则低回声区及少许无回声区，周边及内部可见血流信号；c. 腺体内不规则低回声，周边可见血流信号；d. 乳腺无回声区内可见较多光点回声，血流较丰富

是乳晕区可见形态不规则、边界不清的低回声区，或以实性为主的囊实性肿块，后方无明显声增强，位置较浅，往往位于皮下（图 9-2-14）。

七、乳腺叶状肉瘤

【临床表现】

是一种少见疾病，以黑人妇女多见，可分为良性、恶性及交界性，恶性肿瘤腋窝淋巴结转移少见。

【声像图表现】

肿块边界清楚，完整光滑，常常体积较大；内部呈细点状回声，或见无回声区。肿块巨大时可呈囊状或分叶状，CDFI 常显示血流较丰富（图 9-2-15）。

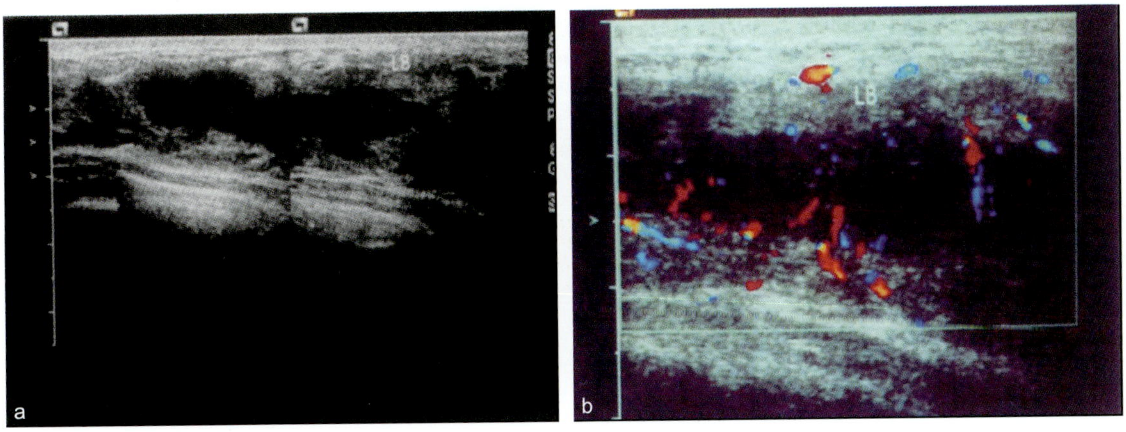

图 9-2-14　浆细胞性乳腺炎

a. 乳房内形态不规则、边界不清的低回声区，位置较浅；b. 低回声周边及内部可见短线状血流信号

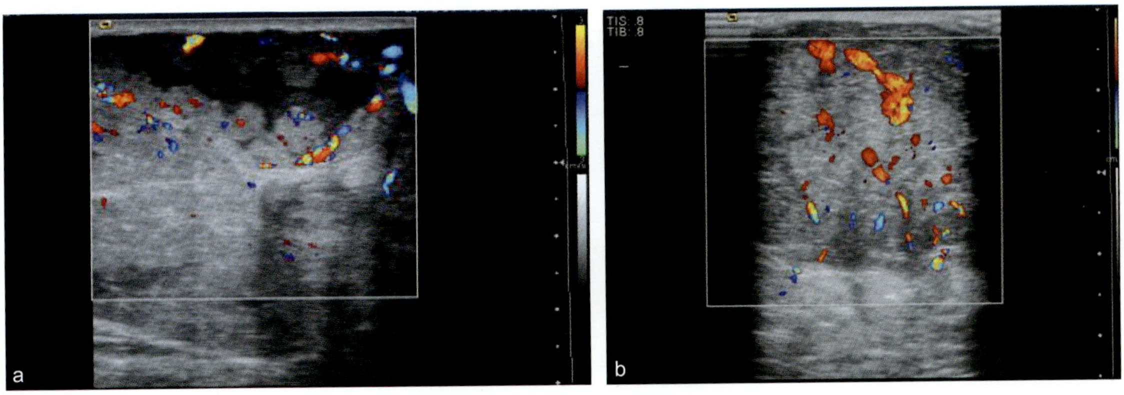

图 9-2-15　乳腺叶状肉瘤

a. 乳房内低回声病灶，内可见不规则无回声区，无回声区内可见光点回声；b. 乳房低回声病灶，边界清，内部回声不均，CDFI 显示肿瘤内部有丰富的血流信号

八、乳腺结核

【临床表现】

患者多为青壮年女性。乳腺结核多为血行播散，病程长，进展慢，早期形成硬结，数月后软化，形成寒性脓腔，破溃后形成溃疡及窦道，经久不愈。

【声像图表现】

乳腺结核图像无特异性，早期似肿瘤图像，形成寒性脓肿时，出现液化改变，需结合临床及其他检查才能确诊（图 9-2-16）。

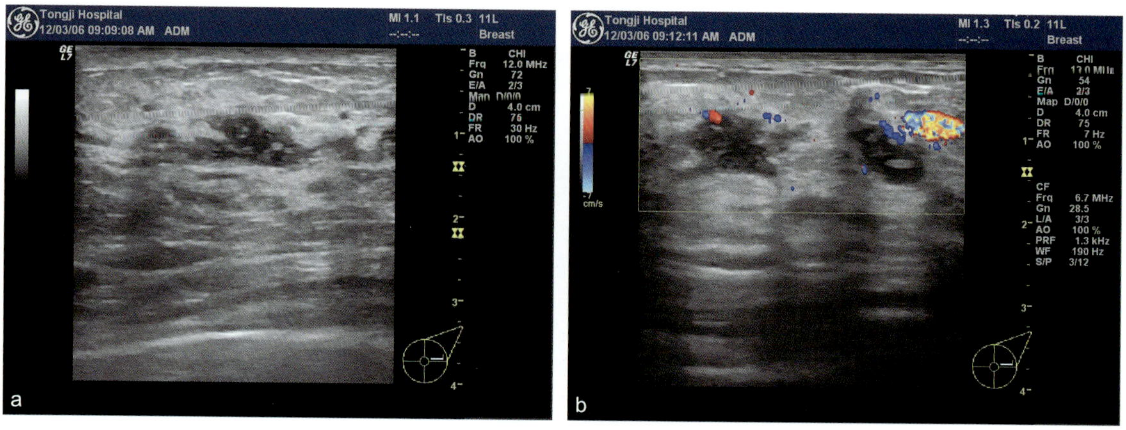

图 9-2-16 乳腺结核

a. 乳腺病灶形态表现不规则，内部回声不均；b. 病灶内未见明显血流

第三节 乳腺超声新技术

一、乳腺弹性成像

弹性成像技术是将人体不同组织受压后变形的差别用不同的彩色显示出来，可分辨出组织的相对硬度或弹性。组织的弹性系数越大，表示组织的硬度越大，而组织的弹性系数（组织硬度）与形变成反比。在乳腺中，病变的恶性程度与组织的硬度相关，其弹性系数从大到小排序为：浸润性导管癌＞非浸润性导管癌＞乳腺纤维化＞乳腺＞脂肪组织。

目前国内外多参照日本筑波大学植野教授介绍的 5 分法对乳腺组织进行弹性评分，其评分标准见本书第二章图 2-3-1。具体病例见图 9-3-1、图 9-3-2、图 9-3-3。

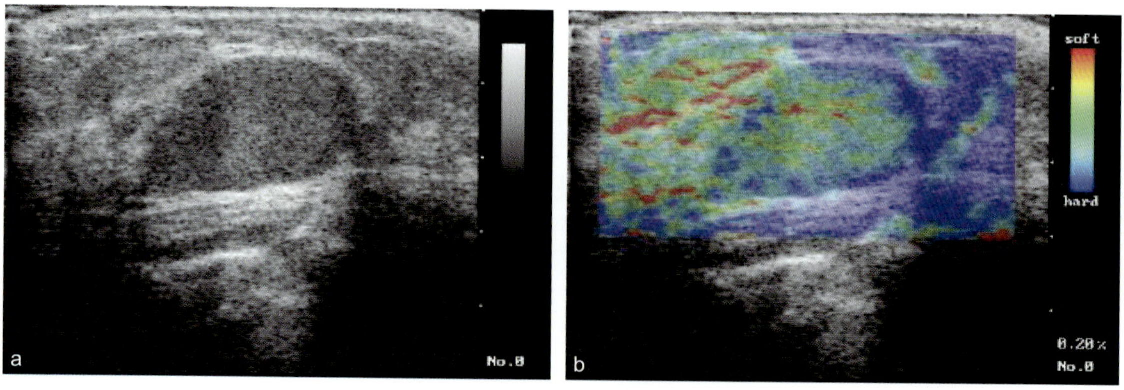

图 9-3-1 乳腺纤维腺瘤

a. 右乳低回声病灶，边界清；b. 弹性成像图，病变整体显示为绿色，弹性评分 1 分。病理结果为纤维腺瘤

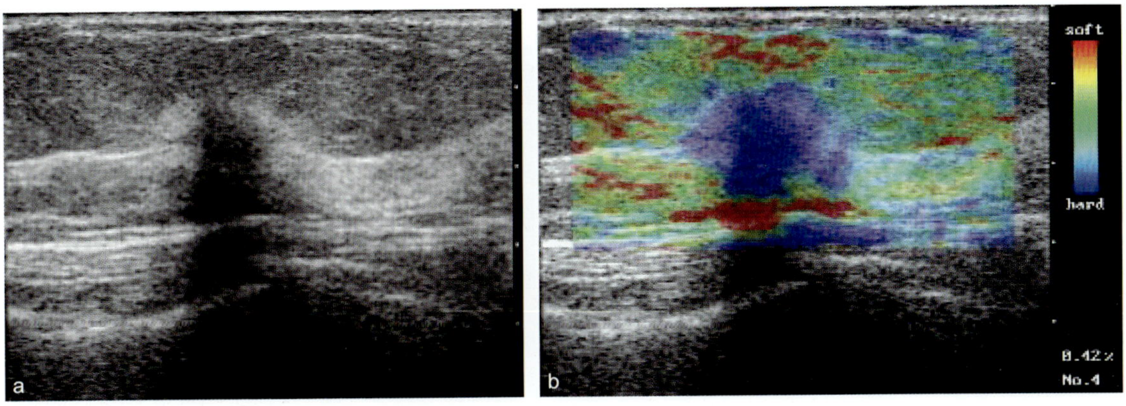

图 9-3-2　浸润性导管癌

a. 右乳低回声病灶，边界不清，后方回声衰减；b. 弹性成像图，病变整体显示为蓝色，弹性评分 5 分。病理结果为浸润性导管癌

二、乳腺超声造影

超声造影能提高肿瘤血管的显示，观察血管的分布状态，提高超声的诊断准确率，一般认为恶性肿瘤表现为肿块快速明显增强，快速消退，边界不整齐，血管形态失常，周边见粗大畸形血管；良性肿瘤表现为轻度增强，缓慢消退，周边无粗大血管（图 9-3-4），但不同研究者的报道表明良恶性肿瘤的造影增强特征目前并未得到广泛认同。

三、乳腺肿块超声引导下的微创活检

目前最先进的乳腺微创活检系统是麦默通（Mammotome）真空辅助乳腺微创旋切系统，由旋切刀和真空抽吸泵两大装置组成，旋切刀与空芯活检针相似，由套管针构成，再辅以真空抽吸，在超声引导下可以在不退出旋切刀的情况下进行重复切割，避免了反复穿刺，减轻了患者的痛苦，且切除的组织范围大，因此诊断的准确率增高。乳腺微创活检切口小，属于微创手术，且对于小的病灶可以完全切除，手术后瘢痕不明显（图 9-3-5）。

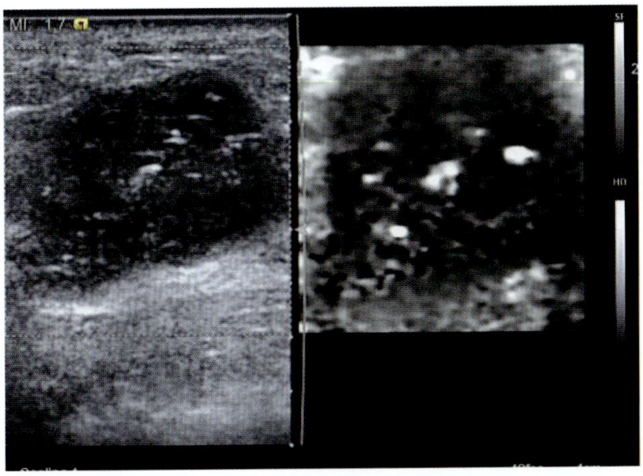

图 9-3-3　浸润性导管癌

乳腺低回声肿块，内可见微钙化灶，弹性成像显示肿块质地硬

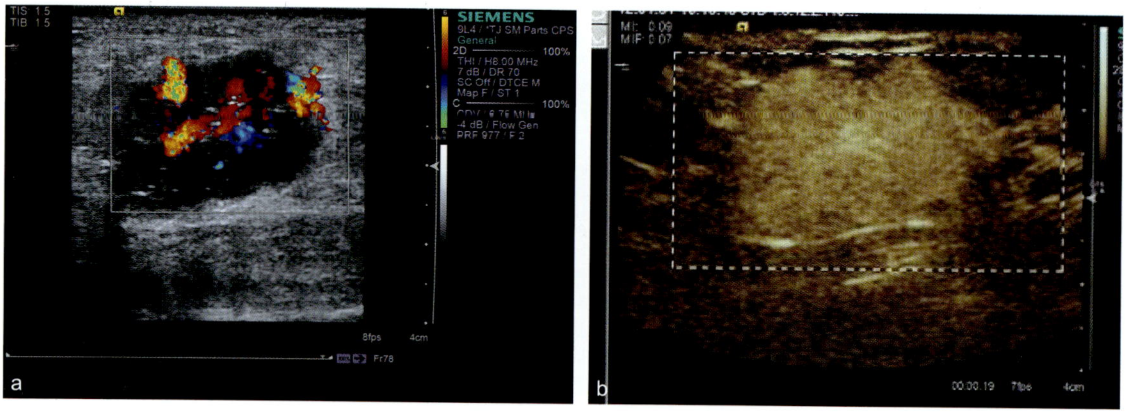

图 9-3-4 乳腺癌

a. 乳腺低回声病灶，边界不清；b. 乳腺癌造影图，造影后低回声病灶均匀增强，边界不整齐

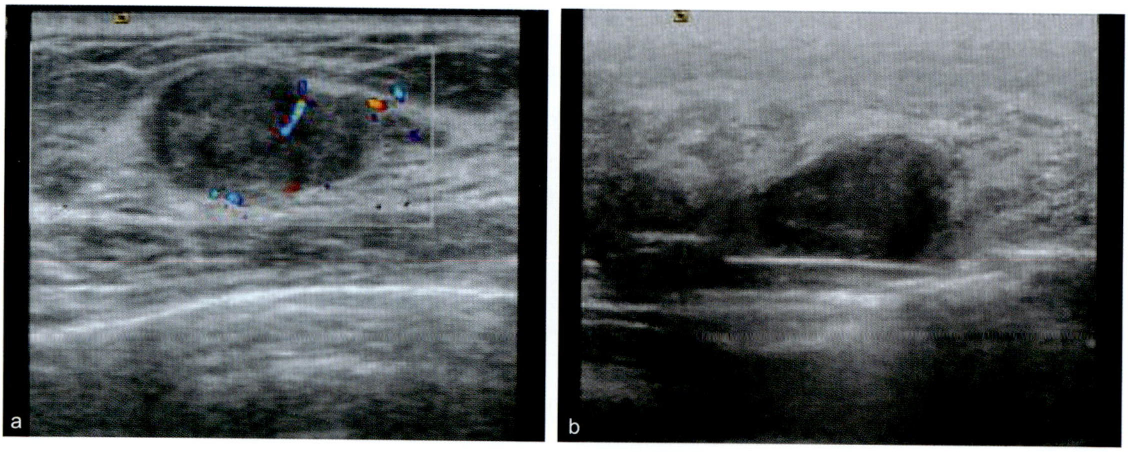

图 9-3-5 超声引导乳腺微创手术

a. 乳腺低回声病灶；b. 显示 MMT 旋切刀凹槽对准肿块，准备切除

（王立平）

第十章　胸膜腔及纵隔疾病的超声诊断

第一节　检查方法及正常超声声像图

一、检查方法

超声诊断仪以凸阵弧形和扇形探头为宜，频率常为 2.5 ~ 3.5MHz，观察胸壁胸膜表浅病变可用 5 ~ 7.5MHz 高频探头，对后纵隔病变也可选用食管内探头。体位视病变部位而定，患者可取坐位、仰卧位、侧卧位或俯卧位等。扫查时，患者抱头，尽量使肋间隙增宽，探头置于胸壁或背部顺肋间隙逐一扫查，作双侧对比，必要时扫查部位可扩展至胸骨上窝、锁骨上窝，或剑突下等部位。

二、正常超声声像图

胸壁皮肤显示为强回声带，皮下软组织呈低回声，胸壁肌肉显示为中等强度实质性回声，并可见线状的细光带回声。肺组织因含气体，超声束在其表面呈全反射而表现为一系列等距离且逐渐减弱的平行强回声光带，可随呼吸移动。紧贴肺表面的脏层胸膜呈光整的粗线状回声带，肺组织内结构不能显示。

纵隔内呈现心脏大血管等典型声像图。

幼儿在胸骨后前上纵隔处可见左右两叶的胸腺组织，呈均匀的扁平锥形、实质性低回声。

第二节　胸膜腔及纵隔常见疾病

一、胸壁脓肿

【声像图表现】

胸壁脓肿表现为胸壁表浅处实质性均质或非均质性低回声，形态多规则，较大时可突向后方的胸腔，与胸壁夹角呈钝角。其后方可见被压的胸膜粗光带回声和肺组织强回声（图 10-2-1）。

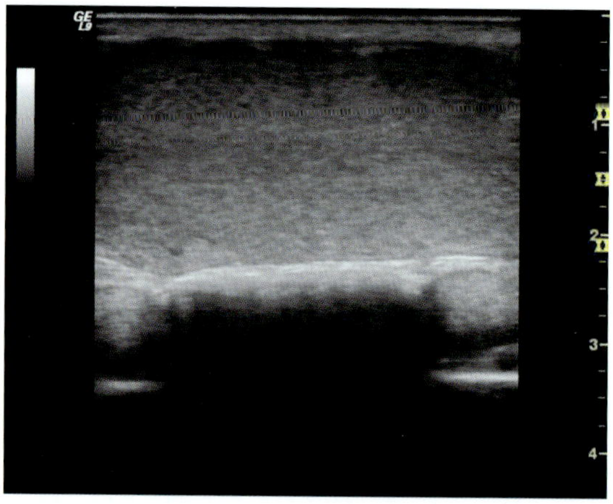

图 10-2-1 胸壁脓肿
胸壁较大的均质性低回声区，挤压探头内可见漂浮的光点回声

二、胸膜间皮瘤

胸膜间皮瘤为胸膜原发性肿瘤，生长于胸膜的脏层和壁层，有局限型和弥漫型两种。

【声像图表现】

局限型表现为与胸膜相连的实质性肿瘤回声区，边界清楚，有包膜回声，形态常呈圆形或扁圆形。肿瘤内部呈均匀性低回声区，也可因囊性变，出现小无回声区。其后方可见随呼吸运动的肺组织强回声。弥漫型表现为与胸膜相连的多个大小不等的肿瘤回声区，无完整包膜，或呈广泛胸膜增厚。形态多不规则，内部回声不均匀，以弱回声多见（图 10-2-2）。肿瘤内侧与肺表面之间可出现胸水无回声区。

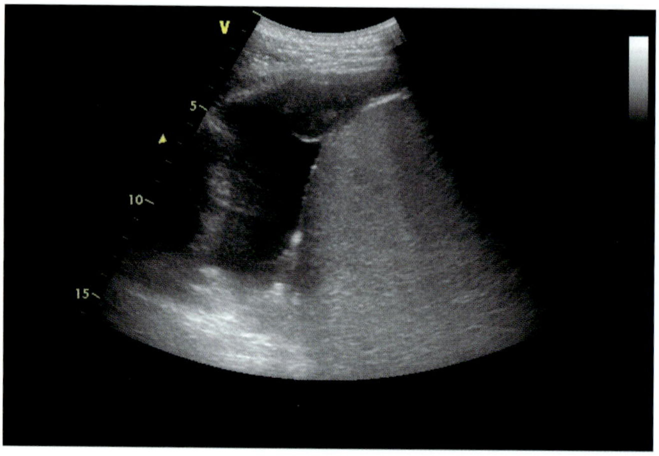

图 10-2-2 局限性胸膜间皮瘤
肿瘤呈圆形，内部呈均匀低回声区，有包膜回声，伴有胸腔积液

三、胸腔积液

【声像图表现】

胸膜腔内出现无回声区，少量胸腔积液无回声区多位于肋膈角（图 10-2-3），中等量胸腔积液，无回声区面积较大成片状，其内可见被压缩的肺组织（图 10-2-4）。包裹性积液，无回声区局限于胸腔侧壁处，常伴有胸膜增厚（图 10-2-5）。脓胸和血性胸水，无回声区内出现回声较低的光点、光团、光带回声（图 10-2-6）。

【诊断注意点】

应注意和心包积液鉴别。

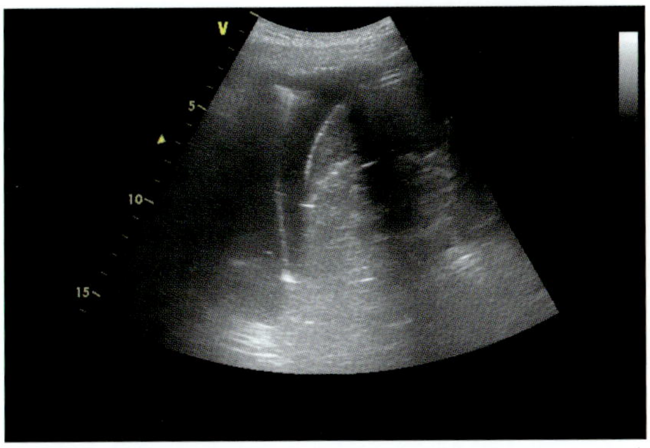

图 10-2-3　少量胸腔积液

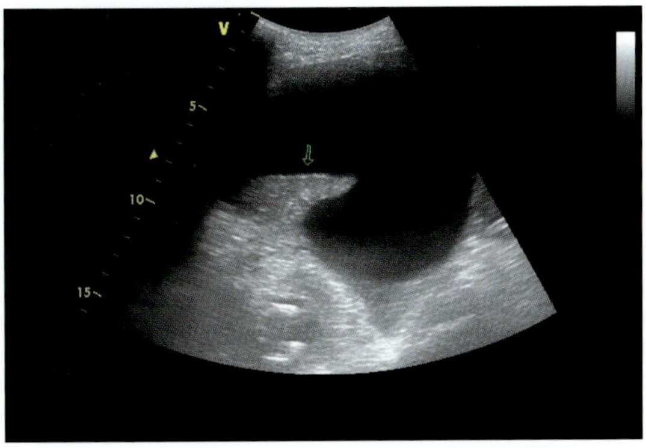

图 10-2-4　中等量胸腔积液
箭头所指处为被压缩的肺组织

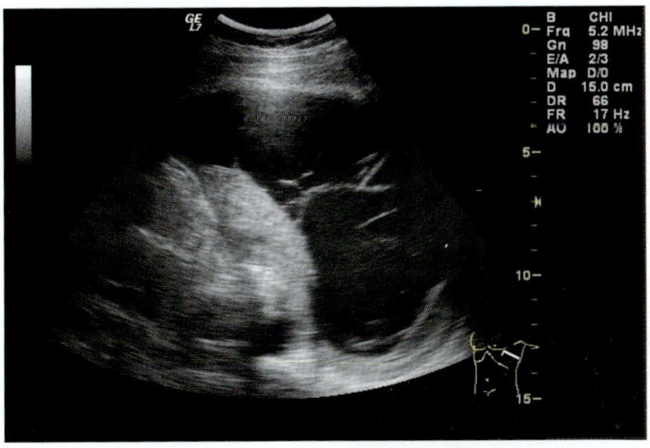

图 10-2-5　包裹性胸腔积液
无回声区位置局限，其内可见分隔光带回声

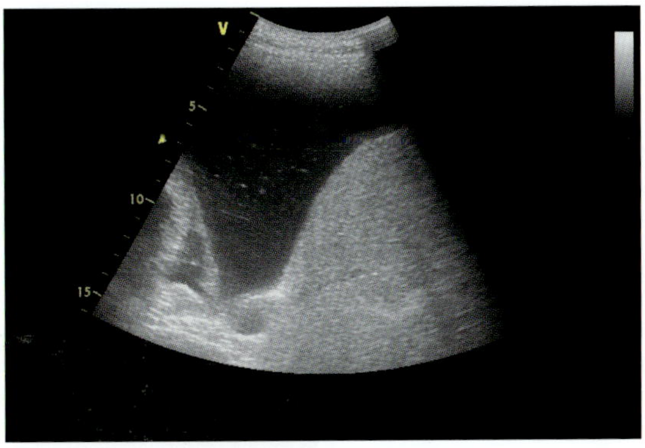

图 10-2-6　血性胸水
无回声区内可见回声较低的光点

四、肺脓肿

【声像图表现】

病变区早期为类圆形低回声区，内部回声不均匀，边界欠清晰，后方回声稍增强；液化坏死后则出现不规则、数目不等、大小不一的较小的无回声，可呈蜂窝状（图 10-2-7）。

慢性脓肿可显示边界较清楚、壁较厚的脓腔，无回声区内有散在的光点回声，脓肿较大可向肺表面膨隆。脓肿破入支气管，脓腔内出现液平面，下部为无回声区，内有少许回声光点，上部为气体强回声。

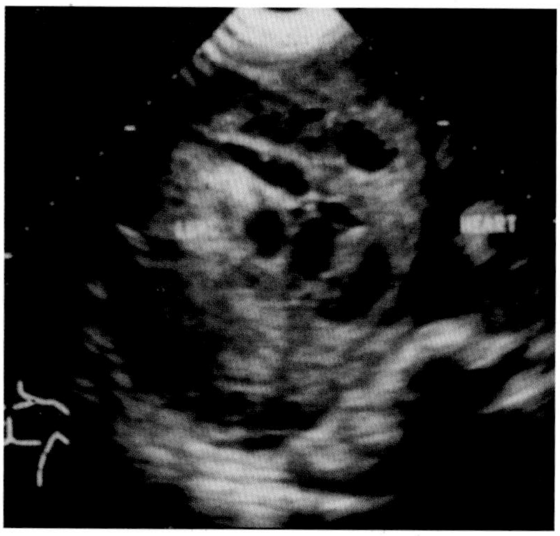

图 10-2-7 肺脓肿

脓肿液化坏死，内出现不规则、数目不等、大小不一的较小的无回声，呈蜂窝状

五、肺癌

【声像图表现】

肺癌分为中央型和周围型两种。超声探查可显示周围型肺癌（图 10-2-8）。肿块形态不规则、边界不规整，内侧缘常显示虫蚀样改变。肿块内部回声多呈实质性低回声，也可有非均质性改变，并可出现液化、坏死无回声区。肿块后方及周围有含气肺组织则呈强回声。病变侵及胸膜胸壁显示该处增厚，常伴有胸腔积液。CDFI 显示肿块内出现丰富的血流信号，呈动脉搏动型频谱，血流速度呈低阻型。

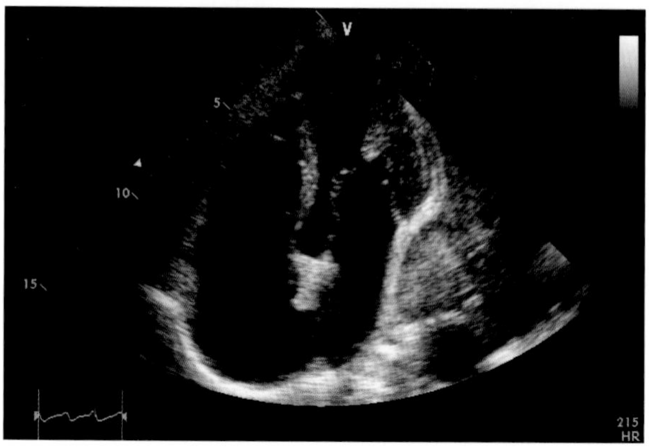

图 10-2-8 周围型肺癌

左肺肿块呈实质性低回声，左心房受压

六、纵隔畸胎瘤

【声像图表现】

多位于前纵隔，可分为囊性畸胎瘤和实质性畸胎瘤。囊性畸胎瘤多呈圆形或椭圆形，边界清楚规整，有包膜形成，囊壁后方回声增强。内部常呈无回声区，内有少许细小光点。也可呈混合性回声区，毛发较多时后壁明显衰减而显示不清，并可因含有骨骼、牙齿等而出现强回声光团后方伴声影（图 10-2-9）。皮脂较多时可显示脂液分层征。实质性畸胎瘤呈实质性不均匀回声，也可呈混合性回声特点。内有大小不等、形态不一的强光团回声。

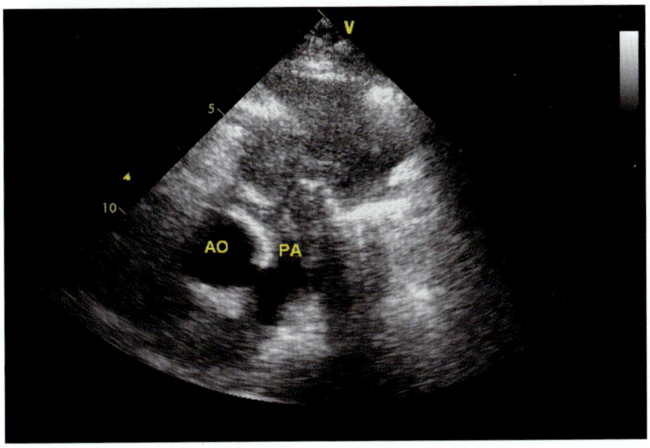

图 10-2-9 前纵隔囊性畸胎瘤

肿块位于肺动脉前方，肺动脉受压。内部呈混合性回声区，因毛发较多，后壁明显衰减而显示不清

七、胸腺瘤

【临床表现】

胸腺瘤比较常见，恶性率高，良性者也易复发，临床上常见以重症肌无力就诊，并伴有胸痛、胸闷、气短等症状。

【声像图表现】

位于胸骨后前上纵隔，肿瘤边界清晰规则，常呈圆形或椭圆形，或呈分叶状，有包膜回声。内部呈实质性低回声，分布均匀，也可出现小的无回声，因缺血坏死液化所致（图 10-2-10）。恶性则回声不均匀、边界不规则，包膜回声断续或消失。CDFI 血流信号较丰富者多为恶性。

八、胸内甲状腺肿瘤

【声像图表现】

胸内甲状腺肿瘤位于前上纵隔，是颈部甲状腺病变延伸到胸骨后部分，或胚胎时期遗留于纵隔内甲状腺组织的病变，其声像图表现与颈部甲状腺肿瘤相一致。

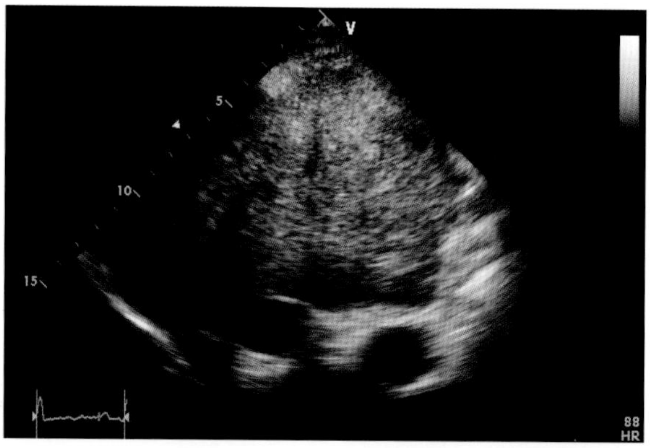

图 10-2-10 胸腺瘤

九、神经源性肿瘤

【声像图表现】

神经源性肿瘤来源于脊柱旁沟神经组织，可伴有其他部位多发性神经纤维瘤，因受声窗的限制，多不易显示。肿瘤位于后纵隔，边界清晰规则，有包膜回声。内部呈实质性均匀性低回声，偶可见单个或多个大小不一的无回声区。CDFI 一般无血流信号。

（杨好意）

第十一章　肝疾病的超声诊断

第一节　检查方法及正常超声声像图

一、检查方法

需禁食禁水 8h 以上，尤以晨间空腹检查为宜。最好在检查前先做病毒学检查，以便对传染性肝炎患者采取相应的隔离措施。

1. 体位

（1）仰卧位：为常规体位。患者仰卧，平稳呼吸，必要时双手上举置于头侧枕上，以使肋间距离加宽，便于探头置入。

（2）左侧卧位：患者向左侧卧，以检查肝右后叶病变。

（3）右前斜位：患者面向左转体 45°。从右腋中线至腋后线各肋间检查。超声引导下穿刺或治疗时常用此体位。

2. 检查步骤　自各肋间、肋缘下及剑突下有规律地、完整地进行斜向、纵向、横向扫查。检查时，探头应置于探测区并连续滑动，在每个扫查面应将探头作最大范围的弧形转动，以便连续、广泛地对肝内结构进行观察。在肋间斜切扫查时，应嘱患者缓慢深呼吸，特别是肝上缘近横膈区。

二、正常超声声像图

1. 正常肝切面声像图

（1）右肋间斜切面：显示肝、肺分界，肝实质结构，肝内管道结构至肝、肾交界面。经门静脉右前支和胆囊颈部的斜断面主要显示肝右前叶，可同时显示门静脉右前支及胆囊体、颈部，门静脉的血流为向肝方向，通常显示为红色（图 11-1-1）。

（2）右肋缘下及剑突下斜切面：显示肝全貌、第一肝门、第二肝门及管道的走行、分支。在第一肝门，门静脉右支主干向右稍后，左支横部向左前转而向前成矢状部（图 11-1-2）。经第二肝门斜断面能同时获得肝右静脉的全长纵断面和肝中静脉主干的大部分，有时还可同时显示左、中、右三支肝静脉（图 11-1-3）。

（3）剑突下纵断面：正中线左侧约 1cm 为经腹主动脉的纵断面，可显示肝左外叶纵断面、腹主动脉、肠系膜上动脉长轴（图 11-1-4）、胰体横断面、脾静脉和左肾静脉断面。正中线右侧为 1.5 ~ 2cm，为经下腔静脉纵断面，可显示肝左内叶纵断面、下腔静脉长轴（图 11-1-5）。

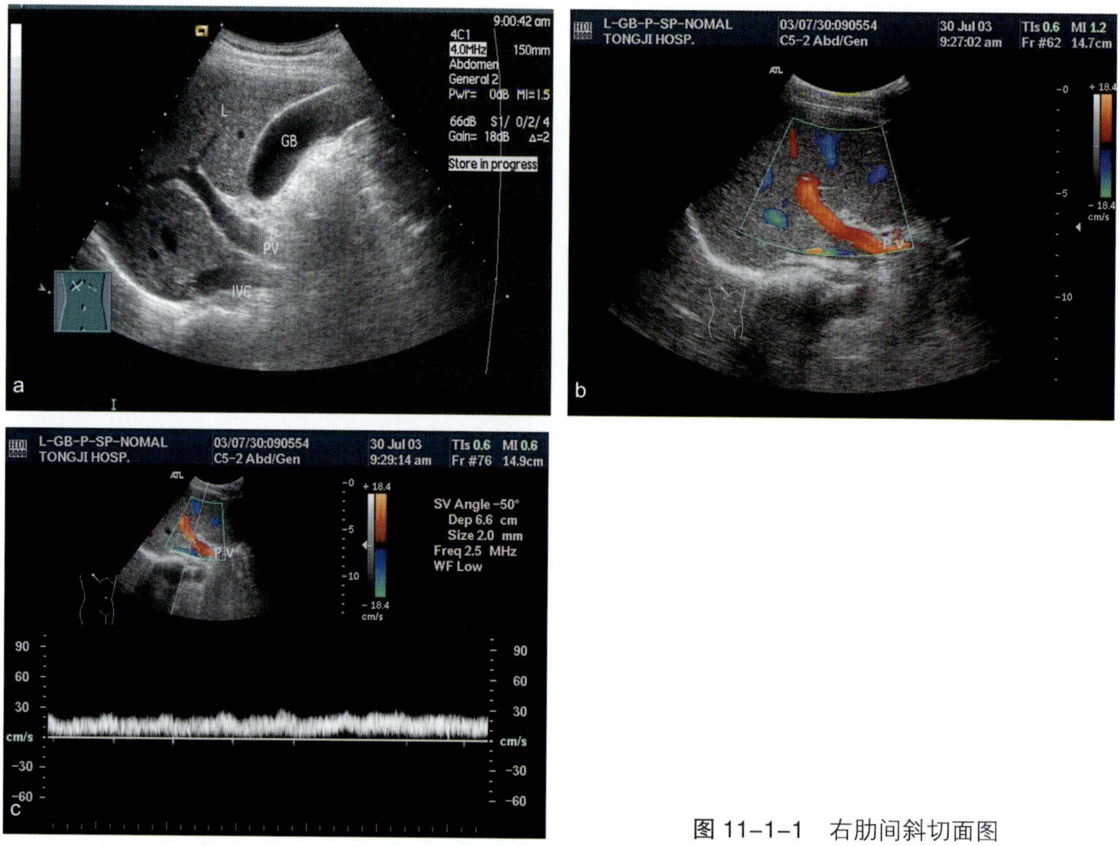

图 11-1-1 右肋间斜切面图

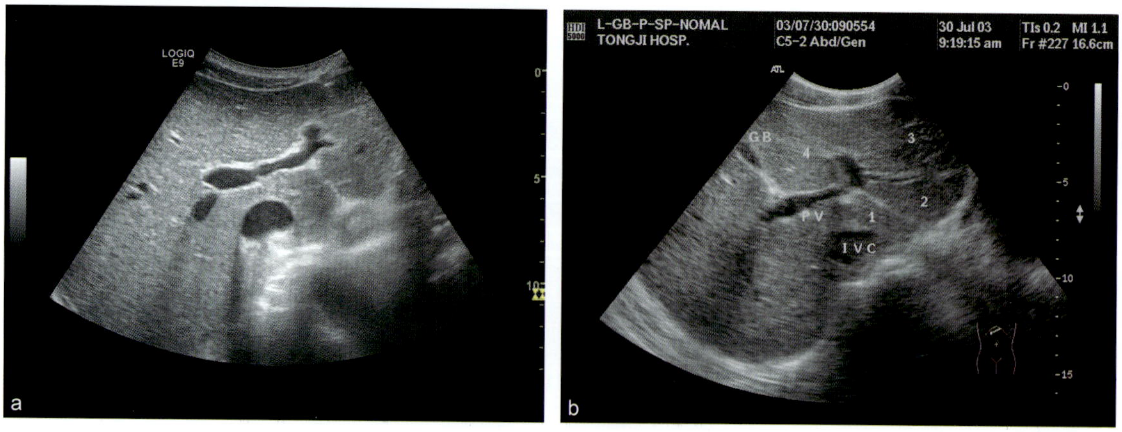

图 11-1-2 右肋缘下及剑突下经第一肝门斜切面

（4）冠状面：显示肝右叶的冠状断面、下腔静脉肝段、膈肌上下病变及肝、肾关系。

2. 常用径线正常值

（1）肝右叶最大斜径：以肝右静脉和肝中静脉汇入下腔静脉的右肋缘下肝斜切面为标准测量切面（图 11-1-6）。正常参考值：成年人 12 ~ 14cm。

（2）肝左叶厚度和长径：以通过腹主动脉的肝左叶矢状纵切面为标准面（图 11-1-4），向上尽可能显示膈肌。正常参考值：肝左叶厚径不超过 6cm，肝左叶长径不超过 9cm。

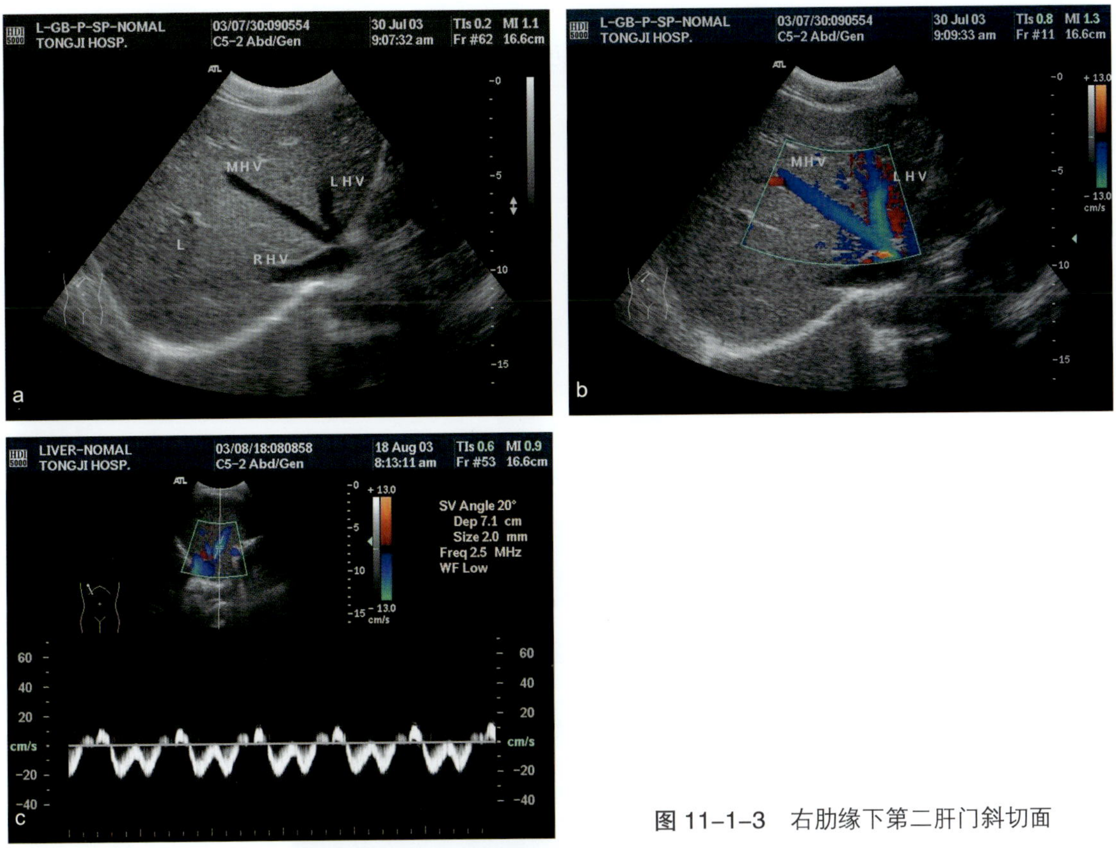

图 11-1-3　右肋缘下第二肝门斜切面

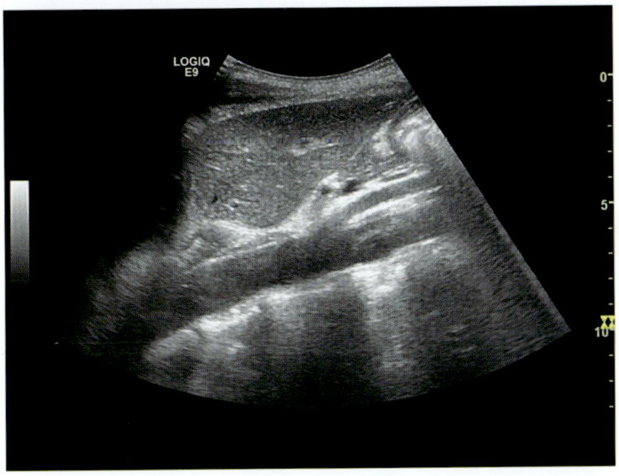

图 11-1-4　经腹主动脉肝左叶矢状切面

（3）门静脉及胆总管的宽度

①量标准切面：以右侧第 7 肋间斜断面（图 11-1-7）为标准测量切面，胆总管要求尽量显示其全长至胰头后方。

②量位置：门静脉测量要求在距第一肝门 1～2cm 处测量其宽度，胆总管测量要求在其全长之最宽处测量。

③常参考值：门静脉主干宽度（内径）1.0～1.3cm，胆总管宽度（内径）0.6～0.8cm。

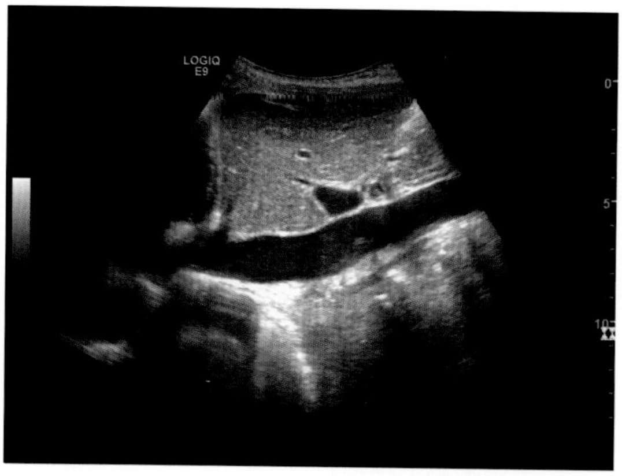

图 11-1-5 经下腔静脉肝左叶矢状切面

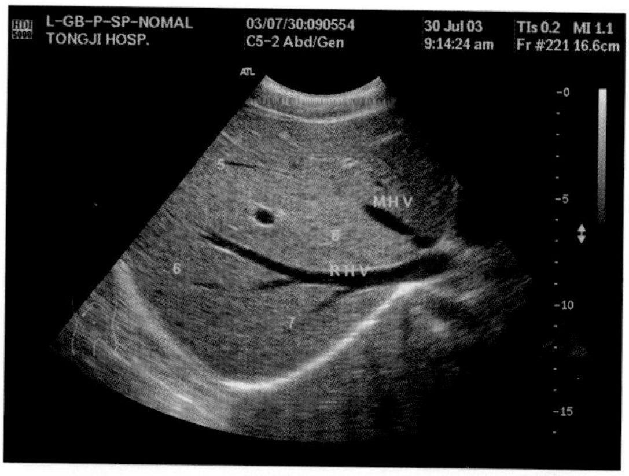

图 11-1-6 右肋缘下经第二肝门斜切面

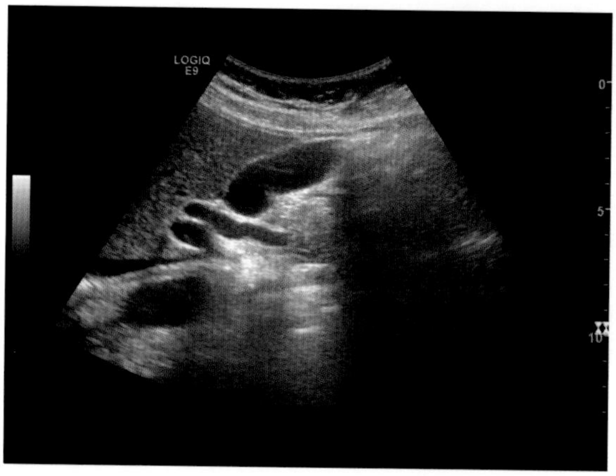

图 11-1-7 右侧第 7 肋间斜断面

第二节 肝实质性占位性病变

一、原发性肝细胞癌

【声像图表现】

1. 二维超声及彩色多普勒

（1）巨块型：单个结节直径一般在 10cm 以上，周边可见卫星灶，肝轮廓局限性向外隆起，多呈高回声，呈分叶状，边缘多清晰，内部回声不均，周围大血管受压移位。肿块发生液化坏死时可见形态不规则的无回声区。CDFI 示肿块周边及内部可见滋养血管，血管走行异常、迂曲（图 11-2-1）。

（2）结节型：可为单个结节或多个结节，大小不一，高回声、等回声及低回声结节均可见，高回声及等回声结节周边常伴声晕，低回声型后方回声可稍增强（图 11-2-2）。CDFI 示同巨块型（图 11-2-3）。

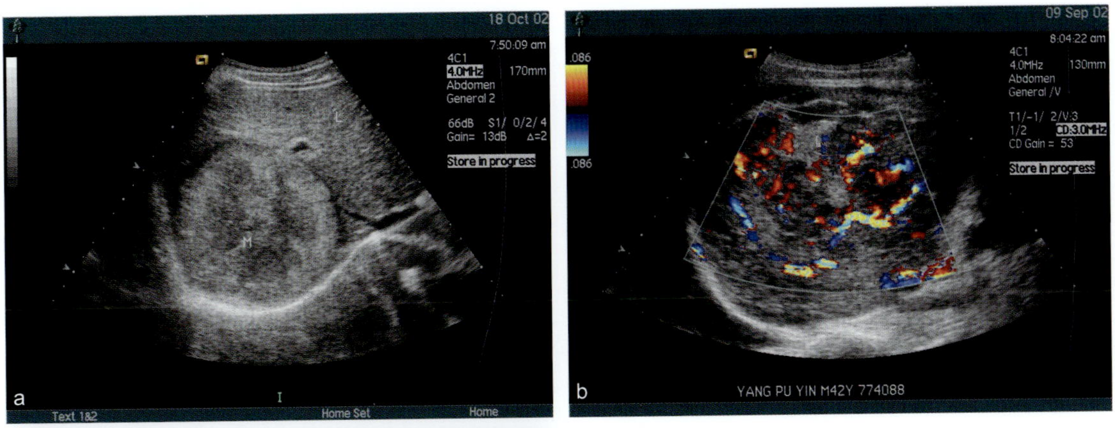

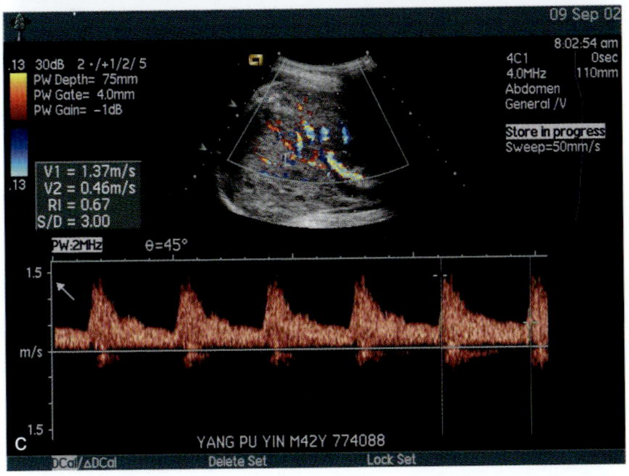

图 11-2-1　原发性肝细胞癌（巨块型）

a. 二维超声，高回声、边界清；b. 彩色多普勒，内及周边血流信号丰富；c. 频谱多普勒，高速高阻

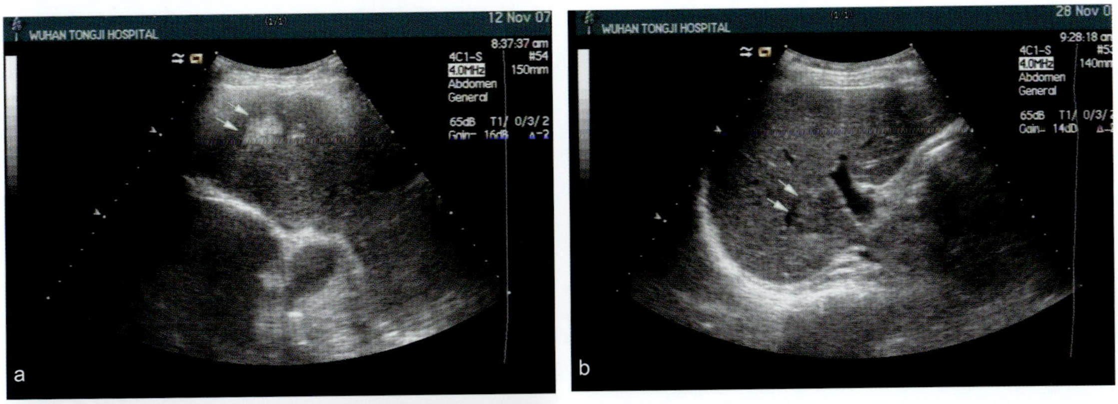

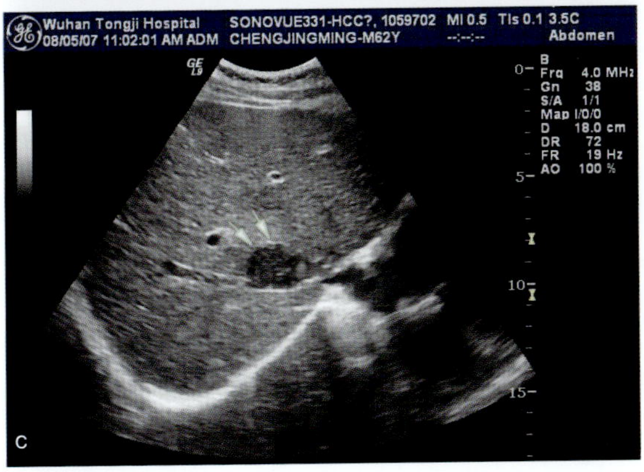

图 11-2-2　原发性肝细胞癌（结节型）1

a. 高回声型；b. 等回声型；c. 低回声型

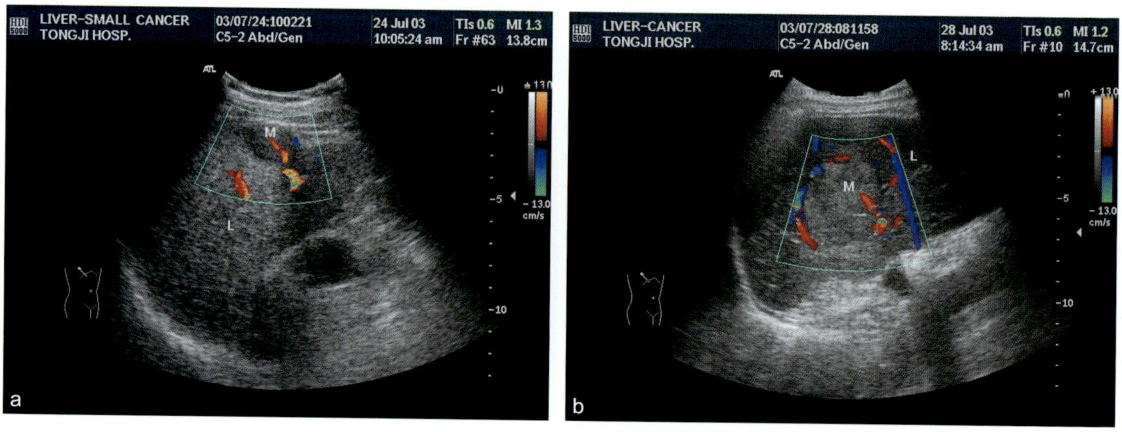

图 11-2-3 原发性肝细胞癌（结节型）2

（3）弥漫型：最少见，在肝硬化基础上发生，肝形态呈肝硬化表现，体积不缩小或增大，内可见弥漫分布的低回声结节，边界不清晰（图 11-2-4），常伴有门静脉、肝静脉或下腔静脉癌栓。CDFI 示肝内动脉血流信号增多、迂曲，癌栓处血流充盈缺损，动静脉瘘形成后门静脉内可见高速搏动的血流信号（图 11-2-5）。

2. 超声造影 动脉相呈均匀或不均匀高增强，门脉相呈等增强或低增强，延迟相呈低增强，即典型的“快进快出”（图 11-2-6、图 11-2-7、图 11-2-8）。

【诊断注意点】

肝内结节为直接征象，肝内血管及胆管受压移位，门静脉、肝静脉内癌栓，动静脉瘘形成为间接征象，对诊断肝癌有重要意义。极少数病灶造影表现不典型，门静脉相及延迟相呈等增强，即“快进慢出”。近膈区结节易漏诊，突出于肝表面的结节易与肝外占位混淆，通过呼吸可见结节与肝同步运动来鉴别。

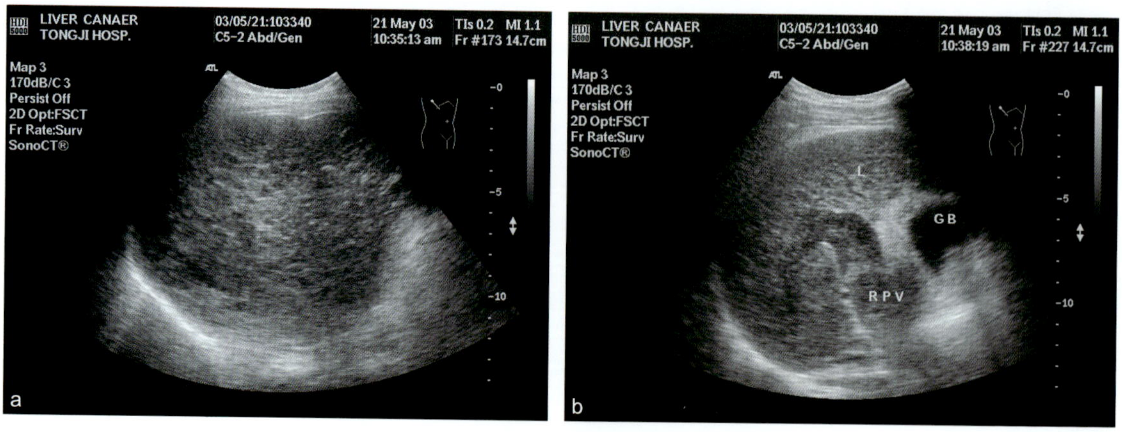

图 11-2-4 原发性肝细胞癌（弥漫型）1

a. 肝内弥漫分布的边界不清的低回声结节；b. 门静脉癌栓

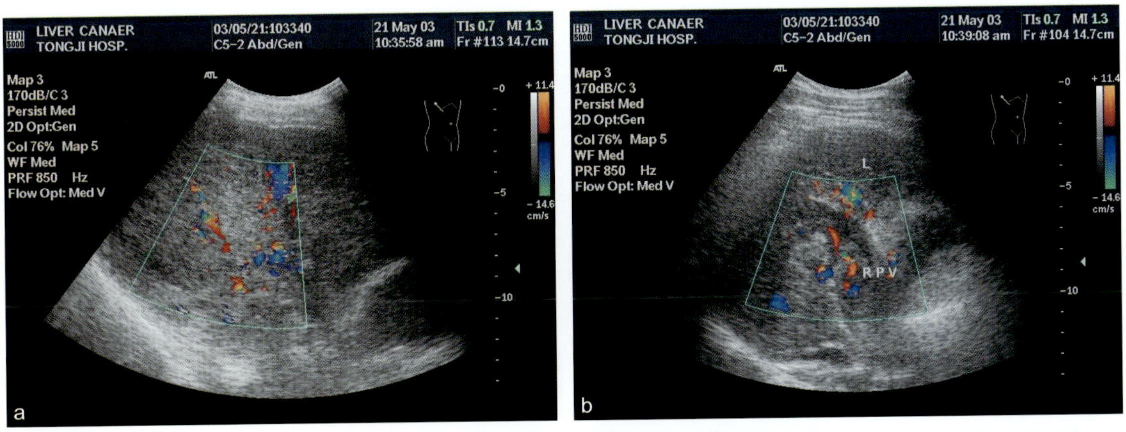

图 11-2-5　原发性肝细胞癌（弥漫型）2

a. 肝内动脉血流信号增多；b. 门静脉癌栓处血流充盈缺损

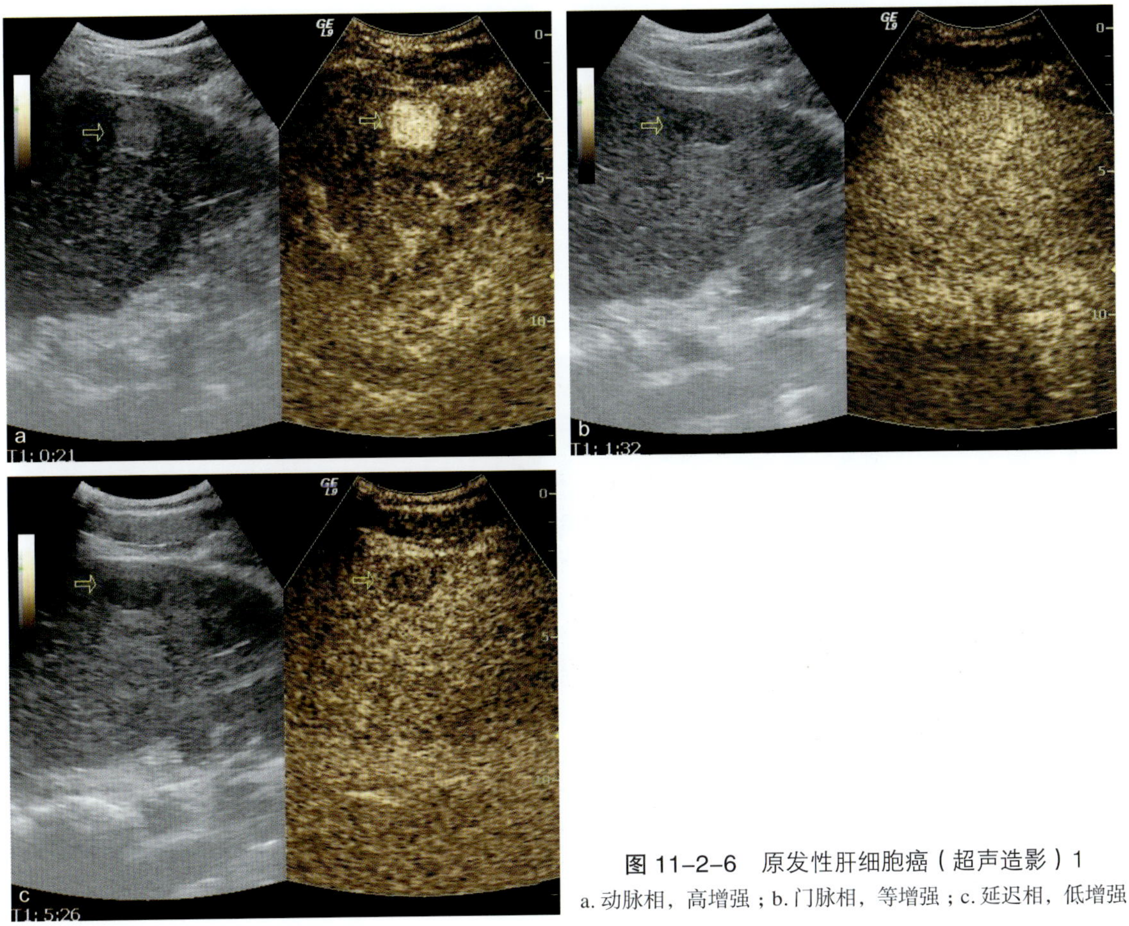

图 11-2-6　原发性肝细胞癌（超声造影）1

a. 动脉相，高增强；b. 门脉相，等增强；c. 延迟相，低增强

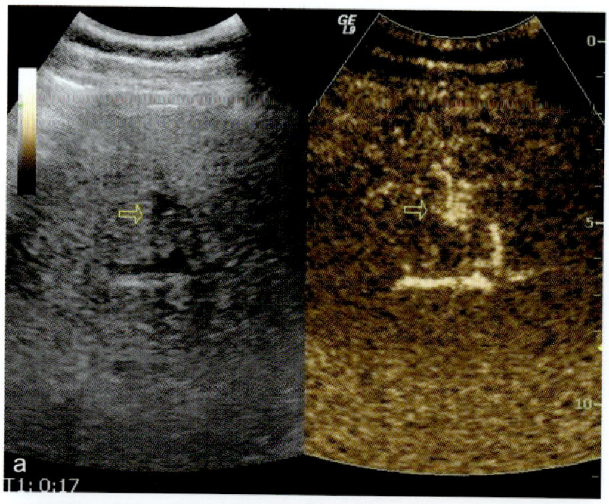

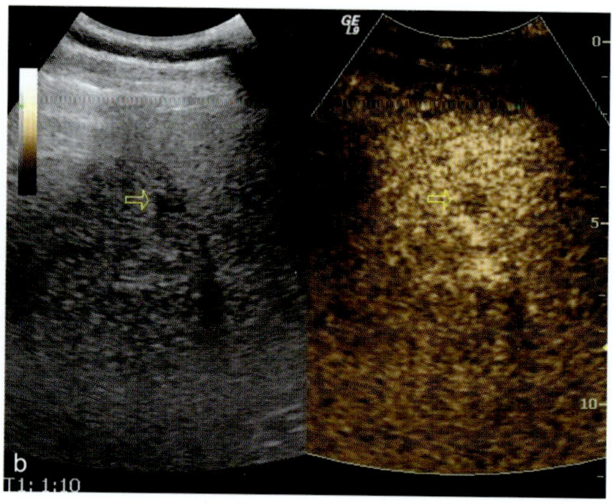

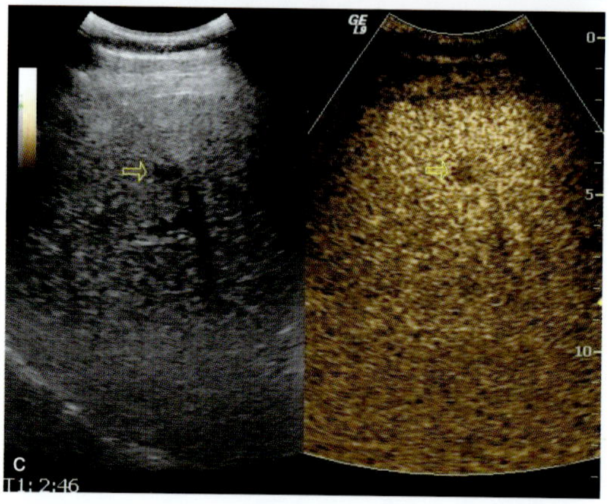

图 11-2-7 原发性肝细胞癌（超声造影）2

a. 动脉相，高增强；b. 门脉相，低增强；c. 延迟相，低增强

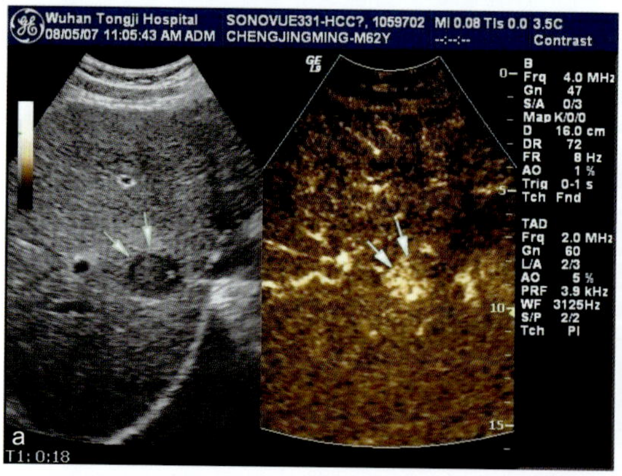

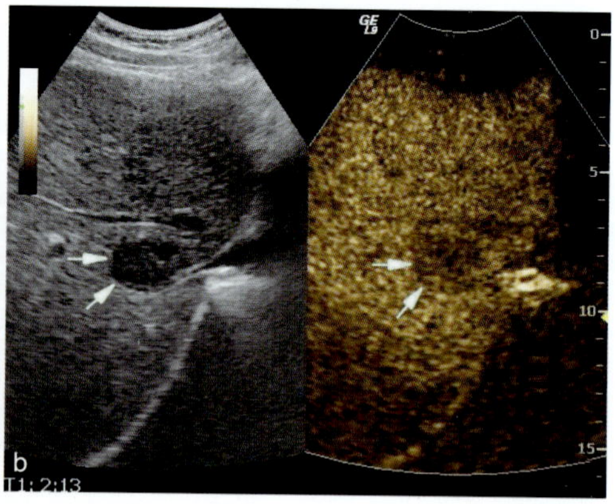

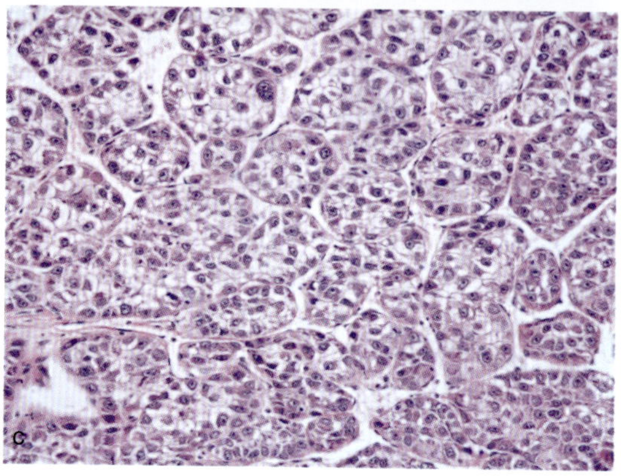

图 11-2-8 原发性肝细胞癌（超声造影）3

造影与病理对照。a. 动脉相，高增强；b. 延迟相，低增强；c. 病理，中分化肝细胞癌

二、肝胆管细胞癌

【声像图表现】

1．二维超声及彩色多普勒　早期肝形态无明显改变，结节可呈高回声、等回声及低回声，边界不清晰，大多无声晕，无胆管扩张。CDFI 示多为乏血供，多数内部无明显血流信号或有少许血流信号（图 11-2-9）。

2．超声造影　动脉相早期大部分表现为高增强，增强方式可以不同，可表现完全增强或病灶周边不规则环状增强，在门脉相晚期及延迟相表现为低增强（图 11-2-10）。

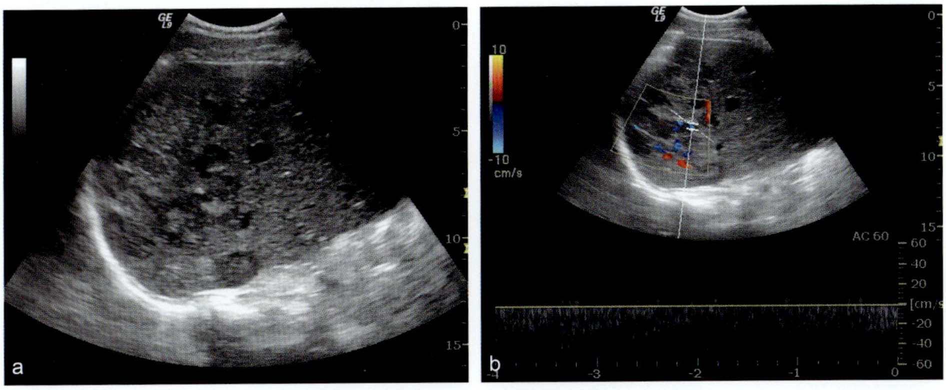

图 11-2-9　肝胆管细胞癌 1

a. 边界不清晰的不均匀回声；b. 内见少许血流信号

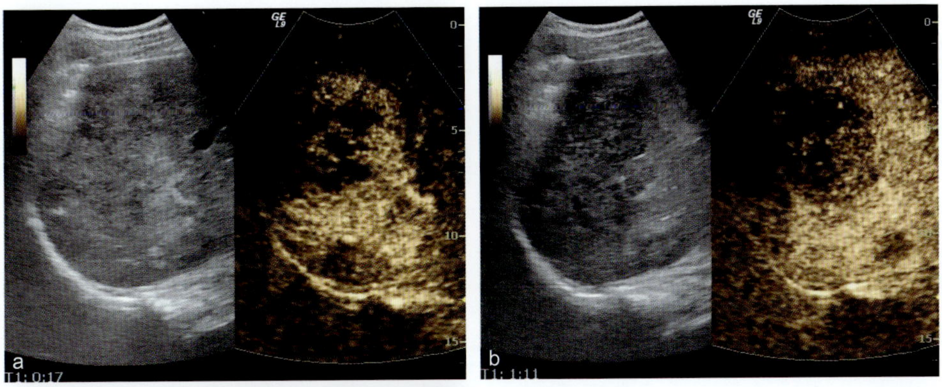

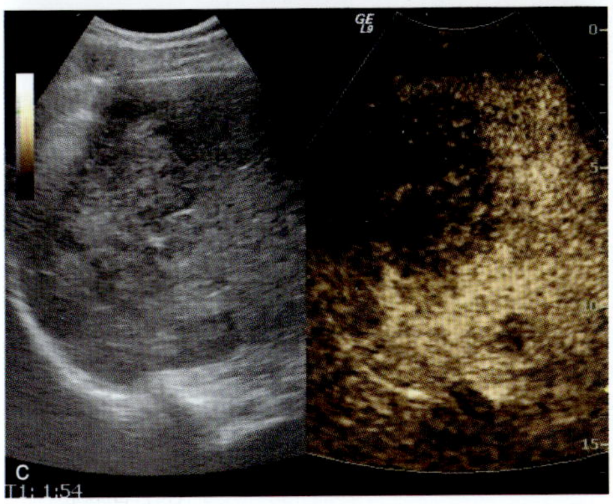

图 11-2-10　肝胆管细胞癌 2

a. 动脉相，稍高增强；b. 门脉相，低增强；c. 延迟相，低增强

【诊断注意点】

肝门部可见肿大淋巴结，肝胆管细胞性肝癌通常不引起胆管扩张。

三、转移性肝癌

【声像图表现】

1. 二维超声及彩色多普勒　肝内可见多个大小不一的结节，转移性结节回声表现与原发病灶相似，可呈强回声、高回声、等回声、低回声（图 11-2-11），部分转移结节可表现为牛眼征或靶环征。CDFI 示结节多为乏血供型，多数内部无明显血流信号。

2. 超声造影　主要有两种表现：①动脉相周边强化，呈厚环状或“面包圈”样，内部无明显强化（图 11-2-12），门脉相及延迟相整体无增强，呈“黑洞征”；②与原发性肝细胞癌的造影表现相似，即“快进快出”（图 11-2-13）。

【诊断注意点】

转移性肝癌声像图表现多样，与原发灶声像图表现相似。应对肿瘤患者肝内新近发现的囊实混合性病灶提高警惕。

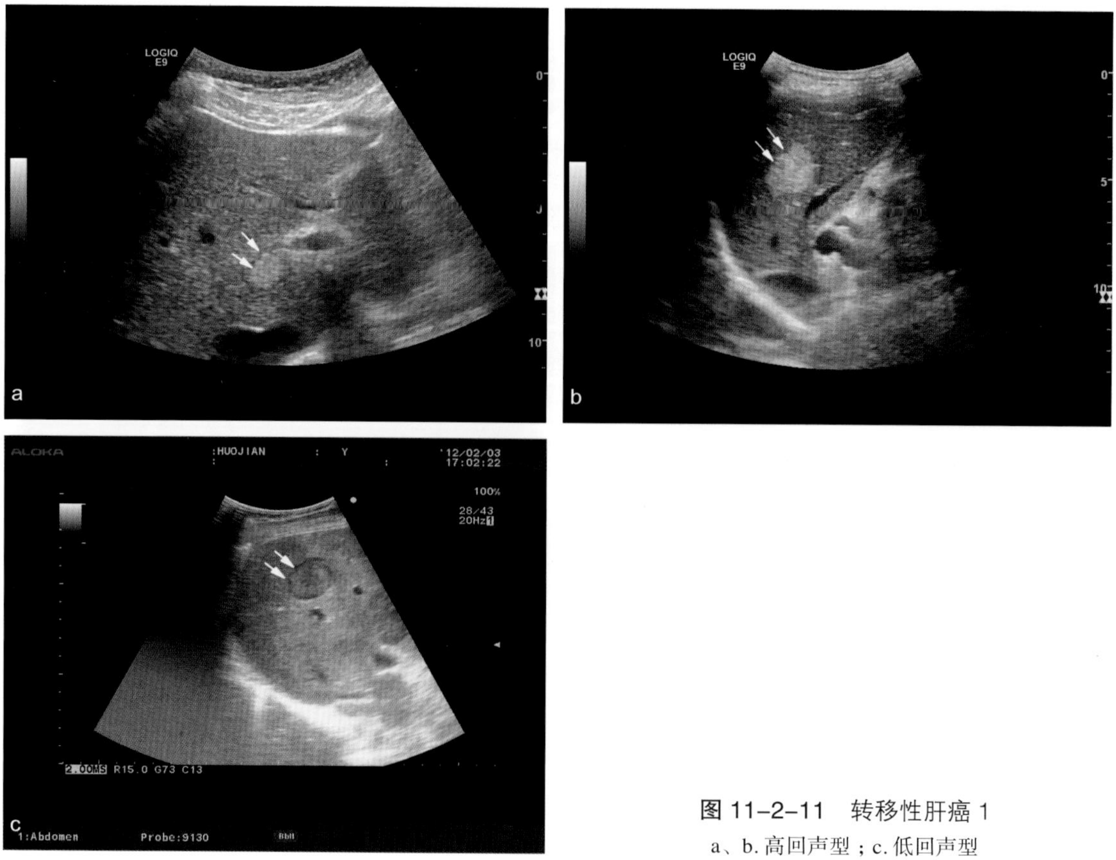

图 11-2-11　转移性肝癌 1

a、b. 高回声型；c. 低回声型

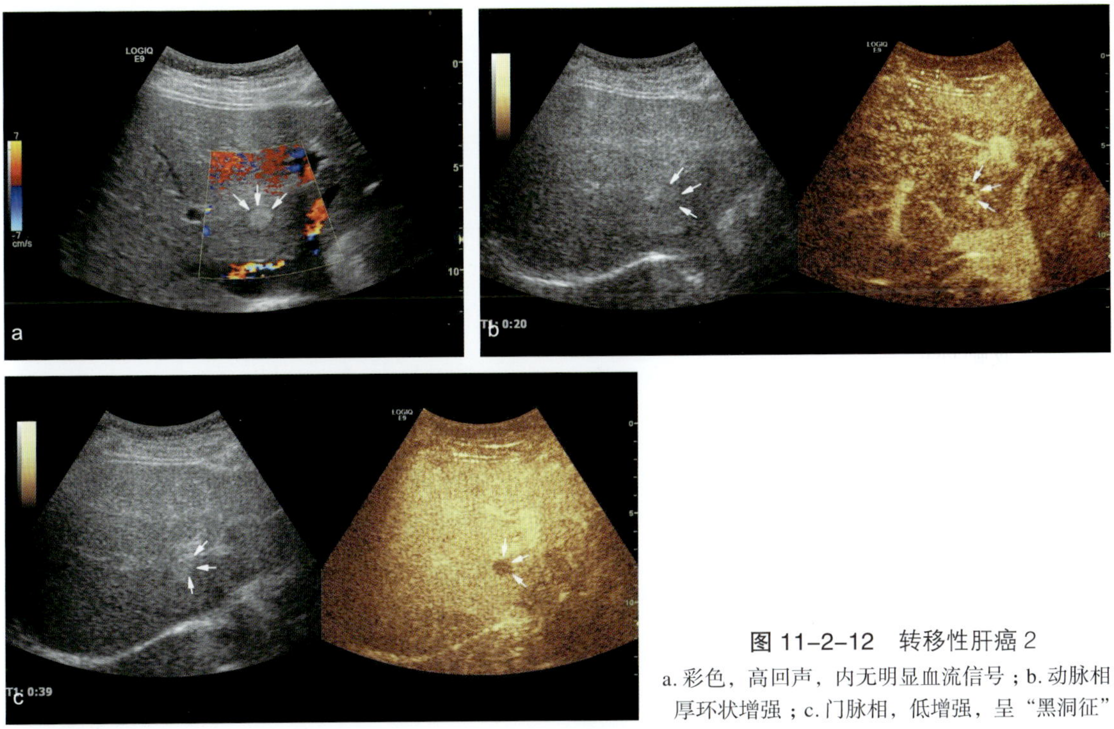

图 11-2-12　转移性肝癌 2

a. 彩色，高回声，内无明显血流信号；b. 动脉相，厚环状增强；c. 门脉相，低增强，呈“黑洞征”

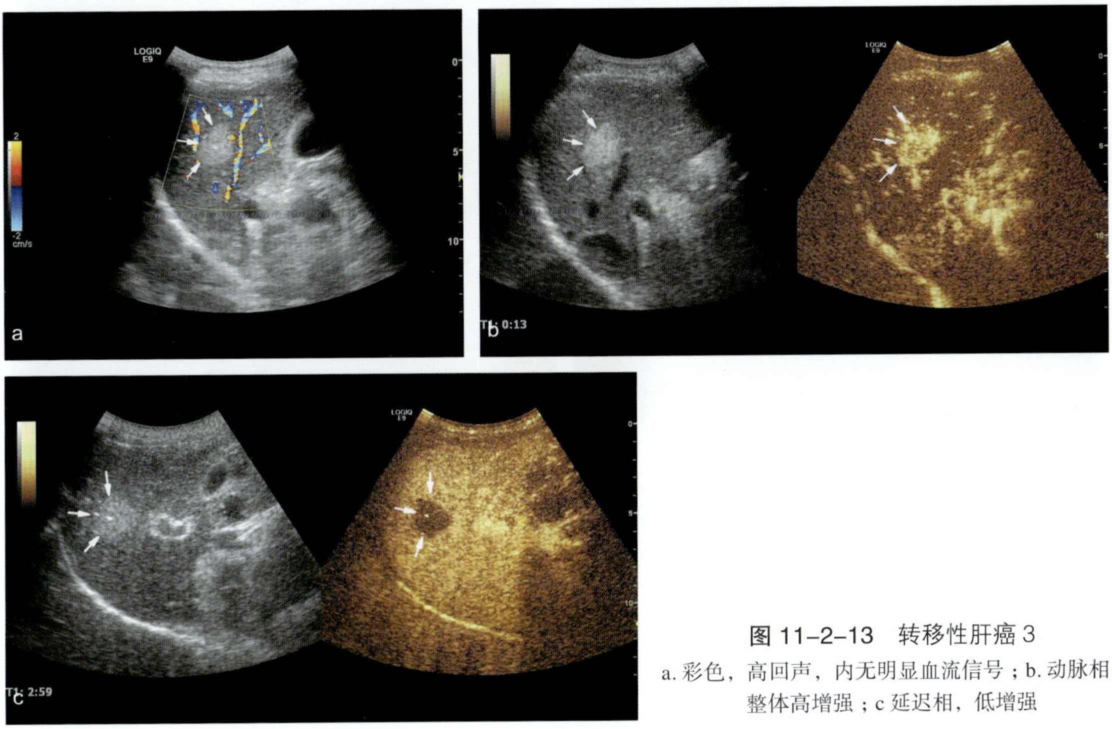

图 11-2-13　转移性肝癌 3

a. 彩色，高回声，内无明显血流信号；b. 动脉相，整体高增强；c 延迟相，低增强

四、肝内少见恶性肿瘤

（一）肝母细胞瘤

【声像图表现】

少见，主要发生在婴幼儿，多为单个发生在右叶，体积巨大，呈卵圆形或分叶状，内部回声强弱不一，边界清晰。CDFI 示内部可见分枝状的动脉血流信号。

【诊断注意点】

婴幼儿肝内巨大肿块应考虑肝母细胞瘤，肿瘤内部发现钙化灶可帮助诊断。

（二）类癌

【声像图表现】

最常见于胃肠道，肝的类癌以转移性多见，原发性罕见，多为不均匀高回声内含多个不规则无回声，呈混合回声，边界清。CDFI 示实性部分内可见分枝状的动脉血流信号（图 11-2-14）。超声造影实性部分呈类似于原发性肝癌的表现，即为动脉相高增强，门脉相及延迟相低增强；囊性部分无造影剂填充（图 11-2-15）。

【诊断注意点】

与囊腺癌难以鉴别，结合胃肠道或其他部位的类癌病史可考虑本病。

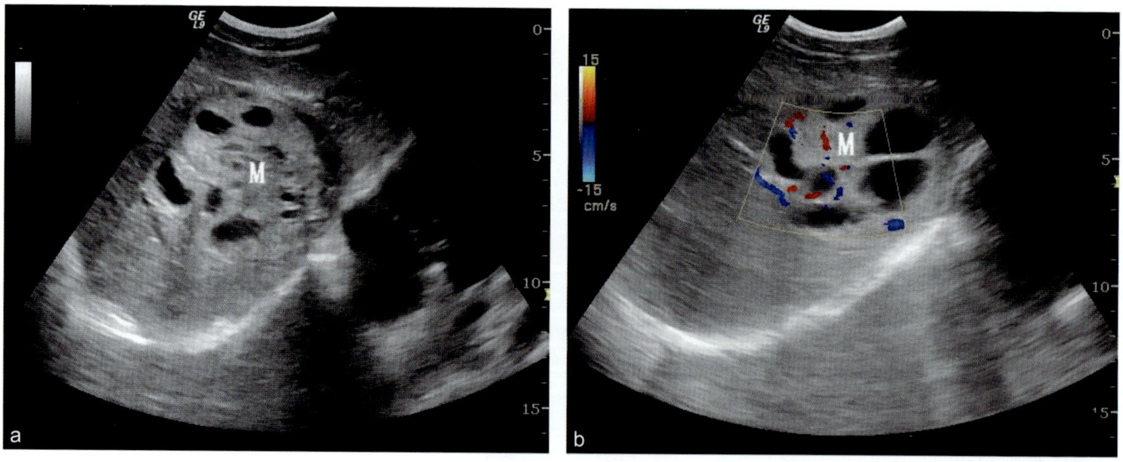

图 11-2-14 肝类癌 1

a. 囊实混合性；b. 彩色，实性部分内有血流信号

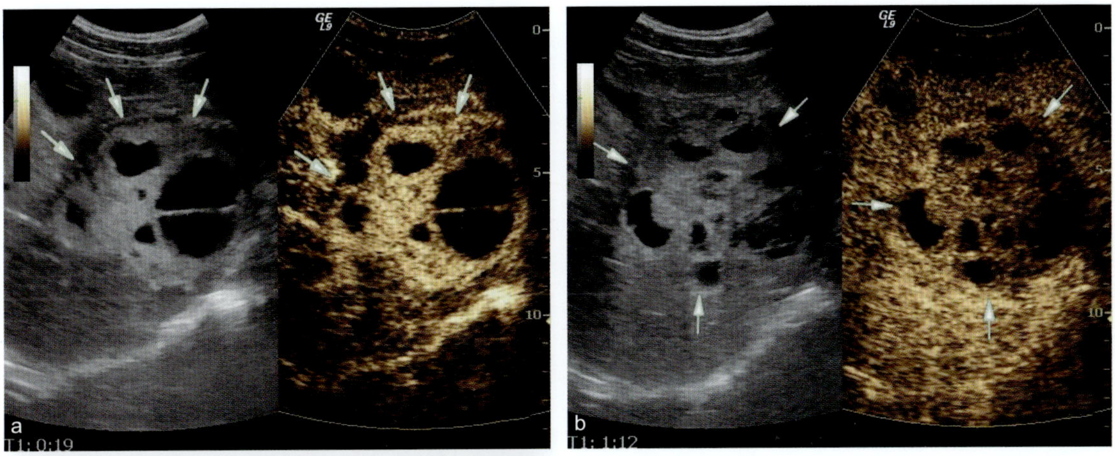

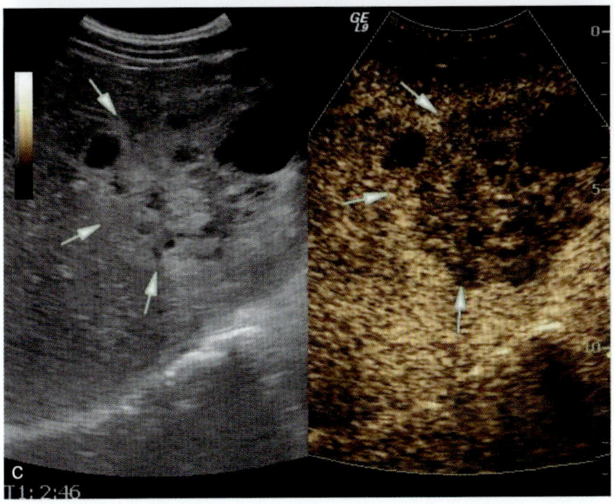

图 11-2-15　肝类癌 2

a. 动脉相，实性部分呈高增强，无回声区无增强；b. 门脉相，增强部分呈略低增强；c. 延迟相，增强部分呈低增强

五、肝血管瘤

【声像图表现】

1. 二维超声及彩色多普勒

（1）毛细血管瘤：常较小，直径一般在 1～3cm，多数呈高回声，边界清晰，内部回声呈网格状，少数呈低回声，与周围肝组织间有细线状高回声分隔（图 11-2-16）。CDFI 示较大血管瘤或低回声型血管瘤内可见血流信号。

（2）海绵状血管瘤：多为单发性，体积较大，形状不规则，与周围界限可不清晰，内部回声强弱不一，呈蜂窝状，内部可出现钙化及血栓，后方回声不增强。CDFI 示内部及周边可见短线状或分枝状血流信号（图 11-2-17）。

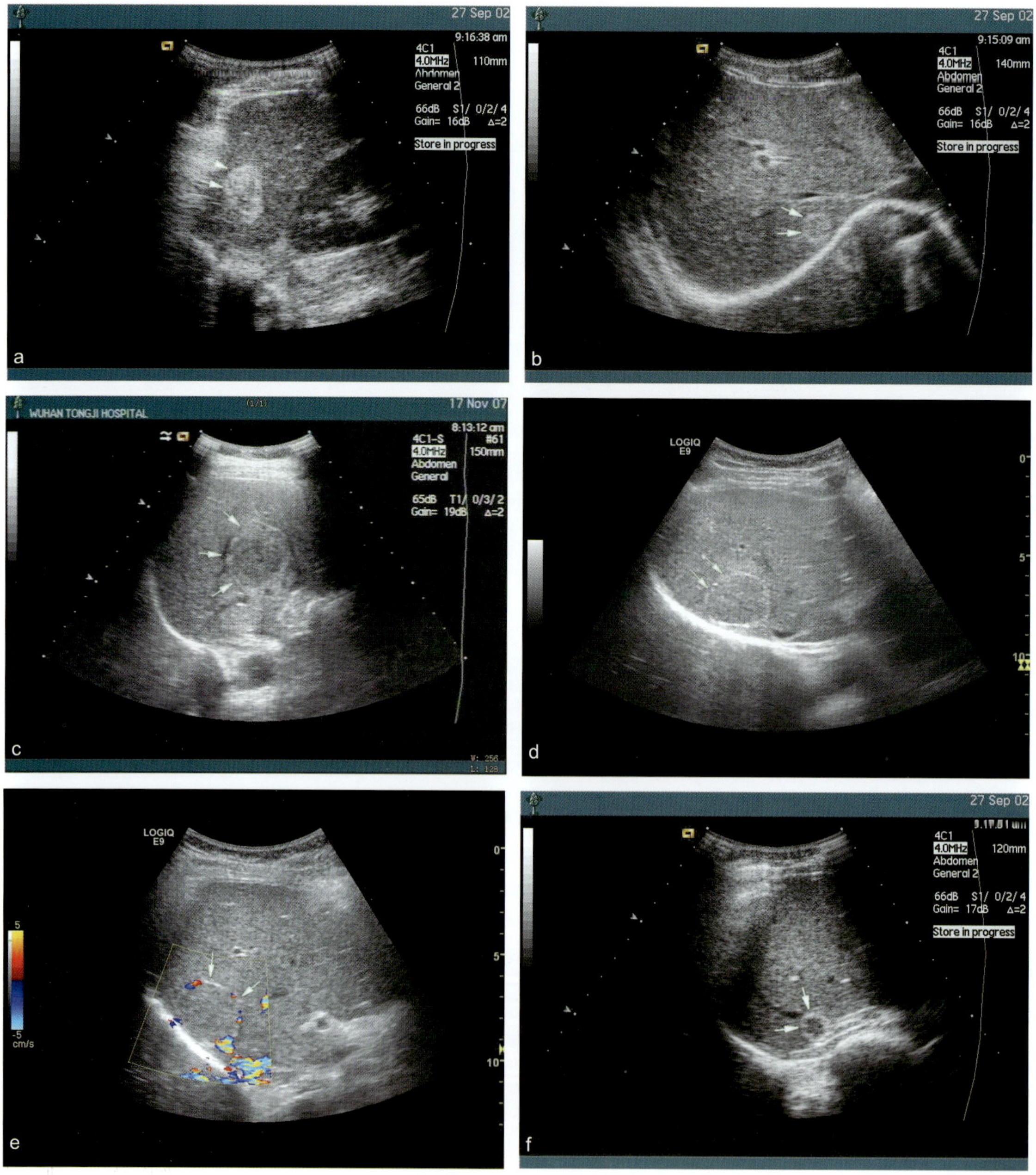

图 11-2-16 毛细血管瘤

a、b. 高回声型；c、d、e. 等回声型；f. 低回声型

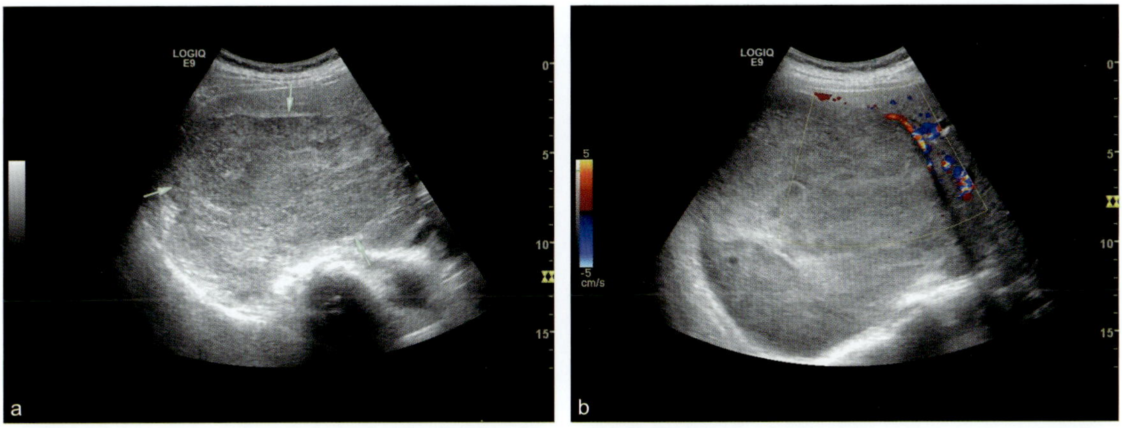

图 11-2-17　海绵状血管瘤声像图

a. 二维：体积大，周边见细线状高回声分隔；b. 彩色：周边见条状血流信号

2. 起声造影　动脉相周边强化，可呈环状高增强或结节状增强，继而，周边强化灶融合，向中央逐渐填充，门脉相及延迟相继续填充，填充完全呈高增强或等增强（图 11-2-18、图 11-2-19），或中央可有始终未增强区域（图 11-2-20）。

【诊断注意点】

小肝血管瘤有时不易与小肝癌鉴别，但血管瘤内部回声呈网格状，边缘可见线状高回声包膜可资鉴别。

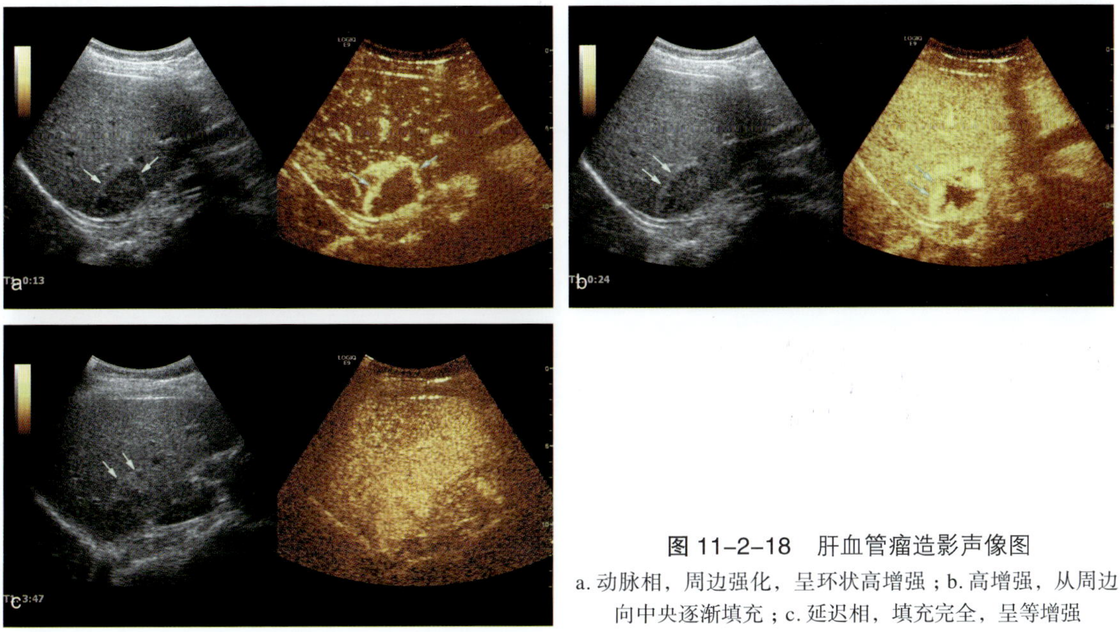

图 11-2-18　肝血管瘤造影声像图

a. 动脉相，周边强化，呈环状高增强；b. 高增强，从周边向中央逐渐填充；c. 延迟相，填充完全，呈等增强

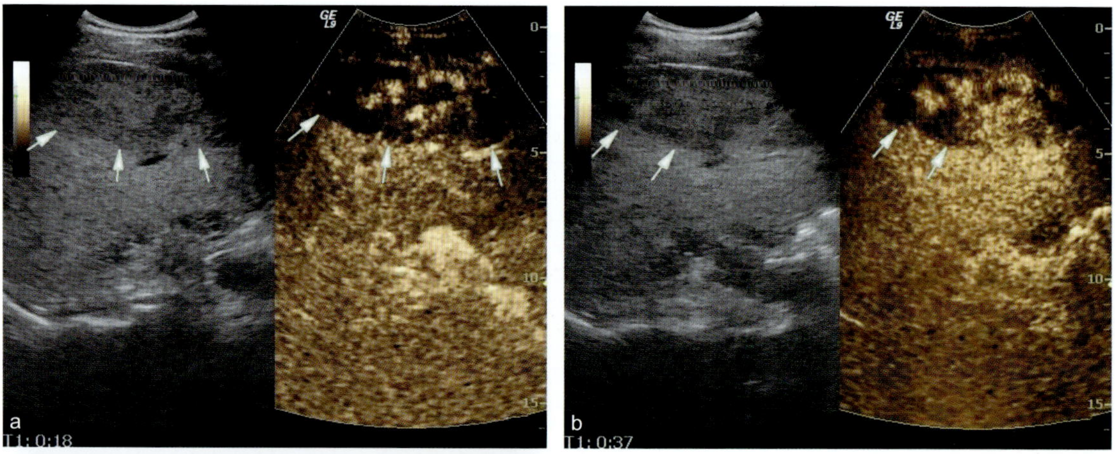

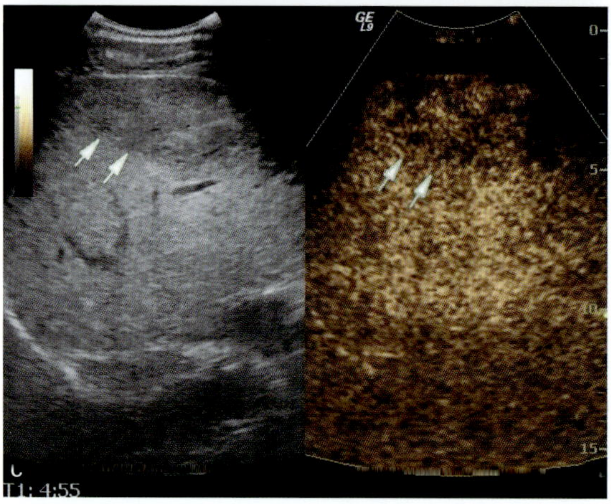

图 11-2-19 肝血管瘤造影声像图

a. 动脉相：周边可见强化灶；b. 门脉相：周边强化灶融合，向中央逐渐填充；c. 延迟相：填充完全呈等增强

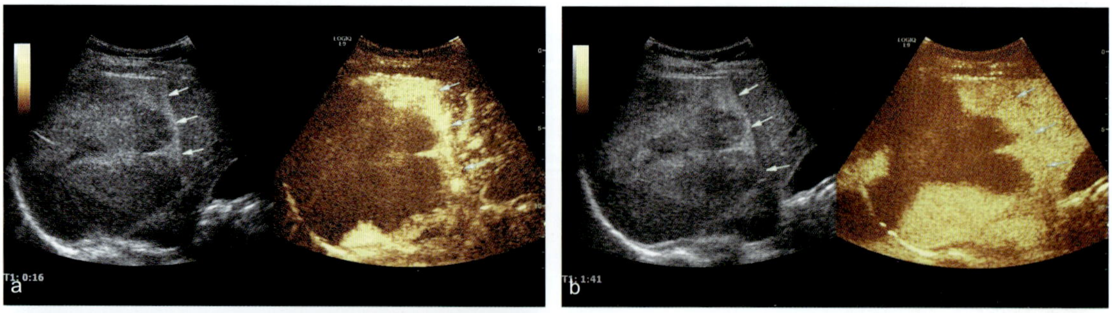

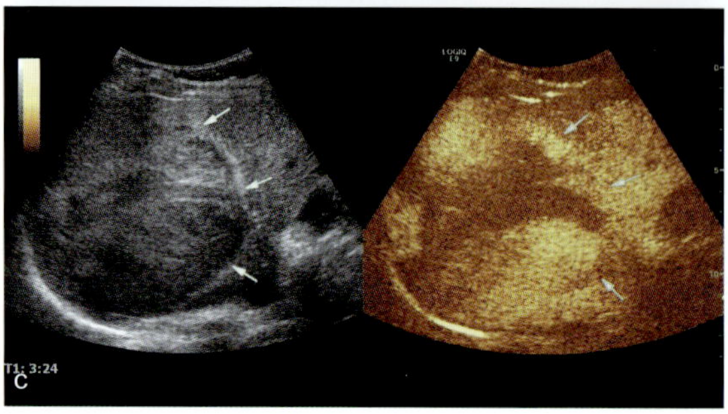

图 11-2-20 肝血管瘤声像图

a. 动脉相：周边结节状强化；b. 门脉相：由周边向中央逐渐填充，增强范围扩大；c. 延迟相：继续填充，增强范围进一步扩大，中央有未填充区域

六、肝局灶性结节性增生

【声像图表现】

1．二维超声及彩色多普勒　好发于近肝边缘处，单个或数个，可呈高回声、等回声及低回声，边界清晰或不清晰，少数内可见中心瘢痕。CDFI 示结节中心的离心性血流或放射状血流（图 11-2-21）。

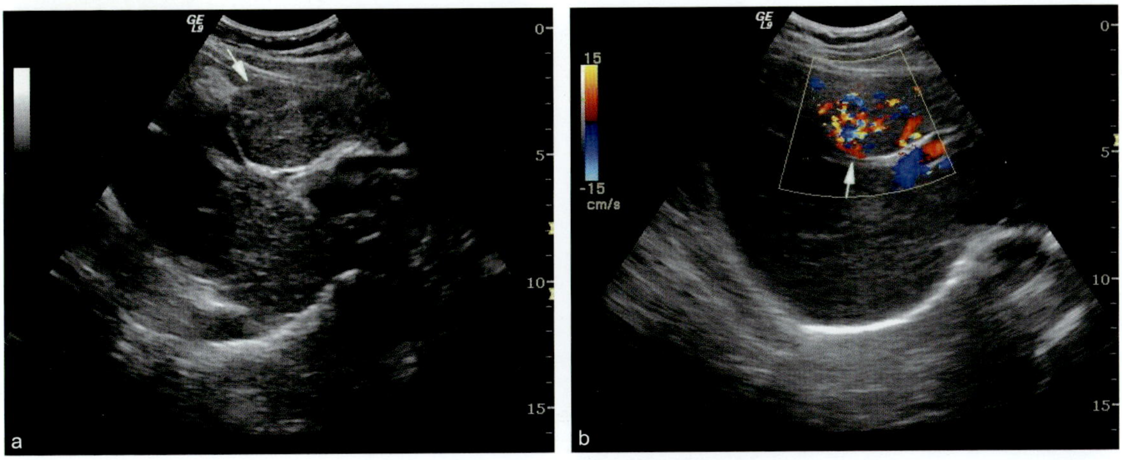

图 11-2-21　肝局灶性结节性增生 1

a. 二维：等回声，边界清晰；b. 彩色：结节内可见放射状血流信号

2．超声造影　动脉相早期自中央向周边呈放射状增强（图 11-2-22），随即，病灶其他部位迅速均匀增强，门脉相及延迟相呈高增强或等增强，少数典型病例可见中央未增强的瘢痕组织（图 11-2-23）。

【诊断注意点】

二维图像无特征性，发现结节中心的离心性血流或放射状血流可提高诊断率。

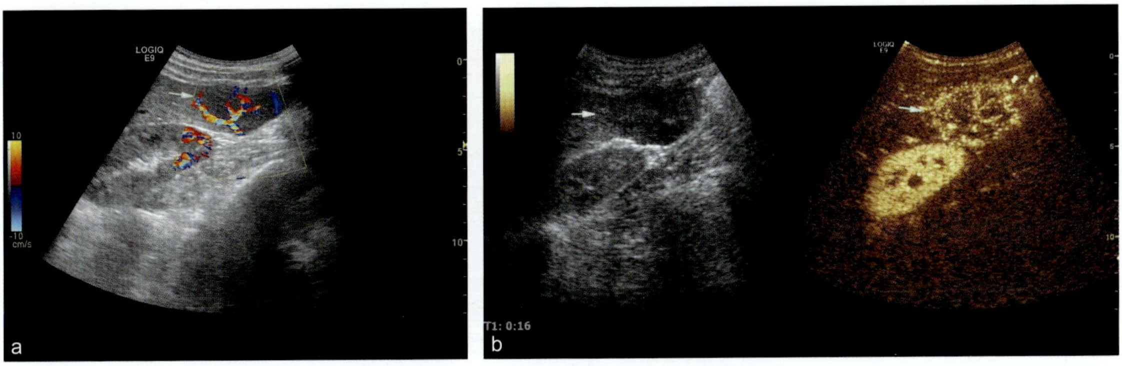

图 11-2-22　肝局灶性结节性增生

a. 结节内可见自中央向周边的放射状血流信号；b. 动脉相早期自中央向周边呈放射状高增强

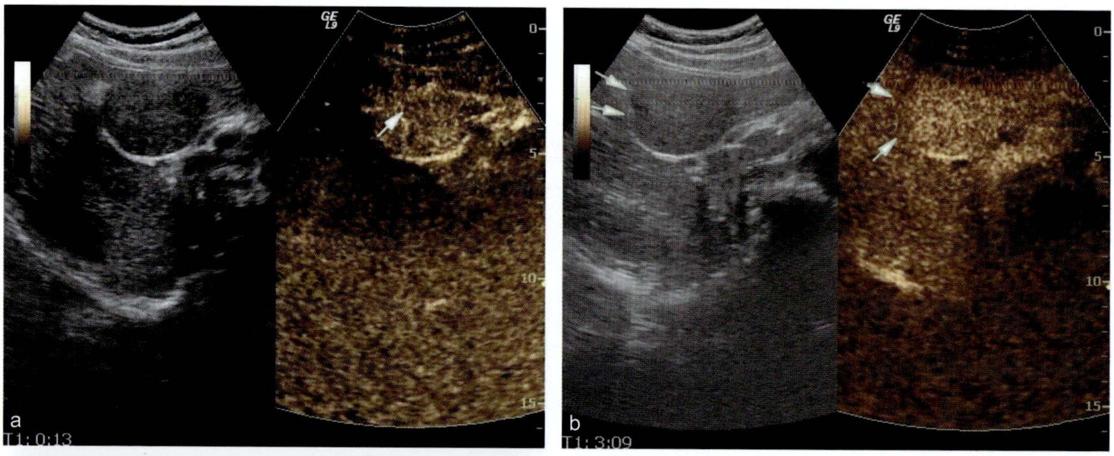

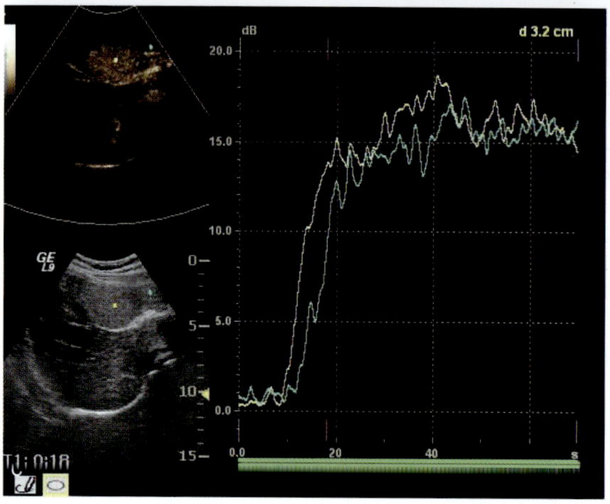

图 11-2-23 肝局灶性结节性增生

a. 动脉相：放射状增强，中央可见未增强的瘢痕区域；b. 延迟相：等增强；c. TIC 曲线：病灶与周围正常肝组织的增强基本同步

七、肝腺瘤

【声像图表现】

1. 二维超声及彩色多普勒 较少见，多见于女性，可能与长期服用雌激素有关，常为单个，以肝右叶居多，以低回声居多，边界清晰，内部回声多较均匀，后方回声无增强（图 11-2-24）。CDFI 示内可见血流信号。

2. 超声造影 缺乏特异性，一般情况下表现为动脉相整体高增强、门脉相等增强、延迟相等增强或低增强（图 11-2-25），部分内可见无增强区。

【诊断注意点】

肝腺瘤不易与肝局灶性结节性增生及肝癌鉴别。肝腺瘤内很少出现扭曲的中央滋养动脉，因而在动脉相病灶内不会出现放射状增强，可与典型的肝局灶性结节性增生鉴别。当肝腺瘤延迟相呈低增强时与肝癌难以鉴别，必要时需行肝穿刺组织学活检鉴别。

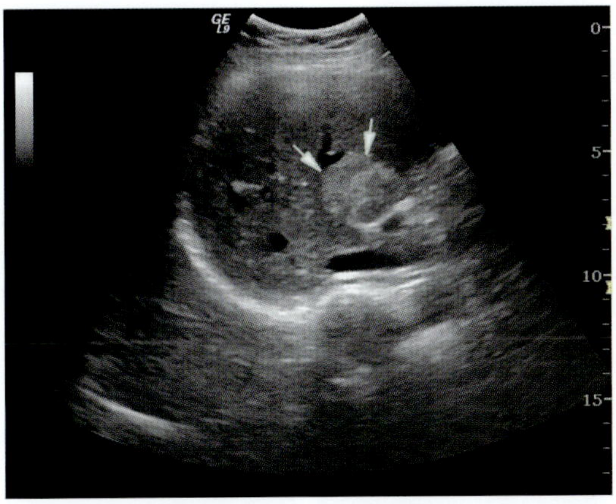

图 11-2-24　肝腺瘤

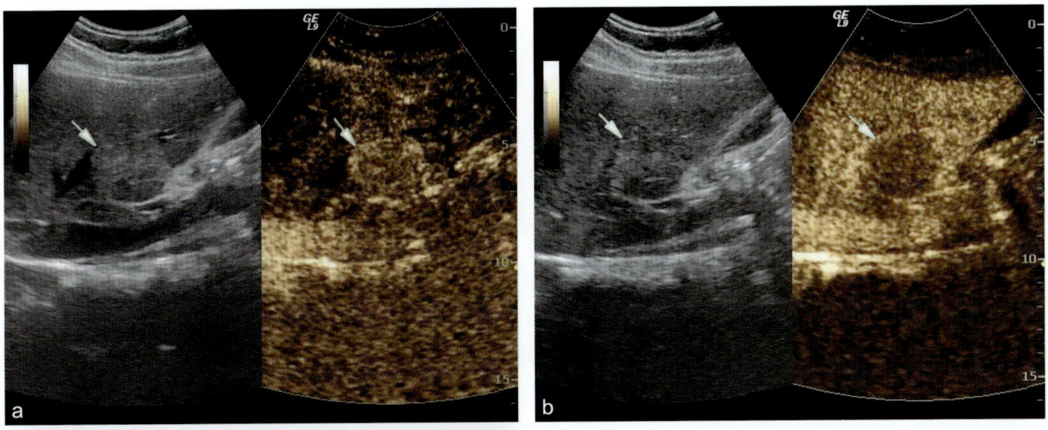

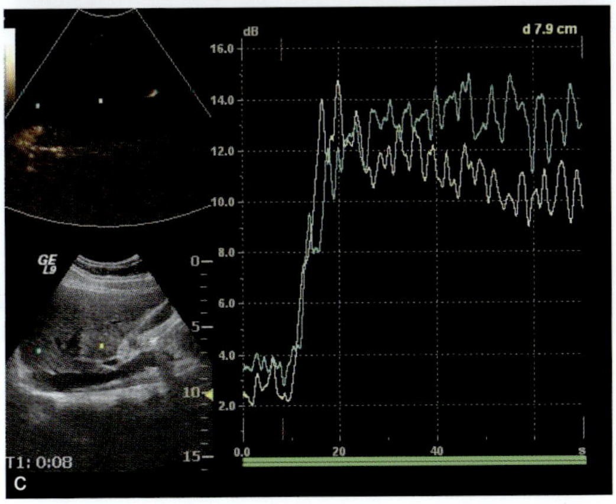

图 11-2-25　肝腺瘤

a. 动脉相：快速增强；b. 门脉相早期：低增强；c .TIC 曲线：病灶增强消退较周围正常的肝组织快

八、肝错构瘤

【声像图表现】

1. 二维超声及彩色多普勒　罕见，发生于婴幼儿，肿块体积大，界限清晰，病变呈中至高回声，常为多个高回声融合成片，间有多个圆形无回声区，边缘光滑，界限清楚，包膜回声不明显（图 11-2-26）。

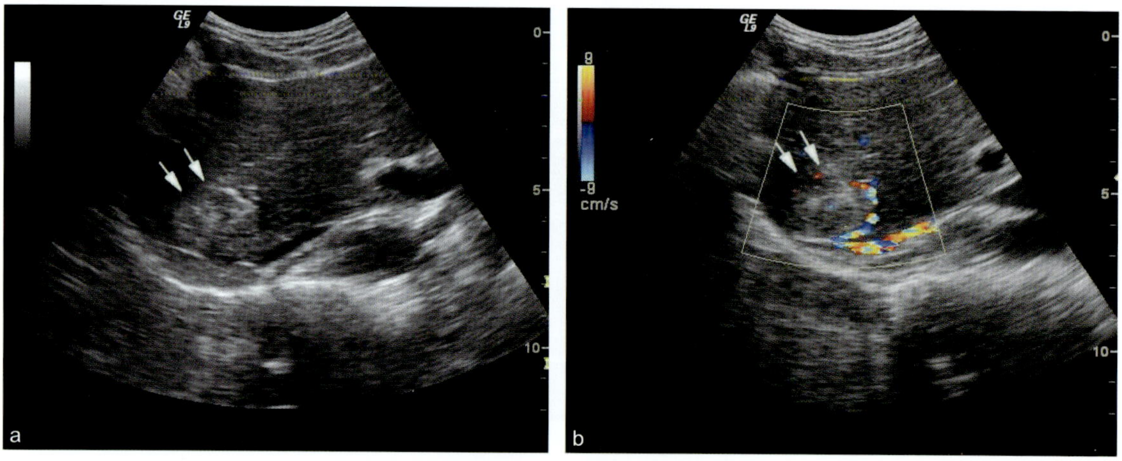

图 11-2-26 肝错构瘤二维及彩色声像图

2．超声造影 表现为一般良性结节的特点，即动脉相出现高增强，门脉相及延迟相为等增强（图 11-2-27）。

【诊断注意点】

需与肝母细胞瘤鉴别，肝母细胞瘤为恶性，肝错构瘤为良性。肝母细胞瘤多为均质实质回声可伴钙化，肝错构瘤内可见多个囊性病灶。

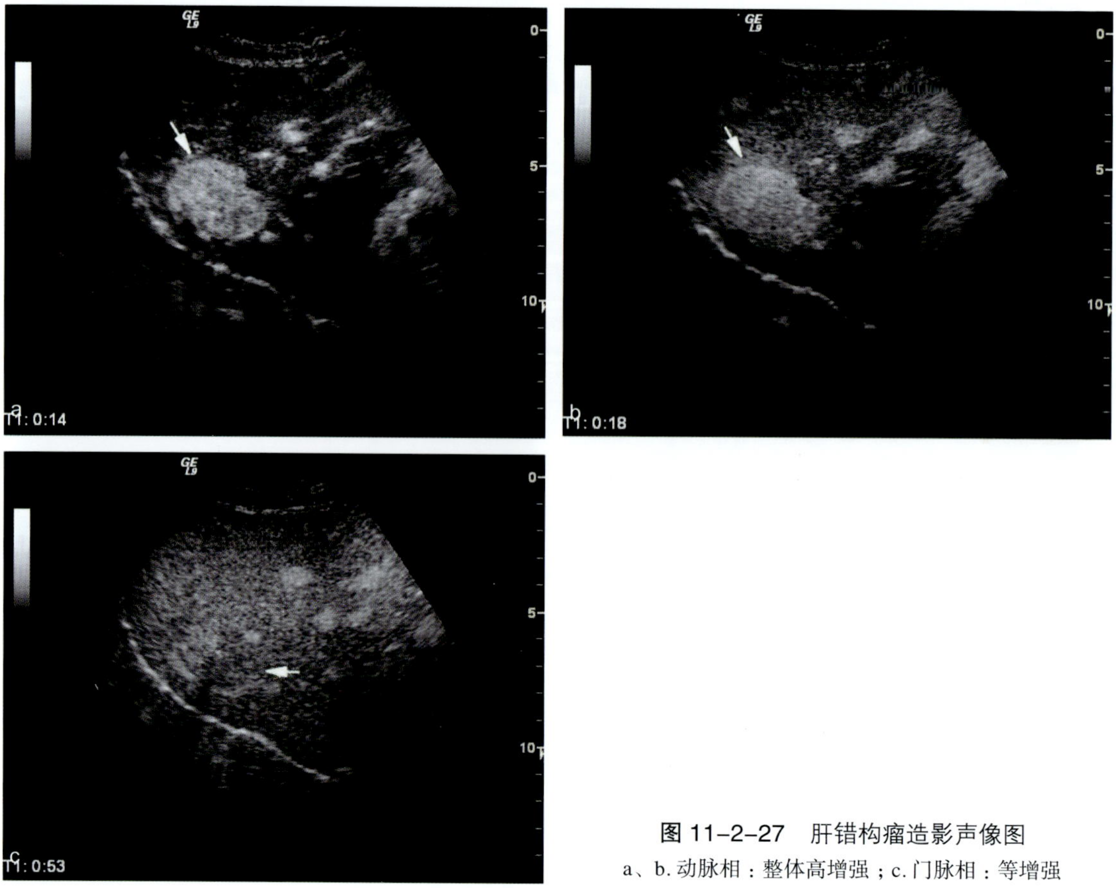

图 11-2-27 肝错构瘤造影声像图

a、b. 动脉相：整体高增强；c. 门脉相：等增强

九、肝结核

【声像图表现】

肝形态、轮廓无明显改变或轻度肿大，病变较小时呈分布较均匀的低回声，病变较大时常呈不均匀强回声，境界清晰，轮廓不规则或分叶状。当病灶内有干酪样坏死时，可出现低回声或无回声区，病灶内可出现钙化。

【诊断注意点】

常需结合临床及其他检查进行考虑，病灶的形状、大小及回声短期内均可改变，钙化的强回声伴声影可帮助诊断。

第三节　肝囊性占位性病变

一、单纯性肝囊肿

【声像图表现】

圆形或卵圆形无回声区，边界清晰，囊壁薄，可见侧方声影及后方回声增强效应。CDFI 示囊肿内无血流信号（图 11-3-1）。

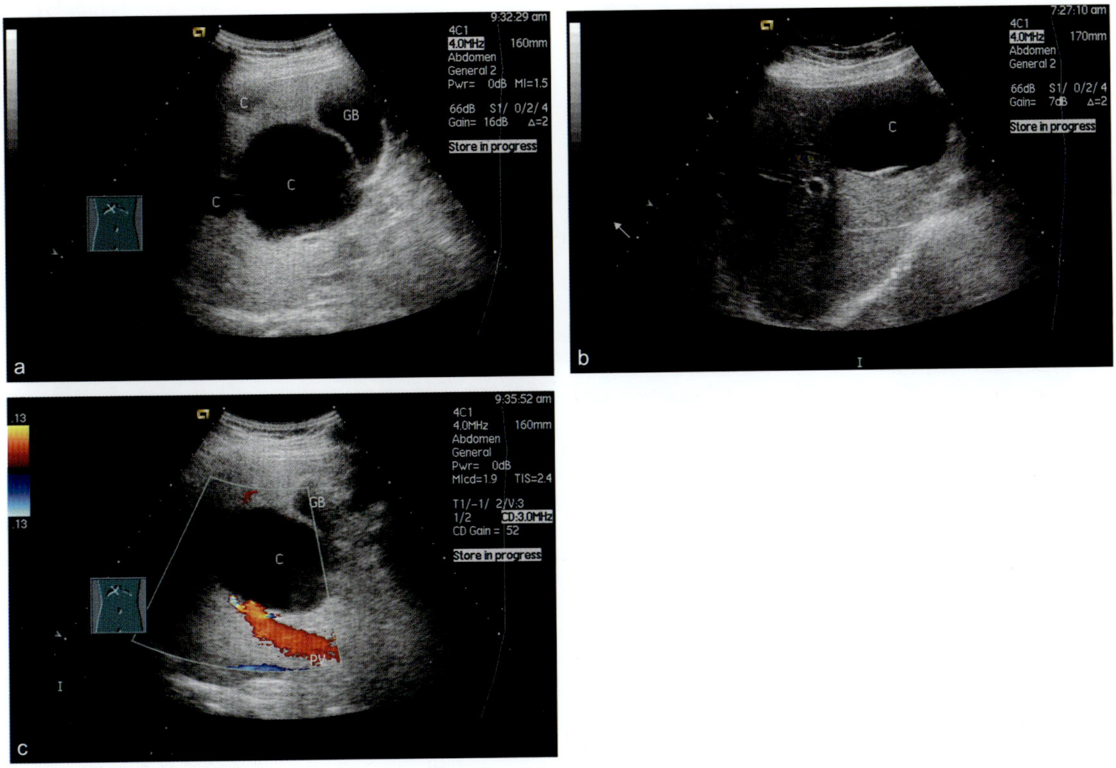

图 11-3-1　单纯性肝囊肿

【诊断注意点】

囊肿合并感染或出血时，囊内可呈低回声或可见光点回声，需与实质性病变及肝脓肿鉴别。

二、多囊肝

【声像图表现】

肝体积增大，形态失常，内布满无数大小不一、紧密相连的无回声区，囊肿间隔薄。CDFI 示囊肿内无血流信号（图 11-3-2）。

【诊断注意点】

多囊肝需同时检查肾、胰、脾有无多囊病变，多囊肝及多囊肾体积巨大时需鉴别。

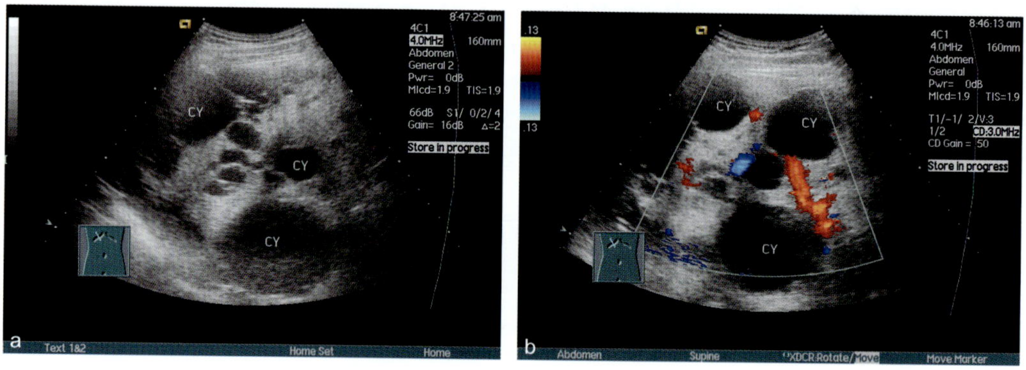

图 11-3-2 多囊肝

三、肝脓肿

【声像图表现】

1. 二维超声及彩色多普勒 肝脓肿声像图表现呈动态改变，与脓肿的液化程度有关。①病程初期，病变区呈分布不均匀的等回声或低回声，边界欠清晰（图 11-3-3）。②脓肿液化后可见厚壁无回声区，边界不清晰，无回声区内可见密集的光点回声，快速深呼吸或改

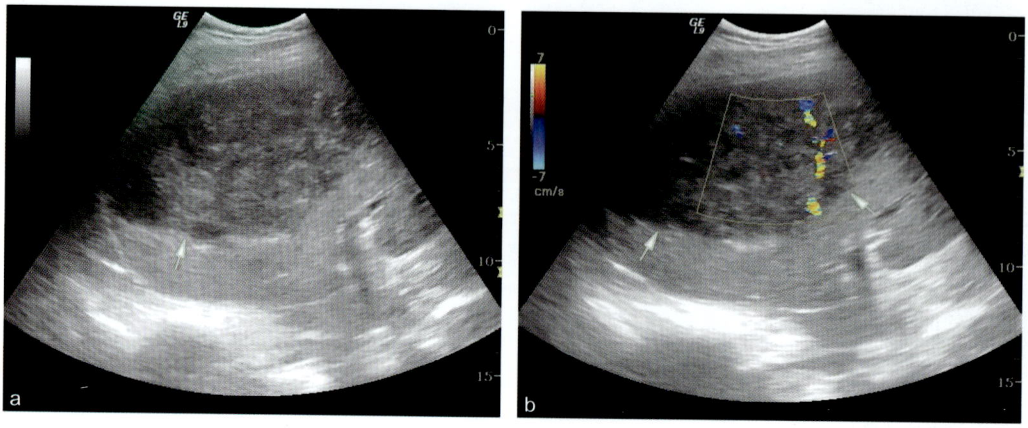

图 11-3-3 肝脓肿病程初期

变体位后可见光点漂浮现象，有时可见分层现象（图 11-3-4）。③恢复期脓肿逐渐缩小消失。CDFI 示未液化区内可见血流信号，液化区内无血流信号。

2．造影声像图　动脉相可见环状高增强，内部分隔亦增强，似网格状，门脉相时，环状增强与分隔呈高增强或等增强，至延迟相，环状增强与分隔呈等增强，无回声区始终无增强。（图 11-3-5）

【诊断注意点】

脓肿未液化时需与肿瘤性病变鉴别，可通过临床表现及动态观察鉴别或穿刺活检抽脓鉴别。液化期需与单纯性囊肿内出血及感染鉴别。单纯性囊肿壁薄，边界清；而脓肿壁厚，边界不清晰。细菌性肝脓肿与阿米巴性肝脓肿鉴别见表 11-3-1。

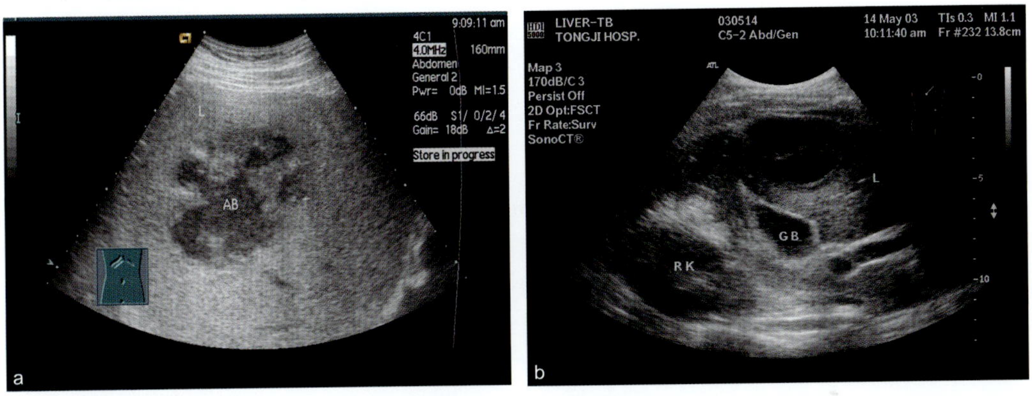

图 11-3-4　肝脓肿液化期

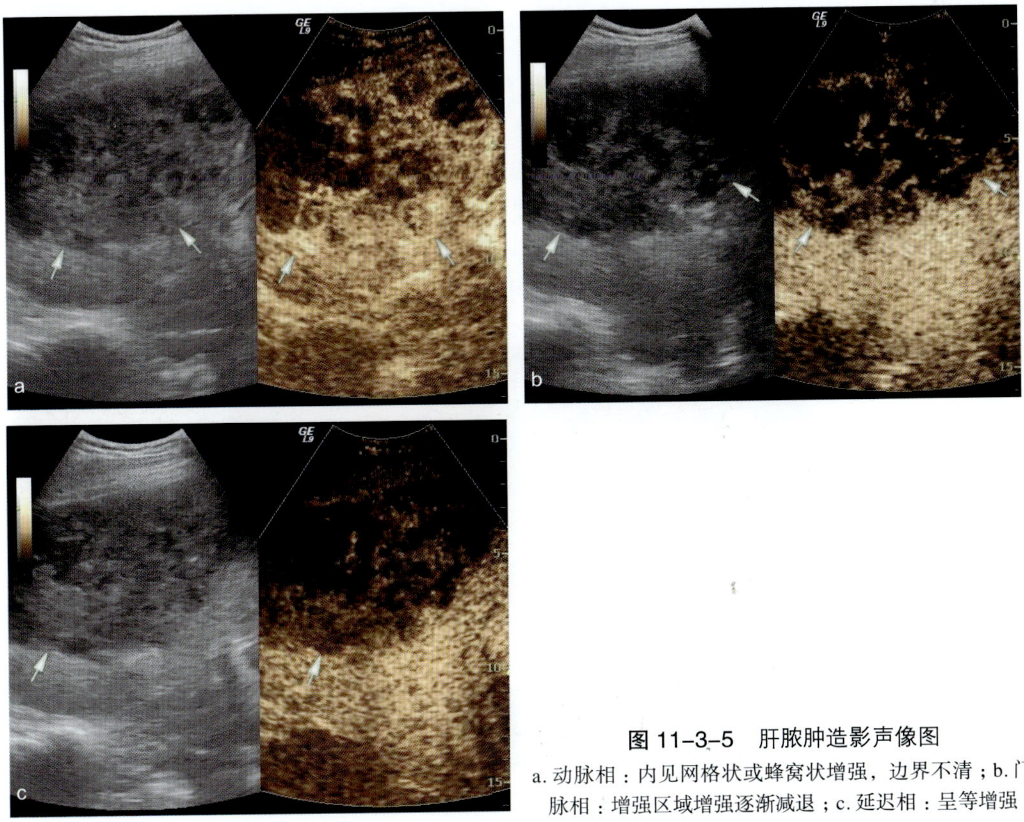

图 11-3-5　肝脓肿造影声像图

a. 动脉相：内见网格状或蜂窝状增强，边界不清；b. 门脉相：增强区域增强逐渐减退；c. 延迟相：呈等增强

表 11-3-1 细菌性肝脓肿与阿米巴性肝脓肿的鉴别

	细菌性肝脓肿	阿米巴性肝脓肿
起病	起病多较急，高热，肝区疼痛	起病多较缓和，有阿米巴痢疾病史
肝形态	弥漫性肿大	肝大，或有局限性隆起
脓肿数	多个，单个者容积可很大	单个多见，多位于肝右叶
壁回声	壁不明显，周边回声强	壁厚，内壁呈虫蚀状
内部回声	无回声或较粗大光点	无回声伴细小光点
后壁后方回声	增强	增强
周邻关系	膈肌活动受限	膈肌活动受限，右侧胸腔积液

四、肝包虫病

【声像图表现】

囊壁光滑完整，呈双层，囊内可见细小光点，活动后呈落雪征；有的囊肿内可见大小不一，数目不等的小囊肿，呈囊中囊征象；囊肿内壁损伤时可出现内壁塌陷、卷曲；有的囊壁呈蛋壳样钙化，囊内亦可呈点状、斑片状强回声；有的囊壁增厚，囊液吸收成干酪样，囊内呈杂乱强光斑回声。

【诊断注意点】

主要需与单纯性囊肿和多囊肝鉴别，肝包虫囊肿囊壁厚，呈双层，囊内回声多样。

五、膈下脓肿

【声像图表现】

膈肌与肝表面之间可见无回声区，内可见密集光点回声（图 11-3-6），其宽度与脓液多少相关，光点的多少与脓液的稠度相关。脓肿破溃入胸腔或刺激胸膜可见胸腔积液。

【诊断注意点】

膈下区可被分成多个区域，脓液量少时可明确定位，大量积脓时各间隙可融合成一大

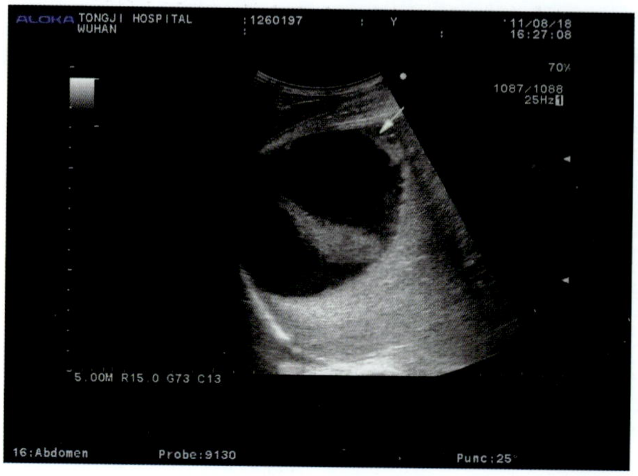

图 11-3-6 膈下脓肿

片而难以分区定位。

（李开艳）

第四节 肝弥漫性病变

肝弥漫性病变是指多种病因所致的肝实质弥漫性损害，其声像图表现缺乏特异性，不同病因鉴别诊断较为困难，需结合临床资料及相关检查结果进行综合分析。

肝常用径线如下：

（1）门静脉主干内径 1.0 ~ 1.3cm，门静脉平均血流速度 15 ~ 20cm/s。

（2）肝动脉内径 0.4 ~ 0.5cm。峰值血流速度 40 ~ 60cm/s，阻力指数 0.50 ~ 0.70。

（3）肝静脉内径：右肝静脉或中肝静脉内径 0.90 ~ 1.1cm，左肝静脉因较细小，常汇入中肝静脉后再汇入下腔静脉，不作为测量标准。

一、肝硬化和门静脉高压

【临床表现】

肝硬化中我国最常见的是门脉性肝硬化，病因主要是肝炎、酒精和血吸虫；其次为胆汁性、坏死后性和淤血性。临床表现为食欲缺乏、乏力，失代偿期出现腹水、脾大、食管胃底静脉曲张等表现。

【声像图表现】

1. 肝切面形态失常，肝各叶比例失调，其中血吸虫病肝以右叶缩小明显，肝左叶和尾叶相对增大。而病毒性及酒精性肝硬化全肝体积缩小或者左叶体积缩小，肝表面不光滑，凹凸不平，可呈细波浪、锯齿状，坏死性肝硬化肝表面可呈大波浪状或驼峰样改变（图 11-4-1），肝内光点回声增强、增粗，肝静脉变细，肝动脉代偿性扩张（图 11-4-2）。

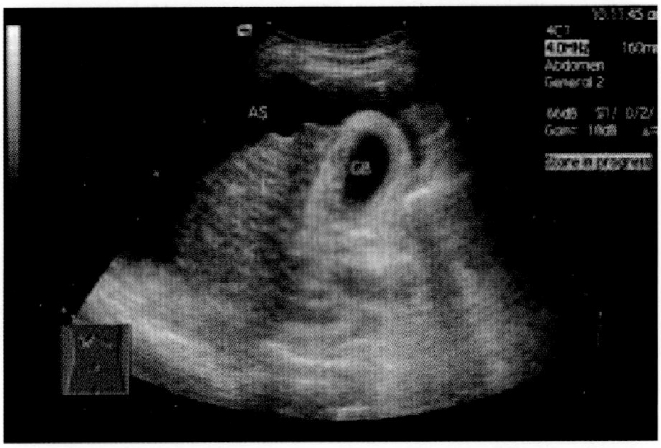

图 11-4-1 肝硬化 1

肝表面不光滑，呈细波浪状改变

2. 门静脉改变及门静脉高压征象

（1）门静脉系统内径增宽，主干内径≥1.4cm，脾切面内径增大（厚度≥4cm，上下径≥11cm）。脾静脉扩张、迂曲，内径≥0.8cm。肠系膜上静脉扩张，内径>0.7cm（图 11-4-2）。

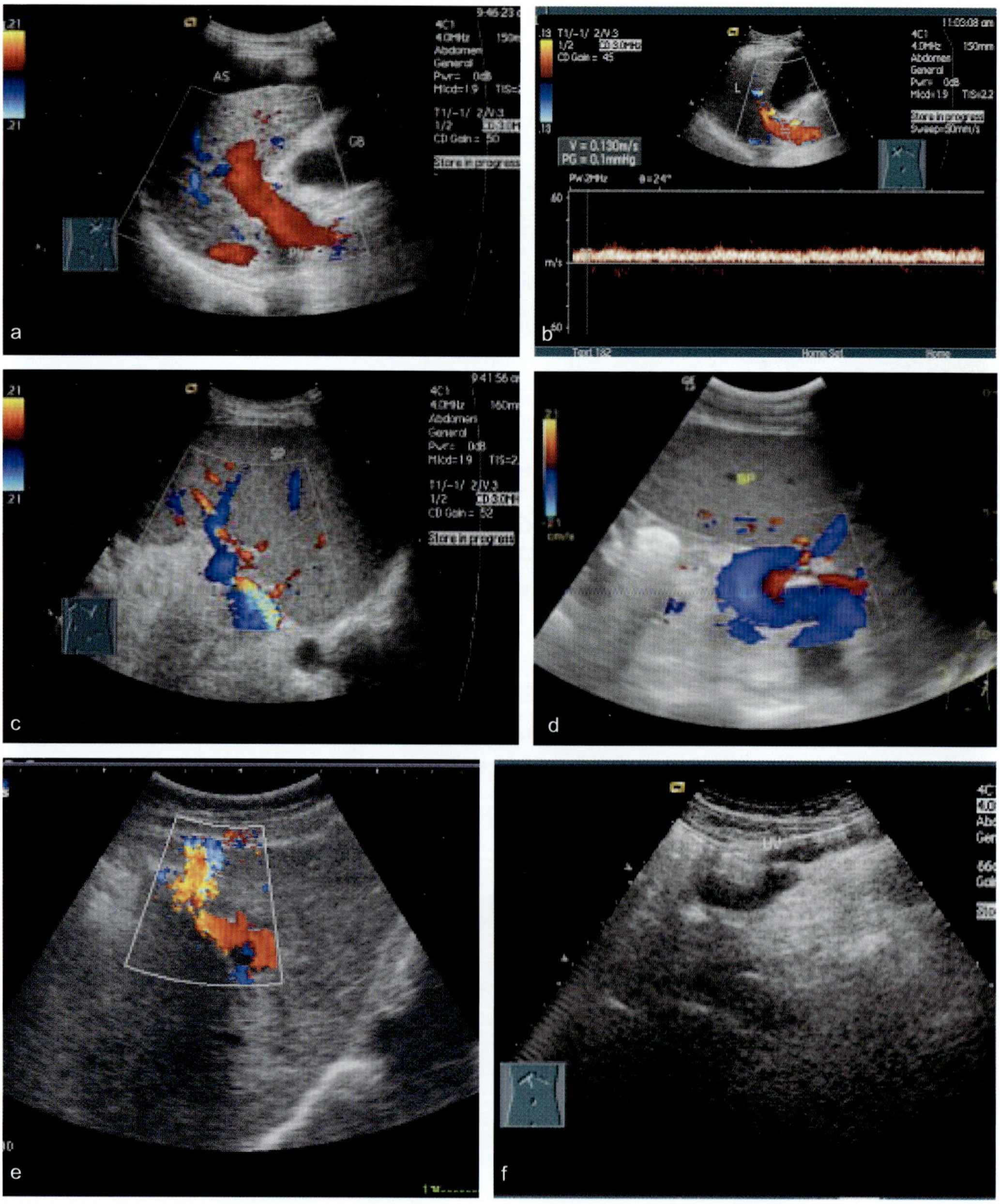

图 11-4-2 肝硬化 2

a. 肝硬化患者，实质回声增粗，门静脉增宽；b. 显示门静脉主干血流速度减低；c. 肝硬化，脾大；d. 脾大，脾门处血管迂曲扩张；e. 肝硬化合并门脉高压，肝内段脐静脉开放，走行迂曲；f. 门脉高压，肝外段脐静脉扩张迂曲；g、h、i. 门脉高压，胃左静脉曲张，肝左叶后方迂曲扩张的无回声区，频谱多普勒显示为静脉血流

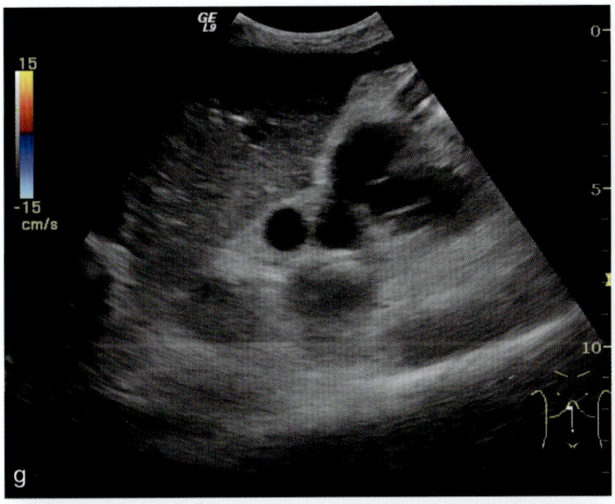

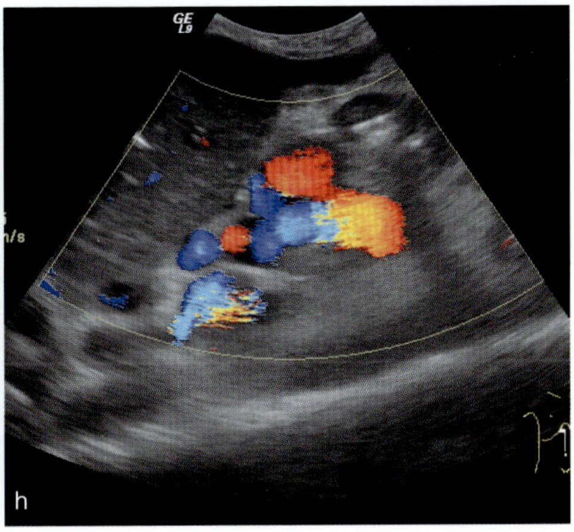

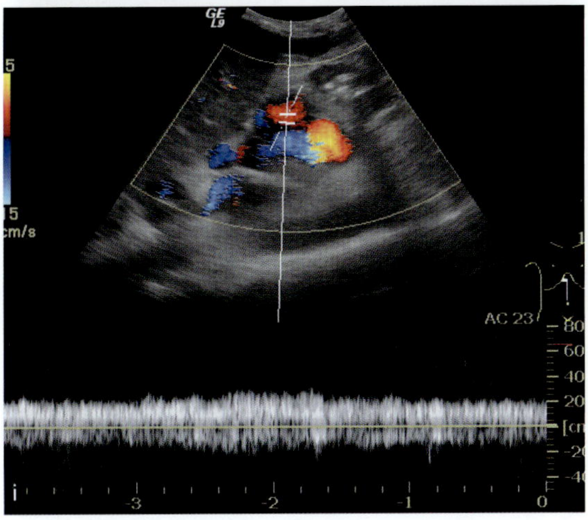

图 11-4-2（续）　肝硬化 2

a. 肝硬化患者，实质回声增粗，门静脉增宽；b. 显示门静脉主干血流速度减低；c. 肝硬化，脾大；d. 脾大，脾门处血管迂曲扩张；e. 肝硬化合并门脉高压，肝内段脐静脉开放，走行迂曲；f. 门脉高压，肝外段脐静脉扩张迂曲；g、h、i. 门脉高压，胃左静脉曲张，肝左叶后方迂曲扩张的无回声区，频谱多普勒显示为静脉血流

（2）侧支循环开放：①胃左静脉扩张、迂曲（内径>0.5 cm）：显示为肝左叶后方胃小弯侧走行的管状、蜂窝状无回声区。②脐静脉重开，表现为门静脉左支囊部向前、向下延伸至肝包膜下，经腹壁至脐的管状无回声区。③脾肾交通、脾胃短静脉交通。

（3）腹水。

（4）胆囊壁增厚，呈“双边影”（图 11-4-3）。

3. 门静脉血栓　门脉内出现片状和团状回声，填塞或部分填塞管腔。CDFI 示门脉血流变细，充盈缺损或不显示（图 11-4-4）。

4. 门静脉系海绵样变　门静脉系呈不规则囊状、网状扩张。CDFI 呈静脉血流显示，并相互交通，呈海绵样结构（图 11-4-5）。

【诊断注意点】

部分肝硬化病例再生结节超声显示呈低回声，与小肝癌鉴别诊断较困难，超声造影及穿刺活检有助于明确诊断。肝硬化合并门静脉血栓时要与门静脉癌栓鉴别，鉴别要点见表 11-4-1。

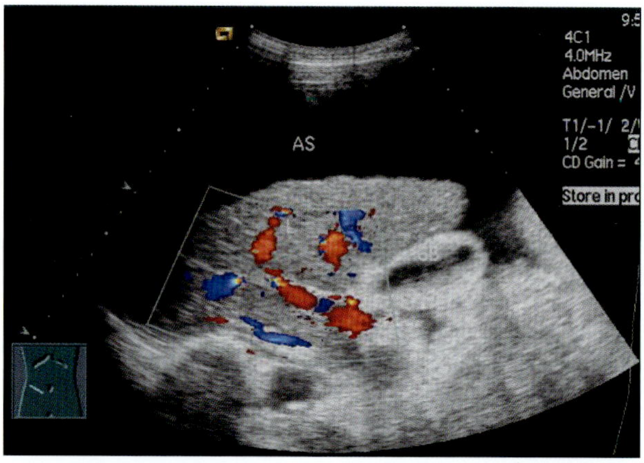

图 11-4-3 肝硬化 3
肝右叶体积缩小，回声增粗，胆囊壁增厚，呈“双边影”

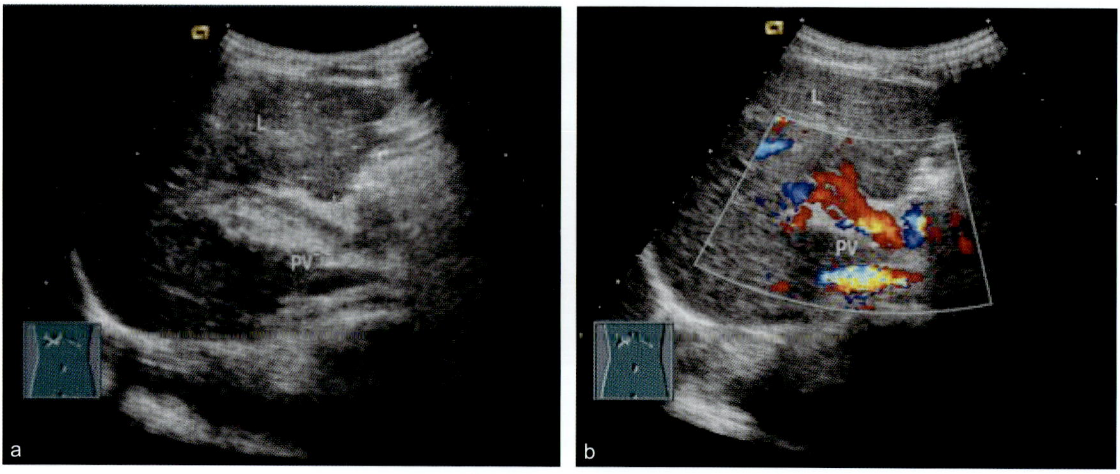

图 11-4-4 肝硬化门静脉血栓
a. 门静脉内可见片状高回声；b. 门静脉血流部分充盈缺损

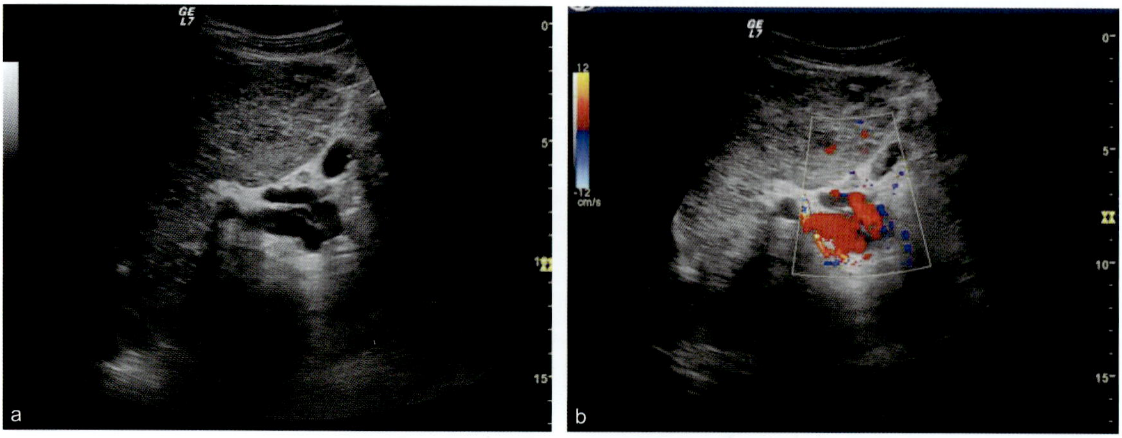

图 11-4-5 肝硬化门静脉海绵样变性
a. 门静脉主干呈不规则囊状扩张；b. 彩色血流显示为向肝血流

表 11-4-1　血栓与癌栓的鉴别

	血栓	癌栓
栓塞方向	自肝外向肝内	自肝内向肝外
栓塞程度	附壁血栓，部分栓塞	完全栓塞
栓子回声	早期呈低回声	呈较强回声
栓子内血流	未见动脉血流	内部可见动脉血流
病史	有肝硬化、脾切除病史	肝内可见癌灶

二、脂肪肝

脂肪肝是一种获得性可逆性代谢疾病，当肝内脂肪含量超过肝重量的 5% 时称为脂肪肝。

【声像图表现】

脂肪肝声像图分为弥漫性脂肪肝、局限性脂肪肝和非均匀性脂肪肝。

（1）弥漫性脂肪肝：肝实质内回声增强，前部分光点细而密，后部分光点回声减低（图 11-4-6）。弥漫性脂肪肝可分为轻度、中度和重度（表 11-4-2）。

（2）局限性脂肪肝：亦称叶段型脂肪肝，呈脂肪变的肝实质分布在某一肝叶或某一肝段，回声明显增强，境界清楚，常以肝静脉为界（图 11-4-7）。

（3）非均匀性脂肪肝：回声增强的肝实质内出现一个或多个类圆形或多边形低回声区，边界清楚，多位于肝右前叶和左内叶的胆囊区附近，此低回声区为局灶性脂肪缺失（图 11-4-8）。

【诊断注意点】

非均匀性脂肪肝及局限性脂肪肝应与肝肿瘤鉴别：表现为局灶性低回声时要与肝癌鉴别；局灶性高回声应与高回声型血管瘤及肝癌鉴别；多灶性高回声时需与肝转移癌鉴别。非均匀性脂肪肝无占位效应，病变区域的门静脉及肝静脉走行正常，无受压移位及变形，内部未见明显异常血流信号，超声造影显示其无论在动脉相、门静脉相及延时相都与周围

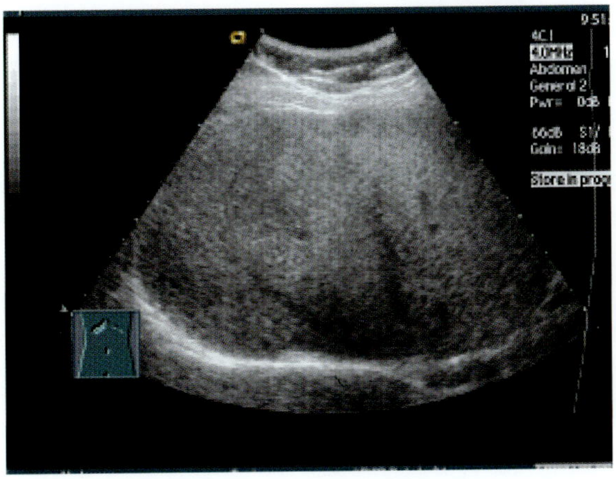

图 11-4-6　弥漫性脂肪肝

表 11-4-2 脂肪肝程度分型

	肝前区回声	肝后区回声	管道及膈肌显示情况
轻度	稍增强	稍衰减	正常显示
中度	增强	衰减	显示欠清，提高增益可显示
重度	明显增强	明显衰减	显示不清

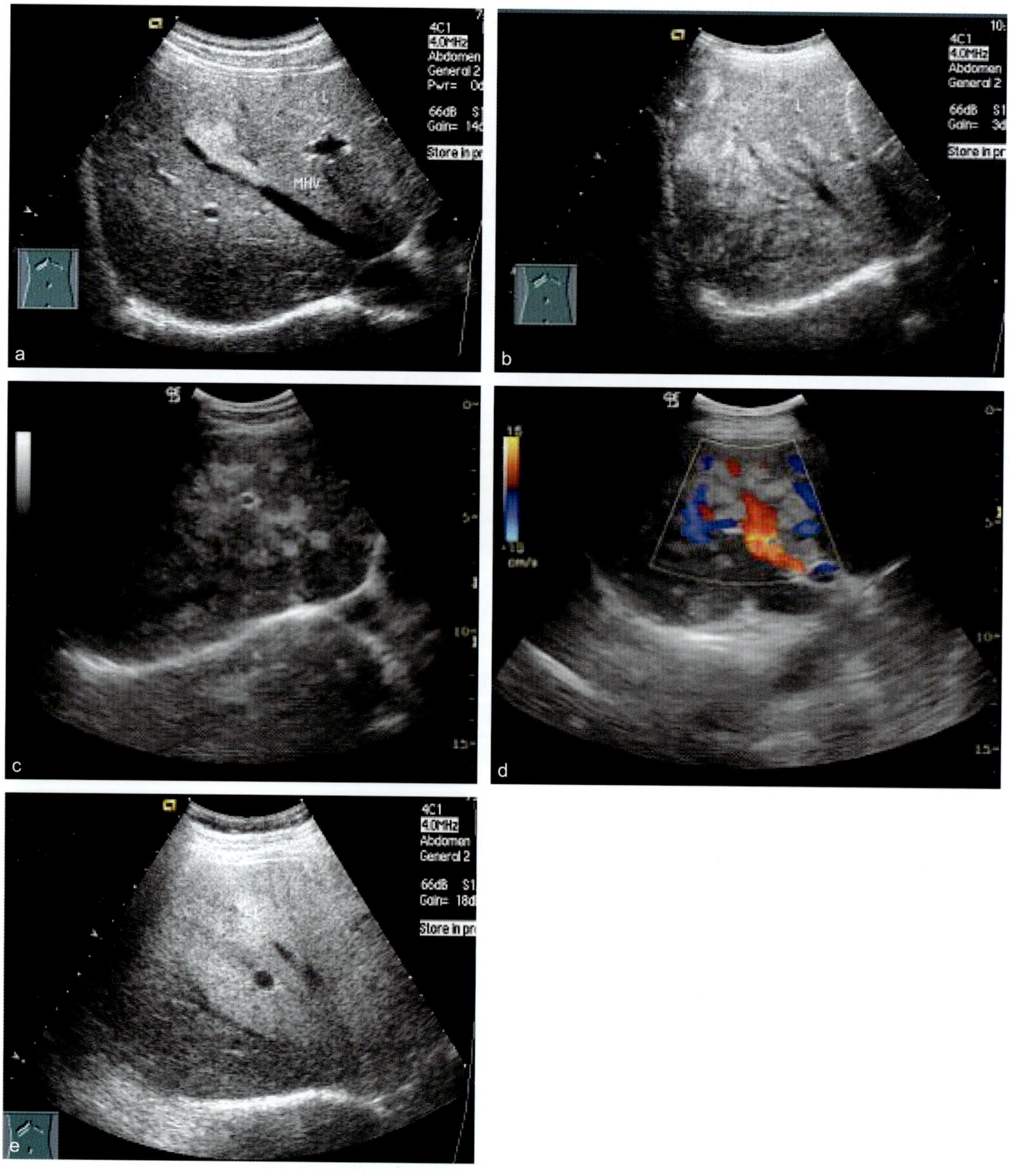

图 11-4-7 局限性脂肪肝

a. 右肝静脉附近局灶性片状高回声；b. 肝内多个高回声区，为多灶性脂肪肝；c、d. 肝内多个高回声灶，彩色血流显示肝内血管走行规则，无变形移位等改变；e. 叶段性脂肪肝

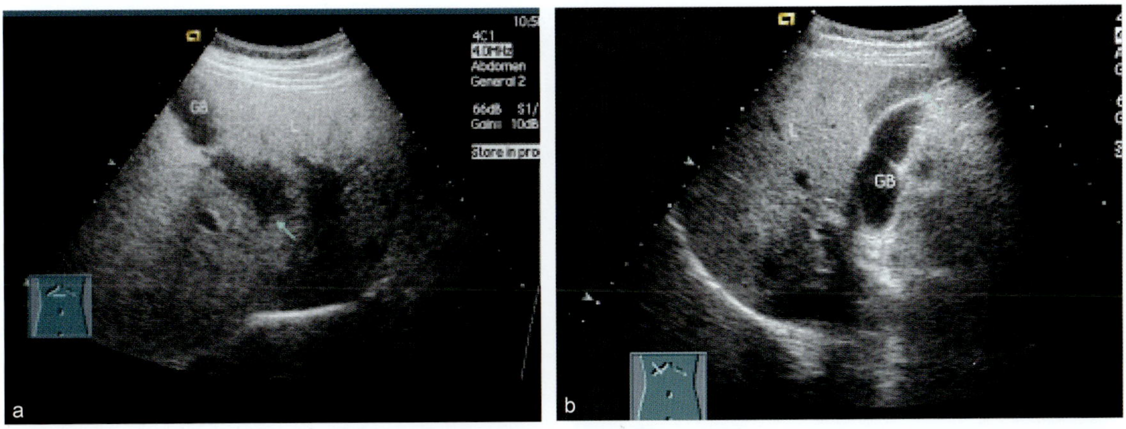

图 11-4-8　非均匀性脂肪肝

a、b 两图中低回声表示残存的正常肝组织

肝组织同步等增强、等消退（图 11-4-9、图 11-4-10）。肝癌及肝转移癌有明显占位效应，部分可见声晕，肿瘤周边及内部可见丰富高阻血流信号，周边血管移位变形。超声造影肝癌呈快进快退的增强，转移癌呈动脉期环形增强，延迟期呈“黑洞征”等特征性表现。

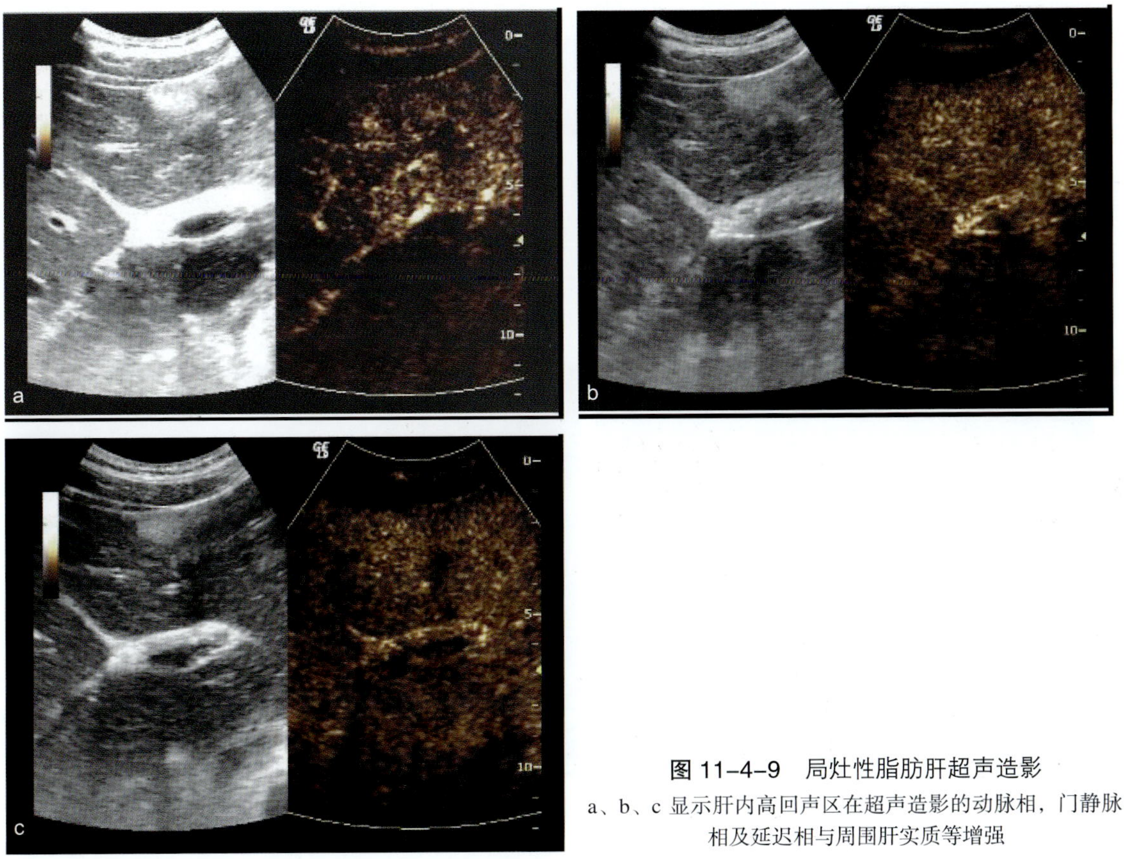

图 11-4-9　局灶性脂肪肝超声造影

a、b、c 显示肝内高回声区在超声造影的动脉相，门静脉相及延迟相与周围肝实质等增强

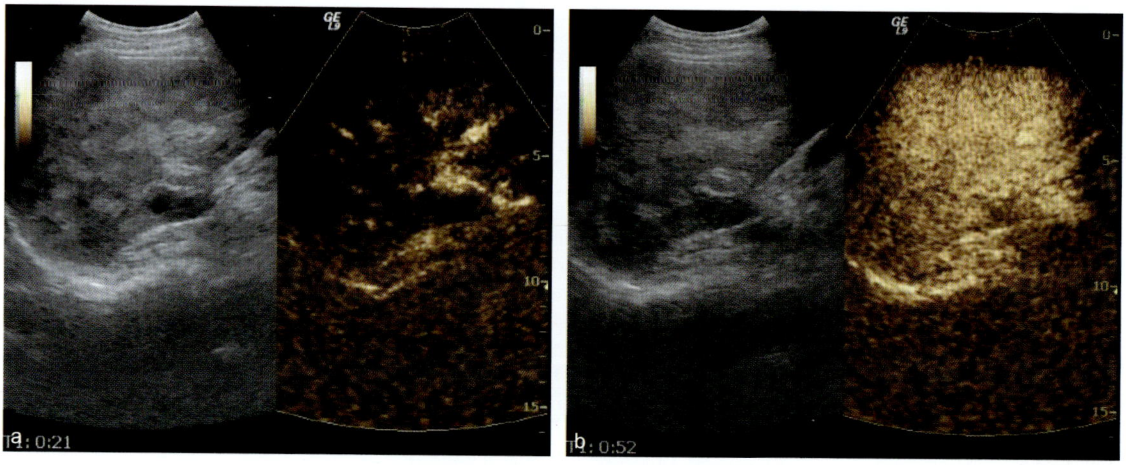

图 11-4-10 多灶性脂肪肝超声造影

a、b 图示肝内多个高回声区与周围肝实质等增强

三、血吸虫病肝

【临床表现】

血吸虫病是日本血吸虫寄生于人体引起的寄生虫病，晚期主要为门静脉高压的表现，如腹水、巨脾、食管静脉曲张等。

【声像图表现】

（1）肝切面形态正常或失常。肝右叶常显示缩小，左叶增大。

（2）肝实质回声不均，肝内弥漫分布回声稍强的纤细光带，将肝脏实质回声分割呈小鳞片状或网格状回声（图 11-4-11）。

（3）肝内门静脉壁回声增强、毛糙。

（4）脾肿大及腹水等征象。

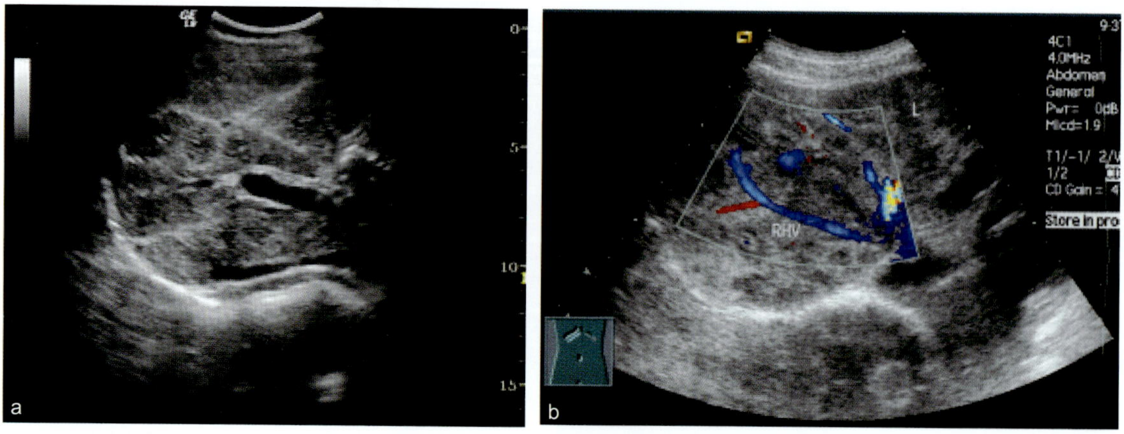

图 11-4-11 血吸虫病肝部病变

a. 肝实质回声不均匀，肝内弥漫分布条索状高回声呈网络状改变；b.CDFI 显示肝静脉稍变细，回声欠清晰

四、淤血肝

充血性心力衰竭、大量心包积液、缩窄性心包炎等引起回心血液回流受阻，导致下腔静脉及肝静脉系统扩张。

【声像图表现】

（1）下腔静脉、肝静脉及其属支内径均明显增宽，随心动周期和呼吸的变化不明显或消失。肝静脉内径测值大于 1.1cm（图 11-4-12）。

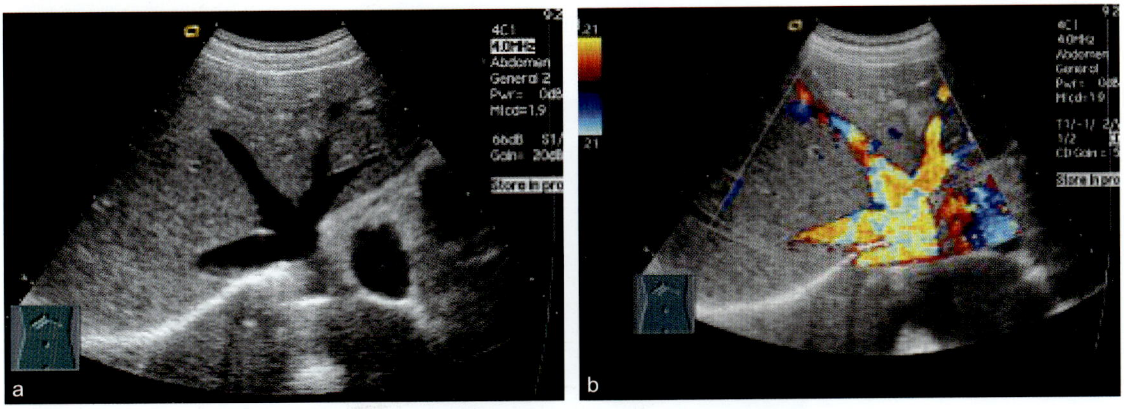

图 11-4-12　淤血肝

a. 三支肝静脉增宽，呈花瓣样汇入第二肝门；b. CDFI 示肝静脉血流增宽

（2）彩色多普勒超声显示下腔静脉、肝静脉彩色血流在严重回流受阻时，血流反向，呈向肝血流。下腔静脉、肝静脉血流频谱三相波消失，呈向肝或离肝的单向血流频谱显示。

五、肝糖原累积症

为先天性代谢性疾病，糖原累积在肝，致肝声像图异常，肝肿大，肝缘、肝角圆钝。肝实质回声明显增强，光点粗大，分布不均匀。

（王立平　黄道中）

第五节　肝血管性病变

一、门静脉病变

（一）门静脉栓塞

【临床表现】

门静脉栓塞起病较缓慢，且闭塞不完全，表现为腹部不适、食欲缺乏、腹泻或便秘等慢性消化不良的症状。急性栓塞可引起剧烈腹痛及血便等。另有其他门静脉高压症状及体征。

【声像图表现】

1．二维超声 门静脉系统管腔内显示光点群回声，部分或全部充填管腔。急性期血栓回声较低，与静脉管腔内血液无回声有时难以鉴别；慢性期管腔内实性回声明显增强，较易鉴别（图 11-5-1）。

2．彩色多普勒 门静脉栓塞时，显示管腔内内彩色血流变细或管腔内边缘处彩色血流呈间隙状显示。完全栓塞时管腔内无彩色血流显示。

3．超声造影 主要用在鉴别门静脉栓塞病灶是否为癌栓，如果是癌栓，超声造影显示动脉期栓子内可见造影剂填充，回声增强，而后造影剂消退呈造影缺损区（图 11-5-2）。

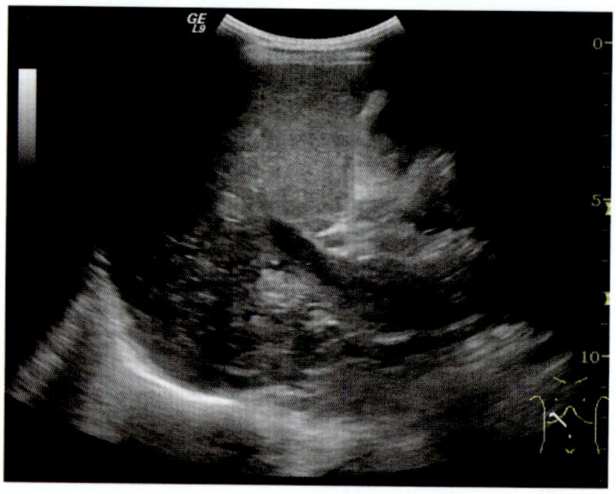

图 11-5-1 门静脉血栓

门静脉内光点群部分栓塞管腔，回声较低

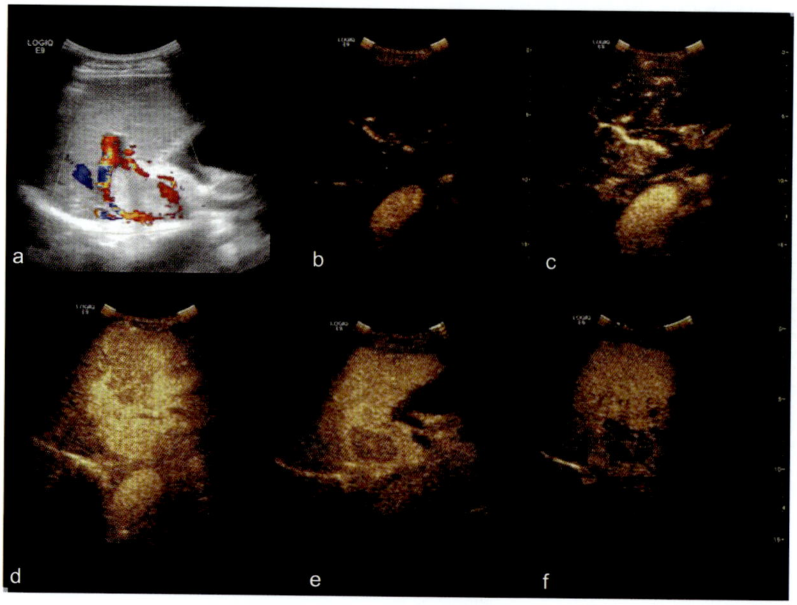

图 11-5-2 门静脉癌栓

a. 门静脉主干内可见回声较强光团，不易鉴别癌栓与血栓；b. 超声造影动脉早期门静脉未显影，肝动脉主干显影；c. 超声造影 32s 门静脉内光团开始显影；d. 门静脉内光团明显增强达峰值；e. 门静脉内光团造影剂消退，回声开始减低；f. 门静脉内光团造影剂继续消退，回声明显减低

（二）门静脉海绵样变

原发性门静脉海绵样变主要是由于门静脉先天性发育异常。继发性门静脉海绵样变是由于门静脉血栓、癌栓及外界压迫等使门静脉血流受阻。门静脉周围的小静脉增宽，引流阻塞远端的门静脉进入肝内门静脉分支。

【声像图表现】

1．二维超声

（1）肝门区或肝内门静脉呈多个相互连通的蜂窝状无回声区，也可形成多条迂曲的管状无回声区（图 11-5-3a、b）。

（2）肝内的门静脉分支管壁增厚，狭窄以及管腔闭塞呈索条状结构。

（3）继发性病变时，肝可表现肝硬化、门脉高压的征象。

2．彩色多普勒　门静脉结构紊乱处囊状无回声、蜂窝状无回声、迂曲的多条管状无回声内显示彩色血流，呈红色、蓝色相间相互连通的门静脉血流信号（图 11-5-3c、d）。

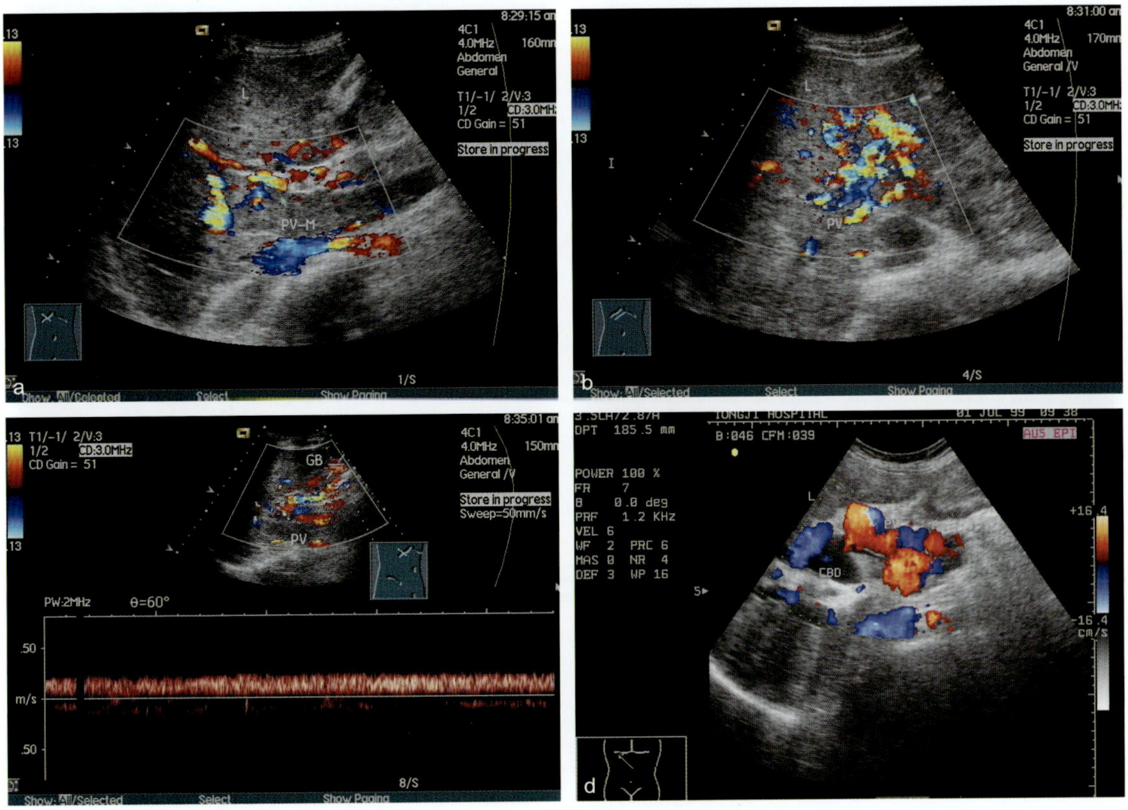

图 11-5-3　门脉海绵样变

a. 门静脉癌栓并发门脉主干周围多发性细小静脉扩张；b. 门静脉左支周围多发性细小静脉扩张；c. 肝内外门静脉周围多发扩张静脉呈门静脉频谱；d. 门静脉周围静脉明显扩张，甚至包绕胆管引起胆管扩张

（三）门静脉瘤

门静脉瘤是指门静脉主干或某一属支局限性扩张呈纺锤状或小囊状，又称为门静脉瘤样扩张。

【声像图表现】

二维超声显示门静脉血管局部有纺锤形或圆形扩张，局限性无回声区与门静脉血管相延续。CDFI 显示局部无回声区内呈漩涡状彩色血流，红蓝相间，且与门静脉某一支血流相延续，频谱也与相延续的门静脉支血流相近（图 11-5-4）。

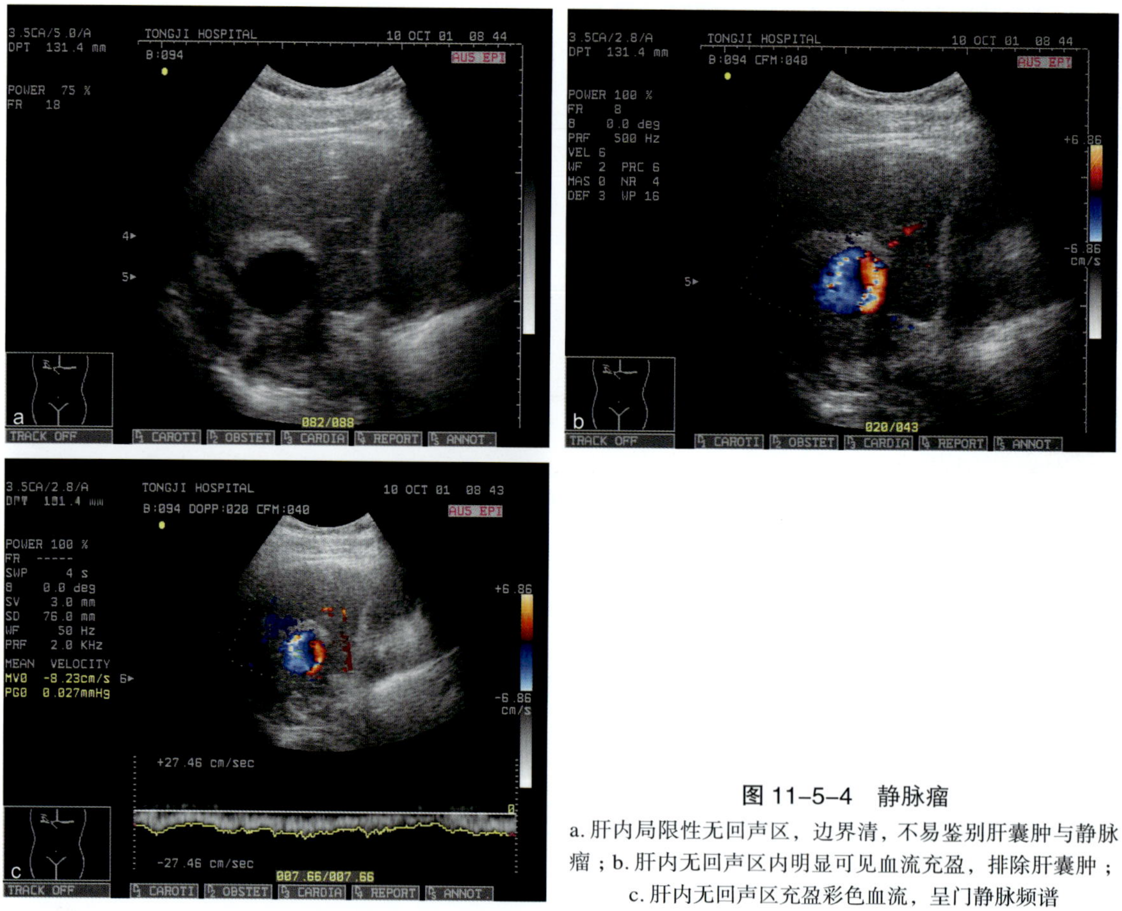

图 11-5-4 静脉瘤

a. 肝内局限性无回声区，边界清，不易鉴别肝囊肿与静脉瘤；b. 肝内无回声区内明显可见血流充盈，排除肝囊肿；c. 肝内无回声区充盈彩色血流，呈门静脉频谱

（四）肝内静脉窦状扩张

又称肝静脉瘤，本病是先天性病变，由于肝静脉局部管壁薄弱所致，临床常无症状。

【声像图表现】

肝静脉走行部位显示有一至数个小的圆形或椭圆形无回声区，边界清晰，与肝静脉主干或分支相连通，包膜可不清晰。CDFI 无回声区内有彩色血流，并与肝静脉相通。频谱特征与相通的肝静脉内血流频谱基本一致。

二、肝动脉、肝静脉病变

（一）肝动脉瘤

【临床表现】

肝动脉瘤大多数位于肝外，肝内少见。肝动脉瘤可无临床症状或表现为右上腹搏动性包块，肝动脉瘤破裂时表现为上腹痛，典型为绞痛，破入胆道或胃肠道则引起呕血及黑便。

【声像图表现】

肝内型肝动脉瘤表现为肝内见圆形或椭圆形无回声区，壁完整，有时可发现与某一肝动脉支相通。有的肝内假性动脉瘤呈不规则的无回声区，内可见血凝块的低回声，见于肝外伤及各种手术后形成。

肝外型肝动脉瘤显示局限性管腔明显扩张，壁较薄，有搏动性，常可见某一肝动脉支相通。CDFI 显示红蓝相间血流信号。频谱显示瘤内高速的湍流频谱。特别需注意的是少数假性动脉瘤内血块较多，彩色血流部分充盈，呈红蓝相间的血流，频谱多普勒破口处可见高速血流（图 11-5-5）。

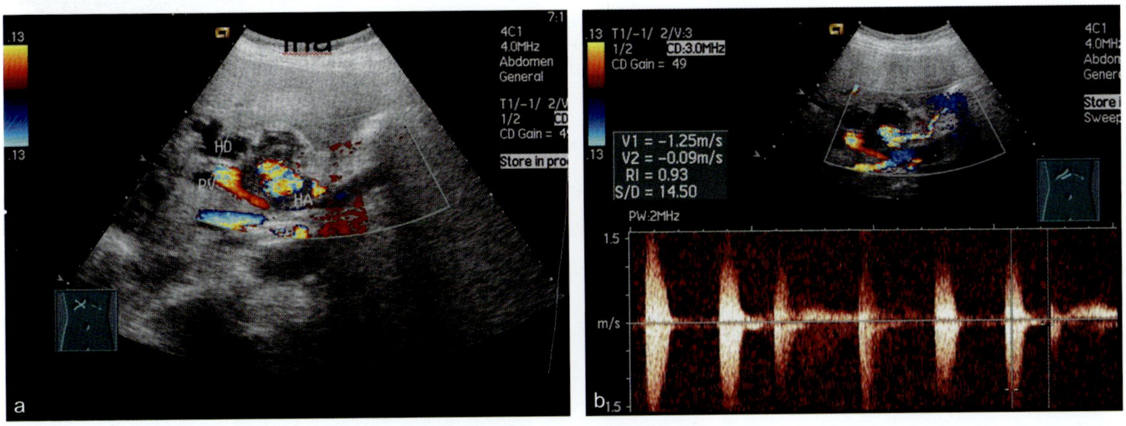

图 11-5-5　肝内假性动脉瘤

a. 肝内可见局限性无回声区，形态不规则，周边壁厚薄不一，内部充盈彩色血流；b. 频谱多普勒明显显示内部血流呈高速动脉血流

（二）布 - 查综合征

布 - 查综合征是一种由肝静脉和（或）下腔静脉阻塞引起的病变，又称 Buld-Chiari 综合征。

【临床表现】

布 - 查综合征多因肝静脉、下腔静脉发育异常引起，也见于静脉血栓或癌栓阻塞后。肝静脉回流受阻，进而导致门静脉高压表现。病变累及下腔静脉，则导致下腔静脉高压，引起血液回流受阻的表现。

【声像图表现】

1. 二维超声

（1）下腔静脉梗阻图像

1）膜型梗阻：下腔静脉梗阻段管腔内显示薄膜状强回声带，膜的厚薄不一，厚度>2mm 时显示较清楚。有膜孔者，可见膜的某一局部连续中断（图 11-5-6a）。

2）癌栓型梗阻：常见的肿瘤如肝癌和肾癌，下腔静脉管腔内显示栓子图像，形态呈类圆形，内部回声不均匀（图 11-5-6b）。

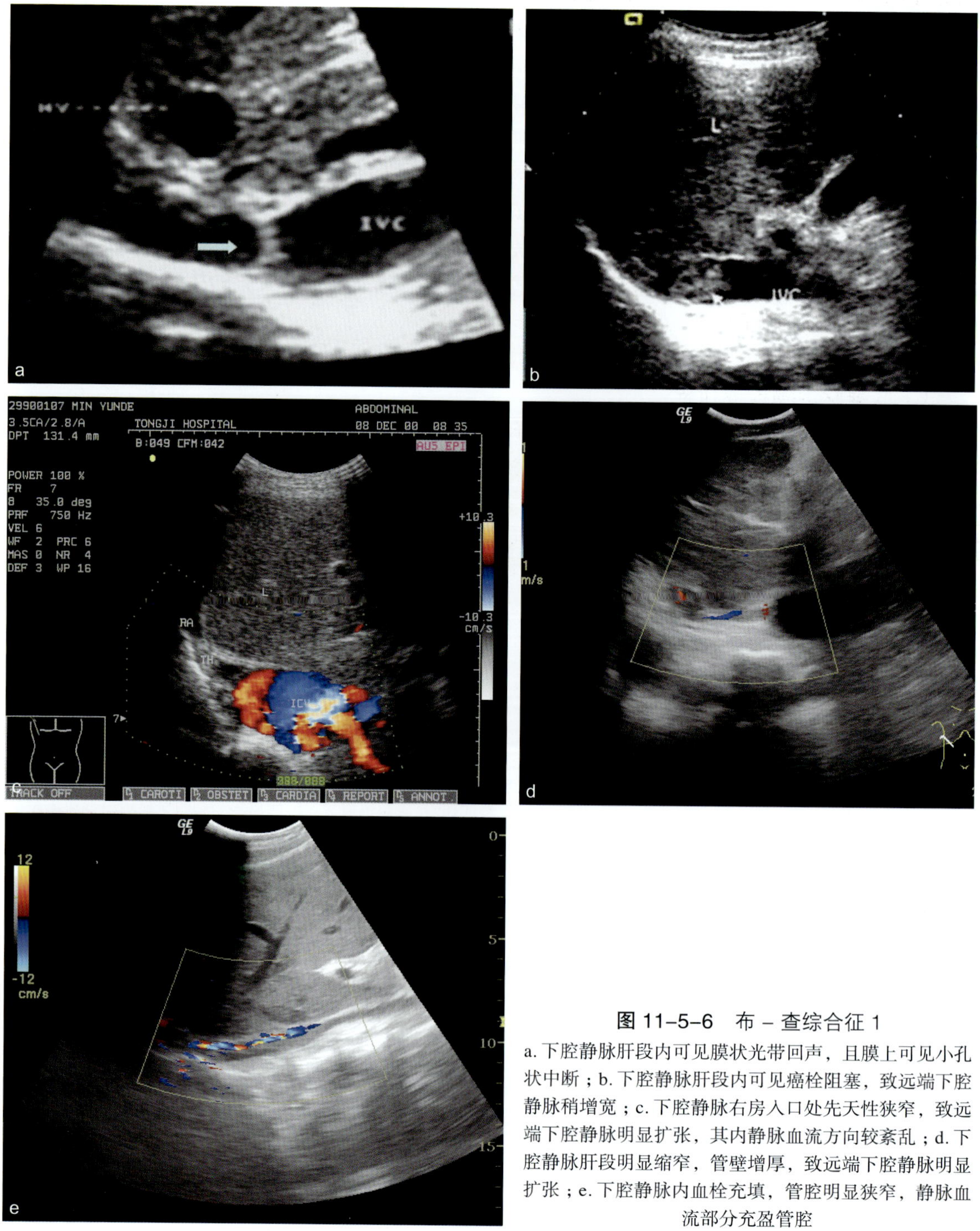

图 11-5-6 布－查综合征 1

a. 下腔静脉肝段内可见膜状光带回声，且膜上可见小孔状中断；b. 下腔静脉肝段内可见癌栓阻塞，致远端下腔静脉稍增宽；c. 下腔静脉右房入口处先天性狭窄，致远端下腔静脉明显扩张，其内静脉血流方向较紊乱；d. 下腔静脉肝段明显缩窄，管壁增厚，致远端下腔静脉明显扩张；e. 下腔静脉内血栓充填，管腔明显狭窄，静脉血流部分充盈管腔

3）狭窄或闭塞型梗阻：下腔静脉梗阻段的管壁回声增厚，管腔狭窄。远心端管腔逐渐增大。下腔静脉呈纤维性闭塞时，管腔无回声结构消失，呈条索状强光带回声（图 11-5-6c、d）。

4）血栓型梗阻：下腔静脉内出现实性回声，新鲜血栓，回声较低，有时与下腔静脉内血液无回声难以分清。陈旧性血栓，回声较强，回声不均匀，较易辨认（图 11-5-6e）。

5）下腔静脉炎性梗阻：下腔静脉管壁增厚，内膜毛糙，不光滑，呈“花边状”。病变段的血管腔内常有附壁血栓发生。

6）下腔静脉外压性梗阻：下腔静脉周围脏器的肿大，如明显肝大、肿瘤、转移癌等，对下腔静脉压迫，使下腔静脉管腔变窄。

（2）肝静脉梗阻的图像：三支肝静脉可累及 1 支、2 支，或 3 支肝静脉均受累。其梗阻的类型与下腔静脉梗阻类型相同。

1）隔膜样梗阻：在汇入第二肝门处受累肝静脉的汇入口处显示细光带回声将肝静脉与下腔静脉分隔，肝静脉受累支管腔增宽，血流缓慢。

2）纤维性狭窄及闭塞性梗阻：受累肝静脉管壁增厚，管腔变细或管腔闭塞，或管腔结构显示不清晰。

3）肝静脉内癌栓或血栓性梗阻：癌栓处肝静脉管腔内显示实性回声，回声分布不均。新鲜血栓者，为低回声甚至为无回声，陈旧性者回声增强。

4）肝静脉之间显示侧支循环及交通支的图像。在肝静脉之间形成交通支和侧支循环。肝静脉之间显示不规则走行的无回声管道，呈“蛇行”状，或呈“S”状及“C”状，将相邻的肝静脉连通，且粗细不均匀（图 11-5-7）。

（3）肝改变：肝切面形态失常，肝尾叶明显增大及门静脉高压图像。

2. 彩色多普勒血流显像

（1）下腔静脉表现：下腔静脉狭窄段彩色血流变细，下腔静脉完全闭塞时，闭塞段无彩色血流显示。梗阻段远端下腔静脉内彩色较暗，流速减慢所致。严重病例，下腔静脉内血流反向流动，色彩逆转。

（2）肝静脉表现：完全梗阻时受累的肝静脉血流反向流动，色彩逆转。经交通支引流至正常肝静脉或肝尾状叶静脉回流至下腔静脉。受累肝静脉狭窄时，狭窄段彩色血流变细，色彩变亮或色彩增多。

（3）门静脉压高压表现。

【诊断注意点】

布 - 查综合征临床变化多，易误诊为肝硬化而延误治疗。彩色多普勒超声不仅显示下腔静脉病变图像，而且可同时显示肝静脉病变，肝静脉交通支及侧支回流，肝实质的改变和门静脉高压，是一种非侵入性、更安全、更方便的诊断方法。对于 X 线造影不能显影的病例，超声检查不受限制。且对可疑病例彩色多普勒超声可反复检查，动态观察其进展。对适合球囊扩张术和血管内支架植入术的患者，可在彩色多普勒超声的监视下施行，并可在术后追踪观察。对于进行冠状动脉旁路移植术的患者，彩色多普勒超声可随访、复查人工血管的情况。

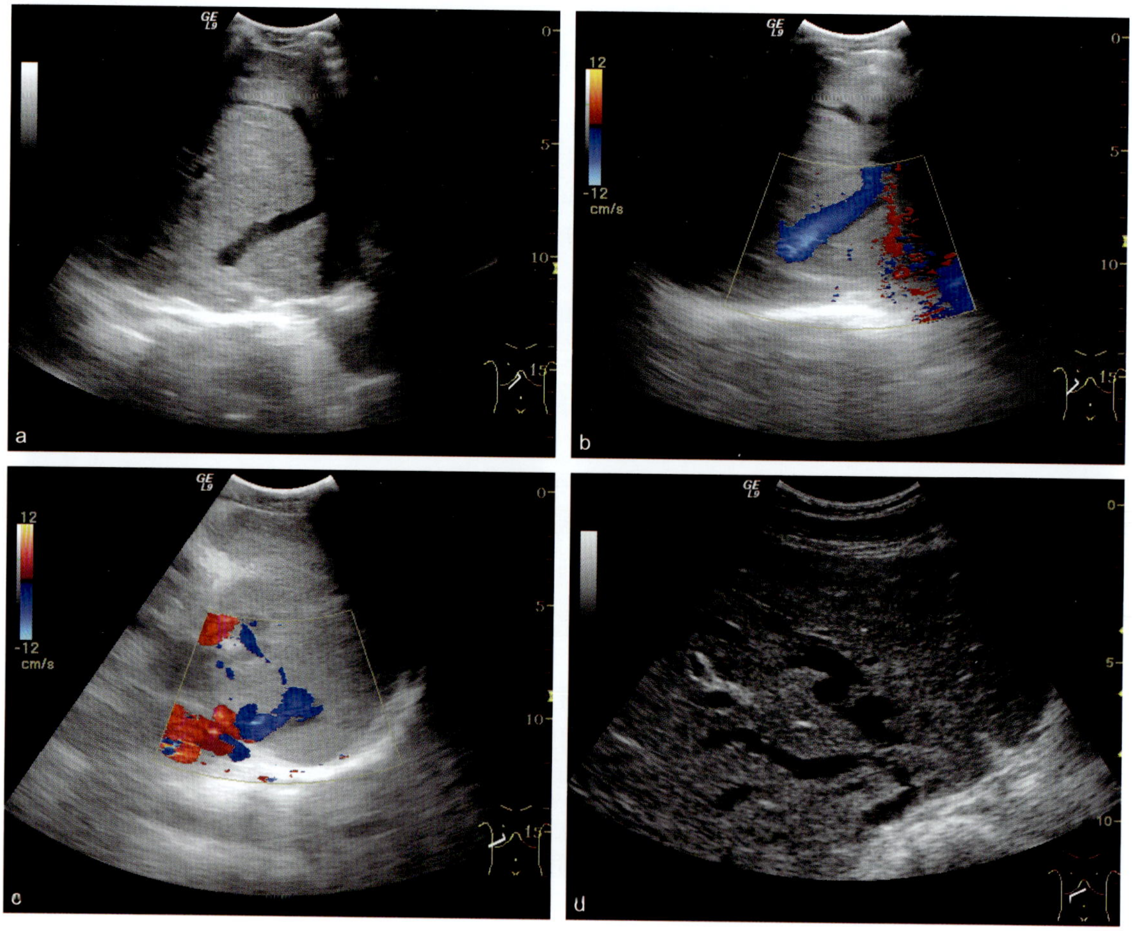

图 11-5-7 布 - 查综合征 2

a. 中肝静脉与右肝静脉出现交通支；b. 肝静脉间交通支内血流充盈，且血流由中肝静脉流向右肝静脉； c. 肝静脉异常交通支，血流直接流入右心房；d. 肝静脉支轻度增宽，迂曲

（黄道中）

第六节 移植肝

超声在肝移植术前、术中、术后，特别是术后并发症的监测中具有重要的意义。

一、术前超声检查

（一）二维超声

主要用于观察肝及相关脏器的大小、形态、内部结构，探查有无占位性病变；肝内外管道系统有无异常回声；有无胸水、腹水等。排除肝移植的禁忌证（如肝转移癌），以确定是否为肝移植适应证。

（二）彩色多普勒

主要观察肝内外血管系统，了解肝血管的分布及其分支、有无栓塞及周围侧支情况等。

（三）超声造影

超声造影能提高肝局灶性病变定性诊断的准确性，提高对血管病变或并发症的诊断准确性。

二、术中超声观察内容

（一）活体肝移植供体

重点探查肝静脉，将探头置于肝膈面，先确认下腔静脉位置。从肝上开始，沿肝膈面做横断扫描，确认肝中静脉全程走行，并在肝表面利用电刀进行标记。如切取右半肝作为供肝时，需仔细扫查肝中静脉的属支及副肝右静脉，重点标记直径超过5mm的粗大属支的汇入点及其在肝表面的投影，以便对这些静脉进行必要的重建和吻合；如切取左半肝作为供肝，还应明确肝中静脉是否与肝左静脉共干。此外，根据外科医生需要，进一步扫查门静脉及肝动脉是否存在变异。

（二）肝植入血管重建后

重点观察移植肝肝动脉、门静脉、肝静脉吻合口及其近端、远端血流情况。如发现肝动脉无血流信号，或血流显示不良，吻合口远端峰值流速小于25cm/s，在排除血管痉挛因素后，提示有肝动脉急性血栓形成、吻合口狭窄、吻合血管成角等可能，需要重新吻合肝动脉。对于活体供肝植入后，还可测量吻合后门静脉的血流速度及血流量，若发现门静脉血流明显不足，应注意为侧支分流造成；如门静脉血流量明显增大［大于25ml/（min · kg）］，提示术后有发生小肝综合征的可能，可考虑进行脾动脉结扎等相应处理。此外，术中超声还需观察吻合后下腔静脉和肝静脉的血流通畅性以确保移植肝流出道的通畅。

三、术后超声检查

一般于术后24h内常规进行第一次床边超声检查，获得基础资料。术后1个月内每周至少进行2～3次超声检查，直至患者完全稳定。对于中后期患者，一般建议每隔3个月左右复查一次超声。

（一）正常移植肝二维及彩色多普勒血流动力学变化

1. 移植肝二维声像图变化　正常移植肝术后体积增大，内部回声不均，实质回声稍增强，肝内细小管道结构显示不清，部分患者肝周边可有大小不等、形状不一、边界不清的低回声灶，可能与冷缺血有关，约4周内可恢复正常。

2. 肝动脉峰值及门静脉血流速度的变化　肝移植术后早期（1周内）肝动脉流速偏低，门静脉流速偏高，大约于1周后肝动脉流速进入正常范围。阻力指数（RI）比较稳定，反映血流循环阻力良好。如果肝移植术后肝动脉阻力指数持续增高，而肝动脉收缩期峰值血流速度逐渐下降，应警惕移植肝肝动脉即将形成血栓的可能。而肝动脉阻力指数持续减低（RI<0.5）应警惕移植肝肝动脉狭窄的可能。

（二）移植肝血管并发症声像图改变

移植肝动脉血栓形成

【临床表现】

肝动脉血栓形成（hepatic artery thrombosis，HAT）是肝移植术后最严重的并发症，通常发生在移植术后的5~10天，成人发生率3% ~5%，小儿9% ~15%，总发生率6% ~9%。原因与动脉血管细小、内膜分离、吻合口缩窄和成角等因素有关。

临床症状不典型，可有发热、氨基转移酶升高、肝区疼痛等，如不及时治疗，可引起高达75%的死亡率。

【声像图表现】

（1）肝动脉血流信号完全消失，沿门静脉分支仔细寻找是否有肝动脉血流信号的消失（图 11-6-1a）。

（2）门静脉血流速度明显增加，呈花色血流，其血流平均速度增加达35cm/s以上多见（图 11-6-1b）。

（3）移植肝体积增大，内部回声不均匀，早期肝回声弥漫性减低，以后可出现坏死的低回声区或无回声区，形成肝脓肿者，无回声区内部较多的光点回声（图 11-6-1c、d）。

（4）超声造影对肝动脉血栓栓塞具有决定性诊断价值，超声造影未显示肝动脉血流，只显示门静脉血流（图 11-6-1e）。

【诊断注意点】

肝动脉血栓形成诊断时要警惕假阳性和假阴性，假阳性主要见于排斥反应，肝动脉狭窄、细小、成角、解剖异常。病毒性肝炎、肝组织水肿及仪器敏感度低等因素影响肝动脉显示，并不一定就意味着有肝动脉血栓形成。假阴性主要来源于膈下动脉、肠系膜上动脉或肝动脉近端的侧支形成。对部分已有侧支循环形成的肝动脉血栓形成患者，肝内往往仍能检测到动脉血流信号，但常伴有阻力指数（resistance index，RI）降低和收缩期加速时间（systolic acceleration time，SAT）的延长。在应用造影剂后肝动脉的显示可得到明显改善，这一技术可以明显减少肝动脉血栓形成的假阳性，减少具有创伤性的血管造影。

移植肝动脉狭窄

【临床表现】

移植肝动脉狭窄发生率约为10%，最常见于吻合口。临床主要表现为氨基转移酶升高等肝功能损害。

【声像图表现】

彩色多普勒超声表现为吻合口处肝动脉内的高速血流，呈花色血流；肝内肝动脉分支出现所谓的“慢小波”（Tardus Parvus Waveform）波形，即低速、低阻频谱，频谱多普勒测得肝内SAT>0.08s和RI<0.5，可提示肝动脉狭窄（图 11-6-2），但诊断前应排除动脉暂时性痉挛所致。

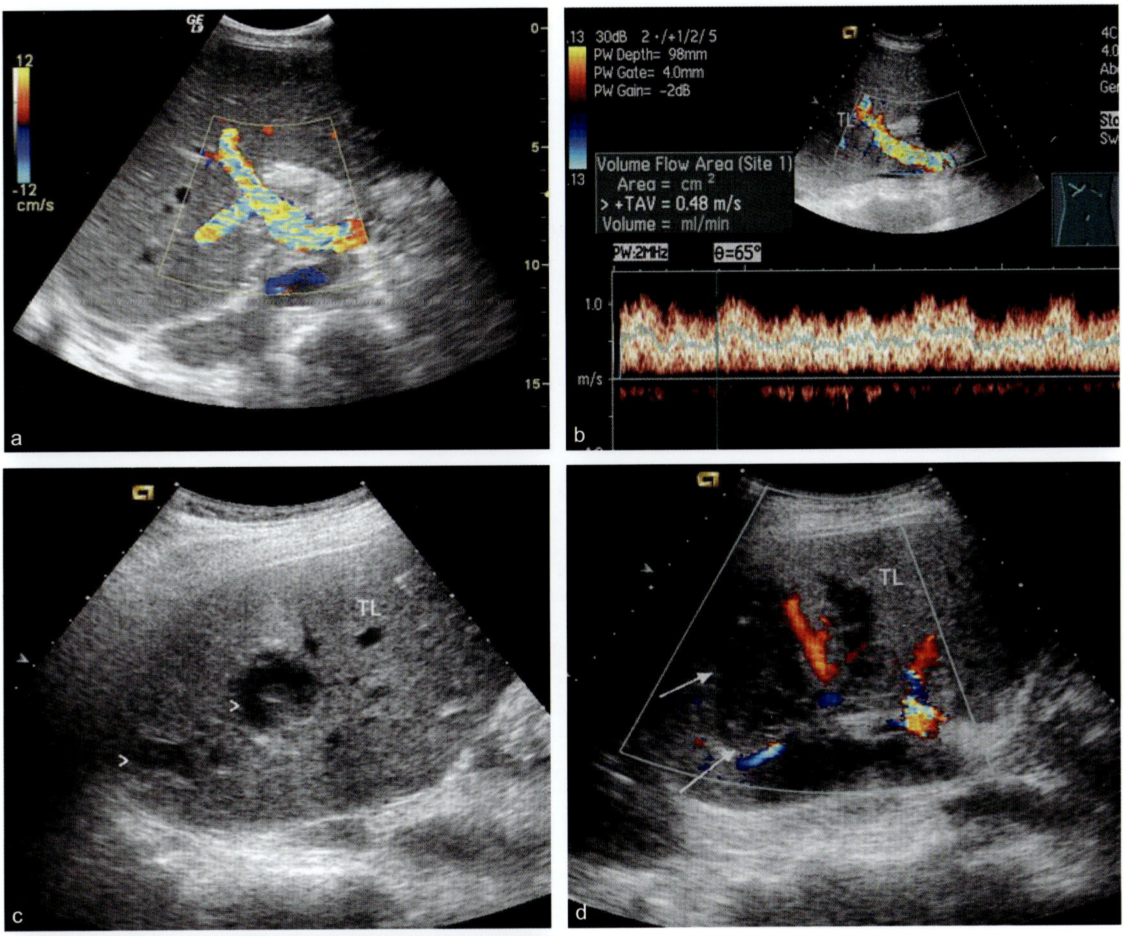

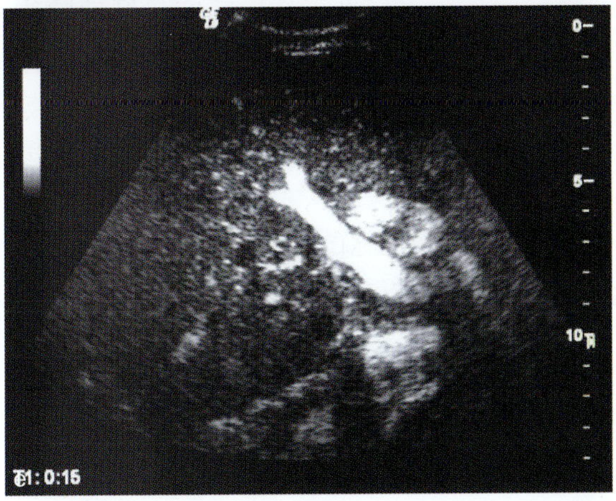

图 11-6-1　移植肝动脉栓塞

a. CDFI 门静脉血流显示呈花色血流，未显示肝动脉彩色血流；b. CDFI 门静脉血流频谱呈高速锯齿状血流；c. 肝实质坏死灶类圆形低回声；d. 肝实质坏死灶呈不规则低回声及无回声区；e. 超声造影显示动脉相未见肝动脉增强，门脉相及实质相有门脉及肝实质增强

移植肝动静脉瘘

常因肝活检损伤所致，往往很小且多为意外发现。

【声像图表现】

灰阶超声可无任何异常，彩色多普勒超声显示门静脉内有反向血流或双向血流或肝静脉管腔内出现五彩镶嵌血流束；脉冲多普勒于静脉管腔内测得“高速低阻”型动脉血流频谱，肝动脉阻力指数及搏动指数减低。

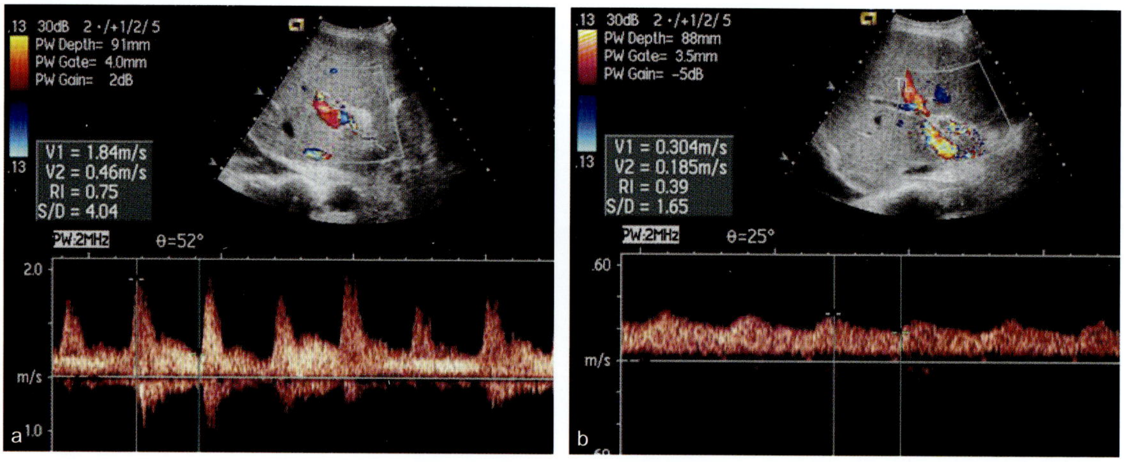

图 11-6-2 移植肝动脉狭窄

a. 移植肝动脉吻合口狭窄，吻合口处动脉呈高速高阻血流频谱；b. 移植肝动脉吻合口狭窄时，吻合口远端动脉呈低速低阻频谱肝内动脉呈低速低阻频谱

移植肝动脉假性动脉瘤

肝动脉假性动脉瘤系动脉壁破裂形成的、与动脉腔沟通的搏动性血肿。

【声像图表现】

彩色多普勒超声显示血管周围无回声或混合性回声区内呈红蓝相间的彩色血流，非常有特征性，破裂处可探及双期双向高速血流频谱（图 11-6-3）。

移植肝肝静脉并发症

【声像图表现】

（1）静脉吻合口狭窄甚至急性静脉闭塞。彩色多普勒表现为吻合口处彩色血流束变细，弯曲甚至中断或呈盲袋样较大血流束。

（2）移植肝血管内血栓、癌栓堵塞肝静脉或下腔静脉，彩色多普勒表现为血流束充盈

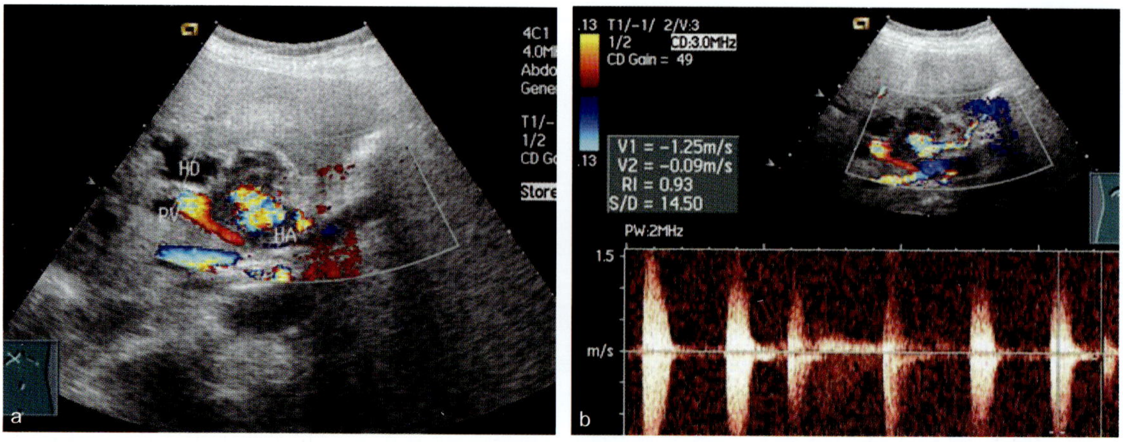

图 11-6-3 肝动脉假性动脉瘤

a. 肝穿刺术后，肝内可见局限性无回声区，形态不规则，周边壁厚薄不一，内部充盈彩色血流；b. 频谱多普勒明显显示内部血流呈高速动脉血流

缺损或明显受压移位，血流束变窄。

（3）排斥反应、胆道并发症、肝动脉并发症、病毒性肝炎等原因引起移植肝功能损害时导致肝静脉频谱变钝，反相波消失即 HV_1 型。随着肝功能损害加重，肝静脉频谱呈“类门脉样”平坦波形即 HV_2 型（图 11-6-4）。

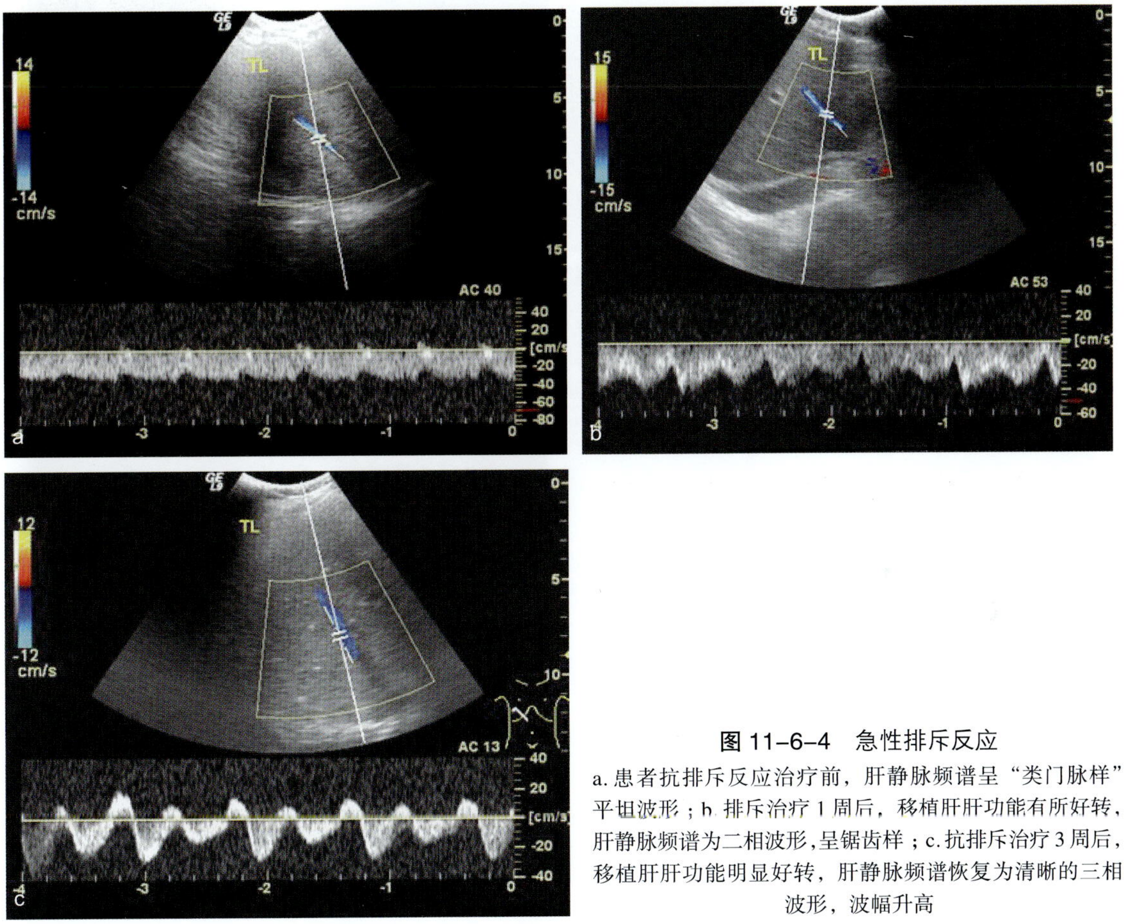

图 11-6-4　急性排斥反应

a. 患者抗排斥反应治疗前，肝静脉频谱呈“类门脉样”平坦波形；b. 排斥治疗 1 周后，移植肝肝功能有所好转，肝静脉频谱为二相波形，呈锯齿样；c. 抗排斥治疗 3 周后，移植肝肝功能明显好转，肝静脉频谱恢复为清晰的三相波形，波幅升高

（三）移植肝胆道并发症

肝移植术后胆道并发症种类较多，常见分为两大类：胆漏和胆道梗阻。肝移植术后胆道并发症按病因学分类，可分为缺血性、技术性、免疫性损伤及其他。其中，移植肝动脉系统供血不足，缺血 - 再灌注损伤、胆管吻合缺陷及排异反应为最重要的影响因素。

【声像图表现】

（1）胆管扩张，肝内外胆管扩张，也可表现为肝内胆管局部多处狭窄及扩张。

（2）胆漏，胆管吻合口处、肝内或肝周局限性积液暗区，内可见细小光点。

（3）胆汁淤积，肝内外胆管腔内透声差，可见细小光点回声。

（4）胆泥，主要分布在肝外胆管和大的肝内胆管分支，扩张的胆管腔内出现团状或条索状中高回声，后方无声影。

（5）结石，局部胆管腔内强光团，后方伴声影，伴或不伴局部胆管扩张（图 11-6-5）。

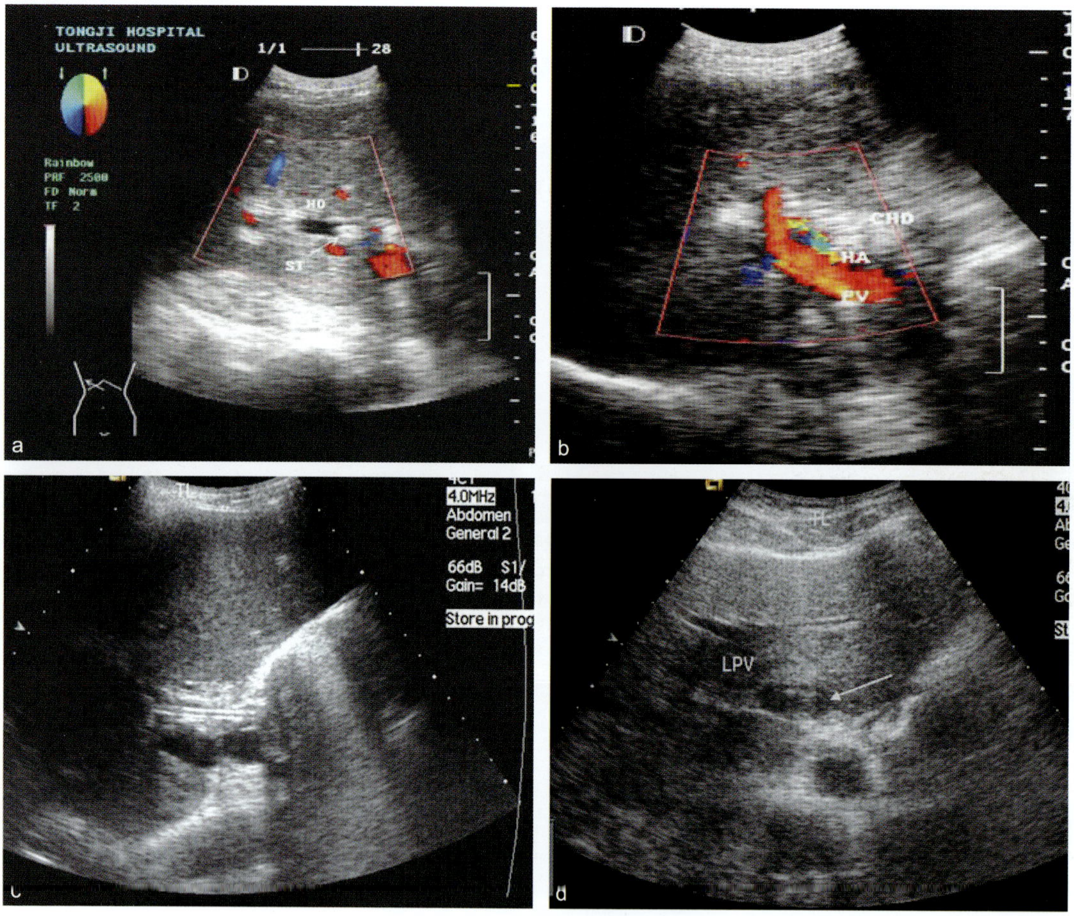

图 11-6-5 移植肝内及胆管结石

a. 移植肝内胆管多发结石；b. 移植肝内及肝外胆管结石；c. 移植肝胆管狭窄后，胆管内支架置入；d. 移植肝胆道发生并发症时，箭头示胆漏的形成

（黄道中）

第七节 肝外伤性病变

肝外伤性病变一般分为 3 种类型：①肝包膜下血肿；②中央型肝破裂；③肝挫伤、肝裂伤及肝挫裂伤。临床表现依肝破裂的类型和程度而定。轻者仅有右上腹疼痛和压痛，病情重的表现为剧烈的腹痛、腹肌紧张、压痛和反跳痛，并有不同程度的休克症状。

一、肝包膜下血肿

肝包膜未见中断，血液积聚于肝包膜与肝实质间，若出血较多，可形成巨大肝包膜下血肿。

【声像图表现】

（1）二维超声显示肝包膜与肝实质回声之间出现梭形或不规则形无回声区，内可见细小光点和稍强回声光团或条索状光带回声。局部肝包膜向外隆起，向内可压迫肝实质产生内陷征象（图 11-7-1）。腹腔内肝肾间隙、侧腹及盆腔内未见无回声区。

（2）彩色多普勒超声显示肝包膜下无回声区内未见血流信号。

（3）超声造影对肝损伤具有很高的诊断价值，显示病变区呈负性造影改变。

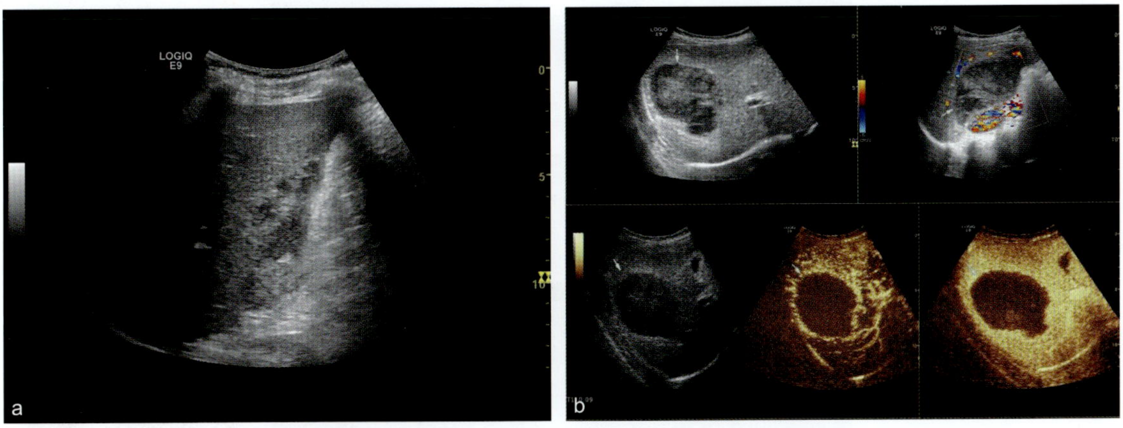

图 11-7-1　肝包膜下血肿

a. 肝包膜下可见局限性低回声及无回声区，腹腔内未见无回声区；b. 肝包膜梭形低回声区，超声造影显示肝包膜下血肿出未见造影剂填充

二、中央型肝破裂

肝中央部位的实质损伤，常伴有肝内动脉、门静脉、肝静脉或胆管支的损伤，肝内出血及漏出的胆汁不能外溢，继而形成血肿，如血肿腔与肝内较大动脉相通，则可形成肝内假性动脉瘤。肝表面的裂伤很小，甚至无破裂，肝包膜保持完整。

【声像图表现】

（1）二维超声显示肝中心或偏中心区出现无回声区或肝实质挫裂伤后呈强弱不等回声区，形态不规则。新鲜出血（1～2h 内）内部多为无回声区。一般 2h 以上可有血凝块形成的条块状强回声及血液的无回声混合回声。继发感染时，则与肝脓肿声像图相似。慢性血肿可机化，形成肝内不规则的回声增强区，需注意与肝内其他占位性病变鉴别。腹腔内肝肾间隙、侧腹及盆腔内可见无回声区，但不易发现肝破裂口（图 11-7-2、图 11-7-3）。

（2）彩色多普勒对鉴别肝内血肿与假性动脉瘤有重要价值。如有肝内假性动脉瘤形成，则彩色多普勒显示病变内部出现一边红、一边蓝的彩色血流信号，脉冲多普勒可显示高速的湍流频谱，如果鉴别肝外伤致肝实质内局限性强回声与肝肿瘤，则肝外伤者 CDFI 病变区血流信号较少甚至无血流，而肿瘤病变，尤其是恶性肿瘤则血流信号增多。

（3）超声造影对肝损伤具有很高的诊断价值，中央型破裂时，超声造影可见肝内有弥漫性等增强回声区及不规则的低回声区，其中前者显示的是未受损肝组织，后者显示为损伤的肝组织。肝裂伤表现为不规则走行的条索状未增强暗带；不规则的低回声区则为损伤后出现片状肝坏死或血肿区。肝超声造影甚至可以显示出在二维或彩色多普勒超声中未显示的肝内小的损伤病灶（图 11-7-4）。

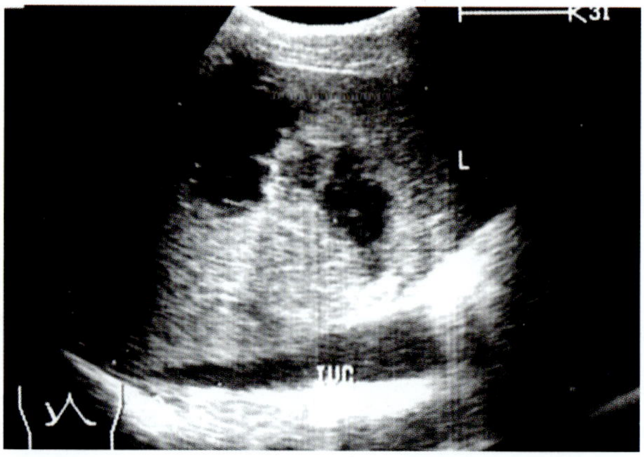

图 11-7-2 肝中央型破裂

肝内可见较大不规则无回声区，内部可见光点回声，如果通向表面则出现腹腔积血

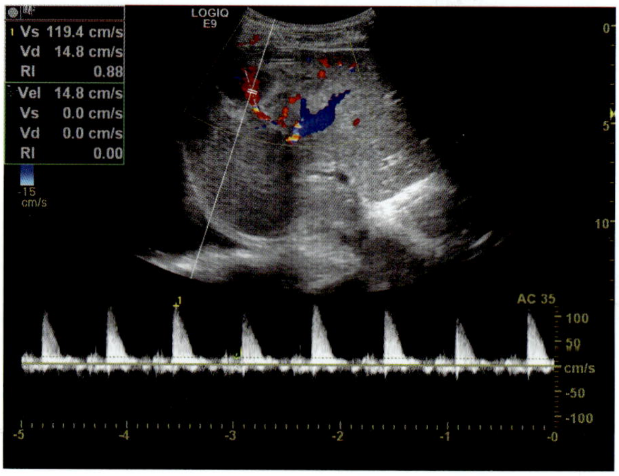

图 11-7-3 肝内假性动脉瘤

肝损伤后见局限性小无回声区，其内可见高速动脉血流充填

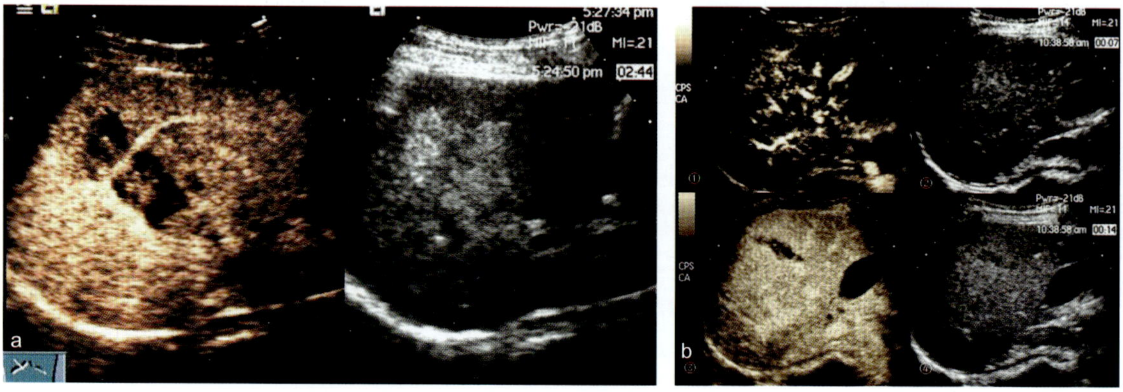

图 11-7-4 肝内血肿

a. 肝外伤后，二维及彩色超声仅显示病灶区回声不均，超声造影显示局部呈无灌注病灶，明显提高了病灶的显示；b. 肝损伤后病灶呈高回声区，不易与其他病变鉴别，超声造影显示局部呈无灌注病灶，明确显示病变区形态及大小

三、肝挫伤、肝裂伤及肝挫裂伤

即肝包膜和（或）肝实质同时破裂，血液和胆汁流入腹腔，按其破裂的程度又可分为肝挫伤、肝挫裂伤、肝实质断裂伤和肝实质毁损伤。

【声像图表现】

（1）二维超声显示肝包膜不平滑，包膜中断，并见无回声区，若此处肝组织损伤不深则为肝挫伤；肝组织损伤由此断裂口向肝实质内延伸则为肝裂伤，声像图显示病变形态不规则，无明显腔壁，内可见血凝块的强回声；如果既有肝挫伤又有肝裂伤表现则为肝挫裂伤。肝肾间隙、肝周围、盆腔等部位可探及积血所致的无回声区（图 11-7-5、图 11-7-6）。

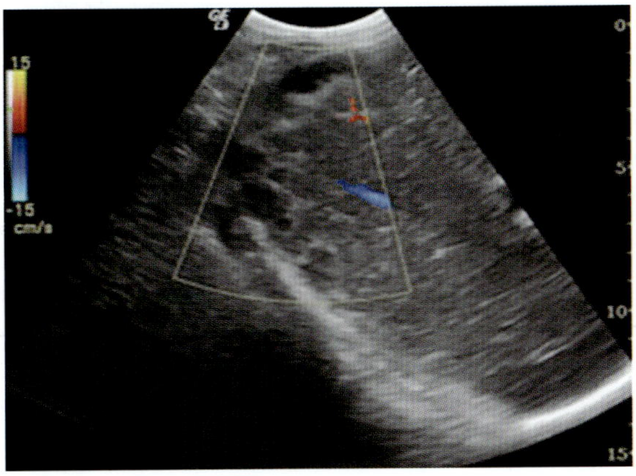

图 11-7-5　肝挫伤

肝表面明显不平滑，高低不等，内部呈低回声

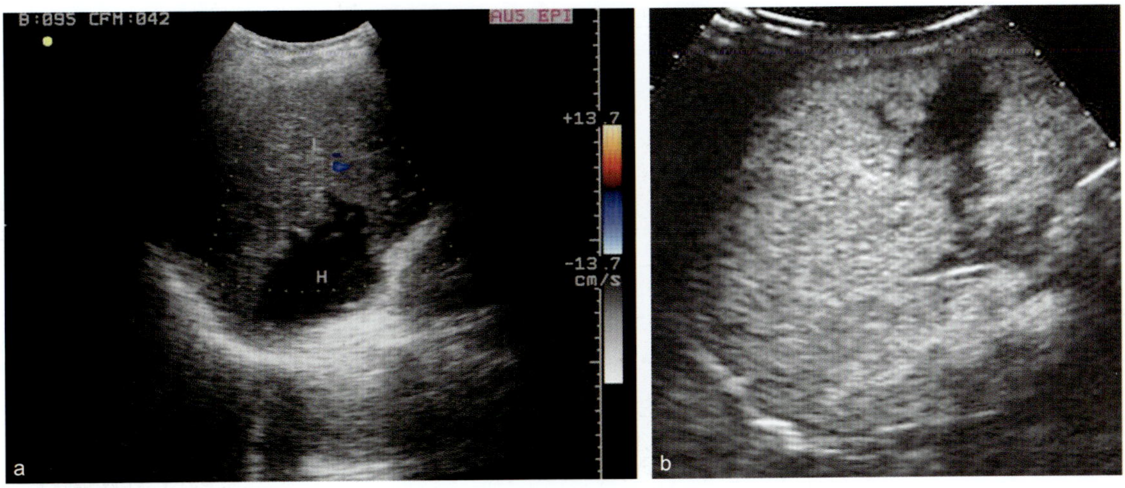

图 11-7-6　肝裂伤

a. 病变区肝表面明显裂开，局部呈不规则无回声区；b. 病变区肝实质明显裂开，局部肝实质有部分分离

（2）彩色多普勒超声可见血肿腔内未见血流信号，少数时候可显示破裂口向表面喷射的血流信号。

（3）肝超声造影可见损伤的肝组织呈不规则走行的条索状未增强暗带，此为肝裂伤；不规则的低回声区则为损伤后出现片状肝坏死或血肿区。肝超声造影甚至可以显示向肝表面喷射的造影剂强光点，在二维超声或彩色多普勒中未显示的肝内小的损伤病灶。

肝外伤破裂可根据各类型的声像图特征，结合外伤史和临床表现，诊断一般较容易。必要时需反复做超声动态观察，甚至可以进行超声造影检查，并结合其他辅助检查。

（黄道中）

第十二章　胆道系统疾病的超声诊断

第一节　检查方法及正常超声声像图

一、检查方法

需禁食 8h 以上，尤以晨间空腹为宜。急症患者无需准备，应立即进行检查。探头频率胖者用 3.5MHz，瘦者及儿童可用 5.0MHz。仰卧位为最常用的体位，左侧卧位、右侧卧位、半卧位或坐位、膝胸卧位可选用。探头于右肋缘下腹直肌外侧缘进行纵向及横向扫查，右侧第 7 ~ 8 肋间斜向扫查及右肋缘下向上斜向扫查，均可获得胆囊的一系列长轴及短轴切面。

右肋缘下、剑突下作斜向及横向扫查，可获得与同名门静脉伴行的肝内段间、叶间及左右肝管图像。于右上腹正中旁进行斜 - 纵向扫查，可获得肝总管及胆总管上、下段纵断面。从肝门部至胰腺平面进行一系列横断面扫查，可显示肝外各段胆管的横断面图像。

二、正常超声声像图

正常胆囊长径＜8.5cm，前后径＜3.5cm，胆囊壁厚＜3mm，在测量胆囊长径时，如胆囊有折叠呈弯曲状，应分段测量再相加（图 12-1-1）。

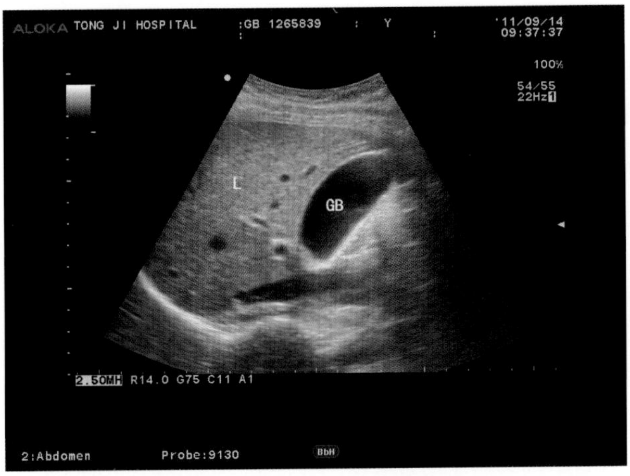

图 12-1-1　正常胆囊声像图

胆囊窝处的梨形无回声区（GB），壁薄，光滑。L：肝正常左右肝管位于门静脉左右支腹侧，内径 2～3mm。应用高分辨力的超声亦可显示与门静脉伴行的叶间、段间胆管，但管径较细，不易测量。

右上腹斜 - 纵断切面，在第一肝门部可显示肝总管及胆总管上段，位于门静脉左前方，呈一细管道结构。在门静脉与肝总管之间常可见右肝动脉的小圆形横断面，它可作为肝总管的定位标志。肝总管与胆囊管汇合成胆总管，胆总管上段与门静脉伴行，下段与下腔静脉伴行，位于下腔静脉的前方，胆总管下段常因肠气遮盖，显示率较低，但改变体位或饮水充盈十二指肠后，可提高显示率。正常肝总管内径小于 0.6cm，胆总管内径小于 0.8cm（图 12-1-2）。

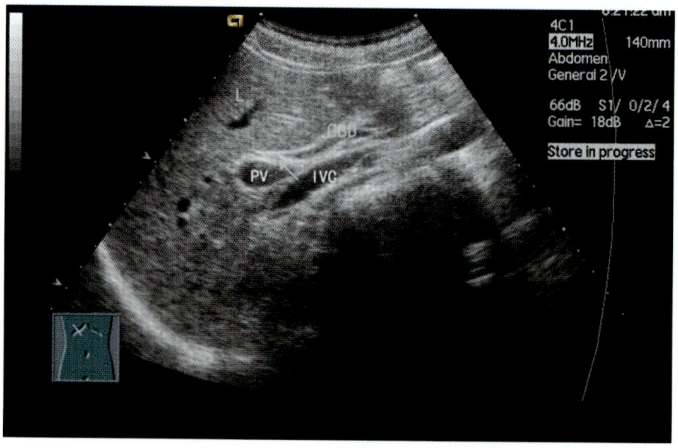

图 12-1-2 正常肝外胆管

肝外胆管上段位于门静脉（PV）前方，下段位于下腔静脉（IVC）前方，右肝动脉的横断面（箭头所示）可大体上作为肝总管与胆总管（CBD）分界的标志。L：肝

第二节 胆道系统疾病

一、胆囊结石

【临床表现】

右上腹隐痛、饱胀及消化不良。有的可无明显症状，当结石阻塞胆囊管时可引起胆绞痛。

【声像图表现】

1. 典型的胆囊结石 胆囊内强回声光团；后方伴声影；可随体位变化而移动（图 12-2-1）。

2. 非典型声像图表现

（1）胆囊填满型结石：胆囊区可见一恒定的弧形强光带，后方伴宽大声影（图 12-2-2）。如合并慢性胆囊炎，胆囊壁增厚，可形成囊壁结石声影“三合征”（WES 征），此特征具有较高的诊断价值。

（2）胆囊泥沙样结石：胆囊内见强回声光点群，呈带状沉积于胆囊后壁，后方伴声影（图 12-2-3）。改变体位时，强回声带因结石移动可重新分布。当结石细小，疏松，沉积层较薄时，可无明显声影。

（3）胆囊颈部结石：胆囊颈部的强回声光团，后方伴声影。结石较小或未嵌顿时，胸膝

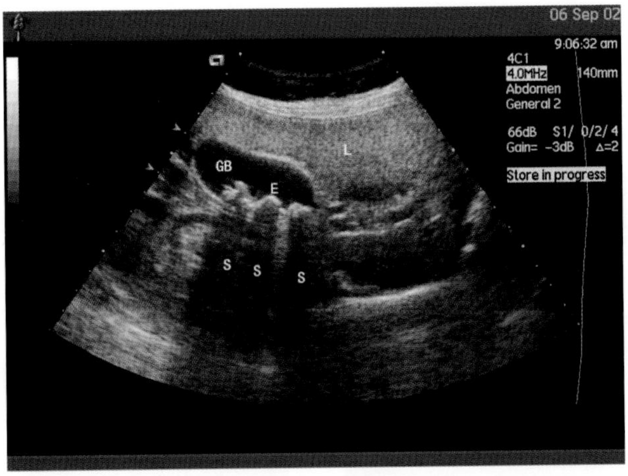

图 12-2-1　胆囊结石

胆囊（GB）内可见多个强回声光团（E），后方伴声影（S）。L：肝

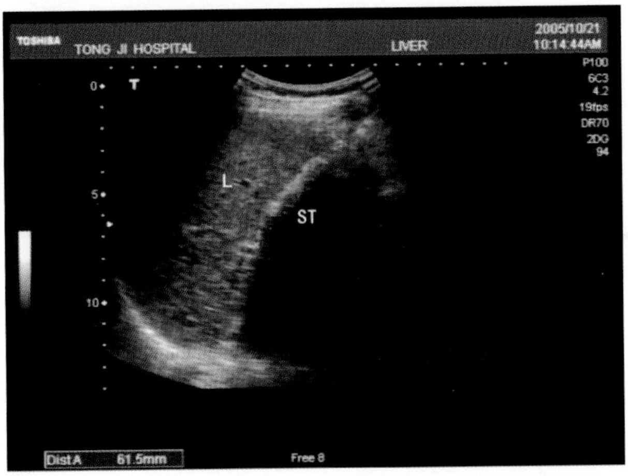

图 12-2-2　胆囊填满型结石

胆囊窝处可见一弧形强回声光带（ST），后方伴宽大、干净的声影。L：肝

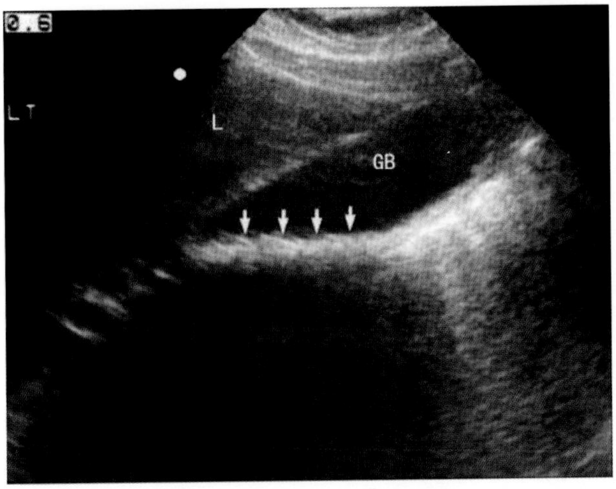

图 12-2-3　胆囊泥沙样结石

胆囊（GB）内可见强回声光带（箭头所示处），沉积于胆囊后壁，后方伴声影。L：肝

卧位可使结石向胆囊底部移动，提高检出率。嵌顿于胆囊颈部时多伴有胆囊肿大（图 12-2-4）。

（4）胆囊壁间结石：胆囊黏膜下可见强回声斑点，其后常伴“彗星尾征”，不随体位改变移动（图 12-2-5）。

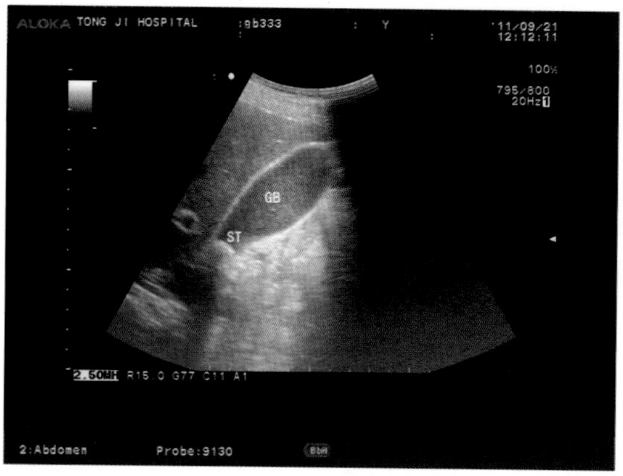

图 12-2-4　胆囊颈部结石

胆囊（GB）颈部可见一强回声光团（ST），后方伴声影

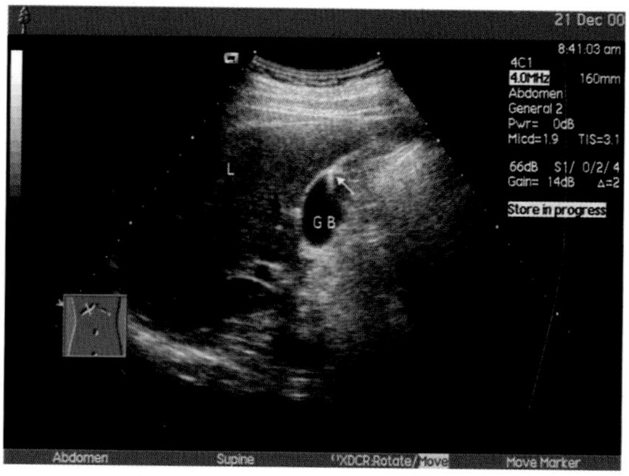

图 12-2-5　胆囊壁间结石

胆囊（GB）壁间可见一强回声光斑（箭头所示处），后方伴“彗星尾征”。L：肝

【诊断注意点】

胆囊填满型结石应与肠内容物或气体相鉴别，前者表现为恒定的强回声光带，伴干净的声影。而肠气强回声团的形态不固定，且后方声影混浊，呈多重反射的回声带，肠内容物及肠气可随肠蠕动而移动；胆囊颈部嵌顿结石应与肝门部气体强回声、肝门部钙化淋巴结等相鉴别。胆囊颈部嵌顿的结石有时会压迫肝总管，引起受压部位以上的胆管扩张，称为 Mirizzi 综合征。

二、胆管结石

（一）肝内胆管结石

【临床表现】

一般无症状，肝内结石合并感染时可能出现上腹部肝区胀痛不适、发热、恶心、呕吐等上消化道症状。

【声像图表现】

在肝实质中沿胆管走向分布的强回声光团，后方伴声影（图 12-2-6）；可伴有远端胆管扩张（图 12-2-7）。

【诊断注意点】

要与位于肝左叶的肝圆韧带鉴别；肝内钙化灶多位于肝周边区或肝静脉旁；肝内胆管积气紧贴胆管前壁，形态不稳定，后有多重反射回声带。

（二）肝外胆管结石

【临床表现】

患者多数有反复发作的上腹部不适和疼痛，有时可有轻度黄疸。结石梗阻并急性化脓

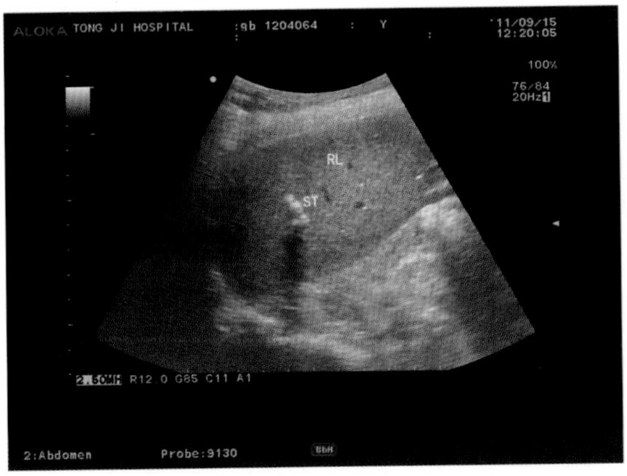

图 12-2-6　肝内胆管结石

肝右叶（RL）内可见多个强回声光斑（ST），后方伴声影

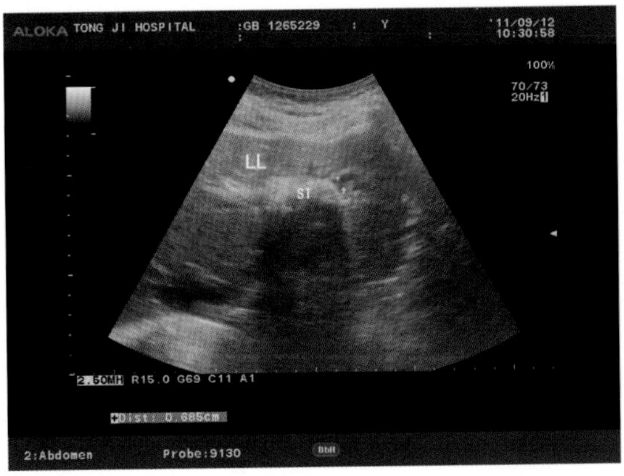

图 12-2-7　肝内胆管结石并肝内胆管扩张

肝左叶（LL）内可见强回声光团（ST），后方伴声影，并伴有远端胆管扩张（+所示处）

性胆管炎时可出现上腹部绞痛、黄疸、寒战和高热。

【声像图表现】

扩张的肝外胆管内可见一个或多个强回声光团，后方伴有声影（图 12-2-8）。

【诊断注意点】

肝外胆管上段结石易显示，下段因气体遮盖，显示较困难，若改变体位或饮水充盈肠管可提高下段胆管结石的检出率。

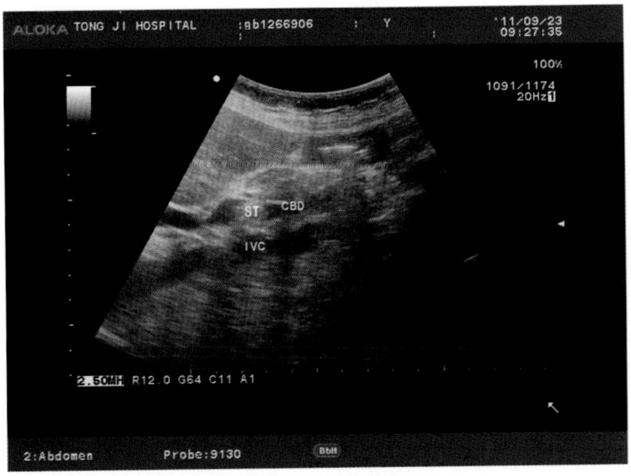

图 12-2-8　肝外胆管结石

位于下腔静脉（IVC）前方的胆总管（CBD）下段内可见强回声光团（ST），后方伴声影

三、胆囊炎

（一）急性胆囊炎

【临床表现】

轻者可有右上腹疼痛、低热及消化不良，重症者则有右上腹绞痛，寒战、高热、恶心、

呕吐，个别病例可有腹膜刺激症状。

【声像图表现】

胆囊肿大，胆囊壁弥漫增厚，胆囊内可出现炎性渗出物所致的细小、粗大或絮状回声，可伴有结石（图 12-2-9）；胆囊穿孔时可见胆囊壁连续中断，胆囊有所缩小，胆囊周围有不规则无回声区（图 12-2-10）；探头探触胆囊表面区域时有明显触痛，即超声莫菲征阳性。

【诊断注意点】

急性胆囊炎胆囊壁增厚应与急性肝炎、肝硬化、低蛋白血症、心力衰竭、肾疾病等引起的胆囊壁增厚或呈“双边影”进行鉴别。后者疾病胆囊无显著增大，超声莫菲征阴性，且均有相应的临床表现及实验室检查异常结果，可与之鉴别。

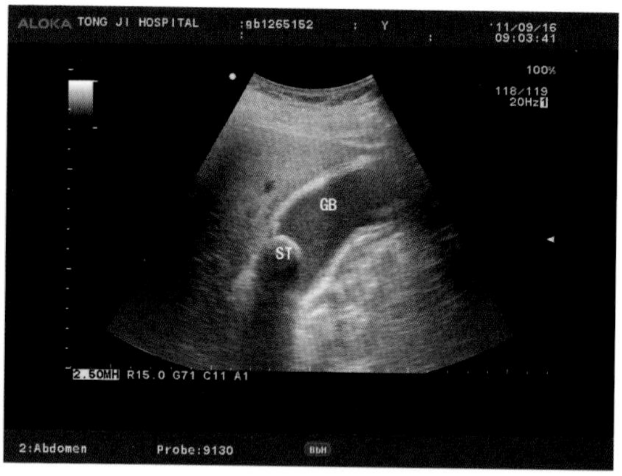

图 12-2-9 急性胆囊炎

胆囊（GB）体积增大，壁增厚，胆囊内可见密集光点回声，颈部可见结石（ST）

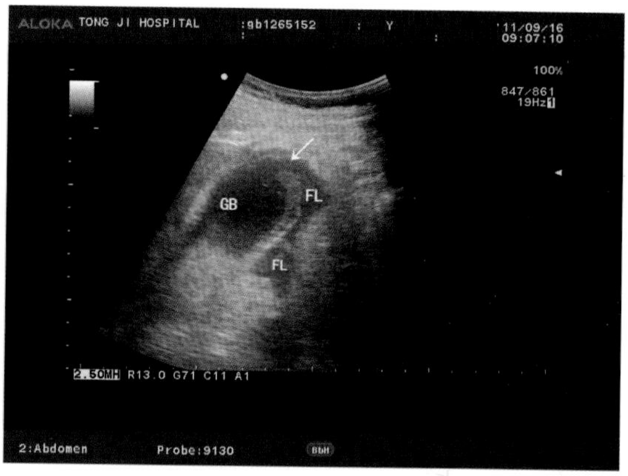

图 12-2-10 胆囊穿孔

胆囊（GB）底部胆囊壁连续性中断（箭头所指处），胆囊周边可见不规则积液暗区（FL）

（二）慢性胆囊炎

【临床表现】

多不典型，可有腹胀、厌油等消化不良症状。

【声像图表现】

轻型慢性胆囊炎，胆囊大小可正常，仅胆囊壁稍增厚；慢性胆囊炎后期胆囊可萎缩，胆囊缩小，壁增厚回声强，边界模糊不清（图 12-2-11）；胆囊收缩功能减低或丧失；如合并有填满型结石，可以出现 WES 征；如胆囊慢性穿孔合并消化道内瘘，则胆囊及肝内胆管内可见气体回声。

【诊断注意点】

慢性胆囊炎囊壁增厚应与厚壁型胆囊癌相鉴别，后者增厚的胆囊壁厚薄不均，内壁多不规则；弥漫型胆囊腺肌征胆囊壁也增厚，内多伴有壁间结石及小的无回声区；餐后胆囊也表现为胆囊壁增厚，但胆囊壁较柔和光滑而不僵硬毛糙；急性肝炎、肝硬化、低蛋白血症、心力衰竭、肾疾病等引起的胆囊壁增厚，如无其他慢性胆囊炎依据，可仅提示胆囊壁增厚（图 12-2-12）；WES 征时应与肠气回声相鉴别，后者随肠蠕动可变化，且“声影”混浊；有些病例胆囊壁因长期慢性纤维化而引起蛋壳样钙化，称为瓷器样胆囊，声像图表现与不

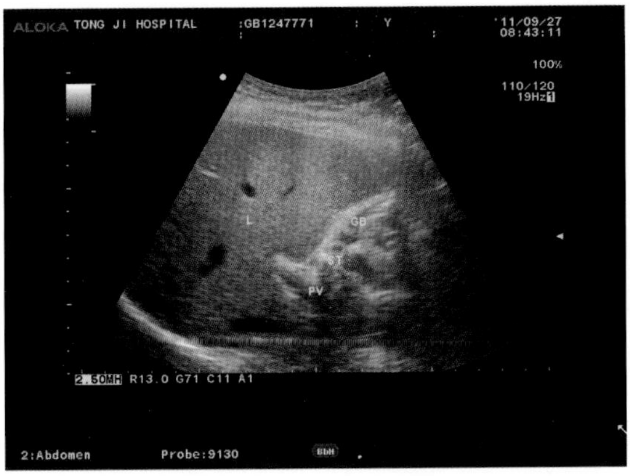

图 12-2-11　胆囊萎缩

胆囊（GB）内径缩小，壁增厚，粗糙，内可见一结石（ST）。L：肝。PV：门静脉。

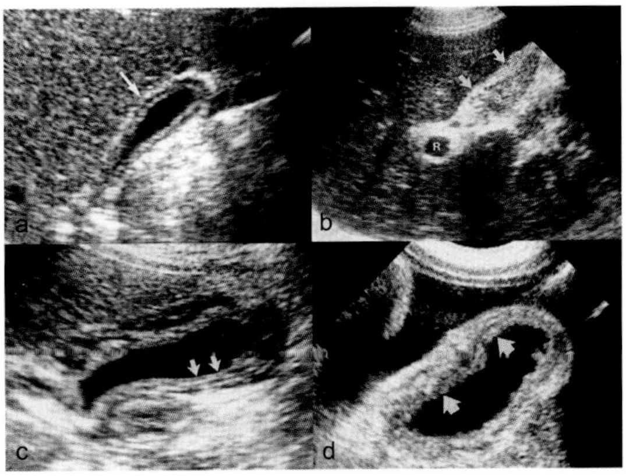

图 12-2-12　胆囊壁增厚

a. 餐后胆囊；b. 急性肝炎；c. 低蛋白血症；d. 右心衰竭。均表现为不同程度的胆囊壁增厚（箭头）

伴 WES 征的填满型胆囊结石不易鉴别；合并消化道内瘘时，胆囊液性腔消失，回声杂乱并气体强回声，与胃肠道不易鉴别。

四、胆管炎

（一）化脓性胆管炎

【临床表现】

有上腹部疼痛、寒战、高热、恶心、呕吐等症状，晚期可出现黄疸。

【声像图表现】

肝内外胆管高度扩张，管壁增厚；常伴有胆囊肿大、胆汁内有密集光点回声；胆管内可检测到结石等（图 12-2-13）。

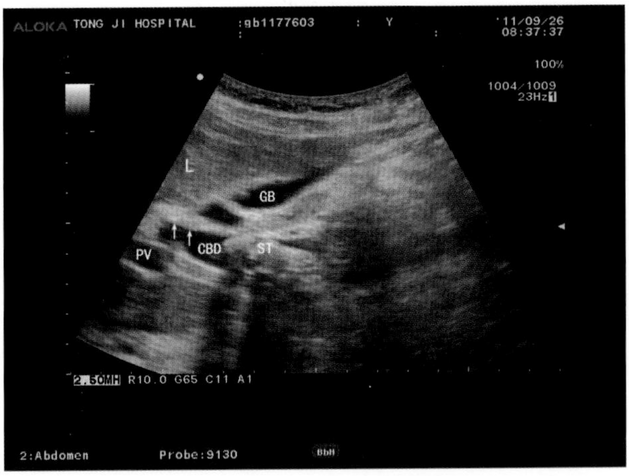

图 12-2-13　化脓性胆管炎

胆总管（CBD）壁明显增厚（箭头所示）。ST：胆总管内的结石。GB: 胆囊。L：肝。PV：门静脉

（二）硬化性胆管炎

【临床表现】

临床上主要表现为黄疸反复发生，多伴有发热，右上腹疼痛及肝大、脾大。

【声像图表现】

胆管壁回声增强，管壁增厚 4 ~ 5mm；胆管腔狭窄甚至闭塞；病变仅累及某一节段时，仅表现为局部管壁增厚、狭窄，远端扩张；累及整个胆道系统时，肝回声增强，实质内出现较多“等号”状强回声或走行僵直的细条状强回声（图 12-2-14）。

【诊断注意点】

硬化性胆管炎局部硬化突起时与浸润型胆管癌声像图相似，有时难以鉴别；身体偏瘦的青少年肝内管道系统回声较强，但肝实质回声正常。

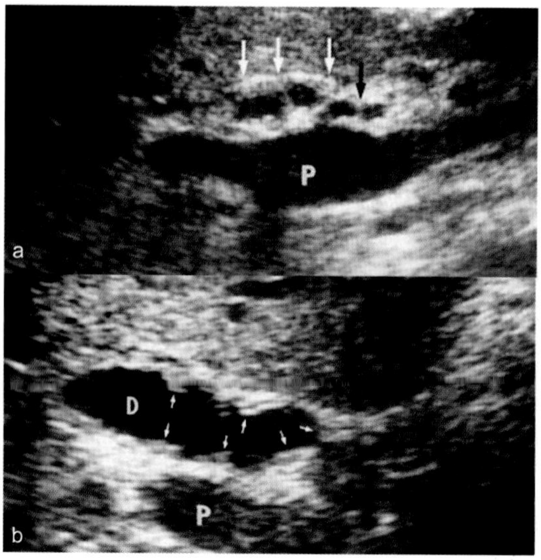

图 12-2-14 硬化性胆管炎

a. 剑突下横切显示扩张的右肝管壁不规则增厚，胆管内的高回声分隔（箭头）为胆管的环形狭窄。b 右肋下斜切面显示扩张的肝总管近段（D）壁不规则增厚（箭头）。P：门静脉

五、胆囊癌

【临床表现】

早期无特殊症状，晚期可出现腹痛、消瘦、食欲缺乏、黄疸、右上腹包块和腹水。

【声像图表现】

根据癌肿生长类型及进展程度不同声像图可分为五型。

（1）小结节型：癌肿呈乳头状结节突入腔内，表面不平整，基底部较宽，好发于胆囊颈部。CDFI：肿瘤内或基底部可见星点状彩色动脉血流信号。此型为胆囊癌的早期表现。

（2）蕈伞状型：胆囊癌呈弱回声或中等回声，形似蕈伞状肿块，突入胆囊腔内，基底宽，可单发，也可多发融合成不规则团块。

（3）厚壁型：胆囊壁受肿瘤浸润呈局限性或弥漫性不均匀增厚，以颈部或体部更显著。内壁线不规则，胆囊腔狭窄变形。

（4）混合型：此型较多见，其声像图表现为蕈伞型加厚壁型的表现。

（5）实块型：正常胆囊无回声区消失，整个胆囊为一实性肿块取代，边缘不规则，轮廓欠清晰，内部回声强弱不均，大部分肿块内伴有结石强光团及声影。如肿瘤浸润肝时，胆囊与肝无明显分界，并可见到肝实质内浸润病灶，如转移到肝门及胆囊周围淋巴结时，可形成多个低回声结节。实块型为胆囊癌晚期表现，CDFI 显示胆囊癌肿内有丰富的彩色血流信号，呈高速低阻的动脉频谱（图 12-2-15）。

超声造影时，绝大多数胆囊癌早期呈迅速高增强，而后逐渐减退为低增强，增强变低时间 20～40s，即有“快进快出”的特点；厚壁型胆囊癌超声造影早期呈等或低增强，囊壁层次不清，造影晚期呈边界清楚的低增强，受侵犯的周围肝实质也呈低增强（图 12-2-16）。

【诊断注意点】

小结节型及蕈伞型胆囊癌应与胆囊息肉、胆囊腺瘤相鉴别，后者一般体积较小，常在 1.5cm 之内，且基底部较窄；厚壁型胆囊癌应与慢性胆囊炎及胆囊腺肌症相鉴别，慢性胆囊炎胆囊壁均匀增厚，回声较强，内膜较光整可与之鉴别。胆囊腺肌症增厚的胆囊壁内可见罗 - 阿窦的小类圆形无回声区及伴有“彗星尾征”的小强光斑回声；胆囊癌实块型应与胆囊淤积稠厚的胆汁、脓液或血凝块泥沙样沉积物相鉴别，后者胆囊轮廓是清晰的，壁的连续性未遭破坏，肝及胆囊周围淋巴结无转移；超声造影时，胆囊病变增强水平不能作为良恶性鉴别的标准，胆囊良性病变如胆囊息肉与胆囊腺瘤等在动脉期均表现为高增强，胆囊癌也多表现为高增强。比较有意义的指标是胆囊病变大小、增强消退时间、病变基底部囊壁完整性、周围组织有无浸润及转移等。

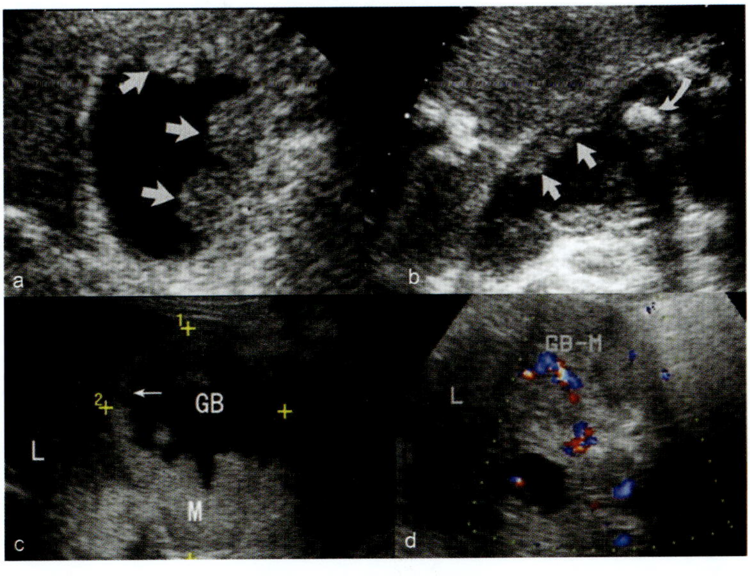

图 12-2-15　胆囊癌

a. 小结节型：箭头示凸向胆囊腔的高回声乳头状结节。b. 厚壁型：向上的箭头示增厚的胆囊壁，内壁线不规则，向下的箭头示胆囊结石。c. 混合型：胆囊（GB）内可见一稍高回声团（M），形态不规则，箭头处显示胆囊壁增厚，且内壁不光整。d. 实块型：胆囊轮廓不清，被一等回声团占据（GB-M），与肝（L）分界不清，CDFI 可见较丰富的血流信号

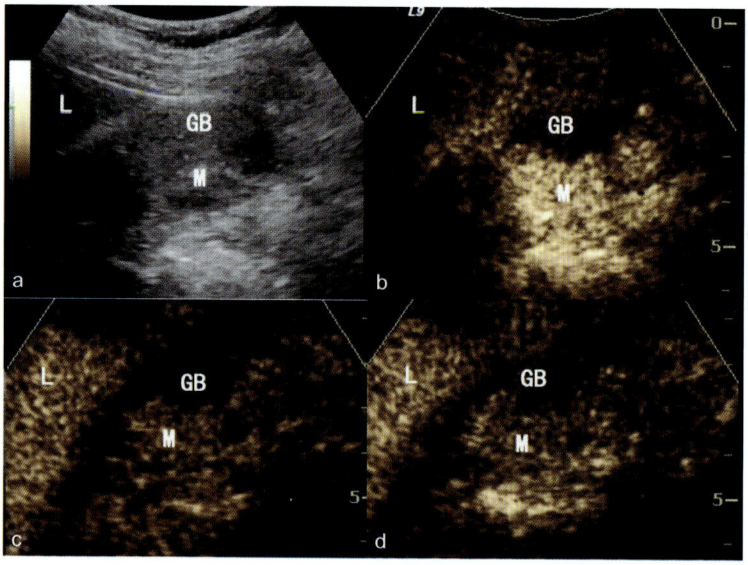

图 12-2-16 胆囊癌超声造影

a. 胆囊（GB）内的低回声团（M），轮廓不清。b、c、d 显示超声造影后 21s、90s、149s 后低回声团（M）相对于肝分别呈高增强、低增强、低增强

六、胆管癌

【临床表现】

早期缺乏典型的临床表现，多以进行性加深的无痛性黄疸就诊，常伴有皮肤瘙痒、食欲缺乏、腹泻和消瘦等，晚期出现肝大、脾大和腹水。

【声像图表现】

1. 直接征象 ①乳头型：扩张的胆管腔内可见乳头状或结节状的高回声或中等回声的软组织样肿块，形态不规则，后方无声影，肿块与胆管壁无分界（图 12-2-17）。②狭窄型或截断型：扩张的胆管远端因癌组织浸润，管腔内径狭窄呈“鼠尾征”，或被肿块突然截断，阻塞端及其周围可见肿瘤组织的致密斑点状回声。

2. 间接征象 ①肝门部左右肝管汇合处癌肿阻塞时，可引起肝内胆管扩张（图 12-2-18）。②肝外胆管下段癌肿阻塞时可引起肝内胆管、肝总管、胆总管扩张，胆囊肿大。③癌肿有转移时，肝内可见占位性病变，肝门部淋巴管可肿大。CDFI 可根据血管内彩色血流信号显示判断与其相伴行的扩张胆管，胆管肿瘤内常有动脉血流信号。

超声造影时，肝门部胆管癌比周围肝实质早或同时增强，以高或等增强为主，至动脉晚期即迅速消退为低增强，有快进快出的特点。胆管下段癌造影早期呈等或稍高增强，多与胆管壁同时强化，造影晚期呈低增强。

【诊断注意点】

肝门部胆管癌瘤灶常较小，多依赖肝内胆管扩张间接诊断此病；发生在胆管末端壶腹部的胆管癌会伴有胰管扩张，癌瘤体积较小，且受十二指肠气体干扰，检出率较低（图 12-2-19）。

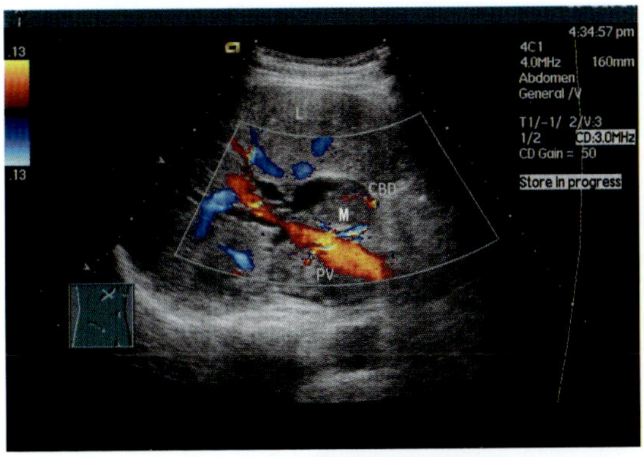

图 12-2-17　肝外胆管癌

胆总管（CBD）内的稍低回声团（M），伴有肝内外胆管扩张，CDFI 可见短线状血流信号

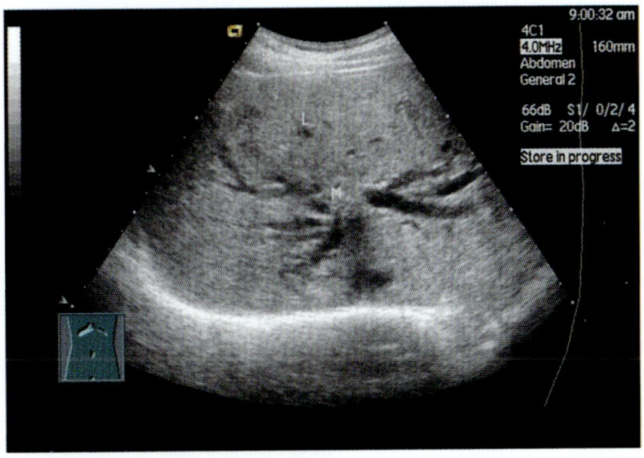

图 12-2-18　肝门部胆管癌

第一肝门部可见一等回声团（M），边界不清，肝内胆管扩张

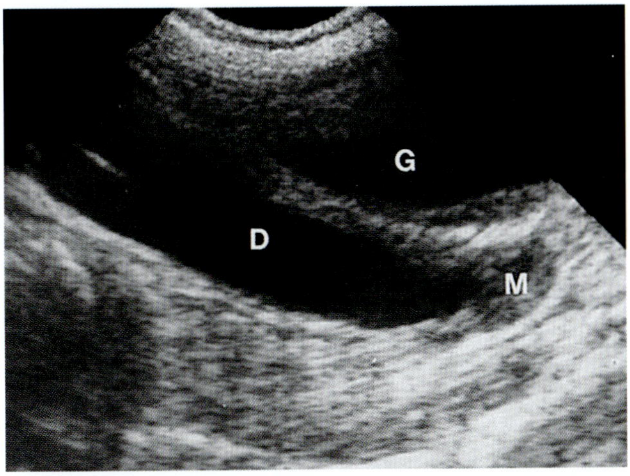

图 12-2-19　壶腹癌

胆总管（D）末段即壶腹部低回声团（M）

七、胆囊增生性疾病

（一）胆囊胆固醇息肉

【声像图表现】

胆囊内呈球形或乳头状强回声或等回声团附着于囊内壁；多有细蒂相连，不随体位改变而移动；小的强回声灶后方多伴有彗星尾征；息肉体积较小，一般不超过 1cm（图 12-2-20）。常为多发。

【诊断注意点】

胆固醇息肉是胆囊息肉样病变中最常见的类型，除此还包括炎症性息肉和腺瘤样息肉，腺瘤样息肉以单发性和等回声多见，基底部较宽也可带蒂。炎性息肉多合并胆囊炎、胆囊结石。不典型的胆固醇息肉与真性的胆囊肿瘤不易鉴别，临床中对超过 1cm 或随访中增大 3mm 以上的胆囊内息肉样病变常要选择胆囊切除术。

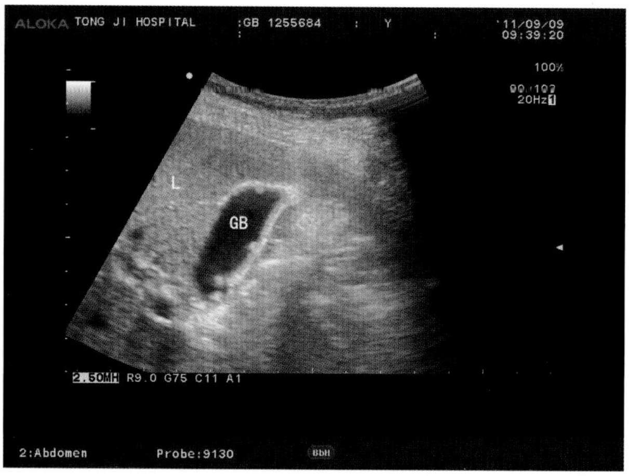

图 12-2-20 胆囊多发息肉

胆囊（GB）内多个高回声光斑，与胆囊壁相连，后方不伴声影

（二）胆囊腺肌增生症

【声像图表现】

胆囊腺肌增生症又称胆囊腺肌症，受累的胆囊壁明显增厚，根据增生的部位和范围可分为三型：①局限型，胆囊底部呈圆锥帽状增厚，此型多见；②节段型，胆囊底体部壁节段性增厚，呈“三角征”；③弥漫型，胆囊壁弥漫性增厚；增厚的胆囊壁内可见小囊状的无回声区或低回声区即罗 - 阿窦，合并有小结石时，可见强回声斑，后伴“彗星尾征”；脂餐试验显示胆囊收缩功能亢进（图 12-2-21）。

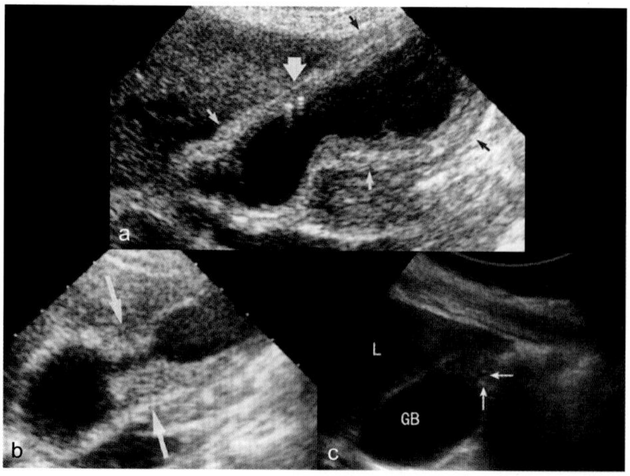

图 12-2-21 胆囊腺肌增生症

a. 弥漫型，细箭头示增厚的胆囊壁，粗箭头示胆囊壁间结石；b. 节段型，箭头示胆囊体部壁增厚；c. 局限型，胆囊（GB）底部的低回声区，内伴有小无回声区（横箭头所指）及细小强回声光斑（向上的箭头所指）

八、胆管先天性疾病

（一）先天性胆总管囊状扩张症

【临床表现】

又称先天性胆总管囊肿，体征为腹部肿块，可有间隙性腹痛、黄疸等；可合并胆管结石、胆管炎；可合并癌变。

【声像图表现】

胆总管部位可见椭圆形或梭形无回声区，壁薄、后方回声增强；囊肿无回声区上段与近端胆管相通；胆囊常因囊肿向腹前壁推挤、移位（图 12-2-22）。

【诊断注意点】

应与肝门部肝囊肿、胆囊积液、小网膜囊肿、胰头部囊肿等鉴别，胆总管囊肿与近端胆管相通，此为重要鉴别点。

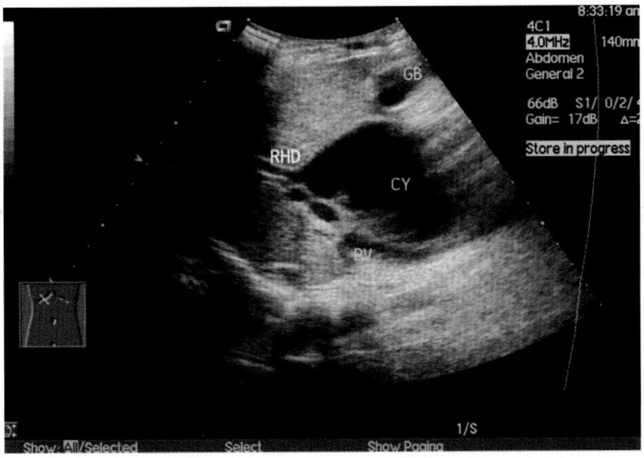

图 12-2-22　胆总管囊肿

位于门静脉（PV）前方的囊性病灶（CY），与右肝管（RHD）相通。GB：胆囊

（二）肝内胆管囊状扩张症（Caroli 病）

【临床表现】

继发结石或感染后可出现发热、黄疸、肝区痛等；7%～10% 的病例可合并胆管癌。

【声像图表现】

肝内可出现圆形或梭形的无回声区，呈单个或节段性，沿左右肝管及肝内胆管分布；囊腔无回声区与未扩张的胆管相通，囊腔之间也可相通（图 12-2-23）。

【诊断注意点】

应与多囊肝、肝囊肿，梗阻所致的肝内胆管扩张等相鉴别。梗阻所致的肝内胆管扩张为长条形的扩张管腔，并在梗阻部位可发现引起梗阻的病因。

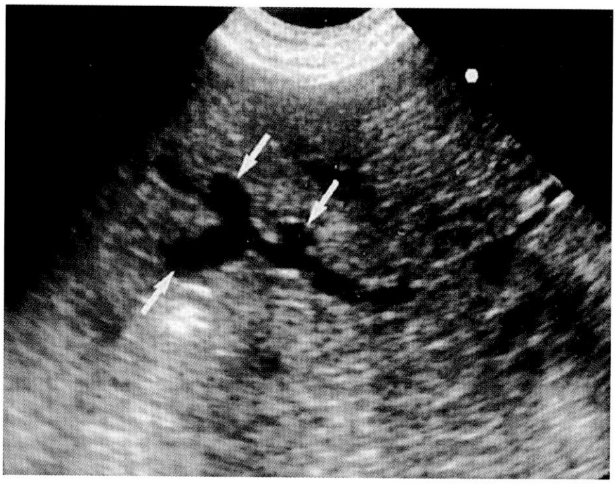

图 12-2-23 肝内胆管囊状扩张症

箭头示多个沿胆管走行的无回声区，与胆管相通

（三）胆道闭锁

90% 以上胆道闭锁为肝内型，即肝内外胆管全闭锁或以肝内胆管闭锁为主。肝外型即肝外胆管闭锁伴继发性肝内胆管扩张。

【临床表现】

患儿出生后数周内出现进行性加重的黄疸，伴黄色尿和白陶土色粪便。如不治疗常在 1 岁左右死于门静脉高压、肝衰竭。

【声像图表现】

大多数患儿肝内外胆管及胆囊均不显示，少数可看到小囊腔的胆囊，或检测到肝外胆管；部分病例在肝门部门静脉左右支前方可见一条索状高回声光带，是左右肝管汇合部闭锁后形成的纤维块，两端较窄，中间稍膨大，边界清楚；肝外型表现为闭锁部位以上肝内、外胆管扩张，闭锁部位以下肝外胆管难以显示；晚期病例伴有肝大、脾大、腹水等声像图表现（图 12-2-24）。

【诊断注意点】

肝内型要与新生儿肝炎相鉴别，后者胆囊及肝外胆管一般多能显示。

九、胆道蛔虫症

【临床表现】

上腹剧烈绞痛而体征却不明显。

【声像图表现】

在扩张的胆管长轴切面内，可见前后径为 3 ~ 5mm 的平行双线状强回声带。中心为暗区。前端圆钝；活蛔虫可见在胆管内呈“ ~ ”形蠕动；死蛔虫，则平行双线状强回声带模糊不清，中心暗区消失，虫体萎缩，断裂呈片状或回声不均的带状物；当蛔虫进入到胆囊时，胆囊无回声区内可见弯曲状的管状回声（图 12-2-25）。

【诊断注意点】

突发的胆道蛔虫患者肝外胆管扩张可能不明显；肝动脉偶穿行于胆管和门脉之间，易

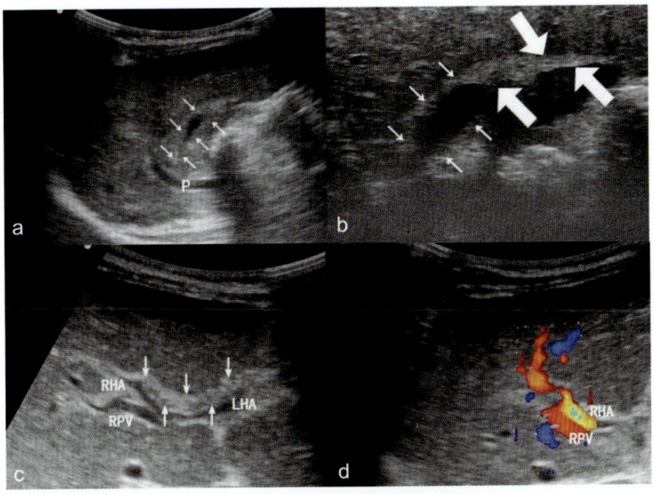

图 12-2-24　胆道闭锁

a. 胆囊窝处发育不全的胆囊（箭头），内径 1.7cm×0.4cm；b. 高频探头显示发育不全的胆囊壁僵硬（细箭头），原胆囊底部显示为高回声条索（粗箭头）。c. 显示第一肝门处门静脉右支（RPV）及肝右动脉（RHA）、肝左动脉（LHA）前方的高回声纤维条索（箭头）；d. CDFI 显示门静脉右支（RPV）前方增粗的肝右动脉（RHA）

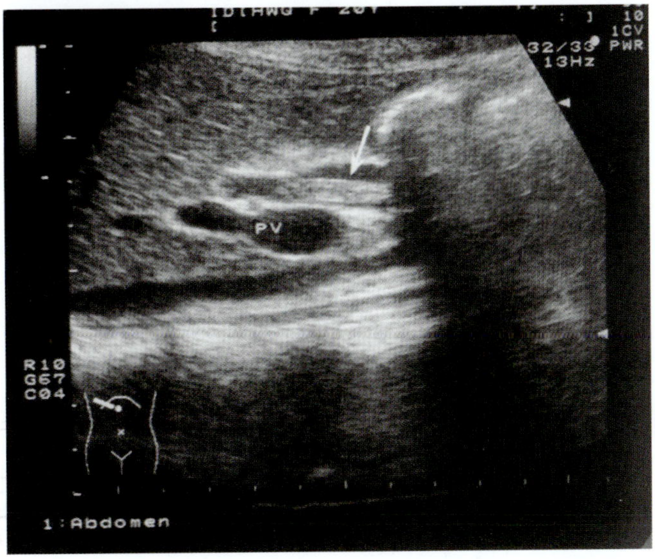

图 12-2-25　胆道蛔虫

箭头所指为胆总管内的蛔虫。PV：门静脉

形成胆管内的双线状伪像。

十、胆道出血

【临床表现】

剧烈胆绞痛并伴有呕血、便血，部分患者有黄疸。胆道出血的主要原因是肝胆手术、肝穿刺、经皮经肝胆道造影（percutaneous transhepatic cholangiography，PTC）、胆道结石、外伤、肿瘤等，出血多来源于肝动脉，部位常为肝内胆管。

【声像图表现】

肝外胆管轻度扩张，胆囊增大，胆管及胆囊内伴有高回声区，随时间推移消失（图 12-2-26）。

【诊断注意点】

本病的诊断要密切结合临床。有典型胆绞痛、上消化道出血及上述声像图表现并追溯病因，可考虑本病。

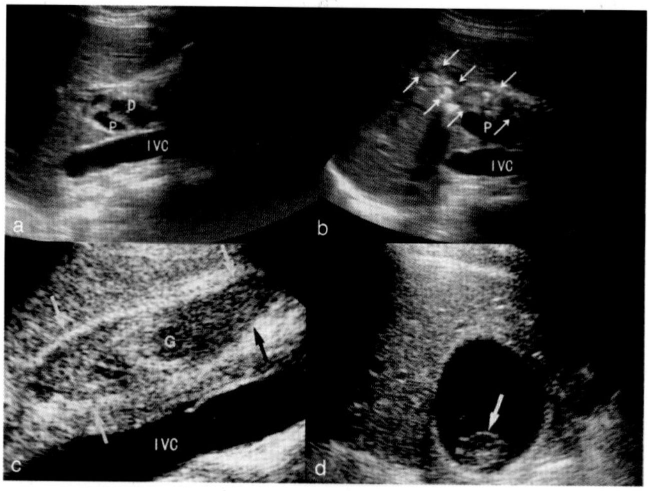

图 12-2-26 胆道出血

a. 肝外胆管上段（D）内低回声凝血块。b. 右肝管内低回声凝血块（箭头），另可见多个强回声钙化斑。c. 胆囊出血显示胆囊（G）内密集光点及絮状稍高回声。d. 胆囊内凝血块（箭头）。P, 门静脉；IVC, 下腔静脉；G, 胆囊

十一、胆囊先天性异常

【临床表现】

包括数目变异如双胆囊、三胆囊、胆囊缺如；形态变异如皱折胆囊（最多见的一种）、双房胆囊、胆囊憩室；位置变异如左位胆囊（内脏反位）、肝内胆囊、游离胆囊等。单纯的这些先天异常多不引起症状。

【声像图表现】

双胆囊有各自的胆囊管、胆囊颈部、体部及底部；双房胆囊多为胆囊底部有一隔膜将胆囊分为两腔；胆囊憩室是胆囊壁局部向外突起的与胆囊相通的小囊腔（图 12-2-27）。

【诊断注意点】

皱折胆囊及双房胆囊有时底部腔被结石填充，若将前腔误认为是整个胆囊则填充结石的后腔会漏诊；诊断胆囊缺如前要排除胆囊萎缩、胆囊异位、胆囊填满型结石，并询问有无胆囊切除史；勿将胆囊缺如患者胆囊窝处的胃肠道气体或内容物误诊为填满型结石。

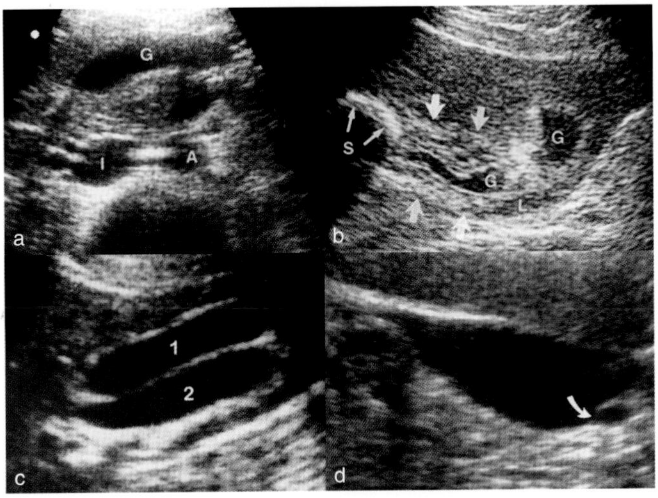

图 12-2-27　胆囊先天性异常

a. 胆囊异位至腹中线位置；b. 肝内胆囊并胆囊结石、胆囊炎；c. 双胆囊；d. 箭头示胆囊憩室

十二、阻塞性黄疸

【声像图表现】

阻塞性黄疸的主要超声表现为胆管扩张：左右肝管内径>3mm 则提示扩张，肝内小胆管轻度扩张时，超声可显示扩张的胆管与伴行的门静脉呈“平行管征”。重度扩张则呈树枝状或向肝门部呈放射状扩张；肝总管内径>6mm，胆总管内径>8mm 即称为扩张。或肝外胆管内径等于或超过与其平行的门静脉内径时，也可定为胆管扩张。

依据各胆道扩张情况，可判断阻塞部位：肝内胆管及左右肝管扩张提示肝总管部位梗阻。肝内胆管扩张、肝总管扩张、胆囊肿大提示胆囊管与肝总管汇合部位有梗阻。肝内胆管扩张、胆总管扩张、胆囊肿大提示胆总管下段梗阻，若伴有胰管扩张，则阻塞部位位于乏特氏壶腹部水平。

对阻塞病因分析：阻塞病因最多见为胆管结石，其次为胆道肿瘤或胰头癌。

【诊断注意点】

要与肝源性黄疸鉴别，后者可出现肝病的相应声像图表现。

（张　超）

第十三章　胰腺疾病的超声诊断

第一节　检查方法及正常超声声像图

一、检查方法

成人常用 3.5MHz 凸阵探头，肥胖者可选用 2.5MHz 探头，体瘦或少年儿童，可选用 5MHz 探头。检查前要求禁食 8h 以上，仰卧位为常用体位，胃肠气体较多致胰腺无法显示时，可取半卧位或坐位，必要时采用左侧卧位以利显示胰体和胰尾，采用右侧卧位以利显示胰头。首先在第 1 ~ 2 腰椎水平进行横切扫查腹部显示胰腺长轴切面，然后上下移动，亦可做右低左高位斜切扫查，以利全面观察胰腺形态。横切扫查后，用纵切扫查显示胰腺短轴切面。

二、正常超声声像图

横切扫查时可显示胰腺长轴切面，正常胰腺常见有蝌蚪形，其次哑铃形及腊肠形等。目前公认的测量方法为切线测量法，根据胰腺走行的弯曲度划一些切线，分别在胰腺的头、体、尾的测量处作垂直线来测量胰腺的前后缘（图 13-1-1）。一般认为，胰头厚度小于 2.5cm；胰体、尾厚度在 1.5cm 左右，大于 2cm 应考虑异常；胰管直径为 1 ~ 2mm，超过 2mm 者应考虑胰管增粗。

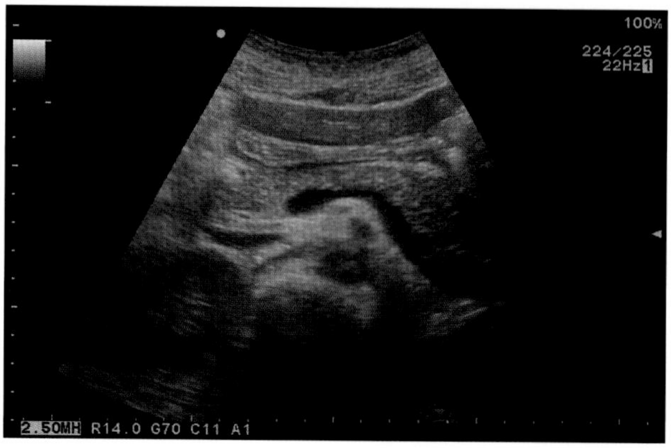

图 13-1-1　正常胰腺

第二节　胰腺常见疾病

一、急性胰腺炎

临床表现为急性发作上腹疼痛，恶心、呕吐，严重者可出现休克，血、尿淀粉酶升高等，根据临床表现及病理的不同，可分为急怀水肿性胰腺炎及急性坏死性胰腺炎。

（一）急性水肿性胰腺炎

【声像图表现】

全胰腺弥漫性均匀增大，胰头厚度大于 2.5cm，胰体尾厚度大于 2cm，内回声多明显减低，稍重者多伴左肾周积液（图 13-2-1a、图 13-2-1b）。胰腺亦可呈局限性肿大，常为慢性炎症急性发作所致。

【诊断注意点】

局限性胰腺炎，应与胰腺肿瘤相鉴别。肿瘤多表现为局限性低回声，轮廓不规整，内部回声不均，可有较清晰边界。结合病史及淀粉酶检查可以鉴别。对有左肾周积液者，注意检查胰腺，以免漏诊胰腺炎。

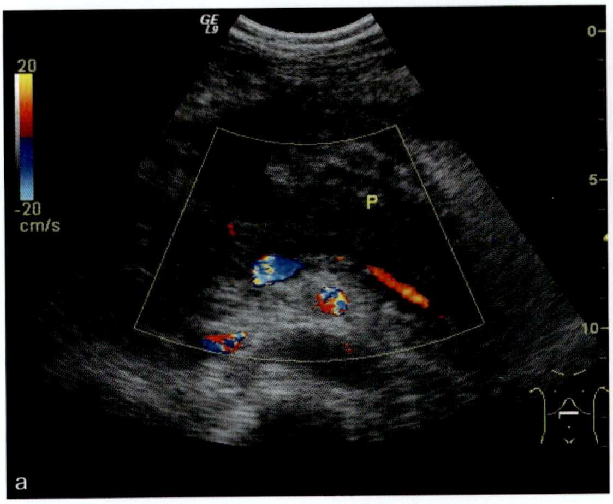

图 13-2-1a　急性水肿性胰腺炎

胰腺弥漫性肿大，内部回声均匀性减低

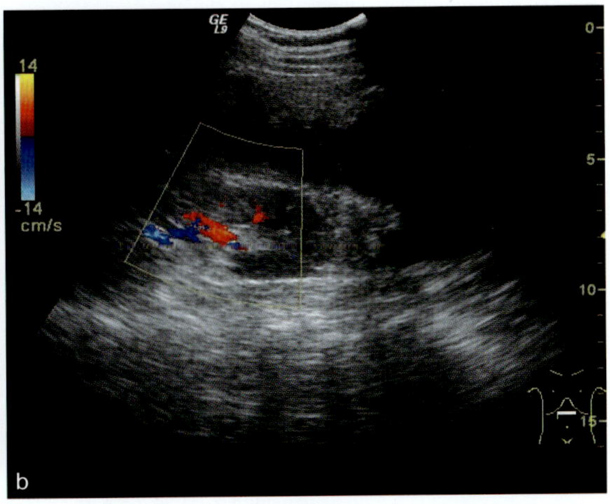

图 13-2-1b　胰腺炎伴左肾周积液

左肾周可见较多不规则无回声区，内见光点及光团

（二）急性坏死性胰腺炎

【声像图表现】

胰腺急性肿胀、出血及坏死所致，胰腺内部呈低回声甚至无回声暗区，夹杂散在光点回声，后壁回声可增强。急性出血坏死性胰腺炎或外伤后，胰腺的渗出液、坏死物、血液等外溢，使囊腔扩大，并被周围纤维组织包裹，形成假性囊肿，是胰腺炎的常见并发症之一（图 13-2-2、图 13-2-3、图 13-2-4）。

【诊断注意点】

遇到腹腔胀气明显时可考虑坐位，肝下移作为声窗，必要时饮水使胃充盈作为声窗。急性坏死性胰腺炎易在左侧腹膜后左肾周积液，可致腹腔积液，可并发脾静脉周围炎、血栓，压迫胆管引起胆管扩张，并发胰腺脓肿。假性囊肿、腹水时可超声引导下穿刺。

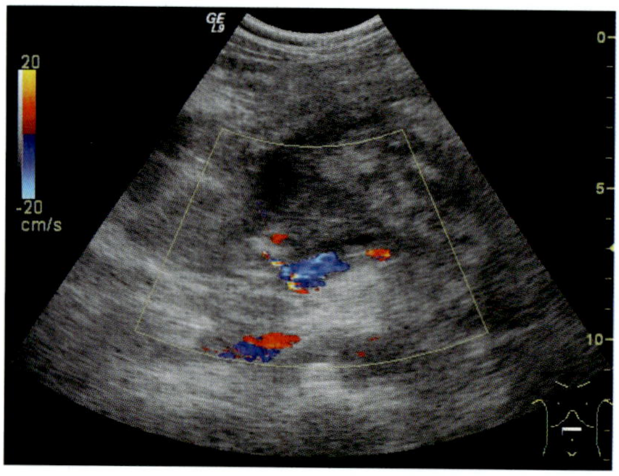

图 13-2-2 急性坏死性胰腺炎

胰腺明显肿大，边缘不清晰，脾静脉受压变细，内部回声降低，光点增粗

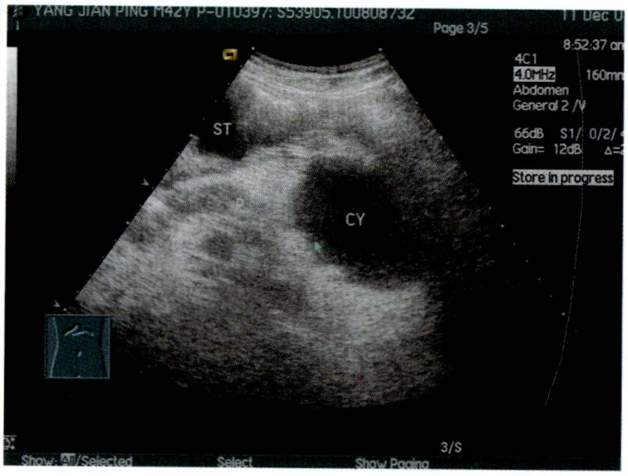

图 13-2-3 急性坏死性胰腺炎并假性囊肿形成

胰腺形态不规则，边缘不清晰，内部回声明显不均，胰尾部可见一假性囊肿

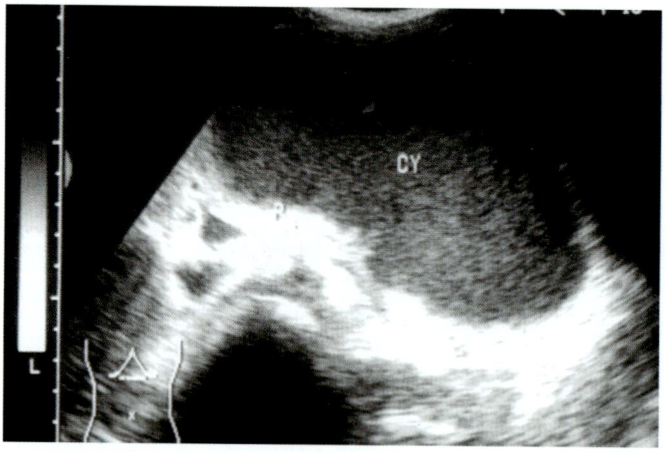

图 13-2-4 急性坏死性胰腺炎并假性囊肿形成

胰腺形态不规则，边缘不清晰，胰腺前方无回声区，边界不光整，内可见光点，后方回声增强

二、慢性胰腺炎

【临床表现】

主要症状为上腹痛、腹胀、厌油腻、脂肪泻及消瘦等。

【声像图表现】

（1）病程早、中期胰腺弥漫性或局限性肿大，后期缩小；胰腺轮廓不清，边界常不规整，与周围组织界限不清。

（2）胰腺内部回声增强，分布不均，呈条状或带状。假性囊肿形成，表现为炎症局部或周围出现无回声区。

（3）胰管扩张，内径大于2mm，呈囊状或串珠样扩张，胰管内有时可见结石，表现为强回声光斑或光团，后方伴声影；胰管与胰腺囊肿相连通、胰腺钙化、胰管结石均具诊断性意义（图13-2-5）。

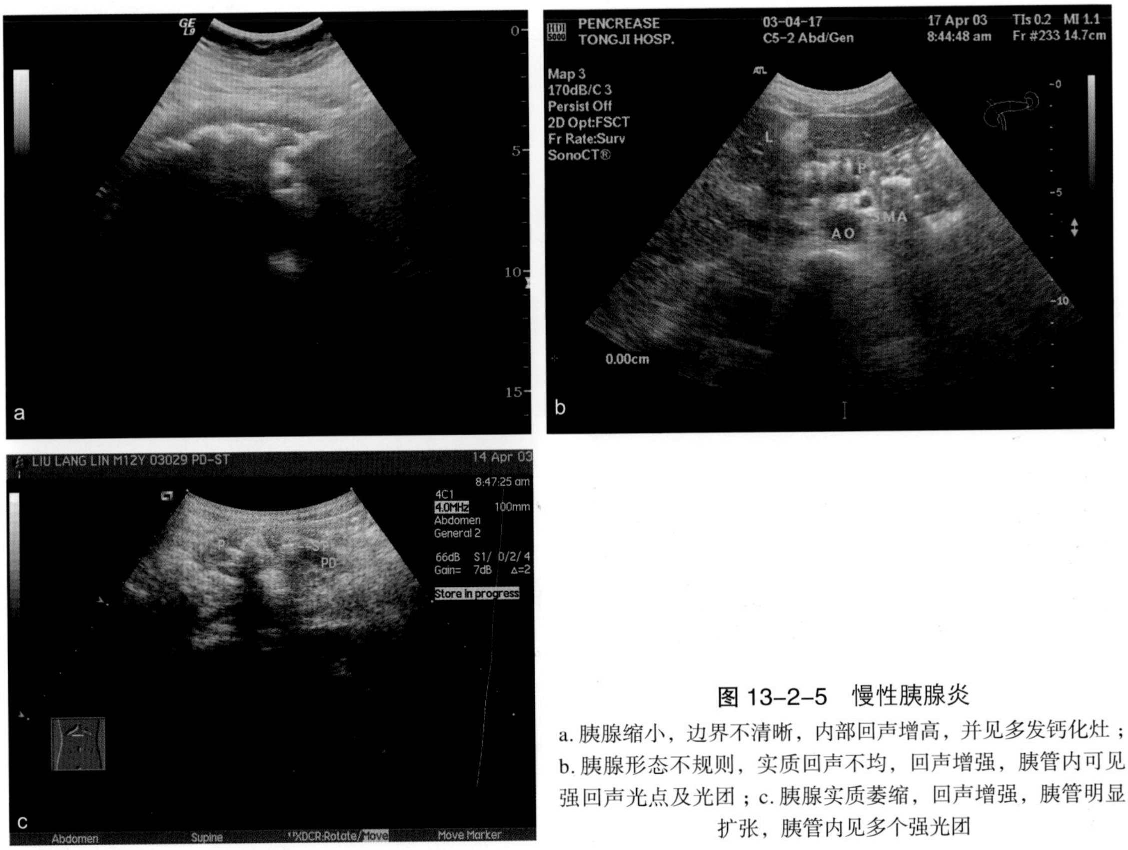

图13-2-5　慢性胰腺炎

a. 胰腺缩小，边界不清晰，内部回声增高，并见多发钙化灶；b. 胰腺形态不规则，实质回声不均，回声增强，胰管内可见强回声光点及光团；c. 胰腺实质萎缩，回声增强，胰管明显扩张，胰管内见多个强光团

（4）慢性胰腺炎的内镜超声表现有胰腺内部可见高回声光点，小叶状分隔，小囊性空腔，边缘不规则及胰腺实质的不均匀改变。

【诊断注意点】

胰腺局限性肿大时应与胰腺癌相鉴别。后者多表现为局限性低回声，轮廓不规整，内部回声不均，有浸润现象，但胰腺其他部位则正常。有假性囊肿形成时，应与肝、肾囊肿，十二指肠积液、腹膜后淋巴瘤相鉴别。

三、胰腺癌

【临床表现】

常见早期症状表现为腹痛或上腹部不适、食欲缺乏、乏力、体重减轻、黄疸。

【声像图表现】

（1）直接征象：胰腺多呈局限性肿大，内见肿物，轮廓不规则，边界不清晰，肿瘤可向周围组织呈蟹足样浸润。内部多呈低回声，可不均匀。肿瘤坏死液化时可呈现不规则无回声区（图 13-2-6～图 13-2-9）。

（2）间接征象：胰腺癌压迫周围脏器，可出现挤压或移位现象：胰头癌可使十二指肠曲扩大，胰头癌向后挤压下腔静脉使其变窄，压迫胆总管可使肝内外胆管及胆囊扩张，也使胰管扩张。胰颈癌可使门静脉、肠系膜上静脉受压移位。胰尾癌可使胃、脾、脾静脉及左肾受压推挤移位。还可出现腹膜后淋巴结转移、周围脏器转移和腹水。

（3）胰腺癌的内镜超声表现为低回声实质性肿块，有时内部可见不规整斑点，边缘粗糙，典型病变为病灶边缘呈火焰状，浸润周围大血管时表现为血管边缘粗糙及被肿瘤压迫等征象，超声内镜作为一种非介入性检查方法，可有效地发现胰腺的占位病灶及周围血管、胆管和淋巴结的受累情况，从而对胰腺肿瘤进行准确的术前分期。

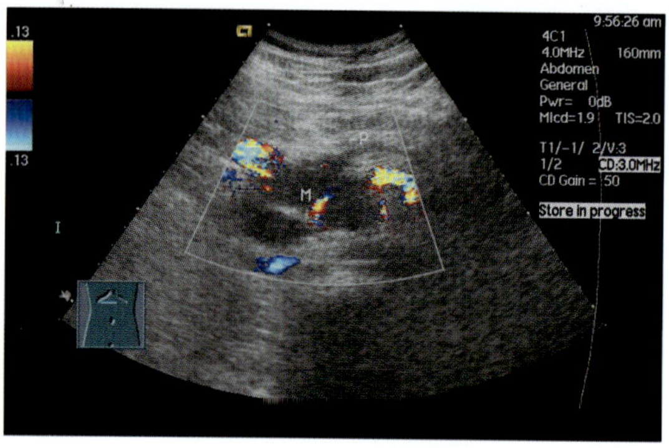

图 13-2-6 胰头癌

胰腺外形不规则，胰头部见一低回声区，边界不清晰，体尾部胰管扩张

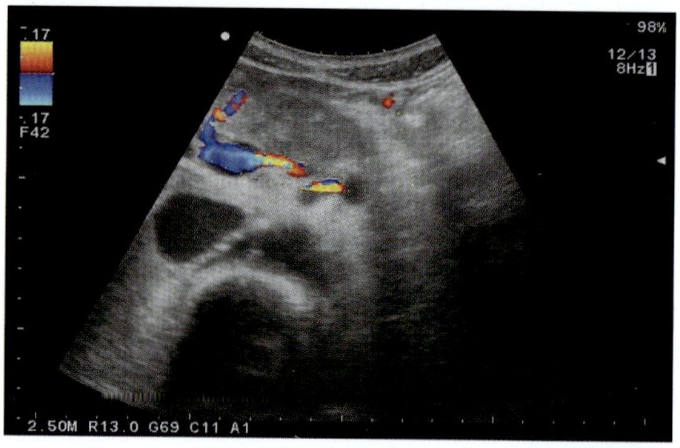

图 13-2-7 胰腺癌

胰腺头体部见一低回声区，边界尚清晰，内部回声不均

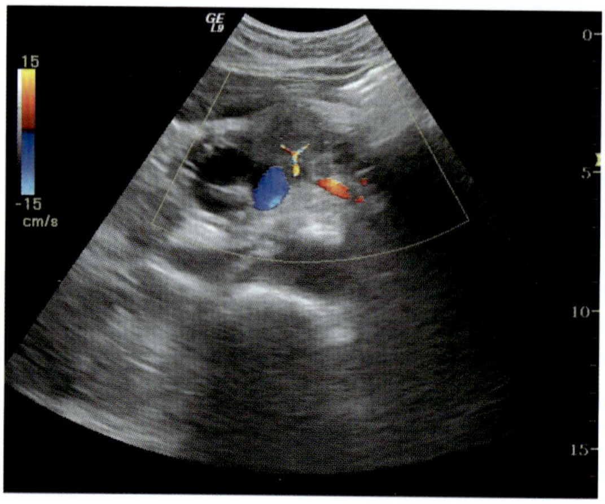

图 13-2-8 胰腺癌

胰腺头体部见一低回声区，边界尚清晰，内部回声不均，内见分枝状动脉血流

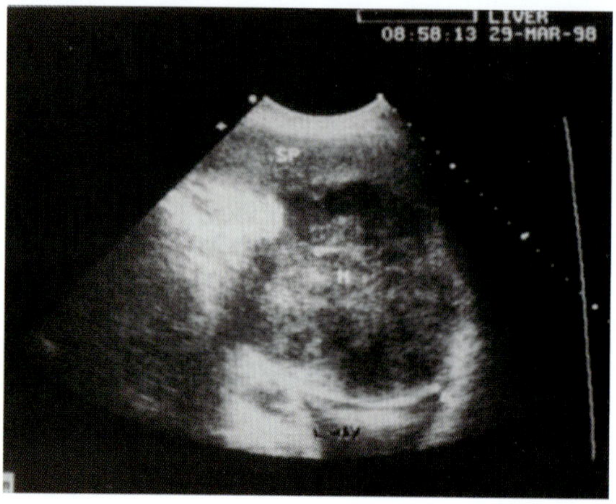

图 13-2-9 胰尾癌

胰尾见一低回声区，位于脾门部，将脾推向左外侧，内部回声明显不均

【诊断注意点】

（1）慢性胰腺炎：常有胰腺炎反复发作史，血淀粉酶增高，胰腺轻度弥漫性肿大，内部回声普遍增强，胰管呈不均匀串珠样扩张。

（2）胰腺囊腺瘤（癌）：多发于胰腺体尾部，呈无回声，内壁有实质性光团回声。

（3）胰岛细胞瘤：功能性胰岛细胞瘤有典型的低血糖临床症状，无功能性胰岛细胞瘤临床症状轻，病程长，一般情况良好，局部病灶范围多较大，呈实质性均质性肿块。

（4）胆管癌：临床症状与胰头癌相似，有阻塞性黄疸。但胆管癌时，胰头无肿物，胰管不扩张，肿块回声多较强，胆管壁增厚等。

（5）还应与壶腹癌鉴别：见本章第四。

四、壶腹周围癌

【临床表现】

壶腹周围癌早期即可引起胆道梗阻，因此，黄疸是壶腹周围癌的早期症状之一，间歇性发作黄疸加重和减轻是其较特征性表现。

【声像图表现】

肿瘤位于胰头后外侧，或位于下腔静脉之间偏右侧、十二指肠降部左侧，胰头可正常。癌灶一般较小，内部回声中等、不均匀。多出现胰管及胆管同时扩张，甚至胰腺段胆管内可见肿瘤回声团（图 13-2-10）。

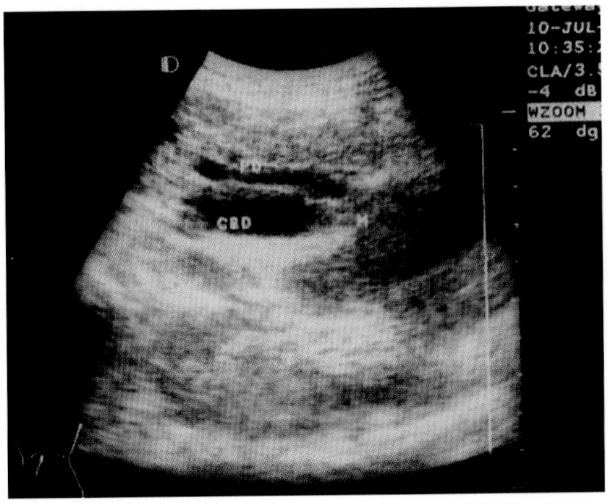

图 13–2–10　壶腹周围癌

胆总管、胰管明显扩张，胆总管下段见一低回声光团，边界不清晰

【诊断注意点】

壶腹周围癌应与胰头癌鉴别。胰头癌者胰头肿大或胰头部有低回声肿块，胰头段胆总管不扩张，而胰管扩张明显；而壶腹癌肿块较小，常为强回声，位于胰头外下方，胰头大小和回声多正常，且可见胰头段胆总管仍扩张，胰管扩张常见，扩张的胆总管显示长度＞5.0cm。

五、胰腺囊性病变

（一）胰腺真性囊肿

【声像图表现】

一般较小，胰腺内一个或数个小液性暗区，边界清晰，囊内澄清，后方回声增强（图 13-2-11）。

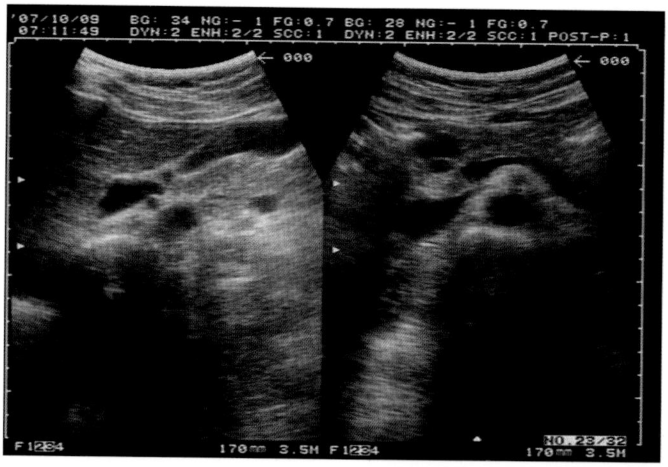

图 13-2-11 胰腺囊肿

胰头部见一圆形无回声区，边界清晰，后方回声增强，左图为纵切，右图为横切

（二）胰腺囊腺瘤或囊腺癌

【临床表现】

本病较少见，多发于 30～60 岁的女性，好发于胰腺的体尾部，可分为浆液性及黏液性。症状隐匿，当肿物较大时才能触摸发现。当出现压迫症状时，可有上腹痛。

【声像图表现】

囊性或囊实混合性包块，边界光滑，囊壁较厚。内部可见分隔光带或多房改变。内部为无回声区，囊壁可见乳头状结构的高回声光团。有时可见散在的强回声钙化斑并有声影（图 13-2-12、图 13-2-13）。

【诊断注意点】

应与包虫囊肿、胰腺癌液化坏死、假性囊肿或脓肿等相鉴别。包虫囊肿多同时发生于肝，囊性无回声区内可见头节和子囊。胰腺癌液化坏死呈不均质性，实性部分较多而囊性部分较少。假性囊肿或脓肿则有胰腺炎或感染史。超声鉴别囊腺瘤与囊腺癌较困难，一般囊腺癌较囊腺瘤包块内实质性病变范围多。

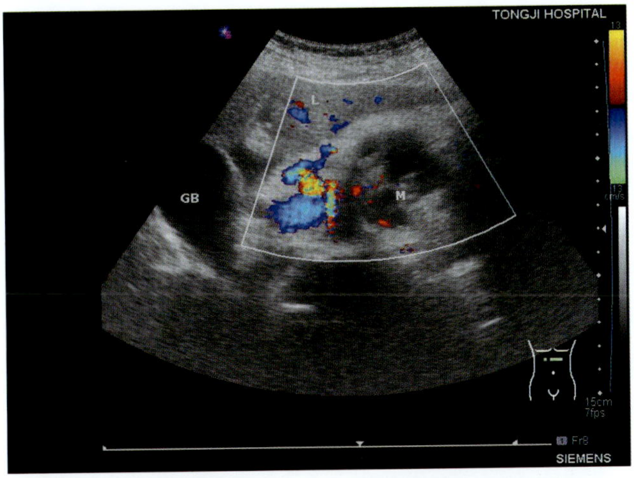

图 13-2-12　胰腺囊腺瘤

胰腺头体部见圆形无回声区，囊壁厚，内部呈分隔状

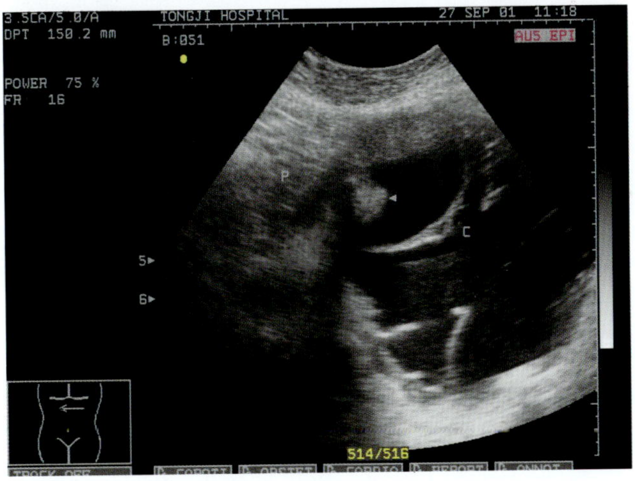

图 13-2-13　胰腺浆液性囊腺瘤

胰体尾部见一较大无回声区，囊壁较厚，内可见多条光带及乳头状突起

六、胰腺内分泌肿瘤

胰岛细胞瘤分为功能性和无功能性两种，为少见疾病，多发于 20 ~ 50 岁，前者因产生某种激素而具有相应的临床症状，按照激素分泌的类型可分为胰岛素瘤、胃泌素瘤、胰高血糖素瘤、血管活性肠多肽分泌瘤、生长抑素瘤等，胰岛素瘤由胰岛内 B 细胞组成，分泌过多的胰岛素，有典型的低血糖症状。而无功能性胰岛细胞瘤无特殊临床症状。

（一）胰岛细胞瘤

【声像图表现】

一般较小，平均直径为 1～2cm。肿瘤直径大于 1cm 者，边界整齐光滑，内部呈均匀稀疏的低回声区。肿瘤常位于胰体尾部（图 13-2-14）。超声造影表现：由于胰岛素瘤属于富血供肿瘤，其血供较周围正常胰腺组织明显丰富，经外周静脉注入造影剂后，富血管的胰岛素瘤表现为高灌注结节，其高增强的造影显像使其凸显于周围胰腺组织中，肿瘤与周围组织间的组织灌注差异明显，所以，直径较小的肿瘤以及在二维超声上显示为等回声的肿瘤较易在超声造影后检出。

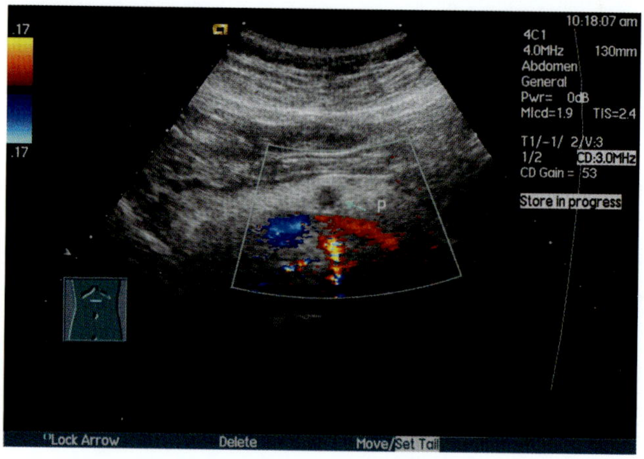

图 13-2-14 胰岛素瘤

胰体部见小圆形低回声区，形态规则，边界清晰

【诊断注意点】

胰岛素瘤恶变时，与胰腺癌难以鉴别，可根据病史、症状、肿瘤部位、实验室检查等加以鉴别。

（二）无功能性胰岛细胞瘤

【临床表现】

不产生胰岛素，一般无临床症状，常因发现上腹部肿物，或体检时偶然发现。

【声像图表现】

肿瘤位于胰体尾部，由于该肿瘤无临床症状，可很大时才被发现，大者可达 10cm，左上腹可探及一圆形或椭圆形肿物，与胰尾相连，边界清晰光滑，可呈分叶状。肿瘤囊性变时内可见无回声区。

【诊断注意点】

位于胰尾时，应与胃或左肾肿瘤相鉴别。饮水观察有助于与胃肿瘤相鉴别。脾静脉前方的肿物多来自胰腺，脾静脉后方的肿物应考虑来自左肾。还应与胰腺癌相鉴别。

七、胰腺创伤

【超声表现】

胰腺轻度挫伤或创伤早期，胰腺正常或增大、回声降低或正常。胰腺周围积血、积液及腹膜后积血。多呈轮廓不规则的低回声区或液性暗区，并常伴腹水表现。后期有假性囊肿形成（图 13-2-15）。

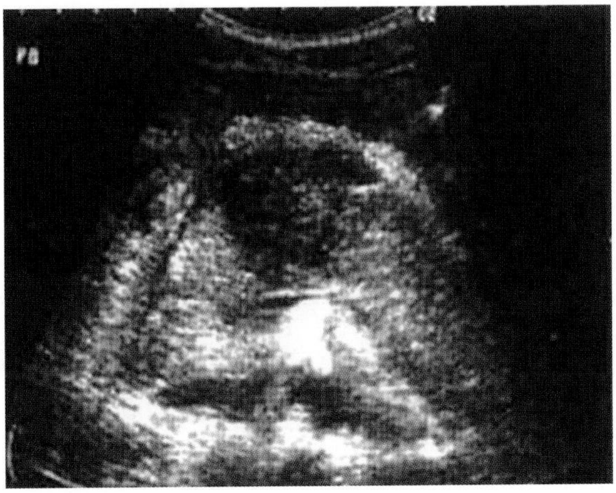

图 13-2-15　胰腺断裂

胰体部断裂，胰腺肿大，胰周积液

（刘松兰）

第十四章　脾疾病的超声诊断

第一节　检查方法及正常超声声像图

一、检查方法

常用凸阵或线阵探头，探头频率成人 3 ~ 5MHz，小儿多用 7 ~ 10MHz。被检者检查前要空腹，必要时检查前可饮水充盈胃腔。最常用的检查方法为左肋间斜切扫查，也可以行冠状切面及横切面扫查。

二、正常超声声像图

正常脾切面呈新月状，实质回声均匀，回声稍低于肝。左肋间斜切显示脾门及脾静脉，测量此处至脾外上缘的最大距离即脾厚度，正常不超过 4cm。脾静脉内径小于 0.8cm。左侧冠状切面显示脾下极至脾上极之间的距离，即脾上下径，正常小于 11cm（图 14-1-1、图 14-1-2）。

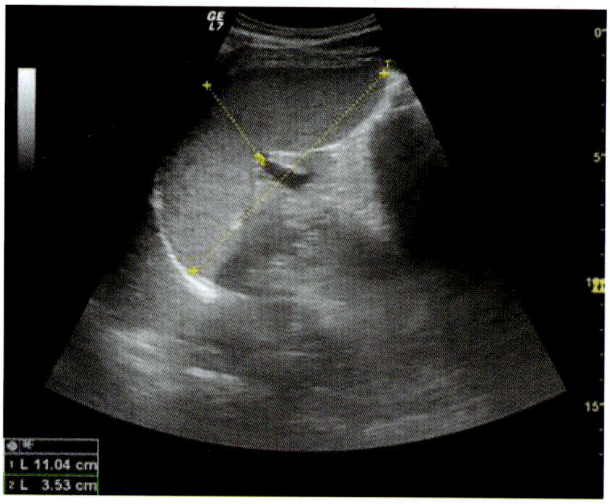

图 14-1-1　脾测量示意图

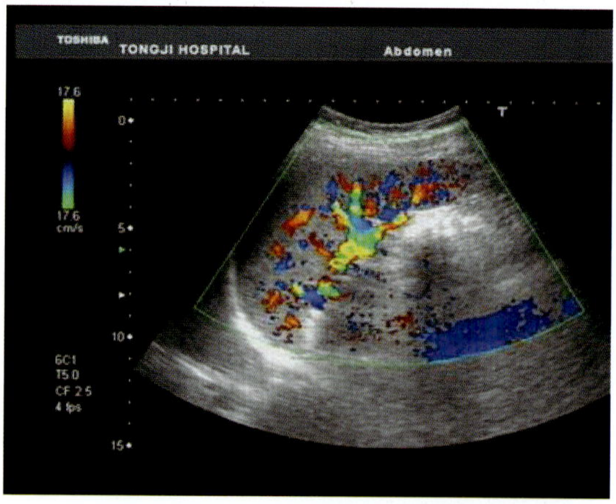

图 14-1-2　脾门血管（彩色多普勒）

第二节　脾常见疾病

一、脾外伤

依据脾脏损伤的程度和范围，脾破裂可以分为三型。

1．包膜下破裂　损伤发生在被膜处，伴或不伴脾深部实质的损伤。包膜未破损，血肿局限在包膜下，腹腔无积液。

2．中央型破裂　脾包膜不破裂，损伤发生在脾实质深部，血肿局限在脾实质内。腹腔无积液。

3．真性破裂　损伤致脾包膜破裂，伴或不伴脾深部实质的损伤。严重者，整个脾可以粉碎，腹腔有积液。

根据影像学资料结合临床，可将脾破裂分为以下 5 级：

Ⅰ级：局限的包膜下血肿，被膜受损。

Ⅱ级：局限的包膜下血肿，被膜、实质均受损，不伴脾小梁动脉受损。

Ⅲ级：被膜、实质均受损，并伴有脾小梁动脉受损，可有活动性出血。

Ⅳ级：裂伤累及脾门，有活动性出血，并可使部分脾组织失去血供。

Ⅴ级：脾自脾门处破裂，全脾无血供。

（一）脾包膜下血肿

【声像图表现】

脾包膜完整，脾包膜下可见月牙形或梭形无回声区或低回声区环绕脾实质。血肿较大时，可压迫脾使之变形。随着时间延长，血肿机化，无回声区内可出现条索状高回声（图 14-2-1）。如无其他脏器破裂时，腹腔内无积液。

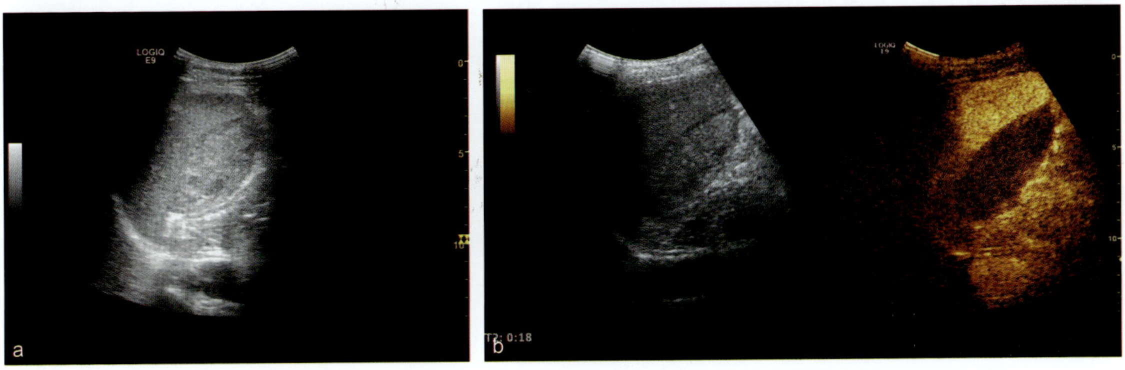

图 14-2-1　脾包膜下血肿

a. 脾包膜下可见梭形低回声区，内未见血流信号；b. 超声造影，病灶内未见造影剂填充

【诊断注意点】

部分正常人肝左叶细长，会伸入脾上方。但肝实质回声均匀略低，仔细找寻可发现门静脉，要注意鉴别（图 14-2-2）。

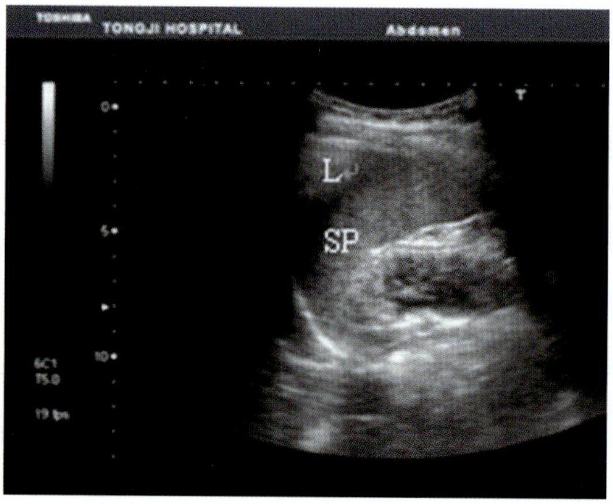

图 14-2-2 脾

脾上方为肝组织，不要误认为陈旧性积血

（二）中央型脾破裂

【声像图表现】

脾内可见圆形或片状的异常回声区，可以是高回声区或低回声区，或是多个片状小无回声区紧邻，呈蜂窝样结构。除外其他脏器破裂时，脾周及腹腔内无积液（图 14-2-3）。

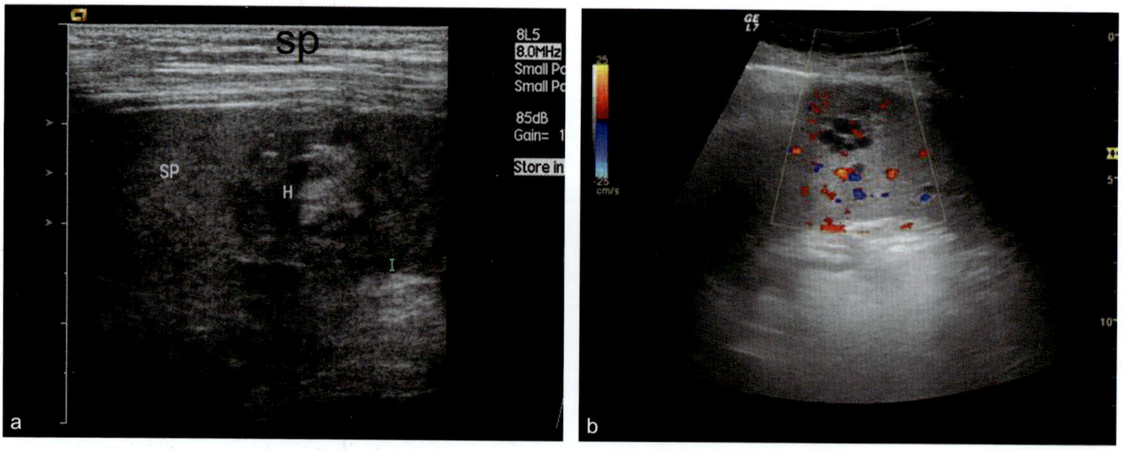

图 14-2-3 脾实质内血肿

a. 脾内血肿形态明显不规则，内呈无回声区；b. 脾内无回声区内未见血流信号

（三）真性脾破裂

【声像图表现】

真性破裂声像图表现多样化，真性破裂常表现为脾包膜连续性中断，局部回声异常，

可表现为片状或团块状高回声区、低回声区、无回声区或混合性回声区，部分病例损伤病灶二维超声显示不清，采用超声造影可见病灶内局限性低回声区，边界不清，内部未见造影剂填充（图 14-2-4、图 14-2-5）。严重者，脾切面形态失常，无正常脾声像图显示。脾周及腹腔内可见无回声区。

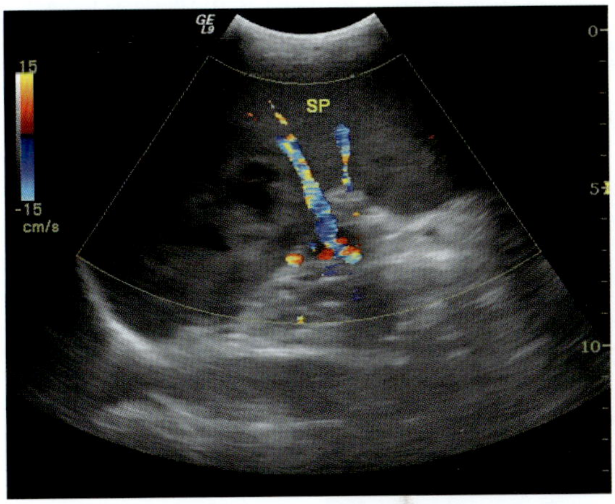

图 14-2-4　真性脾破裂

脾实质明显回声不均，内见小无回声区

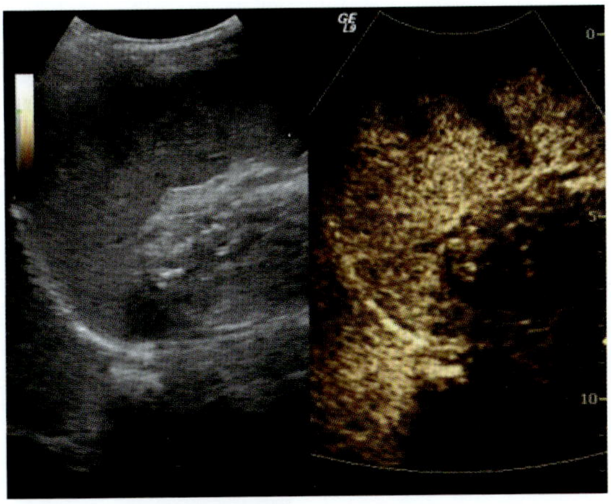

图 14-2-5　真性脾破裂

左侧二维基波显示脾内病灶不明显，右侧超声造影显示裂伤处造影剂未充盈

二、脾弥漫性肿大

脾作为人体最大的周围淋巴器官，具有滤血、免疫、储血、造血四大功能，可因感染、淤血、血液病、结缔组织病等原因引起脾弥漫性肿大。

脾大程度分为：

轻度肿大：厚度 4.0～4.5cm，深吸气不超过左肋缘下 3cm。

中度肿大：深吸气，左肋缘下超过 3cm，但不到脐水平。

重度肿大：脾切面形态失常，脾下缘超过脐水平，脾前缘超过腹正中线（图 14-2-6）。

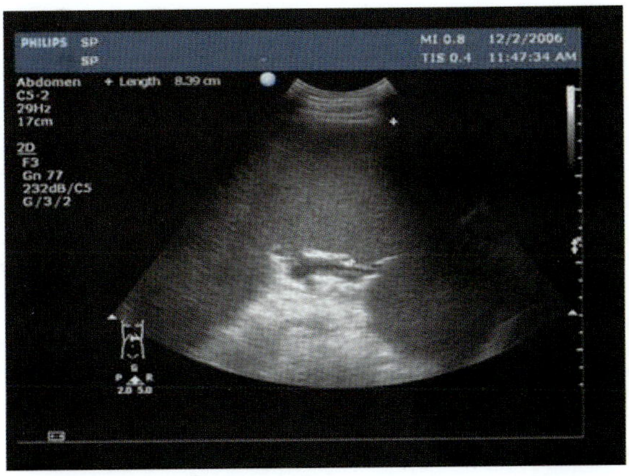

图 14-2-6　脾大

三、脾脓肿

脾脓肿少见，多继发于全身性感染。临床有发热、寒战、脾区疼痛、白细胞计数增高等临床表现。亦可见于免疫缺陷性疾病，如获得性免疫缺陷综合征（AIDS，艾滋病）。

【声像图表现】

发病早期，脾内出现低回声区，边缘不规则。随病情进展，低回声区可液化形成无回声区，形成厚壁不规则囊性病灶（图 14-2-7）。抗感染治疗后，无回声区范围可明显缩小。

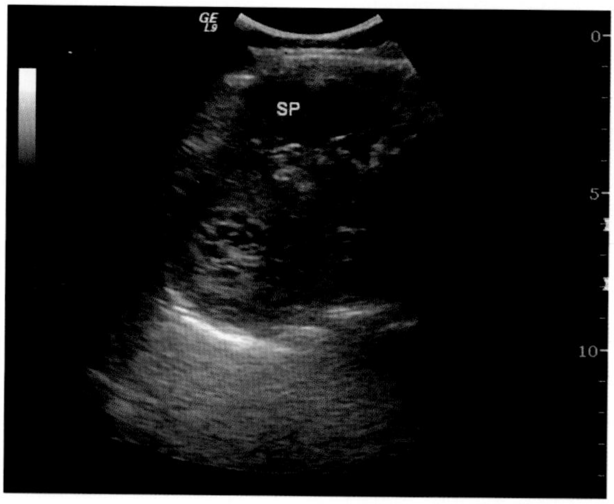

图 14-2-7 脾脓肿

脾内出现囊性病变区，形态不规则，周边回声强

四、脾结核

脾结核多为继发性，为全身性结核病的一部分，原发性少见。可分为粟粒型、结核瘤型、干酪坏死型、钙化型。

【声像图表现】

（1）粟粒型：脾可肿大，内可见弥漫分布小低回声区。陈旧性粟粒结核钙化后，可呈"满天星"声像图。

（2）结核瘤型：脾内可见低回声或高回声结节，与脾其他肿瘤不易鉴别。

（3）干酪坏死型：脾大，内可见片状回声杂乱区。

（4）钙化型：脾内可见单发或多发点状，或者块状强回声团，后方伴声影（图 14-2-8）。

五、脾梗死

【声像图表现】

典型表现为：尖端指向脾门，底朝向被膜的楔形低回声区（图 14-2-9）。随着病程延长，

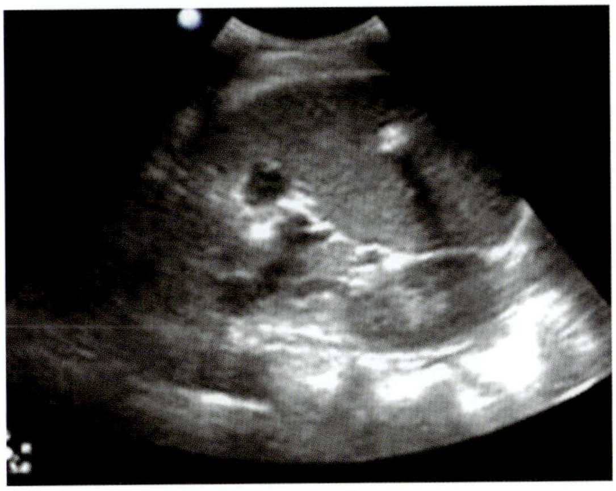

图 14-2-8　脾内钙化灶

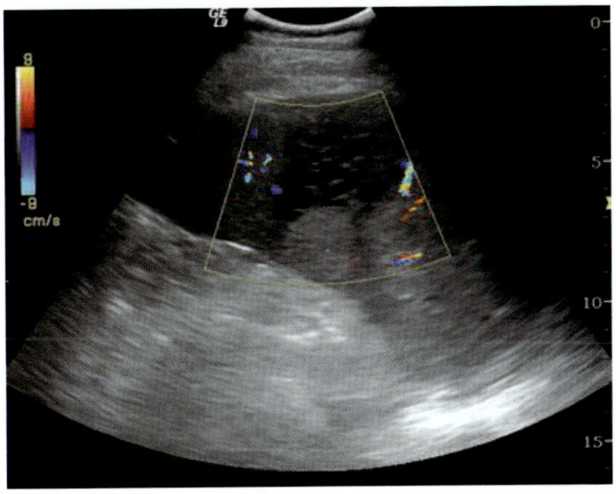

图 14-2-9　脾梗死

梗死区呈楔形，低回声区，边缘不光滑，内部未见血流信号

低回声区可变为高回声区。当梗死区液化后，低回声区变成无回声区，可形成假性囊肿。

六、脾实质性病变

(一) 脾血管瘤

【声像图表现】

脾血管瘤是脾最多见的良性肿瘤。表现类似于肝血管瘤，多为有浮雕感，周边裂隙为高回声团。也可有等回声及低回声团。当血管瘤内有较大血窦时，还可以出现片状不规则无回声区。血管瘤内可有钙化强回声斑。CDFI 示内部血流信号不明显，周边可见短线状血流信号（图 14-2-10）。

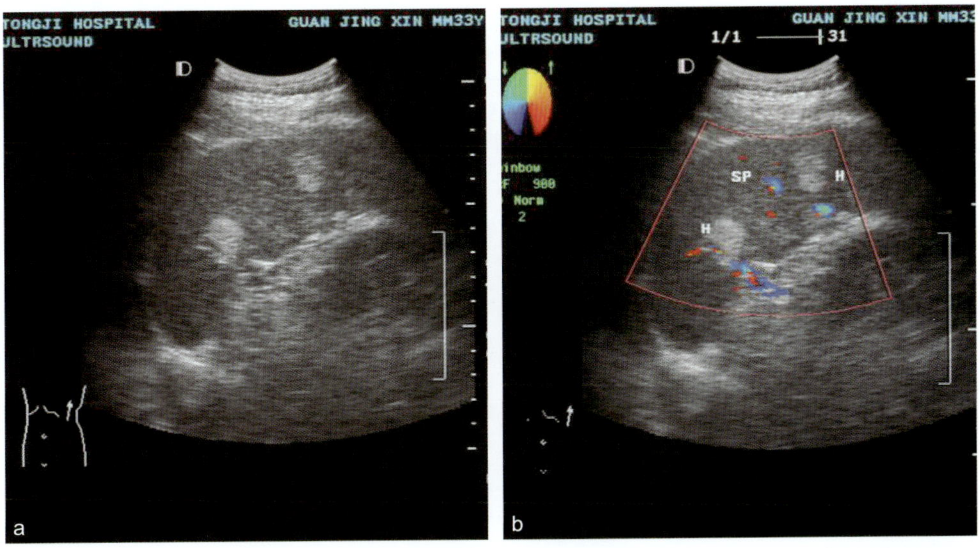

图 14-2-10　脾血管瘤

a. 脾实质内可见数个高回声区，边界尚清；b.CDFI 示病灶内未见明显血流信号

【诊断注意点】

当患者有外伤史时，要与脾内血肿相鉴别。有较大血窦的血管瘤很少见。外伤时，血肿多表现为高回声区内有多个片状、小无回声区紧邻，呈蜂窝样结构。要注意扫查脾周及腹腔。

（二）脾错构瘤

【声像图表现】

边界清晰，但周边无包膜，无声晕。回声较脾稍低。CDFI 血流信号丰富。脾错构瘤为唯一血流丰富的脾良性肿瘤，频谱以静脉为主（图 14-2-11）。

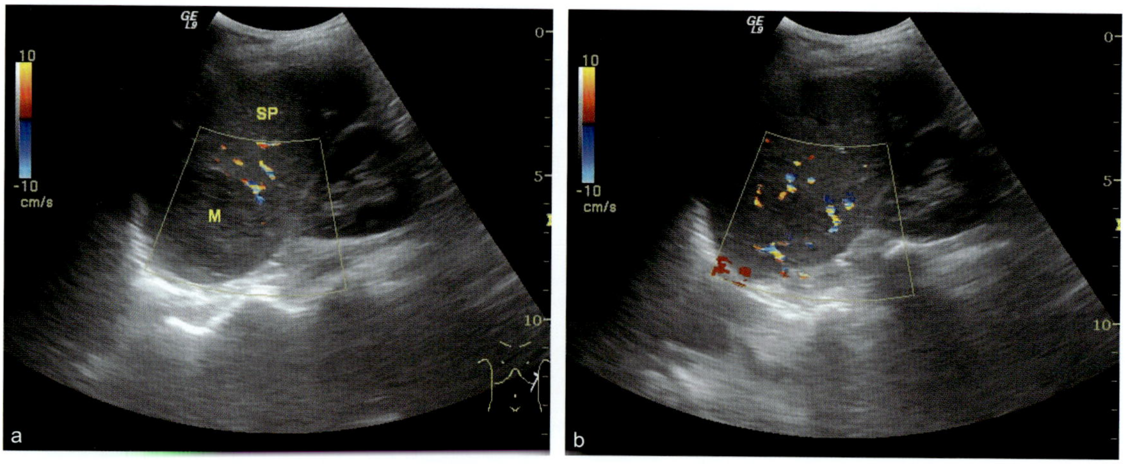

图 14-2-11 脾错构瘤

脾上极实质性稍低回声病灶，内部回声均匀，周边及内部均可见稍多短线状血流信号

（三）脾淋巴瘤

【声像图表现】

（1）弥漫性浸润型：表现为脾显著增大，实质回声稍减低或为等回声。脾静脉一般不增宽，或脾静脉宽度与脾大小不成比例，异于淤血性脾大。

（2）结节型：脾内单发或多发结节性病灶，回声以低回声多见，部分回声可低至与无回声难鉴别，也有高回声和等回声表现。边界尚清。CDFI 可有较丰富血流信号（图 14-2-12）。

（3）弥漫性小结节型：脾内密布小的低回声区，与粟粒样结核表现类似（图 14-2-13）。

（4）巨块型：少见，边界尚清，内部回声明显不均，低回声区病灶内可见高回声区或坏死形成的无回声区，CDFI 血流信号较丰富。

（四）脾血管内皮肉瘤

【声像图表现】

多为单发较大的高回声团块。内部回声不均，易出现坏死形成的无回声区。易自发破裂，引起脾周腹水。CDFI 血流信号丰富。病情进展快，恶性程度高，预后差。

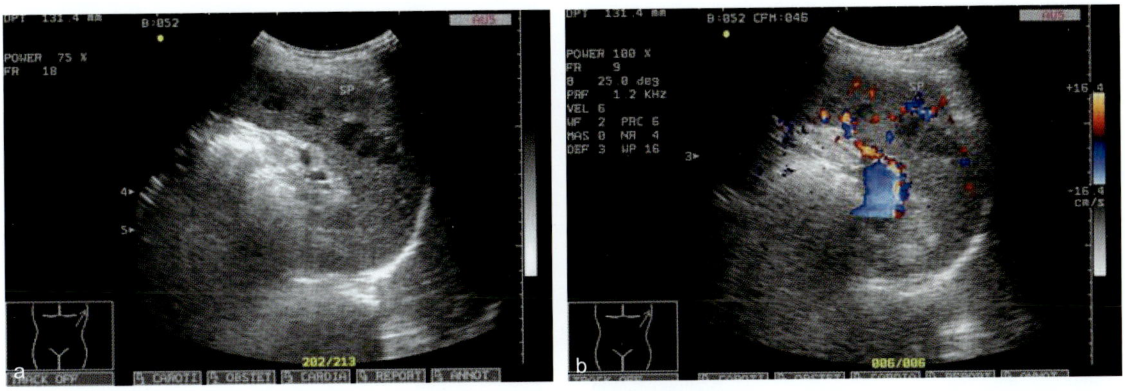

图 14-2-12　脾结节型淋巴瘤

a. 脾实质内见多个低回声区，边界不规则，内部回声均匀；b. 脾实质多个低回声区内见少量血流信号

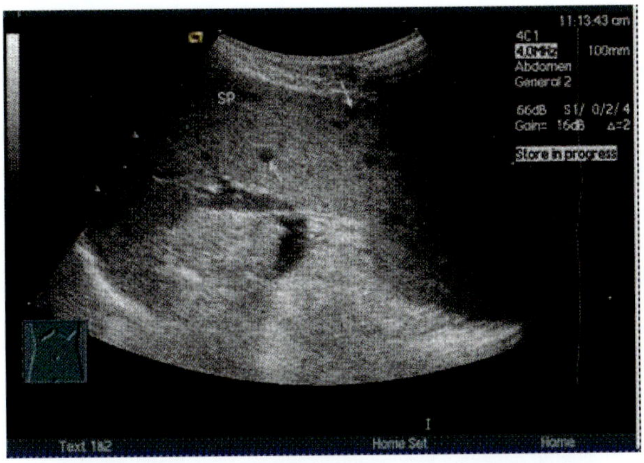

图 14-2-13　脾弥漫性小结节型淋巴瘤

脾实质内见很多个小低回声区，边界尚清，内部回声均匀

（五）脾转移癌

【声像图表现】

类似肝转移癌，表现多异，与原发灶性质密切相关（图 14-2-14）。

（六）脾囊性病灶

脾囊性病变分为真性、假性、表皮样、寄生虫性四种。真性囊肿见于单纯性囊肿和多囊脾，假性囊肿见于外伤、炎症、脾梗死等。脾表皮样囊肿少见，囊液常可见光点回声。寄生虫性脾囊肿，最常见为包虫病，在流行病区可见，声像图征象与肝包虫囊肿相似。

脾真性囊肿

【声像图表现】

多类圆形，壁薄且光滑，边界清晰，后方回声增强。囊液清澈，少有光点（图 14-2-15）。多囊脾表现与多囊肝、多囊肾类似，且单发极少，多与其他多囊脏器一并出现。

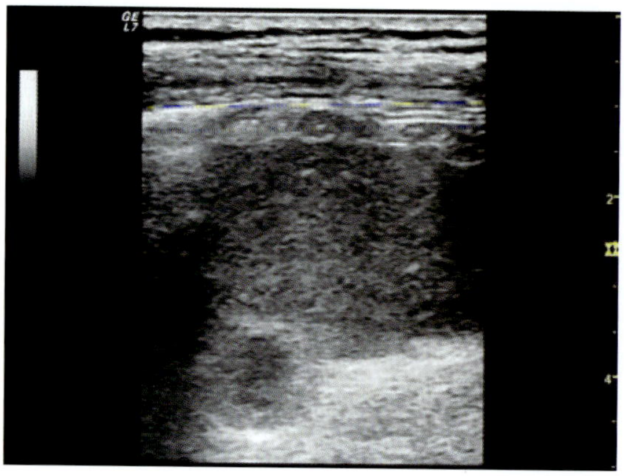

图 14-2-14 脾转移癌

高频探头示脾内厚壁囊性病灶

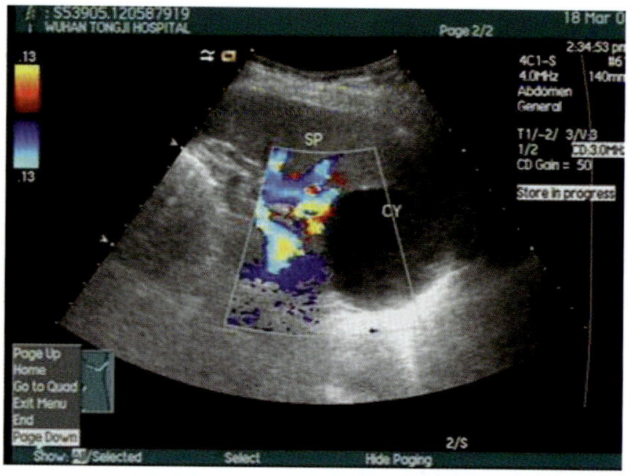

图 14-2-15 脾真性囊肿

脾内圆形无回声区，边缘光滑，内部未见异常回声

脾假性囊肿

【声像图表现】

多有外伤史，类圆形，壁可不光滑，内可见光点回声（图 14-2-16）。时间延长，血肿机化后，内可见条索状高回声。脾假性囊肿不易与真性囊肿鉴别。

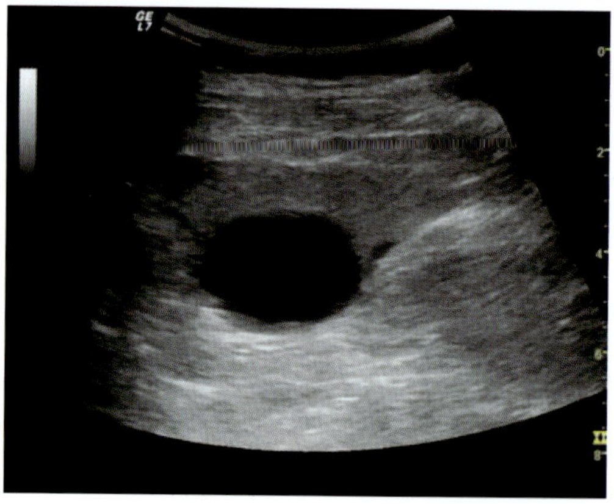

图 14-2-16 脾假性囊肿

脾表皮样囊肿

【声像图表现】

类圆形，壁较厚尚光滑，可有分隔。囊内可出现细小光点回声，有脂液分层的表现。

七、脾先天性异常

（一）副脾

最常见的脾先天异常，为胚胎时期脾胚芽未完全融合形成。多位于脾门，沿脾血管及韧带走行分布。

【声像图表现】

一般大小为1～2cm，多类圆形，边界清，内部回声与实质回声类似（图14-2-17）。有类似于脾和淋巴结的门血管的表现。如脾切除术后，副脾可代偿性增大。

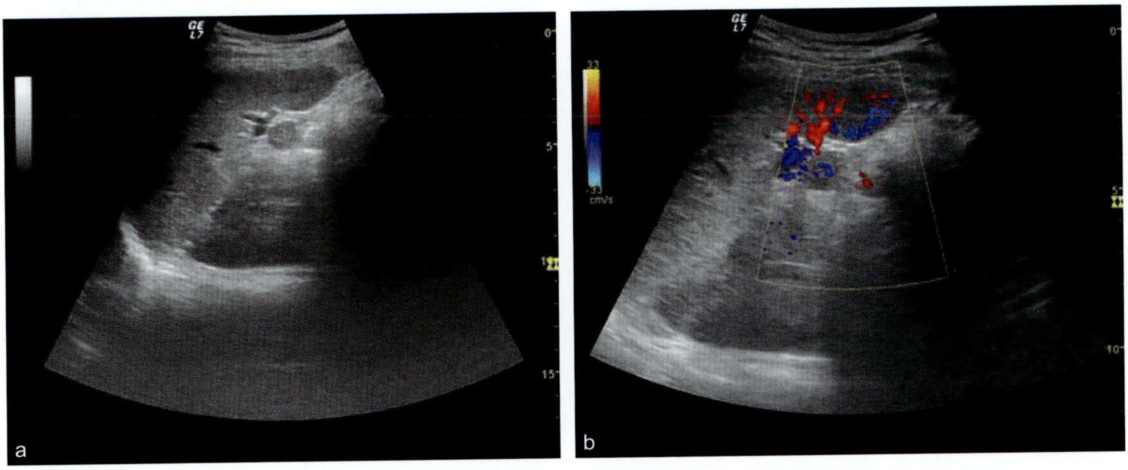

图14-2-17　副脾

a. 脾门部可见类圆形实质性回声区，边界清，内部回声均匀；b. 副脾内可见血流信号

（二）游走脾

由脾蒂和脾韧带先天性过长所致。可以沿左侧腹下移至盆腔。急性扭转时，有急腹症表现。慢性扭转时，类似于脾静脉阻塞综合征表现。

（三）多脾综合征

罕见先天性疾病，脾区可见多个小脾，声像图类似副脾，或表现为多个副脾融合不完全。同时合并复杂的内脏畸形。患者多在婴幼儿时期夭折，无法成年。

（洪　恺）

第十五章　胃肠疾病的超声诊断

第一节　检查方法及正常超声声像图

一、检查方法

（一）常规超声检查方法

1．经腹壁超声检查法　检查前应禁食 8～12h，探头于上腹部胃区体表处，小肠及大肠的大体解剖部位，依次进行扫查。

2．胃肠造影超声检查法　充盈检查法能提高胃肠病变的检出率，使疾病的诊断和鉴别诊断更准确。

（二）特殊超声检查方法

1．超声内镜检查方法　超声内镜是超声诊断仪和内镜组合一体的检查仪器。可直接插入胃和十二指肠内腔，观察胃壁的结构，判断病变的大小和浸润深度及邻近脏器受侵情况。

2．经直肠超声检查　采用直肠探头插入直肠进行扫查，可观察直肠壁病变及周围组织侵犯情况。

3．三维超声检查方法　可多角度观察充盈胃腔的立体形态。

二、正常超声声像图

（一）正常胃声像图

1．充盈胃声像图　胃充盈后，胃壁光滑完整，呈“三强二弱”结构，即由内到外为黏膜层——强回声，黏膜肌层——低回声，黏膜下层——强回声，肌层——低回声，浆膜层——强回声。正常胃壁厚度为 3～5 mm（图 15-1-1）。

2．空腹贲门声像图　在剑突下贲门部作纵向、横向扫查，位于肝左叶后方的贲门呈一“靶环征”图像，周围为低回声环状管壁，中间为黏膜层与腔内黏液构成的强回声。正常贲门大小为 1.5cm×2.5cm，壁厚≤5mm（图 15-1-2）。

3．胃蠕动声像图　正常人在声像图上可见到每分钟 3～4 个蠕动波，自胃底部向幽门部呈对称性有节律的运动，正常人胃内液体需 1h 排空。

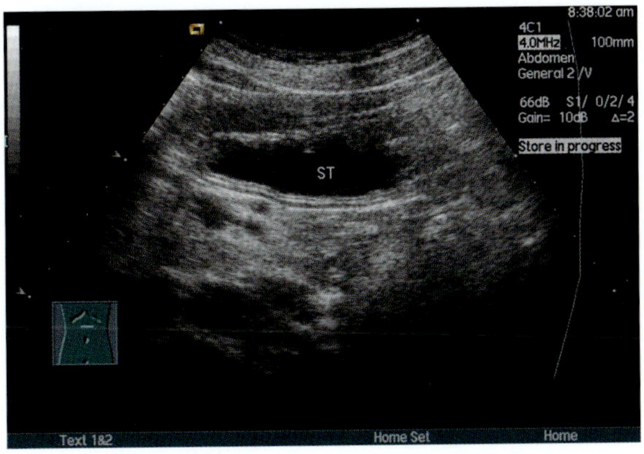

图 15-1-1　正常胃壁

5.0MHz 凸型探头显示图像，胃前后壁五层结构清晰可见，呈“三强二弱”结构

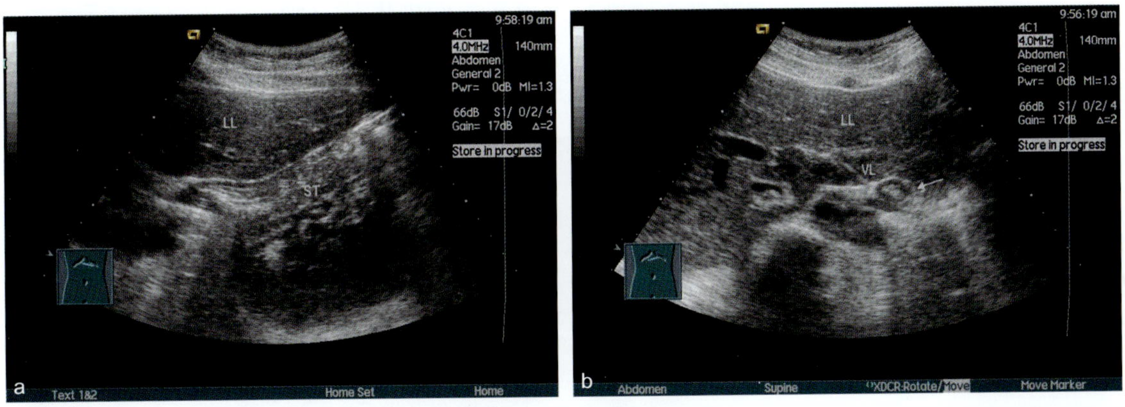

图 15-1-2　空腹贲门

a. 食管 - 胃连接部正常声像图长轴切面：在肝左外侧叶后下方的“鸟嘴”结构。b. 食管 - 胃连接部正常声像图短轴切面：肝脏左后方小“靶环征”为腹段食管

（二）正常肠道声像图

1. 十二指肠　充盈的十二指肠球部类似三角形，位于胰头的右上方，而降部、水平部呈管状无回声区，包绕着胰头部，升部较短，位于腹主动脉左前方。十二指肠肠壁光滑，其厚度＜4mm，充盈管腔内径为 3～4cm。

2. 空、回肠声像图　空肠位于左上腹，回肠位于右下腹。充盈肠腔后见空肠黏膜皱襞呈“鱼刺”样或“键盘”样排列，回肠壁光滑、黏膜皱襞稀少。肠壁厚度＜3mm，充盈的肠腔内径＜3cm。

3. 结肠声像图　充盈的结肠袋呈对称性有节律的串珠样结构。按解剖部位可分为升结肠、横结肠、降结肠和乙状结肠。肠壁厚 3～5mm，充盈的管腔内径为 3～5cm。

第二节 胃常见疾病的超声诊断

一、胃癌

【声像图表现】

1. 早期胃癌 因病变较小，经腹壁探测显示困难，应用超声内镜（endoscopic ultrasonography，EUS）检查有可能作出诊断。EUS 可见黏膜和黏膜下层结构显示不清，癌瘤呈乳头状向腔内突起或呈强回声斑块，边界欠清晰，若为凹陷型，则可见病变处黏膜中断，并有不规则的浅凹陷形成。

2. 中晚期胃癌 根据不同肿瘤的形态及病理所见，声像图可分为：

（1）肿块型：肿瘤呈结节状或不规则蕈伞形向胃腔内生长，肿瘤部位胃壁显著增厚，正常结构层次消失（图 15-2-1）。

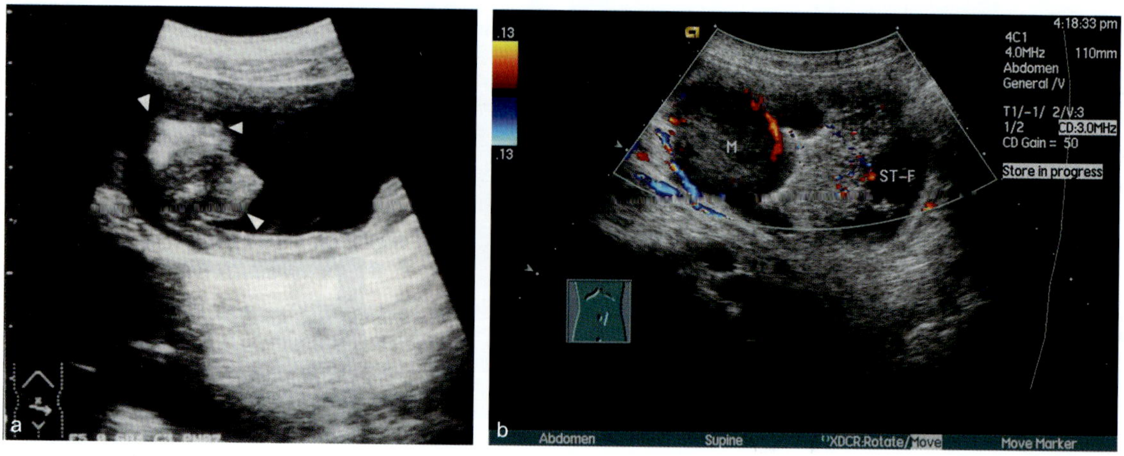

图 15-2-1 胃癌（肿块型）

a. 胃壁结节状隆起，实质为低回声，不均匀；b. 胃窦结节状隆起，实质为低回声均匀，内部血流信号较丰富

（2）溃疡型：在肿瘤所致的增厚胃壁黏膜面可见溃疡形成不规则凹陷区，呈“火山口”样图像（图 15-2-2）。

（3）浸润型：癌肿在胃壁各层浸润生长，胃壁大部分或全部不规则增厚。呈僵硬状，胃腔狭窄（图 15-2-3）。

3. 胃动力学改变 癌肿侵犯的胃壁呈僵硬状，蠕动波减弱或消失。如胃窦部肿瘤可引起幽门梗阻，导致胃潴留。

4. 胃癌可转移至肝、脾、卵巢等器官。

5. CDFI 在胃癌肿块内可探及到动脉血流信号。

【诊断注意点】

胃良性溃疡与溃疡型胃癌的鉴别诊断有着重要意义。鉴别的目的是对胃恶性肿瘤作出

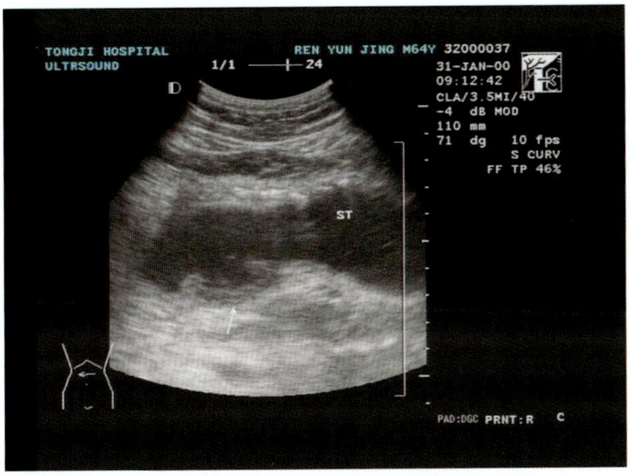

图 15-2-2　胃癌（溃疡型）

胃窦充盈像，胃窦后壁局限性隆起，中心凹陷（白箭头示）区为溃疡（“火山口征”）

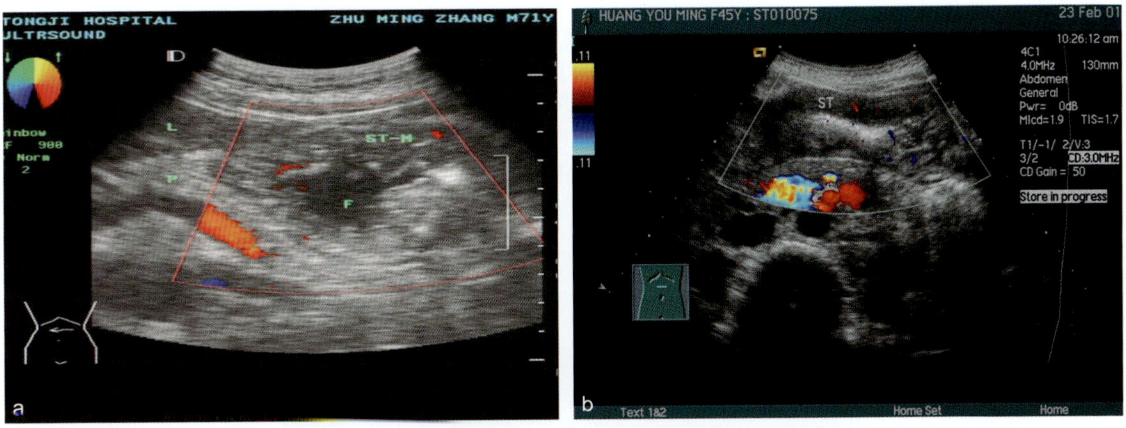

图 15-2-3　胃癌（浸润型）

胃前后壁不规则、欠均匀的低回声增厚，内部血流信号较丰富

早期诊断，以便早期手术治疗。典型的进展期胃癌，超声可明确诊断，部分非典型的溃疡型胃癌与良性溃疡难以鉴别，需做胃镜活检明确诊断。

二、贲门癌

【临床表现】

贲门癌占胃癌的 20.6%，其发生率仅次于幽门癌。超声图像上因贲门的位置相对固定，形态典型，超声对贲门癌的诊断较胃其他部位肿瘤为优。

【声像图表现】

贲门切面形态失常，内径增大（正常直径 1.5 ~ 2.0cm）；贲门部胃壁不规则增厚，黏膜层被破坏；管腔偏移、变形，气体强回声偏心，有时可见多个气体强回声反射（图 15-2-4）。

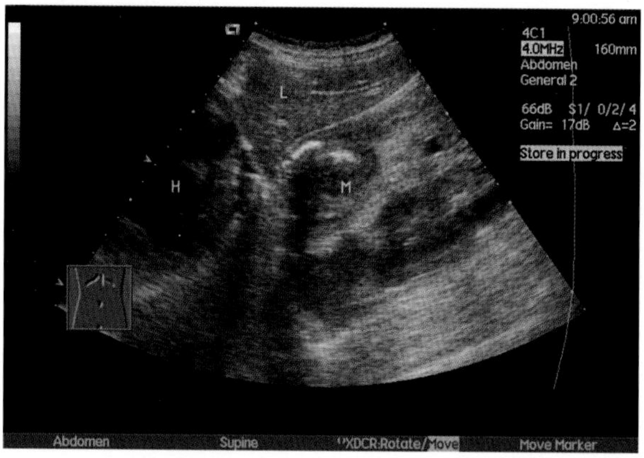

图 15-2-4 胃贲门癌

食管 - 胃连接部长轴切面示腹段食道前后壁至胃底内侧壁低回声增厚

三、胃息肉

【声像图表现】

1．胃息肉多呈低回声或中等回声团块，自黏膜层向胃腔内突出。

2．息肉形态为乳头状或指状，有蒂与胃壁相连，大小 1 ~ 2cm，多为单发，也可多发（图 15-2-5）。

3．胃壁各层结构正常。

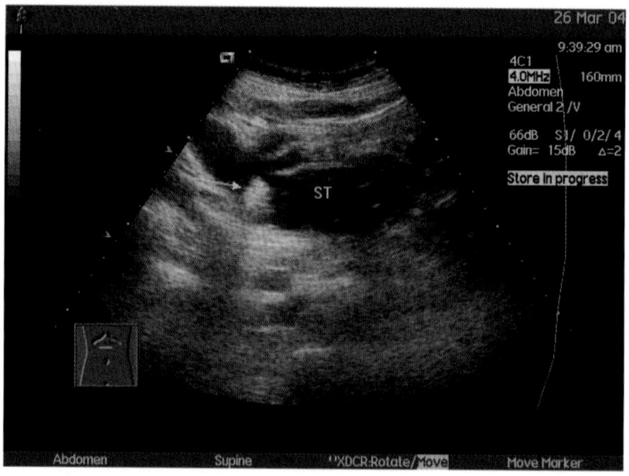

图 15-2-5 胃息肉

胃后壁乳头状隆起，实质为高回声，内部回声尚均

四、胃肠间质瘤

【临床表现】

胃肠间质瘤可发生在消化道的任何部位，既往的平滑肌瘤和平滑肌肉瘤、神经组织来

源性肿瘤属于此类。较小的肿瘤多是圆球状，随即可以向分叶状或不规则形态发展。肿瘤的生长方式为：①将黏膜顶起向管腔内生长；②突出浆膜，长在管壁外；③向管腔内、外同时扩展。肿瘤的病理组织学变化为溃疡形成；较小的肉瘤就会出现实质的弥漫性出血、坏死，继而出现液化，当坏死液化腔和溃疡相通时有假腔形成。

患者临床常见症状为腹部不适或疼痛，常因消化道出血、腹部肿块而就诊。

【声像图表现】

（1）胃壁间质瘤处肌层明显增厚，多呈圆球形、椭圆形或哑铃状的低回声肿物，内部回声均匀，边缘光滑，界限清晰（图 15-2-6）。

（2）间质瘤以单发者多见，多发生于胃上部，大小常在 5cm 以内。

（3）间质瘤周围的黏膜层、浆膜层光滑完整，部分间质瘤的黏膜面伴有溃疡凹陷。

（4）按肿瘤部位不同，声像可分为：①腔内型，位于黏膜下，向腔内生长，局部胃腔变窄；②壁间型，肿瘤在肌层同时向腔内外生长，呈哑铃状向内突起；③腔外型，肿瘤位于浆膜下向腔外生长隆起。

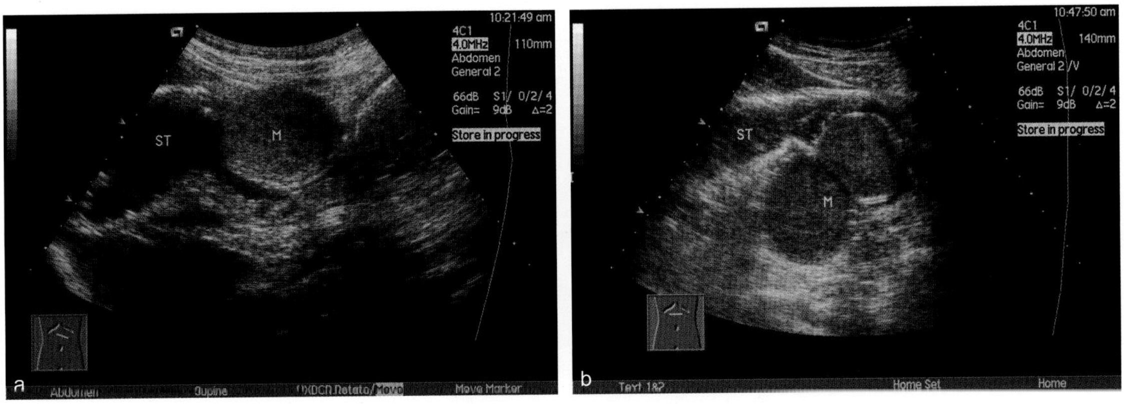

图 15-2-6　胃间质瘤

a. 胃小弯浆膜下外生性类圆形球体实性肿瘤，包膜光滑；b. 胃大弯浆膜下外生性类圆形球体实性肿瘤，实质为均匀的低回声实质为均匀的低回声，包膜光滑

五、先天性肥厚性幽门狭窄

【临床表现】

先天性肥厚性幽门狭窄是新生儿常见腹部外科病。病理改变为幽门全层肌肉肥厚、增生，以环形肌更为显著。整个幽门形成纺锤形肿块，可引起幽门机械性梗阻。临床主要表现为呕吐，且逐渐加重，上腹部可见胃蠕动波。大多数病例于右上腹可摸到橄榄形肿块。

【声像图表现】

（1）幽门肌层显示环状增厚，幽门长轴断面呈梭形或橄榄状实质低回声区，其长度大于 20mm，厚度大于 4mm，短轴断面直径大于 15mm。肥厚的肌层与胃壁回声带相延续，中间为狭窄的幽门管腔，也称“宫颈征”（图 15-2-7）。

（2）胃腔扩大、排空延迟，近幽门部蠕动消失或出现逆运动。

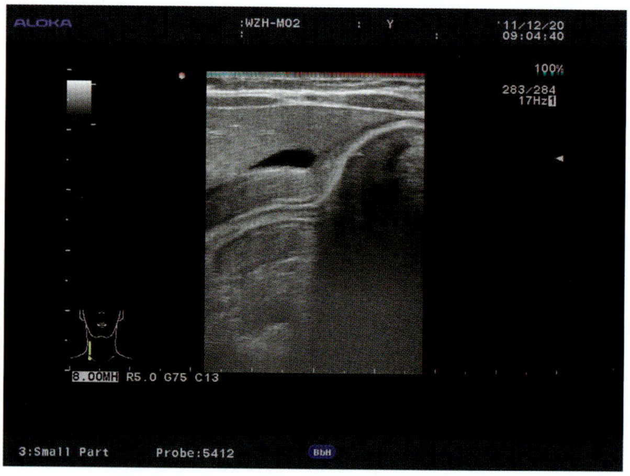

图 15-2-7 先天性肥厚性幽门狭窄

幽门区“橄榄核”状低回声包块，幽门管腔狭窄

【诊断注意点】

超声检查可清晰显示幽门部增厚的胃壁及扩张的胃腔，可作为本病诊断的首选检查方法。

六、贲门失弛缓症

【临床表现】

又称贲门痉挛，是食管神经肌肉功能障碍所致的一种疾病。食管括约肌呈失弛缓状态下，临床表现为吞咽困难、胸骨后疼痛及食物反流。本病常见于20～40岁。男女发病率相似。

【声像图表现】

（1）空腹显示食管下段明显扩张，部分呈迂曲状，近贲门管处食管长轴呈尖锯状（图15-2-8）。

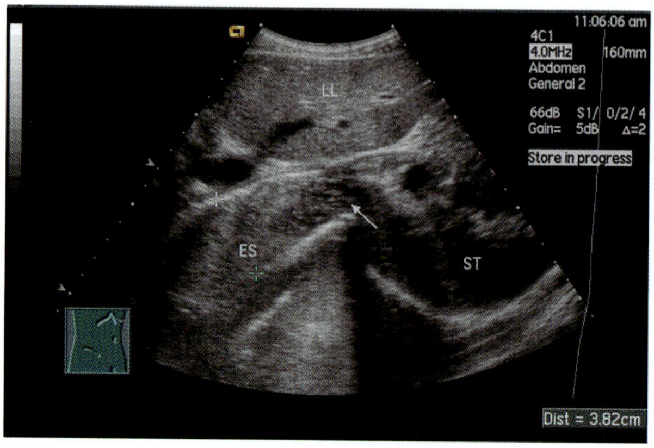

图 15-2-8 贲门失弛缓症

空腹显示食管下段明显扩张，部分呈迂曲状，近贲门管处食管长轴呈尖锯状

（2）扩张的食管内可见潴留的液体无回声区及食物形成的光点或光团回声。食管蠕动增强，内容物呈往返运动或逆运动。

（3）当食管下段管腔充盈达到一定程度时，内容物可暂时通过贲门入胃，继而又重新阻塞。

七、胃淋巴瘤

胃淋巴瘤是源于胃黏膜下淋巴组织的恶性肿瘤。肿块常位于胃体、窦部，可为单发或多发性的肿块。

【声像图表现】

（1）胃壁呈弥漫性增厚或局限性肿块，正常胃壁结构消失。

（2）增厚的胃壁或肿块内部回声较低，后方回声轻度增强，提高仪器增益可见肿块内部呈多结节状结构（图 15-2-9）。

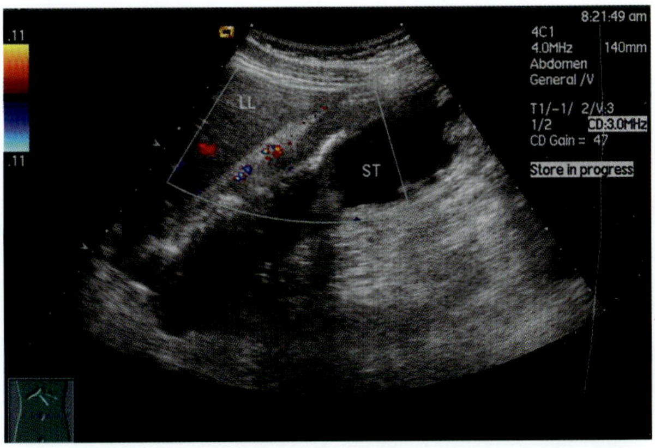

图 15-2-9　胃淋巴瘤

胃小弯处胃壁增厚，内部回声较低，胃腔的狭窄程度不严重

（3）胃腔狭窄的程度不严重。

（4）溃疡型肿瘤可显示溃疡凹陷，无溃疡的肿瘤表面可见完整胃黏膜层回声。

（5）CDFI 显示较大的肿瘤内部可见血流信号。

【临床意义】

根据胃恶性淋巴瘤实质回声低，呈多结节样改变，并且肿块质地较软，胃腔的狭窄程度不严重，超声对本病的诊断具有一定的价值。

第三节 肠疾病的超声诊断

一、小肠肿瘤

【声像图表现】

1. 小肠平滑肌瘤 位于小肠某一部位可见圆形或椭圆形、分叶状的实质性低回声肿块，边缘光滑，包膜完整，内部回声均匀，在腹腔内可呈移动性肿块，肿块多小于 5cm（图 15-3-1）。

2. 小肠平滑肌肉瘤 肿瘤体积多较大（大于 5cm），形态不规则，内部回声强弱不均，如有坏死，液化可在肿瘤内见到不规则无回声区，有转移者可见周围淋巴结肿大和肝内有转移性肿块图像。

3. 恶性淋巴瘤 显示小肠壁全周增厚，呈结节状的低回声。斜断面及横断面扫查可呈“假肾征”图像。

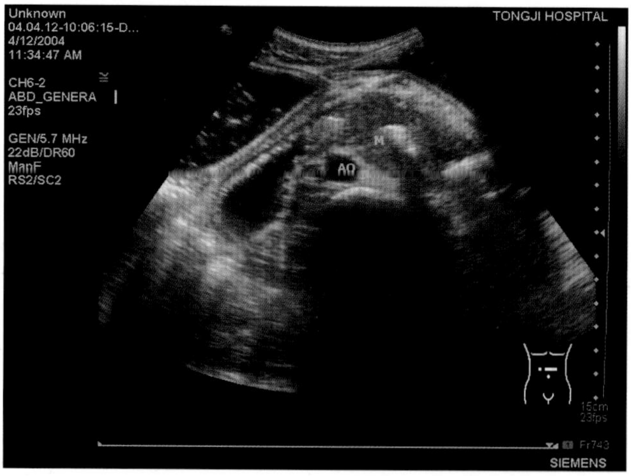

图 15-3-1 小肠肿瘤

横切显示腹主动脉左前方含气性包块，小肠前后壁均明显增厚，肠腔狭窄

二、大肠癌

包括结肠癌、直肠癌，是胃肠道常见的恶性肿瘤，占全部胃肠癌的第二位，其中以直肠癌最为多见，占 58.4%，乙状结肠癌次之。

【声像图表现】

按肿瘤的形态及生长方式可分为 5 型。

（1）肠壁增厚型：肠壁因癌组织浸润生长多呈不规则增厚、僵硬，正常肠壁层次结构消失。横断面见增厚的肠壁呈低回声，中心部位为不规则带状或斑点状的肠黏膜和气体强回声，斜断面扫查呈“假肾征”（图 15-3-2）。

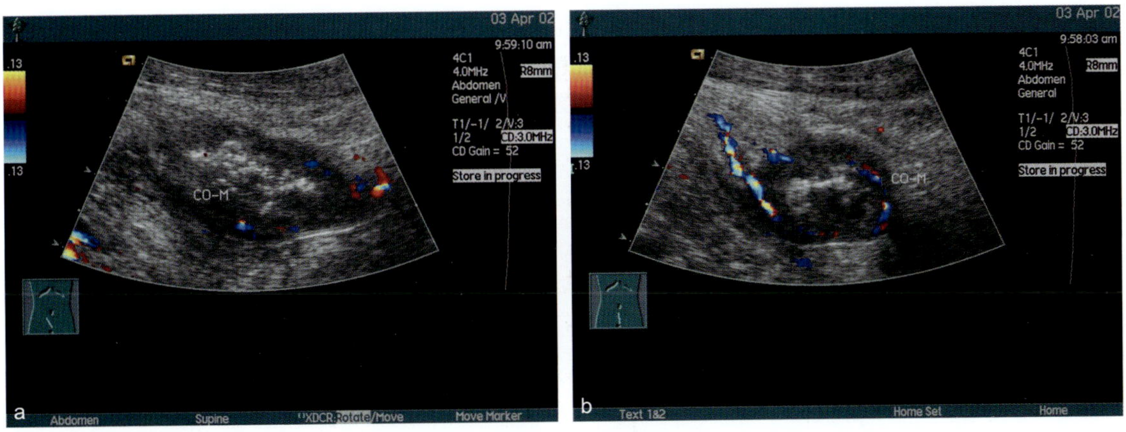

图 15-3-2　结肠癌

a. 长轴切面示结肠管壁不规则状增厚，实质回声不均，局部管腔狭窄；b. 短轴切面示结肠管壁不规则状增厚，实质回声不均，局部管腔狭窄，呈“假肾征”

（2）肠内肿块型：肿瘤向肠腔内生长，呈息肉状、菜花状的低回声团块，内部回声不均匀。

（3）溃疡型：肿瘤显示为边缘隆起、中心部凹陷、基底部粗糙不平的低回声肿块，外观呈“火山口”状，往往侵入整个肠壁使肠腔变窄。

（4）肠外肿块型：超声显示孤立的低回声肿块向腔外生长凸起，且肠腔气体强回声明显偏移到肿块边缘。管腔受压，但狭窄变形不明显。

（5）混合型肿瘤向腔内、腔外均凸起，无包膜、界限不清，并侵犯肠壁全层（图 15-3-3）。

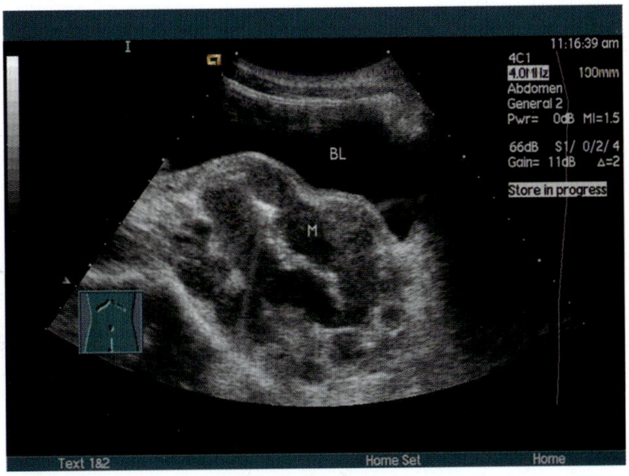

图 15-3-3　直肠癌

长轴切面示膀胱后方直肠前后壁均不规则状增厚，管腔狭窄

三、急性阑尾炎

【声像图表现】

1. 单纯性阑尾炎　阑尾呈肿胀的管状或指状结构，壁增厚，中央阑尾腔内为无回声区，

周围绕以肿胀的阑尾壁呈强（黏膜层）、弱（肌层）、强（浆膜层）回声结构（图 15-3-4）。

2. 化脓性阑尾炎　可见阑尾膨胀呈囊状，为低或无回声区，腔内有大量脓件物质形成的光点、光斑或光团，如有粪石，可见强回声光斑或光团，后方伴声影。阑尾壁增厚，周边毛糙、模糊（图 15-3-5）。

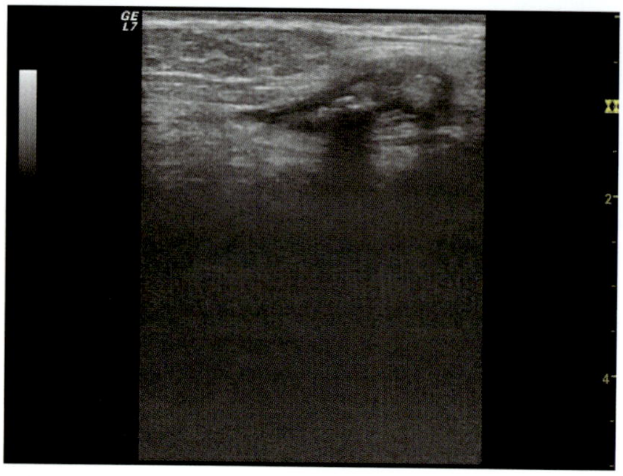

图 15-3-4　单纯性阑尾炎

阑尾呈肿胀的管状或指状结构，壁增厚

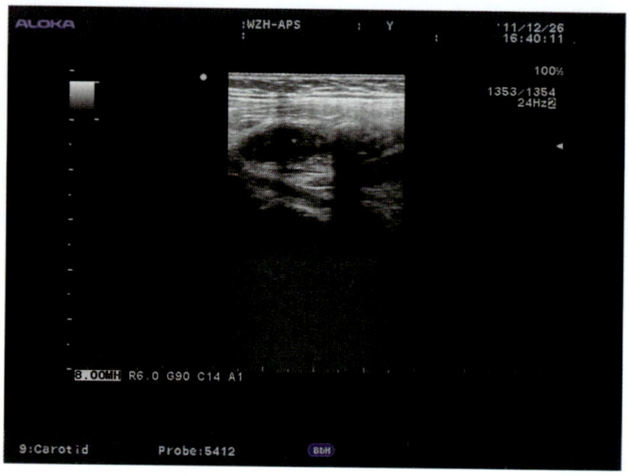

图 15-3-5　急性化脓性阑尾炎

阑尾管壁增厚，管腔内液体积聚，并可见强回声粪石

3. 坏疽性阑尾炎　阑尾边缘无连续性，壁明显增厚，轮廓不清，呈不规则低回声区，内部回声杂乱。

4. 阑尾炎穿孔　右下腹显示为炎性包块或阑尾周围脓肿。包块为边缘轮廓模糊、形态不规则的低回声或无回声区。内部常有光点、光斑或气体强回声。并发腹膜炎时，可见因肠麻痹引起的肠管扩张，肠蠕动减弱或消失（图 15-3-6）。

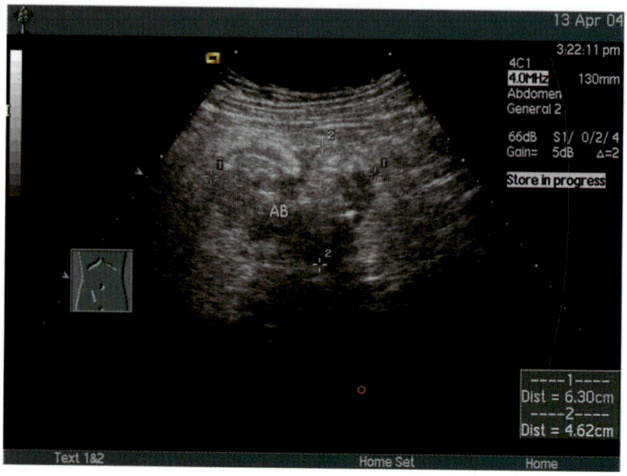

图 15-3-6　阑尾周围脓肿

边缘轮廓模糊、形态不规则的低回声

【诊断注意点】

高分辨力超声仪对急性阑尾炎显示率较高，可直观地显示肿胀阑尾的大小、部位及周围渗液，鉴别有无脓肿形成等征象，有利于临床选择合理的治疗方案。

四、肠梗阻

【临床表现】

肠梗阻是外科常见的急腹症，肠梗阻的病理改变为肠管扩张、积液和积气，临床表现为腹部阵发性绞痛，伴有肠鸣音亢进、呕吐、腹胀。完全性肠梗阻时，无排便、排气。

【声像图表现】

（1）肠管扩张伴肠腔内积液和（或）积气，扩张的小肠内径大于3cm，结肠内径大于5cm。

（2）梗阻部位的上段可见扩张的肠管蠕动增强，次数频繁。麻痹性肠梗阻时肠蠕动减弱或消失。

（3）肠管扩张的状态随不同部位的肠管而有所不同。

（4）肠黏膜皱襞水肿增厚。此征象主要表现在空肠，呈“鱼刺”状或“键盘”样改变（图15-3-7）。

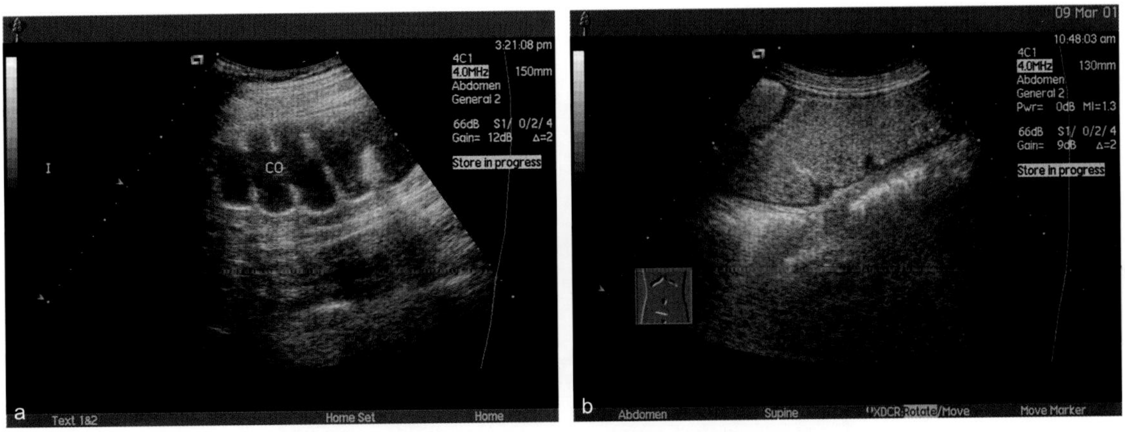

图 15-3-7　肠梗阻

a. 空肠梗阻 肠黏膜皱襞水肿增厚，呈“鱼刺”状或“键盘”样改变，肠腔扩张；b. 结肠梗阻 肠管扩张，可见结肠袋

五、肠套叠

【临床表现】

为突然发生的腹痛，间隙性反复发作，常有呕吐，发作数小时后多数排果酱样黏液便，80% 的病例可在腹部触摸到腊肠样包块。

【声像图表现】

肠套叠的横断面图像显示为“同心圆征”，即套叠的鞘部反射形成一较大的外圆，是一层较厚、较均匀的低回声环带，为鞘部黏膜水肿所致。低回声带中心部可见一高低相间的混合回声或呈弥漫性较高回声的结构，边缘轮廓多不规则，主要是套入部肠管形成反折的浆膜及内层黏膜相互重叠挤压所致。中心部为肠腔内容物及气体强回声团。套叠部的纵断面呈“套筒征”（图 15-3-8）。

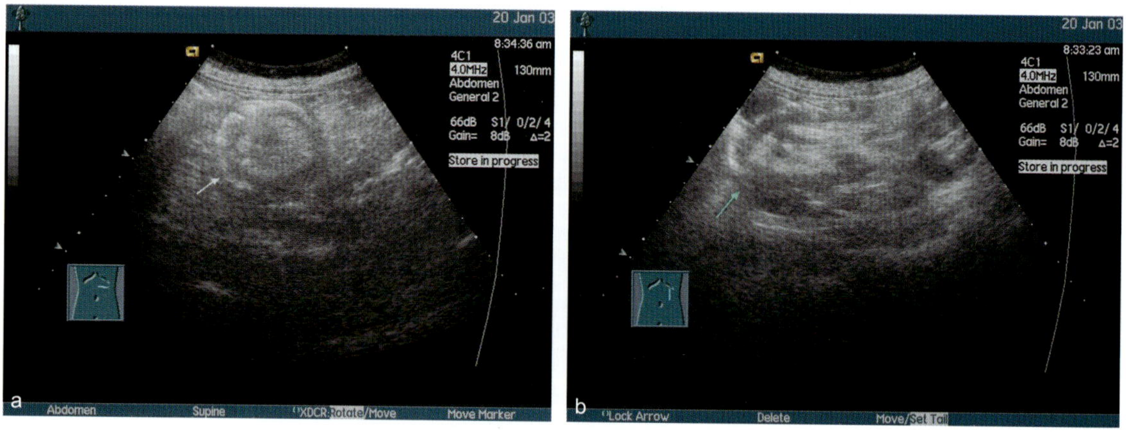

图 15-3-8 肠套叠

a. 横切呈“同心圆征”；b. 纵切呈“套筒征”

六、肠系膜淋巴结炎

【临床表现】

是婴幼儿期腹痛最常见的原因之一，由于缺乏典型的临床症状和特异性检查手段，往往不能明确诊断。

【声像图表现】

多个淋巴结各径线增大，异常的淋巴结形态饱满呈球形，内部回声减弱，皮髓质分界不清，沿脐周分布，呈串珠样改变，每个淋巴结轮廓清晰，无融合趋势（图 15-3-9）。

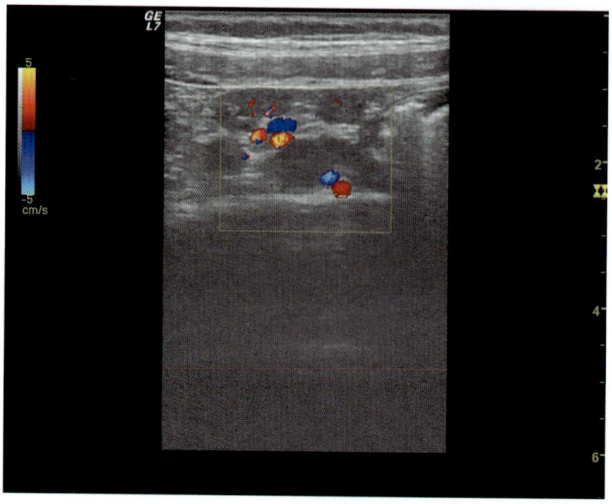

图 15-3-9 肠系膜淋巴结炎

腹腔内脐右侧可见多个呈串珠样排列的低回声区，形态饱满，回声减低，互不融合，内部可见丰富的血流信号

【诊断注意点】

高频超声分辨率高，对肿大淋巴结显示率高，且定位、定性准确，对临床诊断及治疗都具有重要应用价值，诊断时需注意与急性阑尾炎、肠套叠、淋巴瘤等鉴别。

七、肠旋转不良

【临床表现】

先天性肠旋转不良是胚胎期肠道以肠系膜上动脉为轴心的旋转运动不完全或异常，使肠道位置发生变异和肠系膜的附着不全而引起肠梗阻。好发于新生儿期，是造成新生儿肠梗阻的常见原因之一，也有极少数病例发生于婴儿或较大儿童。

【声像图表现】

二维超声难以显示正常的肠系膜上动脉，可见肠系膜上动静脉位置异常，肠系膜上静脉位于肠系膜上动脉的左前方或前方，可清晰地显示肠系膜根部的螺旋状包块，中央为肠系膜上动脉，周围为肠系膜上静脉及肠系膜等，即形成所谓的“旋涡征”。CDFI 可清晰显示肠系膜上动脉和肠系膜上静脉的动静脉血流（图 15-3-10）。

【诊断注意点】

“旋涡征”是指肠系膜上静脉围绕肠系膜上动脉旋转，是超声诊断肠旋转不良伴发肠扭转的特征性改变。

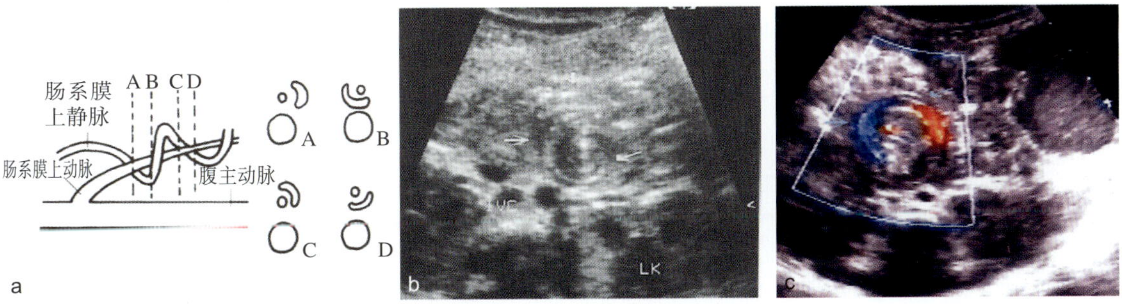

图 15-3-10　肠旋转不良

a. 肠系膜根部血管扭转示意图：肠系膜上静脉围绕肠系膜上动脉旋转。b. 二维超声显示肠系膜根部的螺旋状包块，中央为肠系膜上动脉，周围为肠系膜上静脉及肠系膜等。c. 彩色多普勒显示肠系膜上静脉围绕肠系膜上动脉的动静脉血流信号

八、腹股沟斜疝

腹股沟斜疝是从位于腹壁下动脉外侧的腹股沟管内环突出，向前内下斜行经过腹股沟管再经外环进入阴囊内，不同于直疝，后者不进入阴囊，疝内容物以小肠多见，其次还有结肠、盲肠、阑尾、大网膜等。

【声像图表现】

疝内容物经内环、腹股沟管、皮下环至阴囊局部形成异常回声区，纵切呈条状、横切呈圆形，边界尚清，内部回声若为肠管则可见肠内容物气体、粪便、肠腔液体并可见肠管活动，若为大网膜则呈强回声混杂不均匀，疝囊内多可见液性无回声区（图 15-3-11）。

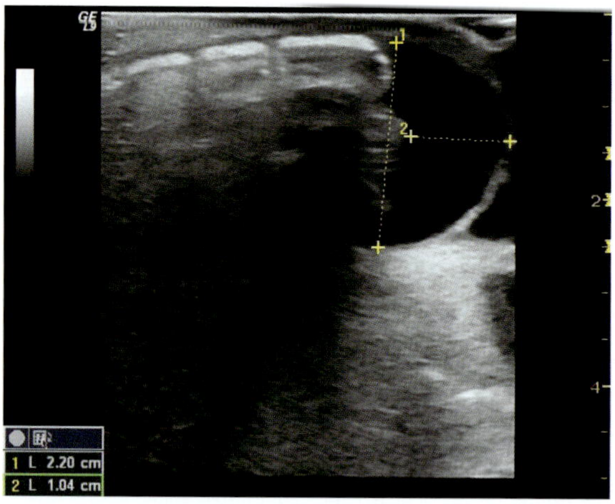

图 15-3-11 腹股沟斜疝

腹股沟管局部形成异常回声区，纵切呈条状、横切呈圆形，边界尚清，内可见肠内容物气体、肠腔液体并可见肠管活动，疝囊内可见液性无回声区

（王志辉）

第十六章 肾、输尿管疾病的超声诊断

第一节 检查方法及正常超声声像图

一、检查方法

检查肾通常选用凸阵探头，探头频率3～3.5MHz，小儿可选用5MHz探头，检查肾一般无需特殊准备，若要检查肾动脉者需禁食后检查。

二、正常超声声像图

1. 肾实质　肾实质厚度1.5～2.5cm，呈低回声，肾实质分皮质、髓质两部分。

2. 肾窦　肾窦回声又称为肾合系统光点群，一般肾窦回声范围占肾的1/2～2/3。

3. 血管　肾动脉起自腹主动脉，逐级分为肾段动脉、叶间动脉、弓状动脉、小叶间动脉及其分支，有相应静脉伴行。

4. 肾正常值　长径10～12cm，宽径5～6cm，前后径3～4cm。

第二节 肾常见疾病

一、肾囊肿

【临床表现】

中老年患者居多，可单发也可多发，其内容物可以是单纯的浆液性液体，也可以含有血液、胆固醇结晶或胶冻样物等。

【声像图表现】

肾局部增大，相应部位出现无回声区，其边缘光滑，后方回声增强，后壁回声增强。CDFI显示无回声内未见彩色血流信号。

下面依据肾囊肿的不同内容物及不同部位分别介绍某些肾囊肿的声像图特点：

1. 多发性肾囊肿　单侧或在双侧肾多个囊肿，囊肿大小不一，在无囊肿的部位有正常肾实质回声（图16-2-1）。

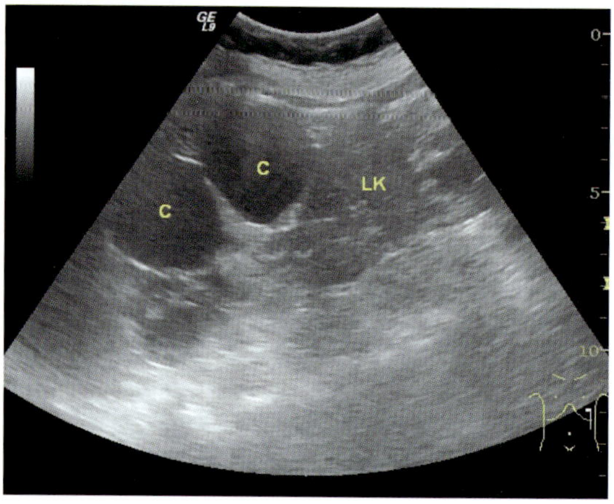

图 16-2-1 多发性肾囊肿

肾实质内可见多个无回声区，边缘光滑，周围见正常肾实质

2. 肾盂旁囊肿 肾实质与集合系统交界处出现的无回声区，边界尚清，与肾盂不相通（图 16-2-2）。

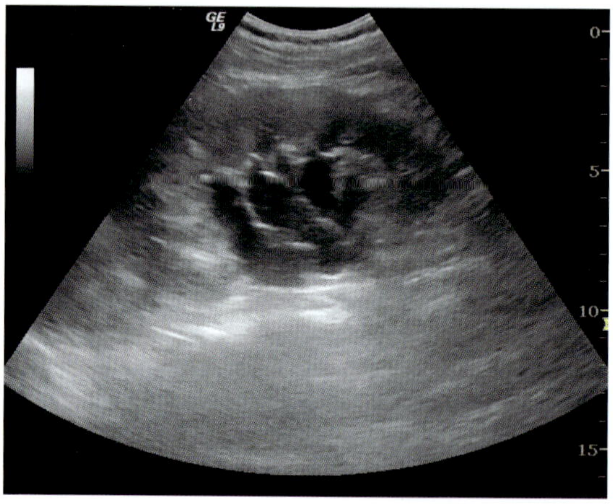

图 16-2-2 肾盂旁囊肿

肾窦内可见无回声区穿插在肾盂及肾盏周围，无回声区呈多房状

3. 肾盂源性肾囊肿 与肾盏相通的肾盏憩室，表现为肾窦内圆形无回声区，直径一般为 1～2cm，它与肾盏相通的潜在性小腔仅在 X 线肾盂造影时才能显示。注意此种病变一定不能行囊肿硬化治疗。

4. 海绵肾 又称为肾髓质囊肿，它是以肾髓质锥体内集合管广泛囊状扩张为特征的先天性疾病，扩张的集合管腔小呈海绵状，内部可有细小结石形成，声像图可见多个强回声团或多房性小的无回声区出现在肾锥体部位呈扇形排列（图 16-2-3）。

5. 钙乳症肾囊肿 肾钙乳为极其细小的含钙性乳状物，出现在肾囊肿无回声区或肾盂系统内，回声较强，后方伴声影，强回声随体位改变向移动，上表面呈水平状（图 16-2-4）。

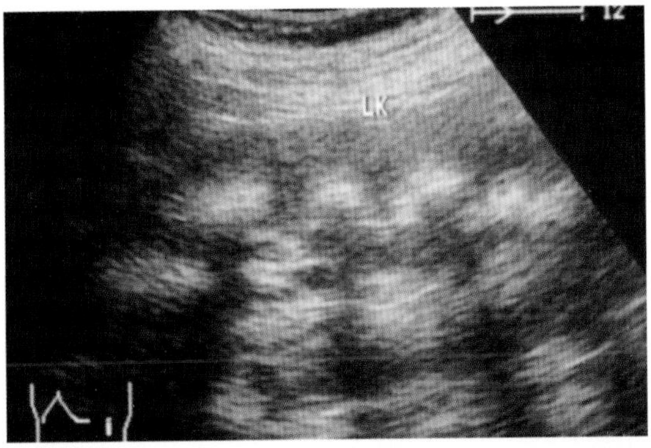

图 16–2–3　海绵肾

多个肾锥体异常增大呈扇形排列，回声强，注意区别多发肾结石

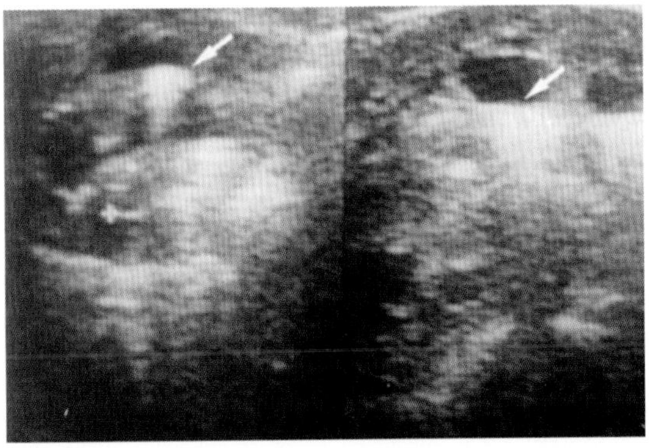

图 16–2–4　肾钙乳

肾实质内囊性病变区内呈强回声，上缘呈水平状

【诊断注意点】

肾盂旁囊肿、肾盂源性囊肿及肾积水的鉴别：肾盂旁囊肿与肾积水的区别在于前者出现的无回声区不引起肾盂、肾盏分离，可使肾窦回声不对称、受推挤。肾盂源性囊肿出现在肾窦回声区，随肾盂肾盏内的液体量的变化，内径有变化。

二、多囊肾

【临床表现】

先天性病变，有遗传性，临床表现主要为高血压、腹部包块甚至尿毒症。此病患者约 50% 可以出现多囊肝，少见多囊脾等。

【声像图表现】

双肾体积明显增大，肾内出现无数个大小不一的无回声区，可突向表面，大囊肿可以是中小囊肿破裂融合形成，中小囊肿不能显示圆形轮廓而代之零乱的液性无回声区，这是部分容积效应囊肿重叠造成的伪像（图 16-2-5）。婴儿型多囊肾囊肿极小，呈密集细小强回声以致超声不易发现（图 16-2-6）。

【诊断注意点】

极小的囊肿由于小于超声分辨力而形成点状强回声伴彗尾征，注意不要把这种小强回声误为肾内小的结石（表 16-2-1）。多囊肾的囊肿密布整个肾，声像图找不到正常的肾实质回声。

三、肾结石

【临床表现】

肾结石临床表现为腰痛、血尿，另有尿频、尿急、尿痛等症状。

【声像图表现】

肾结石的声像图表现概括为 8 个字：强回声＋声影＋移动性，结石的强回声呈圆形强光团、光斑或光点，结石的声影比较明显，显示为强光团后方的低回声带，其宽度随结石

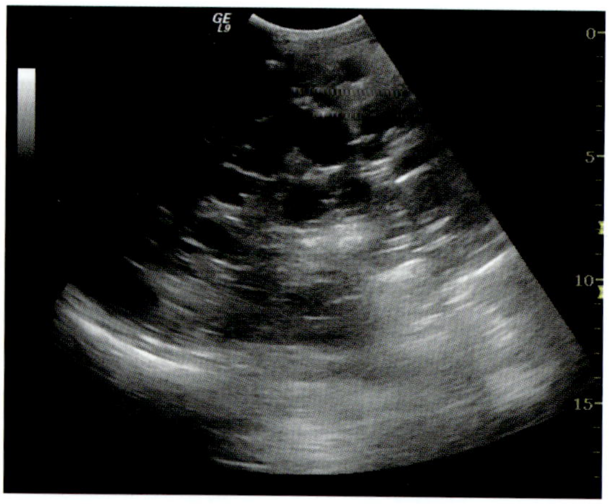

图 16-2-5 多囊肾

肾体积增大，肾内出血多个互不连通无回声区，未见正常肾实质

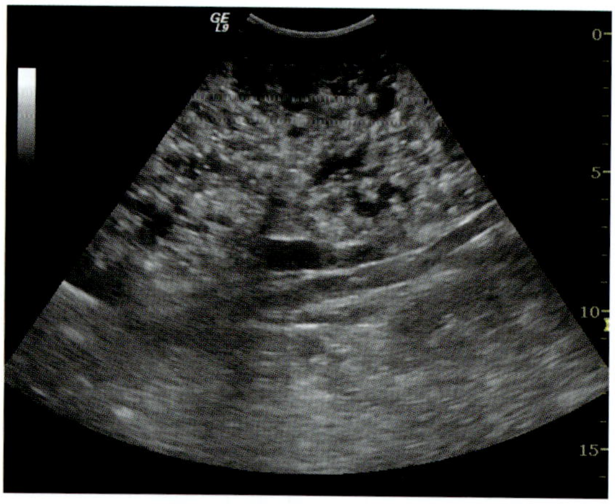

图 16-2-6 婴儿型多囊肾

肾内呈多发密集强光点回声，未见正常肾实质

表 16-2-1 多囊肾与多发性肾囊肿的鉴别

	多囊肾	多发性肾囊肿
受累肾	双侧多见，肾普遍增大	单侧或双侧，局限性增大
囊肿形态	大小不一，互不相通，小囊肿仅显示为强光点	大小不一，一般囊肿数目可数
正常肾实质	不显示	显示正常肾实质回声

大小而变，以草酸钙、磷酸钙类结石声影更明显（图 16-2-7），如果合并有肾积水时，改变体位可见其移动。

【诊断注意点】

肾内小结石与钙化灶的区别：结石强回声光点呈圆形或椭圆形，长条状或管状回声非

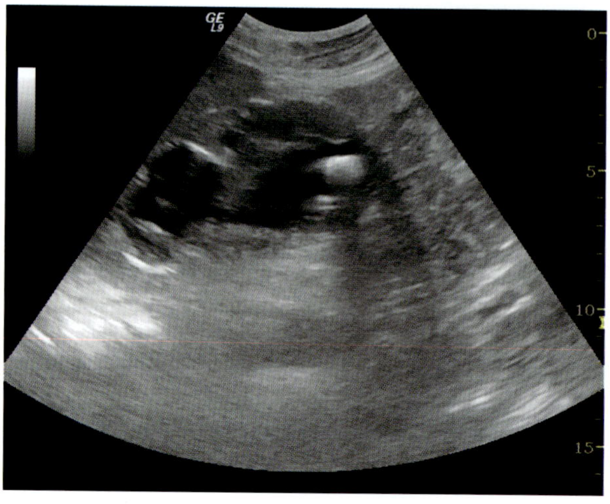

图 16-2-7 肾结石、肾积水

伴有肾积水的肾盂下部分可见结石强回声，后方伴声影

结石；结石的强回声出现在肾盏或肾盂范围内或肾窦边缘，而肾皮质部的强回声多为结核钙化；小结石的声影不明显或较淡，应减低增益后仔细观察（图 16-2-8）。

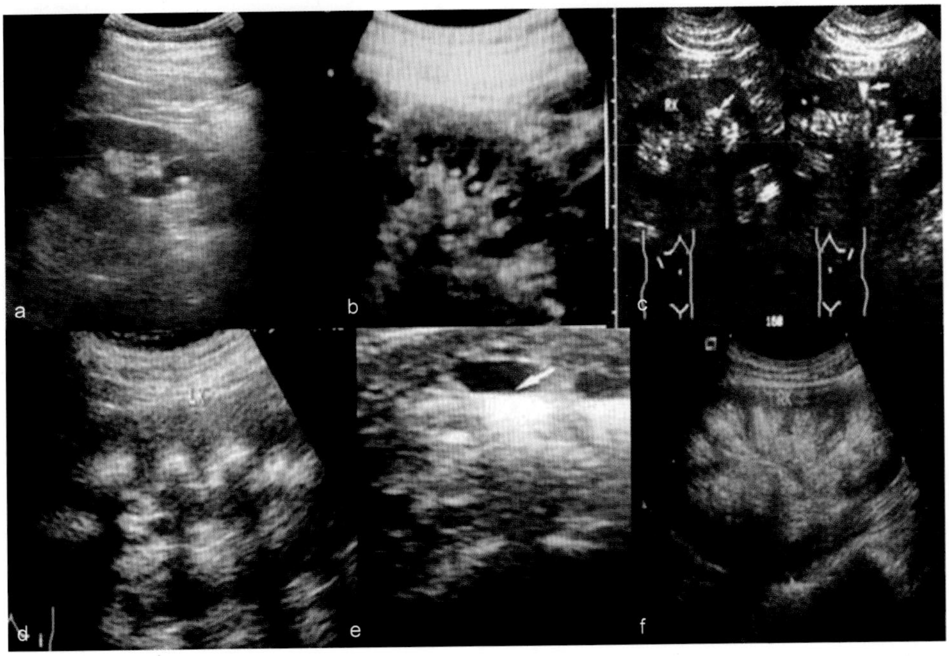

图 16-2-8　肾内强光斑鉴别

a 囊肿并钙化，多见；b 肾乳头坏死并钙化，多伴有肾缺血情况发生；c 痛风，肾内多发钙化灶，多发强光斑可出现在肾实质及肾窦内；d 海绵肾，强光斑位于肾椎体处；e 肾钙乳，囊性病灶内出现强光斑，上缘呈水平状；f 肾小管酸中毒，肾锥体回声增强

四、肾积水

【临床表现】

肾积水常见病因有肿瘤、结石、炎症、结核、损伤等。少数小儿肾积水易见于先天性病变，如肾盂输尿管移行处缩窄，输尿管隔膜或异位血管压迫所致。

【声像图表现】

（1）肾的体积：轻度积水者体积增大不明显，中到重度积水时，肾体积增大甚至呈囊状，肾实质明显变薄，有时甚至呈薄膜状。

（2）肾窦的改变：肾盂分离可见无回声区，轻度者可以呈“=”、手套状、烟斗状，重者肾盏扩张呈多个互相通连的无回声区。

（3）肾内、肾盂出口或输尿管内往往可见到结石、肿瘤或其他物压迫输尿管的改变。

【诊断注意点】

部分正常人肾盂内可有少量无回声区，宽度 0.5～1.0cm，常因大量饮水或应用利尿药后膀胱高度充盈所致，月经期、妊娠期，由于早期妊娠孕激素分泌增高抑制输尿管蠕动，使肾盂内尿液不能排空所致，晚期妊娠由于增大的子宫压迫输尿管所致（图 16-2-9、图 16-2-10）。

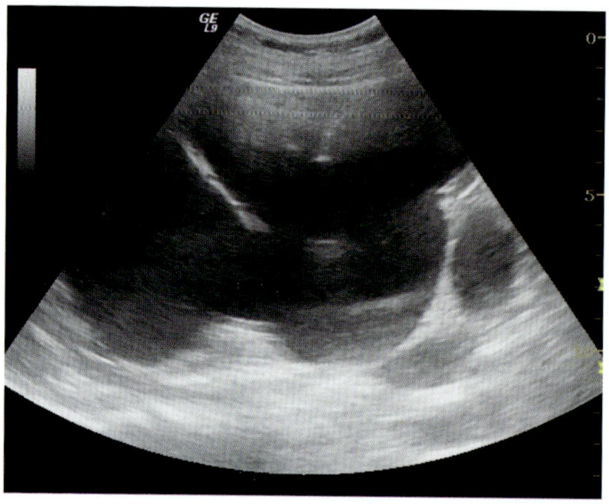

图 16-2-9 肾外肾盂
肾盂与输尿管移行处出现先天性狭窄

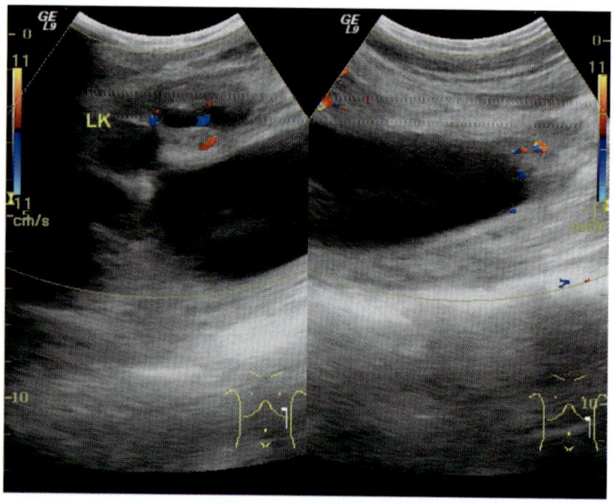

图 16-2-10 重度肾积水
肾内可见多个无回声区，互相连通，肾实质薄

五、肾先天性异常

（一）肾缺如

【声像图表现】

超声检查肾不受肾功能的好坏及肾大小的影响，声像图表现为患侧肾窝处未显示肾，而健侧肾往往有代偿性增大。除肾窝以外还要检查腹膜后区、腹腔内、髂窝处、盆腔内是否能显示患侧肾，以防肾异位而漏诊。

【诊断注意点】

X 线静脉肾盂造影，核素 γ 照相等均不能作出肾缺如的诊断。

（二）异位肾

【声像图表现】

患侧肾区未能显示肾图像，而在其他部位如髂窝处、盆腔或对侧肾周围等处显示肾图像，异位肾可以正常大小或发育较差，体积较小甚有积水。

【诊断注意点】

游走肾肾蒂较长，往往活动范围大甚可达到异位肾的位置，但可以回位到正常肾的位置。

（三）重复肾

【声像图表现】

重复肾可以是单侧也可以是双侧，重复肾多数为上下融合在一起，但表面有一分界呈轻度凹陷，内部集合系统光点群被一横行肾实质分隔成上下两团强回声区，但分别有上下两个输尿管向下引流入膀胱及异常开口在大阴唇内侧、小阴唇、输精管、前列腺等处（图 16-2-11、图 16-2-12）。

【诊断注意点】

在重复肾中往往上面肾体积小易合并积水感染，其输尿管开口异位同时伴狭窄。

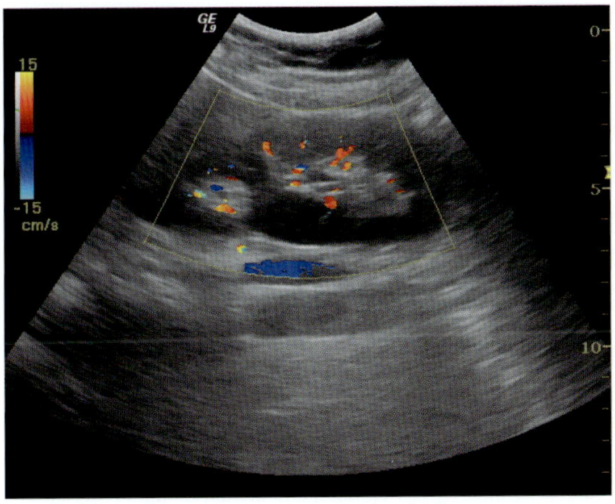

图 16-2-11　重复肾

肾集合系统被肾实质分隔呈上下两部分

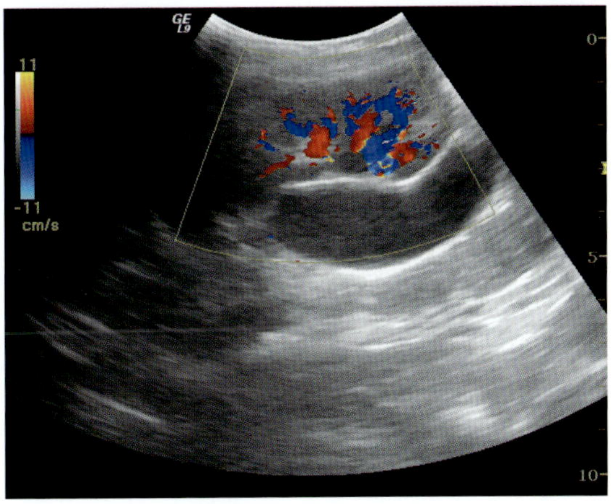

图 16-2-12　重复肾

重复肾患者上面肾发育差、肾积水呈囊状，可见其单独的输尿管

（四）融合肾

【声像图表现】

常见的融合肾有“马蹄肾”，是两肾的下极肾实质相连，“S”形肾是一侧肾下极与对侧肾上极呈“S”状相连，团块肾是两侧肾融合在一起呈一团块状（图 16-2-13）。

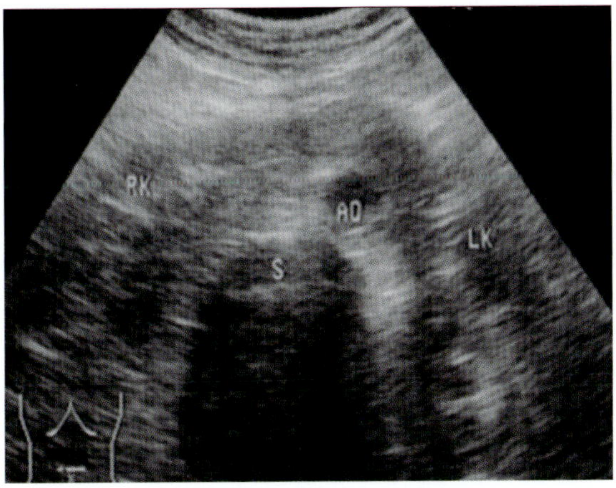

图 16-2-13　马蹄肾

双肾下极肾实质相连，横跨在脊柱前方

（五）肾下垂

【声像图表现】

常见症状为腰部酸痛，少数还可有腹胀、恶心、血尿、便秘等症状。

【诊断注意点】

（1）站立位。正常肾下极距髂嵴连线 2～4cm，呼吸活动时肾下极移动范围不超过 3cm，若站立位时肾下极低于髂嵴连线，便可判定为肾下垂。

（2）肾站立位与卧位时肾上下活动超过 3cm 时可以判定肾下垂。

（3）一般身材者站立位肾下极多在脐水平线以上，若肾下极低于此水平者可以判定为肾下垂，体胖、腹壁松弛下垂、腹水等情况者不适用此种判断方法。

六、肾细胞癌

【临床表现】

最常见的是透明细胞癌，多见于 50～60 岁的成人，无痛性肉眼血尿是其最重要的临床表现。

【声像图表现】

（1）肾形态失常：肾肿瘤常发生在肾上下两极，局部增大并向表面隆起，肿块边缘尚清。

（2）肾实质出现肿块：肿块大小不一，圆形或不规则形，多呈低回声区或等回声区，往往肿块由小变大时其内部回声逐渐减低（图 16-2-14a、b）。研究认为低回声区主要与这种肿瘤的组织细胞的结构有关，肾透明细胞癌的癌细胞为印戒细胞，核被推向一侧，细胞内大部分为脂滴，这种脂肪内部均匀、界面较少故呈低回声，较大的肿块内部出现出血、坏死无回声区。比较少见肾癌呈多房性囊性病变，其边界尚清，内部间隔管带宽窄不一，间隔光带上容易见彩色血流信号。

（3）肾集合系统光点群受挤压移位出现局限性凹陷、中断甚至肾盂积水。

（4）肾肿瘤转移征象：较常见的是肾静脉内癌栓，其中右肾静脉癌栓通过肋缘下斜切时易于显示癌栓沿肾静脉至下腔静脉，肾门淋巴结肿大显示为肾门处局限性低回声区（图 16-2-14c、d、e）。

（5）肾肿瘤超声造影：病灶内造影剂迅速填充，整体增强，回声高于周围肾组织，病灶区造影剂消退快（图 16-2-15）。

【诊断注意点】

诊断肾癌应注意与下列疾病鉴别：

1. 正常肾变异

（1）肾锥体肥大：位于肾实质处呈三角形或类圆形低回声区，凸入集合系统内，但其回声均匀，与肾皮质无分界，仔细检查还可见其对应的肾小盏，必要时需随诊观察（图 16-2-16）。

（2）肾柱肥大：肥大的肾柱凸入到集合系统内，类似于肾肿瘤压迫肾窦，但肥大肾柱的回声与相邻肾皮质回声一致、内部均匀，未见包膜回声。必要时需要随访观察。

2. 肾上腺肿瘤　肾上腺肿瘤紧靠肾上极，易与肾肿瘤混淆，但是肾上腺肿瘤与肾上极之间可以显示一线状强回声呈“海鸥征”，它是肾上腺肿瘤压迫周围脂肪组织形成的界限，与肾包膜的界限共同构成“海鸥征”（图 16-2-17）。

3. 肾脓肿　肾脓肿患者一般有明显的炎性症状，如腰痛、发热、血象高，脓肿具有基本规律先呈低回声再液化呈无回声区，后方回声增强，周围组织炎性渗出，积液也是其特征。

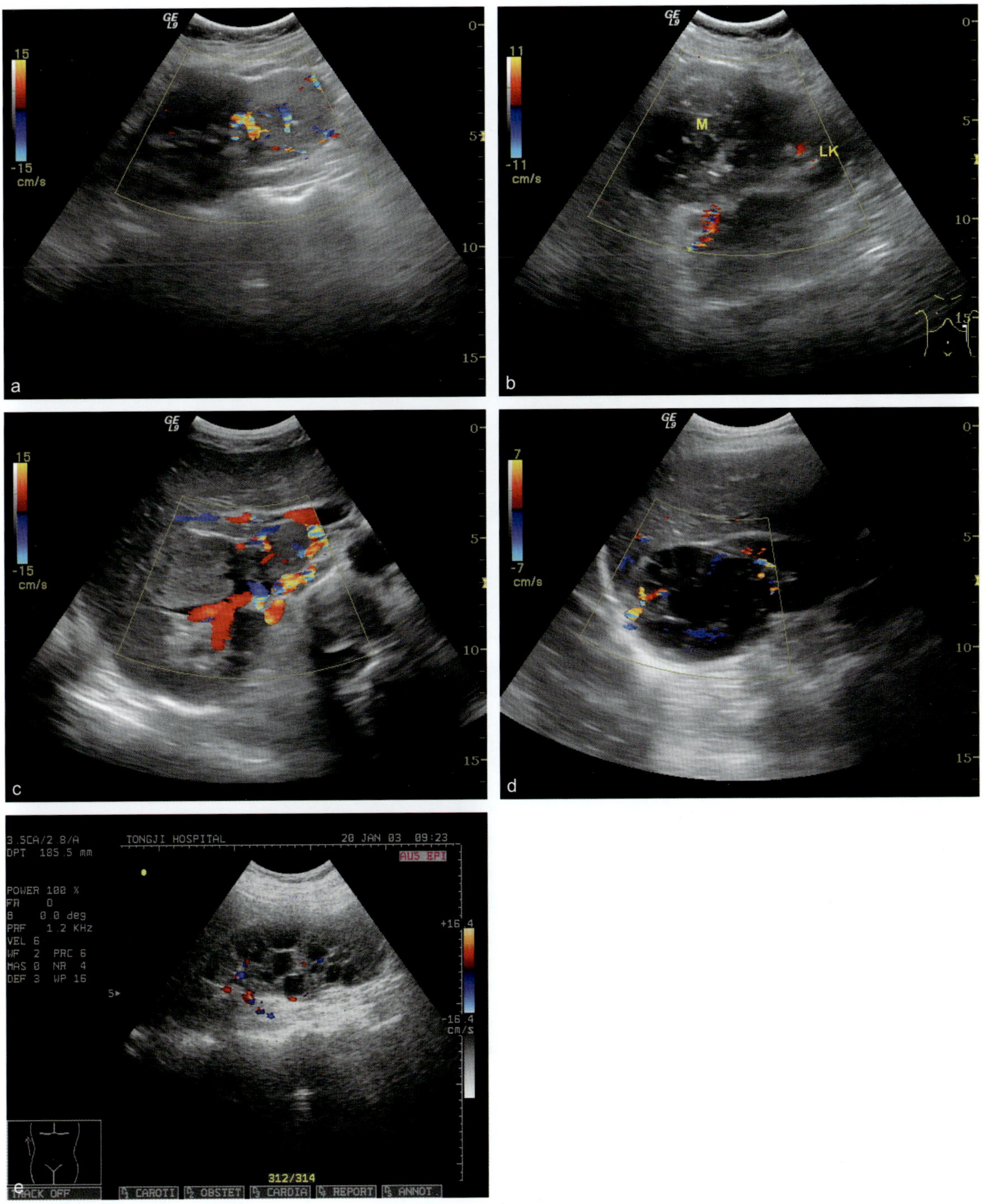

图 16-2-14　肾癌

a. 肾下极实质性病灶，呈稍强回声；b. 病灶明显向外凸出，且病变内部回声不均，甚至出现钙化；c. 右肾癌病变较大，并侵犯下腔静脉形成癌栓，向上甚至达右心房；d. 比较少见囊性肾癌，表现为多个无回声区，间隔较厚，厚薄不易，间隔可见血流信号；e. 囊性肾癌表现为多发性无回声区，间隔明显厚薄不一，边界不清

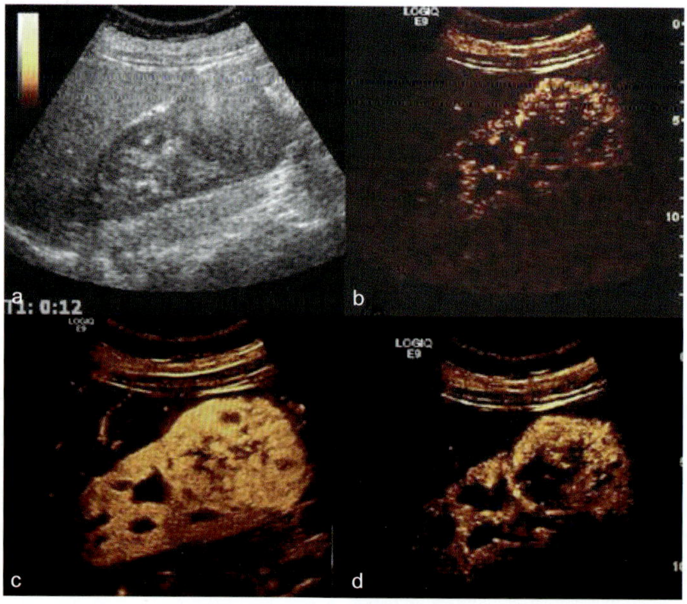

图 16-2-15 肾癌超声造影

a. 二维超声显示肾下极肿块；b. 超声造影显示肾下极肿块早于周围组织回声增强；c. 超声造影病灶内造影剂填充，回声明显增强；d. 病灶内造影剂开始消退，回声减低

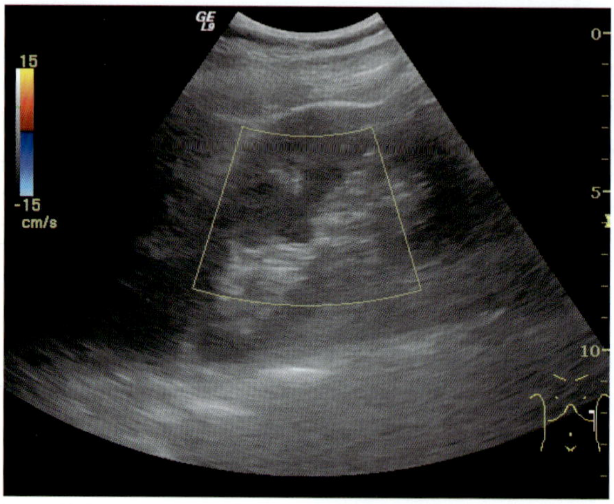

图 16-2-16 肾锥体肥大

肾锥体肥大凸向肾集合系统内，其回声类似肾实质，较均匀，表面未见凸起

七、肾母细胞瘤

【临床表现】

又称肾胚胎瘤或 Wilms 瘤，绝大多数发生在 5 岁以内小儿。

【声像图表现】

（1）肾上或下极实质性肿块，肿块多为圆形，范围较大，肾盂、肾盏受挤压时出现肾积水，肿块内部呈等回声或强弱不等回声，肿块易液化坏死形成不规则的无回声区（图 16-2-18）。

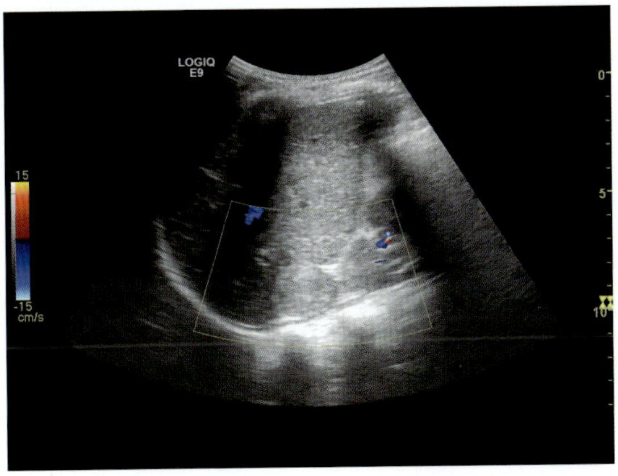

图 16-2-17　肾上腺肿瘤

肾上极与其上方的肾上腺见可见稍强回声光带分隔

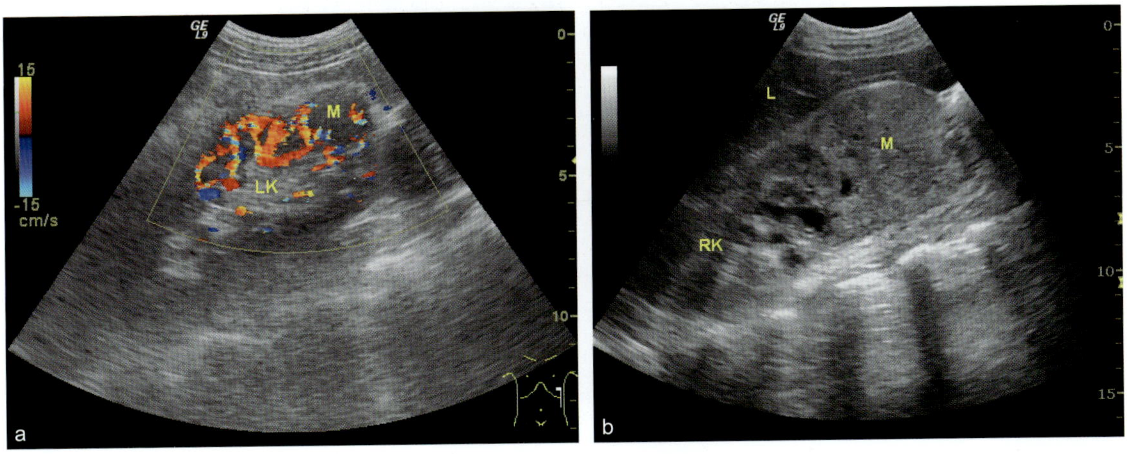

图 16-2-18　肾母细胞瘤

a. 小的肾母细胞瘤位于肾下极，回声较强并凸向外；b. 较大病灶的肾母细胞瘤呈高回声，挤压肾门及输尿管造成肾积水

（2）肿瘤浸润与转移征象：主要由肾静脉转移，可见癌栓沿肾静脉侵犯到下腔静脉。肿块淋巴结转移时引起肾门淋巴肿大，肿瘤还可以广泛浸润引起腹水及其他转移征象。

【诊断注意点】

肾母细胞瘤与神经母细胞瘤的鉴别见表 16-2-2。

表 16-2-2　肾母细胞瘤主要与神经母细胞瘤鉴别

	肾母细胞瘤	神经母细胞瘤
来源	肾尤其是上、下极	主要是腹膜后、神经节、肾上腺肿块
形态	常呈圆形，低、中等回声，肿块生长一般不超过腹中线	体积较大呈花瓣状，常呈强回声，肿块容易超过腹中线生长
内部	常见液化、坏死	不常见液化，可见钙化
肾盂	易引起肾盂积水	多引起整个肾推挤移位
转移	肾静脉转移多见	血行转移侵犯肝、骨骼

八、肾盂肿瘤

【临床表现】

出现血尿较早，血尿以间歇性、无痛性血尿出现为主。

【声像图表现】

依肿瘤的大小不同而变化，肿瘤直径<1cm，表现为肾集合系统内小的低回声区，当有肾盂分离时，无回声环绕小肿块使其边界及附着点更清楚，但肿块增大引起明显肾盂分离时则可见较大的肿块，但有时与肾盂内存在的血凝块极易混淆。此时超声造影对肾盂内病变的鉴别诊断意义较大，超声造影表现为肾盂内低回声区内可见造影剂填充，回声明显增强（图 16-2-19、图 16-2-20）。

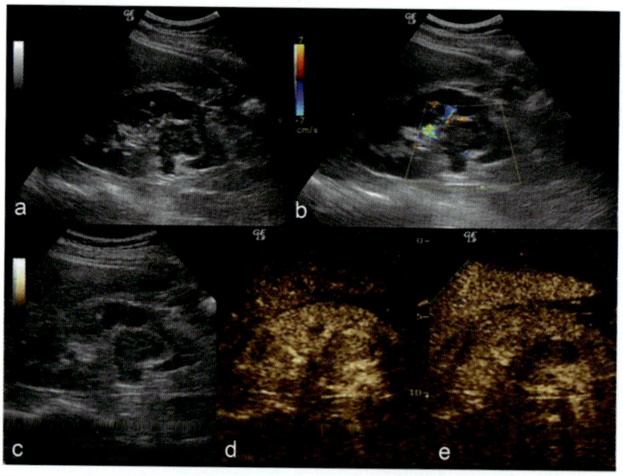

图 16-2-19 肾盂癌

a. 二维超声显示肾盂内低回声区；b. CDFI 显示肾盂低回声区内未见明显血流信号，不易区别于肿瘤和血凝块；c. 超声造影基波显示肾盂低回声；d. 超声造影显示肾盂低回声内造影剂填充，回声增强；e. 造影剂消退，病灶回声减低，证实病灶内有血供

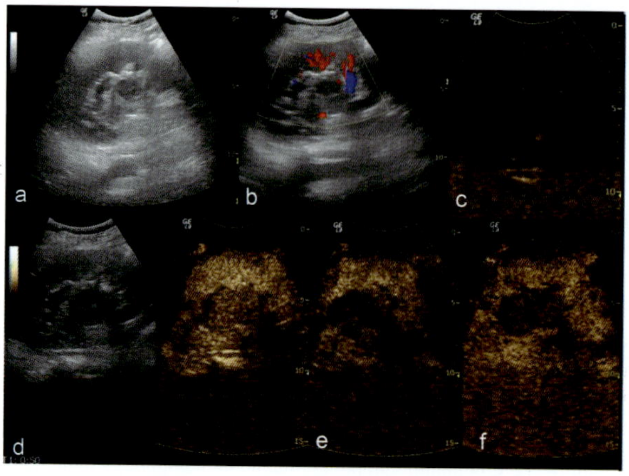

图 16-2-20 肾盂移行细胞癌

a. 肾盂内可见低回声区，不易区别于肿瘤和血凝块；b. CDFI 肾盂低回声区内未见血流信号；c. 超声造影剂未进入病灶时呈低回声区；d. 超声造影基波现象；e. 造影剂填充病灶后病变回声增强，稍低于肾实质回声；f. 造影剂消退后病灶回声减低，证实病灶有血供

【诊断注意点】

需要与下列病变鉴别：

（1）肿瘤与血凝块的鉴别：两者可以同时存在，声像图类似，不易区别，但是血凝块内部回声呈细光点状，改变体位时观察其流动性，CDFI 及超声造影可见病灶内血供。

（2）肾正常变异：要注意区别肾锥体肥大及肾柱肥大。

（3）重复肾：重复肾内有实质性回声区分隔集合系统为上下两部分，但这种实质回声区与两侧肾实质相连，内部回声均匀等同肾实质回声。

九、肾血管平滑肌脂肪瘤

【临床表现】

又称肾错构瘤，属良性肾肿瘤、较常见，可出现在单侧或双侧肾。

【声像图表现】

（1）肾实质内可见小圆形或类圆形强光团，边界规则，内部回声均匀、后方无声影（图 16-2-21）。

（2）较大的错构瘤多见于肾上下极，呈圆形或不规则形，边界尚清，内部回声较强，但该肿块容易液化、坏死，形成不规则低回声区、无回声区或混合回声区。较大的肿块内有动脉血供（图 16-2-22、图 16-2-23）。

其他肾实质性肿瘤一般较少见，主要有肾血管瘤、脂肪瘤、纤维瘤，还有肾肉瘤和转移性肾肿瘤。

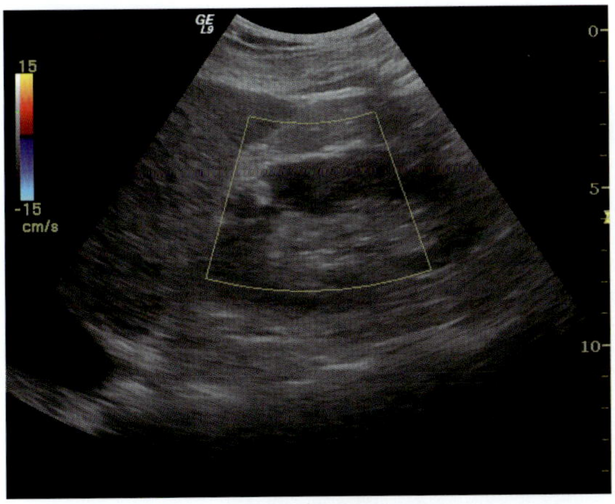

图 16-2-21　错构瘤（小）

肾实质内可见小的高回声区，类圆形，边界清，内部回声均匀

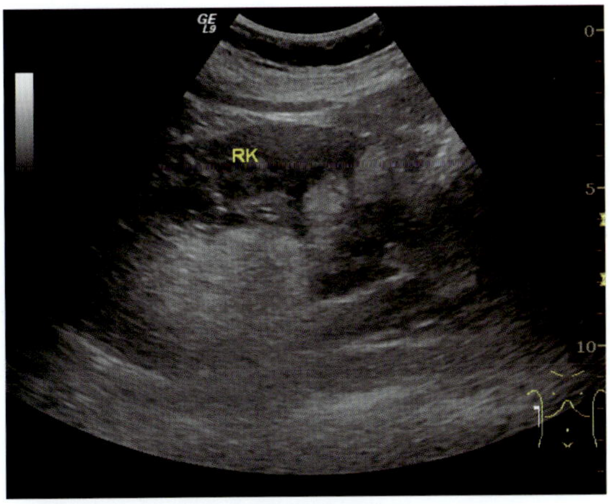

图 16-2-22　肾错构瘤（大小不等）

肾内可见数个大小不等高回声区，类圆形，边界尚清

十、肾血管病变

（一）肾动脉狭窄

【临床表现】

主要为高血压，其病因主要由动脉粥样硬化、多发性大动脉炎、先天性肾动脉发育不

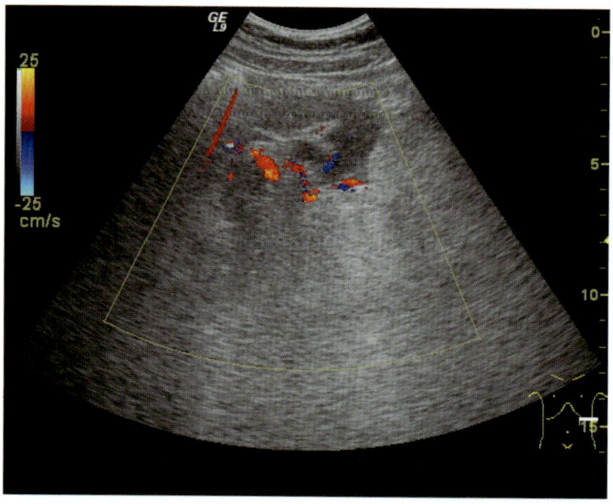

图 16-2-23 肾错构瘤（较大）

较大肾错构瘤者，肾实质大部分被高回声占位，但能见到部分集合系统回声

全等引起。

【声像图表现】

（1）患侧肾体积缩小，比健侧肾小 1.5 ~ 2.0cm 或以上。

（2）肾动脉正常内经为 5 ~ 7 mm，低于 3mm 就可考虑肾动脉狭窄。未显示出正常肾动脉者，不能肯定狭窄（图 16-2-24）。

（3）CDFI 示肾动脉狭窄处血流速度明显加快，严重狭窄者呈五彩镶嵌的血流。

（4）PW 示狭窄处血流速度异常增高，加速度降低、加速时间延长，而狭窄后方的血流速度及阻力均降低（图 16-2-25）。

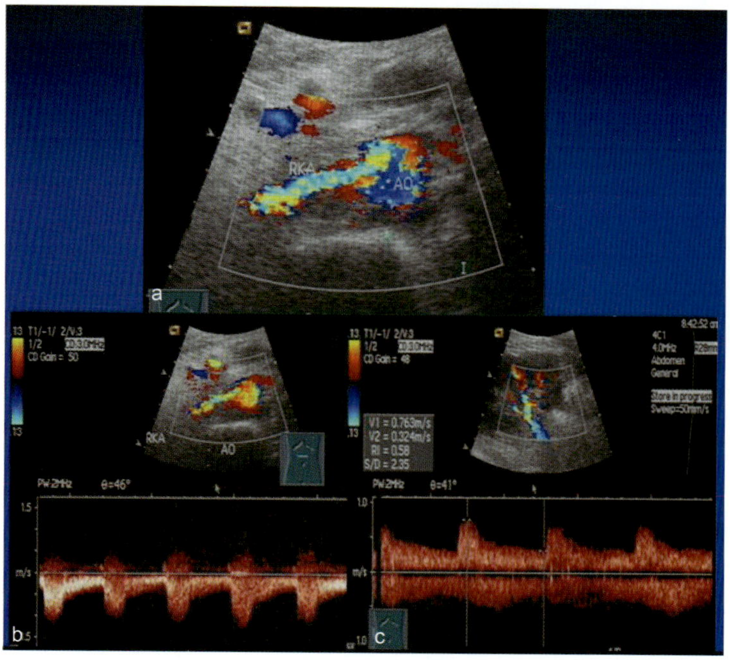

图 16-2-24 正常肾动脉血流形态及频谱

a 动脉主干宽度及走行；b 起始部肾动脉频谱；c 肾门部肾动脉频谱

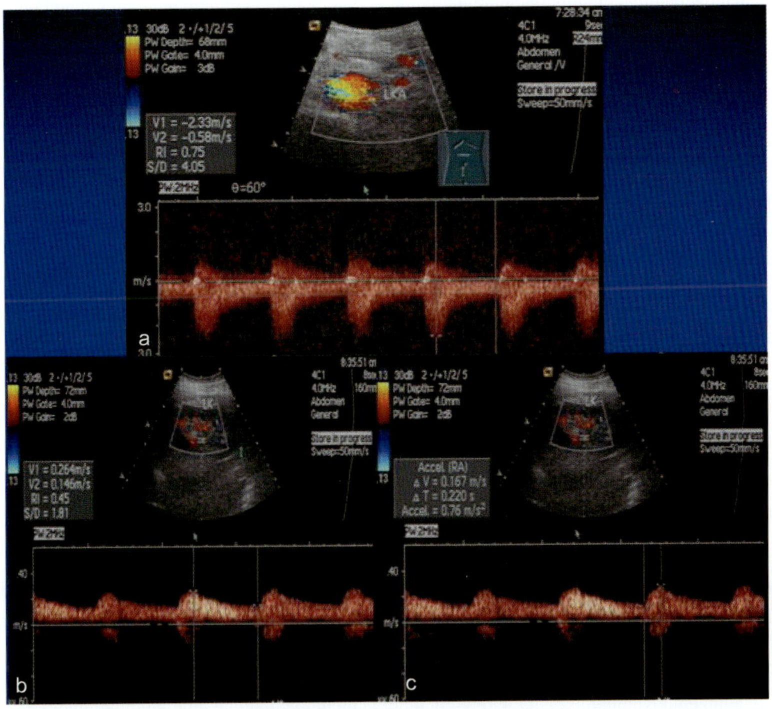

图 16-2-25　肾动脉狭窄

a. 左肾动脉起始部狭窄，血流束明显狭窄，呈高速高阻频谱；b. 同侧狭窄远端肾门部肾动脉频谱呈低速低阻；c. 肾门部肾动脉加速度降低，加速时间延长

【诊断注意点】

超声作为非创伤性诊断方法可筛选肾动脉狭窄的病例，确诊还需经皮肾动脉造影或数字减影造影证实。

（二）左肾静脉压迫综合征（胡桃夹现象）

【临床表现】

临床可见少量血尿或左侧轻度血尿。

【声像图表现】

肠系膜上动脉与腹主动脉夹角变小，左肾静脉在此处明显变窄，其夹角前即靠肾侧肾静脉增宽。其诊断依据下列标准：仰卧位左肾静脉狭窄前扩张处近段内径比狭窄部位内径宽 2 倍以上，脊柱后伸位 15 ~ 20min 后，左肾静脉受压明显，其扩张近段内径比狭窄部位内径宽 4 倍以上即可诊断（图 16-2-26）。

【诊断注意点】

胡桃夹现象也见于正常儿童，肾小球肾病、高钙尿症患者。

（三）肾静脉瘤

【声像图表现】

肾实质或肾窦内可见无回声区，类圆形，边界清，内部未见光团回声，CDFI 病灶内可见彩色血流信号，呈静脉频谱（图 16-2-27）。

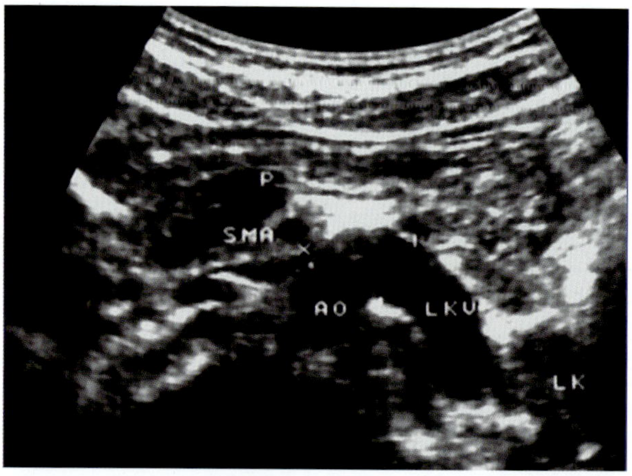

图 16-2-26 左肾静脉压迫综合征（胡桃夹现象）

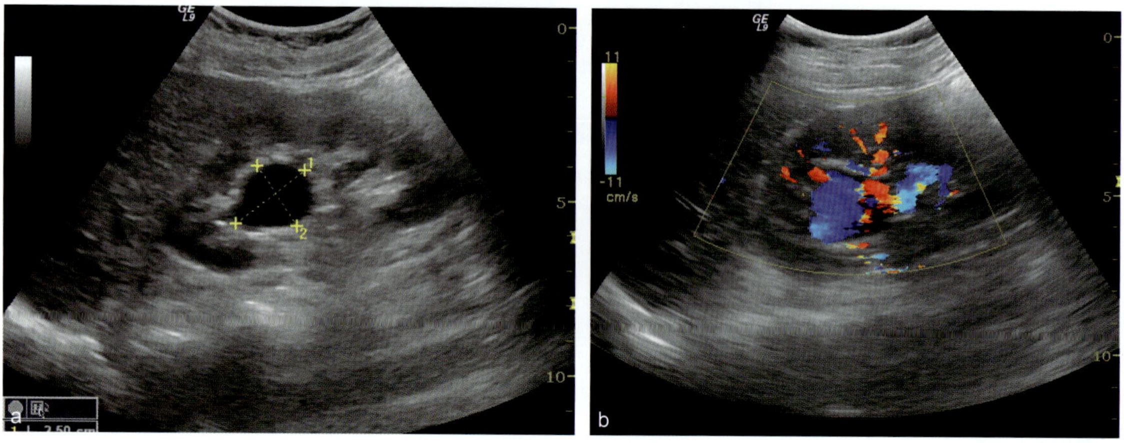

图 16-2-27 肾静脉瘤

a. 肾内囊性病变区，要鉴别肾囊肿与肾静脉瘤，都呈类圆形无回声区；b. CDFI 显示无回声区内可见血流信号，频谱多普勒呈静脉频谱，证实为肾静脉瘤

【诊断注意点】

此病变容易误认为肾囊肿，彩色多普勒易鉴别，切记不能行囊肿硬化治疗。

（四）肾动脉假性动脉瘤

【临床表现】

此病易发生于外伤、动脉硬化等情况，主要表现为患侧腰痛，破裂者病情严重，致休克甚至死亡。

【声像图表现】

肾动脉处出现圆形或类圆形无回声区，壁较厚，CDFI 无回声区内呈一边蓝一边红的彩色血流，并显示高速动脉频谱（图 16-2-28）。

【诊断注意点】

同肾静脉瘤。

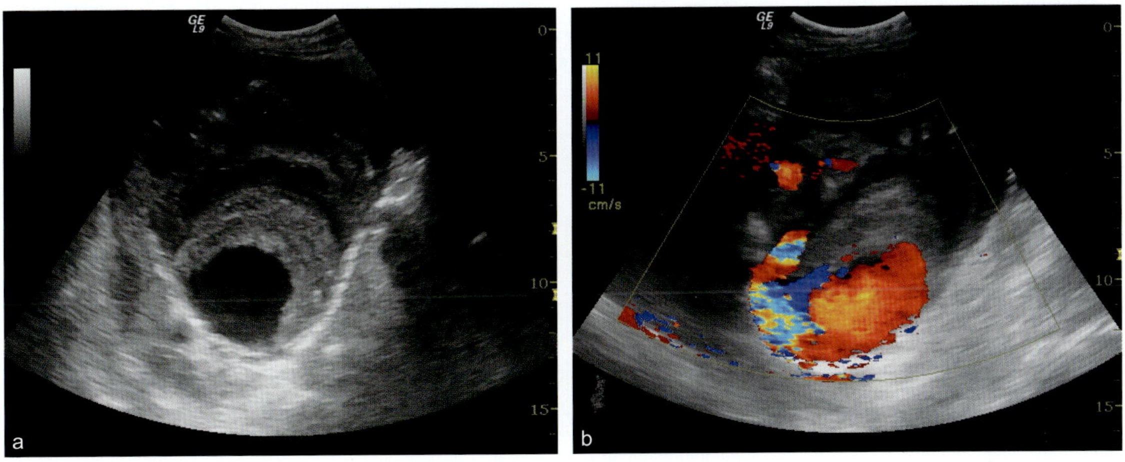

图 16-2-28　肾动脉假性动脉瘤

a. 患侧肾区显示圆形无回声区，壁较厚；b. CDFI 呈一边蓝一边红的彩色血流，并显示高速动脉频谱

十一、肾结核

肾结核声像图缺乏特异性，易与其他炎症、肿瘤等病变混淆。肾结核的声像图表现有：

1. 空洞型　肾髓质边缘不规则的低回声或无回声区，肾窦排列紊乱。

2. 结核性肾积脓　肾增大，肾盂肾盏扩张，内有点状及云雾状回声（图 16-2-29）。

3. 混合型　肾实质及肾盏内多个低回声及无回声区，还有不规则高回声。

4. 钙化型　肾外形隆突不平，肾盂及肾盏内多个不规则团块状或斑片状强回声（图 16-2-30）。

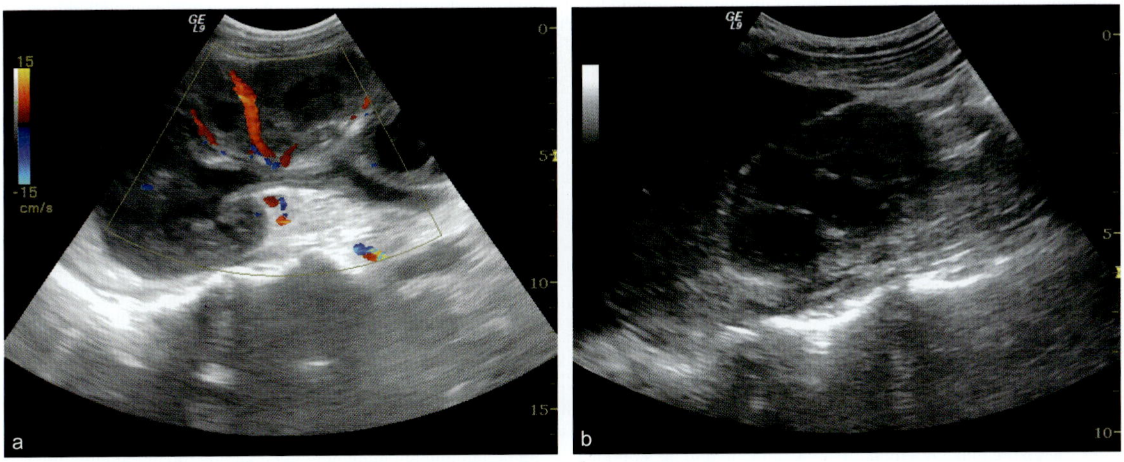

图 16-2-29　肾结核

a. 肾盂肾盏内均可见无回声区，且可见肾盏分离大于肾盂分离，也称非对称性积水；b. 上极肾实质内可见多个无回声区，边缘不光滑，病理证实为结核空洞

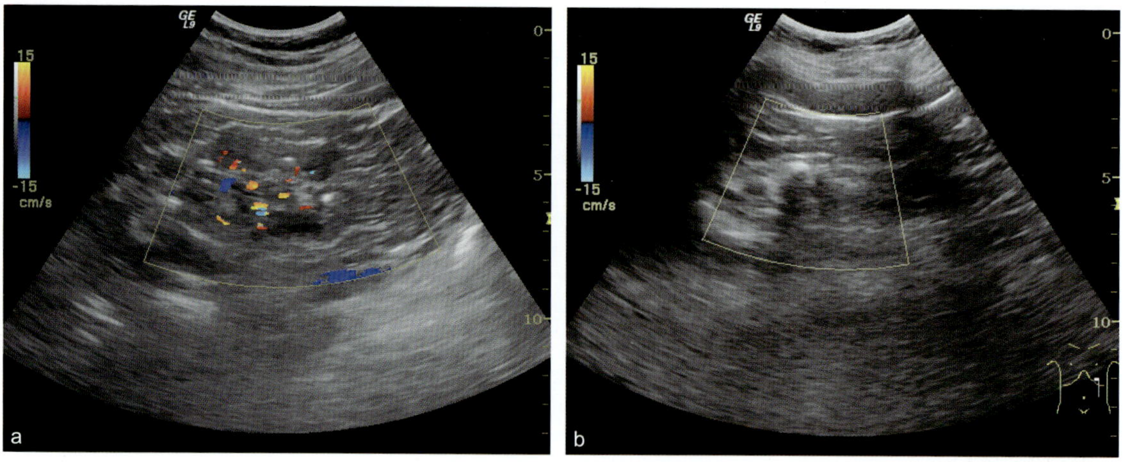

图 16-2-30 肾结核

a. 肾体积缩小，内可见钙化及不规则小无回声区；b. 晚期肾结核肾体积明显缩小，肾内可见较多纤维化及钙化强回声，也称“石灰肾”

十二、移植肾

（一）超声检查移植肾的范围

（1）移植肾排异反应：急性、慢性肾排异。

（2）移植肾血管狭窄、血栓、血肿。

（3）移植肾输尿管阻塞（外压性、吻合口狭窄、结石）。

（4）其他情况：肾周积液、积脓、尿液囊肿。

（5）穿刺引流液体。

（6）移植肾内病变组织活检。

（二）检查方法及正常声像图

检查时间最好是移植后 24h 以内，并至少每隔 3 天进行一次。移植肾轮廓清晰，体积正常或略大，皮髓质结构清楚，锥体回声略低于肾皮质，肾集合系统光点群未见分离，肾周未见无回声区。CDFI 显示肾动脉、静脉呈指状分布，各级动脉如肾段动脉、叶间动脉、弓状动脉及小叶间动脉及其分支均能显示清楚。PW 显示各级动脉血管有舒张期血流或中速、低阻频谱（图 16-2-31）。

（三）排异反应

急性排异反应

【声像图表现】

（1）肾体积迅速增大，各径线均增大尤其是前后径增大明显，肾锥体显著增大呈圆形、回声减低，肾实质增厚，回声增强或不均匀，肾集合系统光点群回声变小甚至呈“=”状回声。

（2）CDFI：肾内血流减少呈短线状或斑点状，肾实质区小叶间动脉及弓状动脉血流明显减少甚至消失，严重者甚至叶间动脉及肾段动脉均不能显示完整，PW 显示各级动脉血管阻力指数明显升高，达 0.8 或以上，搏动指数（PI）>1.5，这些对于诊断排异反应的特异性较高（图 16-2-32）。

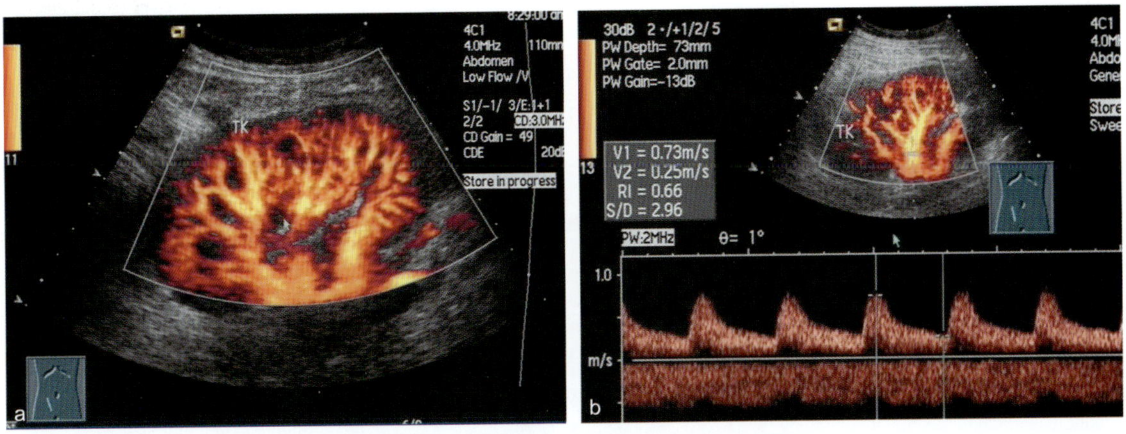

图 16-2-31　正常移植肾彩色多普勒能量图

a. 移植肾肾实质及肾窦内均能显示肾血流信号，尤其注意移植肾实质近表面的血流信号；b. 移植肾各级动脉血流频谱均显示舒张期血流，中等阻力指数

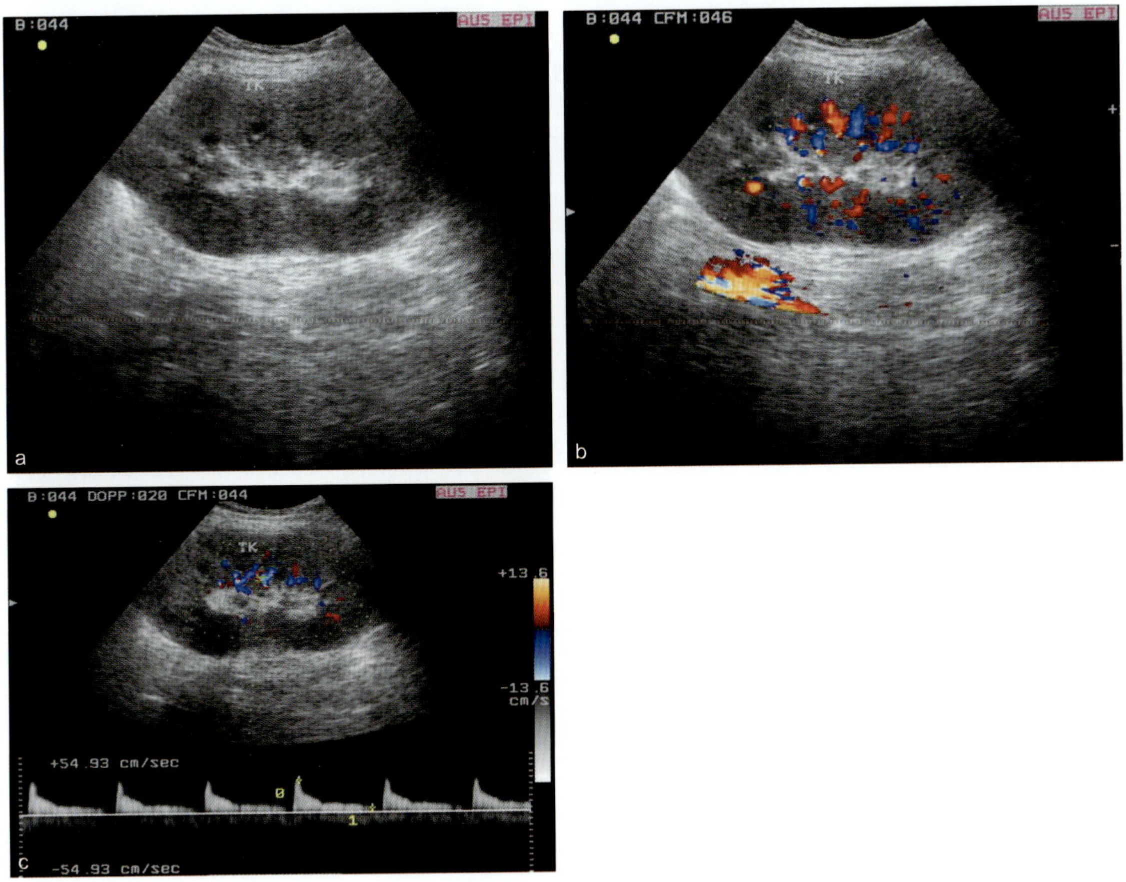

图 16-2-32　急性移植肾排异反应

a. 移植肾体积增大，实质明显增厚，集合系统范围变小；b. 移植肾血流减少，仅见肾段动脉及少量叶间动脉；c. 移植肾各级动脉阻力指数增高，此图显示叶间动脉阻力指数明显增高，RI>0.7

慢性排异反应

【声像图表现】

肾体积逐渐缩小、实质变薄、回声增强，集合系统光点群范围增大。CDFI 显示肾内血流稀疏呈点状分布，皮质区缺少血流信号，肾窦内少量血流，PW 显示 RI 和 PI 均增高，但不如急性排异反应（图 16-2-33）。

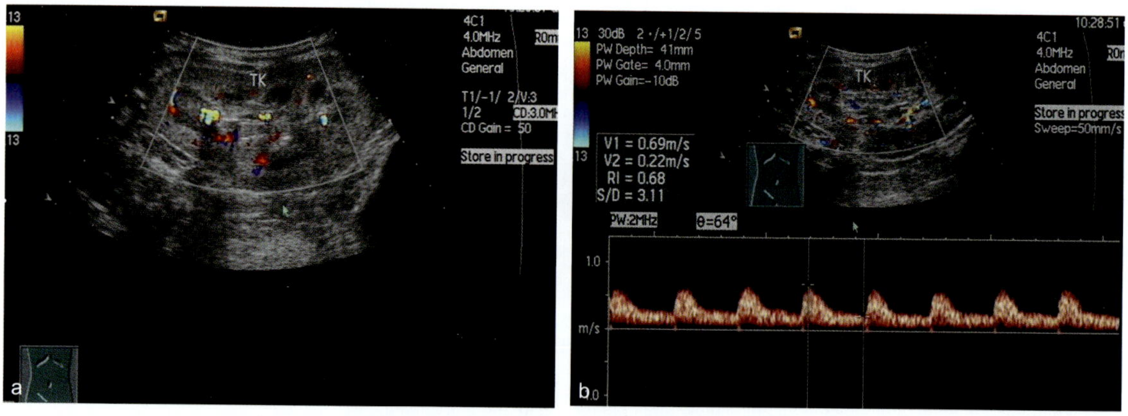

图 16-2-33　慢性移植肾排异反应

a. 移植肾实质明显回声增强，各级动脉血流减少，尤其实质部血流减少；b. 移植肾实质明显回声增强，各级动脉血流减少，阻力指数增高

十三、肾外伤

【临床表现】

患侧肾区疼痛，镜下血尿，甚至有肉眼血尿。

【声像图表现】

依据肾损伤的部位及程度可出现不同表现，可见肾形态异常，表面可见挫裂伤，实质内可见不规则无回声区或高回声区。高回声区为肾损伤面较杂乱形成多界面所致。如果有肾动脉断裂伤则该侧肾缩小，肾内未见明显血流。轻度肾损伤也可见肾周积血（图 16-2-34、图 16-2-35）。

【诊断注意点】

外伤后肾内出现高回声区时不要漏诊肾损伤，也不要漏诊肾动脉损伤。

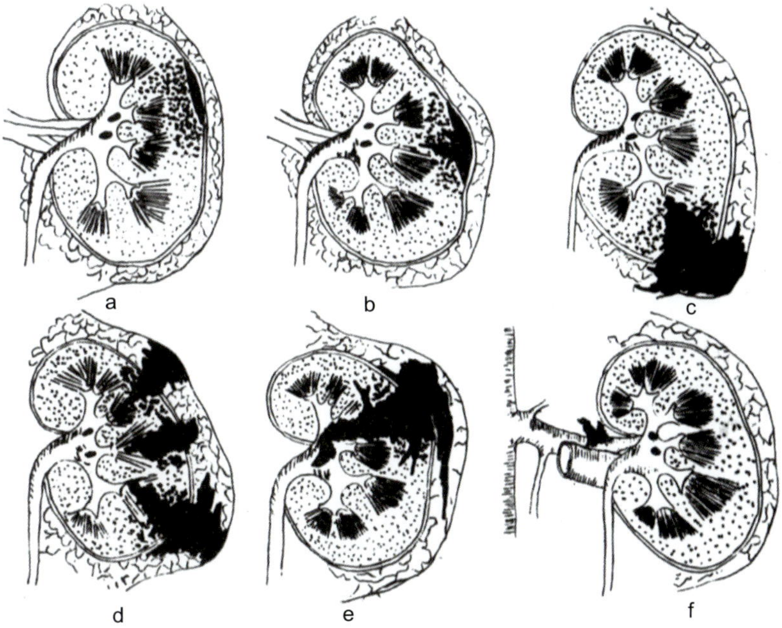

图 16-2-34　肾损伤的模式图

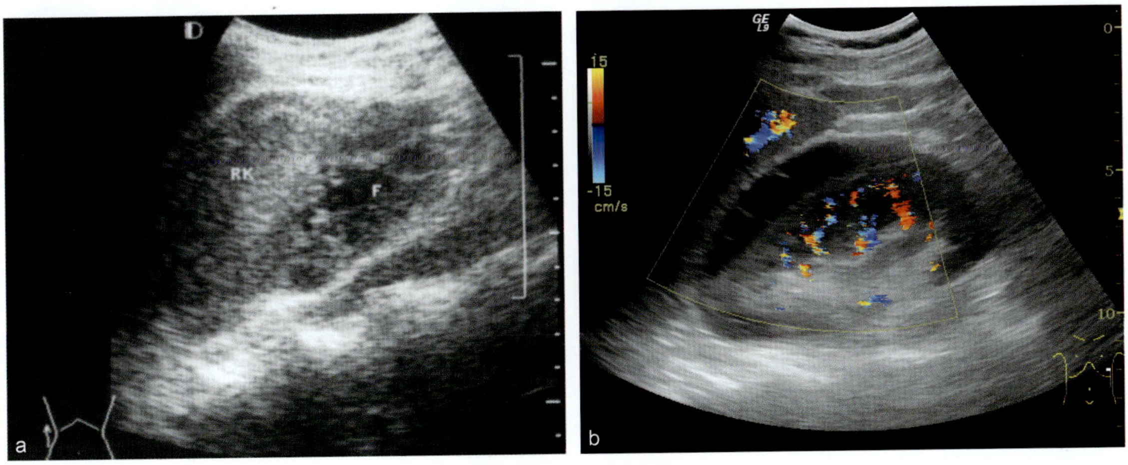

图 16-2-35　肾损伤

a. 肾中部及下极挫裂伤，肾表面不平，回声明显不均伴肾周积血；b. 肾穿刺后出血形成肾周积血，无回声区围绕肾

第三节 输尿管常见疾病

检查输尿管应尽量避开肠气，采用分段扫查方法。仰卧位侧腰部冠状切面扫查可显示输尿管上段；俯卧位背部纵向扫查可显示输尿管直到髂嵴；仰卧位下腹部扫查，先找到髂动脉，在髂动脉前方找到扩张的输尿管断面，找到后把超声扫查转约 60° 显示输尿管长轴髂动脉前方的输尿管最表浅往下渐深。仰卧位下腹部经膀胱扫查，超声纵、横向扫查可显示扩张的输尿管呈条状或椭圆形，并可显示输尿管出口。

一、巨输尿管症

【声像图表现】

巨输尿管症是原发性输尿管神经肌结构不良的表现，输尿管巨大而迂曲，常双侧受累。声像图显示为两条平行光带之间出现的条状无回声带，其宽度代表积水的程度（图 16-3-1）。

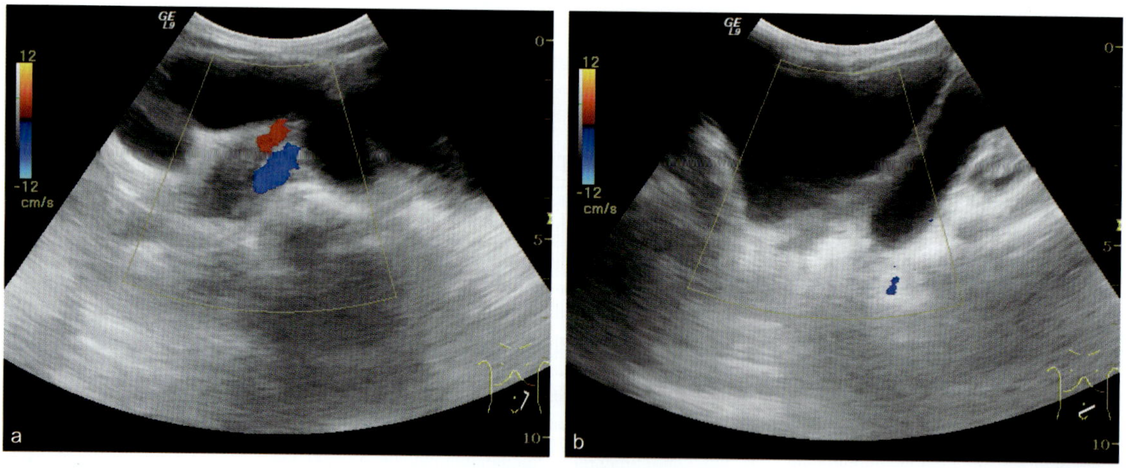

图 16-3-1 巨输尿管症

a. 小儿左侧输尿管明显扩张，并迂曲走行；b. 膀胱左侧可见左输尿管下段明显扩张

二、输尿管末端囊肿

【声像图表现】

输尿管末端囊肿为一种先天性异常，发病于两侧输尿管膀胱开口处。临床上患者可以无明显症状，或有膀胱刺激症状。尿液自输尿管进入囊肿后，囊内压力增高而囊肿膨大，声像图表现为膀胱腔内左、右输尿管入口处可见半圆形或圆形强光环，中间为无回声区，光环的大小随输尿管内尿液的排入增大，而后囊肿缩小将囊其内尿液排入膀胱，这样就使得囊肿呈间歇性增大或缩小（图 16-3-2）。

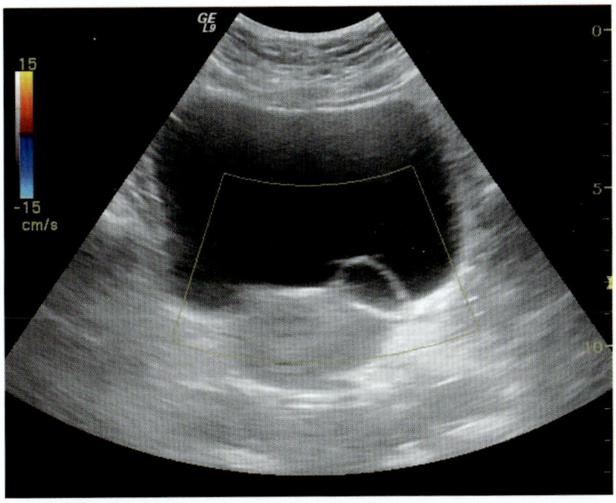

图 16-3-2 左输尿管末端囊肿

左输尿管末端呈圆形无回声区，其大小随时可变，尿液先由输尿管流入囊肿内，再由囊肿内流入膀胱

三、输尿管末端结石

【临床表现】

输尿管末端结石临床上比较常见，患者往往绞痛明显。

【声像图表现】

单侧或双侧输尿管末端或膀胱壁内段处出现强光团，后方伴声影，邻近结石强回声处往往可见有相应一段扩张输尿管及相应侧肾盂积水，而且这种结石改变体位时不能在膀胱内移动（图 16-3-3）。

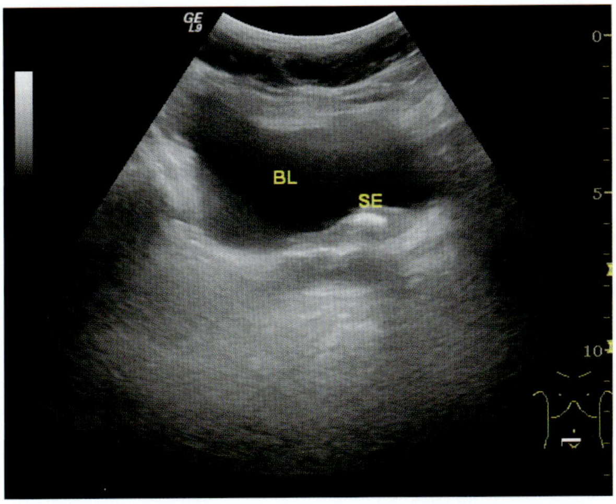

图 16-3-3 输尿管末端结石

左输尿管末端可见强光团回声，因在输尿管内所以不随体位改变而移动

四、输尿管肿瘤

【声像图表现】

一般输尿管肿瘤多显示为阻塞扩张的输尿管下端出现实质性肿块，输尿管囊肿患者显示为局限性圆形无回声区，边缘光滑，必要时可利用微导管超声探头进行输尿管腔内超声扫查（图 16-3-4）。

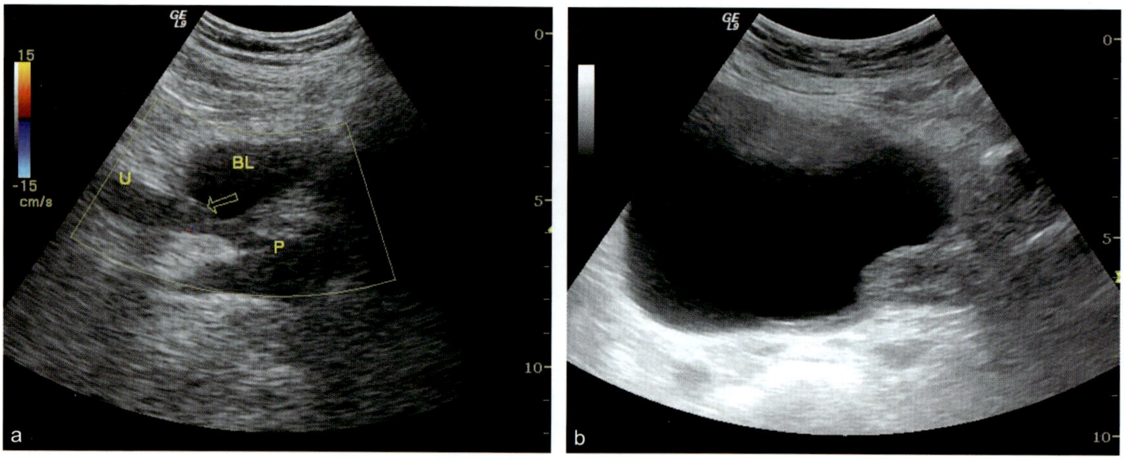

图 16-3-4 输尿管癌

a. 右输尿管末端肿瘤完全填充输尿管，内可见细小血流信号；b. 左输尿管癌肿瘤完全填充左输尿管末端

（黄道中）

第十七章　膀胱、前列腺及精囊疾病的超声诊断

第一节　膀胱常见疾病

膀胱常用超声检查技术如下：

1．腹部检查探头　常用凸阵式探头，频率多为3.5MHz，检查时患者必须充盈膀胱，必要时插导尿管，并注入300～500ml生理盐水充盈膀胱。这种探头也可用于经会阴部扫查膀胱，经会阴部扫查时适度充盈膀胱。

2．腔内检查探头　经直肠单平面扫查探头有纵断面或横断面，双平面探头是纵断面和横断面扫查的组合。检查时排空大便，适度充盈膀胱，取膀胱截石位或左侧卧位。

经尿道扫查膀胱的探头，频率一般为5～7.5MHz，显示膀胱壁病变更清晰，有利于对膀胱肿瘤的分期。与膀胱镜检查操作类似，有尿道感染者慎用。

膀胱容量及残余尿量的测定　计算膀胱容量和残余尿量的超声测定选取经腹壁测量，常用公式如下：

$$V = \mathrm{k}abc$$

式中，a、b、c分别为膀胱的纵、横、前后径，k为系数，当膀胱容量为很大、中等及少量时，取系数k分别为0.5、0.7及1.0。

一、膀胱肿瘤

【临床表现】

主要为无痛性肉眼血尿，有血凝块阻塞尿道者可引起排尿困难、尿频、尿痛。

【声像图表现】

（1）膀胱壁局限性隆起：膀胱乳头状瘤瘤体较小、瘤蒂较窄、回声较强（图17-1-1）；膀胱乳头状癌多呈乳头状或菜花状凸入膀胱腔内、表面不平可有溃疡状凹陷；膀胱腺癌和鳞癌的基底一般较宽，并向膀胱壁浸润造成局限性甚至整个膀胱壁增厚（图17-1-2）；膀胱脐尿管处癌肿表现在膀胱顶部向膀胱腔内呈“火山口”隆起、表面不平（图17-1-3）。

（2）局限性或弥漫性膀胱壁增厚，内壁不平滑，腔内超声扫查时膀胱壁层次不清。

（3）膀胱腔内因出血形成较多的光点及光点群，有时可合并膀胱结石。

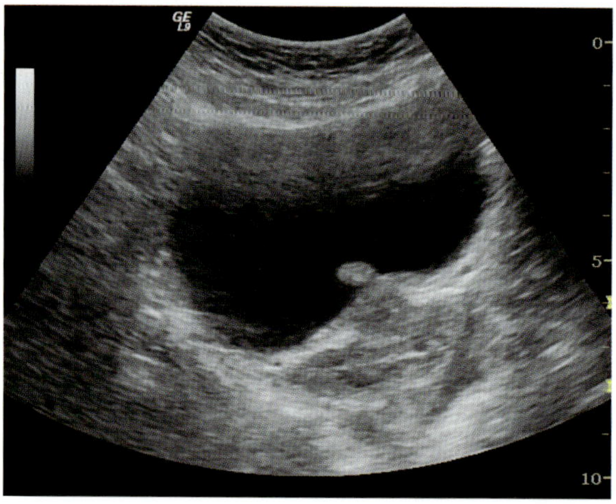

图 17-1-1 膀胱壁乳头状瘤

膀胱左后壁小的乳头状凸起，边缘光滑，内部回声均匀，未见明显血流信号

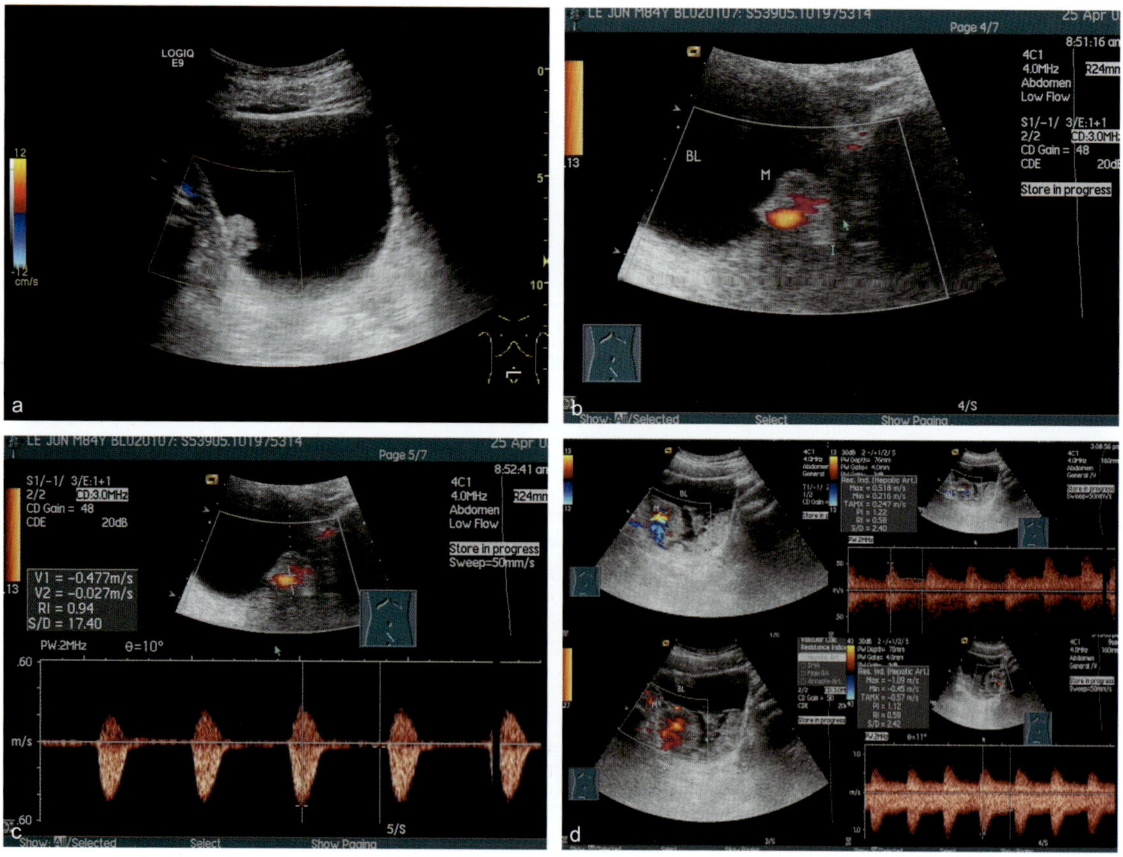

图 17-1-2 膀胱癌

a. 膀胱右侧壁可见较小的实质性病灶凸向膀胱腔内，边缘不光滑，不随体位改变而移动；b. 膀胱左侧壁较小的实质性病灶凸向膀胱腔内，表面不光滑呈菜花状，不随体位改变而移动，内可见分枝状血流信号；c. 膀胱左侧壁较小的实质性病灶内可见分枝状血流信号，呈动脉频谱；d. 膀胱右后壁可见实质性病灶凸向膀胱腔内，边缘不光滑，内有分枝状血流信号，膀胱腔内较多光点群为小血凝块

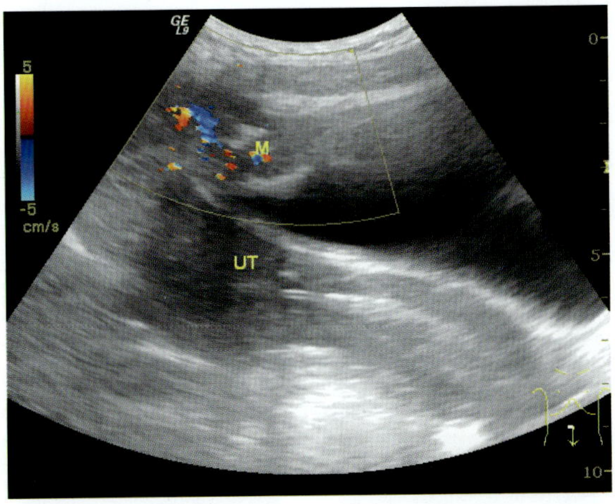

图 17-1-3　膀胱脐尿管癌

脐尿管开口处实质性隆起病变，形态不规则，内见丰富血流

（4）膀胱癌在病变基底部中央可见有彩色血流进入肿瘤，呈点状或分支状血流信号。

【诊断注意点】

1．鉴别诊断

（1）前列腺增生症：部分患者前列腺轻度或明显向膀胱内凸酷似膀胱肿瘤，前者以排尿困难为主，后者以血尿为主，前列腺肥大者凸入膀胱处表面平滑，凸起内部回声均匀或稍强，纵断面扫查其内可见后尿道走行，上端可见后尿道口小凹，膀胱壁连续，无回声中断（图 17-1-4）。

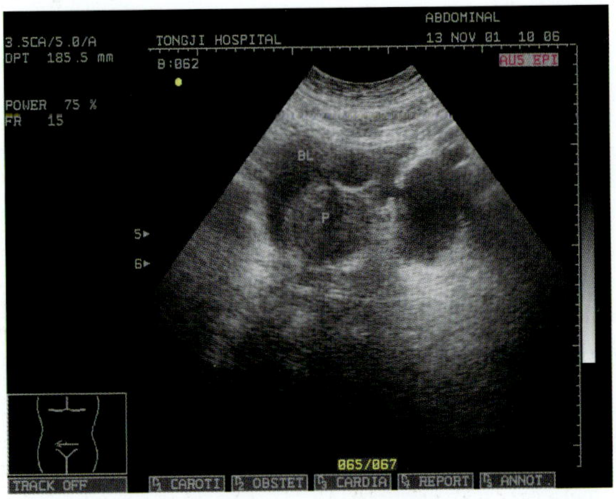

图 17-1-4　前列腺增生

增生前列腺明显向膀胱内膨出，边缘尚光滑，膀胱左侧壁明显向外凸出形成膀胱憩室

（2）前列腺癌：前列腺癌增大时可以凸入膀胱甚至破坏膀胱壁，但癌肿主体在前列腺内，膀胱壁向内凹，而膀胱肿瘤多向腔内突起，如果向外侵犯前列腺时膀胱壁往往被破坏或外凸。

（3）膀胱壁小梁：膀胱壁小梁是多发性的、环绕膀胱壁四周分布，大小基本类似，横断面呈圆隆状，纵断面呈条状，往往合并有膀胱憩室存在（图 17-1-5）。

2．注意事项

（1）比较隐蔽的部位如膀胱顶的肿瘤容易漏掉；使用线阵探头时两侧壁如有边缘失落时，侧壁小的肿瘤容易漏掉。

（2）当血尿在膀胱内形成的血凝块时，尤其是附壁陈旧性血凝块要注意光团回声与膀胱是否相连，改变体位时是否有移动，必要时导尿、冲洗膀胱后再观察（图 17-1-6）。

（3）有时膀胱肿瘤合并结石时，不要满足结石诊断漏掉膀胱肿瘤。

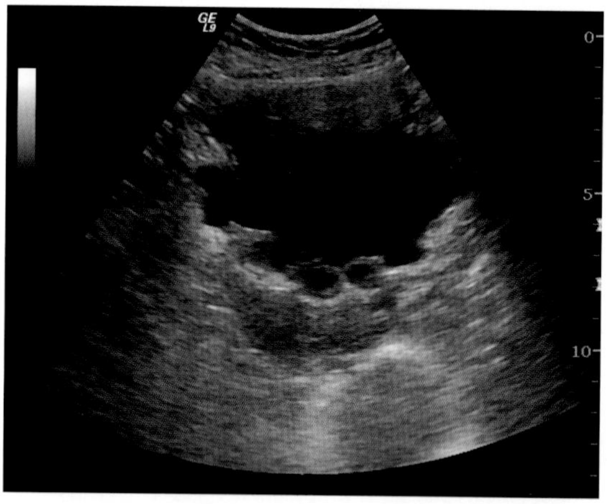

图 17-1-5　前列腺增生并膀胱壁小梁形成

膀胱壁增厚，内壁可见较多条状增厚的壁小梁，短轴切面呈类圆形，长轴切面呈条状

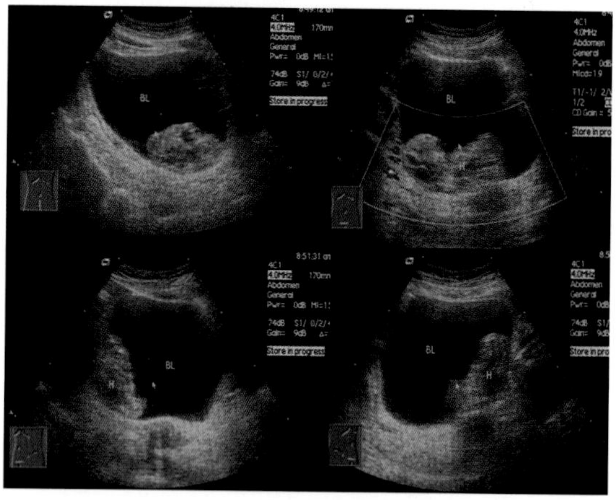

图 17-1-6　膀胱内血凝块

膀胱内血凝块形态明显不规则，随体位改变而移动

二、膀胱结石

【临床表现】

膀胱结石多见于老年人和小儿，主要临床表现是血尿、排尿时疼痛、尿流中断、尿频、尿急。

【声像图表现】

超声容易诊断膀胱结石，其声像图表现比较明显、容易观察，可以简单概括为八个字，强回声＋声影＋移动性。强回声依结石的大小而变，膀胱结石声影较明显，尤其是增益稍降低更容易显示。改变体位时强回声能移动，但当膀胱内有血凝块、炎性沉积物包绕时，膀胱结石不能移动（图 17-1-7）。

【诊断注意点】

（1）输尿管末端结石：往往可以有相应一段扩张输尿管及相应侧肾盂积水，而且结石不随体位改变而移动。

（2）膀胱憩室结石：膀胱憩室与膀胱腔相通，膀胱憩室内可有结石，但膀胱憩室的壁较薄，膀胱壁较厚，仔细观察结石的位置加以区别。

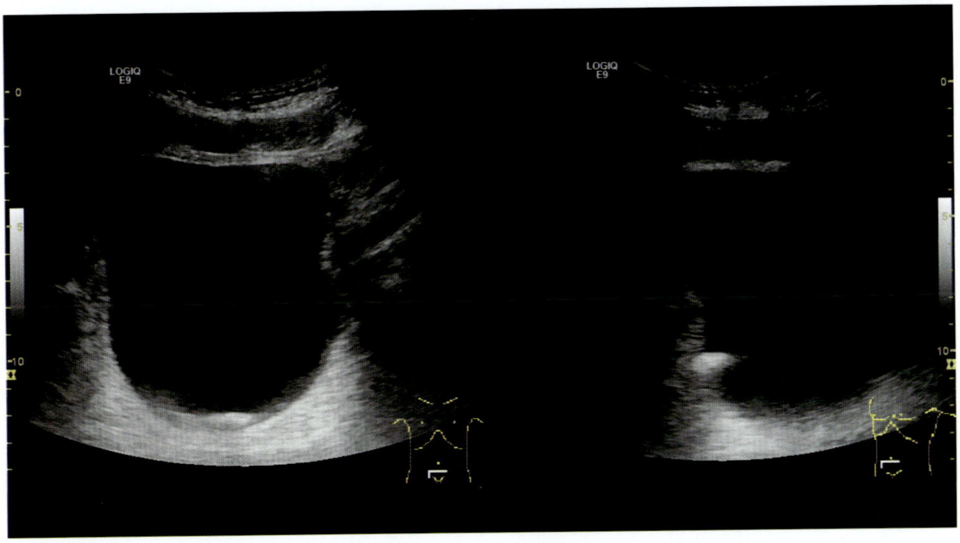

图 17-1-7　膀胱结石

膀胱内小的强光团，后方伴声影，可随体位改变而移动

三、急性膀胱炎

【临床表现】

急性膀胱炎是临床常见病之一，女性多见，临床表现为尿频、尿急、尿痛等症状。

【声像图表现】

膀胱壁稍增厚，回声水平降低，膀胱腔内可见较多的点状、絮状回声，膀胱容量减少。

四、慢性膀胱炎

【临床表现】

主要有尿频、尿痛、血尿，症状持续时间长。

【声像图表现】

膀胱壁增厚轻到中度，表面不光滑，腔内可以出见结石强回声光团。严重者膀胱容量显著减少。

五、膀胱结核

【临床表现】

膀胱结核可继发于肾结核、前列腺结核或精囊结核，致使膀胱壁增厚、挛缩，使膀胱容积减少，膀胱壁病变并可使输尿管狭窄或破坏，造成肾盂积水。

【声像图表现】

早期膀胱壁受损较轻可无明显改变，以后膀胱壁明显增厚，内壁不规整，膀胱壁上可见钙化的强回声，膀胱腔缩小甚至呈非对称性改变。膀胱腔内可见细小光点回声，肾盂可有积水、输尿管可有扩张（图 17-1-8）。

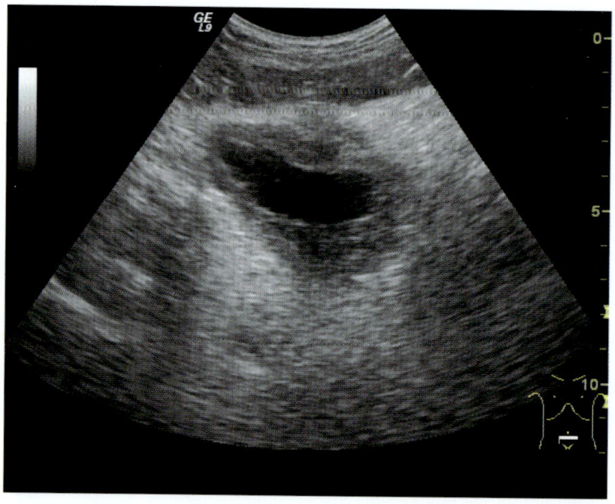

图 17-1-8 膀胱结核

膀胱体积明显缩小，膀胱壁回声增强，明显不均匀甚至可见钙化灶

六、腺性膀胱炎

腺性膀胱炎是一种增生性的慢性炎症，发病以膀胱三角区多见。

【声像图表现】

（1）结节型：膀胱壁局限性增厚呈结节状，边缘清晰，表面光滑，基底部明显宽大，内部回声均匀，大的突起内可见小的无回声区甚至整个突起内均为囊泡状结构，周围膀胱壁回声正常。

（2）乳头型：病变区呈息肉状或乳头状增生，突入膀胱腔内，振动腹壁有漂动感，回声较强，边界清晰，基底部窄，周围膀胱壁回声正常（图 17-1-9）。

（3）弥漫增厚型：膀胱壁部分或全部弥漫性增厚、轻重不等，增厚的膀胱壁不光滑，回声强弱不均。

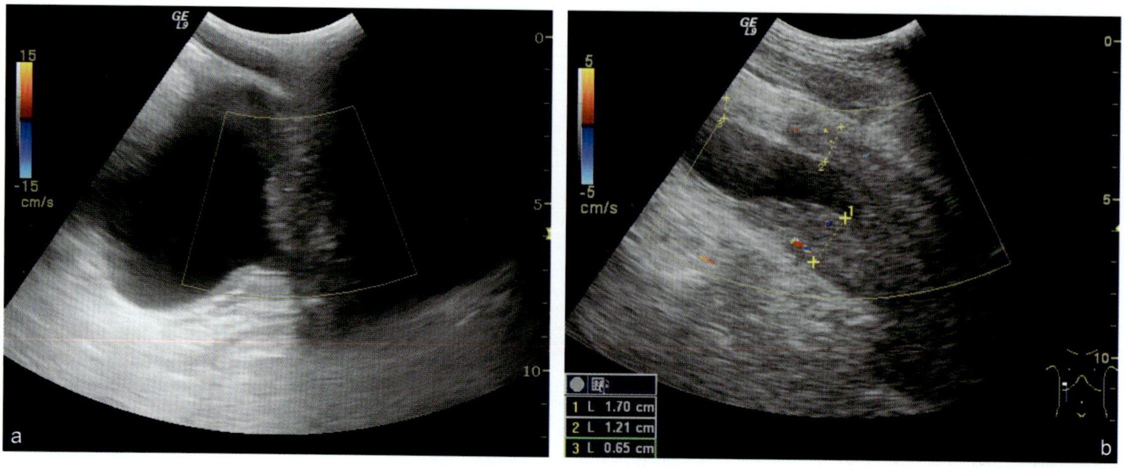

图 17-1-9 腺性膀胱炎

a. 膀胱近底部内壁轻度增厚并稍向膀胱内凸，边缘尚清，内部回声尚均；b. 膀胱底体部前后壁均增厚并稍向膀胱内凸，内部回声尚均

【诊断注意点】

腺性膀胱炎诊断缺乏特异性，应注意与肿瘤及其他病变鉴别，本病的最后确诊有赖于膀胱镜活检病理诊断。

七、膀胱憩室

【临床表现】

膀胱憩室可分为先天性、后天性两种，以后者多见，多见于下尿路梗阻引起排尿受阻所致。主要临床表现为一段性排尿、尿频、尿急、尿痛、血尿、尿液浑浊等。

【声像图表现】

膀胱憩室为凸出在膀胱以外的无回声区，大小不一，多位于膀胱侧壁或后壁、三角区上部，膀胱憩室可以合并结石、穿孔、膀胱肿瘤（图 17-1-10）。

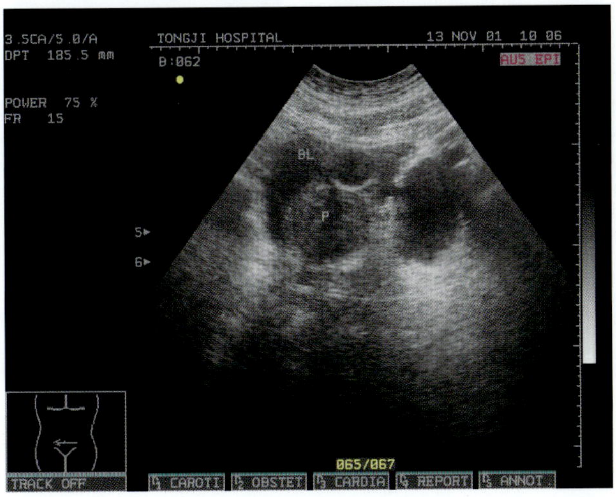

图 17–1–10　膀胱憩室

前列腺增大造成膀胱左侧壁局限性向外凸出呈类圆形无回声区，边界尚清

八、膀胱异物

【临床表现】

膀胱异物大多数是经尿道逆行进入膀胱的，异物可引起感染、结石、出血等症状。

【声像图表现】

异物绝大多数呈强回声，依异物的形态多种多样，较小的异物可随体位变化而移动。

九、脐尿管畸形

【临床表现】

这是一种先天性畸形，胚胎时期泌尿生殖窦分为两部分，上方膨胀形成膀胱，下段形成尿道。膀胱顶部扩展到脐部与肚脐相通，自脐与膀胱间有一细管即脐尿管，以后退化成一纤维索。若脐尿管不闭锁则膀胱与脐相通称脐尿管瘘，若脐尿管两端闭锁而中段有残腔则形成脐尿管囊肿，若脐尿管只有一端闭锁则相应形成脐瘘或膀胱顶部憩室。

【声像图表现】

（1）脐尿管囊肿多见于男性，囊肿位于脐下正中，声像图可见在腹内壁处有一无回声区呈椭圆形，边缘尚清，合并感染时内有细小光点回声。

（2）膀胱顶部憩室呈圆形无回声区，边缘尚清，但多数情况下，此处未闭脐尿管多合并感染，纵切面扫查时膀胱顶部尖角状变钝，表面不规则并稍向膀胱腔内凸出，横切时，此处呈梭形，内壁不光滑凸入膀胱腔内，内部回声不均呈实性光点回声，此病反复发作者有可能出现癌变。而显示相应实性不均质肿块（图 17-1-11、图 17-1-12）。

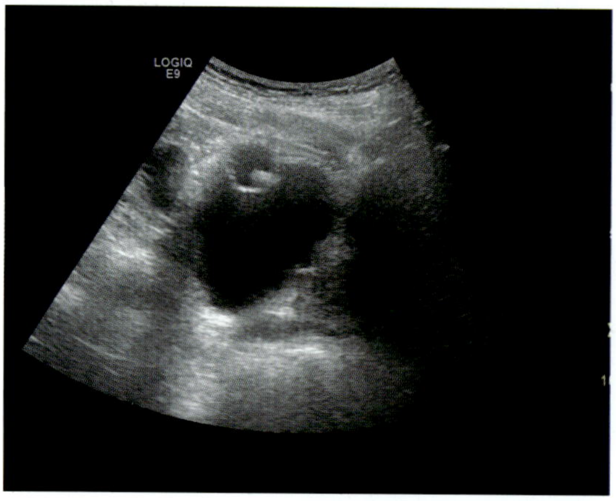

图 17-1-11 脐尿管囊肿

膀胱脐尿管开口处局限性小无回声区，边界尚清，内见结石强光团

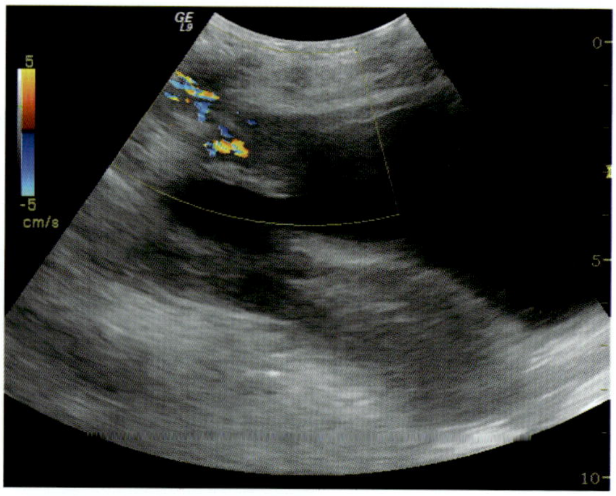

图 17-1-12 脐尿管肿瘤

膀胱脐尿管开口处局限性实质性病灶，内部回声均匀，病理证实为恶性肿瘤

十、膀胱血凝块

【声像图表现】

根据出血的量与速度的不同，其声像图表现不同，分别是膀胱内可见光点或光团回声，改变体位时其内部的强回声可以随体位改变而移动呈漩涡状流动（图 17-1-13）。

【诊断注意点】

某些附壁血凝块显示为膀胱内壁可见边界不规则光点群回声，不随体位改变而移动，容易混淆于膀胱肿瘤，同时由于膀胱内部被边界不规则的光点及光团回声遮盖了容易漏诊肿瘤，鉴别主要靠仔细观察。

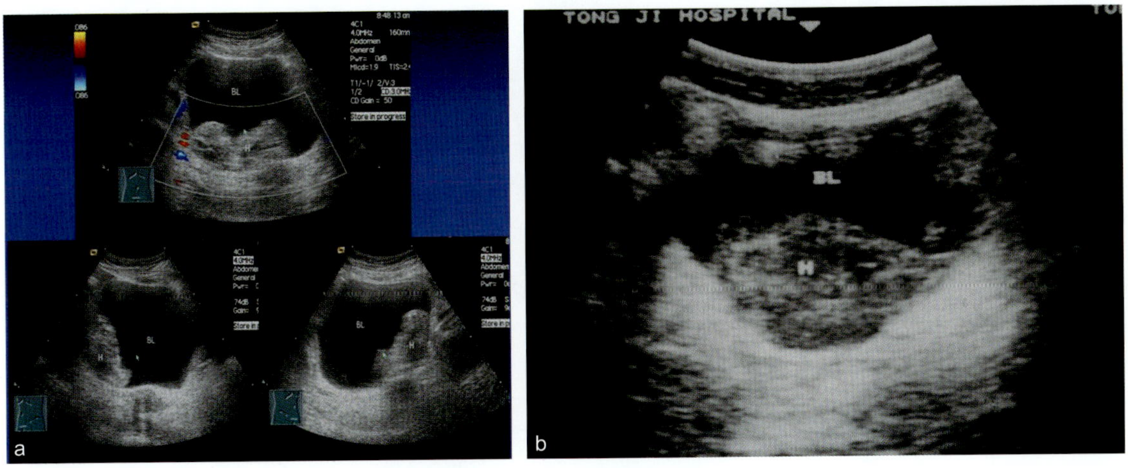

图 17-1-13　膀胱内血凝块

a. 膀胱内血凝块形态明显不规则，随体位改变而左右移动；b. 血凝块明显随膀胱壁而塑形，与壁粘连不随体位改变而移动，但与膀胱壁间可见间隙，内部未见明显血流，超声造影容易与肿瘤鉴别

第二节　前列腺常见疾病

1. 前列腺的分叶　前列腺的分叶和超声检查方法如下。

（1）按分叶解剖学前列腺分成五叶，中间有前、中、后叶，两侧为侧叶。临床应用价值不大。

（2）随着前列腺区域解剖学、影像学技术的发展提出了新的分叶方法。

Franks 提出前列腺以尿道为中心分为内腺和外腺，内腺区主要包括有尿道周围腺、黏膜下腺，外腺就是外科包膜以外的前列腺组织。内外腺之间分界为一层假包膜即外科包膜。

McNeal 提出了前列腺分为腺组织区和非腺组织区，腺性组织分为三个区，即移行区、中央区和周围区；非腺性组织为腺体之间的薄层纤维肌肉组织及包膜。周围区和中央区与外腺对应，移行区与内腺对应（图 17-2-1）。

2. 检查方法

（1）经腹壁检查：可用凸阵探头，频率为 3.5MHz 和 5.0MHz。患者仰卧位，探头置于耻骨联合上做纵向和横向扫查。

（2）经直肠检查：有经直肠的单平面、多平面及端扫探头，特别是端扫探头能够灵活地清晰显示前列腺不同切面。患者多取左侧卧位或截石位，声像图上内腺位于前部，回声略低。外腺包绕在内腺的两侧和后方，回声细密偏强。正常男性青年内腺与外腺前后径的比例约为 1∶1。

（3）经尿道检查：经尿道膀胱内探头也可用于前列腺检查，但一般很少应用。

（4）经会阴检查：选用凸阵探头，经会阴部扫查可使前列腺的斜冠状断面更清晰。

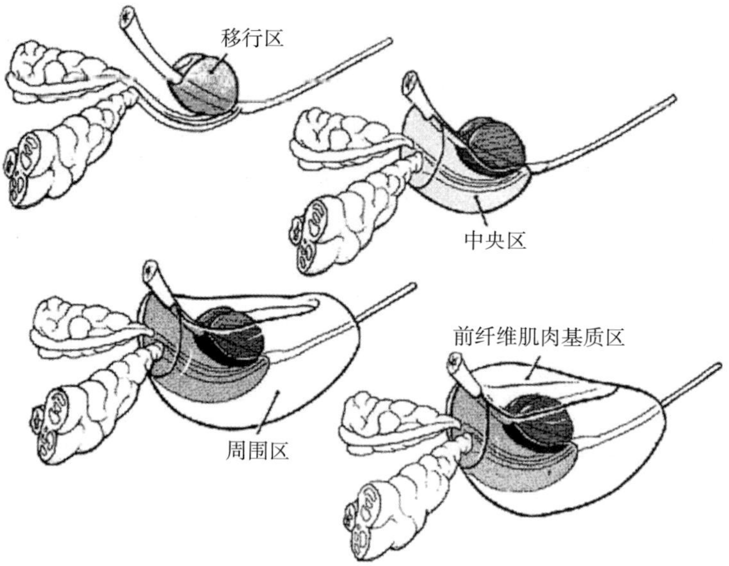

图 17-2-1 前列腺模式图

一、前列腺增生症

【临床表现】

一般多发生在 50 岁以上男性患者，最初出现夜尿增多、尿频尿急、尿滴沥、尿不尽、排尿费力、尿流缓慢，直至尿潴留。

【声像图表现】

1. 前列腺体积增大，横径、纵径、前后径分别超过 4cm、3cm、2cm，形态由板栗形逐步变圆向周边膨大，边界规则，包膜光滑，形态变化以对称性增大为主，前列腺内腺与外腺之间可见一弧形稍低回声，即外科包膜，此处可见前列腺结石形成的点状或斑状强回声。超声造影前列腺内未见局限性造影剂异常填充区（图 17-2-2a、b）。

2. 有部分前列腺增大明显向膀胱内凸出，类似于膀胱三角区肿瘤，但此处膀胱壁连续，位于凸出的前列腺前上缘，而且增大的前列腺内部回声稍强、均匀（图 17-2-2c）。

3. 部分前列腺内出现增生性结节，呈圆形或类圆形，回声中等或稍强，边缘尚清，与正常组织比较，增生结节的供血增加，CDFI 显示结节周边及内部可见动脉血流信号，是低速血流，此种增生结节不易与前列腺癌鉴别，需要定期复查，甚至在 B 超引导下进行穿刺活检（图 17-2-2d、e）。

4. 继发性改变

（1）膀胱壁增厚，内壁凸凹不平，可见多个隆起，改变方向扫查时可以证实为膀胱壁小梁形成（图 17-2-3）。

（2）膀胱憩室，表现为膀胱壁局限外凸，圆形或类圆形，并与膀胱腔相通，当排空小便时憩室腔随膀胱体积变小亦变小，憩室腔内可以出现结石，并可随体位改变而移动（图 17-2-4）。

（3）膀胱残余尿量增多和（或）膀胱结石。

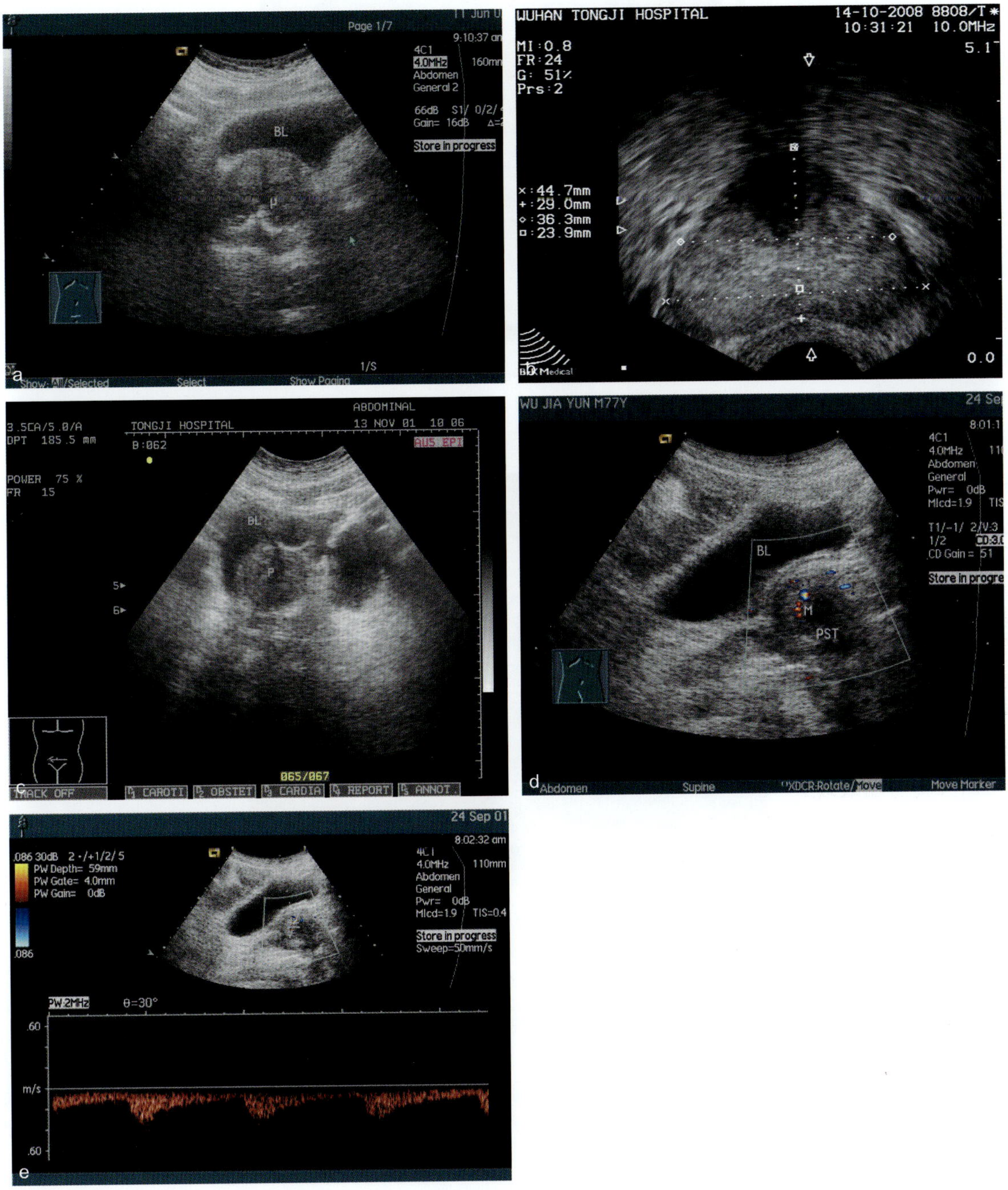

图 17-2-2 前列腺增生

a. 前列腺明显内腺增大并向膀胱内凸出，内、外腺之间可见外科包膜的界限，此处可见较多前列腺结石的强回声；b. 经直肠超声显示前列腺增大，内部回声均匀回声；c. 增生前列腺明显向膀胱内膨出，边缘尚光滑，膀胱左侧壁明显向外凸出形成膀胱憩室；d. 增大前列腺内腺出可见稍低回声区，边界欠清，内部回声尚均；e. 增大的前列腺内腺稍低回声区中可见少量斑点状血流信号

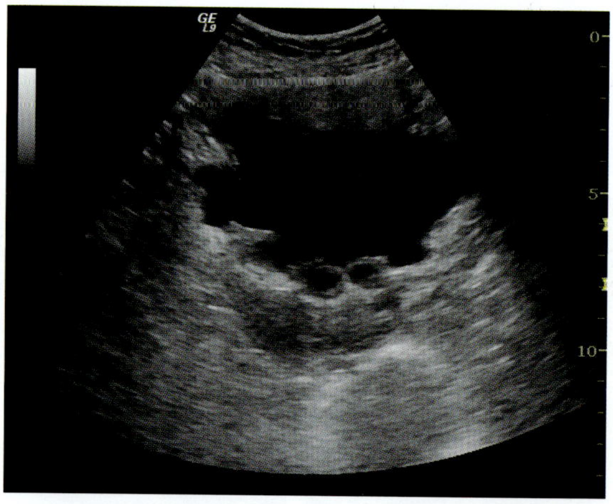

图 17-2-3 前列腺增生并膀胱壁小梁形成

膀胱壁增厚，内壁可见较多条状增厚的壁小梁，短轴切面呈类圆形，长轴切面呈条状

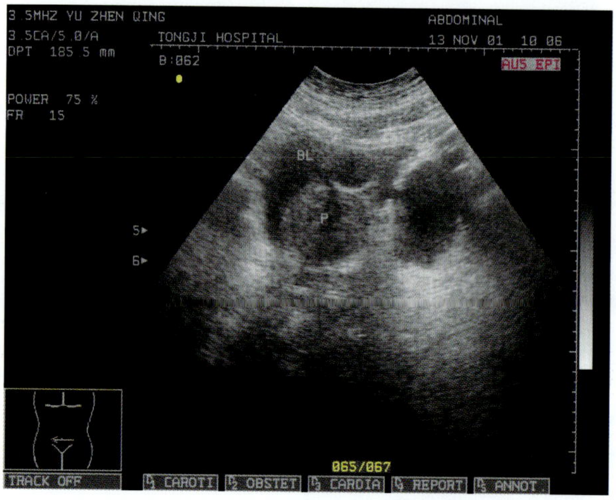

图 17-2-4 前列腺增生并膀胱憩室

膀胱左侧壁局限性向外凸出呈类圆形无回声区，边界尚清

【诊断注意点】

依据上述征象，结合临床表现诊断前列腺增生症的准确性很高。此病需要与前列腺炎、前列腺癌，以及膀胱肿瘤鉴别。

二、前列腺炎

【临床表现】

急性炎症主要是全身感染症状及尿道刺激症状，慢性炎症以泌尿道刺激症状为主外，还可出现性功能障碍。

【声像图表现】

一般情况下，无论是急性前列腺炎还是慢性前列腺炎，声像图特征都不明显。

1. 急性前列腺炎　前列腺体积弥漫性增大，内部以低回声为主，但不均匀，部分区域还可出现片状更低回声区，当有脓肿时甚至出现无回声区，前列腺周围间隙可出现间隙状少量积液（图 17-2-5）。

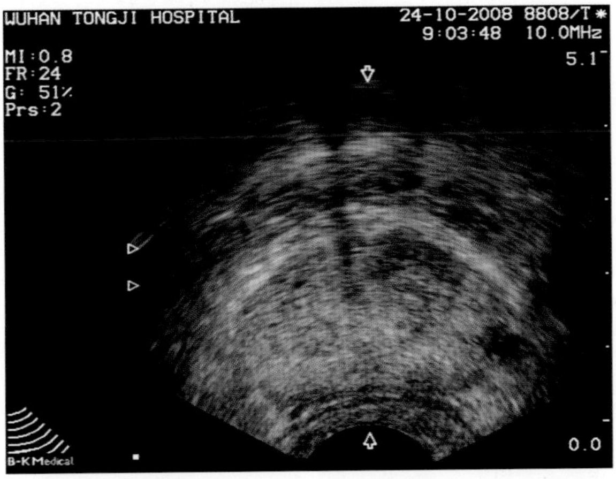

图 17-2-5　急性前列腺炎

前列腺体积稍增大，内部回声欠均，内未见局限性异常回声

2. 慢性前列腺炎　前列腺体积可稍大也可缩小，内部回声强弱不等，可见增强的光斑、小钙化灶。病程长者内部回声逐渐变强，病程反复发作者，内部回声甚至呈结节状，但边界清楚，以表现可区别于前列腺癌。

【诊断注意点】

准确判断前列腺形态、大小、内部回声情况，并注意区别正常前列腺，前列腺癌和前列腺增生，有文献报道前列腺炎超声诊断准确性达 80%。

三、前列腺癌

【临床表现】

多见于 40 岁以上的中老年人，常起源于前列腺外腺区，前列腺肉瘤常见于年轻人，增长迅速。临床上早期前列腺癌症状不明显，症状明显时有下尿路梗阻、膀胱刺激症状，晚期出现尿潴留、输尿管梗阻，骨痛是有些转移者常见的主诉。

【声像图表现】

（1）前列腺形态失常，局部包膜凹凸不平、表面呈结节状，非对称性增大是其相对特征性表现。病理组织学 30% 为结节型，50% 为结节 - 浸润型，20% 呈浸润型，肿瘤细胞不形成明显的结节，而是混杂在增生的前列腺组织内，影像学上常难以辨识，需要在超声引导下穿刺活检才能确诊（图 17-2-6）。

（2）内部回声改变：前列腺癌结节多为单个结节，结节呈均匀低回声，无包膜。前列腺癌结节也可为多发性，广泛分布在前列腺内，边界不清无包膜。CDFI 显示癌结节周围和（或）内部出现丰富的彩色血流信号，多呈低速、低阻血流。

（3）前列腺癌侵犯并破坏包膜使其包膜中断，侵及周邻精囊、膀胱颈部、直肠、睾丸

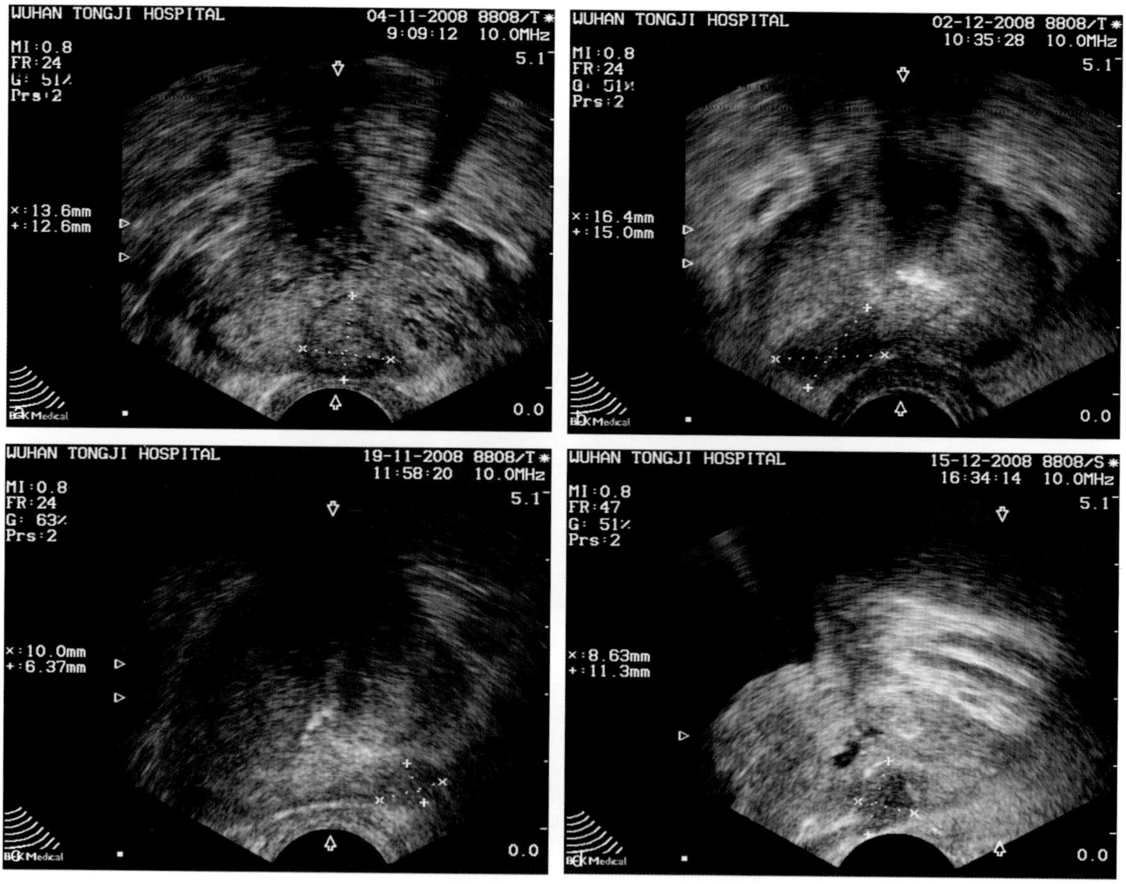

图 17-2-6 前列腺癌

a. 前列腺外腺区可见低回声，稍凸起，边界清，内部回声不均；b. 前列腺外腺区偏右侧可见低回声区，边界不清，内部回声欠均；c. 前列腺外腺区偏左侧低回声区，形态不规则，边界不清，内部回声欠均；d. 前列腺外腺区低回声明显向后侵犯直肠壁，低回声边界不清

等。肿块造成尿路梗阻后可出现肾盂积水、膀胱壁小梁形成，甚至有尿潴留，膀胱憩室。前列腺周围淋巴结肿大，还可出现骨骼、肝等部位转移性肿块。

【诊断注意点】

（1）经直肠超声检查：经直肠超声检查已被用于前列腺癌的普查，能发现 60% ~ 80% 的前列腺癌，但要结合前列腺特异性抗原（PSA）的测定。当遇到临床上高度怀疑前列腺癌时，即使直肠超声检查“正常”，也应进一步做直肠超声引导前列腺活检术。活检前患者需行清洁灌肠和口服预防性抗生素。器材为自动活检枪和 18G 的穿刺针。通常采用九区系统穿刺活检。对短期内血清 PSA 水平明显升高的患者穿刺活检为阴性者并不能除外前列腺癌，可动态观察，必要时再行穿刺活检。

（2）前列腺特异抗原（PSA）检查，PSA 是前列腺上皮细胞产生的糖蛋白，为目前最敏感的瘤标，正常值小于 10ng/ml，轻度增高见于前列腺增生、炎症甚至直肠指诊等情况。若患者 PSA＞20ng/ml 被认为是前列腺癌的高危人群，大于 40 ~ 50ng/ml 时通常伴有局部晚期或转移性疾病。血清酸性磷酸酶升高。

四、前列腺脓肿

【临床表现】

临床表现上患者常有全身感染症状及膀胱刺激症状。

【声像图表现】

前列腺体积明显增大，内部可见局限性低回声区或无回声区，边缘不光滑，内部可见细小光点。可在超声引导下经直肠穿刺吸脓（图 17-2-7）。

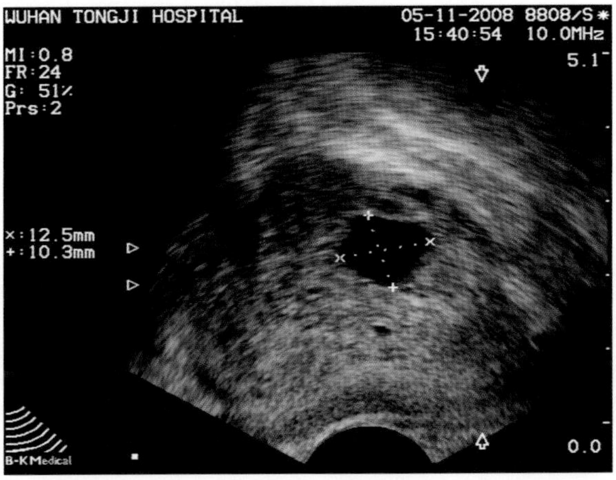

图 17-2-7　前列腺脓肿

前列腺内无回声区，边界不光滑，内部可见光点回声

五、前列腺囊肿

【临床表现】

检查时偶然发现，一般囊肿体积小，无症状。

【声像图表现】

前列腺内小圆形或类圆形无回声区，边界清楚，后方回声增强（图 17-2-8）。

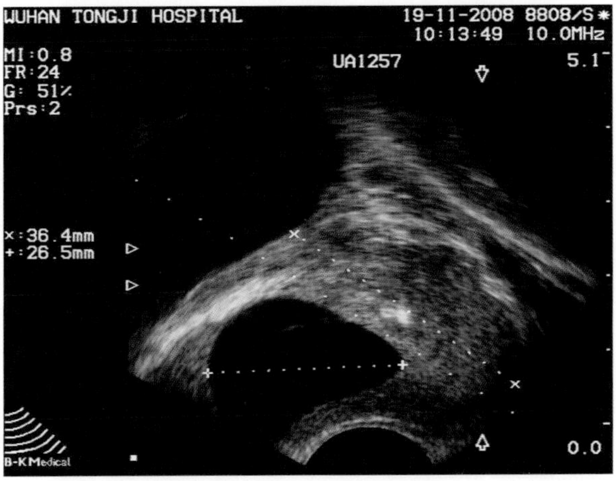

图 17-2-8　前列腺囊肿

前列腺内无回声区，边界光滑，内部未见光点回声

六、前列腺结石

【临床表现】

本病见于中老年人，结石一般不引起临床症状。

【声像图表现】

前列腺结石的声像图可分为以下四种类型。①散在小结石型，结石大小 1 ~ 2mm，无明显声影，经腹超声检查难以探及；②弧形结石型，结石出现在内外腺交界处；③成堆小结石型；④单个大结石型。大多数前列腺结石位于前列腺内、外腺交界处（图 17-2-9）。

【诊断注意点】

前列腺结石需要和后尿道结石及前列腺管内淀粉样小体相鉴别，后尿道结石者，强光团位于尿道内，纵切时可显示阻塞段以上扩张的后尿道及尿道内口；前列腺内淀粉样小体呈斑片状强回声，位于后尿道内，酷似小结石（图 17-2-10）。

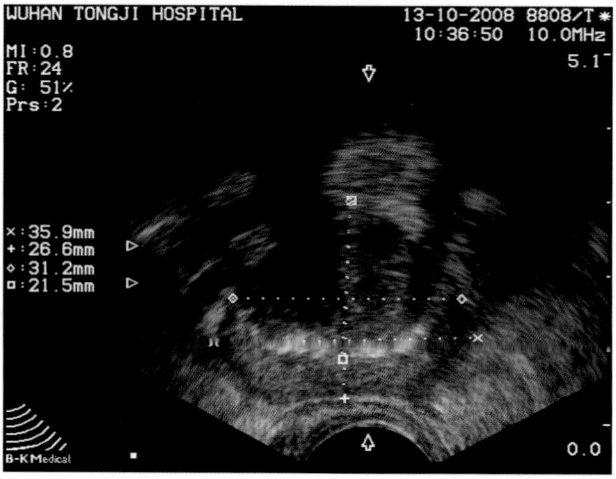

图 17-2-9 前列腺结石

经直肠超声显示前列腺内外腺之间可见多个强光斑回声，呈弧形排列

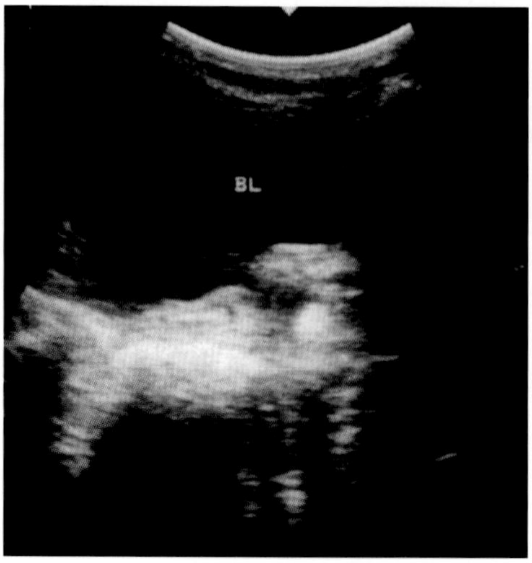

图 17-2-10 后尿道结石

前列腺段尿道内可见强光团回声，后方伴声影，后尿道上段扩张

第三节　精囊疾病

精囊呈腊肠样附着在前列腺底部，由输精管伸入前列腺内汇入前列腺段尿道。精囊左右各一，大小不一，与精液贮存量相关，长 4 ~ 5cm，宽 1.5 ~ 2.0cm。

一、急性精囊炎

【声像图表现】

精囊轮廓增大，可单侧或双侧均增大。慢性精囊炎患者精囊腺囊壁增厚，精液内点状回声增多且粗亮、浑浊，囊壁可有钙化，囊腔内有结石形成（图 17-3-1）。

二、精囊癌

【声像图表现】

精囊内有实性肿块，呈不规则的低回声，还可表现为精囊壁不规则的增厚，左右大小形态不对称，阻塞出口时可致囊腔增大（图 17-3-2）。

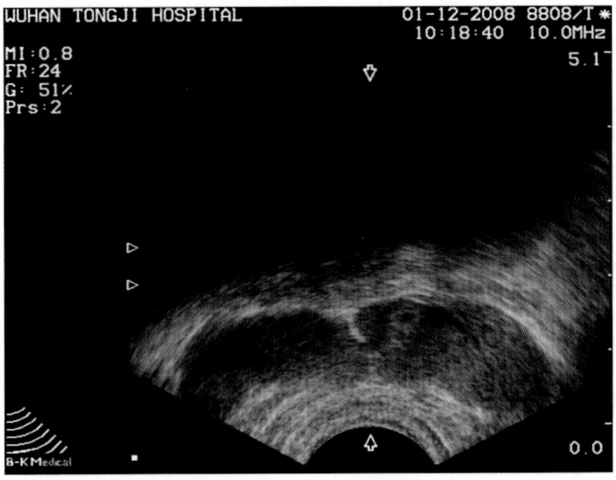

图 17-3-1　精囊炎

双侧精囊体积明显增大，回声明显减低

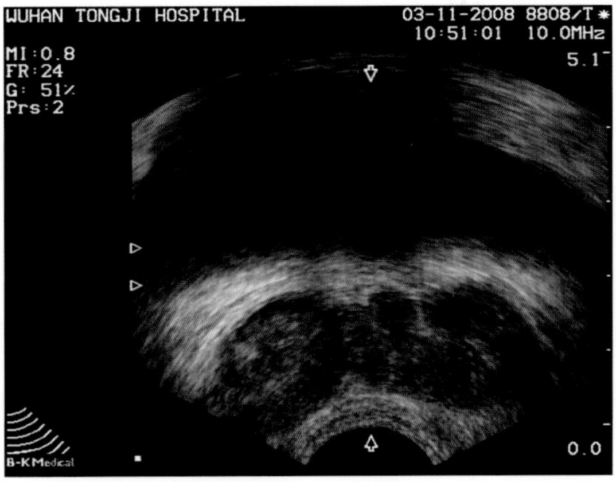

图 17-3-2　精囊癌

精囊内可见实质性病灶填充，形态不规则，内部回声明显不均

（黄道中）

第十八章　男性生殖系统疾病的超声诊断

第一节　检查方法及正常超声声像图

一、检查方法

选用 5.0M～7.5MHz 探头，多取仰卧位检查，在检查隐睾、精索静脉曲张及斜疝时要配合站立位检查。

二、正常超声声像图

正常睾丸呈椭圆形，中等或稍偏低回声，大小为纵径 4cm、横径 3cm、前后径 2cm，边界整齐、边缘光滑、内部回声均匀。CDFI 显示睾丸动脉血供主要是睾丸动脉、睾丸包膜动脉及睾丸内动脉，睾丸动脉在睾丸上方迂曲走行显示为红蓝色血流。睾丸包膜动脉来自于睾丸动脉，并在睾丸白膜下呈弧形或半环形走行。睾丸内动脉主要显示为两种，其一来自于睾丸动脉分支，穿行于睾丸纵隔及睾丸实质的睾丸穿动脉，走行笔直，有静脉伴行；其二由包膜动脉垂直分支深入睾丸实质呈放射状流向睾丸纵隔。频谱多普勒显示睾丸包膜动脉及睾丸内动脉舒张期血流速度较高，呈低阻力血流，而睾丸动脉血流阻力稍高。

附睾头呈半圆形或新月状贴近睾丸上极，附睾体较薄在睾丸后方，尾部靠近睾丸下极较体部稍粗。回声与睾丸相近，中间有稍低回声间隔，高频探头可显示睾丸及附睾周边有极少量的液体可被探及。正常附睾 CDFI 一般不显示明显彩色血流。

第二节　阴囊和睾丸常见疾病

一、鞘膜积液

【临床表现】

鞘膜积液常见原因有感染、损伤、肿瘤及心、肾等全身性疾病，根据发病的部位不同可分为睾丸鞘膜积液及精索鞘膜积液。

【声像图表现】

（1）睾丸鞘膜积液表现为阴囊内可见无回声区围绕在睾丸周边，婴儿时期的鞘膜积液双侧性的多见，随着小儿生长动态观察可逐渐消退（图 18-2-1a）。

（2）精索鞘膜积液表现为精索所在处出现椭圆形无回声区、边缘光滑（图 18-2-1b）。

（3）交通性鞘膜积液显示鞘膜积液无回声区向上与腹腔相通，向下与睾丸鞘膜相通，表现为站立位睾丸周边鞘膜积液，仰卧位积液减少或消失（图 18-2-2）。

【诊断注意点】

超声很容易显示阴囊内的液体，容易区别于睾丸肿大或疝内容物所致的阴囊肿大。

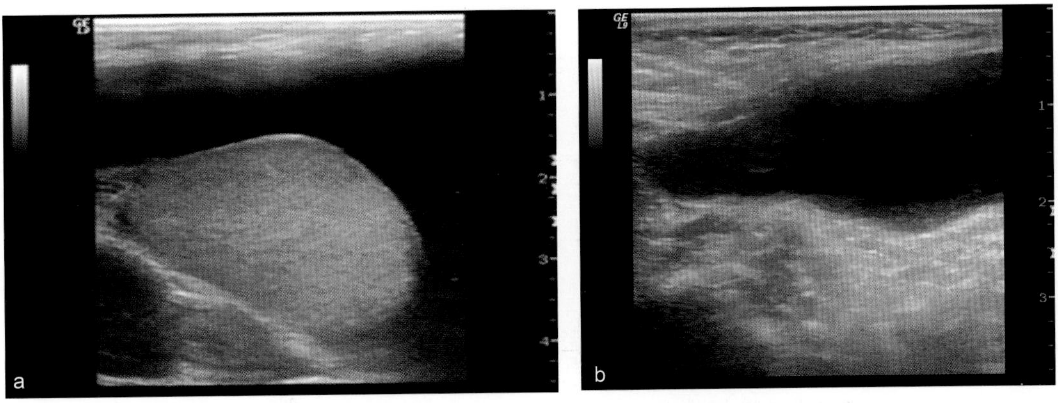

图 18-2-1a　睾丸鞘膜积液　　图 18-2-1b　精索鞘膜积液

a. 睾丸周边有无回声区围绕；b. 睾丸上方精索处可见长椭圆形无回声区，边缘光滑

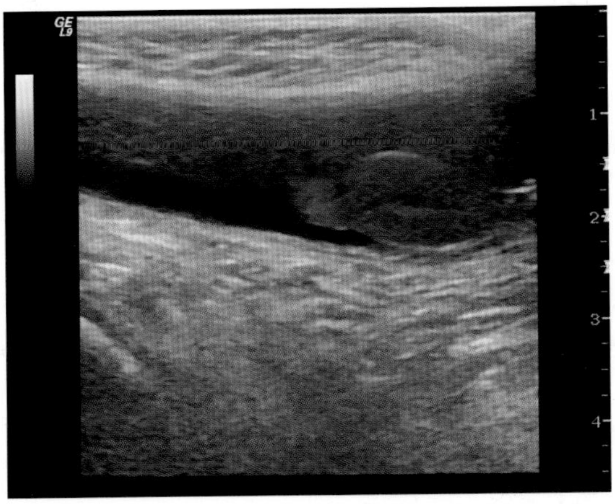

图 18-2-2　交通性鞘膜积液

睾丸及精索周边均可见无回声区，随体位改变，液体可回流腹腔，无回声区宽度可变小甚至消失

二、隐睾

【临床表现】

隐睾常见部位为腹股沟管及其内、外环处，也可见于盆腔膀胱周边及腹膜后等。有 3%～14% 的新生儿睾丸未降，但多在 1 周岁内自然下降至阴囊内。

【声像图表现】

腹股沟型隐睾显示在腹股沟管或其内、外环处可见一椭圆的低回声区，边界清楚，内部回声均匀，加压时有酸痛感（区别于淋巴结肿大）。还要注意小儿睾丸在寒冷、恐怖刺激时提睾肌收缩将睾丸自阴囊内上提，不要误诊为隐睾；当隐睾合并斜疝时不要漏诊隐睾。当隐睾出现恶变时睾丸明显增大，形态不规则，内部回声明显不均匀，血流较丰富（图 18-2-3、图 18-2-4）。

【诊断注意点】

腹腔型隐睾容易受气体干扰影响检查效果，检查时应充盈膀胱，重点在膀胱周围，其次在肾下方、腰大肌前方等处均要仔细扫查。

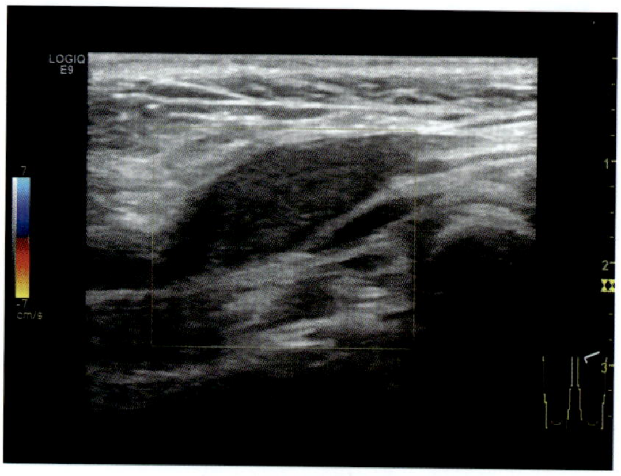

图 18-2-3 左腹股沟区隐睾

左腹股沟区可见椭圆形稍低回声区，边界清，内部回声均匀

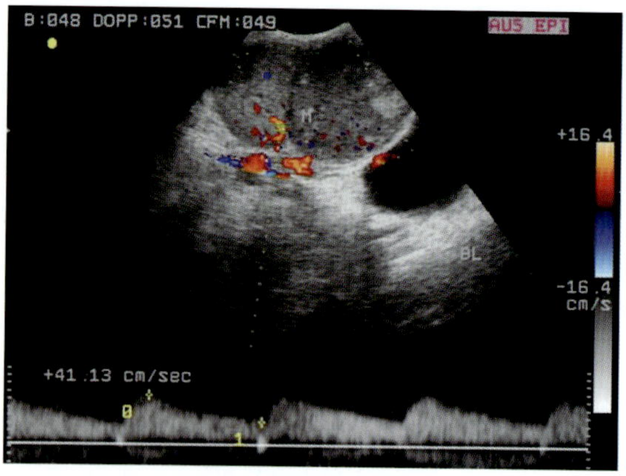

图 18-2-4 隐睾恶变

右侧盆腔近膀胱区可见隐睾图像，但形态不规则，下极局限性膨大，回声明显不均匀，病理证实隐睾恶变

三、附睾淤积症

【临床表现】

附睾淤积症为男性输精管阻断术后附睾管扩张淤滞的结果，较少见。附睾淤积症引起的精液囊肿多发于中年人，可能与输精管部分阻塞精液积聚所形成。

【声像图表现】

精液囊肿为附睾头部有卵圆形小无回声区、边界清晰、内壁光滑，后方回声增强，附睾淤积症表现为附睾增大，尾部出现内壁不光滑的无回声区，壁稍厚（图 18-2-5）。

四、睾丸肿瘤

睾丸肿瘤分生殖细胞性和非生殖细胞性两大类，其中绝大多数为生殖细胞性肿瘤。

【临床表现】

（1）睾丸无痛性肿物，多数为偶然发病，触诊睾丸质地硬。

（2）由于精子原因致不孕症的患者有男性乳房发育症。

（3）腰背疼痛或睾丸扭转所致急性疼痛。

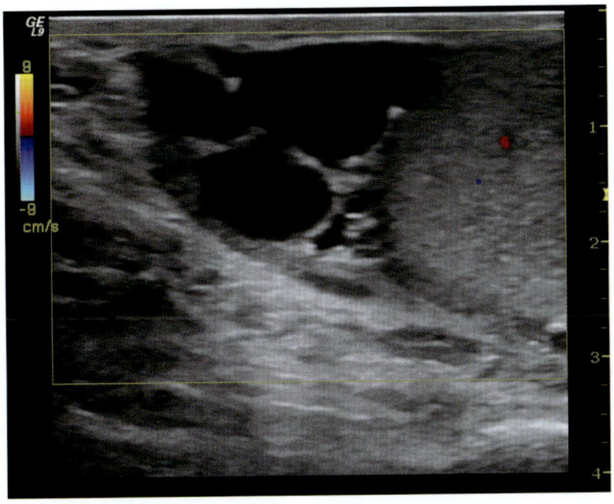

图 18-2-5　精液囊肿

附睾头部可见数个小无回声区，边界清

【声像图表现】

1. 精原细胞瘤　睾丸增大，睾丸内部肿块可以呈局限性病变或弥漫性病变，局限性病变多见，睾丸内可见局限性低回声结节，边界欠规则，光点分布欠均匀，周围还可见尚正常的睾丸组织回声；弥漫性者睾丸体积明显增大，内部回声强弱不均，光点粗大。如果出现转移，腹膜后区及腹股沟区可见淋巴结肿大，部分可融合成块状。CDFI 显示睾丸内肿块内部血流信号丰富，呈分枝状或短线状血流，血管分支多、粗细不均，未见明显静脉伴行。PW 显示肿块周边及内部血流多为动脉频谱，血流速度快（图 18-2-6）。

2. 胚胎癌　睾丸形态失常呈不规则增大或呈分叶状，表面不平、内部回声不均匀，低回声和稍强回声混合存在，CDFI 显示肿块内部呈丰富的动脉血流信号。腹膜后区及腹股沟区可见淋巴结肿大，呈圆形或类圆形，部分可融合成块状，内部回声尚均。

3. 畸胎瘤　肿块内部由骨骼、牙齿、毛发混合而成，睾丸内部回声强弱不均，有不规则的强光团，后伴声影，其周边还可见不规则的无回声区（图 18-2-7）。值得注意的是睾丸内的囊肿，如其周围有实质性成分则应警惕畸胎瘤或胚胎癌的可能性。

4. 其他肿瘤

（1）畸胎癌：睾丸内部见实质性肿块，回声强弱不均，并可侵犯周围阴囊壁。

（2）绒毛膜上皮癌：睾丸内部弥漫分布的点状回声，与残存的睾丸实质或周围组织回声分界不清，彩色多普勒显示血流信号丰富。

（3）淋巴瘤：睾丸内部回声明显减低尚均匀，边界可以规则或不规则，彩色多普勒血流信号不丰富（图 18-2-8）。

5. 白血病　侵犯睾丸可致双侧睾丸体积增大、回声减低，弥漫性分布不均匀，不能分辨残存睾丸组织。

【诊断注意点】

超声显示睾丸内实质性肿块，多伴血流丰富，腹膜后区及腹股沟区淋巴结肿大，就要考虑睾丸肿瘤，检测睾丸肿瘤患者血中微量激素有助于确诊。检测甲胎蛋白（AFP）、绒毛膜促性腺激素（HCG）可有助于早期诊断及鉴别诊断。

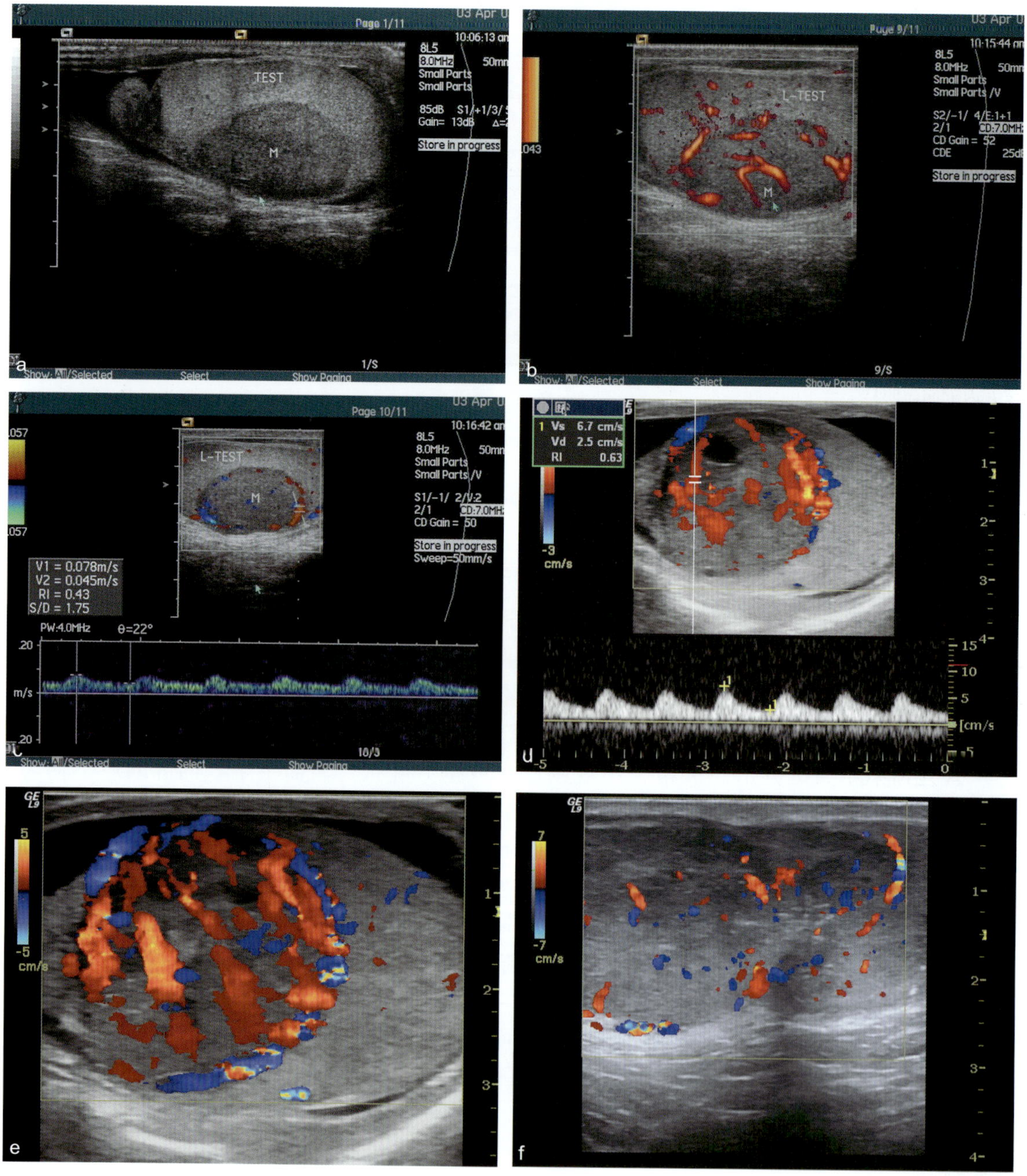

图 18-2-6　精原细胞瘤

a. 睾丸内可见不规则形态低回声区，边界尚清，内部回声欠均丰富；b. CDFI 显示病变区血流呈分支状血流；c. 频谱多普勒显示病灶周边及内部均可见动脉血流信号；d. 睾丸内可见类圆形低回声区，边界清，内部回声均匀，CDFI 显示病变区丰富血流，呈分枝状血流；e. 频谱多普勒显示病灶周边及内部均可见动脉血流信号；f. 精原细胞瘤少见表现，睾丸内病变呈弥漫性改变，回声明显不均，血流较丰富

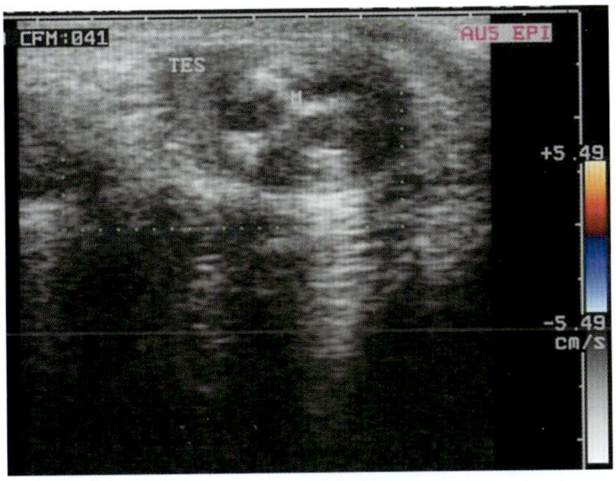

图 18-2-7　睾丸畸胎瘤

睾丸内部回声明显不均，可见强回声及无回声区，CDFI 显示血流不丰富

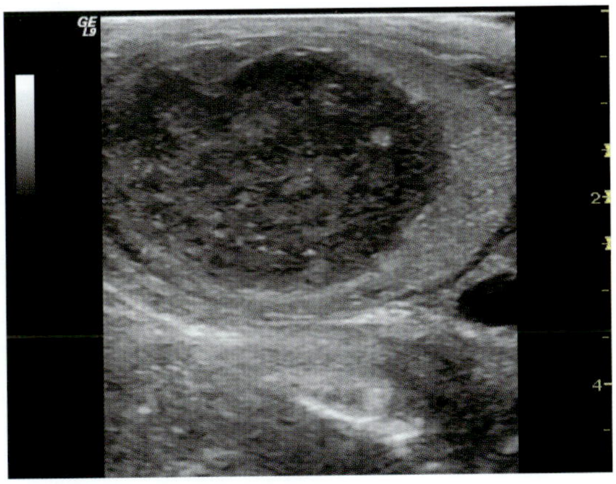

图 18-2-8　睾丸淋巴瘤

睾丸内部局限性低回声区，边界尚清，CDFI 血流欠丰富

五、急性睾丸炎

【临床表现】

急性睾丸炎常为血源性感染或经淋巴结途径感染而成，可以与多种急性传染病伴发。如患流行性腮腺炎时，病毒可随尿液排出而引起急性睾丸炎。临床表现为发热、睾丸疼痛和触痛明显，实验室检查血白细胞增多。

【声像图表现】

睾丸体积增大，内部回声减低，可见小片状甚至大片状低回声区，甚至无回声区，形态不规则，边缘可清晰或不清晰，周边可见少量无回声区围绕。CDFI 显示睾丸内血流丰富，动、静脉伴行（图 18-2-9、图 18-2-10）。

【诊断注意点】

少部分睾丸炎病例睾丸内血流减少，其可能的原因为睾丸内部炎症较重，睾丸迅速增

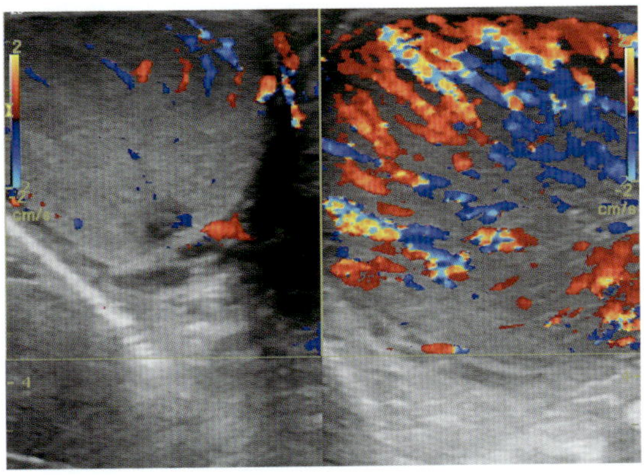

图 18-2-9　急性睾丸炎

左侧睾丸炎体积明显增大，内部回声减低，血流丰富，走行规则且动静脉伴行

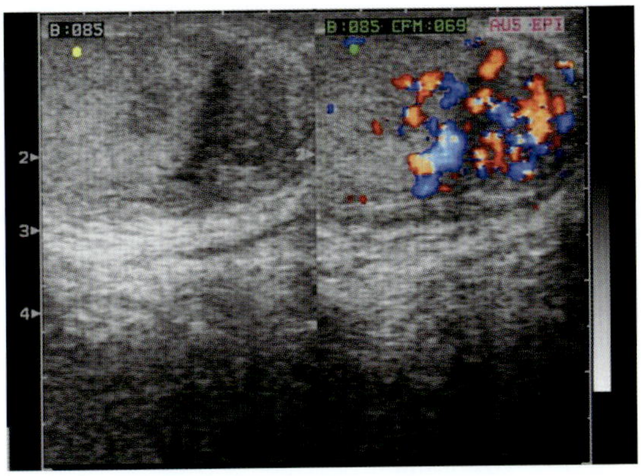

图 18-2-10　附睾炎伴睾丸炎

附睾炎性病变侵犯睾丸造成临近附睾处睾丸组织炎性改变

大致内部张力增大压迫睾丸动、静脉血流，以及肿大的附睾、精索压迫睾丸动脉也造成睾丸内血流减少（图 18-2-11）。

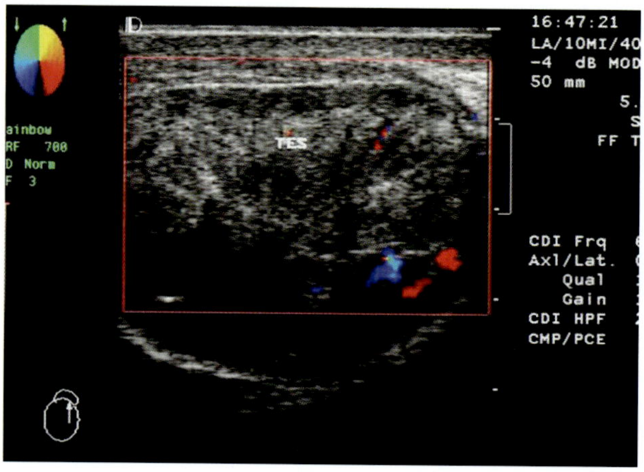

图 18-2-11 重症睾丸炎

重症睾丸炎时可因睾丸肿大明显，压迫血管造成睾丸内血流不丰富甚至缺血流信号

六、睾丸扭转

【临床表现】

睾丸扭转又称精索扭转，在睾丸扭转后 4～6h 内得到治疗，几乎全部睾丸可以存活，6～12h 得到治疗的尚有 72% 睾丸可以存活，10～12 小时者，仅能存活 10%～20%。睾丸扭转 24h 后均发生坏死。因此，及时明确诊断后手术治疗是本病的关键。临床表现为急性剧烈疼痛、阴囊肿胀，此病疼痛特点是起病急，患者可说出具体发病时间。

【声像图表现】

（1）睾丸肿大，内部回声不均匀、光点粗大，扭转时间较长者，睾丸内部可见不规则的无回声区。

（2）睾丸上极的上方可见扭转蒂形成的异常回声区，表现为形态不规则，内部回声杂乱，呈“麻花征”，此时不易显示附睾头回声，此点对婴幼儿睾丸扭转的诊断非常重要。

（3）根据扭转的不同病程，CDFI 显示睾丸内血流具有以下几种表现。早期扭转或不完全扭转（＜360°）时，由于静脉回流受阻而动脉轻度受挤压血供未完全中断，此时主要是血流信号明显减少，仍见少量血流，以后睾丸内部动、静脉血流信号完全消失。如果睾丸扭转后松解，缺血的睾丸血供突然增多；睾丸内部无血流信号，而睾丸周边组织有血流信号增多，其来自于提睾肌动脉的分支扩张形成的侧支循环，供应睾丸周围组织（图 18-2-12）。

（4）慢性扭转者睾丸体积缩小，实质呈低回声、不均匀，可伴有钙化点。

【诊断注意点】

睾丸扭转要与急性睾丸炎区别（表 18-2-1），检查时要将阴囊适当撑托，避免血液灌注量的增加；检查者手法要轻柔，要做左右对比扫查；注意双侧睾丸对比扫查，避免仪器调节不当造成假阴性。

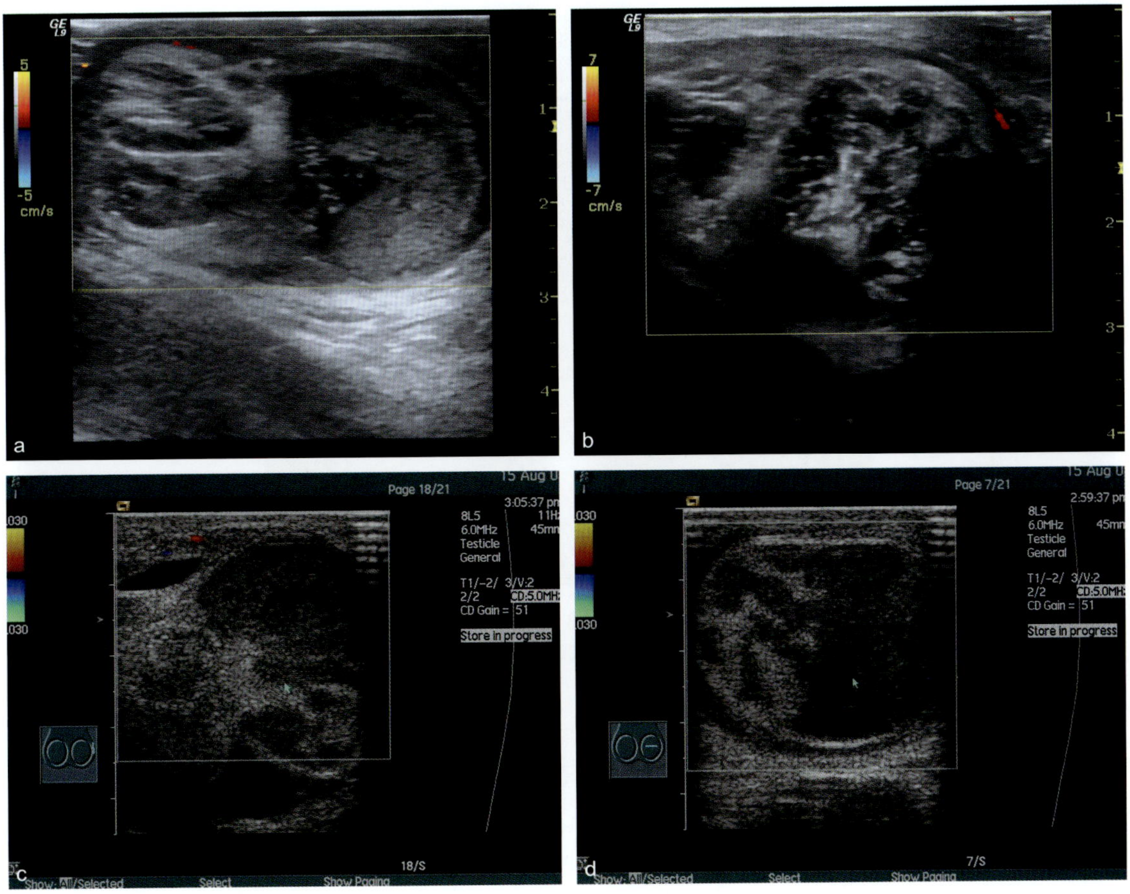

图 18-2-12　睾丸扭转

a. 睾丸形态变形，横置，内部出现坏死并液化，其上方可见回声杂乱的蒂，未显示附睾头回声；b. 与图 a 同一患者，睾丸上方扭转的蒂回声明显不均，呈扭曲状。c. 睾丸内部因缺血坏死回声明显不均，睾丸上方扭转蒂回声明显不均，未见附睾头回声；d. 与图 c 同一患者，因扭转致睾丸缺血坏死，内部回声明显不均，低回声区即坏死区

表 18-2-1　睾丸扭转与睾丸炎的鉴别

	睾丸扭转	睾丸炎
疼痛病史	起病更急，可描述出具体发病时间	起病较急，可描述出几天内或上下午发病
睾丸回声	实质局限性低回声区或无回声区	睾丸实质弥漫性回声减低
扭转蒂	睾丸上方出现扭转蒂，呈“麻花征”	无
CDFI	血流早期明显减少至消失； 阴囊壁血增多	睾丸血流明显增多，动静脉伴行； 少部分患者血流少(重症睾丸炎内部张力高)；

七、睾丸裂伤

【临床表现】

一般发生在外伤以后，血流积聚在睾丸内疼痛剧烈，重者阴囊青紫、肿大。

【声像图表现】

睾丸形态欠正常，睾丸裂伤表面光带不连续、回声中断甚至局限性缺损。睾丸内部出现不规则低回声区及无回声区，内有细小光点，睾丸周边可见无回声区（图 18-2-13）。

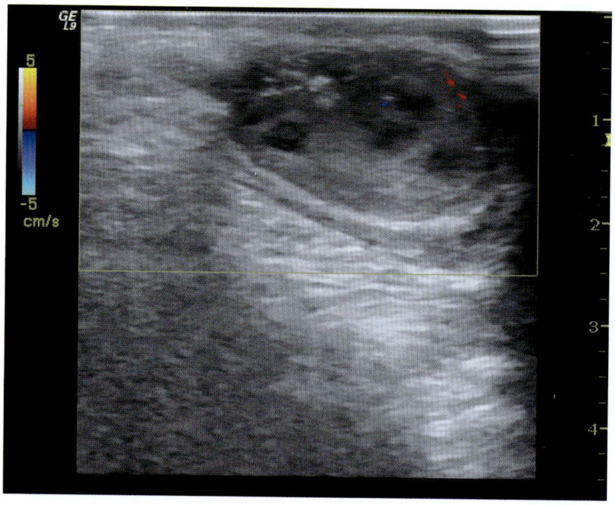

图 18-2-13 睾丸裂伤

睾丸内部可见较多不规则低回声区，边缘不光滑

八、附睾炎

【临床表现】

阴囊疼痛，附睾肿大、触痛，慢性期附睾肿胀、表面不平，甚至有硬结。

【声像图表现】

附睾体积增大，以附睾尾多见，其次是附睾头大，边缘不光滑，内部回声明显减低，不均匀。若脓肿形成则可见局限性无回声区，可合并睾丸鞘膜积液。CDFI 显示附睾周边及内部有较多的点状或短线状血流信号，以动脉血流信号为主（图 18-2-14）。

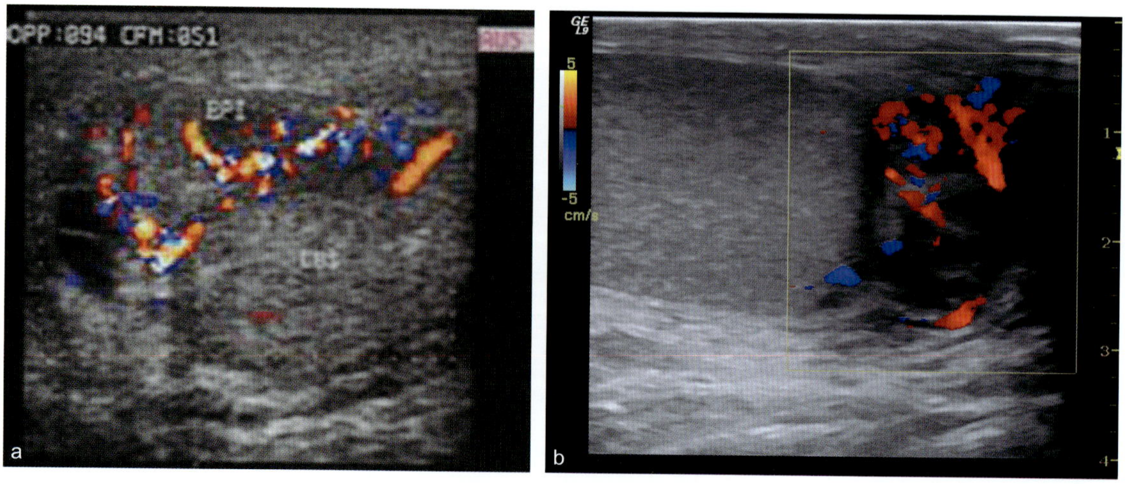

图 18-2-14 附睾炎

a. 附睾头部增大，回声明显不均，稍强，可见丰富的血流信号，呈分枝状；b. 附睾尾部体积增大，回声明显减低，不均，CDFI 显示丰富的血流信号

九、急性精索炎

【声像图表现】

精索明显增粗，其内回声明显不均，血管明显扩张、迂曲。CDFI 显示为血流丰富，精索内动脉血流加快，频谱为低阻频谱（图 18-2-15）。

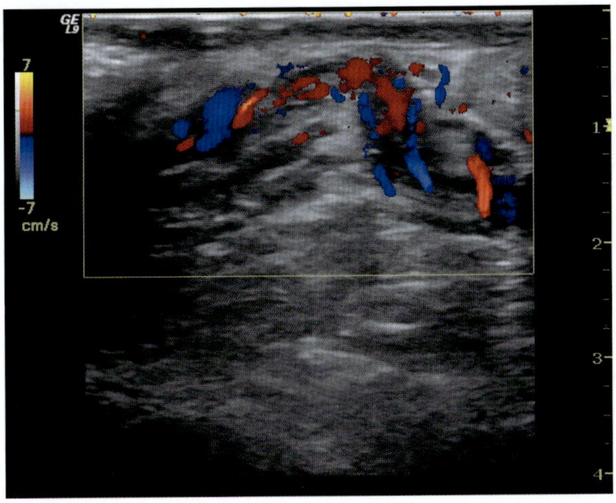

图 18-2-15　急性精索炎

十、附睾结核

【临床表现】

附睾结核可以是全身性结核的一部分，也是附睾常见的疾病。

【声像图表现】

附睾体积增大、头部较明显，形态欠规则，内部回声强弱不均，病灶纤维化钙化可形成点状、线状强回声，干酪样坏死灶可形成边界不规则的局限性结节，内部有强回声光斑后方伴有声影（图 18-2-16）。

【诊断注意点】

诊断附睾结核需要声像图结合临床综合分析，并要注意和慢性附睾炎鉴别，前者有泌尿系结核病史，一般病程较长，扪诊输精管上出现串珠样结节，后者一般有急性睾丸炎或附睾炎病史，局部病变表现明显。此外附睾结核还要与附睾精液囊肿及附睾精子肉芽肿区别，精液囊肿为一圆形无回声暗区，精子肉芽肿虽呈低回声但无结核病史且多发于阴囊外伤后。

十一、腹股沟斜疝

【临床表现】

腹股沟斜疝表现为患处局限性隆起、胀痛可回纳，嵌顿后则不能回纳、有压痛，疝内

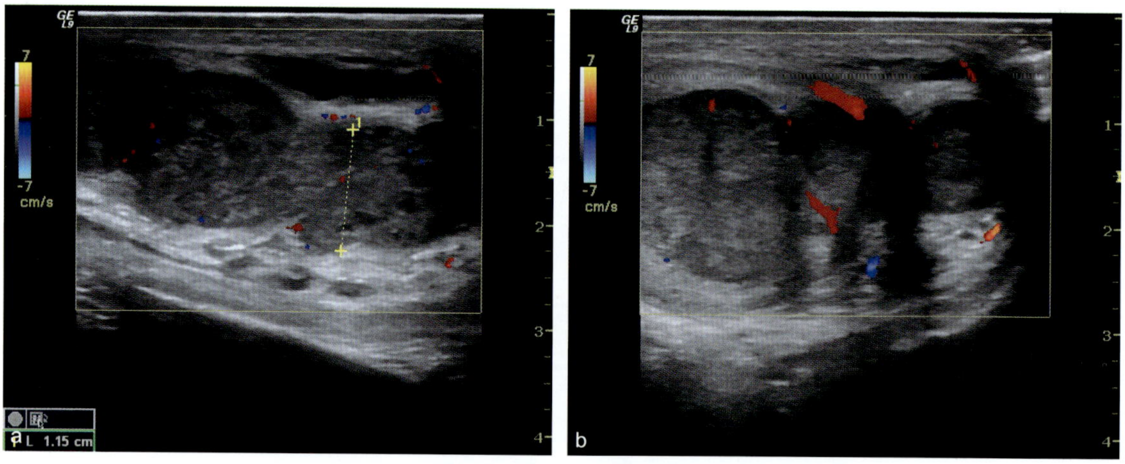

图 18–2–16 附睾结核

a. 附睾纵断面显示体积明显增大，回声较低，不均匀，血流不丰富；b. 附睾横断面显示体积明显增大，回声不均匀，血流不丰富

容物以小肠多见，其次还有结肠、盲肠、阑尾、大网膜等。

【声像图表现】

疝内容物经内环、腹股沟管、皮下环至阴囊局部形成异常回声区，纵切呈条状、横切呈圆形，边界尚清，内部回声若为肠管则可见肠内容物及气体、肠腔液体并可见肠管活动，若为大网膜则呈强回声混杂不均匀，疝囊内多可见液性无回声区（图 18-2-17）。

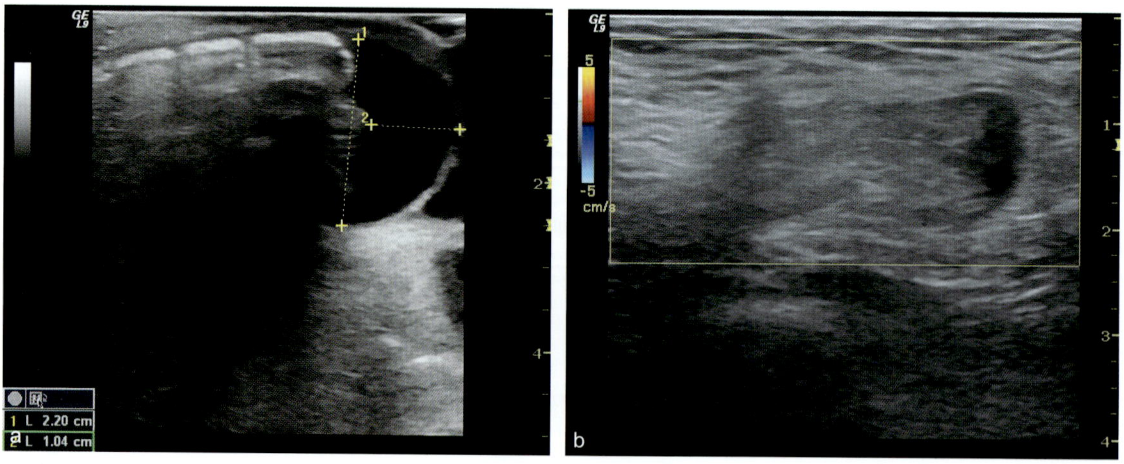

图 18–2–17 腹股沟疝

a. 疝内容物为肠管回声，疝囊内可见少量无回声区；b. 疝内容物为大网膜回声，不均匀，疝囊内可见少量无回声区

十二、精索静脉曲张

【声像图表现】

正常精索静脉沿精索走行、较平直，内径小于 2mm，CDFI 可以显示蓝色、红色血流

或显示不清晰，做 Valsalva 动作时无反流出现，频谱呈低平充填式频谱。精索静脉曲张表现为精索周围有多个条索状或圆形管状暗区，管径多数大于 2.5mm，迂曲扩张的静脉也可呈团状在阴囊、睾丸周围。彩色多普勒显示曲张静脉走行迂曲、管径增宽，彩色血流为间断红、蓝色交替的血流信号，站立位和做 Valsalva 动作时反流加重，反流持续时间较长，大于或等于 800ms，可作为亚临床型或临床型精索静脉曲张的诊断标准（图 18-2-18）。

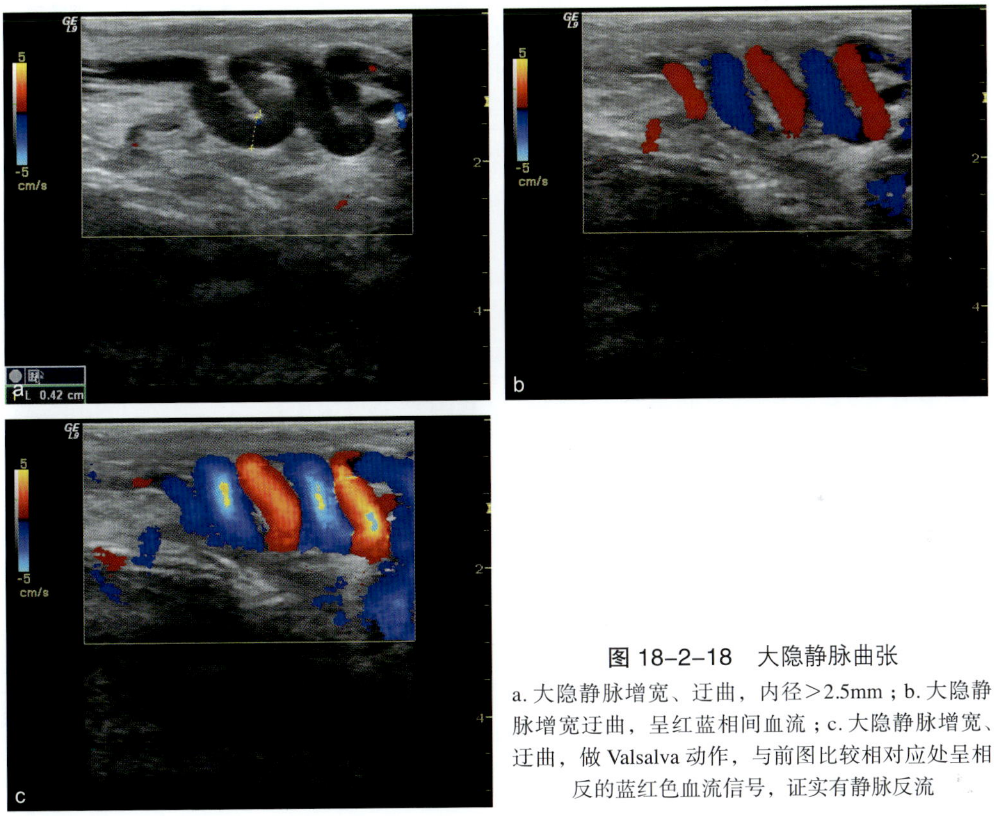

图 18-2-18　大隐静脉曲张

a. 大隐静脉增宽、迂曲，内径>2.5mm；b. 大隐静脉增宽迂曲，呈红蓝相间血流；c. 大隐静脉增宽、迂曲，做 Valsalva 动作，与前图比较相对应处呈相反的蓝红色血流信号，证实有静脉反流

【诊断注意点】

精索静脉曲张可分为 3 级。Ⅰ级：静脉轻度迂曲，内径稍增宽，平卧位，站立位平静呼吸时无反流，做 Valsalva 动作时有反流。Ⅱ级：静脉迂曲加重，内径更宽，平卧时无反流，站立位平静呼吸时有反流。Ⅲ级：静脉迂曲更明显，内径更宽，平卧位平静呼吸时有反流，CDFI 诊断精索静脉曲张程度的标准与临床分级标准的诊断结果基本相似。

亚临床精索静脉曲张通常是指精索静脉检测有血液反流而手法检查不能发现的曲张静脉丛，依据超声检测 3 支以上精索静脉，其中一支内径>2mm，伴有自发性或做 Valsalva 动作时有反流可作出超声诊断。

十三、阳痿

【临床表现】

阳痿又称勃起障碍，是泌尿外科比较常见的疾病，病因包括心理性、神经源性、血管性，阳痿也可于药物、炎症、外伤或手术后发生。影像检查主要用于诊断血管性阳痿。

【检查方法】

将探头置于阴茎背侧根部行横切和纵切扫查，在横切面图上阴茎海绵体周围有一圈回声较强的包膜为阴茎白膜，由白膜延伸的阴茎隔将左、右阴茎海绵体隔开，海绵体动脉位于阴茎海绵体中央或稍偏于阴茎隔。纵切面上，阴茎海绵体呈一低回声或中等回声的结构，分布均匀，周边为回声较强的白膜。阴茎勃起时，阴茎海绵体的回声降低、分布均匀、两侧对称。阴茎背动脉位于阴茎背侧，走行于深筋膜与阴茎海绵体白膜之间，紧靠正中的阴背深静脉，左右对称分布。

【诊断注意点】

阴茎血管功能的观察指标有以下几项：

（1）动脉收缩期峰值血流速度（PS）：阴茎勃起时，海绵体动脉扩张、充血，海绵体间隙增大，阴茎静脉回流减少，这是阴茎正常勃起的血流动力学基础。有阴茎动脉功能不全的阳痿患者其 PS 均比正常对照组低，正常 PS 范围学术界不太统一，多数认为 PS＜35cm/s 即海绵体动脉异常。

（2）舒张末期血流速度增加（ED）：正常勃起情况下，海绵体动脉持续充血呈高阻力型血流，ED 应很低，多数学者认为应＜5cm/s，当 ED＞5cm/s，通过造影检查显示阴茎海绵体动脉充盈良好，而阴茎背静脉存在静脉漏，此时患者虽有勃起，但勃起不硬或不能持久。

（3）阻力指数（RI）：正常人阴茎海绵体动脉呈高阻力血管，RI 平均值为 0.99，随着 RI 值下降（＜0.8）时，应考虑静脉漏的诊断（图 18-2-19、图 18-2-20）。

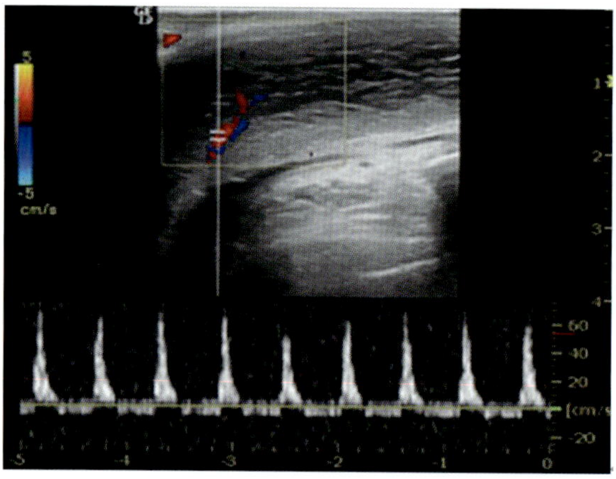

图 18-2-19 正常阴茎海绵体动脉血流频谱图

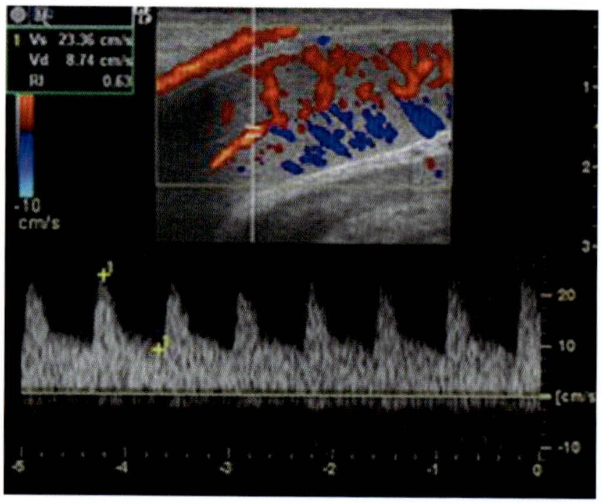

图 18-2-20 勃起障碍阴茎海绵体动脉频谱图

可见阴茎海绵体动脉峰值流速降低，阻力指数降低

十四、阴茎骨折

所谓阴茎“骨折”，实际上是对阴茎折断的一种形象说法。强烈的外力作用导致海绵体及其外面的白膜破裂，即阴茎骨折。

【临床表现】

最常见的部位是在阴茎近端的1/3处。阴茎“骨折”后，患者可出现阴茎剧烈疼痛，阴茎皮肤肿胀、淤血，阴茎头偏向受伤一侧等现象。阴茎“骨折”会因血肿压迫尿道引起排尿困难，但不会损伤尿道，也不会出现尿血或尿道口流血的现象。

【声像图表现】

阴茎海绵体回声明显不均匀，损伤局部呈低回声及无回声区，严重者阴茎海绵体出现连续中断，断端边界不规则（图 18-2-21）。

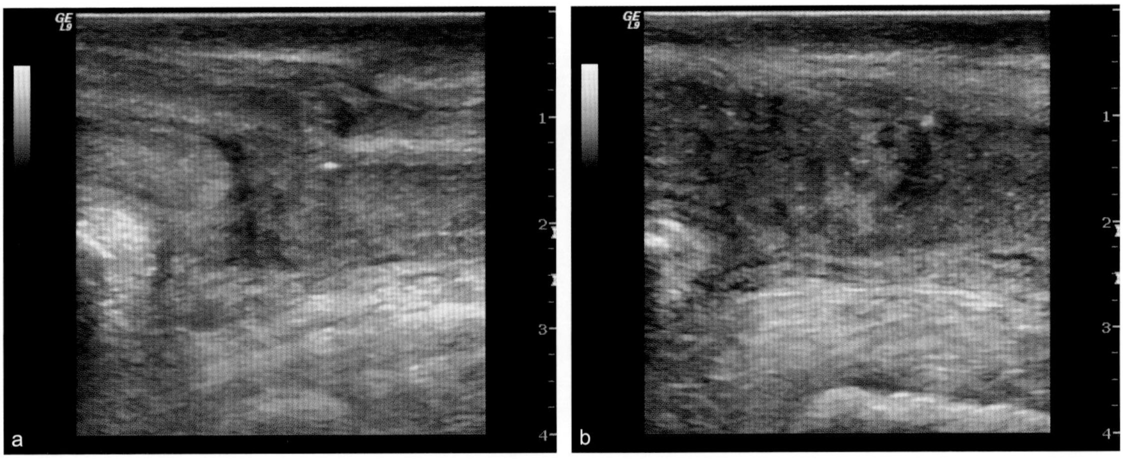

图 18-2-21 阴茎骨折

a. 阴茎海绵体不连续，可见中断，断端可见少量无回声区；b. 阴茎海绵体损伤，损伤局部回声、减低不均匀

（黄道中）

第十九章　肾上腺疾病的超声诊断

第一节　检查方法及正常超声声像图

一、检查方法

常用凸弧阵或线阵探头，探头频率成人一般为 3.0 ~ 3.5MHz，小儿多用 5 ~ 7.5MHz。检查前要求禁食、禁水 8 ~ 12h。最常用的检查方法是经腰部冠状位扫查；也可经腹部横切面扫查显示肾上腺与腹主动脉及下腔静脉的毗邻关系；右肋间斜切面显示右肾上腺与右肾及肝右叶的毗邻关系。

二、正常超声声像图

正常肾上腺的切面以三角形，新月形为主，此外还有“V”形或“Y”形，肾上腺的超声显示率为右侧大于左侧。正常肾上腺呈中、低回声，周围有脂肪组织强回声，厚度一般小于 1cm，如果右肾上腺底部凹陷深呈“Y”形时，其内侧支厚度一般小于 0.8cm（图 19-1-1）。

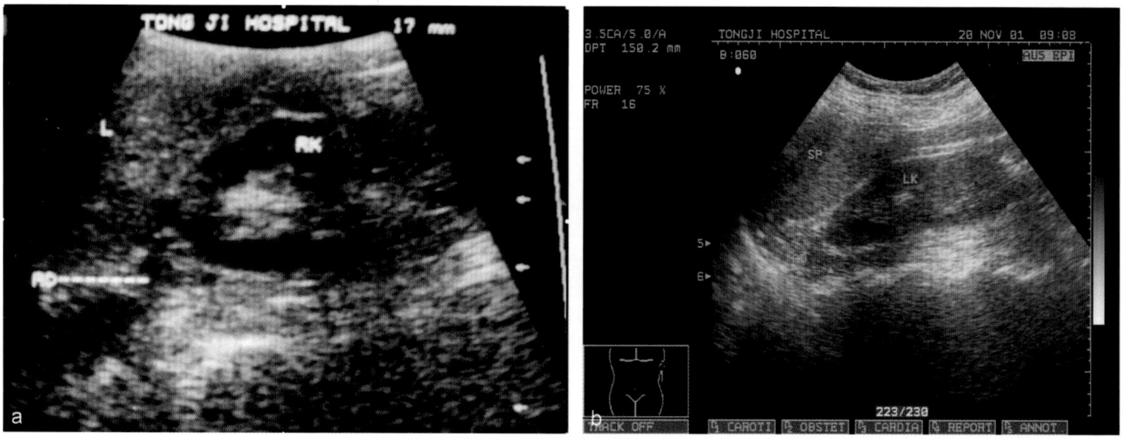

图 19-1-1　正常肾上腺

a. 右侧肾上腺底部靠近肾上极处凹陷，分肾上腺内、外侧支；b. 左侧肾上腺呈新月形

第二节　肾上腺皮质疾病

肾上腺皮质疾病主要是皮质醇增多症，病因以肾上腺皮质增生及腺瘤多见，少数为癌，主要临床表现有向心性肥胖、水牛背、满月脸等。

一、肾上腺皮质增生

【声像图表现】

双侧病变，肾上腺增大的程度不一，主要是肾上腺的三角形、新月形或“Y”形回声区的增厚，中等偏低回声，回声均匀（图 19-2-1）。

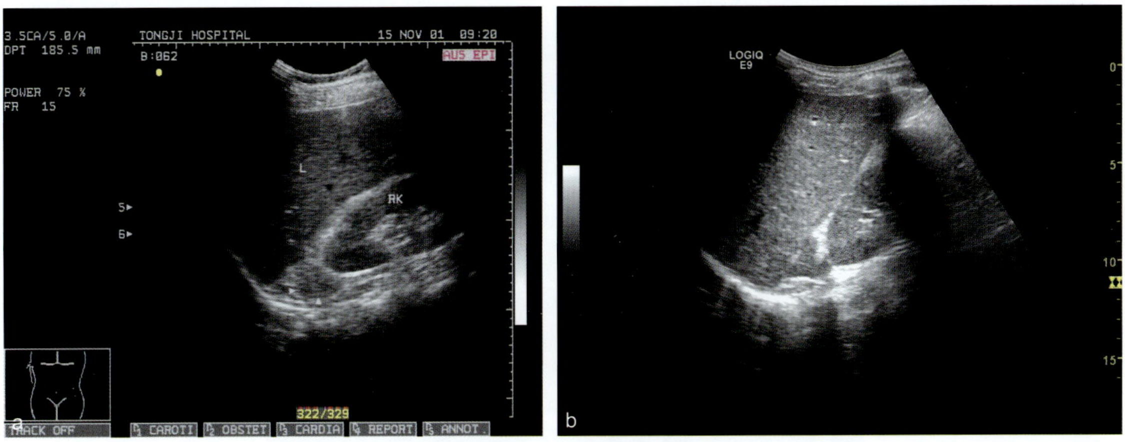

图 19-2-1　肾上腺增生

a. 右肾上腺稍增大，较饱满，内部回声均匀；b. 肾上腺体积稍大，其内外侧支均增厚，回声均匀

【诊断注意点】

不要把肾上腺周边脂肪组织形成的强回声区误为增大的肾上腺，少数肾上腺皮质增生呈结节状，一般仅小至几毫米，类圆形，回声均匀。

二、肾上腺皮质腺瘤

【声像图表现】

皮质腺瘤直径多为 2～3cm，呈圆形、边界清楚，内部呈中低回声较均匀，周边可见挤压的脂肪组织形成强回声光环，这种弧形光环与肾上极包膜隔开，即“海鸥征”（图 19-2-2）。

【诊断注意点】

腺瘤直径多为 2～3cm，“海鸥征”的显示易于区别肾上极的肿瘤。双侧出现病灶者，要注意与肾上腺转移癌鉴别。

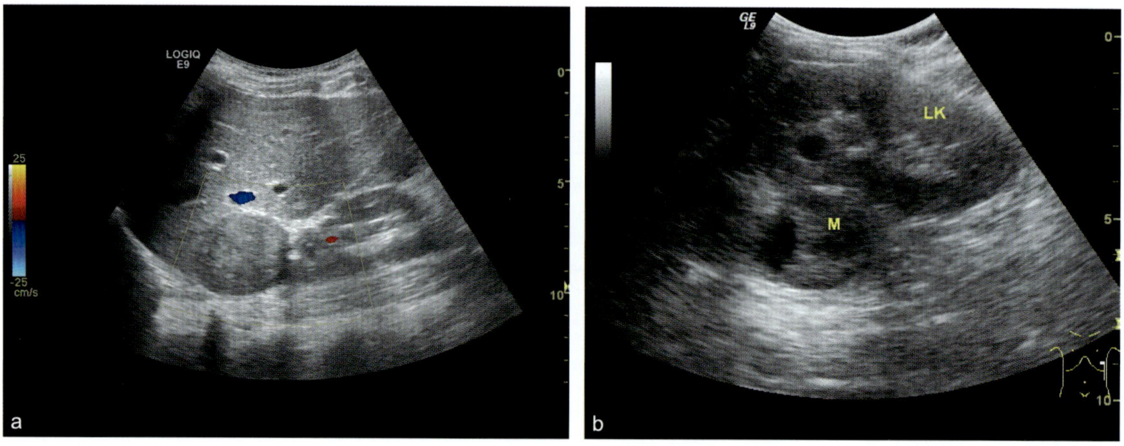

图 19-2-2 肾上腺腺皮质瘤

a. 右肾上极实质性均质性病灶，周边回声较强，肾上极见“海鸥征”；b. 左肾上腺异位左肾门内侧，边界清，内部回声尚均

三、原发性醛固酮增多症

【临床表现】

原发性醛固酮增多症（简称原醛）是指肾上腺皮质分泌过多醛固酮激素，导致水钠潴留、血容量增多。临床表现为高血压和低钾血症，女性较男性多见，年龄以 30～50 岁最多，实验室检查有血、尿中醛固酮水平增高，血钾降低。

【声像图表现】

醛固酮瘤多为小的低回声病变，直径 1cm 左右，圆形，边缘光滑，周边处回声较强呈包膜强回光环，内部呈均匀的低回声。结合低钾血症病史，多易诊断（图 19-2-3）。

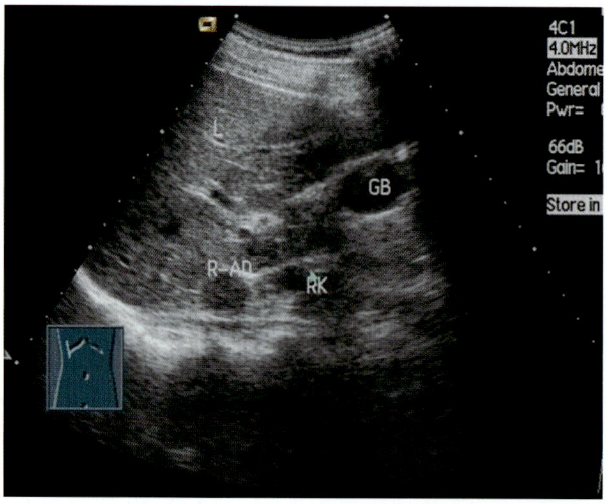

图 19-2-3 肾上腺醛固酮瘤

右肾上腺内小圆形低回声区，边界清，内部回声均匀

四、肾上腺皮质腺癌

【声像图表现】

肾上腺皮质腺癌肿块较大，形态不规则，内部回声强弱不均，甚至有液化坏死及转移病灶征象（图 19-2-4）。

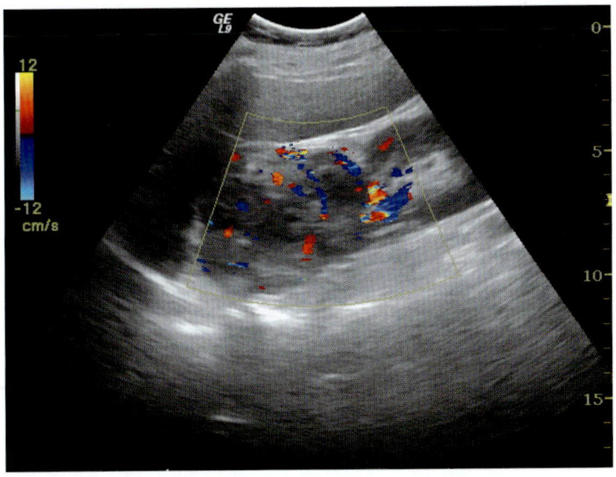

图 19-2-4 肾上腺皮质腺癌

右肾上腺区实质性病变，边界明显不规则，内部回声明显不均

五、无内分泌功能的肾上腺皮质肿瘤

【声像图表现】

此型少见，临床上多无症状。声像图表现为中等大小的实质性肿块，边界规则呈圆形，内部回声均匀（图 19-2-5）。

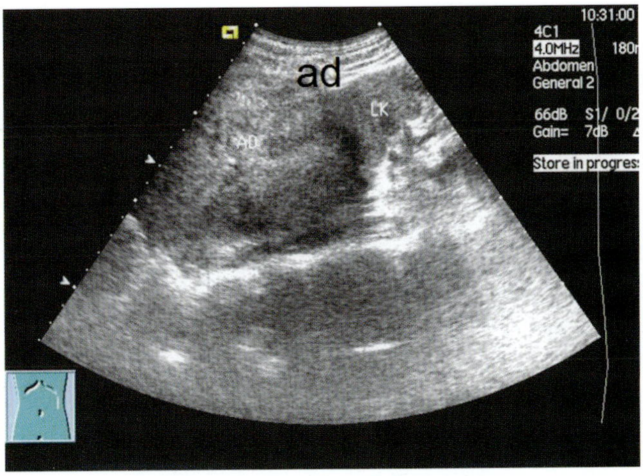

图 19-2-5 肾上腺非功能性腺瘤

左肾上腺较大实质性病变，边界清，内部回声均匀

第三节 肾上腺髓质疾病

肾上腺髓质肿瘤主要有两种，一种为嗜铬细胞瘤，另一种为神经母细胞瘤，前者多见于成年人，后者多见于幼儿。

一、嗜铬细胞瘤

【临床表现】

此病多见于 40 ~ 50 岁，女性略多于男性，临床表现为阵发性高血压或持续性高血压阵发性加剧及其他高代谢状态，如发热、高血糖、基础代谢高等。此病起源于交感神经，实验室检查 24 小时尿中儿茶酚胺的代谢产物香草基扁桃酸（VMA）增高。

【声像图表现】

嗜铬细胞瘤是肾上腺部位常见的肿块之一，中等大小，直径 4 ~ 5cm，多呈圆形或椭圆形，形态规则，边缘尚清，多可见环形强光带围绕，此强光带与肾包膜的回声可形成“海鸥征”，是区别肾上极肿瘤与肾上腺肿瘤的征象。肿块内部呈中等回声，肿块可出现囊性变或液化坏死，囊性变是特征性病变，内部可见大小不等的圆形无回声区，边缘清，而液化坏死无回声则形态不规则。恶性嗜细胞瘤可转移到肝、肺、骨骼等处（图 19-3-1）。

【诊断注意点】

此病 10% 可发生在肾上腺外，主要在肾周、腹膜后大血管周围及盆腔内。10% 可双侧发生，10% 为家族性，部分为恶性。

二、神经母细胞瘤

【临床表现】

神经母细胞瘤是常见的小儿恶性肿瘤之一，常见部位是肾上腺区，约为 50%，其他部位有腹膜后、胸腔、骨盆和颈部的交感神经节。婴幼儿多以腹部较大肿块就诊，部分患儿因肿块位置深不易触诊，就诊时已出现转移。常见转移部位为骨骼、肝，眼眶转移较特异。

【声像图表现】

神经母细胞瘤往往肿块较大，推挤肾向下，肿块形态不规则，可呈花瓣状，表面不光滑，肿块内部呈实质中等稍偏强回声，不均匀，其内易见钙化的强回声及液化后不规则无回声区，出现肝转移时多呈“牛眼征”，病灶多发钙化（图 19-3-2）。

【鉴别诊断】

肾母细胞瘤与神经母细胞瘤的鉴别见表 19-3-1。

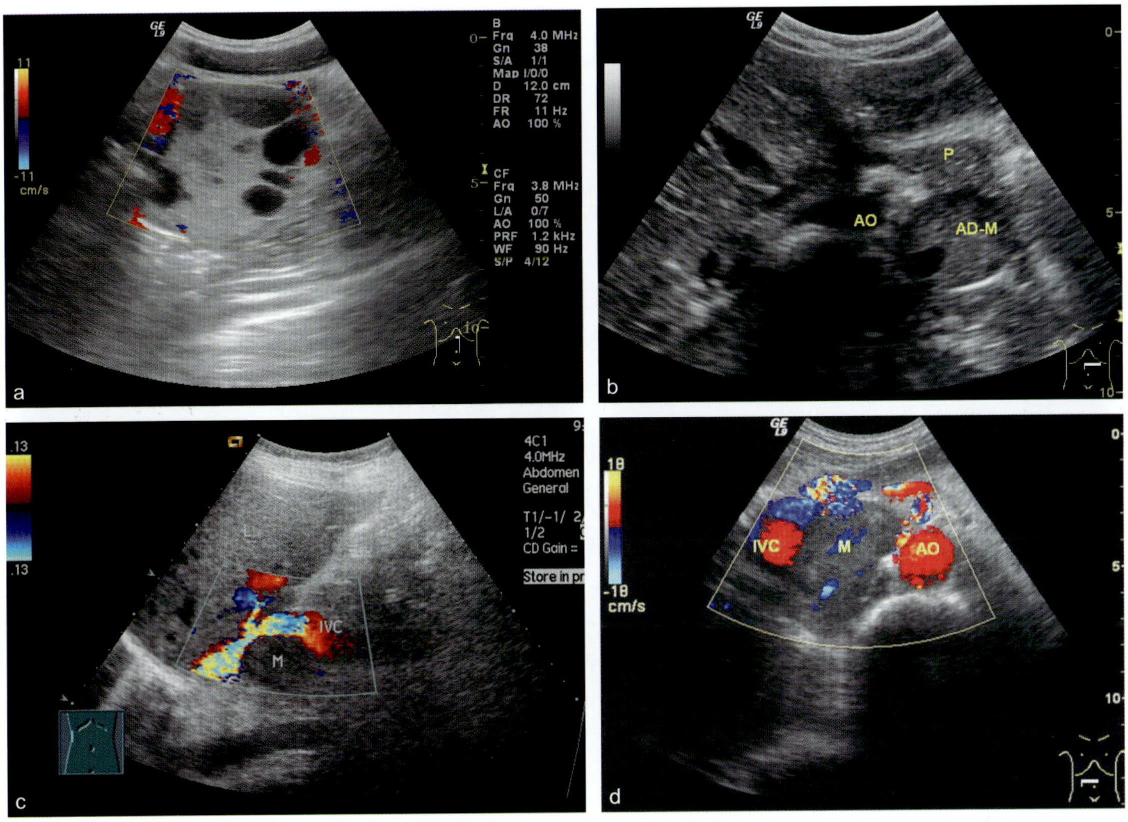

图 19-3-1　肾上腺嗜铬细胞瘤

a. 肿块呈类圆形，边界清，内部实质性病灶内可见多个小的圆形无回声区；b. 左肾上腺内实质性病变，位于腹主动脉外侧，胰尾部后方，实质性病灶区内也可见多个无回声区；c. 病变位于下腔静脉后外侧，边界规则，内部低回声较均匀；d. 嗜铬细胞瘤常见异位于腹主动脉与下腔静脉之间，病变呈低回声，较均匀

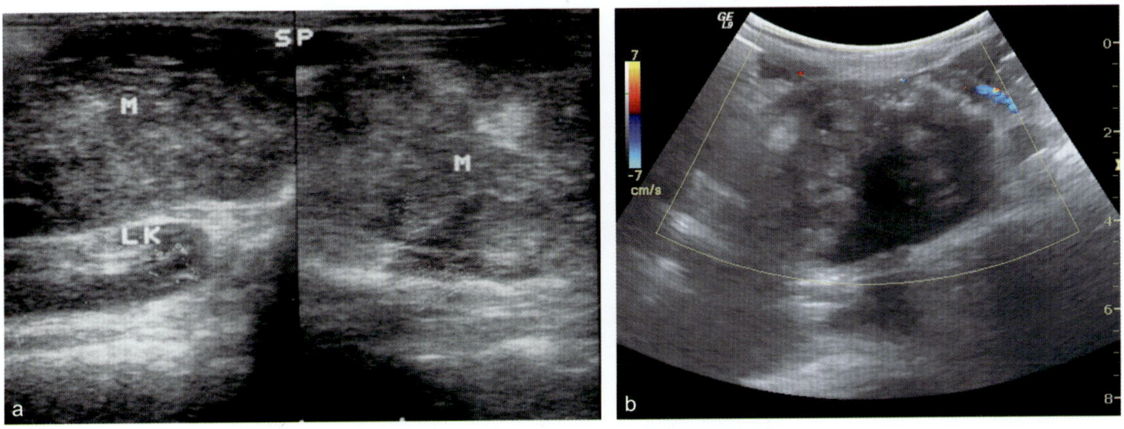

图 19-3-2　肾上腺神经母细胞瘤

a. 肿块位于肾周，病变较大，形态不规则，表面呈花瓣状，内部回声明显不均；b. 肿块较大，边界尚清，内部可见多发性钙化灶

表 19-3-1 肾母细胞瘤与神经母细胞瘤的鉴别诊断

	肾母细胞瘤	神经母细胞瘤
来源	肾，尤其是上、下极	腹膜后、神经节、肾上腺肿块
形态	常呈圆形，低、中等回声；肿块生长一般不超过腹中线	较大呈花瓣状，强回声多见；容易超过腹中线生长
内部	常见液化、坏死	不常见
肾盂	易引起肾盂积水	多引起整个肾推挤、移位
转移	肾静脉转移多见	血行转移侵犯肝、骨骼

三、神经节细胞瘤

【临床表现】

多见于青年人群，偶见于儿童，最常见于肾上腺髓质，多为良性。临床上多无明显症状。

【声像图表现】

肾上腺区可见椭圆形实质性肿块，边界清楚，内部呈实质性中等回声，尚均匀，少数患者肿块内部可出现液化坏死无回声区（图 19-3-3）。

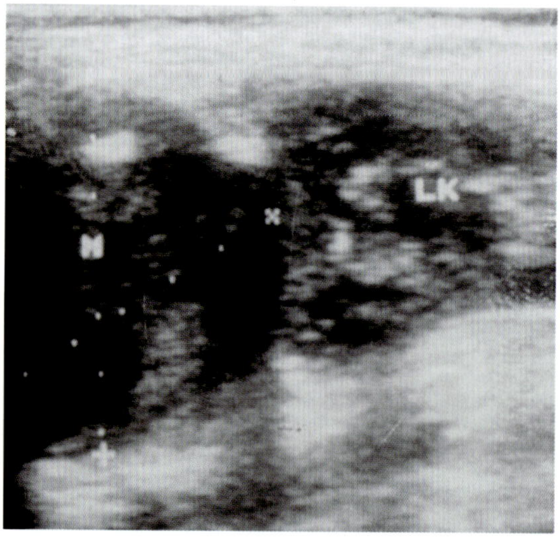

图 19-3-3 肾上腺神经节细胞瘤

左肾上方实质性肿块，边界尚清，内部回声不均

四、肾上腺髓样脂肪瘤

【声像图表现】

也称髓样瘤，是肾上腺良性肿瘤，无内分泌功能。表现为肾上腺区出现三角形、新月形或球形强回声区，边界尚清，内部回声均匀，回声稍强于肾上腺周围脂肪组织的回声（图 19-3-4）。

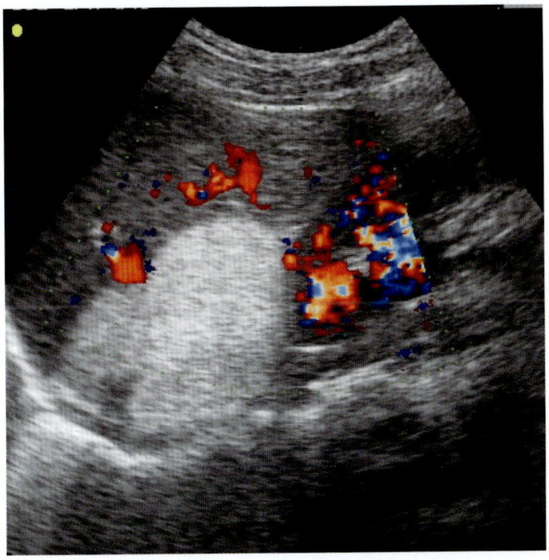

图 19-3-4 肾上腺髓样脂肪瘤

右肾上腺实质性病变，边界清，内部呈实质性高回声，较均匀

五、肾上腺转移性肿瘤

【声像图表现】

双侧肾上腺区出现实质性肿块，体积大小不一，较大者直径达 5 ~ 10cm，呈椭圆形，形态尚规则，边缘尚清。内部呈实质性中等回声，较均匀，或呈小的圆形无回声区（图 19-3-5）。

【诊断注意点】

此声像图征象具有一定的特异性，有原发性癌的病史，最多见是肺癌，其次是乳癌。发现此征时有时可反证肺内肿块为恶性病变。

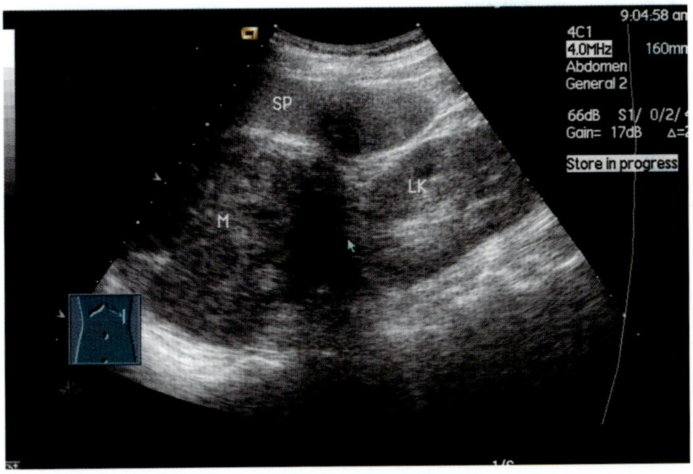

图 19-3-5 肾上腺转移性肿瘤

右肾上腺实质性均质性肿块，边界清，内部回声均匀，可双侧出现，诊断要结合原发病史

六、肾上腺结核

【声像图表现】

肾上腺回声减低，体积稍增大，边界不规则，内部回声明显不均，甚至出现钙化，结合病史及其他部位的结核表现考虑此病的诊断。

七、肾上腺囊肿

【声像图表现】

肾上腺区圆形或类圆形无回声区，边缘光滑，如有囊内出血则可见光点群回声（图 19-3-6）。

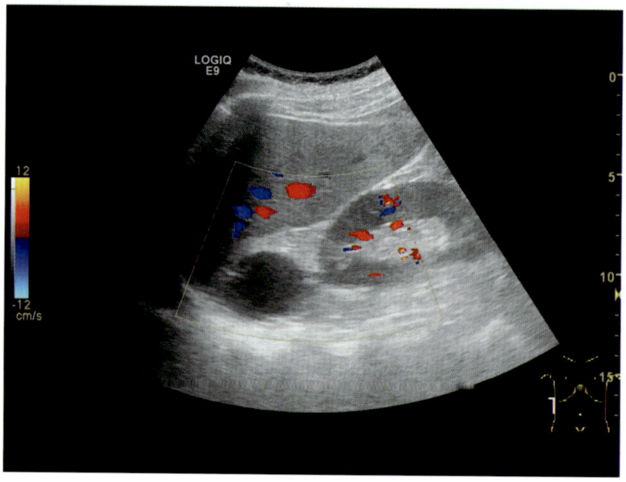

图 19-3-6　右肾上腺囊肿

右肾上极的上方圆形无回声区，边界清，与右肾上极有分界

【诊断注意点】

左肾上腺囊肿需与胰尾囊肿鉴别。胰尾假性囊肿多见，体积较大，与肾上腺之间有脾静脉间隔。肾上腺囊肿还应与肾囊肿鉴别，一般肾囊肿有部分位于肾实质内，肾包膜向外凸。

（黄道中）

第二十章　妇科疾病的超声诊断

第一节　检查方法及正常超声声像图

一、检查方法

（一）经腹部超声检查

1．检查前的准备及检查方法　适度充盈膀胱。检查前 1 ~ 2 小时饮水 500ml 左右，急诊或危重患者可常规消毒外阴后将导尿管插入膀胱，经导尿管注入生理盐水 400ml 左右。

患者仰卧位，双下肢伸直，探头置于其上直接进行纵向、横向及斜向等多方位扫查。纵断面扫查显示子宫的矢状面，观察子宫的位置、大小、形态，子宫腔的形态及位置，宫腔线回声、厚度及有无分离。横断面扫查显示子宫体的横断面，了解子宫的轮廓；显示子宫颈和阴道上部横断面。在两侧子宫角外侧显示卵巢的回声。

2．注意事项

（1）明确膀胱充盈状况。充盈不足或过度充盈都会影响检查效果。

（2）临床或妇科检查有异常，而经腹超声检查未见异常，应建议行经阴道超声检查。

（二）经阴道超声检查

经阴道超声检查（transvaginal sonography，TVS）适于已婚、有性生活史、体型较胖、憋尿困难、急诊及绝经后患者检查。

1．检查前准备

（1）避开月经期。

（2）排空膀胱。

（3）探头套无菌避孕套，检查者需戴手套。

（4）有阴道出血者应常规消毒外阴及阴道，检查者需戴无菌手套。

2．检查方法　取仰卧位，双下肢屈曲外展，暴露出阴部；用妇科检查床，取截石位。

（1）扫查子宫：探头应放置在阴道穹隆部，过度前倾、前屈位或过度后倾、后屈位子宫，适当抬高患者臀部。显示切面同经腹部超声。

（2）扫查宫颈、阴道上部：扫查时应适当后退探头。

（3）扫查卵巢：探头向左、右旋转，多数卵巢可在髂内动脉内侧探及。

3．注意事项

（1）应询问患者是否结婚，未婚及无性生活史的患者未经家属及本人同意不可做阴道超声检查。

（2）探头在使用过程中应注意保持无菌。

（3）阴道探头有效视野有限，应注意与经腹超声联合应用。

（三）经直肠超声检查

经直肠超声检查（transrectal sonography，TRS）通常用于未婚、无性生活史、老年阴道萎缩、阴道畸形以及阴道大量出血的患者。

1. 检查前准备

（1）排空膀胱。

（2）排便，必要时应清洁灌肠。

（3）探头套保护避孕套，检查者戴手套。

2. 检查方法 患者左侧卧位，双髋及双膝关节均屈曲成 90°。

（1）子宫：先将探头以矢状面放入直肠进行检查，然后顺时针方向旋转 90° 进行冠状面扫查。

（2）阴道上部：矢状面扫查是显示阴道的最佳方位，全程均可显示。

（3）扫查卵巢：探头向左右两侧旋转检查，可显示卵巢、分辨卵泡和卵巢实质结构。

3. 注意事项

（1）置入探头时，先将探头放置于肛门口，稍停片刻，待肛门括约肌放松后缓缓送入。探头送入深度一般在 4～8cm。

（2）检查中，保持探头晶片尽量贴近直肠前壁，有助于获得清晰图像。

（四）经会阴超声检查

经会阴超声检查（transperineal sonography，TPS）适于观察宫颈、阴道、膀胱颈部、尿道及直肠前壁。

检查方法：一般取仰卧位，若阴道气体过多无法检查时，可取右侧卧位或左侧卧位。操作者将大阴唇分开，探头置于会阴部即在两片小阴唇之间、尿道外口的后方、阴道的前方，操作者在局部适度调整探头的位置与角度，以便清晰显示宫颈及其附近的脏器。

（五）宫腔内超声检查

宫腔内超声检查（hysterosonography，HSG）是特殊的微型超声探头伸入宫腔，探头直径 2～7mm，频率 7.5～10MHz。

1. 检查前准备

（1）需在月经干净后数日内进行。

（2）在无菌环境中检查。

2. 检查方法 膀胱截石位检查，将消毒后的微型探头经宫颈管置于宫底部，在探头缓缓地由宫底部退出的过程中，在探头长轴的垂直方向上进行 360° 实时扫查。

主要观察内容包括子宫内膜及肌层回声、厚度、分界、宫腔内及周围回声情况等，对宫内病变的观察优于经阴道及经直肠超声检查。

（六）介入性超声检查

妇科介入性超声检查包括宫腔声学造影检查、子宫输卵管超声造影等。使用的造影剂包括正性造影剂和负性造影剂。正性造影剂包括半乳糖制剂、二氧化碳微泡制剂、1%～2%过氧化氢溶液（双氧水）、过氧化碳酰胺及注射用六氟化硫微泡（声诺维）等；负性造影剂为生理氯化钠溶液（生理盐水）。

二、正常超声声像图

（一）子宫的解剖及正常声像图

1．子宫的解剖　子宫位于盆腔内，处于膀胱与直肠之间，附着于阔韧带。分浆膜层、肌层及内膜层即子宫内膜。子宫内膜分功能层和基底层，功能层占内膜层的2/3，随月经周期发生周期性变化；基底层直接与肌层相连，占内膜层的1/3，无周期性变化；正常情况下，基底层腺体可以长入肌层内，但一般不超过2mm。绝经后子宫内膜萎缩。子宫的血供主要来源于子宫动脉，部分来自于卵巢动脉。

（1）子宫动脉：系髂内动脉前干分支，沿骨盆侧壁前内下行，并横穿骨盆底行经两层阔韧带之间，至子宫颈内口水平外侧约2cm处改变方向，分为上、下两支。上升支：沿子宫两侧弯曲上行，在宫角部与卵巢动脉吻合。沿路发出许多弓形动脉分支围绕子宫两侧并向内延伸；再分支进入子宫肌层纤维内，即为放射动脉；最后发出分支垂直进入子宫内膜，即为螺旋动脉（图20-1-1）。下降支：供应子宫颈部和阴道上部血流，即为子宫动脉宫颈支、子宫动脉阴道支。

（2）弓形动脉：子宫动脉进入肌层后在外1/3处形成第一级分支，环绕子宫分布。

（3）放射动脉：从弓形动脉发出第二级分支朝向子宫腔呈放射状垂直分布。

（4）螺旋动脉：放射动脉进入子宫内膜，弯曲呈螺旋状，随月经周期发生显著改变。

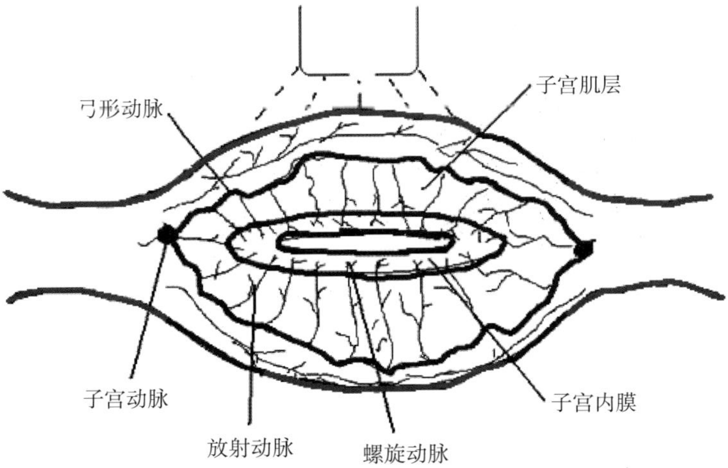

图20-1-1　正常子宫壁血管分布示意图

2．正常子宫声像图

（1）纵断扫查：显示子宫的纵断面，呈茄形或梨形；可观察宫底、宫体、宫颈及子宫腔的纵切面（图20-1-2）。

（2）横断扫查：显示子宫体的横断面，呈椭圆形。可观察宫体及宫腔的横切面（图20-1-3）。

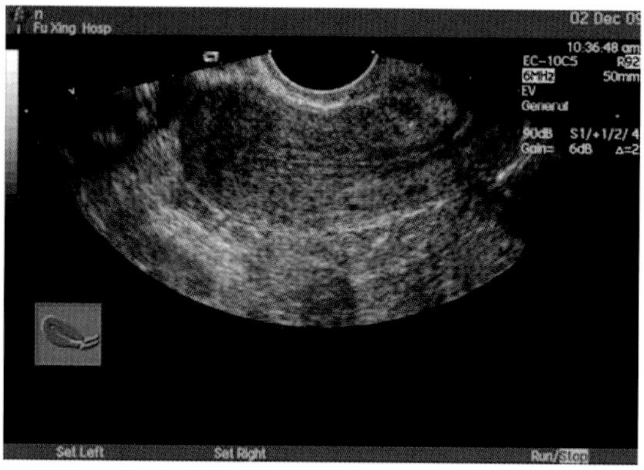

图 20-1-2 经阴道纵断扫查（正常子宫纵切图）

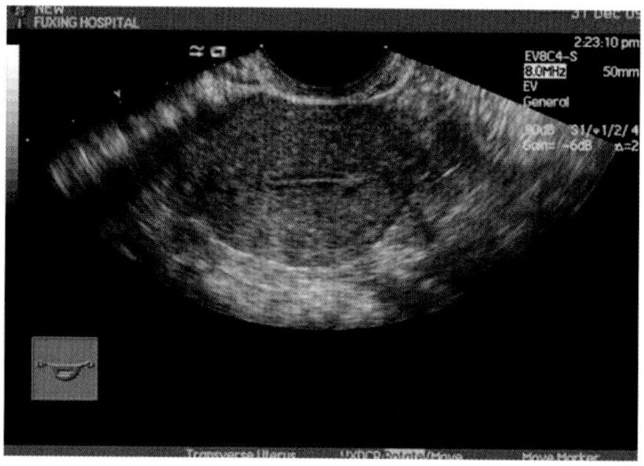

图 20-1-3 经阴道横断扫查（正常子宫横切图）

（3）子宫浆膜层呈光滑、较强带状中等回声。

（4）子宫肌层呈中等回声或中低回声。

（5）宫腔呈线状强回声，宫腔线周围由子宫内膜包绕（图 20-1-3）。

3．正常子宫内膜的声像图表现

（1）增生早期子宫内膜：子宫内膜薄，可表现为线状强回声或三线征（图 20-1-4）。

（2）增生中晚期子宫内膜：内膜逐渐增厚，呈三线征或均质型中等回声（图 20-1-5）。

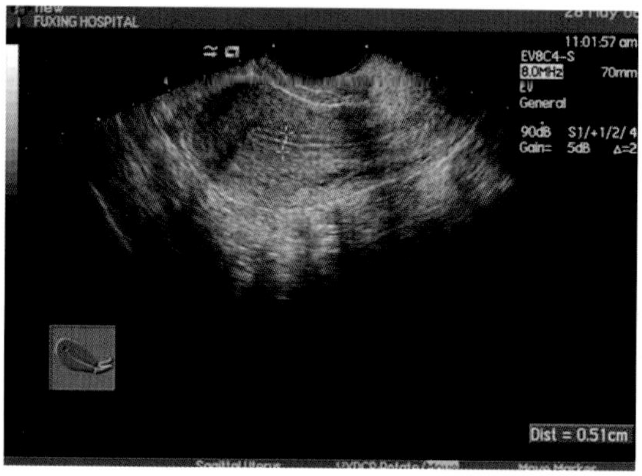

图 20-1-4 增生早期子宫内膜声像图

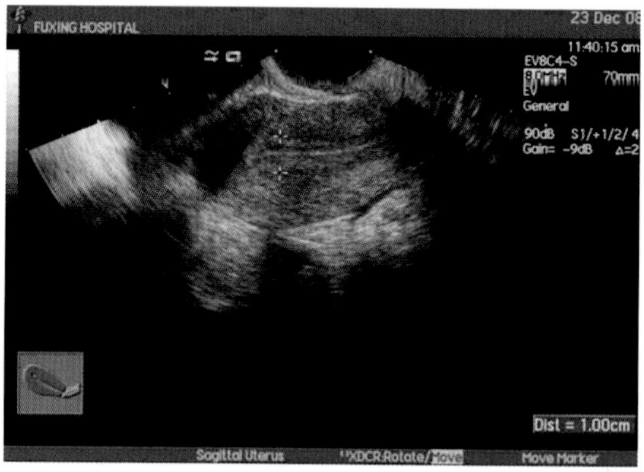

图 20-1-5 增生中晚期子宫内膜声像图

（3）分泌期子宫内膜：在排卵后 48h 之内，功能层子宫内膜由低回声转变成强回声，三线征逐渐消失。分泌晚期，内膜回声进一步增加，呈椭圆形或蝌蚪形（图 20-1-6）。

（4）月经期：子宫内膜回声由不均质回声渐至线状强回声。

（5）绝经后子宫内膜：呈线状中等回声，可有少量宫腔积液（图 20-1-7）。

（6）子宫内膜的涌动：子宫内膜的涌动是子宫平滑肌收缩的体现。从增生早期到增生晚期，内膜的涌动逐渐增强，分泌期后逐渐减弱。在月经期，子宫收缩从宫底开始向宫颈运动，从卵泡期到月经中期内膜的运动则自宫颈到宫底。

4．子宫动脉及其分支动脉的频谱特点

（1）子宫动脉：多在宫体近宫颈处探查，频谱呈尖峰状，单相，上升速度快、下降速

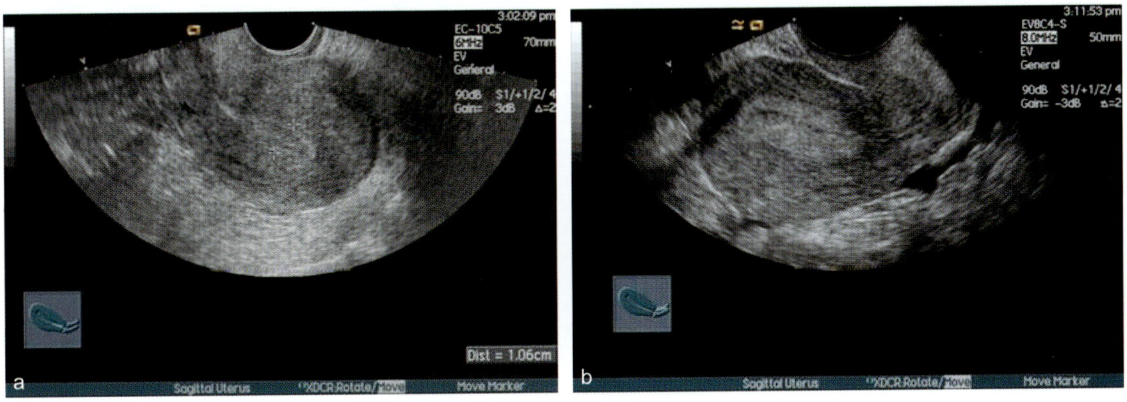

图 20-1-6　分泌期子宫内膜

a. 分泌早期子宫内膜；b. 分泌晚期子宫内膜

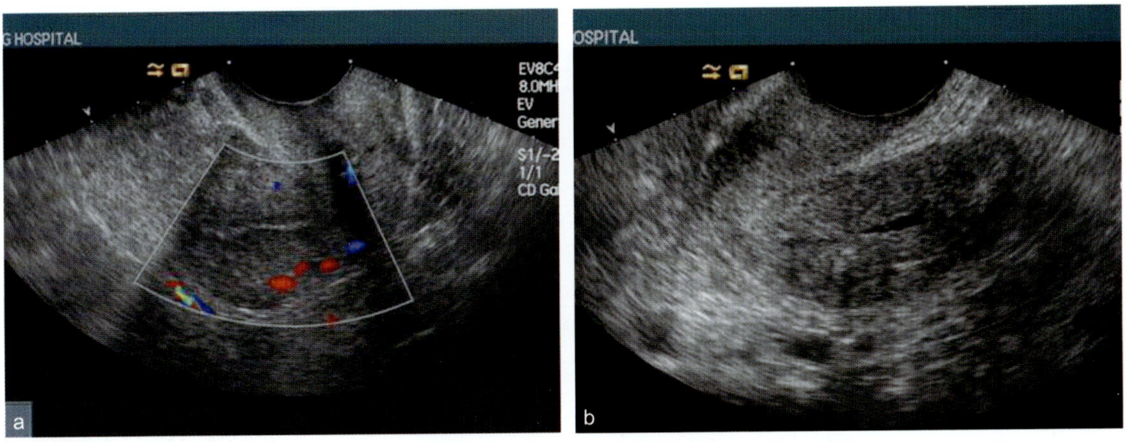

图 20-1-7　绝经后子宫内膜

a. 内膜回声呈线状；b. 少量宫腔积液

度稍慢，收缩峰后有一明显的舒张早期切迹，舒张期仍有低速血流（图 20-1-8）。正常子宫动脉为中高速血流。子宫动脉的阻力指数（RI）随月经周期呈规律性变化。子宫动脉 RI 平均值为 0.85±0.07，增生期为 0.88±0.05，黄体期为 0.84±0.06。

（2）子宫动脉的分支：超声可以检测到的子宫动脉的分支，包括弓形动脉、放射动脉及螺旋动脉（图 20-1-9）。弓形动脉位于子宫壁的外 1/3 处，呈环形分布；在弓形动脉内侧，与其垂直分布的条状血路信号为放射动脉；于子宫内膜回声内的点状血流为螺旋动脉。

①形动脉：在子宫壁外 1/3 处扫查。收缩期的中流速和舒张期的低流速中阻力型血流频谱，舒张期偶见切迹（图 20-1-10）。

②射动脉：在子宫壁 1/2 处扫查。血流分布呈放射状分布。频谱与弓形动脉相似，流速及阻力较弓形动脉低（图 20-1-11）。

③旋动脉：在子宫内膜基底部扫查。血流呈树状分布于子宫内膜。频谱呈低阻力型血流频谱，舒张期血流速度缓慢下降。在月经周期中，螺旋动脉的组织结构及血流动力学发生周期性变化。子宫内膜增殖早期，螺旋动脉的 RI、PI 及 S/D 测值相对较低，通常 RI<0.5；子宫内膜增生晚期至分泌期，螺旋动脉的 RI、PI 及 S/D 值相对较高，RI>0.5（图 20-1-12）。

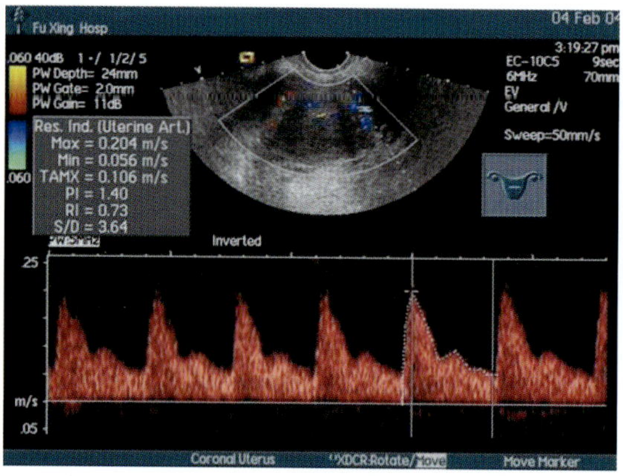

图 20-1-8 子宫动脉血流频谱

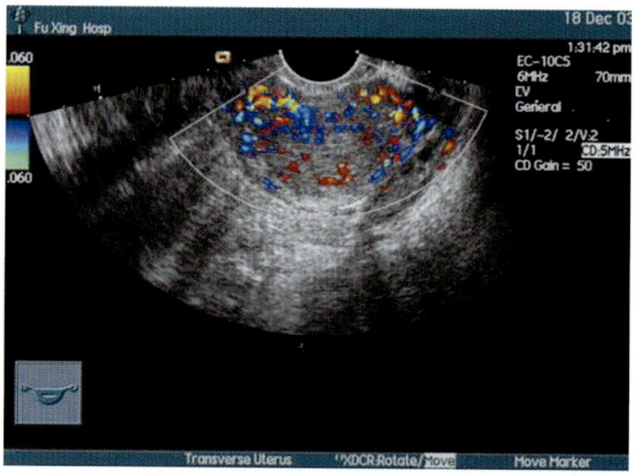

图 20-1-9 子宫横断扫查

弓形动脉、放射动脉及螺旋动脉的彩色多普勒血流显像

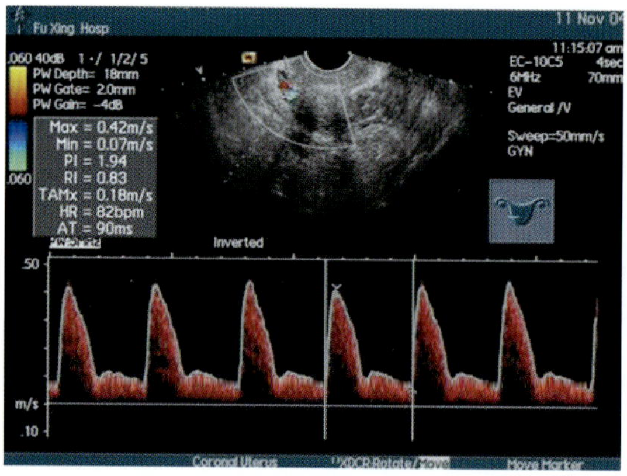

图 20-1-10 子宫弓形动脉血流频谱

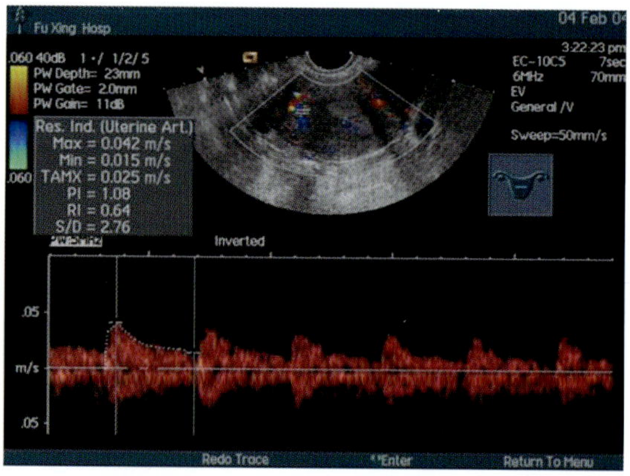

图 20-1-11 子宫放射动脉血流频谱

④子宫壁内各级动脉的血流频谱特点：从子宫弓形动脉、放射动脉到螺旋动脉，血流速度由高到低；外周血管床阻力逐渐减低，舒张期血流速度逐渐增高。

5. 子宫的测量方法

（1）子宫体的测量方法：纵切面测量子宫体的长径、厚径，横切面测量子宫体横径（图 20-1-13）。

①测量长径：从子宫底至子宫颈内口的距离。

②测量宽径：子宫角切面稍下方宫体左右侧壁外缘的距离。

③测量厚径：子宫前后壁浆膜层之间的距离。

（2）子宫颈的测量方法：纵切面测量子宫颈的长径、厚径，横切面测量子宫颈的横径。

6. 正常育龄期子宫的大小

（1）子宫体的测值：子宫长径 5～7cm，宽径 4～5cm，厚径 3～4cm。

（2）子宫内膜的厚度：子宫内膜的厚度随月经期发生变化。增殖早期子宫内膜厚度 2～4mm，增殖中晚期子宫内膜厚度可达 10mm，分泌期子宫内膜厚度多在 10mm 以上，绝经后子宫内膜厚度多小于 3mm。

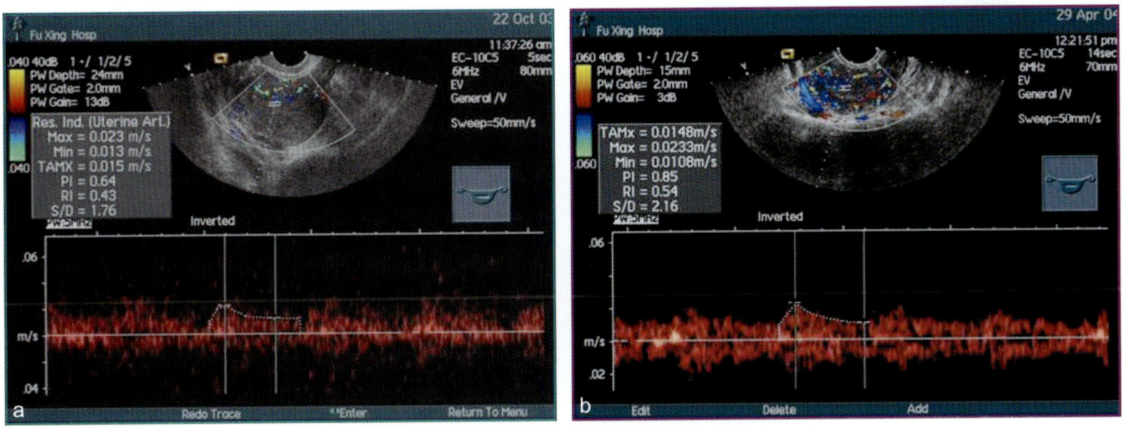

图 20-1-12　子宫螺旋动脉血流频谱

a. 增殖早期子宫螺旋动脉；b. 分泌晚期子宫螺旋动脉

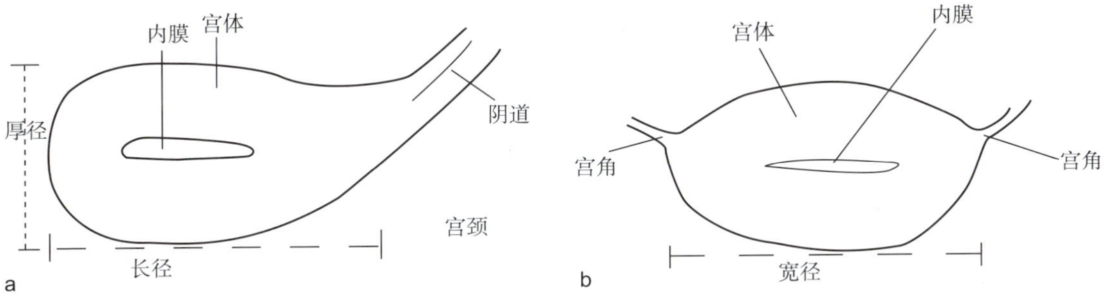

图 20-1-13　子宫的测量方法

a. 子宫长径和厚径测量；b. 子宫宽径测量

（3）子宫的大小与年龄及产次的关系：青春期前及绝经期后子宫较小，绝经后子宫三径之和的正常值高限约 13cm；生育年龄未产者子宫三径之和的正常值高限约 15cm；生育年龄经产者子宫三径之和的正常值高限约 16cm。

（二）正常卵巢的结构及声像图

卵巢皮质位于卵巢白膜下方，其内藏有胚胎时期即已生成的数以万计的始基卵泡，性成熟期后有周期性排卵。卵巢髓质位于卵巢中央，由疏松结缔组织构成，内有动脉、静脉。

1. 正常卵巢的声像图　由于卵巢悬挂在阔韧带后叶，其活动度大，位置多变。可位于子宫的侧方、上方及后方。常以髂内动脉作为寻找卵巢的标志，卵巢位于髂内动脉的前下方，两侧可不对称。

（1）卵巢的形态：纵断扫查，卵巢呈长椭圆形；横断扫查，呈类圆形或三角形；卵巢轮廓清晰，表面可略凹凸不平。

（2）卵巢的结构

①育龄期：在卵巢皮质内有不同发育期的卵泡呈大小不等的无回声，直径为 3 ~ 20mm 不等。卵巢回声低于子宫壁回声（图 20-1-14）。

②围绝经期：卵巢体积略小，卵泡数减少（图 20-1-15）。

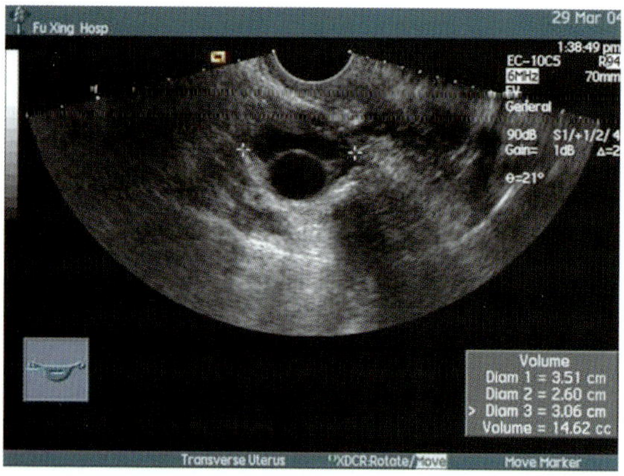

图 20-1-14　正常育龄期卵巢

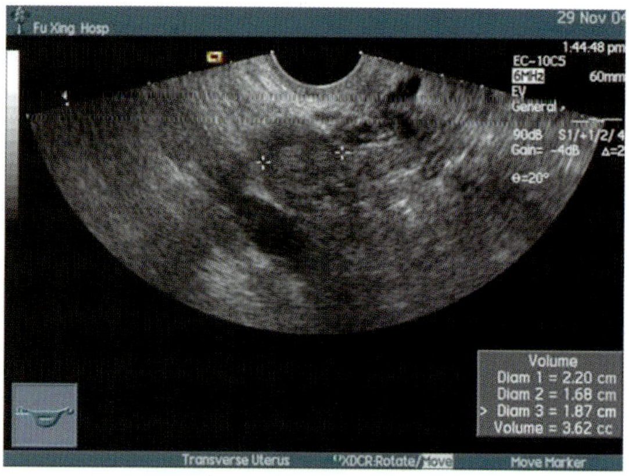

图 20-1-15　围绝经期卵巢

③绝经期后：卵巢体积明显缩小，绝大多数卵巢内无卵泡回声，卵巢呈不均质低回声（图 20-1-16）。

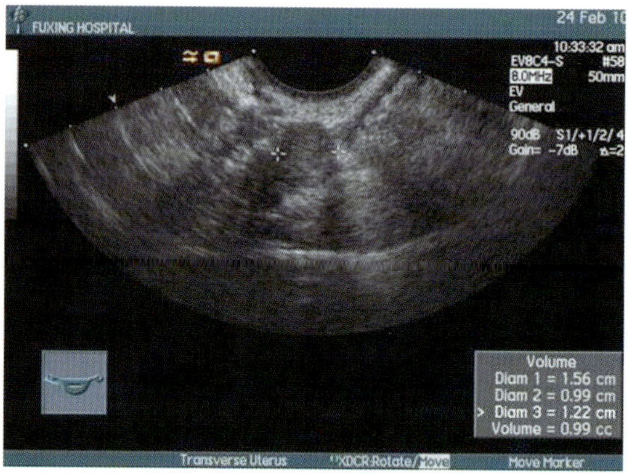

图 20-1-16　绝经后卵巢

2. 卵巢动脉及其多普勒特征

（1）血流分布：在卵巢门部，血流信号呈条状；卵巢内部，血流呈星状或放射状分布。

（2）扫查部位：卵巢动脉的扫查部位为卵巢内靠近卵巢门部。

（3）频谱特点：在月经期，频谱呈低振幅、高阻抗型，甚至没有舒张期成分；卵泡期，多数开始出现舒张期血流，部分仍维持高阻抗型；黄体期，表现为中振幅、低阻抗型；月经前期，阻抗逐渐增高，舒张期血流的成分逐渐减少，甚至到月经来潮时消失。

3. 注意事项

（1）确定工作卵巢，在月经周期第 10 天出现优势卵泡，一般大于或等于 10mm，成熟卵泡大于或等于 18mm。

（2）由于卵巢是由卵巢动脉和子宫动脉卵巢支双重供血，取样点应选择在卵巢内。

（3）探测卵泡血流应在优势卵泡旁的血管取样。

（4）探测黄体血流应在黄体上的血管内取样。

4．卵巢的测量方法及测值

（1）卵巢的测量方法：显示卵巢的长轴，从卵巢的一端至卵巢的另一端测量长径距离；在测量卵巢长径的切面，与长径垂直，测量卵巢厚径的距离（图 20-1-17）；与卵巢长轴垂直，取卵巢的横断面，测量卵巢宽径（图 20-1-18）。

（2）正常育龄期卵巢的测值：正常育龄期妇女卵巢的三径约为 4cm × 3cm × 2cm，卵巢体积随月经周期变化。

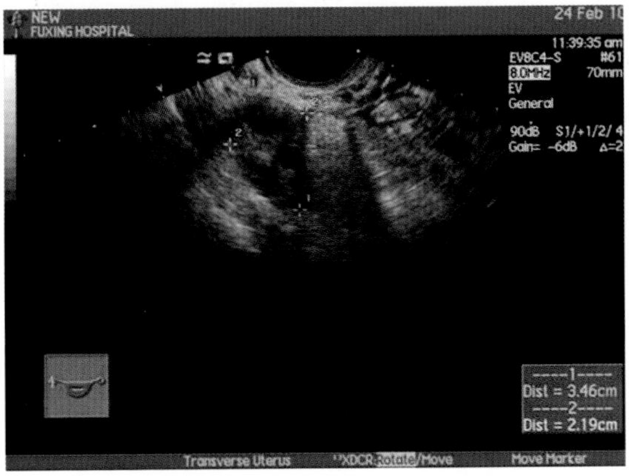

图 20–1–17　卵巢长径与厚径的测量

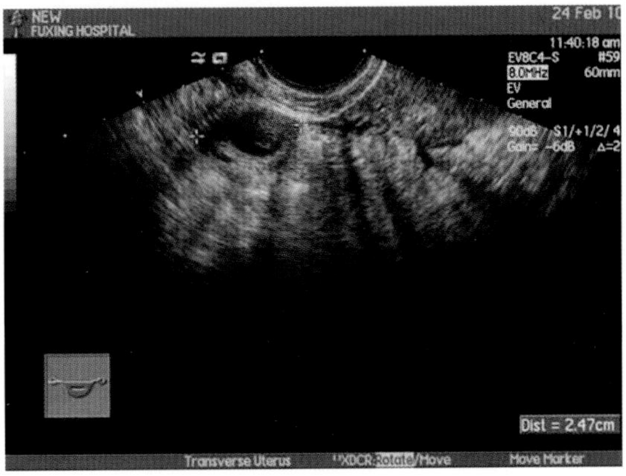

图 20–1–18　卵巢宽径的测量

5．卵巢的大小与年龄　2 岁以前体积小于 $1cm^3$，12 岁以前体积约为 $2cm^3$；育龄妇女卵巢体积最大，测值可达 $10cm^3$，内见生长卵泡，卵巢体积随月经周期变化；进入围绝经期，卵巢体积开始缩小，卵泡数目减少；绝经后体积逐渐缩小，正常小于 $2.5cm^3$。

6．育龄期卵巢的生理变化

（1）月经周期中卵巢及卵泡的变化：增生早期，卵泡较小，约 5mm，卵巢体积相对较小，随着激素水平的变化，卵泡及卵巢体积逐渐增大；约在月经周期的 10 天，优势卵泡明显，每天以 2 ~ 3mm 的速度增大，卵巢体积随之增大（图 20-1-19）；排卵后，可见黄体（图 20-1-20）；如未形成黄体囊肿，卵巢体积逐渐缩小。

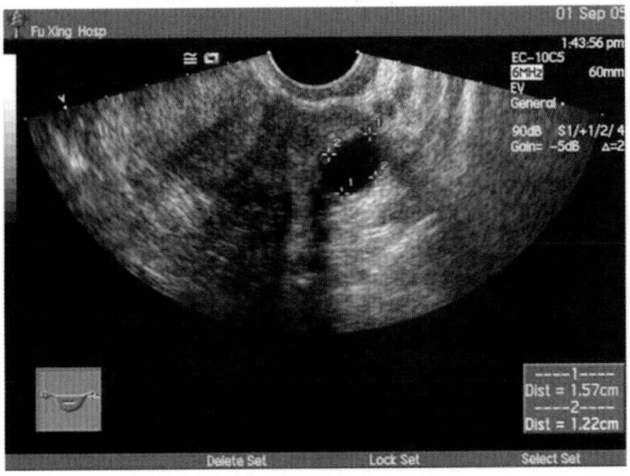

图 20–1–19　增生中晚期卵泡

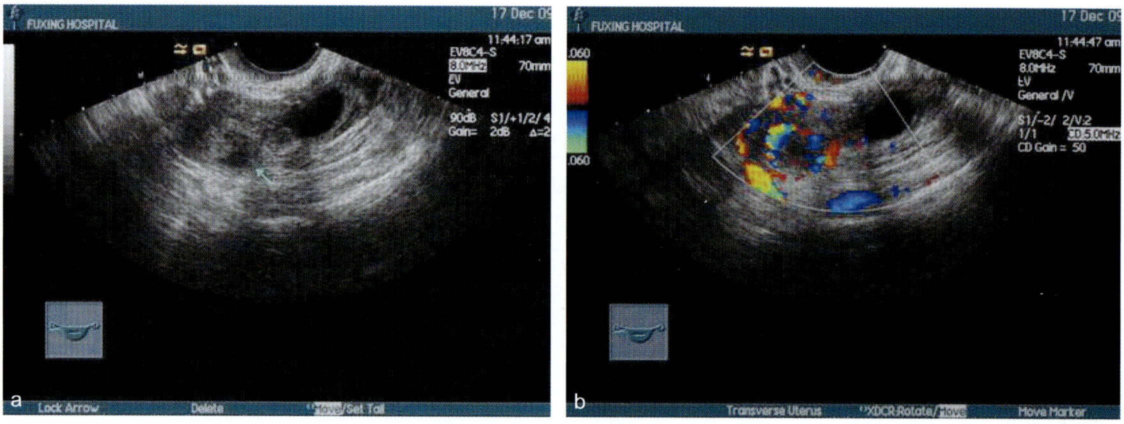

图 20-1-20　卵巢黄体

a. 箭头示黄体；b. 黄体血流

（2）监测排卵

①月经周期规则：周期为 28～30 天，从月经周期第 10 天或第 11 天开始监测。一般一个周期监测 3 次，根据工作卵巢内优势卵泡的大小，连续或隔天监测。

②月经周期不规则：根据临床用药的情况，由临床医生确定第一次检查的时间。根据优势卵泡的大小，确定后续的检查时间。

③成熟卵泡的标志：卵泡直径达 18～25mm，卵泡饱满、张力大，卵泡表面无卵巢组织覆盖（图 20-1-21），卵泡内出现卵丘回声，卵泡血流阻力明显降低。其他监测指标包括基础体温，宫颈黏液改变及血清促黄体激素（luteinizing hormone，LH）峰值。

④排卵后超声表现：卵泡明显缩小或完全消失；卵泡塌陷，内部出现中低水平回声；子宫直肠陷凹或卵巢旁出现少量积液（图 20-1-22）。

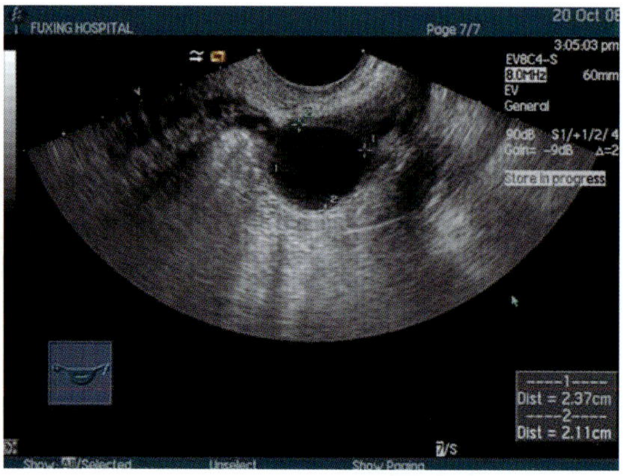

图 20-1-21　成熟卵泡

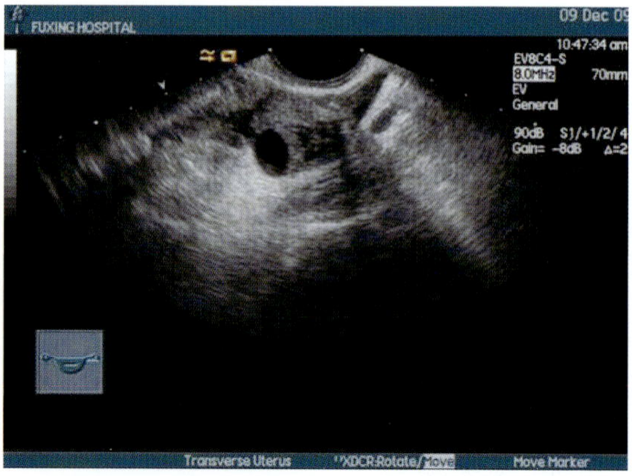

图 20-1-22　排卵后卵巢声像图

排卵后卵巢内出现不规则低回声区，其旁有少量积液

(三)阴道超声检查及正常声像图

1. 扫查途径 经会阴部扫查，可显示阴道全长(图 20-1-23)；经直肠扫查，矢状面扫查是显示阴道的最佳方位，全程均可显示(图 20-1-24)；经腹部扫查，可作纵断面和横断面扫查，仅显示阴道上 1/3 部分(图 20-1-25)。

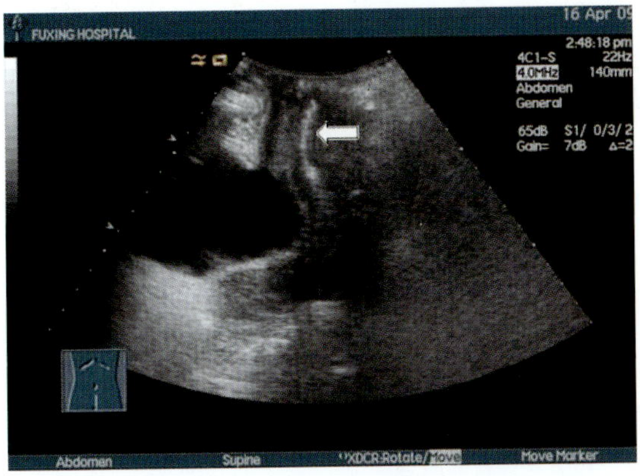

图 20-1-23 经会阴部扫查阴道

箭头示阴道

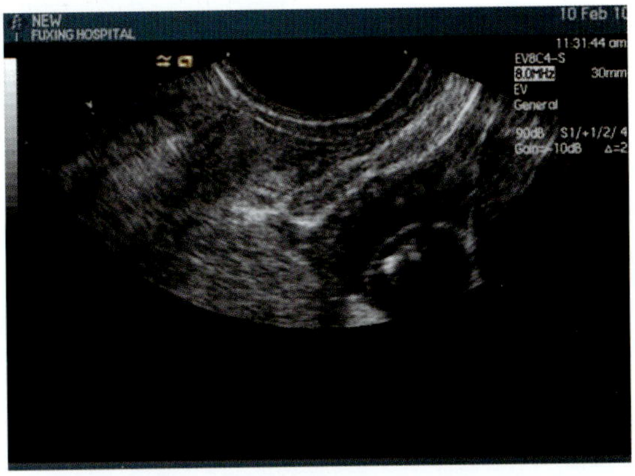

图 20-1-24 经直肠扫查阴道

C 为宫颈外口

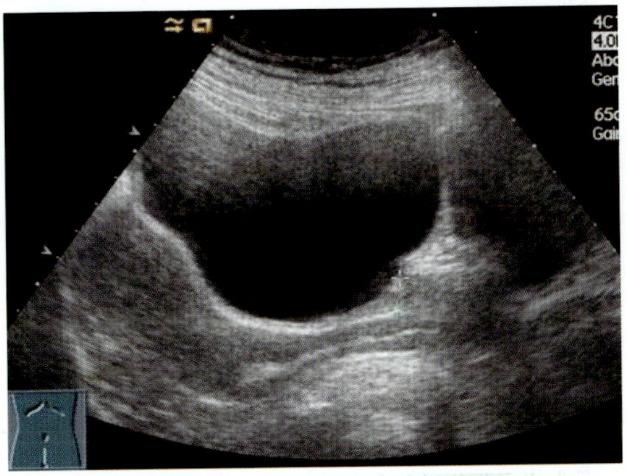

图 20-1-25 经腹部扫查阴道

2. 正常声像图 矢状面扫查，前后壁紧贴成扁形的塌陷状态，中央为阴道腔，常因有少量气体而显示一亮线贯穿阴道；横断面扫查，阴道呈扁圆形，中央为含气亮线；阴道壁为薄层中低回声。

3. 检查注意点

(1)直肠与阴道腔之间为阴道直肠隔，此隔经常受子宫内膜异位病灶的侵犯。

(2)子宫全切术后，阴道断端为一盲端。经阴道检查，将探头顶在盲端后，适当后退，即可显示阴道断端结构(图 20-1-26)。

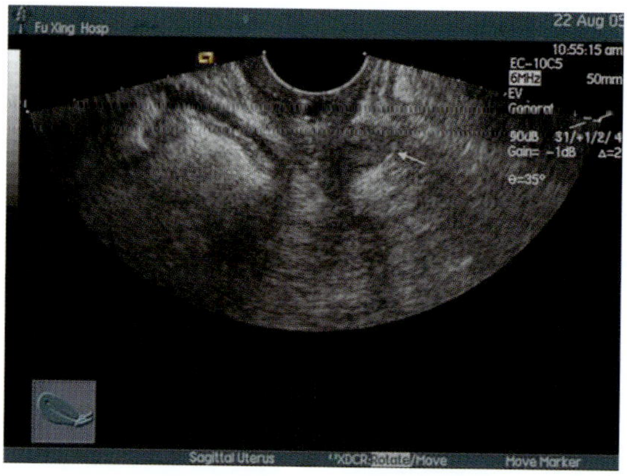

图 20-1-26 正常阴道断端

箭头示阴道断端

（3）盆腔恶性病变术后，观察阴道断端及周围组织结构，可提示是否有局部水肿（图 20-1-27）或复发（图 20-1-28）。

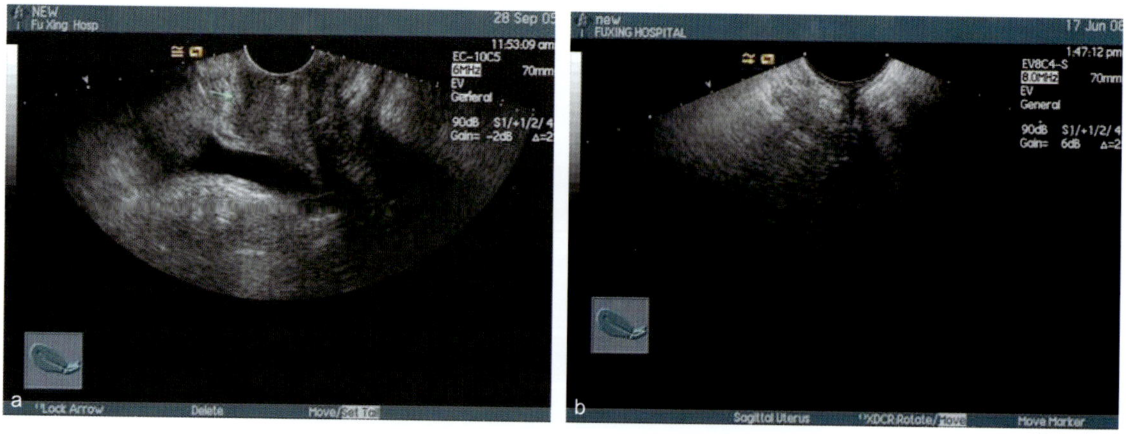

图 20-1-27 子宫全切术后阴道断端水肿

a. 子宫全切术后阴道断端水肿；b. 恢复后的阴道断端

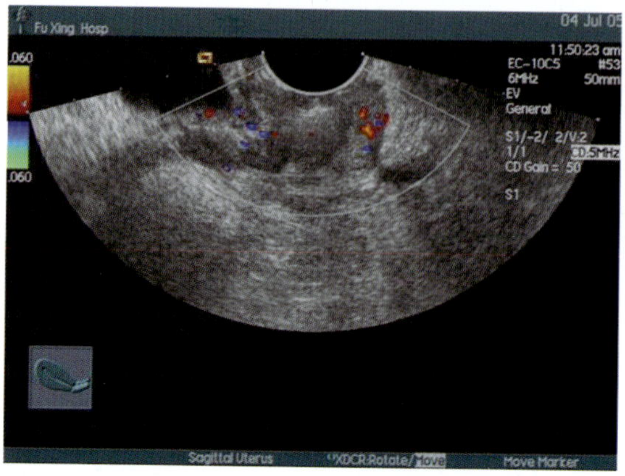

图 20-1-28 阴道断端平滑肌肉瘤复发

（四）宫旁结构

1. 输卵管　正常输卵管长 8～14cm，内径仅 0.2～0.8cm，走行弯曲。超声检查不易显示。当输卵管漂浮于腹腔积液中时，可显示两侧输卵管的回声。正常情况下声像图难以显示，当膀胱过度充盈或输尿管远端梗阻致输尿管扩张时，可显示输尿管走行及输尿管腔。

2. 盆腔血管　正常情况下，二维超声检查只能显示髂总血管分支，即髂内髂外血管。彩色多普勒扫查可以显示子宫、子宫壁、子宫内膜和卵巢血管，以及宫旁静脉。

3. 盆腔内肌肉

（1）正常解剖：主要有髂腰肌、闭孔内肌、梨状肌和肛提肌。髂腰肌由腰大肌和髂肌组成，与腹壁共同构成髂窝三角。

（2）正常声像图：盆腔肌肉以髂腰肌最易显示。沿肌肉长轴扫查，髂腰肌呈不均匀低回声，中间有强回声带。其内上方可见髂血管结构。

（3）注意事项：① 单侧髂腰肌横断扫查，易误诊为肿物。此时应以横断面为轴，旋转探头做纵切面扫查，可以排除误诊；② 当盆腔有炎症时肌肉水肿、增厚，超声检查易误诊为盆腔包块。

第二节　子宫疾病

一、子宫先天性发育异常

（一）双子宫、双阴道

【临床表现】

患者多无临床症状，部分患者可有痛经、月经不调及不孕等。多于人工流产、产前检查及分娩时发现。

【声像图表现】

纵切时可见两个子宫、宫颈和阴道回声，横切面在宫底部呈蝴蝶翅膀样，各有宫腔线（图 20-2-1）。宫颈部较宽或呈哑铃状，可见两个宫颈管回声（图 20-2-2），阴道较宽有两个气体线。CDFI 横断扫查，自子宫颈至子宫体部扫查，血流信号均呈双环样分布（图 20-2-3）。

【诊断注意点】

双子宫可伴有一侧肾缺如。

（二）双角子宫与鞍状子宫

【临床表现】

双角子宫分完全双角子宫和不全双角子宫。可有反复流产史，妊娠后可有胎位异常，以臀位居多。

【声像图表现】

1. 完全双角子宫　纵断扫查，在宫底和宫体部移行探头时如双子宫图像（图 20-2-4），但仅有一个子宫颈及阴道。横断扫查，宫体部分开，连接部成角，呈“V”形，含有分叶

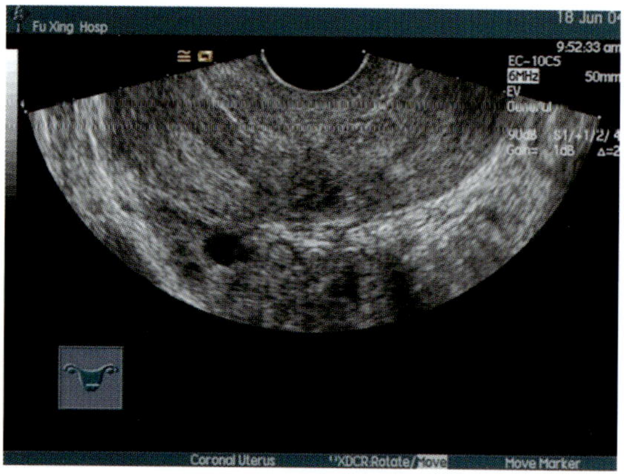

图 20-2-1 双子宫（经阴道横断面扫查）

宫底部呈蝴蝶翅膀样

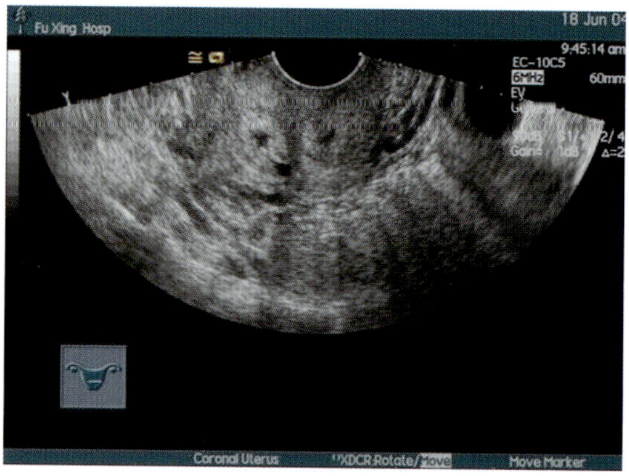

图 20-2-2 双子宫（宫颈部横断面扫查）

显示两个颈管回声

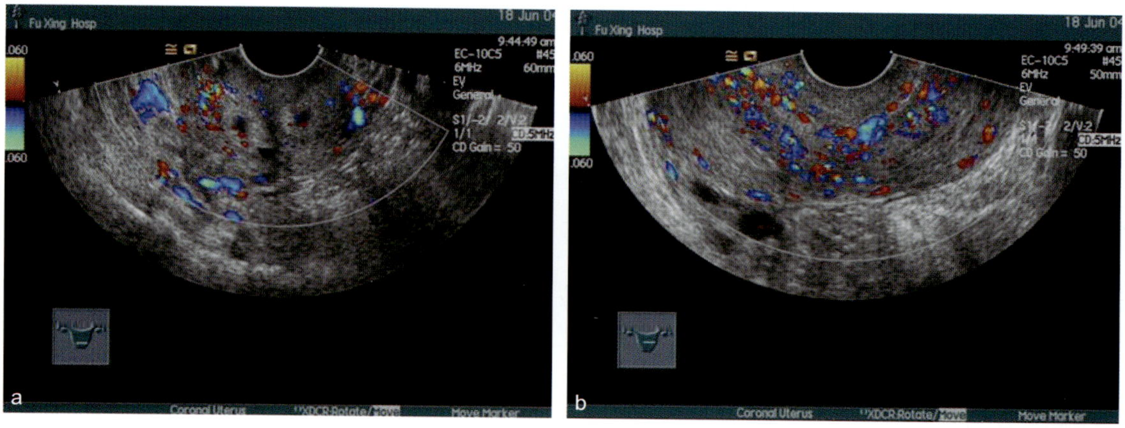

图 20-2-3 双子宫（彩色多普勒）

血流信号均呈双环样分布。a. 宫颈部横断面扫查；b. 宫底部横断面扫查

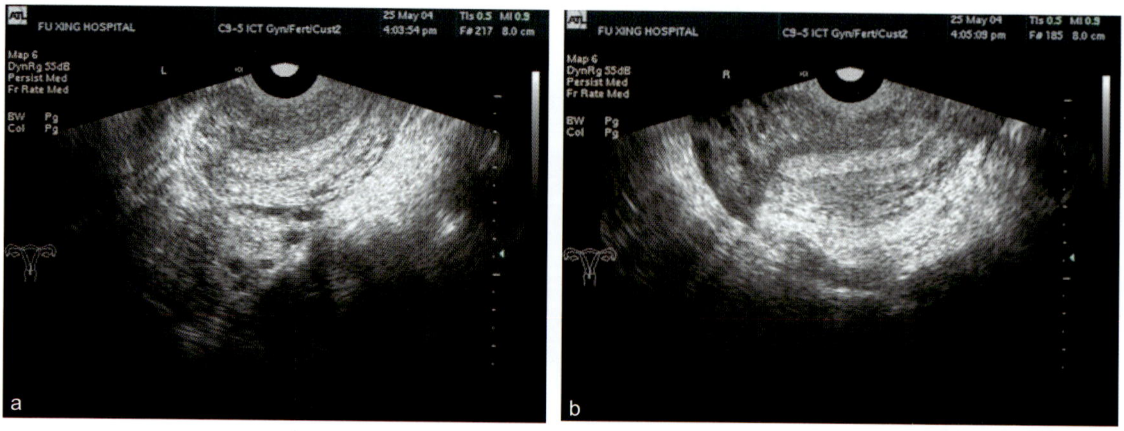

图 20-2-4 完全双角子宫

纵断扫查可显示两个完全分离的宫体。a. 右侧宫体；b. 左侧宫体

状宫腔回声，宫体宽，宫腔回声分离（图 20-2-5），宫颈多表现为正常形态。

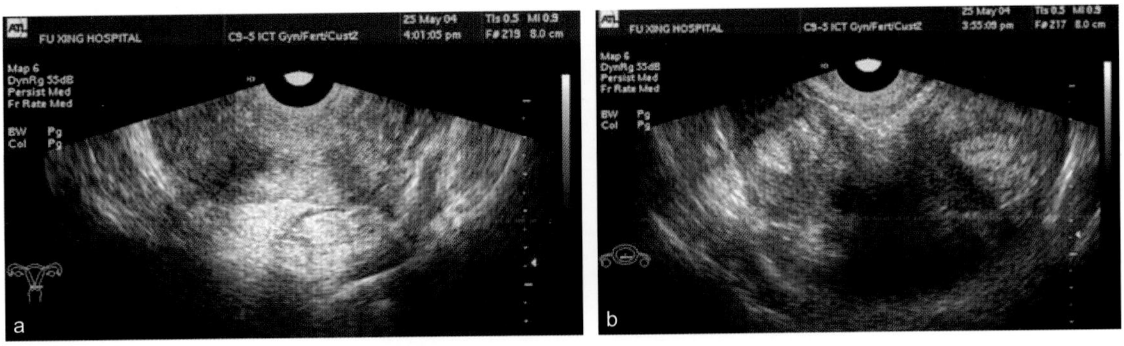

图 20-2-5　完全双角子宫横断扫查

a. 近宫颈部为单一宫腔；b. 宫体部分开，连接部成角

2．不全双角子宫　纵断扫查，其宫体上部移行探头时如双子宫图像，但宫体下段、宫颈及阴道仅为一个。横断扫查，子宫底部成角呈“V”形，其凹陷的深度≥1cm，宫体上段宫腔回声分离（图 20-2-6），下段及宫颈多表现为正常形态。

3．鞍状子宫　宫底部略凹，凹陷深度＜1cm；宫腔回声略呈弧形（图 20-2-7）。

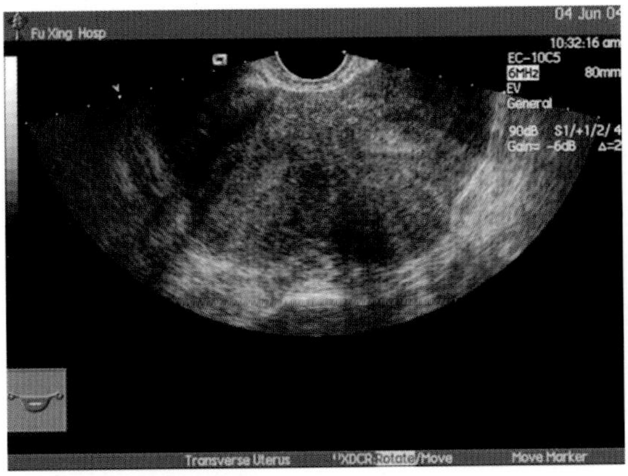

图 20-2-6　不全双角子宫

宫底中央部凹陷、成角

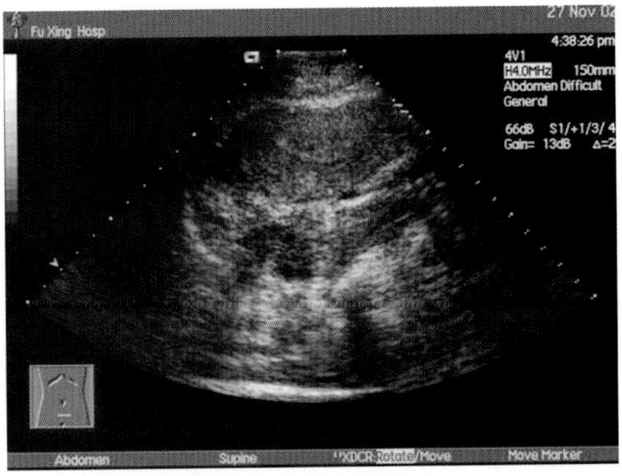

图 20-2-7　鞍状子宫

宫底部略凹，深度＜1cm，宫腔回声略呈弧形

【诊断注意点】

完全双角子宫需与双子宫鉴别，前者为单宫颈、双宫体，后者为双宫颈、双宫体。不全双角子宫需与鞍状子宫鉴别，前者宫底部凹陷的深度≥1cm，后者宫底部凹陷的深度＜1cm。

（三）纵隔子宫

【临床表现】

纵隔子宫分为完全纵隔和不全纵隔两种类型。患者可发生流产、早产或胎位不正；产后可发生胎盘粘连或胎盘滞留等。

【声像图表现】

（1）子宫完全纵隔畸形：纵断扫查，将探头从子宫一侧移至对侧，先见到一个宫腔回声，然后消失，再出现另一个宫腔回声。宫底部冠状面扫查：可似正常子宫底，也可略为凹陷或较平滑（图 20-2-8）。宫颈部至宫体部横断面：宫体较宽；宫颈至宫体中央可见与肌层组织回声基本一致的纵隔组织，子宫腔被分为对称或不对称两部，声像图上可见到两侧各自的宫腔回声（图 20-2-9）。

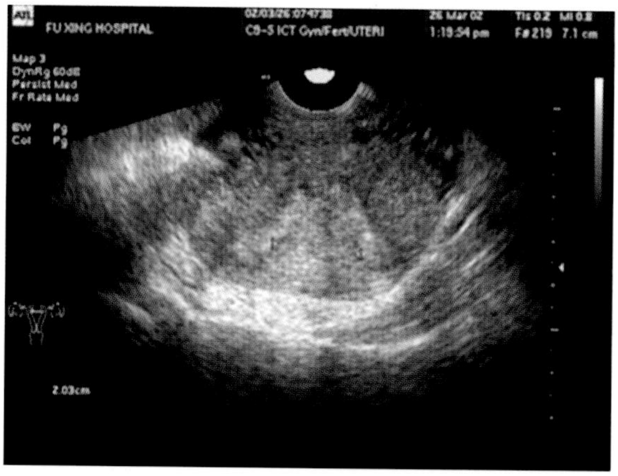

图 20–2–8 纵隔子宫宫底部冠状面扫查

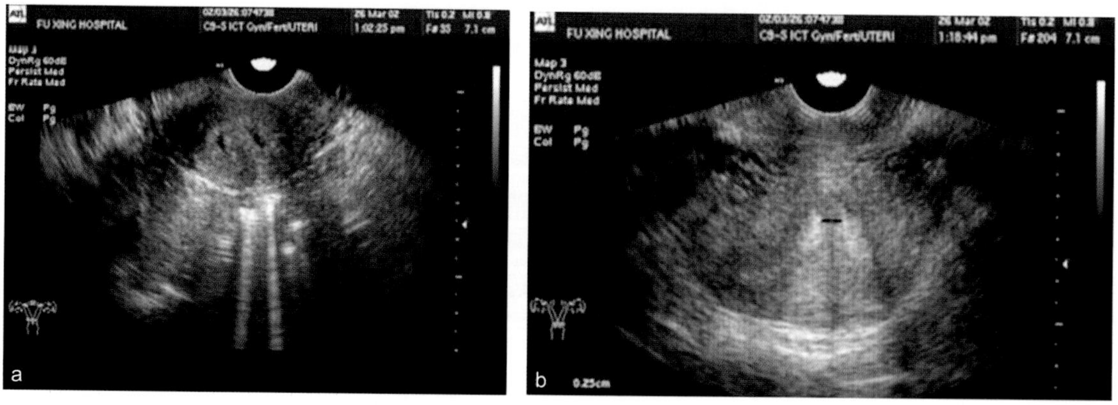

图 20–2–9 子宫完全纵隔畸形

a. 宫颈部横断面显示两个宫颈管回声；b. 宫体部冠状面显示宫腔回声分离

（2）子宫完全纵隔伴交通：纵断扫查，与完全纵隔子宫声像图表现相似；横断扫查，宫颈和宫体与完全纵隔子宫相似，可见宫颈管及宫体部宫腔回声分离；宫体下段宫腔回声融为一个（图 20-2-10）。

（3）子宫不全纵隔畸形声像图：在子宫纵隔水平，其横切面与完全纵隔子宫的声像图一致；在两侧宫腔的会合部，宫腔回声与正常子宫一致（图 20-2-11）。

（4）彩色多普勒血流显像：完全纵隔子宫于宫体部及宫颈部可见双环状血流信号（图 20-2-12）；不全纵隔于宫体部可见双环状血流信号，而子宫下段为单环状血流分布（图 20-2-13）。

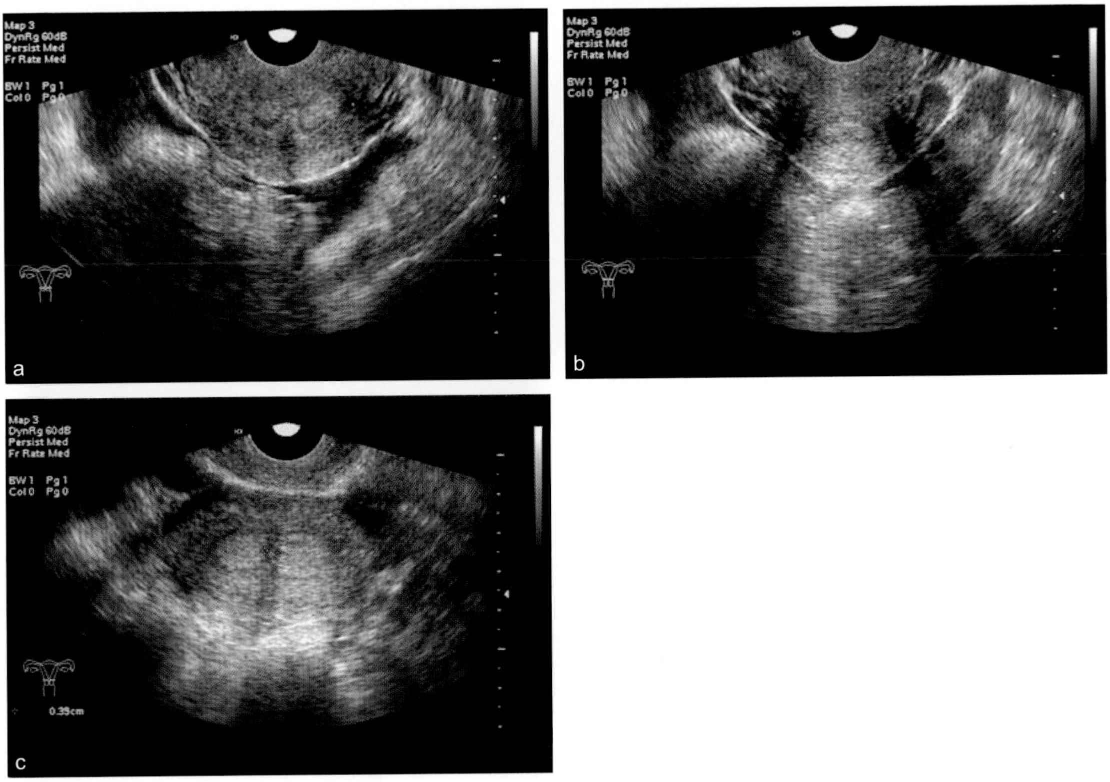

图 20-2-10　子宫完全纵隔畸形伴交通

a. 宫颈部横断扫查，宫颈管回声分为两个；b. 宫体下段横断扫查，宫腔回声融为一个；c. 宫体部横断扫查，宫腔回声分离

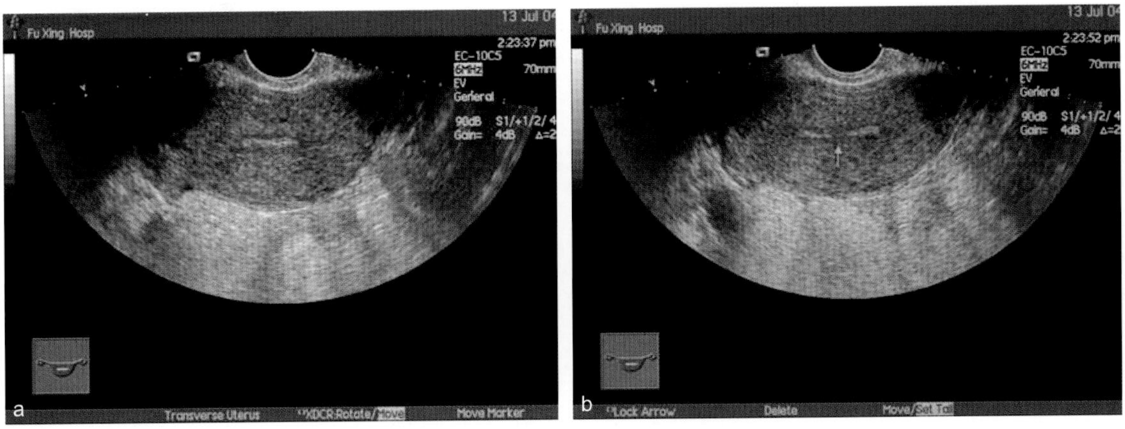

图 20-2-11　子宫不全纵隔横断扫查

a. 宫体下段为单一宫腔；b. 宫体上段宫腔回声分离

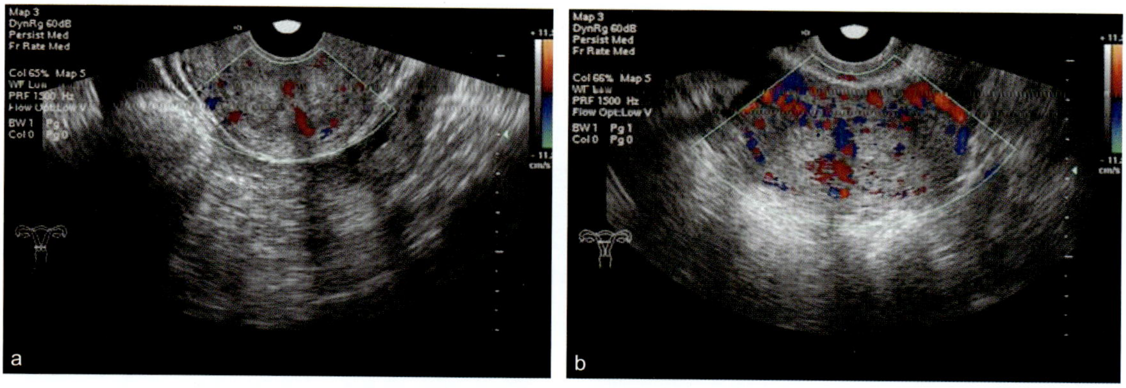

图 20-2-12 子宫完全纵隔

壁内血流分布呈双状征。a. 宫颈部；b. 宫体部

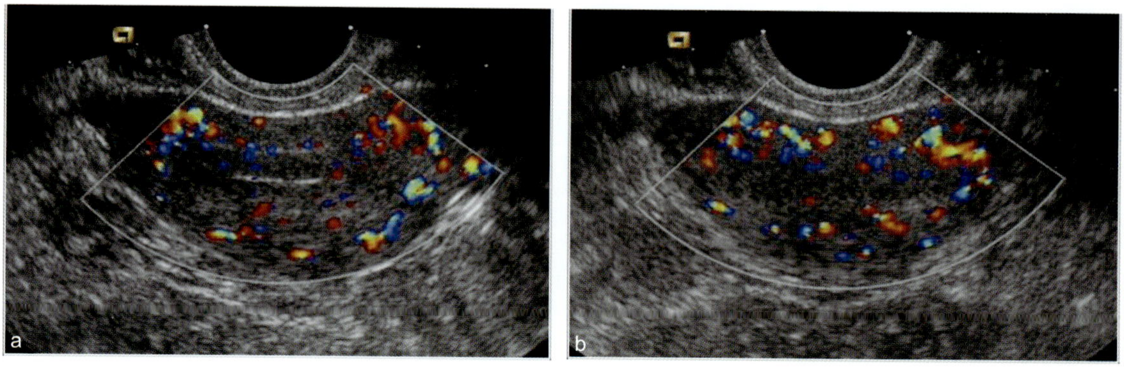

图 20-2-13 子宫不全纵隔

a. 子宫下段血流信号分布呈单环状；b. 子宫上段血流信号分布呈双环状

【诊断注意点】

（1）如果完全纵隔子宫的下段为膜性组织，其声像图可显示为类似不全纵隔子宫的表现。

（2）超声检查的时间宜在子宫内膜的分泌期，此时内膜较厚，回声较强（图 20-2-14）；如果在月经周期的增生早期行经阴道超声检查，由于内膜回声较弱（图 20-2-15），容易忽略异常的声像图特征。

（四）单角子宫与残角子宫

【临床表现】

单角子宫者可妊娠，但易流产与早产。残角子宫与单角子宫并存，分为三型。Ⅰ型：残角子宫与外界相通，残角子宫妊娠需中止时，人工流产或药物流产均不可能被刮出或自然排出；若未被诊断出而继续妊娠，可持续到妊娠 16 周，甚至 20 周时自然破裂，其症状与体征极似异位妊娠破裂。Ⅱ型：残角子宫有宫腔但与外界不通（与正常子宫腔不通），可有

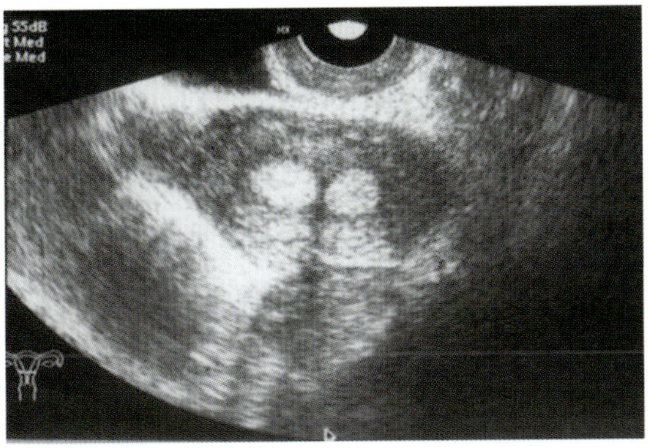

图 20-2-14　纵隔子宫（分泌期）

内膜厚、回声强

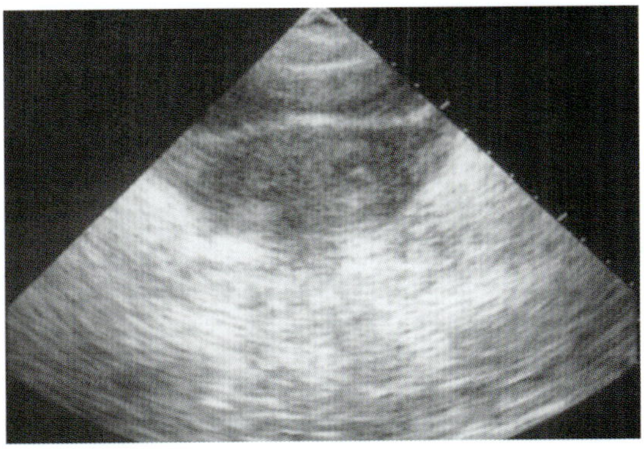

图 20-2-15　纵隔子宫（增生早期）

内膜薄、回声低

经血积存，且有痛经症状，甚至可发展为子宫内膜异位症。Ⅲ型：残角子宫无宫腔无症状。

【声像图表现】

子宫一侧可见向外突出的实性包块（图 20-2-16），需与浆膜下子宫肌瘤鉴别；宫腔声学造影可显示单角子宫与残角子宫是否相通（图 20-2-17）。

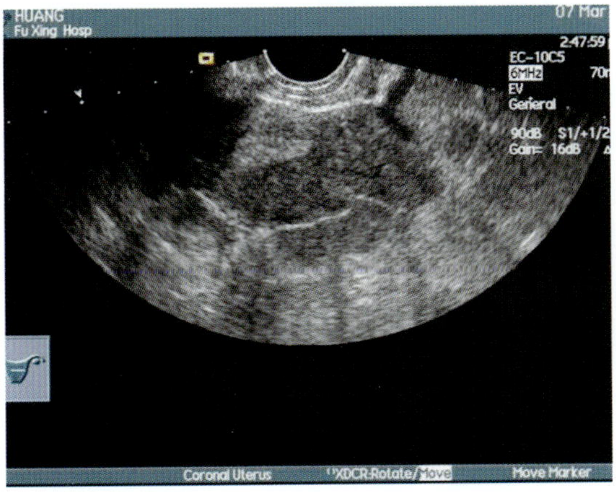

图 20-2-16　残角子宫与单角子宫并存

图左侧为单角子宫，内见宫腔回声；图右侧为残角子宫，与单角子宫相连，未见宫腔回声

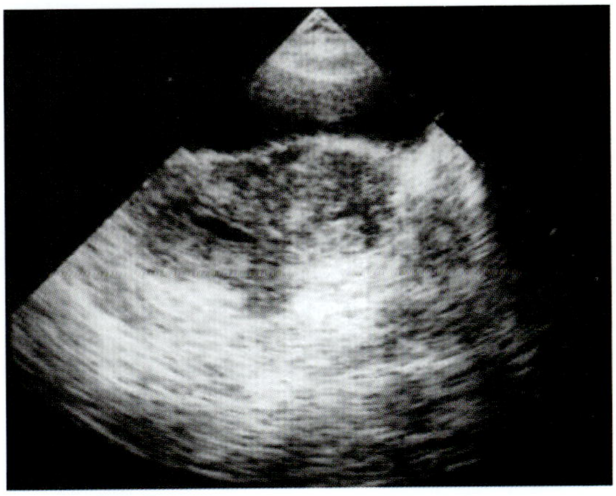

图 20-2-17　残角子宫与外界相通

宫腔声学造影显示单角子宫与残角子宫均有液体注入

【诊断注意点】

单角子宫的声像图表现往往与正常子宫难以鉴别，单角子宫可合并残角子宫，应注意与浆膜下肌瘤鉴别；残角子宫常伴有同侧泌尿系统发育畸形。

（张　丹）

二、子宫平滑肌瘤和平滑肌肉瘤

【临床表现】

子宫平滑肌瘤简称子宫肌瘤，是妇科最常见的良性肿瘤。子宫平滑肌瘤可位于肌壁间、浆膜下、黏膜下及宫颈，浆膜下肌瘤向阔韧带内生长，称阔韧带肌瘤。常见特殊类型的平滑肌瘤包括血管平滑肌瘤和脂肪平滑肌瘤等。

子宫平滑肌肉瘤较少见，占子宫恶性肿瘤的 1%，其恶性度取决于分化程度和临床分期，多发生于绝经前后。子宫平滑肌肉瘤的特点是子宫壁内的孤立性肿块，呈浸润性生长，通常不伴有平滑肌瘤。

【声像图表现】

1．子宫肌瘤

（1）子宫体积：多发性子宫肌瘤或较大单发肌瘤可致子宫体积增大、形态失常，部分肌瘤带蒂，可远离子宫。较大的壁间肌瘤可致宫腔线变形、向前或向后移位，黏膜下肌瘤可致宫腔线回声分离（图 20-2-18）。

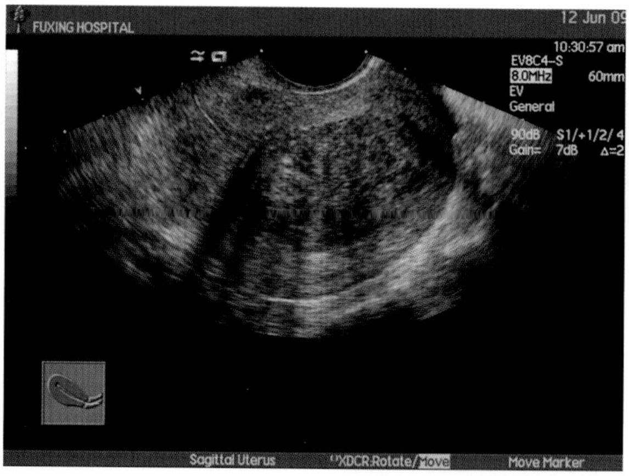

图 20-2-18 子宫黏膜下肌瘤

瘤体占据宫腔致宫腔回声分离

（2）子宫肌瘤的内部回声：多呈低回声或中等回声（图 20-2-19），也可表现为中等回声，与肌壁分界清楚；肌瘤变性时内部回声比较复杂，肌瘤钙化时回声显著增强，后方伴声影（图 20-2-20）；肌瘤红色变性或囊性变常呈低或无回声。

（3）CDFI：子宫肌瘤边缘常出现带状、半环状或点状血流信号，肌瘤实质内可有点状、短线状或小树枝状血流信号（图 20-2-21），子宫肌瘤供养动脉的阻力指数常大于 0.5；肌瘤红色变性时几乎看不到血流信号（图 20-2-22）。

2．血管平滑肌瘤 血管平滑肌瘤为特殊类型的子宫平滑肌瘤，与子宫平滑肌瘤的声像图表现相似，彩色多普勒血流显像多表现为富血供瘤体（图 20-2-23）。

3．脂肪平滑肌瘤 脂肪平滑肌瘤为平滑肌瘤的特殊类型，由平滑肌组织和少量脂肪组织构成。脂肪平滑肌瘤多呈高回声（图 20-2-24）。

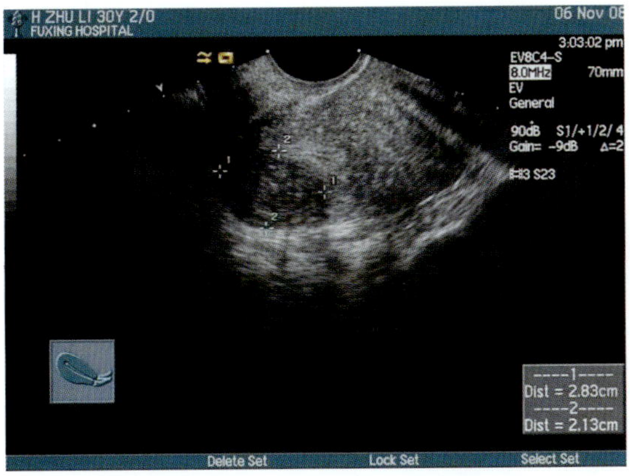

图 20-2-19　子宫平滑肌瘤

瘤体回声多偏低，边界清楚

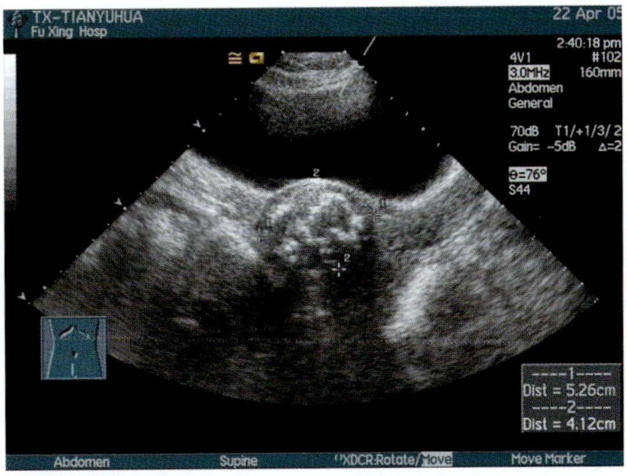

图 20-2-20　子宫肌瘤钙化

肌瘤内见强回声伴声影

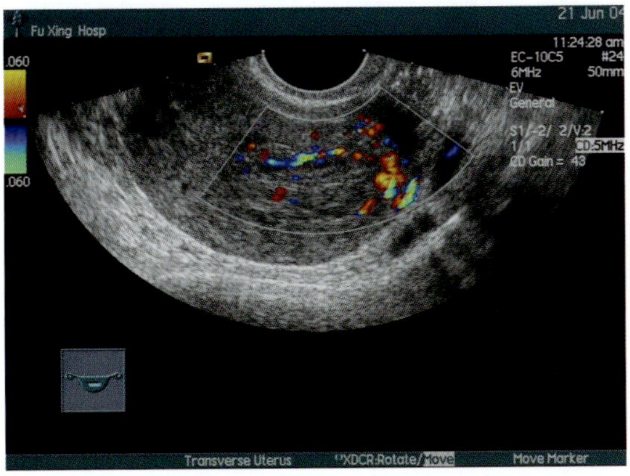

图 20-2-21　子宫肌瘤

CDFI 子宫肌瘤边缘常出现带状、半环状或点状血流信号

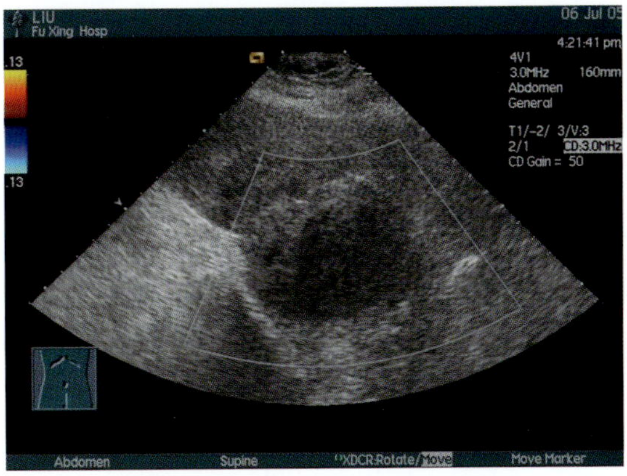

图 20-2-22　子宫肌瘤红色变性

瘤体内呈低回声，几乎看不到血流信号

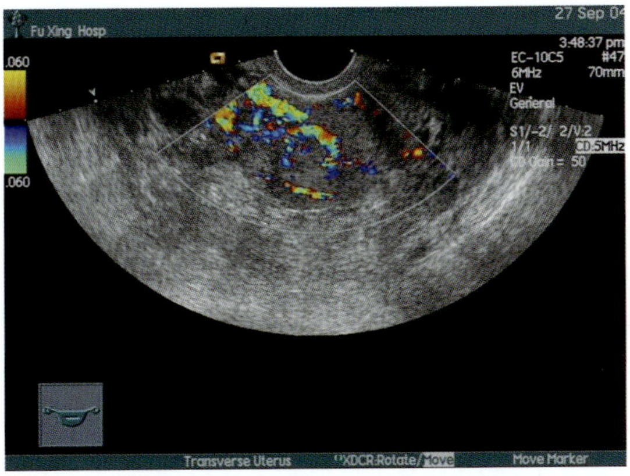

图 20-2-23　子宫血管平滑肌瘤

瘤体内血流信号丰富

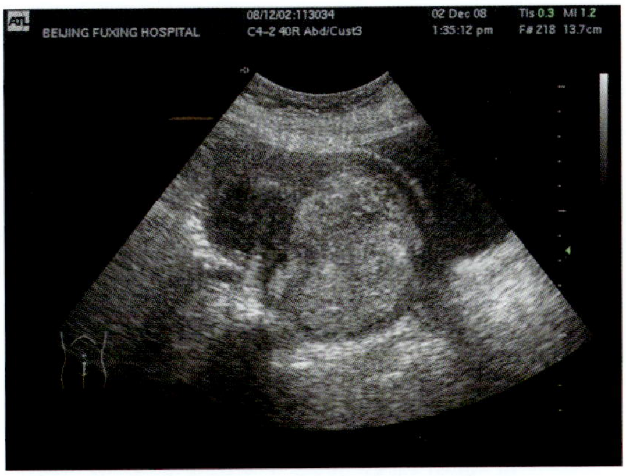

图 20-2-24　子宫脂肪平滑肌瘤

瘤体呈高回声

4. 平滑肌肉瘤　子宫体积通常增大，肿瘤呈浸润性生长，与正常肌壁界限不清，肿瘤体积较大，内部回声不均；发生凝固性坏死时，可伴有不规则无回声区（图 20-2-25a）。CDFI：既可见较丰富的血流信号，也可表现为血流信号稀少（图 20-2-25b）。

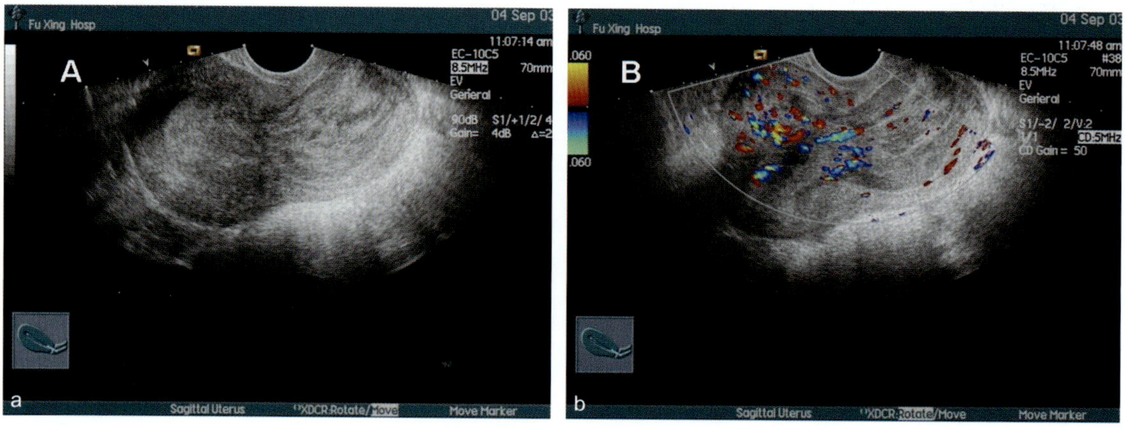

图 20-2-25　子宫平滑肌肉瘤

a. 二维声像图示肿瘤体积较大，内部回声不均；b.CDFI 示病变基底部血流信号较丰富，脱入宫颈部血流信号减少

【诊断注意点】

（1）子宫平滑肌瘤多表现为界限清楚的低回声结节，血管平滑肌瘤多表现为富血供瘤体，脂肪平滑肌瘤多为高回声结节，平滑肌肉瘤多边界不清，可伴有不规则液化区。

（2）子宫黏膜下肌瘤与子宫腺肌瘤性息肉及癌变、子宫内膜息肉及癌变可呈现相似的临床、声像图表现及相似的血流特征。

（3）致子宫持续、快速增长的瘤体多为平滑肌瘤，瘤体内出血是导致短期快速增大的主要原因。平滑肌肉瘤多表现为瘤体持续增大。因此，超声检查对子宫体肿瘤的良恶性鉴别存在一定难度。

（张　丹　李燕东）

三、子宫腺肌症

【临床表现】

子宫内膜组织异位到子宫肌层中，称为子宫腺肌症，呈结节样改变时称为腺肌瘤。主要临床表现为痛经、不孕。

【声像图表现】

子宫呈对称性或结节性增大，形态可出现球型、葫芦状或后凸的异常改变（图 20-2-26）。肌层回声不均，可呈结节样改变（图 20-2-27）。CDFI 显示病灶部位血流信号可增加（图 20-2-28）。

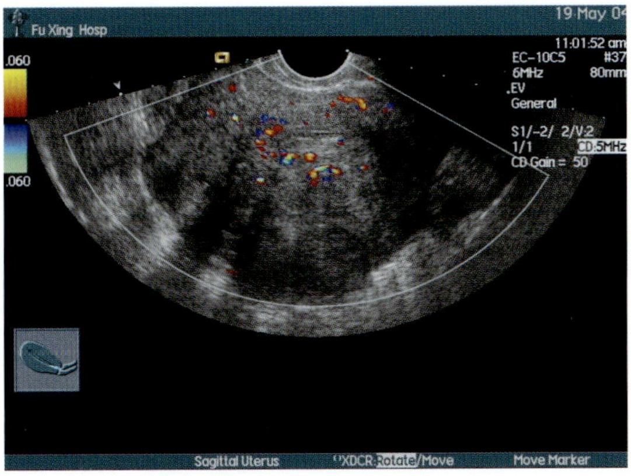

图 20-2-26　子宫腺肌症 1
子宫后壁明显增大，宫腔回声前移

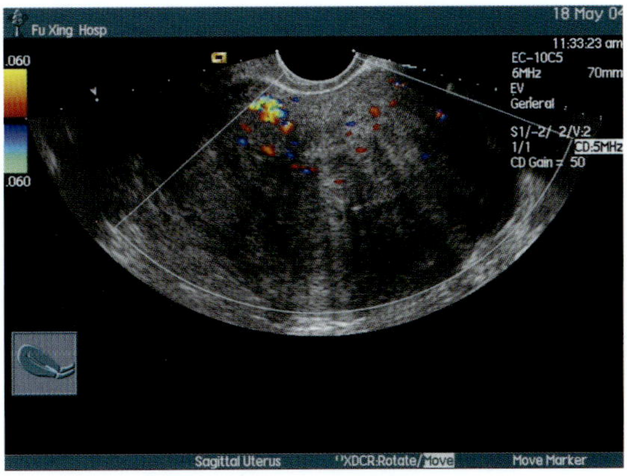

图 20-2-27　子宫腺肌症 2
宫壁回声不均，呈结节样改变

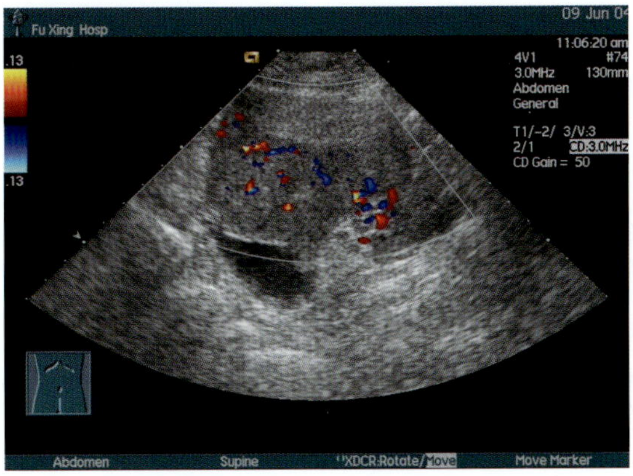

图 20-2-28　子宫腺肌症 3
经腹超声检查，子宫后壁血流信号增加

【诊断注意点】

（1）子宫腺肌症与子宫肥大症均表现为子宫增大，后者不伴有痛经，多为子宫对称性增大，宫壁回声均匀（图 20-2-29）。

（2）子宫腺肌瘤与子宫平滑肌瘤均表现为结节样病变，位于肌壁间的腺肌瘤多为不均质回声结节，周围假包膜征象不明显（图 20-2-30）；位于黏膜下的腺肌瘤呈息肉样，详见本节子宫内膜病变；平滑肌瘤通常边界清楚，详见本节平滑肌瘤与平滑肌肉瘤。

（3）子宫腺肌症发生癌变时常表现为子宫体积较大，病灶部位膨大，可伴有液化，非液化区血流信号丰富（图 20-2-31）；常与良性病变同时存在。

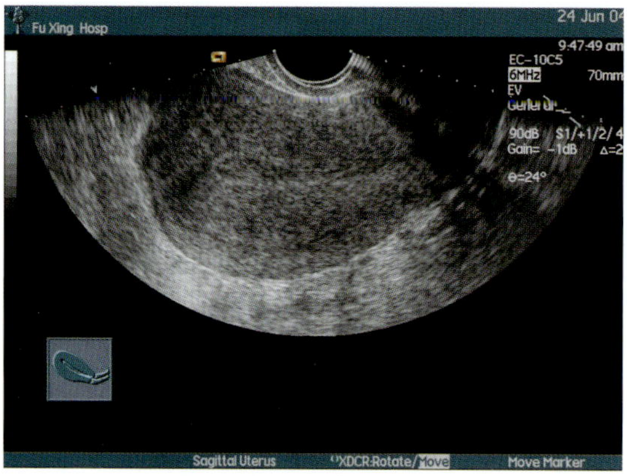

图 20-2-29 子宫肥大症

子宫对称性增大，宫腔回声居中

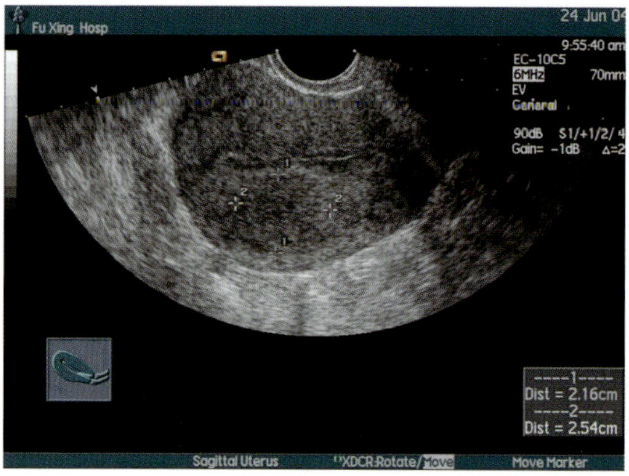

图 20-2-30 子宫腺肌瘤

标尺示腺肌瘤结节

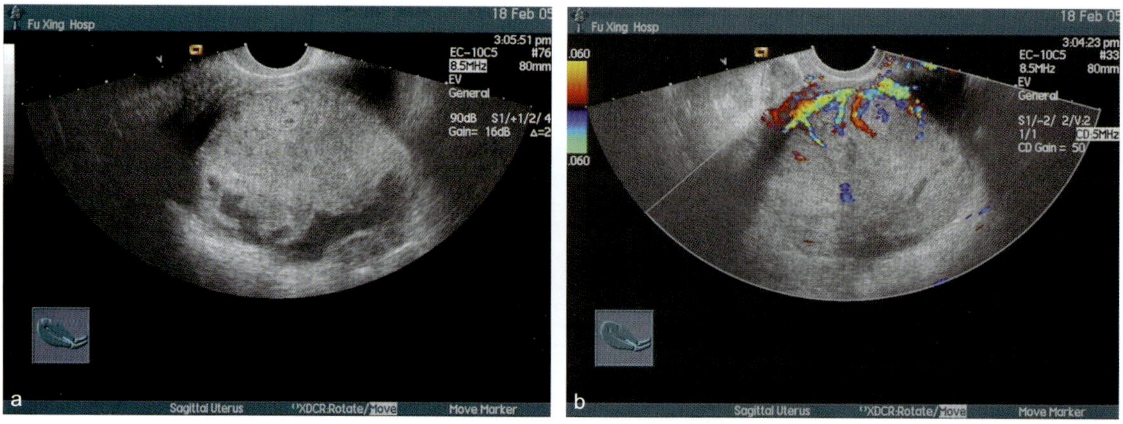

图 20-2-31 子宫腺肌症癌变

A. 子宫壁异位的腺体癌变致局部组织异常膨大，呈团块状，伴不规则无回声区；B. 病变非液化区血流信号丰富

（张 丹 李燕东）

四、子宫内膜病变

来源于子宫内膜的病变依据组织来源分类包括上皮源性病变、间质源性病变和上皮加间叶源性病变。上皮源性病变包括子宫内膜增生过长、子宫内膜息肉、子宫内膜癌；间质源性病变包括子宫内膜间质结节、子宫内膜低度恶性间质肉瘤、子宫内膜高度恶性间质肉瘤；上皮加间叶源性病变中较常见者为恶性中胚叶混合瘤；其他因素导致的子宫内膜病变包括损伤性病变、与妊娠相关的病变及医源性病变等。

超声检查的时间宜选择在月经后 3 天内，即子宫内膜增生早期检查，经期延长或不规则阴道出血者，于子宫出血停止后 3 天内行超声检查。

（一）子宫内膜增生过长（子宫内膜增生症）

【临床表现】

子宫内膜增生过长是一组上皮源性、增生性病变，其组织学形态介于正常增生期子宫内膜和子宫内膜高分化腺癌之间，伴有不典型增生者被视为癌前病变。多见于围绝经期妇女，也可见于育龄期及绝经后妇女，发病的平均年龄为 41.5±8.1 岁。主要临床表现为月经量增多、不孕及贫血。

【声像图表现】

（1）子宫大小及形态：未合并子宫壁病变，子宫形态规则，体积正常或增大。

（2）子宫内膜回声：弥漫性或局灶性增厚（11.9±5.7mm），显著的弥漫性增厚可呈球形（图 20-2-32），局灶性增厚可呈息肉样（图 20-2-33）。内膜回声可均匀增强，也可不均匀并伴有小的囊腔，动态观察可见内膜涌动征象。出血期子宫内膜结构模糊不清。

（3）CDFI：增厚的内膜中血流信号可增多，多为点状血流（图 20-2-34）；病程较长者，也可为条状血流。

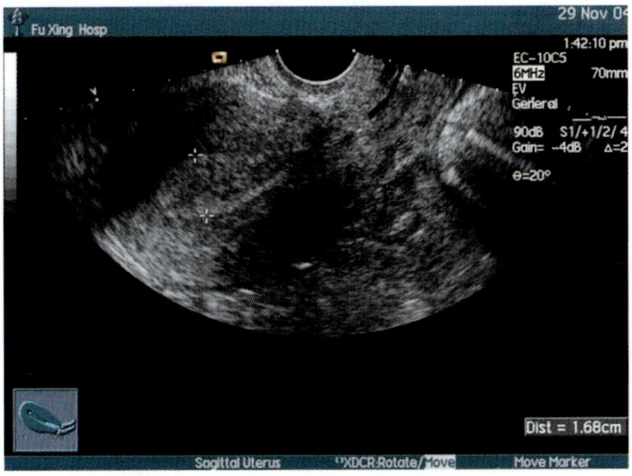

图 20-2-32　子宫内膜增生过长 1
子宫内膜弥漫性增厚

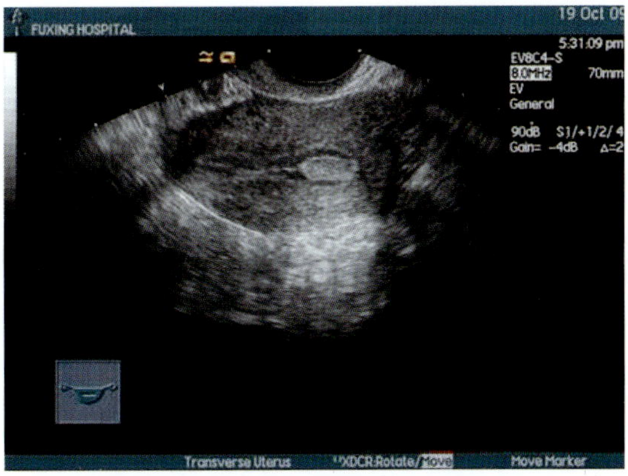

图 20-2-33　子宫内膜增生过长 2
子宫内膜局灶性增厚呈息肉样

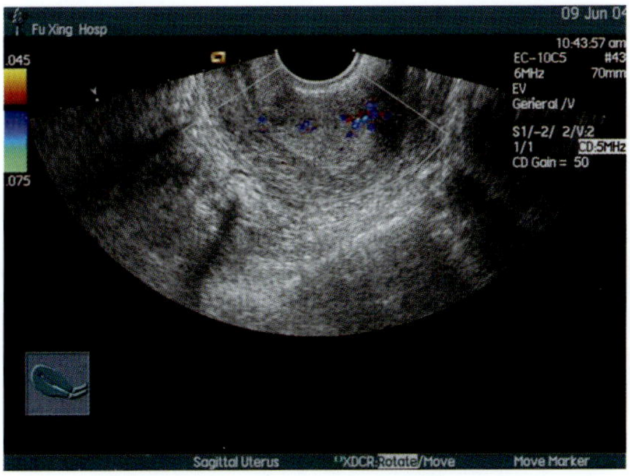

图 20-2-34　子宫内膜增生过长 3
增厚的内膜中见点状血流信号

【诊断注意点】

（1）子宫内膜增生过长多见于围绝经期妇女；子宫内膜增厚伴点状血流及内膜涌动征象，一般考虑子宫内膜增生过长。

（2）子宫内膜增生过长是介于正常子宫内膜和高分化子宫内膜腺癌之间的病变，当病变部分癌变时，超声检查不易鉴别。

（3）经期延长、绝经后阴道出血伴有子宫内膜增厚，应注意附件区扫查，除外卵巢性索-间质肿瘤导致的子宫内膜增生。

（4）应注意全身性疾病及药物因素在子宫的局部表现，如出血性疾病、黏膜相关性淋巴瘤、激素治疗及服用具有雌激素样作用的保健品均可导致子宫内膜增厚伴阴道出血。

（二）子宫内膜癌

子宫内膜癌占女性生殖道恶性肿瘤的 20%～30%，近年来世界范围内的发生率有上升趋势。Ⅰ型子宫内膜癌为雌激素依赖型肿瘤，占子宫内膜癌的 80%，发病年龄囊括了育龄期、围绝经期及绝经后妇女，其中以围绝经期患者比例略高；其发病年龄（50.6±11.9 岁）高于内膜增生过长患者；约 30% 的患者无生育史。Ⅱ型子宫内膜癌为非雌激素依赖型肿瘤，占子宫内膜癌的 15%～20%，常发生在年龄较大的妇女。其发病年龄（62.2±8.4 岁）明显高于Ⅰ型内膜癌患者；Ⅱ型子宫内膜癌具有快速进展的生物学行为。

【临床表现】

子宫内膜癌常见的临床症状包括子宫出血及阴道排液，疼痛多为晚期症状。

【声像图表现】

（1）子宫大小及形态：未合并子宫壁病变，子宫形态规则，体积增大或正常。

（2）宫腔回声的变化：子宫内膜癌可占据子宫腔的一部分，也可充满子宫腔；宫腔回声可呈弥漫性增厚，也可为局限性增厚或呈息肉样（图 20-2-35），还可与非癌变区子宫内膜回声无明显差异（图 20-2-36）；可呈低回声，也可为不均质中等回声（图 20-2-37）。

（3）肌层浸润：包括推进式浸润和插入式浸润。前者与正常肌层分界清楚，后者与正常肌层分界模糊（图 20-2-38）。

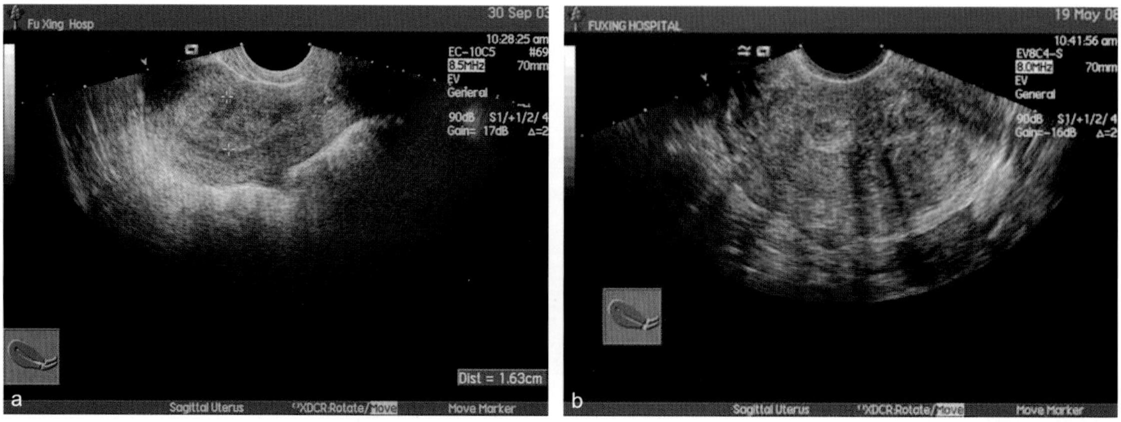

图 20-2-35 子宫内膜癌

a. 宫腔回声弥漫性增厚；b. 宫腔回声局限性增厚或呈息肉样

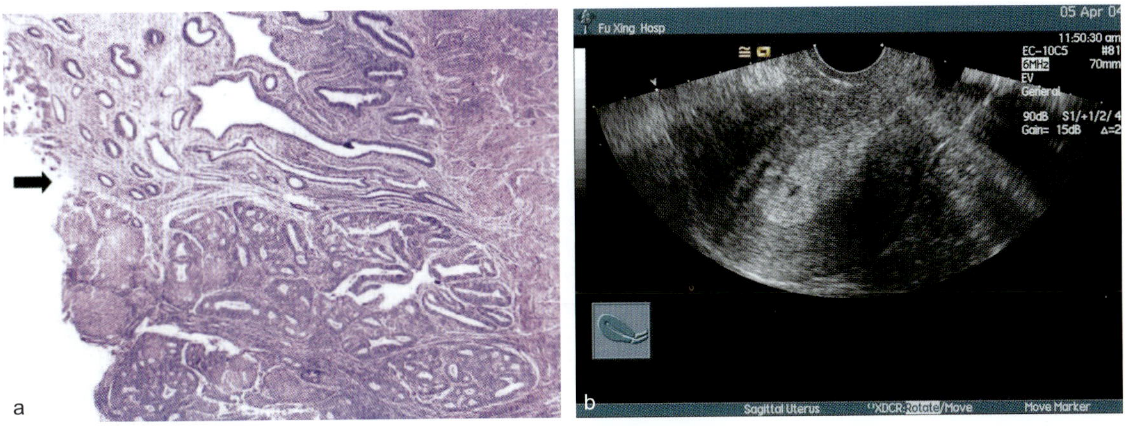

图 20-2-36　子宫内膜癌

a. 子宫内膜癌病理图箭头水平上方为增生过长内膜，下方为Ⅰ型子宫内膜癌，二者厚度一致；b. 同一病例声像图，内膜癌与增生过长子宫内膜回声无明显差异

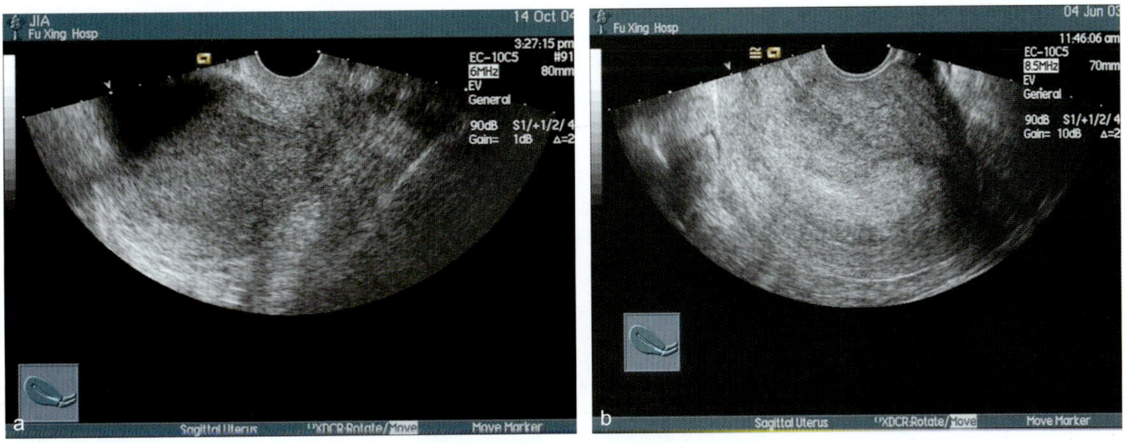

图 20-2-37　子宫内膜癌

a. 宫腔回声减低；b. 宫腔回声为不均质中等回声

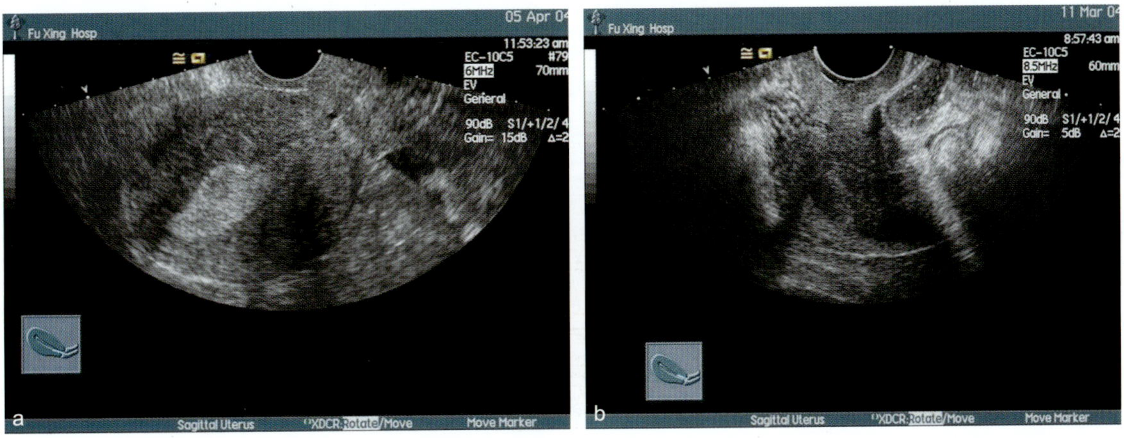

图 20-2-38　子宫内膜癌

a. 子宫内膜癌推进式浸润，病变与正常肌层分界清楚；b. 子宫内膜癌插入式浸润，病变与肌层分界不清

（4）CDFI：与正常子宫内膜增生早期血流相比，子宫内膜癌可表现为血流信号丰富，呈富血供型（图 20-2-39），也可表现为血流信号稀少，呈少血供型。

【诊断注意点】

宫腔回声厚径未见明显异常（图 20-2-40），子宫内膜癌合并巨大宫壁病变（图 20-2-41）、合并内膜息肉或黏膜下肌瘤（图 20-2-42），易造成超声检查漏诊、误诊。

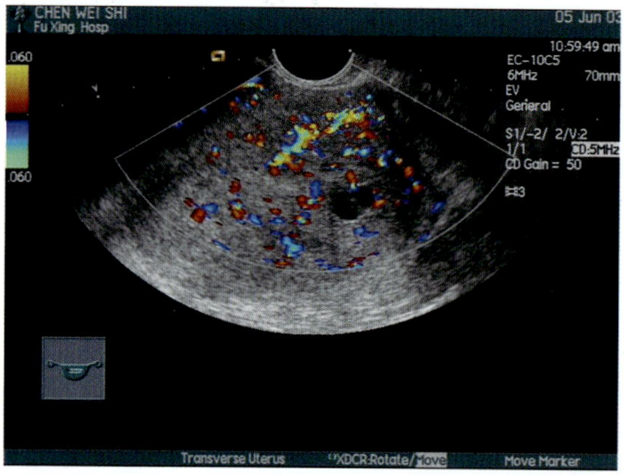

图 20-2-39 子宫内膜癌（富血供型）

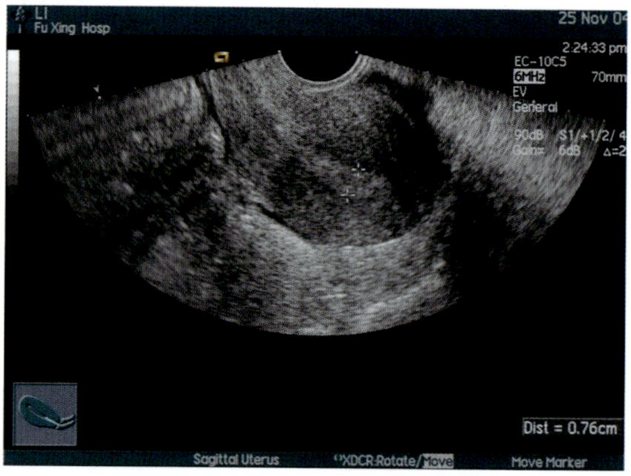

图 20-2-40 Ⅰ型子宫内膜癌

宫腔回声未见显著改变

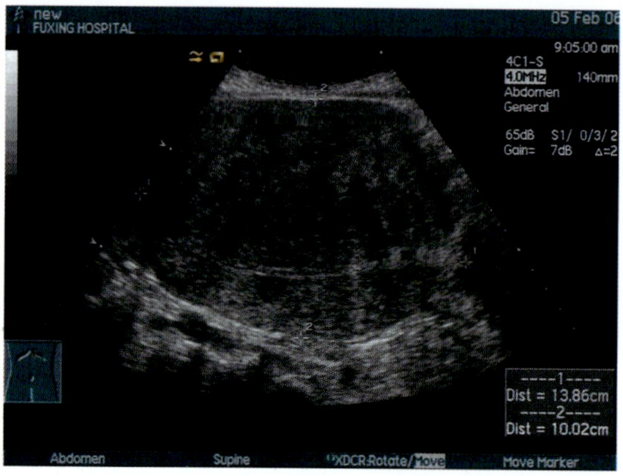

图 20-2-41 子宫内膜癌合并子宫前壁巨大病变致内膜病变显示不清

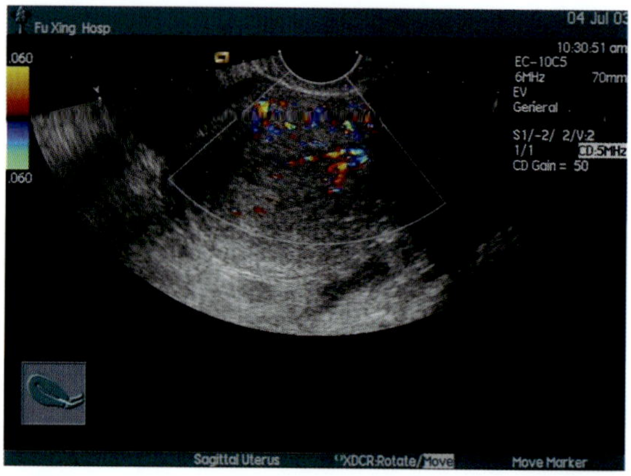

图 20-2-42 子宫内膜癌合并息肉癌变误诊为子宫黏膜下肌瘤

（三）子宫内膜息肉

子宫内膜息肉多为良性病变，但有恶变倾向。由子宫内膜腺体、纤维性间质和厚壁供养血管构成的良性结节状突起称为子宫内膜息肉；含有内膜腺体、平滑肌组织和粗大供养血管的结节状隆起称为腺肌瘤样息肉。

【临床表现】

子宫内膜息肉的临床表现包括月经量增多、贫血、继发感染、不孕或流产。

【声像图表现】

（1）典型的子宫内膜息肉与子宫内膜有清楚的分界线，通常为回声较强的舌形或类圆形结节（图 20-2-43），大小不一，位置以宫腔内居多，也可脱至宫颈内口（图 20-2-44）或外口处。若息肉阻塞宫颈口可造成宫腔内分泌物滞留，息肉周边出现液性暗区。子宫内膜息肉伴腺囊样改变，声像图可显示病变内有数个小的不规则无回声区（图 20-2-45）。

（2）彩色多普勒血流显像：病变内有粗大的血流信号穿入（图 20-2-46）。

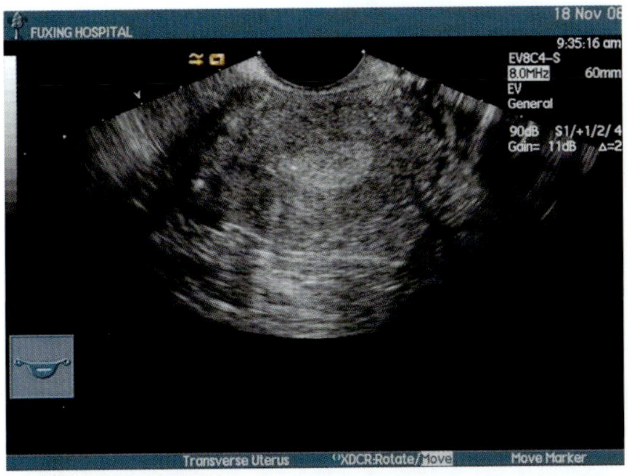

图 20-2-43　子宫内膜息肉
呈类圆形中高回声结节

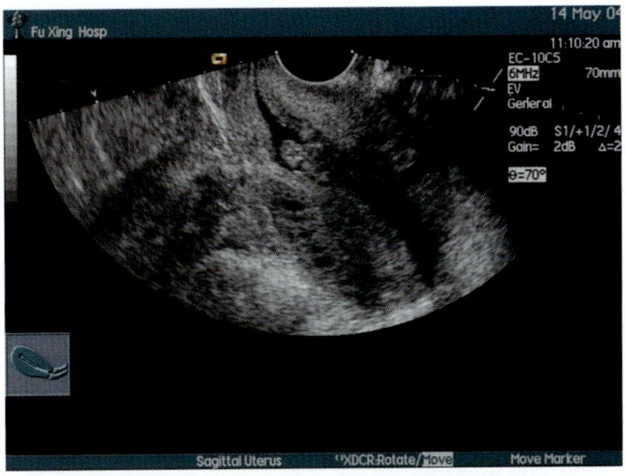

图 20-2-44　子宫内膜息肉脱至宫颈内口

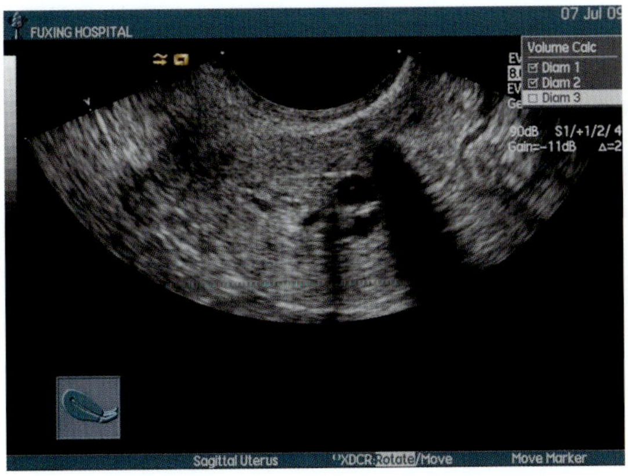

图 20-2-45　子宫内膜息肉伴腺囊样改变
声像图显示病变内有数个小的不规则无回声区

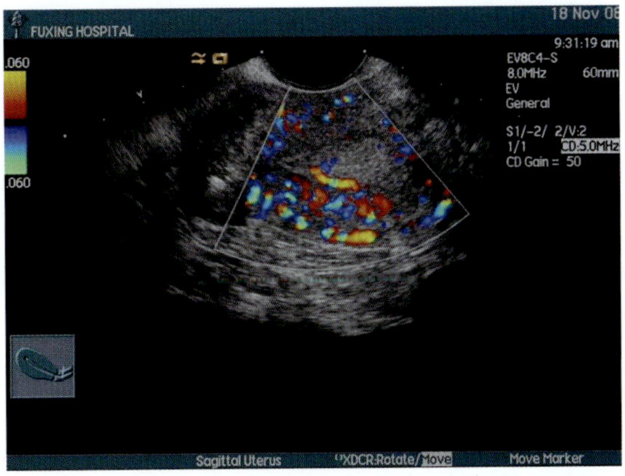

图 20-2-46　子宫内膜息肉彩色多普勒血流显像
中高回声结节内有较粗大的血流信号穿入

（3）子宫腺肌瘤样息肉：形态、内部回声及彩色多普勒血流显像与内膜息肉相似或回声略低（图 20-2-47）。

（4）绝经后子宫内膜息肉：形态及内部回声与育龄期内膜息肉相似或回声略强（图 20-2-48）；由于息肉内的供养血管的管腔随着子宫体及息肉的萎缩而变细、玻璃样变，甚至闭塞，部分病例看不到典型粗大的穿入性血流信号。

【诊断注意点】

（1）当宫腔回声内见回声较强的结节样病变伴粗大的穿入性血流信号，一般考虑子宫内膜息肉。

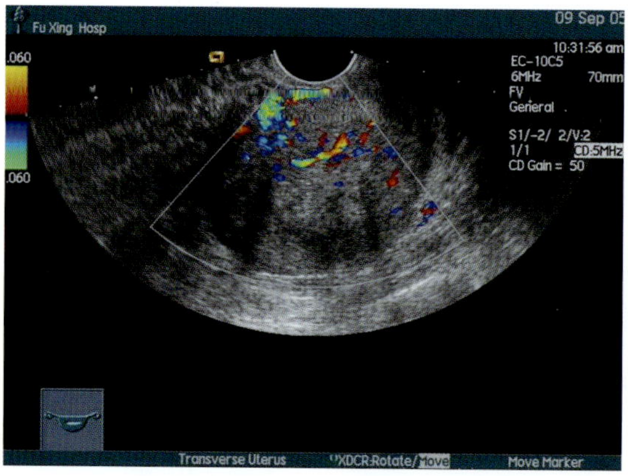

图 20-2-47 子宫腺肌瘤样息肉

声像图表现与单纯内膜息肉相似

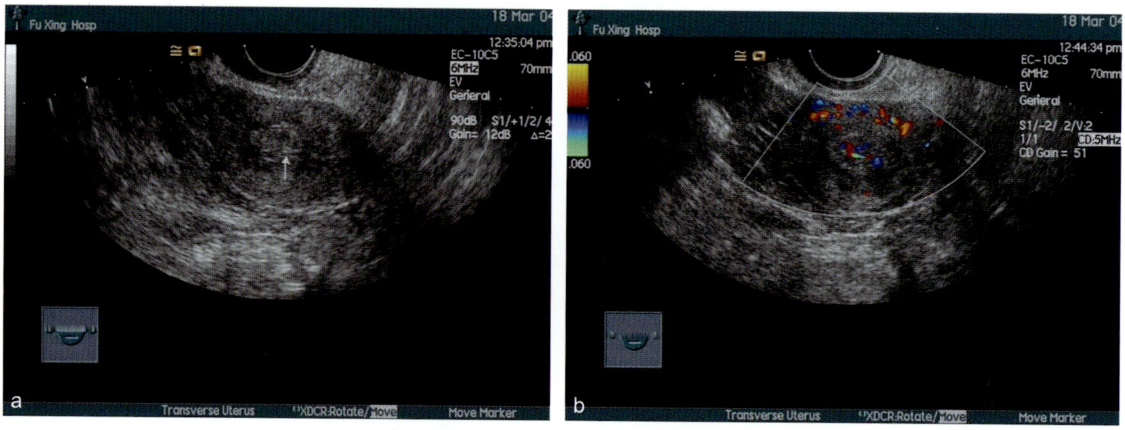

图 20-2-48 绝经后子宫内膜息肉

a. 绝经后子宫内膜息肉的形态及内部回声与育龄期内膜息肉相似；b. 穿入性血流信号较细

（2）子宫内膜息肉与子宫内膜息肉癌变二维声像图及 CDFI 表现相似（图 20-2-49），如诊断性刮宫为子宫内膜不典型增生，则不能除外内膜息肉癌变或合并子宫内膜癌。

由于子宫内膜息肉与Ⅰ型子宫内膜癌的发病机制相似，且围绝经期后子宫内膜息肉的癌变率明显增加，故超声检查对息肉样病变的提示及下一步的诊疗建议应更为积极。

（四）子宫内膜低度恶性间质肉瘤

子宫内膜间质源性病变来自内膜的原始间叶细胞，一般为淡黄色，发生出血、坏死后常变为灰红色。低度恶性子宫内膜间质肉瘤占女性生殖道恶性肿瘤的 0.2%，占子宫肉瘤的 10%，呈浸润状生长；其大体形态多呈息肉样或黏膜下肌瘤样。低度恶性子宫内膜间质肉瘤好发于围绝经期，但也可见于年轻女性。

子宫内膜间质肿瘤是雌激素依赖性肿瘤，约有 47% 的患者有激素依赖性癌的家族史。瘤体除内膜间质的改变外，部分病例可具有丰富的螺旋动脉样的小血管，呈血管瘤样改变；因缺少纤维结缔组织，瘤体质软而嫩。

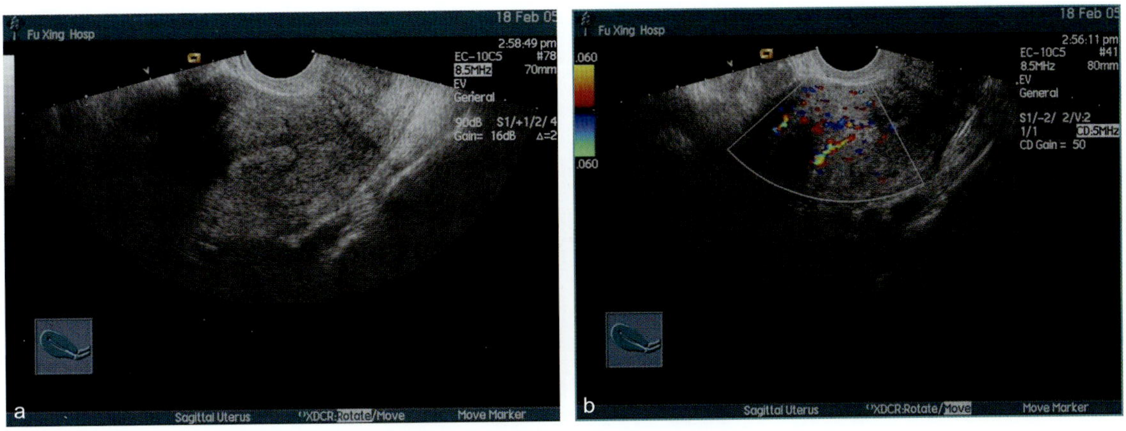

图 20-2-49　子宫内膜息肉癌变

a. 病变呈结节样，与良性内膜息肉相似；b. 结节内见穿入性血流信号，与良性内膜息肉相似

【临床表现】

子宫内膜低度恶性间质肉瘤的临床症状为不规则阴道出血、量多。

【声像图表现】

（1）子宫大小及形态改变：如未合并子宫壁病变，子宫形态规则，体积正常或稍大。

（2）宫腔回声的改变：宫腔回声内见息肉样病变，与子宫内膜有清楚的分界线，多呈低回声（图 20-2-50a），质地软，探头挤压后可变形。

（3）CDFI：病变内的血管保留了螺旋动脉的分布特点，呈树状，血流信号极为丰富（图 20-2-50b）。瘤体突入宫腔的部分血管结构丰富，管壁平滑肌少，呈低阻动脉血流（图 20-2-50c）；瘤体深入肌层的部分，血管数量减少，血管平滑肌丰富，呈高阻动脉血流。

（4）肌层浸润：低度恶性间质肉瘤均有肌层浸润，表现为浸润部肌层血流信号粗大（图 20-2-50d）。

【诊断注意点】

（1）低度恶性子宫内膜间质肉瘤的二维超声及宫腔镜检查均容易误诊为内膜息肉或黏膜下肌瘤。超声检查时，用探头挤压子宫，如看到肿物变形，提示病变质软，应考虑到间质肉瘤的可能性。

（2）由于血管丰富的低度恶性子宫内膜间质肉瘤保留了螺旋动脉树状血管网的特点，CDFI 可提供病变的血流分布特征。

（3）子宫内膜间质结节为子宫内膜间质源性病变中的良性病变，与间质肉瘤的区别在于前者界限清楚，没有肌层浸润；后者病变基底部有肌层浸润，浸润部可见粗大的血管伸入子宫壁。

（五）子宫内膜炎

【临床表现】

急性炎症常见于产后、人工流产术后或宫腔内手术后，致病菌经子宫内膜创面或胎盘附着面入侵。急性炎症治疗不当可转为慢性炎症，部分病例可合并宫腔粘连。全身症状包括发热、寒战、下腹疼痛，局部症状为恶露增多、污秽，严重者阴道可排除大量脓性分泌物。妇科示检查子宫增大及触痛。

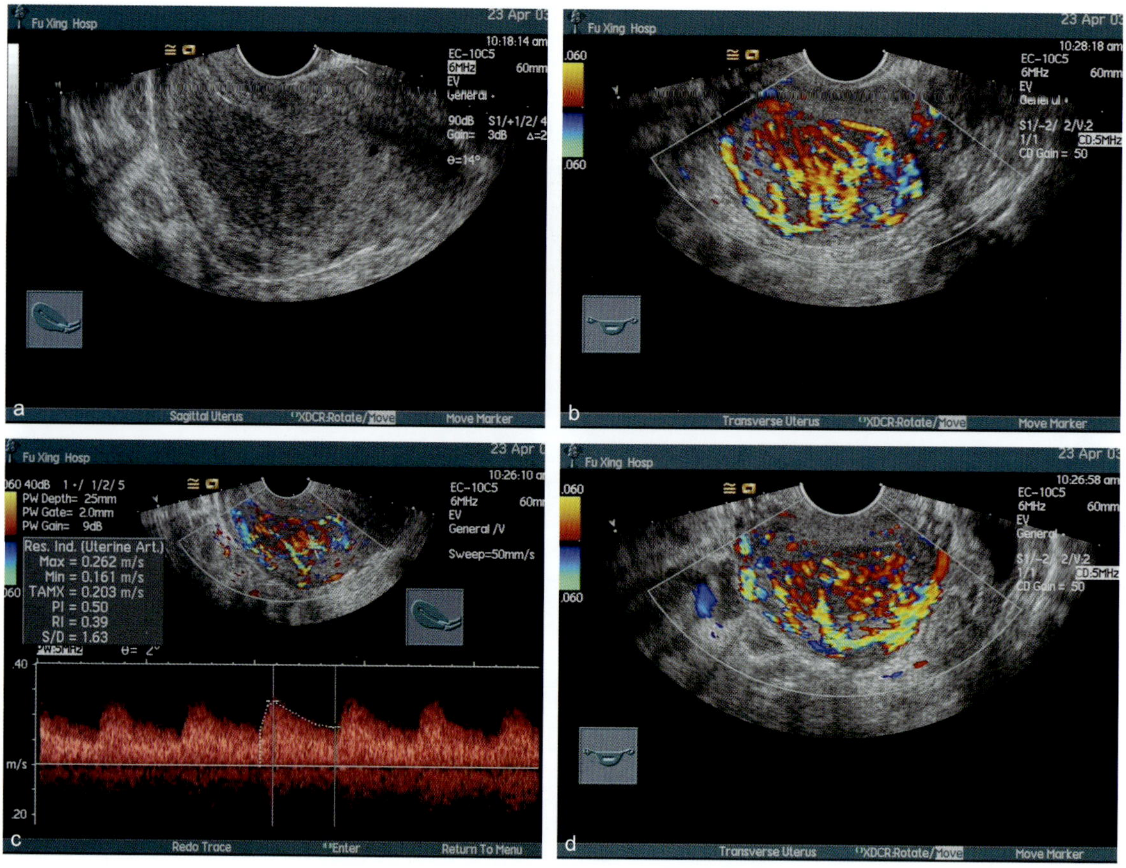

图 20-2-50 低度恶性子宫内膜间质肉瘤

a. 二维声像图示病变呈息肉样、低回声；b. 彩色多普勒血流显像示血流信号丰富、呈树状分布；c. 病变核心区多为低阻动脉血流；d. 肌层浸润部血流信号粗大

【声像图表现】

（1）子宫稍大，轮廓尚清。

（2）子宫内膜因水肿增厚，回声不均（图 20-2-51），可伴有不规则液性暗区。

（3）当子宫肌层受累时，可见肌层增厚，回声不均。

（4）子宫内膜慢性炎症合并宫腔粘连时可呈现相应的声像图表现。

（5）CDFI：急性子宫内膜炎血流信号可丰富。

【诊断注意点】

（1）典型的临床症状伴有子宫增大、内膜增厚及内膜血流信号增加应考虑急性子宫内膜炎。

（2）子宫内膜慢性炎症声像图表现常缺乏特异性，需与子宫内膜癌鉴别。

（3）子宫内膜炎伴有盆腔脓肿时，需与卵巢肿瘤鉴别。

（六）宫腔粘连

子宫腔上宽下窄呈三角形，各种原因引发的子宫内膜基底层受损及炎症均可导致子宫腔粘连，部分病例合并宫腔积液。常见病因包括刮宫、子宫腔感染、经腹子宫切开术或子

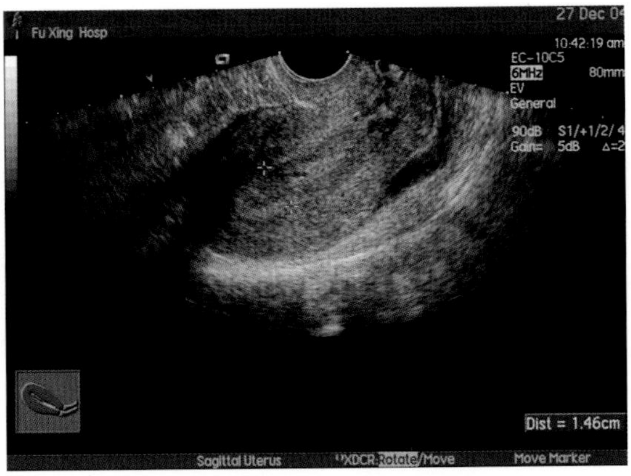

图 20-2-51 子宫内膜炎

子宫内膜回声因水肿而增厚，回声不均

宫成形术缝合错位导致宫腔粘连、宫内节育器、宫腔镜手术等。宫腔粘连的分类：

1. 按部位分类 分为单纯宫颈粘连、宫颈和宫腔粘连及单纯宫腔粘连三类。

2. 按粘连位置分类 分为中央型、周围型和混合型三种。

3. 按组织成分分类 分为膜性粘连、肌性粘连、纤维性粘连及混合性粘连。

4. 依据粘连范围分类 分为三度：①轻度粘连，粘连范围<1/4 宫腔，一般为膜样粘连；②中度粘连，粘连范围<1/2 或>1/4 宫腔，通常为纤维肌肉粘连，较厚，但仍可有子宫内膜覆盖，宫腔局部或全部闭锁；③重度粘连，粘连范围 >1/2 宫腔，粘连组织仅为结缔组织构成，多无子宫内膜组织覆盖。

【临床表现】

宫腔粘连的临床特点为闭经、月经减少、不孕及痛经等。

【声像图表现】

（1）宫腔粘连合并积血或积液，超声可见宫腔内有单个或多个液性暗区（图 20-2-52）。

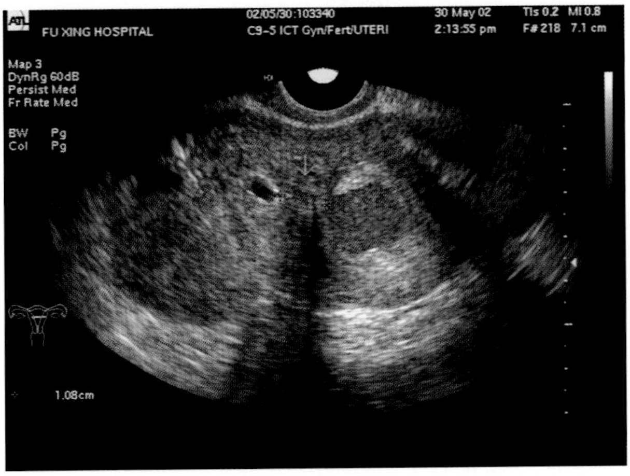

图 20-2-52 宫腔粘连合并积血

（2）宫腔闭合性粘连或周围型粘连在声像图上仅可显示子宫腔回声薄或无异常改变（图 20-2-53），往往不能明确诊断。

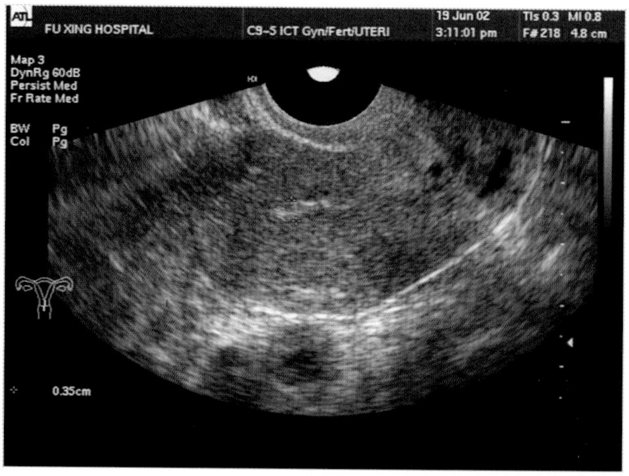

图 20-2-53 宫腔闭合性粘连
二维声像图上显示子宫腔回声薄

（3）宫颈部粘连：宫腔回声于宫颈部中断（图 20-2-54）。

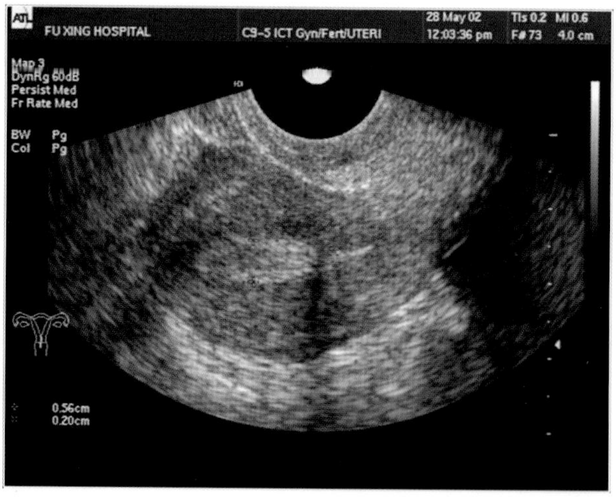

图 20-2-54 宫颈部粘连
标尺示宫腔回声于宫颈部中断

（4）膜性粘连：宫腔回声增厚，酷似子宫内膜增生过长，但内膜涌动征象消失（图 20-2-55）。

（5）宫腔感染后形成的宫腔粘连，粘连组织内可见钙化灶（图 20-2-56）。

当常规超声检查不能明确诊断时，应采用介入超声检查手段，包括宫腔声学造影检查及超声和宫腔镜联合检查。

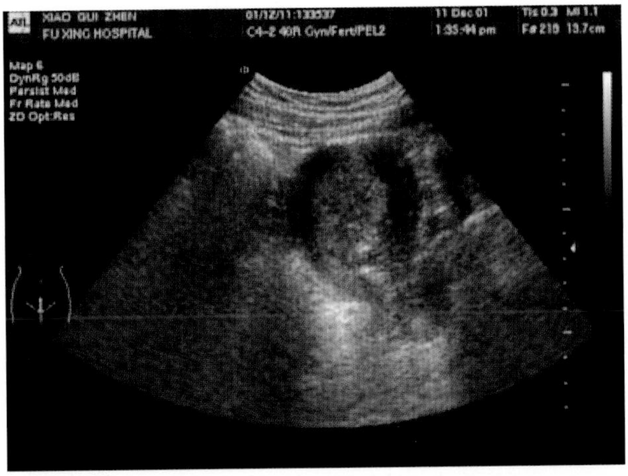

图 20-2-55 膜性宫腔粘连

宫腔回声增厚，酷似子宫内膜增生过长

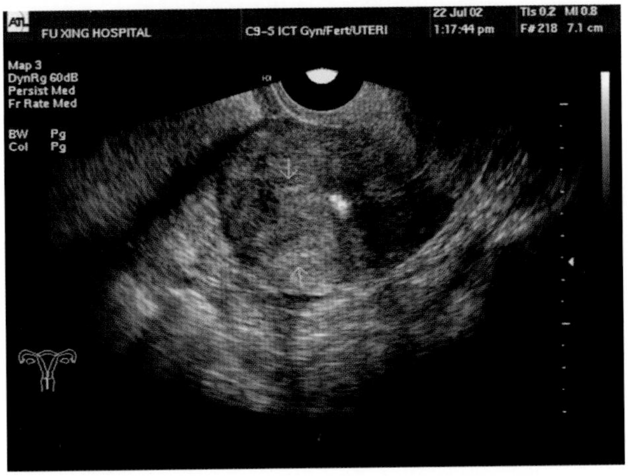

图 20-2-56 宫腔感染后形成的宫腔粘连

粘连部可见钙化灶

（张 丹 李燕东）

五、子宫颈病变

（一）子宫颈肥大与宫颈囊肿

由于慢性炎症的长期刺激，宫颈组织反复充血、水肿、炎性细胞浸润及结缔组织增生导致子宫颈肥大。子宫颈管的囊肿也称纳氏囊肿，多为慢性宫颈炎形成的潴留性囊肿。

【临床表现】

子宫颈肥大与子宫颈囊肿常无临床症状，多在妇科体检时发现。当囊肿较大或较多时可出现下坠感。

【声像图表现】

宫颈增大，子宫外形呈桶状。宫颈前唇或后唇均可见多个大小不等的无回声区，小者

5mm，大者可达 10 ~ 20mm（图 20-2-57）。

【诊断注意点】

宫颈纳氏囊肿应与中肾管残留的加特纳氏管囊肿相鉴别，前者位于宫颈管黏膜处；后者贴近宫颈外壁。

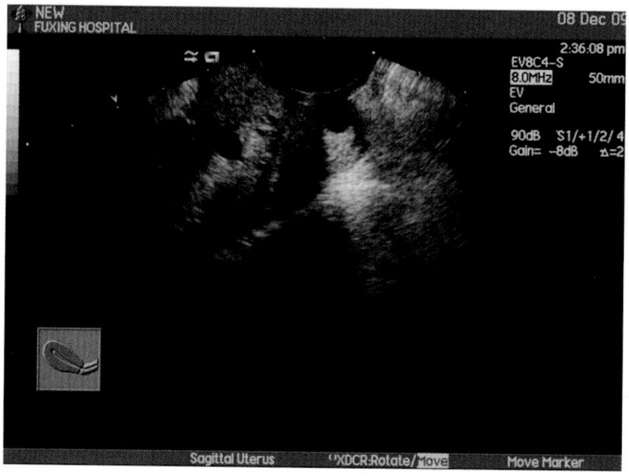

图 20-2-57 子宫颈管囊肿

（二）子宫颈癌

子宫颈癌是发病率最高的妇科恶性肿瘤，其发生率仅次于乳腺癌。由不同分化程度的鳞状上皮细胞构成的浸润性癌称为鳞状细胞癌；有腺体分化的癌称为腺癌；同时具有上述两种分化的癌称为腺鳞癌。目前子宫颈癌患病具有年轻化的特点和上升化的趋势。

【临床表现】

（1）阴道出血：年轻患者主要表现为接触性出血，老年患者表现为绝经后阴道不规则出血。出血量一般较少，晚期可表现为大量出血。

（2）阴道分泌物增多：早期表现为血性或水样阴道排液，晚期可出现大量脓性或米汤样恶臭白带。

（3）疼痛为晚期症状，侵犯膀胱时，可出现尿频、尿痛或血尿，侵犯直肠可引起便血、排便困难。

（4）宫颈腺癌约有 15% 的患者无肉眼可及的病变，当其发生深层浸润时宫颈常呈桶状。

【声像图表现】

早期病灶小，宫颈大小、形态、颈管结构多无异常，超声诊断意义不大。经阴道超声检查一经发现病灶，则多有浸润。癌肿增大时，可表现为宫颈体积增大，颈管线中断，病灶以不均质低回声多见（图 20-2-58a）；病灶部血流信号增加（图 20-2-58b），多为高速、低阻动脉血流。

【诊断注意点】

超声对宫颈癌的诊断价值，主要是了解病变的范围。

（1）侵犯阴道时，阴道与宫颈分界不清，阴道缩短。

（2）宫旁转移表现为子宫两侧形态不规则、不均质回声包块。

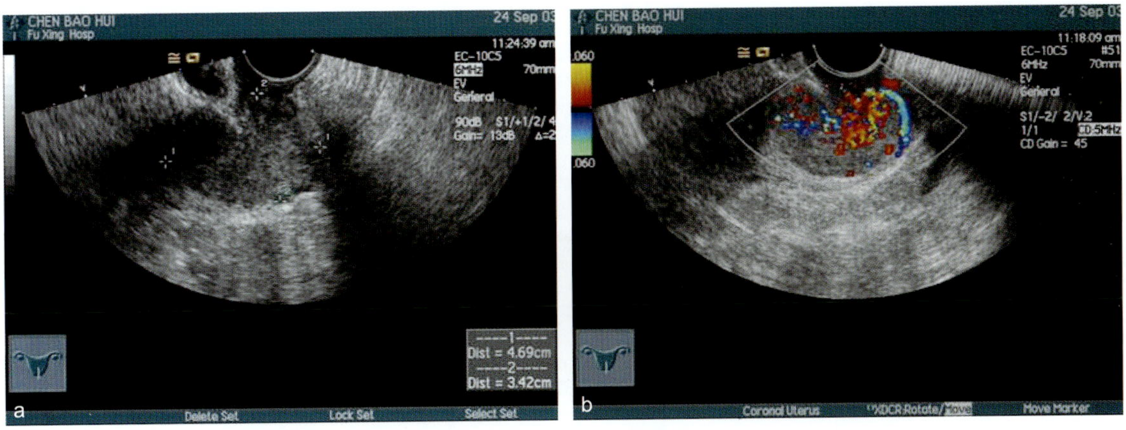

图 20-2-58　宫颈癌

a. 二维声像图示宫颈部见不均质低回声团块；b. 彩色多普勒血流显像示低回声团块内血流信号增加

（3）侵犯宫体时，子宫下段内膜和肌层与宫颈界限不清。

（4）侵犯膀胱时，宫颈肿块突向膀胱，膀胱后壁连续中断，压迫输尿管时可出现输尿管扩张及肾积水。

（张　丹　李燕东）

六、滋养细胞疾病

滋养细胞疾病亦称滋养细胞肿瘤，是由绒毛膜滋养细胞发生增殖变化而来的。根据其病变特点及其良、恶程度将其分为葡萄胎、部分性葡萄胎、恶性葡萄胎和绒毛膜癌。

（一）葡萄胎

葡萄胎的主要病理变化为滋养细胞增生、绒毛水肿变性、绒毛中血管消失而形成大小不等的水泡样物，其间有蒂连接，蒂内含有毛细血管。完全性葡萄胎，水泡脱落常发生毛细血管断裂出血，水泡样变性常累及胎盘，以使胎盘溶解，仅以水泡样物充满宫腔。部分性葡萄胎，表现为部分绒毛水肿变性，形成水泡样改变；部分胎盘保留，胎儿可存在。

【临床表现】

（1）妊娠早期阴道不规则出血，感染引起宫腔及盆腔炎症，常有腹痛。

（2）子宫常大于孕周，多伴有妊娠期高血压疾病。

（3）恶性葡萄胎或绒毛膜癌最常见的转移部位是肺，其次为脑、外阴、宫颈、肝、消化道及全身各部位的转移。

【声像图表现】

1. 完全性葡萄胎

（1）子宫大于孕周，子宫浆膜层完整光滑，肌层回声均匀。

（2）子宫腔内充满大小不等的无回声区，直径 0.3 ~ 2.0cm，似蜂窝状，宫腔的最低点处常可见到不规则的液性暗区，此为内出血积聚在宫腔内所致。

（3）宫腔内无胎儿及附属物（图 20-2-59）。

（4）卵巢黄素囊肿：约 60% 的患者可显示一侧或双侧囊肿，囊肿为多房性无回声区，形态可不规则，其间可见带状分隔，直径在 5cm 或更大，大者可充满腹腔。清宫后卵巢囊肿可自行消失。

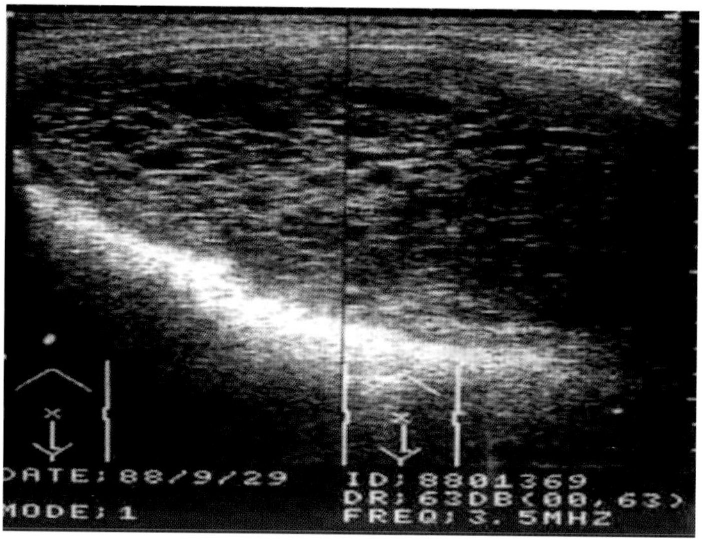

图 20-2-59 完全性葡萄胎

2．部分性葡萄胎 发病率极低，但其具有潜在的恶变性。

子宫异常增大。宫腔内可见胎儿，常为发育迟缓或为死胎，并显示一部分正常胎盘组织，另一部分胎盘呈水泡样声像图改变，两者间无明显的界限。与完全性葡萄胎相同。另外，可在一侧或多侧附件区探及卵巢黄素囊肿（图 20-2-60）。

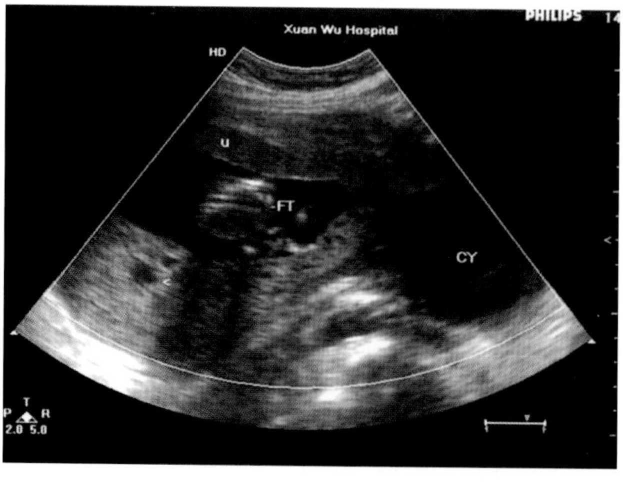

图 20-2-60 部分性葡萄胎

“FT” 为胎儿，“<” 所指为囊性变性的胎盘绒毛组织，“CY” 为左卵巢黄素囊肿

（二）恶性葡萄胎和绒毛膜癌

1. 恶性葡萄胎　水泡样组织侵入子宫肌层，镜检时可见到绒毛结构。肿瘤组织中有出血、坏死并可见滋养细胞异常增生，肉眼无法与绒毛膜癌鉴别。

2. 绒毛膜癌　镜检无绒毛结构，绒毛膜癌多数发生于子宫，可形成单个或多个宫壁肿瘤，呈深红或褐色，为出血坏死组织。肿瘤细胞大面积侵犯肌层和血管，并出现远处器官转移，子宫增大。

【临床表现】

（1）多有葡萄胎流产史，分娩或流产后阴道出现持续不断的出血现象。

（2）子宫复旧不良。

（3）测定绒毛膜性腺激素水平持续不正常。

【声像图表现】

（1）子宫增大，外形不规则，肌层回声不均匀，可出现低回声区，边界清。CDFI：血流信号增加（图 20-2-61、图 20-2-62）。

（2）宫腔内可见小囊泡样结构，呈蜂窝状或散在的液性暗区，清宫后，子宫复旧不良仍较大，子宫内膜线可显示模糊或有中断现象。由于肌层受侵，回声明显不均，可显示大小不等的回声增强区或回声减低区，边缘不规则，与正常肌层界限不清。

（3）黄素囊肿形成。可见一侧或双侧卵巢多房性囊肿，清宫后仍不见缩小或继续增大（图 20-2-63）。

（4）邻近器官转移。水泡样组织继续发展可穿透肌层引起腹腔内出血或盆腔内转移，盆腔内转移时见子宫旁不规则低回声包块，与子宫界限不清，如破溃出血时，盆腔内可见液性暗区，如侵犯宫颈，见宫颈增大，回声不均，显示不规则形低回声病灶。

（5）远处器官转移。如前所述，恶性葡萄胎和绒毛膜癌最常见的转移部位是肺，一旦发生肺部转移，X 线胸片可显示胸部的片状、球状或结节状阴影，多分布于肺周边。肝、

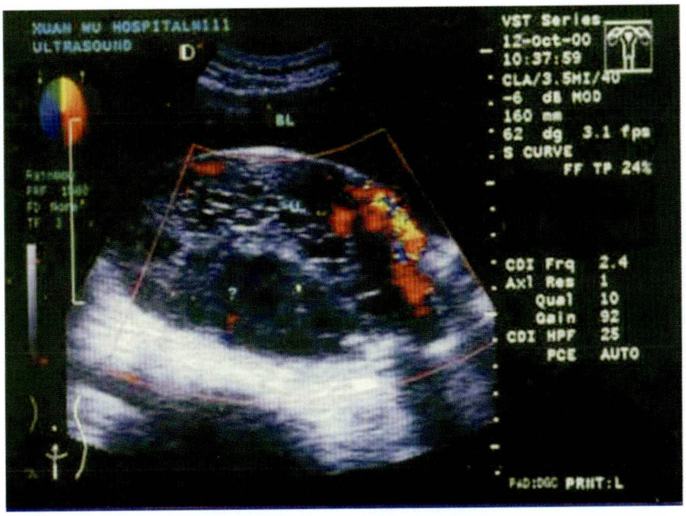

图 20-2-61　恶性葡萄胎

子宫肌层回声不均，可见散在的回声减低区，为恶性葡萄胎肌层浸润

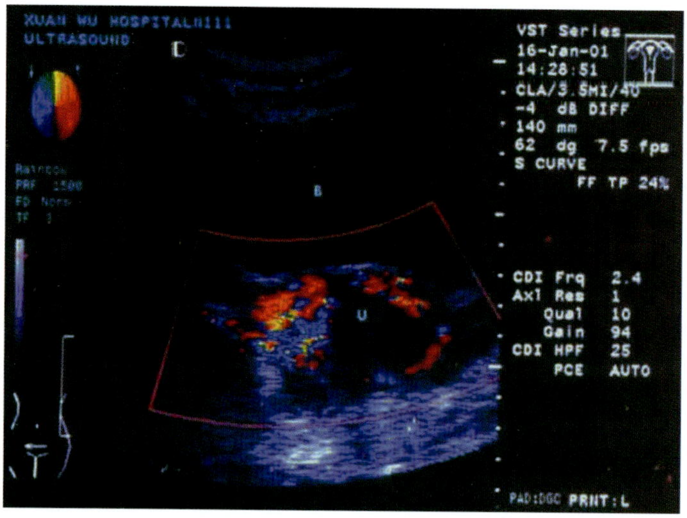

图 20-2-62　绒毛膜癌

CDFI：子宫肌层内血流信号增多

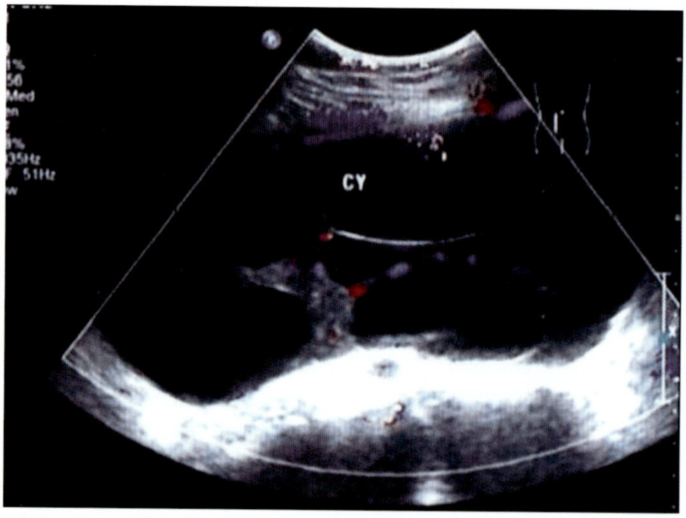

图 20-2-63　黄素囊肿

肾的部位转移除有相应的症状外，超声显示该部位的转移病灶。

【诊断注意点】

1. 滞留性流产　胚胎死亡两个月后仍不能自行排出，子宫不再增长，反而缩小。由于胎盘自溶，声像图显示子宫小于孕周，宫腔内回声杂乱，胎囊、胎儿结构不清，有时见绒毛水肿呈蜂窝状。

2. 子宫内膜癌　常发生于绝经期前后的妇女，声像图表现为子宫增大，子宫内膜不规则增厚，局部出现异常隆起，表面无包膜，回声强弱不等。当癌组织堵塞颈管时，分泌物排出不畅，宫腔内可见液性暗区。

3. 子宫内膜腺瘤型增生过长　主要为子宫内膜体高度增生，腺体数目增多，且形态大小相似。此病有癌变的可能，应定期随访。声像图显示，子宫略增大，子宫内膜异常增厚可达 3.0cm 左右，其间弥漫样分布数个大小相似的囊腔样结构，边界清。

4. 子宫肌瘤变性　子宫肌瘤囊性变易与滋养细胞疾病混淆，肌瘤囊性变多继发于玻璃样变性后，玻璃样变组织液化可形成含黏液或透明液体的囊腔，声像图显示子宫增大，形态不规则，肌瘤区内含有多个大小不等的囊腔样结构。

5. 胎盘残留　中期引产或正常分娩后，部分胎盘小叶或副胎盘残留子宫腔内，影响子宫收缩可引起反复性出血。声像图显示，子宫腔内不规则形团块，回声强弱不等，边界不清，血 HCG 可增高，需与绒毛膜癌鉴别。

（王　萍　张　倩）

第三节　附件疾病

一、卵巢瘤样病变

卵巢的瘤样病变是一组卵巢非肿瘤性疾病，不是真正的肿瘤。是育龄妇女卵巢外形变化的主要原因，呈囊性或卵巢组织的局部增生。其中一类为生理性改变。

（一）卵泡囊肿

卵泡不破裂致卵泡液积聚，卵泡成熟的过程中，卵母细胞因各种原因引起的死亡导致卵泡闭锁，卵泡单纯性囊性扩张均可发生卵泡囊肿。

【临床表现】

卵泡囊肿多无症状。如囊肿持续分泌雌激素可出现无排卵性月经，发生不规则阴道出血。囊肿扭转罕见。

【声像图表现】

（1）常为单侧、单发，也可多发，少数为双侧性；呈圆形或椭圆形无回声区；直径大于 3cm，偶可超过 8 cm。

（2）1～2 个月内不经治疗，可缩小或消失；囊肿周围可见正常卵巢组织（图 20-3-1）。

【诊断注意点】

卵泡囊肿常位于卵巢皮质下方，不经治疗即可缩小甚至消失，其诊断的重要性在于与卵巢肿瘤鉴别。首次超声检查后定期随访是排除肿瘤的有效方法。

（二）黄体囊肿与黄素囊肿

黄体囊肿见于成熟卵泡排卵后，卵泡的颗粒细胞及卵泡膜内层细胞形成黄体，在血管形成期，血液流入黄体腔形成黄体血肿，以后血液渐渐吸收。正常情况下，黄体呈囊性，直径＜3cm。如囊性黄体持续发展或黄体血肿体积增大，致使黄体直径＞3cm 时，则为黄体囊肿。

黄素囊肿多见于葡萄胎、绒毛膜癌及人工促排卵用药后。由于绒毛膜促性腺激素过度

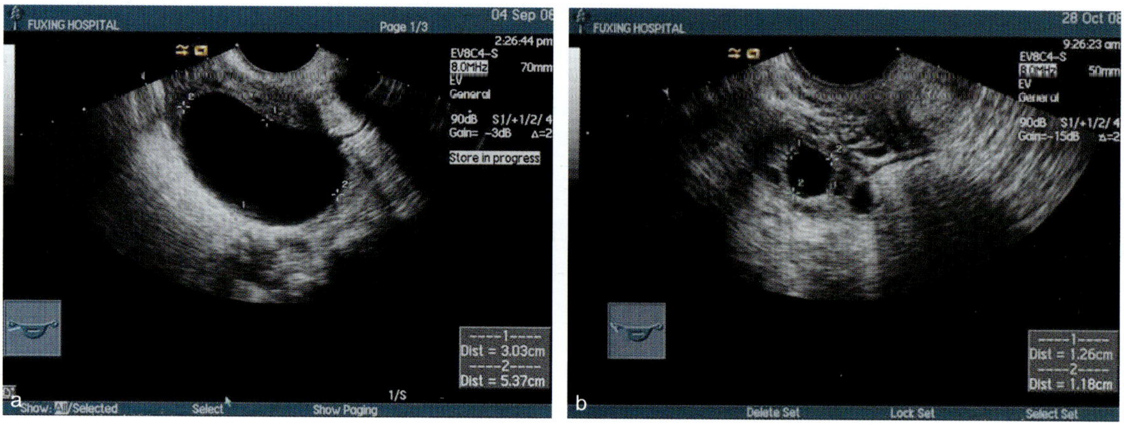

图 20-3-1 卵泡囊肿

a. 囊肿周围可见正常卵巢组织；b. 一个月后复查，囊肿明显缩小

刺激，使卵泡囊肿壁上的卵泡膜细胞发生黄素化，病变往往呈双侧性或多发性。

【临床表现】

（1）黄体囊肿持续存在，常使月经周期延迟；也可出现与宫外孕相似的表现。

（2）黄素囊肿伴发于滋养叶细胞疾病，临床表现为停经后阴道不规则出血、子宫异常增大及腹痛等；人工促排卵用药后出现的黄素囊肿多无明显临床症状。

【声像图表现】

（1）黄体囊肿：多为单侧、单发，多突出于卵巢表面，呈圆形或椭圆形无回声区；囊内可见出血形成的非均质回声（图 20-3-2）；直径一般不超过 6cm。

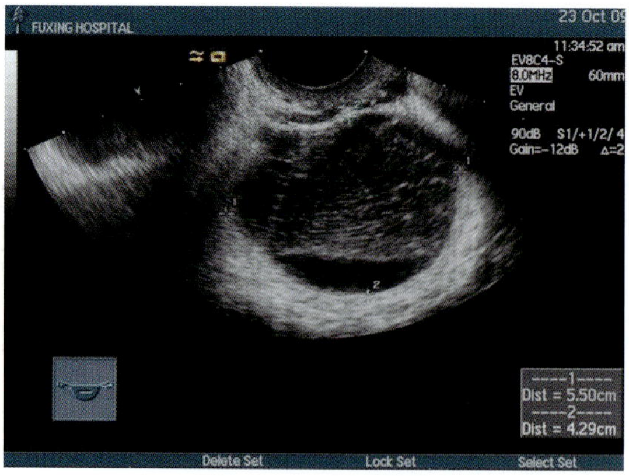

图 20-3-2 黄体囊肿

囊内出血形成非均质回声

（2）黄素囊肿：多为双侧，呈分叶状，内有多房性间隔，体积差异较大，3 ~ 20cm（图 20-3-3）；两侧卵巢改变可不对称。

【诊断注意点】

（1）大多数黄体囊肿在 1 ~ 2 个月内不经治疗会自行消失。

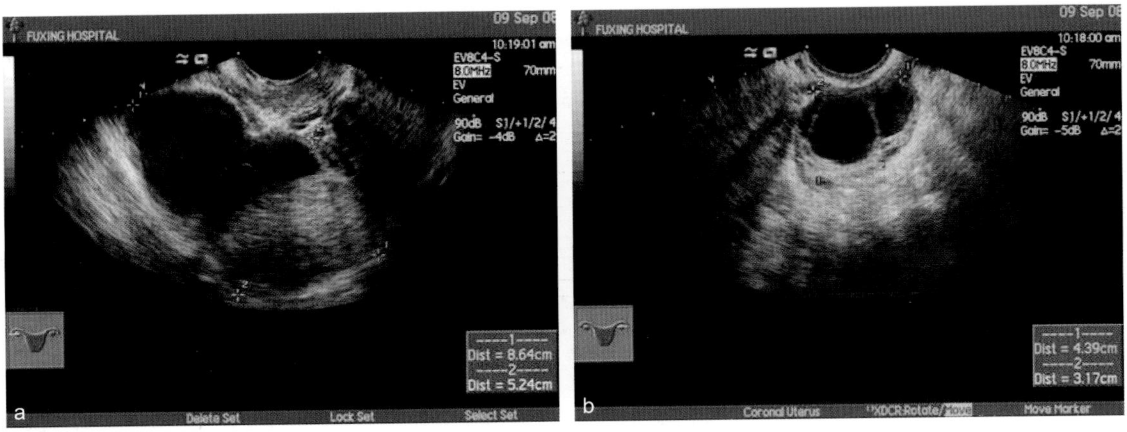

图 20–3–3　卵巢黄素囊肿

a. 右卵巢；b. 左卵巢

（2）当滋养叶细胞疾病治愈后或停用促排卵药，黄素囊肿可随之消失。

（3）囊肿伴有出血时，声像图较为复杂，可呈分隔状（图 20-3-4），甚至类似于实性包块，应动态观察。

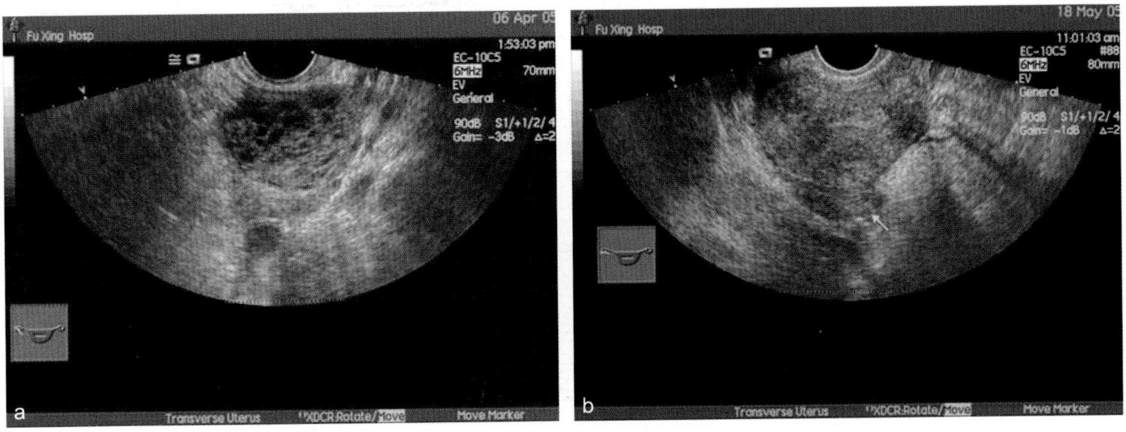

图 20–3–4　黄体囊肿伴出血

a. 囊肿呈类实性包块，其旁见正常卵巢结构；b. 一个半月后复查，卵巢形态恢复正常

（4）黄体破裂可出现似宫外孕症状，声像图可见囊肿边缘回声中断，盆腔甚至腹腔出现液性暗区（图 20-3-5）。

（三）多囊卵巢

【临床表现】

多见于育龄期，表现为继发性闭经或月经稀发，以及不孕、肥胖、多毛等。

【声像图表现】

（1）双侧卵巢对称性或非对称性增大，被膜回声增强、增厚，与周围组织分界清楚。

（2）卵巢内卵泡数多在 10 个以上，呈圆形或卵圆形无回声区（图 20-3-6）。

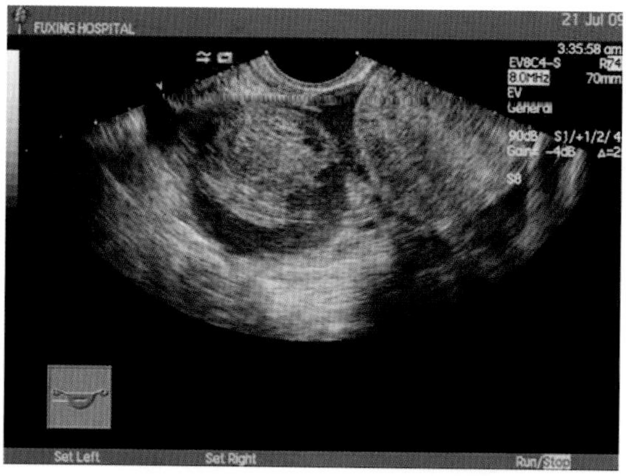

图 20-3-5 黄体囊肿破裂

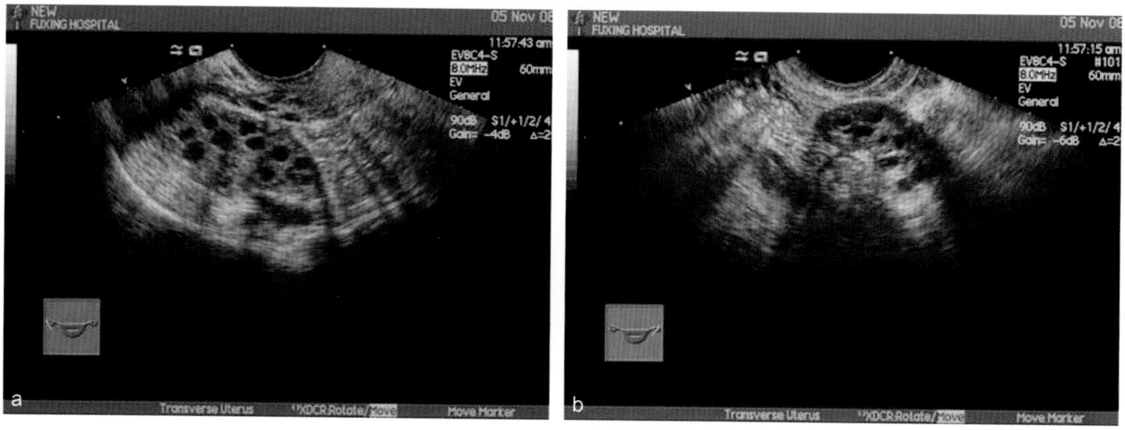

图 20-3-6 多囊卵巢

双侧卵巢内卵泡数均大于 10 个。a. 右卵巢；b. 左卵巢

（3）卵泡不超出卵巢表面，这与卵巢包膜增厚有关；动态观察无突然缩小或消失的征象。

【诊断注意点】

（1）卵巢过度刺激综合征（OHSS）：也可表现为双侧卵巢增大，但患者有服用促排卵药史，卵巢内无回声区较大，可突出于卵巢表面（图 20-3-7）。

（2）多发性卵泡：多为单侧卵巢增大，内有多个较大的无回声区，常向卵巢表面隆起，排卵后可见黄体。

（四）卵巢旁囊肿

卵巢旁囊肿多系胚胎发育过程中中肾管残留所致。根据其发生位置的不同分别定义为卵巢冠泡状附件、卵巢冠囊肿、卵巢旁体囊肿、卵巢网囊肿、阔韧带内囊肿、输卵管泡状附件、输卵管系膜囊肿、中肾管囊腺瘤等。卵巢旁囊肿的大小从数厘米到二十几厘米不等。

【临床表现】

类似于卵泡囊肿、黄体囊肿及其他良性囊肿。

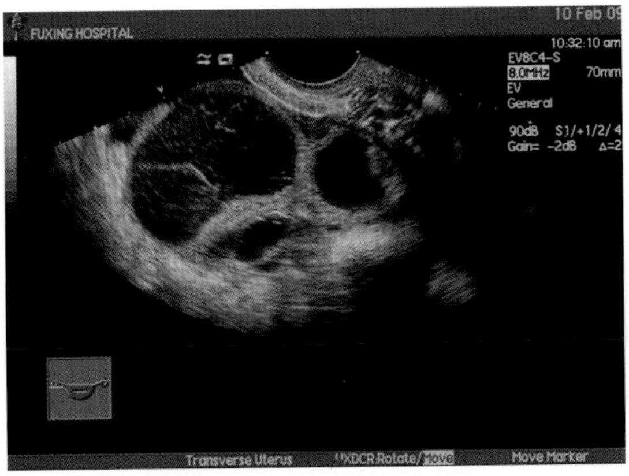

图 20-3-7　卵巢过度刺激

卵巢增大，卵巢内无回声区增大且向卵巢表面隆起

【声像图表现】

囊肿位于卵巢旁，壁薄、光滑，边界清（图 20-3-8）；有出血、感染或破裂时会出现相应的表现。

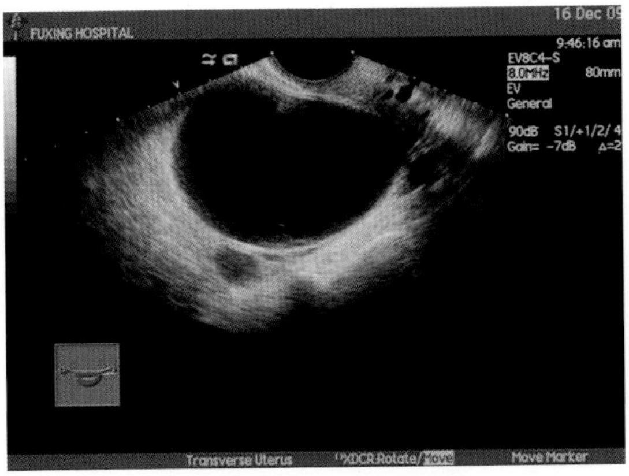

图 20-3-8　卵巢旁囊肿

囊肿位于卵巢旁，其旁见被挤压的同侧卵巢

【诊断注意点】

卵巢旁囊肿源于胚胎发生部位的不同涉及的种类较多，当囊肿体积较大时，超声检查乃至病理检查很难区分其组织来源。故凡声像图检查显示囊肿位于卵巢旁，可统称为卵巢旁囊肿。

（五）卵巢子宫内膜异位囊肿

卵巢子宫内膜异位囊肿又称子宫内膜囊肿，临床习惯称为“巧克力囊肿”。

【临床表现】

经期腹痛及不孕为主要症状。

【声像图表现】

（1）多为不规则或卵圆形囊肿，囊内充满细密点状回声（图 20-3-9）；也可表现为类实性（图 20-3-10），囊内可有分隔，囊壁厚而粗糙，CDFI 示囊壁可探及血流信号。

（2）位于子宫的一侧、双侧或子宫后方，包块大小可随月经周期变化。

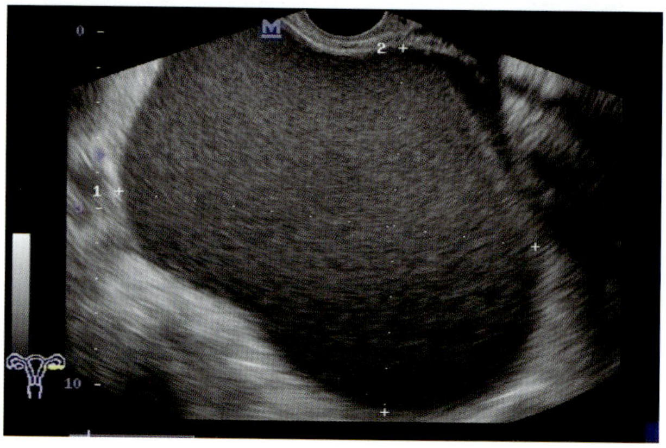

图 20-3-9 子宫内膜异位囊肿 1

囊内充满细密点状回声

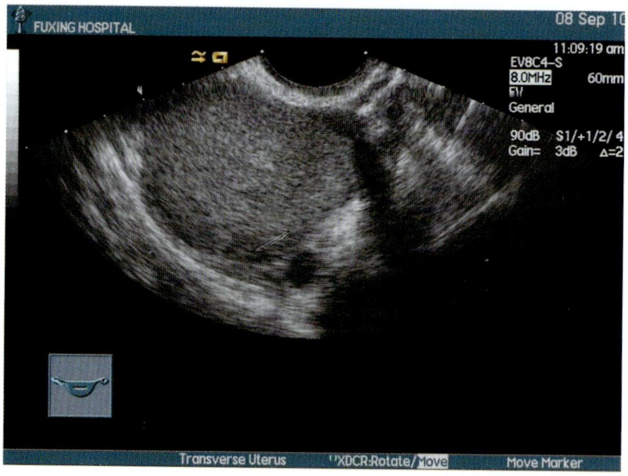

图 20-3-10 子宫内膜异位囊肿 2

声像图表现为类实性，包块旁可见卵巢结构

（六）卵巢重度水肿

卵巢重度水肿是发生于青少年的、一种罕见的卵巢瘤样病变。发病机制包括卵巢系膜间断扭转学说、绒毛膜促性腺激素样物质刺激学说及卵巢系膜处血管畸形学说等。

【临床表现】

多伴有卵巢囊肿蒂扭转的临床症状，故腹痛为卵巢水肿的主要临床表现。急性扭转表现为突发的剧烈腹痛伴恶心、呕吐，并可出现休克。如扭转发生缓慢，表现为慢性、持续

性腹痛，症状较轻

【声像图表现】

（1）卵巢增大，正常卵巢结构消失，回声减低，呈纤细的网隔样改变，酷似附件区包块。

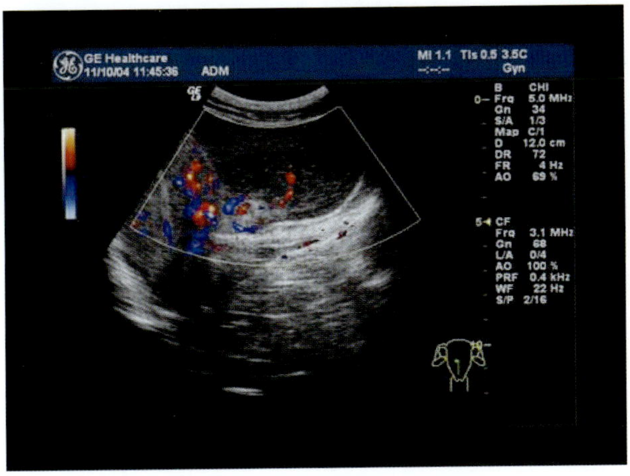

图 20-3-11　卵巢过度水肿

卵巢增大，回声明显减低，血流信号减少

（2）彩色多普勒血流显像：卵巢血流信号减少（图 20-3-11）。

【诊断注意点】

卵巢重度水肿的临床表现与卵巢囊肿蒂扭转相似，但前者少见，声像图表现易与卵巢肿瘤混淆；临床、超声以及病理诊断均需排除其他疾病后方可确定。

（七）卵巢炎症

卵巢炎症常为盆腔炎症的一部分，也可因子宫体炎症而使卵巢受累。急性卵巢炎多为双侧受累。重度炎症可形成卵巢输卵管脓肿。

卵巢结核多为双侧，以渗出为主的病理改变常形成包裹性积液；以增生为主的病理改变多形成不易分离的实性团块，常伴有腹水及 CA125 增高。

【临床表现】

急性炎症表现为发热伴有腹部或盆腔疼痛，腹部压痛明显；慢性炎症伴急性发作者，以不同程度的腹痛症状为主，伴有月经不调、不孕、痛经、白带增多等。

卵巢结核临床表现缺乏特异性，可无症状，也可有全身症状，多因不孕就诊。

【声像图表现】

（1）单纯卵巢及输卵管炎超声诊断困难。

（2）卵巢输卵管炎形成脓肿时可见不均质回声团块。急性期病灶边界模糊，脓肿形成期可见病灶边界清楚，液性暗区中见点状中等回声（图 20-3-12a）。

（3）CDFI 显示脓肿周边可见点状血流信号（图 20-3-12b）。

【诊断注意点】

（1）卵巢输卵管的急性非特异性炎症需与急性阑尾炎及异位妊娠鉴别。转移性右下腹

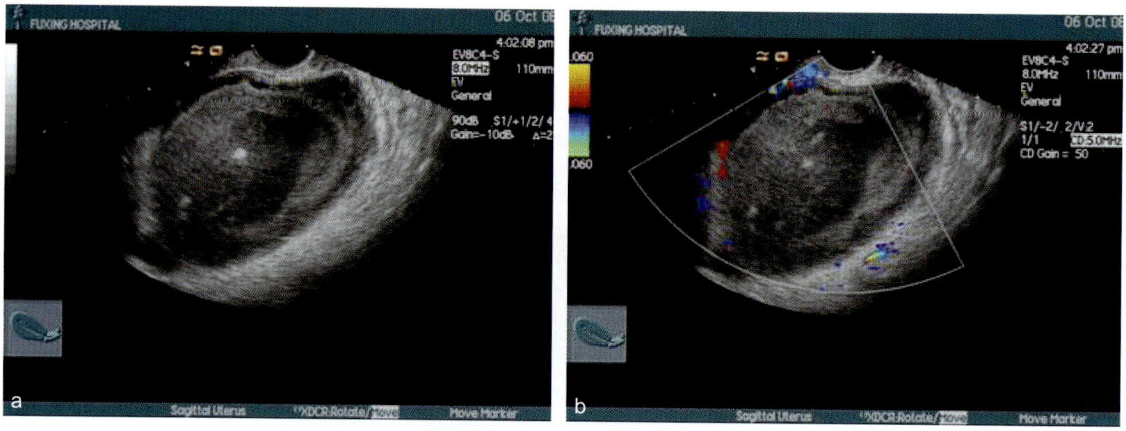

图 20-3-12 卵巢脓肿

a. 卵巢脓肿二维声像图；b. 彩色多普勒血流显像：囊肿周边可见点状血流信号

痛是急性阑尾炎的典型临床表现；90% 以上的异位妊娠患者会出现一侧下腹部隐痛、坠痛或突发性下腹部撕裂样疼痛，如同时有停经史及阴道不规则出血应除外异位妊娠。

（2）卵巢结核常伴有腹水及 CA125 升高，需与肿瘤鉴别。

（八）卵巢瘤样病变的超声提示

（1）附件区囊肿＜5cm，提示 2 个月后复查。复查囊肿缩小或消失，考虑为生理性囊肿。囊肿体积变化不明显，可继续观察。囊肿体积明显增大，建议查 CA125。

（2）附件区囊肿＞5cm，建议查 CA125。CA125 正常，随访 3 个月。复查囊肿缩小或消失，考虑为生理性囊肿；囊肿体积变化不明显，可继续观察；囊肿体积明显增大，建议复查 CA125。若 CA125 升高，则手术切除。

二、卵巢肿瘤

【临床表现】

（1）腹胀及下腹部不适，腹部包块，压迫症状。见于中等大小的良性肿瘤和迅速增长的恶性肿瘤。

（2）疼痛。良性肿瘤可因蒂扭转、破裂、出血、感染等因素出现不同程度的腹痛；恶性肿瘤向周围组织浸润或粘连、压迫神经时，引起腹痛、腰痛或坐骨神经痛。

（3）肿瘤较大或恶性肿瘤伴有腹水，可出现呼吸困难、心悸、尿频、排尿困难、大便不畅、下肢水肿等症状。

（4）月经的改变及内分泌症状，远处转移症状包括咯血、脾大、锁骨上及腹股沟淋巴结肿大。

【声像图表现】

1．卵巢良性肿瘤　卵巢良性肿瘤的声像图表现多为囊性，以囊性为主，实性较少。

（1）单房囊性肿瘤：肿块形态规则、边界清晰，囊壁光滑。见于浆液性囊腺瘤、黏液性囊腺瘤及卵巢单纯囊肿等（图 20-3-13）。

（2）多房囊性肿瘤：肿瘤体积可以很大，呈多房性，内可含点状回声；见于浆液性囊

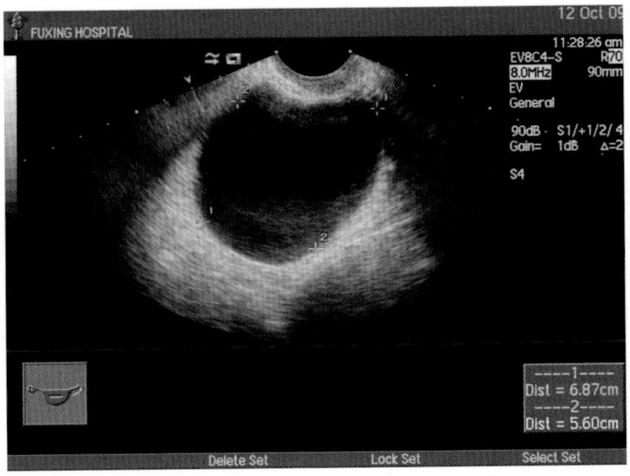

图 20-3-13　左卵巢浆液性囊腺瘤
呈单房囊性肿瘤

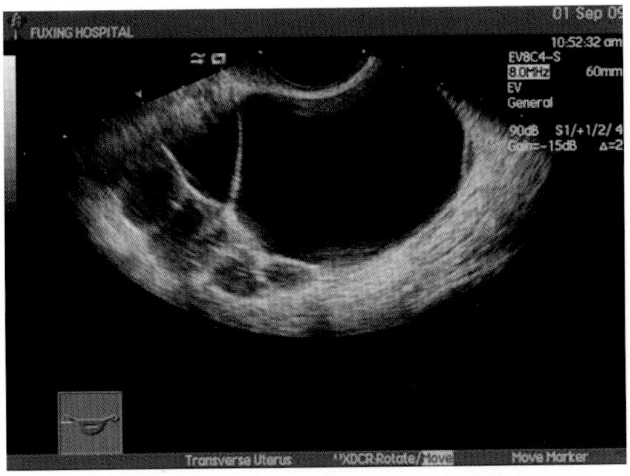

图 20-3-14　右卵巢浆液性囊腺瘤
呈多房囊性肿瘤

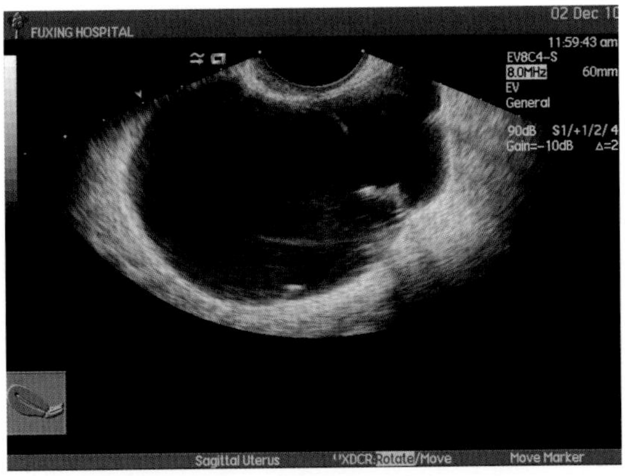

图 20-3-15　左卵巢黏液性囊腺瘤
呈多房囊性肿瘤

腺瘤、黏液性囊腺瘤及卵巢单纯囊肿等（图 20-3-14、图 20-3-15）。

（3）囊性肿瘤伴附壁结节：肿瘤以囊性为主，囊壁上可见小的乳头状隆起（图 20-3-16）。见于乳头状浆液性囊腺瘤、乳头状黏液性囊腺瘤、乳头状混合性上皮囊腺瘤、囊性成熟型畸胎瘤等。

（4）囊实性肿瘤：既可表现为以囊为主（图 20-3-17），也可表现为以实性为主；前者多见于成熟型畸胎瘤。

（5）实性肿瘤：肿瘤表现为实质性。见于性索 - 间质肿瘤中的良性卵泡膜细胞瘤（图 20-3-18）、纤维瘤、硬化性间质瘤等（图 20-3-19、图 20-3-20）。卵巢纤维瘤可伴有胸腔积液和腹水，肿瘤切除后症状消失，被定义为 Meigs 综合征。

2. 未成熟型畸胎瘤　未成熟型畸胎瘤瘤体内的组织处于不同的成熟阶段，可具有自未成熟向成熟转化的特点。即不同于良性肿瘤，也不同于恶性肿瘤。肿瘤体积大小不一，呈球形或分叶状，根据瘤体内的成分不同质地可软可硬；肿瘤多以实性为主（图 20-3-21）。肿瘤常浸润包膜，与周围组织发生粘连或浸润周围器官。

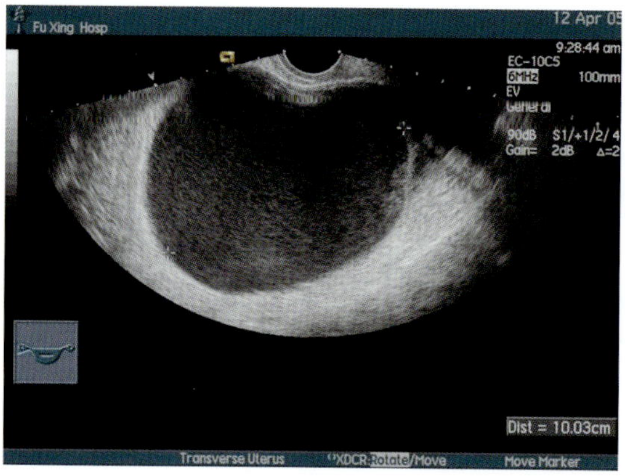

图 20-3-16 右卵成熟型巢畸胎瘤

囊性肿瘤伴附壁结节

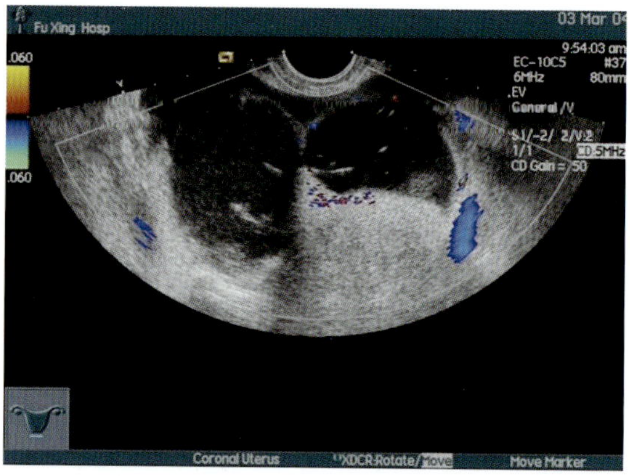

图 20-3-17 卵巢成熟型畸胎瘤

囊实性病变以囊性为主

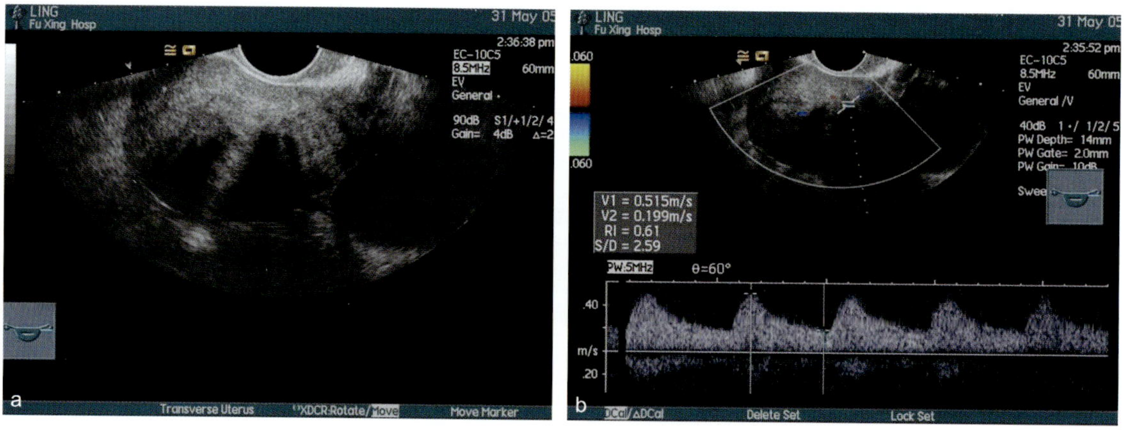

图 20-3-18 良性卵泡膜细胞瘤

a. 肿瘤呈实质性；b. 肿瘤内高阻动脉血流

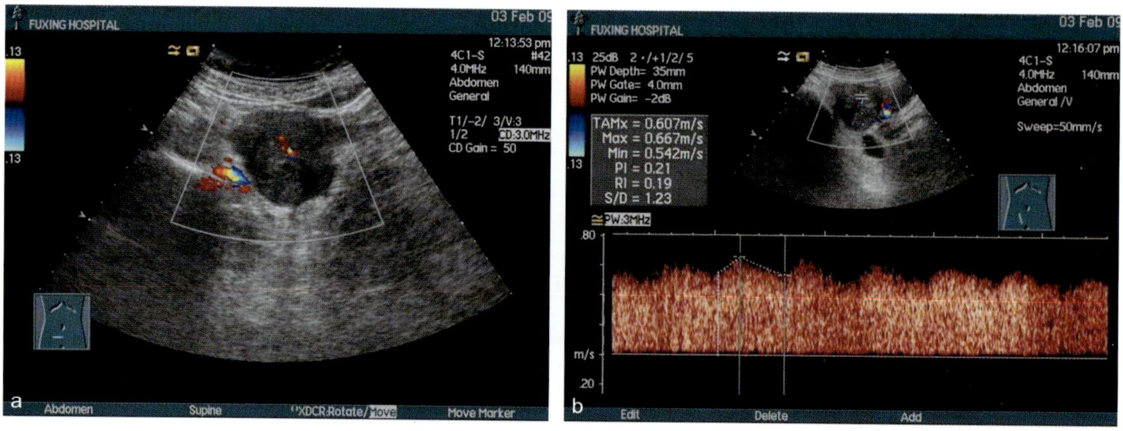

图 20-3-19 右卵巢纤维瘤

a. 肿瘤呈实质性；b. 肿瘤内低阻动脉血流

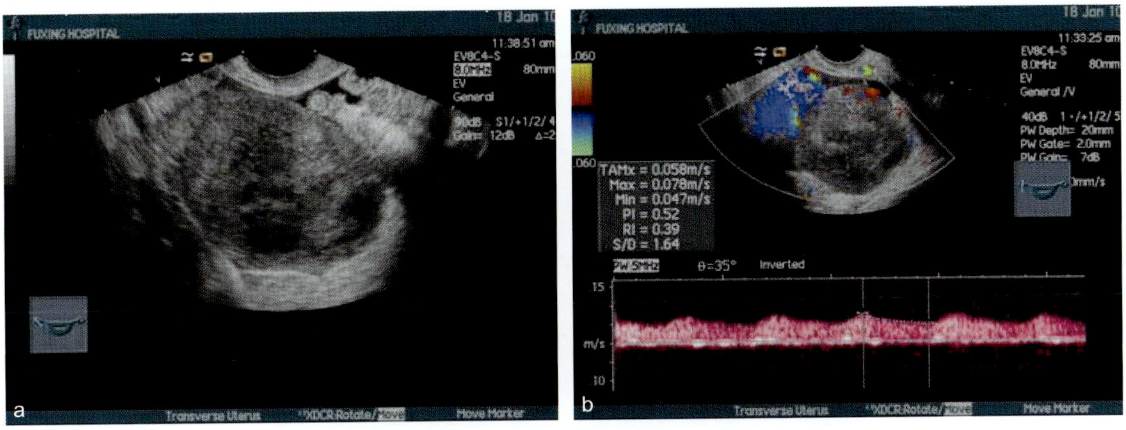

图 20-3-20　右卵巢硬化间质瘤

a. 肿瘤呈实质性；b. 肿瘤内低阻动脉血流

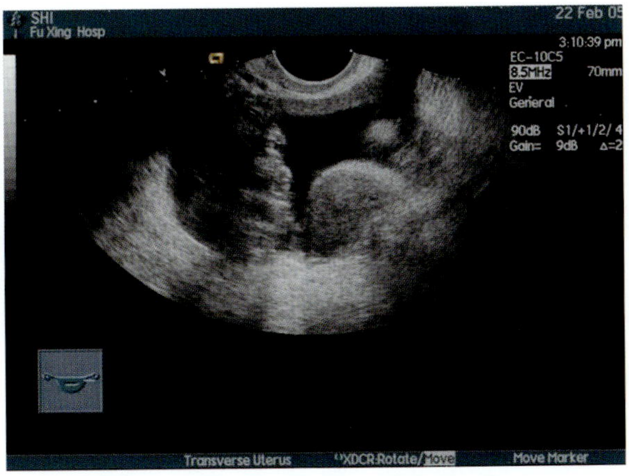

图 20-3-21　左卵巢未成熟型畸胎瘤

卵巢囊实性病变以实性为主

3. 卵巢交界性肿瘤

（1）囊性肿瘤：肿瘤可呈囊性，多房或单房，囊壁及分隔通常较厚，见于浆液性囊腺瘤（图 20-3-22）及黏液性囊腺瘤。

（2）囊性肿瘤伴附壁结节及囊实性肿瘤：囊壁上可见小的乳头状隆起，囊实性肿瘤多以实性成分偏多，有低阻动脉血流。见于交界性乳头状浆液性囊腺瘤（图 20-3-23）、交界性乳头状黏液性囊性囊腺瘤（图 20-3-24）、交界性乳头状混合性上皮囊腺瘤。

4. 卵巢恶性肿瘤

（1）囊实性肿瘤：肿瘤呈囊实性，多以实性成分为主，伴低阻动脉血流，或高低阻动脉血流并存。见于浆液性囊腺癌（图 20-3-25）、黏液性囊腺癌、浆液性和黏液性混合性囊腺癌（图 20-3-26）、子宫内膜样癌（图 20-3-27）、透明细胞癌（图 20-3-28）较大的颗粒细胞瘤、颗粒 - 卵泡膜细胞瘤（图 20-3-29）、卵巢继发性肿瘤等（图 20-3-30）；肿瘤实性区可伴有动脉血流。

（2）实性肿瘤：肿瘤表现为实质性，内部回声多不均质；多见于透明细胞癌（图 20-3-

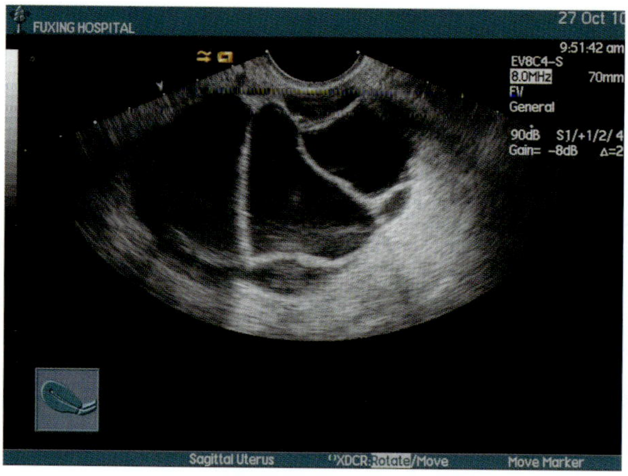

图 20-3-22 左卵巢交界性乳头状浆液性囊腺瘤

呈多房囊性肿瘤

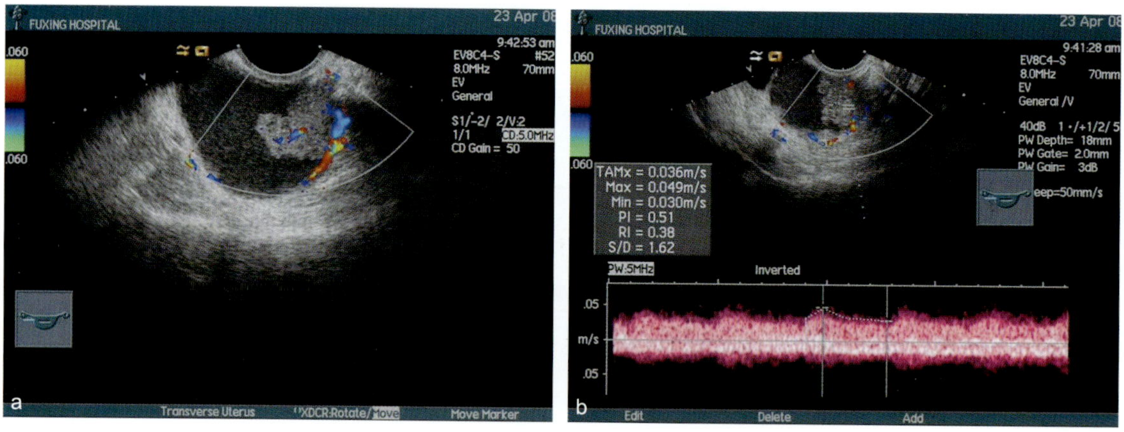

图 20-3-23 右卵巢交界性乳头状浆液性囊腺瘤

a. 壁上见较大结节状隆起；b. 实质区低阻动脉血流

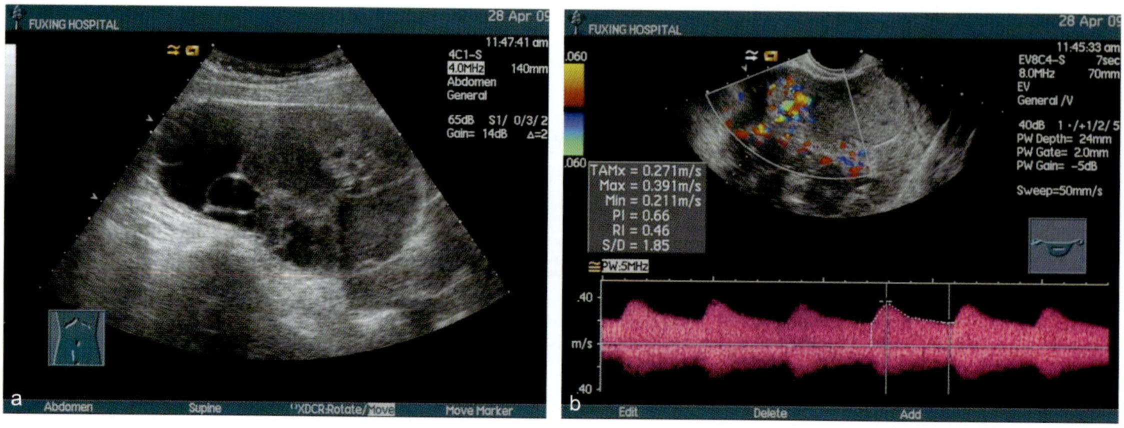

图 20-3-24 右卵巢交界性黏液性囊腺瘤

a. 肿瘤呈多房状、囊实性；b. 实质区低阻动脉血流

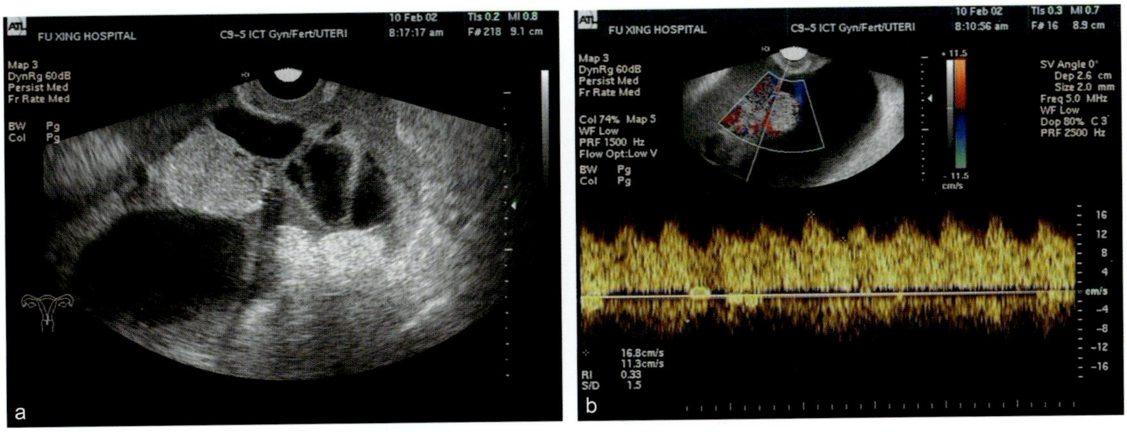

图 20-3-25　中分化乳头状浆液性囊腺癌

a. 肿瘤呈囊实性；b. 实性区可取及低阻动脉血流

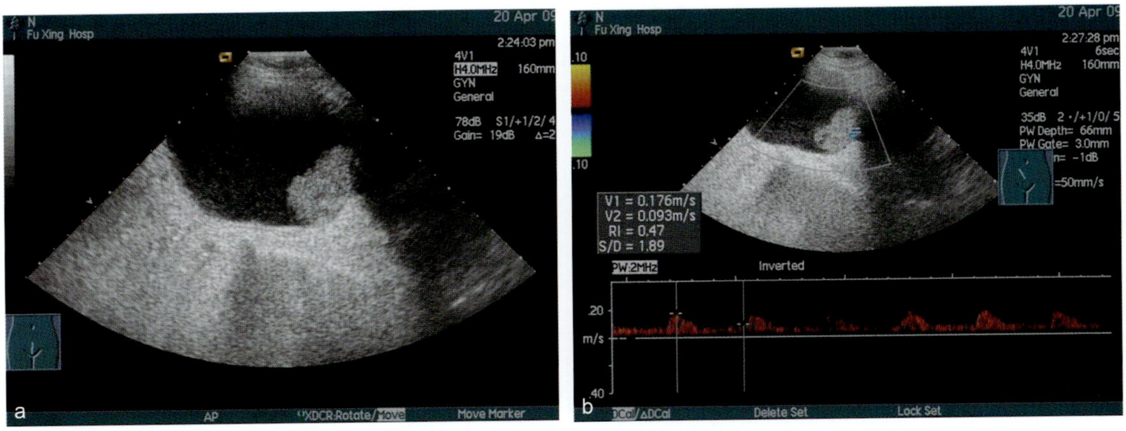

图 20-3-26　高分化浆液性黏液性混合性囊腺癌

a. 肿瘤呈囊实性；b. 实质区低阻动脉血流

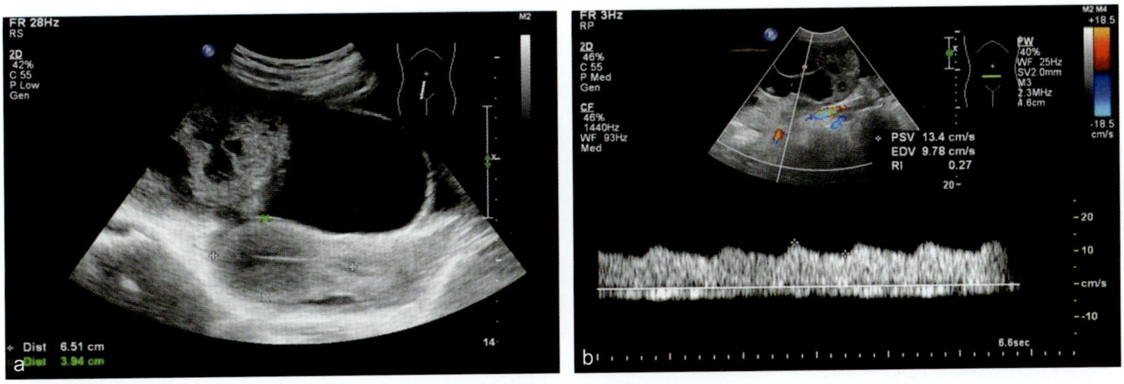

图 20-3-27　卵巢子宫内膜样癌

a. 肿瘤呈囊实性；b. 实质区低阻动脉血流

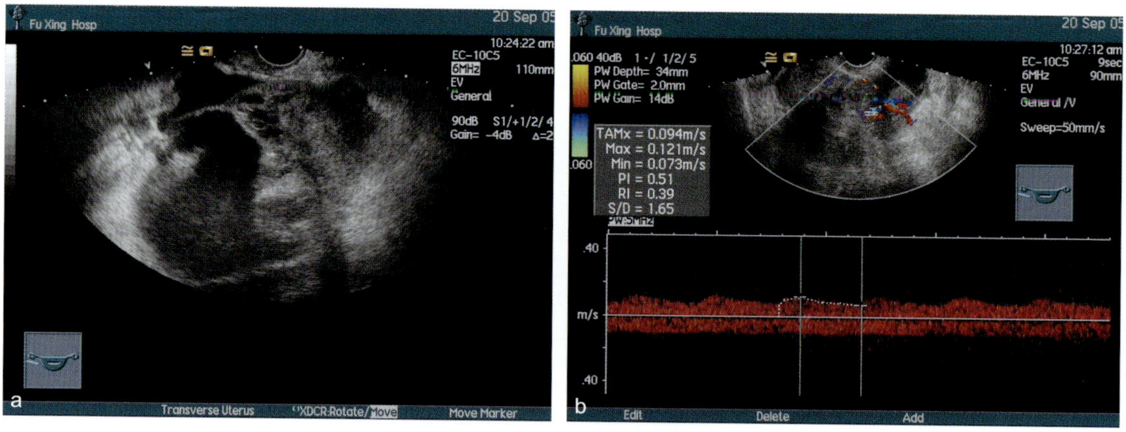

图 20-3-28 卵巢透明细胞癌

a. 肿瘤呈囊实性；b. 实质区低阻动脉血流

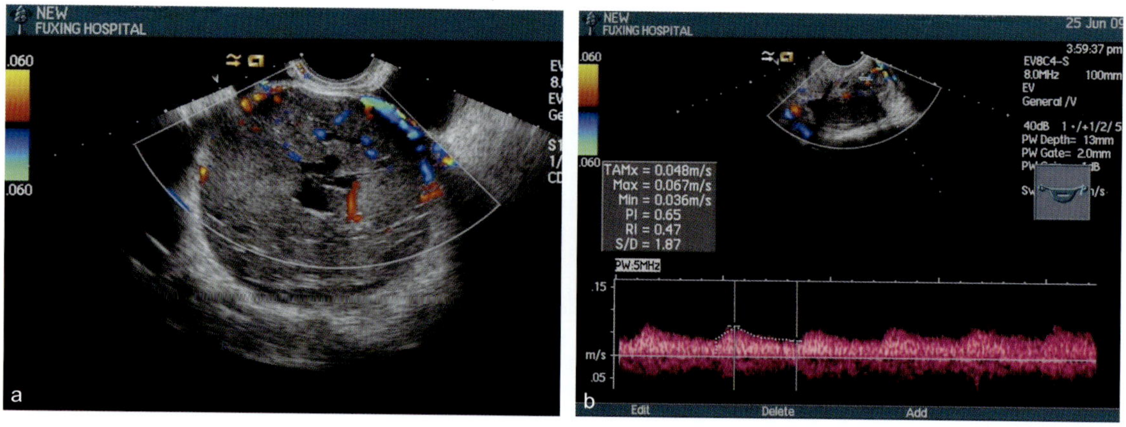

图 20-3-29 卵巢颗粒－卵泡膜细胞瘤

a. 肿瘤以实质性为主，间有液化区；b. 实质区低阻动脉血流

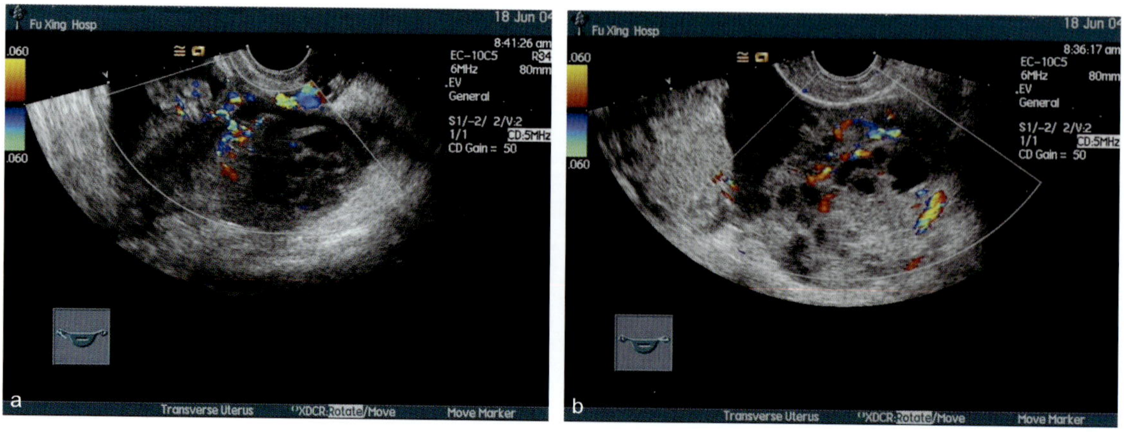

图 20-3-30 库肯勃瘤（胃癌卵巢转移）

肿瘤为双侧，以实性为主，血流信号丰富。a. 右卵巢肿瘤；b. 左卵巢肿瘤

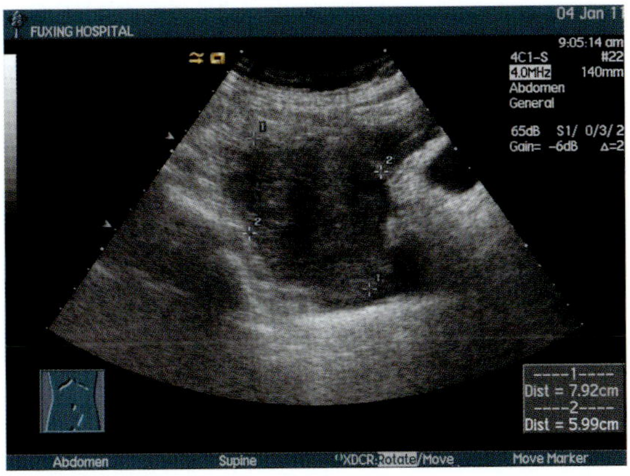

图 20-3-31　左卵巢透明细胞癌（肿瘤呈实性）

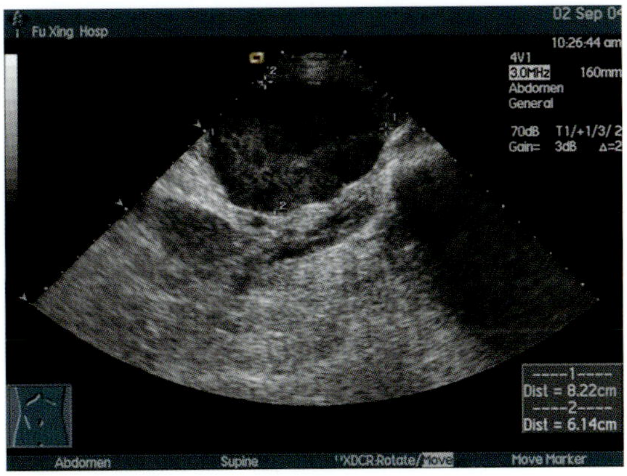

图 20-3-32　右卵巢无性细胞瘤（肿瘤呈实性）

31）、颗粒细胞瘤、恶性卵泡膜细胞瘤、无性细胞瘤（图 20-3-32）、内胚窦瘤等。

【诊断注意点】

（1）表面上皮 - 间质肿瘤在卵巢肿瘤中所占比例最高，多表现为囊性、囊实性，后者多见于交界性和恶性肿瘤。交界性肿瘤多见于围绝经期妇女；CA125 升高，最常见于上皮性卵巢癌，也可见于结核，二者均可伴有腹水，需结合病史鉴别。

（2）表面上皮 - 间质肿瘤中的透明细胞癌与子宫内膜异位症密切相关，25%～50% 的患者合并盆腔子宫内膜异位症；故对形态学表现似内膜异位囊肿的病例，应注意观察有无附壁结节。约 10% 的患者合并高钙血症，故盆腔囊实性包块伴有高钙血症引起的食欲缺乏、肌无力、多尿及烦渴等症状应除外透明细胞肿瘤。

（3）性索 - 间质肿瘤多为实质性或实质性结构为主，部分肿瘤可分泌雌激素致子宫内膜增厚。如实质性肿瘤伴有幼女性早熟、育龄期妇女月经不规则、绝经后妇女阴道出血等雌激素过高症状，应考虑性索 - 间质肿瘤。颗粒细胞瘤为恶性肿瘤；卵泡膜细胞瘤既可为良性，也可为恶性；纤维瘤为良性肿瘤，常伴发腹水或胸水，不伴有雌激素过高症状。

（4）生殖细胞肿瘤中的实质性肿瘤恶性度高，好发于青春期及青年期。部分肿瘤可产生肿瘤标志物，如甲胎蛋白、绒毛膜促性腺激素。故年轻患者 HCG、AFP 增高，应排除生殖细胞肿瘤。

（5）生殖细胞肿瘤中的囊实性肿瘤多为成熟型或未成熟型畸胎瘤，后者术后易复发。成熟型畸胎瘤可为类囊肿型、囊实混合型和实质型，后者几乎仅见于儿童。特异性征象包括脂液分层征、面团征（图 20-3-33）、雪花征、瀑布征、壁上结节征（图 20-3-34）及杂乱结构征。未成熟型畸胎瘤多以实性为主，极少数病例以囊性为主。

（6）在容易混淆的囊实性肿瘤和实性肿瘤中，未成熟型畸胎瘤及良性肿瘤中的纤维瘤、成熟型畸胎瘤，实性区血流信号较少（图 20-3-35）；交界性、恶性肿瘤的实质区血流信号可较丰富（图 20-3-36）。

（7）根据 FIGO 卵巢癌分期，出现腹水至少为Ⅰc 期。故囊实性肿瘤、实性肿瘤伴有腹水多为恶性。卵巢良性肿瘤中纤维瘤可伴有胸腔积液、腹水，但肿瘤切除后症状可消失。

【并发症】

1. 卵巢肿瘤蒂扭转　蒂扭转是常见的妇科急症，多见于瘤蒂过长、表面光滑、体积较大、重心偏向一侧的囊肿，体位的改变是常见的诱发原因。声像图上较难直接观察到蒂扭

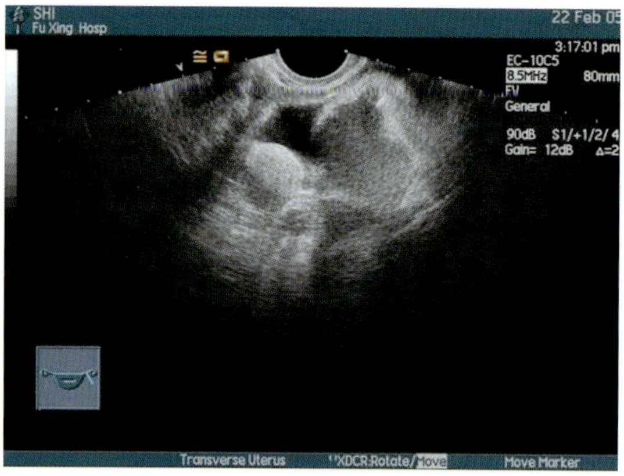

图 20-3-33 未成熟型畸胎瘤 1
标尺示面团征

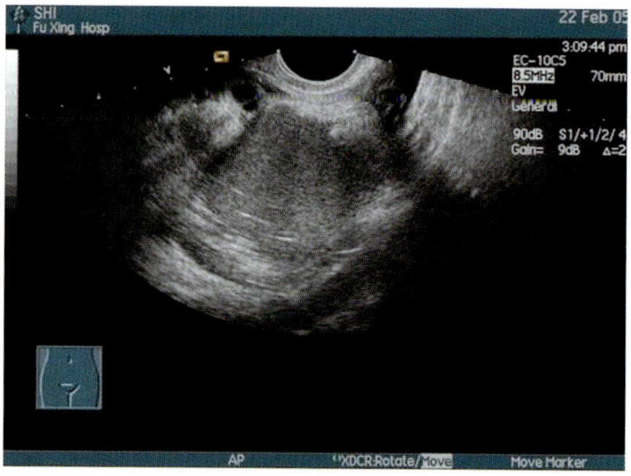

图 20-3-34 未成熟型畸胎瘤 2
标尺示壁上结节

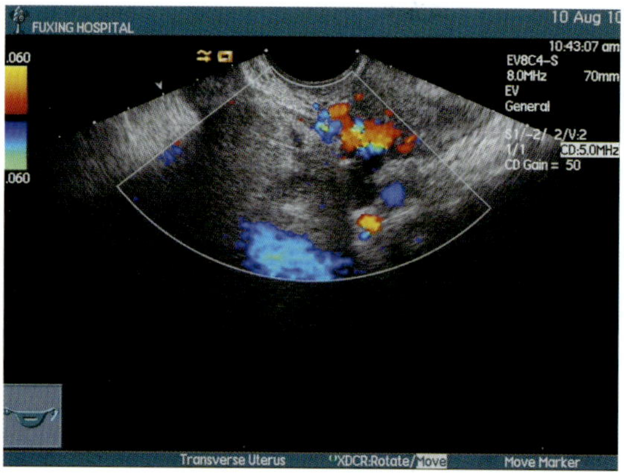

图 20-3-35 未成熟型畸胎瘤 3
彩色多普勒血流显像实性区血流信号不丰富

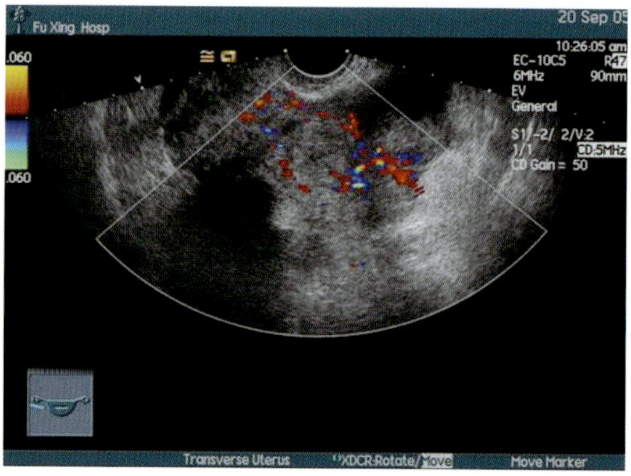

图 20-3-36 右卵巢透明细胞癌
彩色多普勒血流显像实质区血流信号丰富

转的图像。诊断卵巢肿瘤蒂扭转的声像图表现包括：

（1）肿物多位于子宫前上方，患侧卵巢消失；以囊性、囊实性肿物多见（图 20-3-37）。

（2）肿瘤直径以 8～10cm 多见，过大、过小均不易发生蒂扭转；肿瘤发生浸润、粘连致位置固定，也不易发生扭转。

（3）蒂扭转导致肿瘤血液循环障碍，声像图显示肿瘤壁因水肿而增厚，边缘模糊、粗糙，肿物的囊性部分透声减弱；CDFI 常不易探及血流信号（图 20-3-38）。

（4）重度血液循环障碍可导致淤血性出血形成类似实性病变的不均匀回声区及粘连带，酷似囊实混合性肿瘤（图 20-3-39）。

（5）患侧探头触痛实验阳性。

（6）盆腔可有少量渗出液。

2. 卵巢肿瘤破裂 肿瘤可因扭转、浸润而破裂，也可因外力因素破裂。症状的轻重因

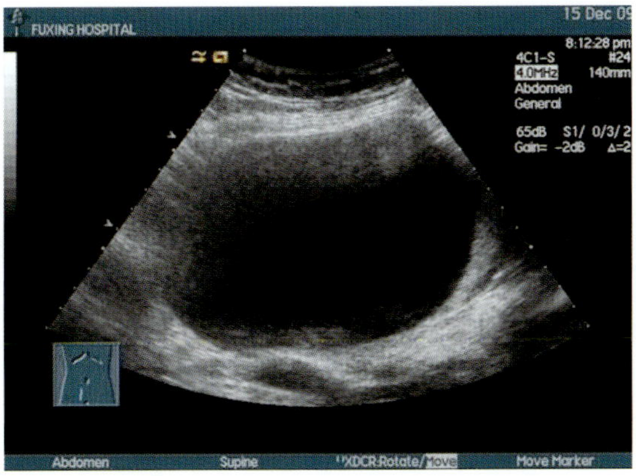

图 20-3-37　卵巢单纯囊肿扭转

肿瘤呈囊性，位于子宫上方

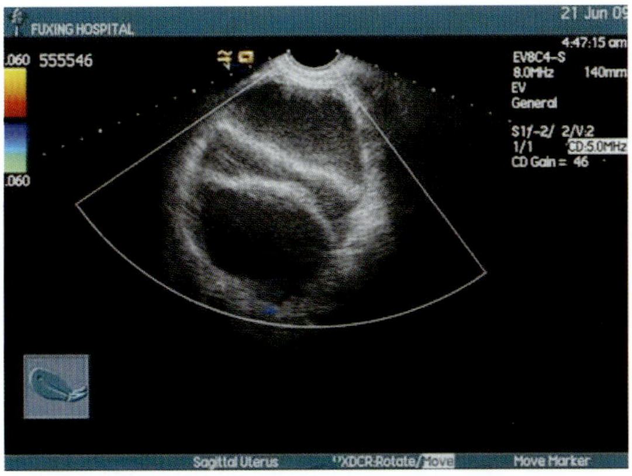

图 20-3-38　左卵巢黏液性囊腺瘤扭转

肿瘤边界模糊、透声减弱，未探及血流信号

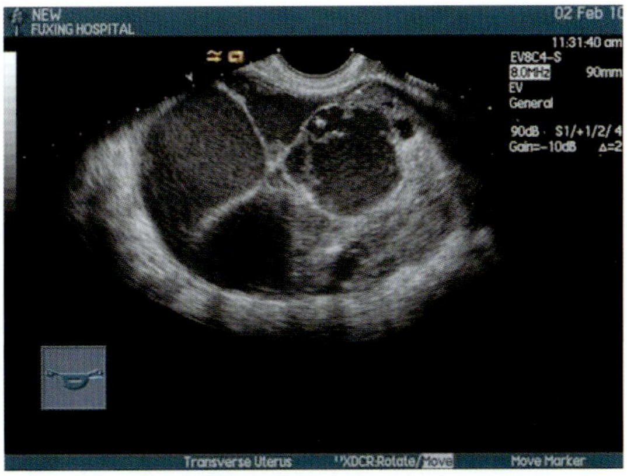

图 20-3-39　左卵巢单纯囊肿扭转

囊内因重度血液循环障碍导致淤血性出血形成囊肿内类实性病变的凝血块及黏连带

肿瘤内容物的性质及流入腹腔的量而定。不同程度的腹痛为其主要临床表现。

声像图表现为：

（1）原有肿瘤较前缩小或不明确。

（2）肿物回声因内容物不同而异。

（3）腹盆腔出现游离液体。

3. 合并感染　卵巢瘤感染并不常见。常见的原因包括邻近器官感染、肿瘤扭转与肠管粘连后感染、囊性畸胎瘤因其脂性内容物而感染。常有高热、腹痛及白细胞升高；腹部肌紧张、拒按。

声像图表现为：

（1）肿块较前稍增大、边界欠清晰。

（2）腹盆腔可见游离液体。

（3）如无肿瘤病史，声像图很难与单纯性盆腔脓肿鉴别。

第四节 输卵管疾病

正常输卵管长 8 ~ 14cm，内径仅 0.2 ~ 0.8cm，走行弯曲。超声检查不易显示。当输卵管漂浮于腹腔积液中时，可显示两侧输卵管的回声。

一、输卵管炎性病变

急性输卵管炎多为双侧受累，也可以一侧病变为著。浆液性渗出物潴留在管腔内形成输卵管积水；输卵管伞端与卵巢粘连贯通，可形成输卵管卵巢脓肿；有时输卵管积脓变为慢性，脓液吸收，浆液性液体继续自管壁渗出，也可形成输卵管积水或输卵管卵巢囊肿。

【临床表现】

患者通常表现为腹痛、腹部不适及阴道排液等；急性期患者可有发热及白细胞升高。

【声像图表现】

在一侧或双侧附件区探及纺锤形或管状无回声区，边界清晰（图 20-4-1），有时可见分隔（图 20-4-2）；输卵管积脓常与盆腔炎性包块粘连，管腔内见细密点状回声，同时可见盆腔积液（图 20-4-3）。

二、输卵管癌

输卵管癌罕见，分原发和继发，继发癌占 80% ~ 90%，多转移而来。发病年龄以 50 ~ 60 岁者居多。

【临床表现】

阵发性阴道排液为输卵管癌的特殊表现。

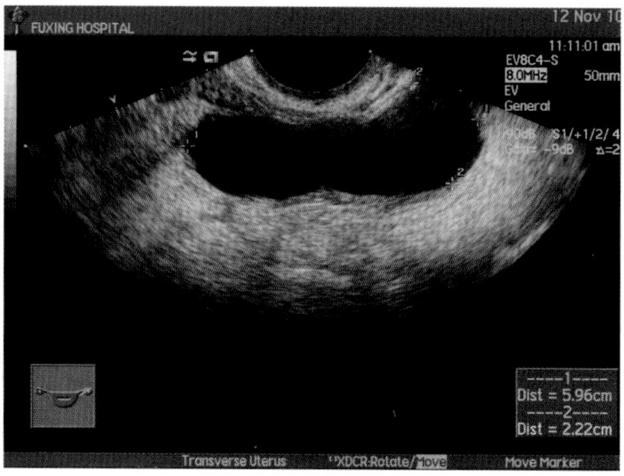

图 20-4-1 左侧输卵管积液

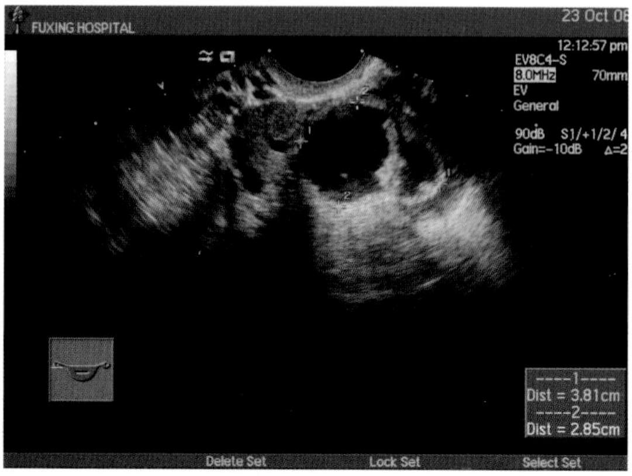

图 20-4-2 输卵管积液伴分隔

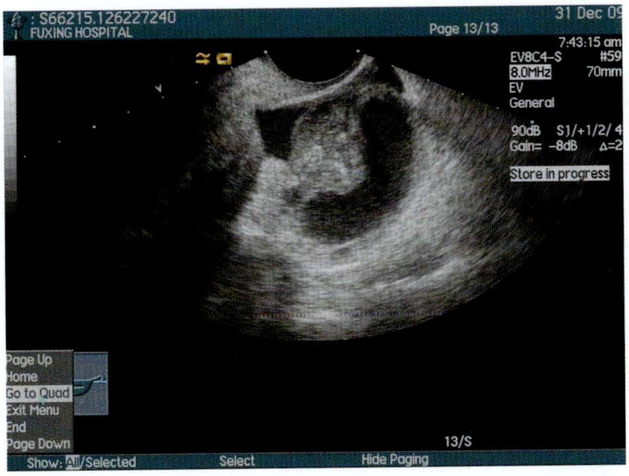

图 20-4-3　左附件区炎性包块伴输卵管积脓及盆腔积液

【声像图表现】

一侧或双侧附件区出现混合性肿块，边界往往不清，形态不规则；彩色多普勒血流显像示血流信号丰富（图 20-4-4）；常不易探及患侧卵巢；晚期累及卵巢、子宫致肿块与子宫界限不清。

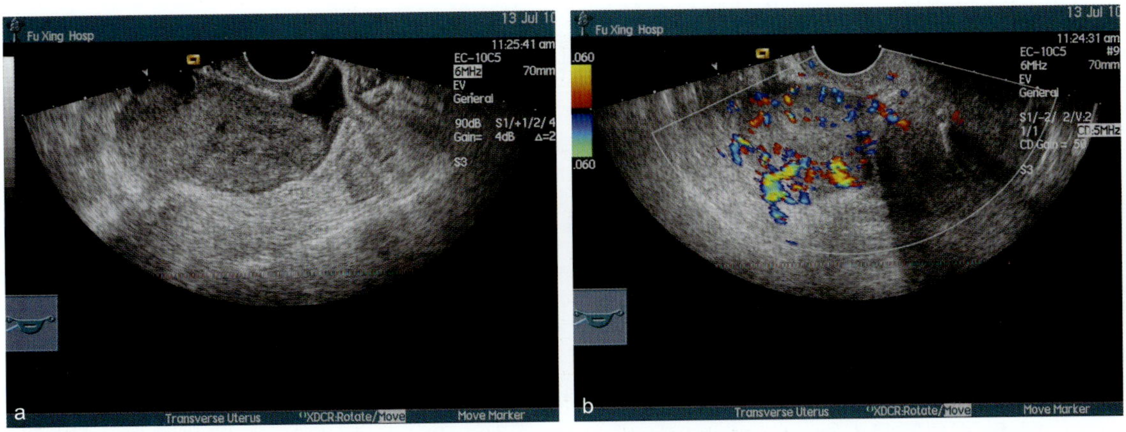

图 20-4-4　右侧输卵管癌

a. 二维超声显示肿瘤呈实性伴输卵管积液；b. 彩色多普勒血流显像示血流信号丰富

【诊断注意点】

阵发性阴道排液伴子宫一侧或双侧混合性肿块，有不孕及慢性盆腔炎史者，应考虑输卵管癌。

（张　丹　李燕东）

第二十一章　产科超声检查

第一节　正常妊娠

一、妊娠早期的超声检查

（一）妊娠早期超声检查的目的

1. 孕龄的确定　目前临床工作中广泛使用的公式法：预产期 = 末次月经月份 –3（+9），末次月经天数 +7 用来计算孕龄和预产期。但是对末次月经不规则、不记得末次月经、服用避孕药、哺乳期的妇女可能是不可靠的，用超声生物参数（CRL，BPD）（CRL 为胎儿顶臀长径，BPD 为对顶径）确定孕龄更可靠。关于双胎妊娠的孕龄确定，应对两个胎儿的生物参数分别进行测量，较大胎儿的测量参数用来确定孕龄和预产期。

估计早孕孕龄有测量妊娠囊大小和测量顶臀长径两种方法。

（1）妊娠囊的测量与孕龄评估

妊娠囊的平均径线测量方法：应选择妊娠囊的内侧壁作为测量点，测量妊娠囊纵径、横径及前后径（图 21-1-1）。

妊娠囊平均内径＝（纵径＋横径＋前后径）÷3

$$孕龄（周）= \frac{妊娠囊平均内径（cm）+ 2.543}{0.702}$$

简易估测法：孕龄（周）＝妊娠囊最大直径（cm）＋ 3

（2）胎儿顶臀径（crown rump length，CRL）的测量：在妊娠足 13 周前进行，整个胚胎或胎儿需处于真正的矢状切面、躯干正中姿势、不屈曲或仰伸。测量需在图像冻结后进行，测量游标分别放置在头顶和臀部的末端（图 21-1-2）。

CRL 应分别测量 3 次，取均值为最后测量数值。在孕 9 周前不同测量值间的差异应小于 3mm，孕 9 周后，差异应小于 5mm。应特别注意把胎儿 / 胚胎的末端与卵黄囊和妊娠囊严格区分开，把部分卵黄囊也错误地当作部分胎儿躯干进行测量是初学者常犯的错误。

在孕 9 ~ 10 周前经阴道超声测量 CRL 较佳，此后可以使用经腹部测量。

顶臀长简易估算法：

$$孕龄（w）= CRL（cm）+ 6.5$$

妊娠 13 周以后，胎儿经常处于屈曲状态，CRL 测量孕龄的误差达 7 ~ 10 天。所以从此时开始可以用双顶径（biparietal diameter，BPD）和股骨长度（femur length，FL）测量确定孕龄。方法与 18 ~ 23 周的相同。对于无脑儿、畸形儿等应该测量 FL。如果超声的分

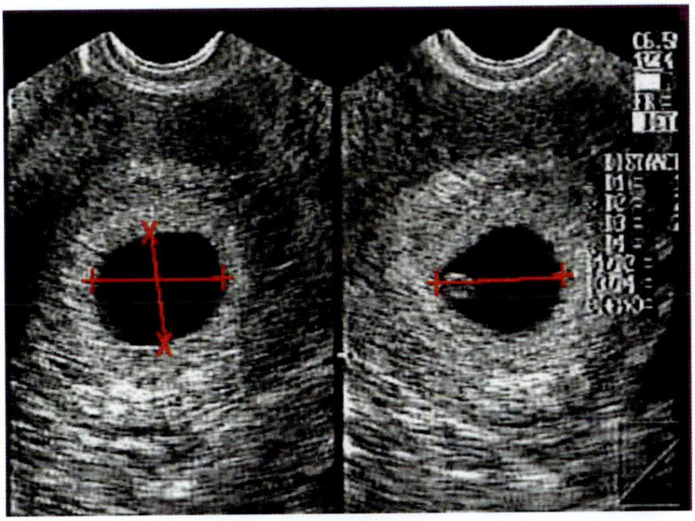

图 21-1-1　妊娠囊的测量方法

辨率有限，可以推迟至妊娠 15 周方可进行孕龄的确定。

2．多胎妊娠中绒毛膜和羊膜囊数目的确定　在双绒毛膜双羊膜型双胎中，双胎之间的隔膜包含一层绒毛组织，夹在两层羊膜之间；而在单绒毛膜双羊膜型双胎中，隔膜之间没有这层绒毛组织。判断多胎绒毛膜的最佳方法和时间，是在孕 6 ~ 9 周进行超声检查。若在双胎之间观察到一层厚膜分隔，该层厚膜便为绒毛层，即可确定是双绒毛膜，否则便是单绒毛膜。随着孕周的增加，这层厚膜会渐渐变薄，在 11 ~ 13^{+6} 周以后，超声检查就难以观察到形成双胞膜的绒毛成分，但在膜底部的双胞膜则仍然保持厚度，呈“三角形”或“人”字状结构，这种超声特征又叫“双胎峰”（图 21-1-3a）。而单绒毛膜双胎在膜底部仅有一层薄膜，呈“T”形特征（T sign，图 21-1-3b）。

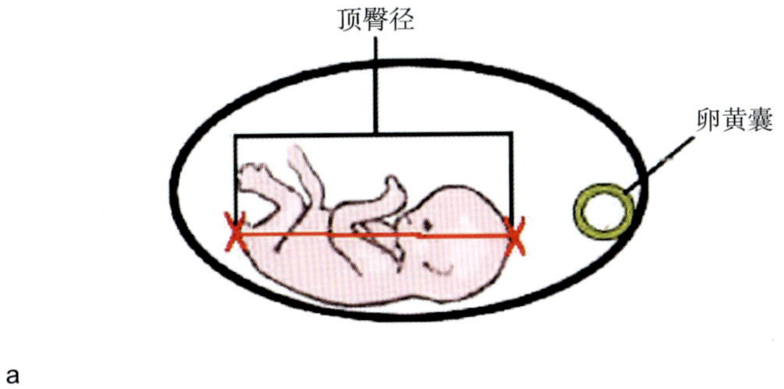

图 21-1-2a　胎儿顶臀径测量模式图

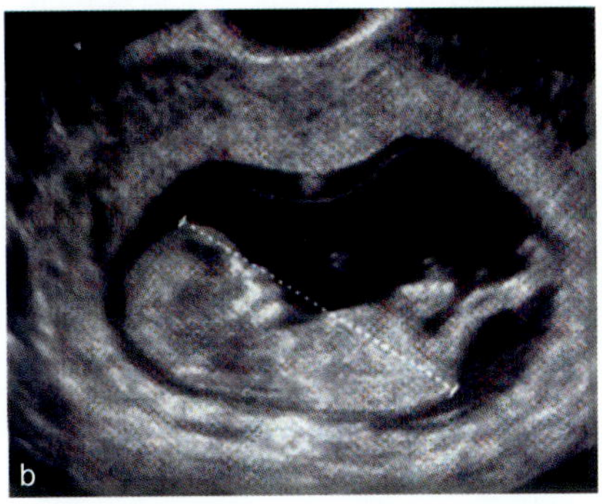

图 21-1-2b　胎儿顶臀径的测量

3．颈背透明层的测量　颈背透明层（nuchal translucency，NT）是指在早孕期利用超声观察到胎儿颈后的皮下积水。不论颈后皮下的积水是否有分隔、是否局限于颈部，均一律使用“透明层”一词。染色体异常及其他病变仅与 NT 的厚度相关，而与 NT 的形态无关。到了中孕期，透明层通常会消退，但在少数病例中，会变为颈水肿或水囊瘤。

颈背透明层的影像及测量：经腹超声检查可成功测量 95% 胎儿的 NT，剩余的则需行经阴道超声。经腹与经阴道扫描的结果相近。技术要求：在 11 ~ 13^{+6} 周、胎儿头臀长为

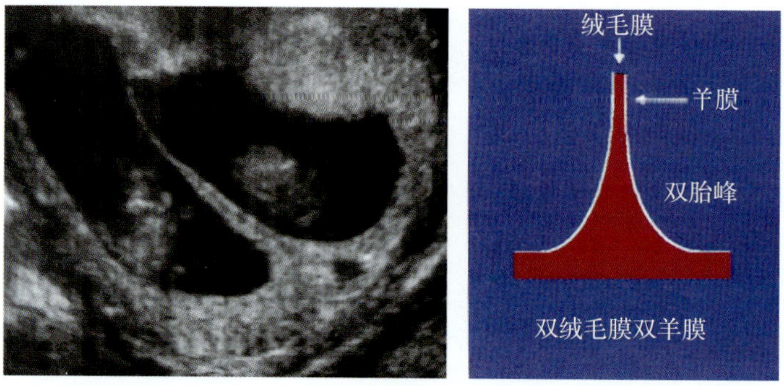

图 21-1-3a 双胎双绒双羊呈双胎峰

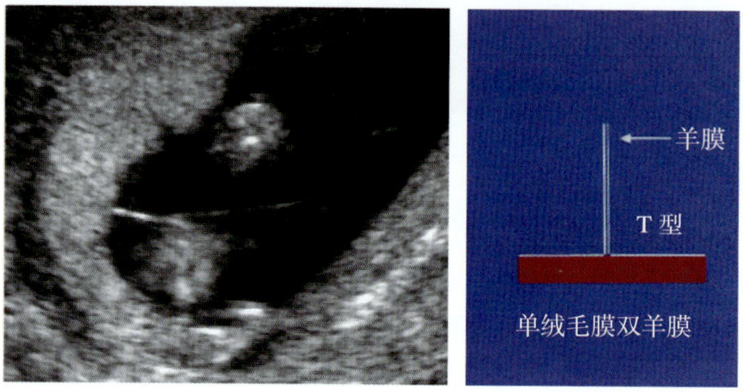

图 21-1-3b 双胎单绒双羊呈"T"形特征

45～84 mm 时进行。取胎儿的正中矢状切面图，并在胎儿自然姿势（无过曲或过伸）时测量 NT。在测量 NT 时，应将影像放至最大，使影像只显示胎儿头部及上胸。光标尺的轻微移动只会为量度结果带来 0.1mm 的改变。在透明层最厚处测量。小心分辨胎儿皮肤及羊膜。游标尺应放在定义 NT 厚度的界内线，即放置在白线的边界，直至两者融合而标尺不易被察看到（图 21-1-4）。标尺不应放于颈部积水的上、内或外（图 21-1-5）。在扫描时，应测量 3 次，并记录多次测量中所得的最大数值（图 21-1-6）。

（二）孕早期胎儿结构的检查

1. 早孕期胎儿结构

（1）头颅和颅内结构；面部及眼眶、鼻骨。

（2）脊柱：脊椎骨的走向、侧面轮廓由颈部至骶部皮肤须覆盖脊柱。

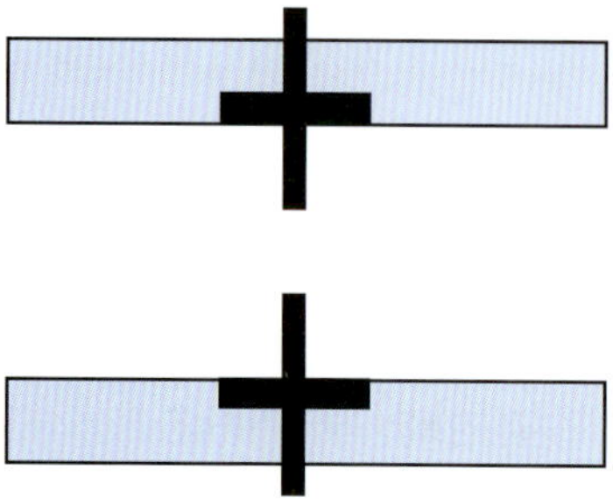

图 21-1-4 透明层的测量

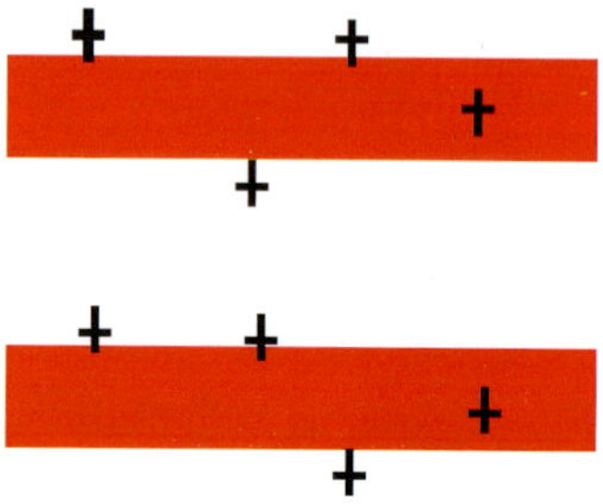

图 21-1-5 颈背透明层增厚

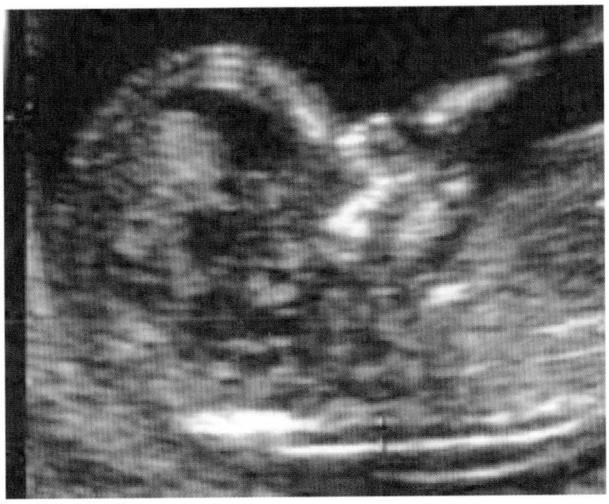

图 21-1-6　胎儿颈背透明层测量

（3）四腔心：左右心房、心室，心脏轴线、心尖、房室瓣膜。

（4）胃。

（5）腹壁和脐带附着处。

（6）膀胱。

（7）肢体：长骨、手指、脚趾和关节运动和“姿势”。

总的检查时间应限于 10 ~ 15min，胎儿唇、腭部检查和详细的胎儿超声心动图（主动脉流出道、肺动脉流出道和三血管平面的检查）没有纳入基本胎儿结构检查的内容，这些结构在妊娠早期较难显示，对操作人员的检查技巧要求较高，这些应由高水平的专家在有需要时在进行“全面”的结构检查中进行。

2. 可以在妊娠早期检出的畸形

（1）中枢神经系统：无脑儿，脑膨出全前脑 Dandy-Walter 畸形（部分可能在早期“全面”的超声检查中检出），脊柱裂（部分可能在孕早期“全面”的超声检查中检出）。

（2）颈部：颈部水囊瘤异常增厚的胎儿颈皮厚度（并非畸形，但伴有相关的染色体异常、结构异常、遗传缺陷等的机会较正常胎儿明显升高）。

（3）面部：侧面轮廓，唇、腭裂（部分可能在孕早期全面的超声检查中检出），眼眶异常，鼻骨缺失（伴唐氏综合征的机会可能较正常胎儿高）。

（4）心脏畸形（较难检出）。

（5）先天性膈疝并胸腔积液。

（6）腹壁和胃肠道异常：脐膨出，腹裂，体蒂异常。

（7）泌尿系统：肾缺如，胎儿型多囊肾，多囊泡肾病，尿路梗死性病变。

（8）骨骼系统畸形（部分可能在孕早期全面超声检查中检出）。

（9）其他：羊膜束带综合征，骶尾部畸胎瘤，重型 α 地中海贫血 。

妊娠早期的全面结构检查目前仅限于有特别的临床指征、先天畸形和遗传缺陷的风险升高者，必须承认妊娠早期的超声检出可能会遗漏一些重要的畸形，包括心脏异常、唇腭部异常和一些骨骼异常。所以妊娠中期的胎儿结构检查还是不能被取代的。妊娠早期超声检查的检出率取决于检查者的经验、仪器的分辨率、胎儿的位置和孕妇腹部肥胖程度。

3. 注意事项

（1）经腹超声检查应首先进行，当声像图不满意时再进行经阴道超声。

（2）充盈膀胱并非需要，反而会使孕妇不适。

（3）不要把收缩的局部子宫壁当做子宫肌瘤。

二、妊娠中、晚期的超声检查

（1）应记录胎儿的存活情况、胎儿数目、胎位及胎动，应报告异常胎心率和胎心律。

多胎妊娠还应记录以下内容：孕囊数目、胎盘数目、有无羊膜光带分隔、各个胎儿的大小以及各个羊膜囊内的羊水量。

（2）羊水量：应结合不同孕期的生理变化来评价，相应的评价有羊水多、羊水少或羊水量正常情况。

（3）应记录胎盘位置，胎盘分级以及胎盘与宫颈内口的关系。应注意观察脐带：①早孕期的胎盘位置与分娩时的胎盘位置并不总是一致的。②过度充盈的膀胱和子宫下段的宫缩容易造成前置胎盘的假象。③经腹部、经会阴和经阴道超声均可用于确定胎盘与宫颈内口的关系。④胎儿超声检查应首先评估孕龄，可结合使用双顶径、头围、肢体长度如股骨长等指标。⑤晚孕期的测量结果并不一定能准确地反映孕周。如果过去曾进行过超声检查，应以能准确测量顶臀径、双顶径、头围或股骨长的那一次结果为准，公式为：目前孕周＝首次检查时的估计孕周＋首次检查后至今的周数。⑥ 如果胎儿有结构异常，如脑积水、骨骼发育不良等，则相应的测量数据不能用于评估孕周。

（4）妊娠 18 ~ 23 周需要获得的常规标准切面（图 21-1-7）：

头颅：双顶径、头围形态和结构完整。

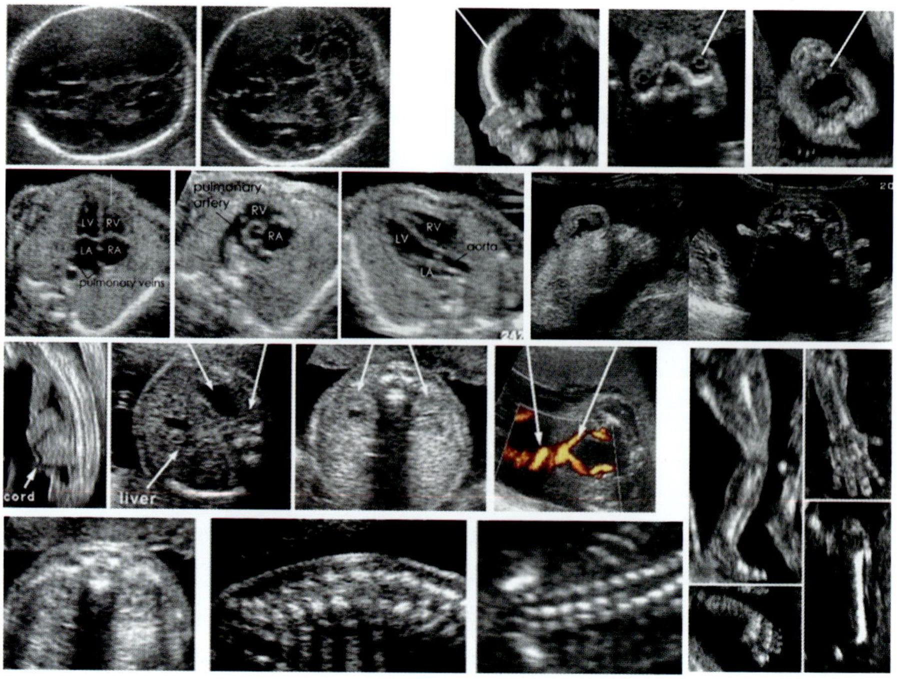

图 21-1-7 18 ~ 23 周系统胎儿筛查图

脑：脑室、脉络丛、中脑、小脑延髓池、测量侧脑室前角或后角。
面部：面部形态、眼距和上唇。
颈部：测量颈项皮肤皱褶。
脊柱：检查纵切面与横切面。
心脏：观察心律、心率、心房、心室，以及和左室与右室流出道。
胸腔：检查胸腔的形状、肺和膈肌。
腹部：检查胃、肝、肾、膀胱、腹壁和脐带，测量腹围。
肢体：检查股骨、腓骨和胫骨、尺骨和桡骨、手和足，测量股骨与肱骨的长度。

三、羊水的超声检查

羊水的测量方法如下：

（1）垂直平面测量羊水最大的前后径，应注意全面扫查子宫范围内的羊水分布情况，寻找最大的羊水暗区，其内不含有脐带或肢体，测量此暗区的垂直深度。最大暗区≤3cm提示羊水少，≥8cm为羊水多。

（2）羊水指数：测量时按左下、左上、右上、右下，顺序测量，测量四个象限的最大深度，四个象限相加测值的和为羊水指数。正常范围10～20cm，孕37周以前羊水指数＜8cm，孕37周后羊水指数＜5cm为羊水少。羊水指数＞24cm为羊水多。

四、胎盘的超声检查

孕7～8周，子宫内出现明显增厚的白色带状结构，由蜕膜和绒毛构成，为早期胎盘。孕13周后，早期胎盘呈现均匀密集的点状回声，18～22周时，绒毛板表现出线状光带，胎盘实质为均匀微细颗粒状回声，基底部的透声暗区，为静脉丛。彩色多普勒示胎盘基底部、静脉丛、胎盘基底部的螺旋动脉血管、胎盘实质及胎盘子面的血流信号，并可测量其动脉及静脉频谱。

胎盘分级及声像图特征：

0级：28周以前，绒毛板为一条光亮直线，胎盘实质为均匀一致的颗粒，等回声或较为稍底回声，见不到基底层，提示胎盘未成熟。

Ⅰ级：绒毛板处为一光亮线，可出现轻度波浪样起伏，胎盘实质内出现较粗颗粒，仍见不到胎盘基底层，孕周多在29～36周。

Ⅱ级：出现在孕36～40周，绒毛板出现切迹，伸入胎盘实质但尚未达到基底层，胎盘实质颗粒粗糙，出现强光点及强光环回声，可出现不完全光环回声，基底层呈线条状排列，回声增强。

Ⅲ级：绒毛板切迹深达基底层，胎盘实质内出现多个光环，连接成网状，少数光环内见无回声小池，有时伴钙化影，基底层出现宽而粗糙，不均，不规则光条与绒毛间隙光环相融合。

（陈欣林　陈佩文　陈　敏）

第二节 异常妊娠

一、异位妊娠

异位妊娠是指受精卵在子宫腔以外的部位着床与发育。最常见的部位是输卵管，其余的部位有卵巢、子宫颈、腹腔、子宫残角（图 21-2-1）。约 95% 发生于输卵管，以壶腹部多见，占 50% ~ 70%，峡部占 22%，伞部及间质部各占 5%。异位妊娠发生率与正常妊娠之比为 1∶56 至 1∶93，宫内宫外复合妊娠少见。

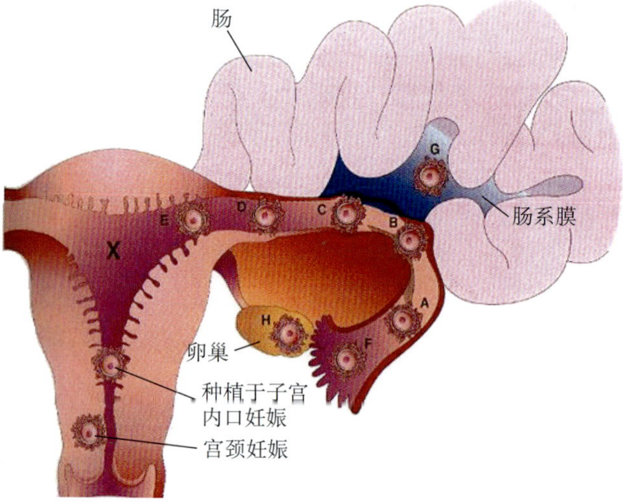

图 21-2-1 异位妊娠发生部位示意图
A、B、C、D、E、F，输卵管各部位妊娠；G，腹腔妊娠；H，卵巢妊娠；X，宫腔妊娠

（一）输卵管妊娠

约 95% 以上的异位妊娠发生在输卵管，其中以壶腹部及输卵管的峡部最多。

【声像图表现】

（1）宫腔内未见胚囊，子宫内膜增厚或不增厚。

（2）一侧附件区混合性包块，形态不规则，包块与卵巢多数可有分界。

（3）部分包块内可见胚芽及胎心搏动，是超声诊断异位妊娠的直接证据。

（4）依包块破裂情况盆腔可有或无积液。

（5）异位妊娠包块周围的血流常常是高速低阻的血流（图 21-2-2）。

（二）卵巢妊娠

少见，占异位妊娠的 0.5% ~ 1%。

【声像图表现】

（1）宫腔内未见妊娠囊。

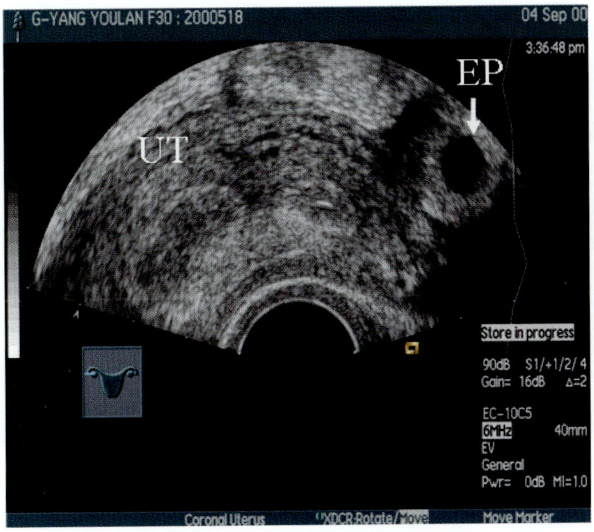

图 21-2-2　输卵管妊娠

EP，输卵管妊娠；UT，子宫（为纵隔子宫）

（2）异位妊娠包裹于卵巢内，与卵巢界限不清，对侧卵巢回声正常。

【诊断注意点】

与卵巢黄体鉴别，卵巢黄体为卵巢内环状的稍强回声，彩色多普勒显示典型的彩环样血流，记录到低阻力频谱。

（三）输卵管间质部妊娠

间质部妊娠占输卵管妊娠 3%，少见，其发病在辅助生殖技术妊娠中比自然怀孕的妇女要多。

【声像图表现】

（1）超声显示妊娠囊位于子宫的左、右侧上部，与子宫体既有分隔又很接近。

（2）妊娠囊的侧方或上方肌层极少或根本就没有肌层。

（3）妊娠囊或混合性包块与宫腔有明显的连续关系，考虑宫内妊娠着床宫腔角部，包块或妊娠囊与宫腔末端无明显的连续关系考虑间质部妊娠可能性大。

（4）彩色多普勒在妊娠囊的周围可看到高血流量支持输卵管间质部妊娠，宫腔偏心角部妊娠少有丰富的血流信号（图 21-2-3）。

【诊断注意点】

输卵管间质部需要紧急处理，而偏心位置宫内妊娠则不需要处理。因此对它们的鉴别诊断就显得非常重要。

（四）剖宫产子宫下段切口妊娠

随着剖宫产率增加，子宫下段剖宫产切口妊娠发生率增加。

【声像图表现】

（1）宫腔内未见胚囊，子宫前壁下段剖宫产切口处见一见混合性肿块向前壁膨出，形态不规则，边界欠清，部分病例其内可见孕囊回声与心管搏动，是诊断切口处妊娠的重要依据（图 21-2-4）。

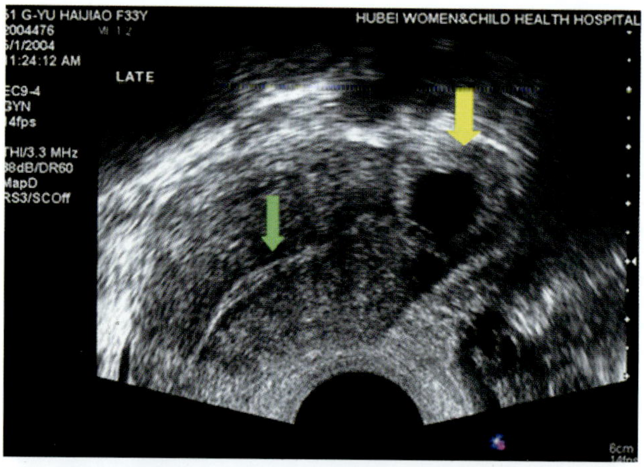

图 21-2-3 输卵管间质部妊娠

绿色箭头为子宫内膜；黄色箭头为输卵管间质部妊娠

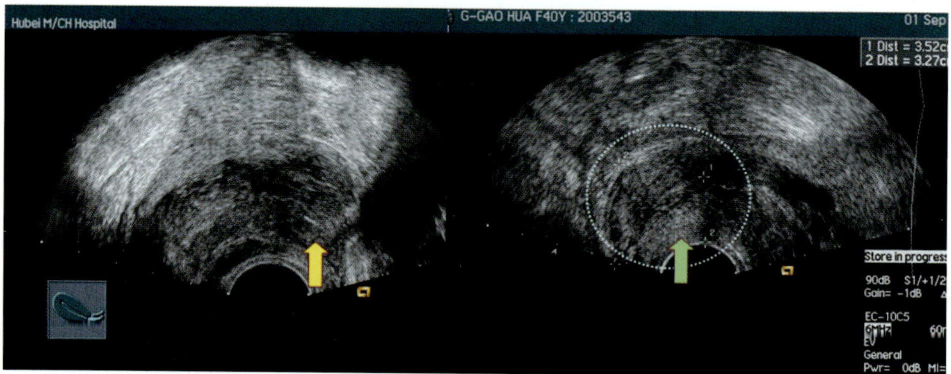

剖宫产切口黄色箭头所指为异位妊娠　　绿色箭头所指宫颈形态正常

图 21-2-4 剖宫产子宫切口妊娠

（2）宫颈内口可以扩张，是宫颈妊娠鉴别点之一。

（3）异位妊娠包块内多没有或仅有少量的星点样的血流信号。

（4）超声造影显示包块相邻的子宫肌壁及浆膜层有造影剂灌注，包块内多没有造影剂灌注，二者分界清楚。

（五）宫颈妊娠

占异位妊娠 0.3%，非常罕见。

【声像图表现】

（1）妊娠囊位于子宫颈内，妊娠囊内常有卵黄囊及胚胎（图 21-2-5）。

（2）陈旧性的宫颈妊娠，子宫外形呈烧瓶样，上方为正常大小的子宫体下方为膨大如球的宫颈。

（3）宫颈内口多半是闭锁的。

【诊断注意点】

主要与宫颈流产鉴别。

（1）宫颈妊娠受精卵着床和发育在宫颈管内，宫颈内口关闭，而宫颈流产宫颈内口打

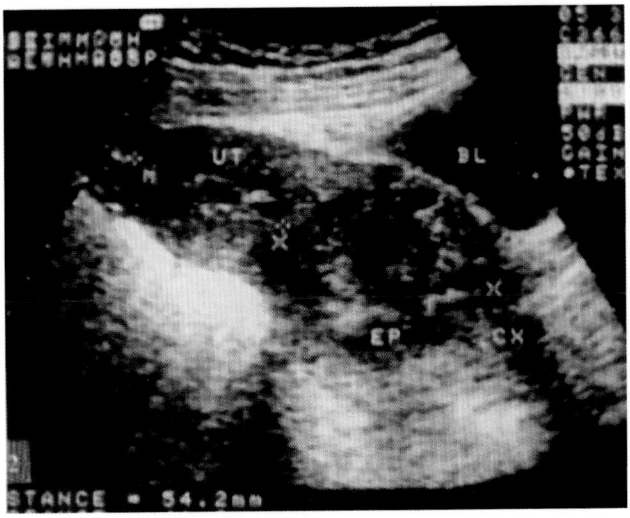

图 21-2-5　宫颈妊娠

UT：子宫　EP：宫颈妊娠　CX：示宫颈消失

开是鉴别要点之一。

（2）子宫颈内有一个完整的、卵圆形的或是周围有厚厚的轮状回声包绕的妊囊，高度提示是子宫颈妊娠。

（六）腹腔妊娠

这类异位妊娠的发生可有两种途径：一些患者是妊娠囊直接种植于腹腔，另一些患者是异位妊娠，先发生在输卵管，以后输卵管妊娠破裂或妊娠囊从输卵管伞端排出，妊娠囊再种植于腹腔。

【声像图表现】

（1）在早期妊娠的前、中期，超声不易区分腹腔妊娠和其他的异位妊娠。

（2）在早期妊娠的晚期或更晚一些的时候，只要显示子宫外有存活的胎儿就高度提示是腹腔妊娠，因为输卵管妊娠不可能达到如此巨大的妊娠（图 21-2-6）。

（3）由于腹腔妊娠可以接近子宫底部，必须仔细确定子宫的轮廓，才能确定妊娠囊是在子宫的外面。

（七）复合妊娠

复合妊娠即子宫内妊娠和异位妊娠并存，非常罕见，其发病率最多是1：50 000。采用辅助生殖技术怀孕的妇女中复合妊娠的发病率比正常妊娠者高。

【声像图表现】

看到子宫内妊娠囊和异位的妊娠囊，每个妊娠囊内都含有卵黄囊或有心脏搏动的胚胎。

【诊断注意点】

异位妊娠与黄体破裂、卵泡破裂、卵巢囊肿破裂或蒂扭转的鉴别，均表现为下腹疼痛，腹腔积液。但黄体破裂、卵泡破裂、卵巢囊肿蒂扭转无停经史，HCG 阴性，且肿块来源于卵巢，与卵巢密不可分。

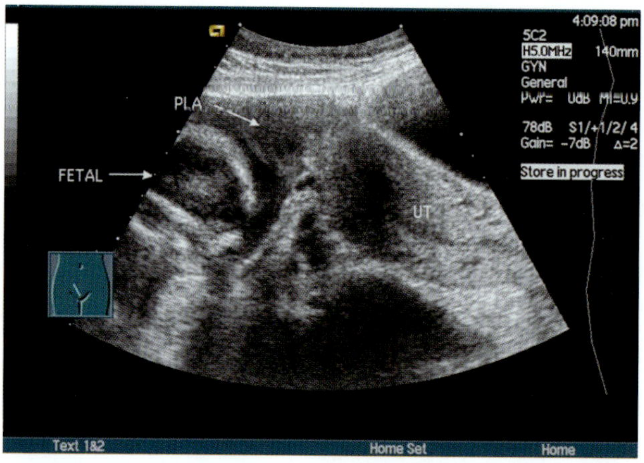

图 21-2-6 腹腔妊娠

Fetal：胎儿 UT：子宫 PL：胎盘

异位妊娠与盆腔炎性包块的鉴别，结合临床资料二者不难鉴别，炎性包块多有盆腔感染史，可伴有发热及白细胞升高，人绒毛膜促性腺激素（human chorionic gonadotrophin，HCG）阴性，抗炎治疗包块缩小或消失。

二、多胎妊娠

（一）胎儿输血综合征

双胎输血综合征 (twin to twin transfusion syndrome，TTTS) 发生在单卵单绒毛膜双胎胎盘血管之间存在着交通病例中，发病率为 5%～26%。

【声像图表现】

（1）单卵双胎早孕期没有双胎峰征象，中孕期显示一个胎盘，两个胎儿为同性别。

（2）分别测量两个胎儿 BPD、HC、AC、FL 评估胎儿的体重，两个胎儿体重相差 20%。Brow 报道双胎间 BPD 差≥5mm，AC 差≥20mm，则体重差≥25%，双胎间 FL 差≥5mm，有诊断意义。

（3）分别测量两个胎儿脐动脉 S/D、PI、RI 值，二者的脐动脉的频谱 S/D 比值差值＞0.4，可提示双胎输血综合征。

（4）供血大的羊膜囊，羊水多、膀胱大、右室肥大、右心功能不全三尖瓣反流（TR）、心室肥厚、导管静脉前向性血流减少、PI 增高、脐静脉搏动征、胎儿水肿、肺动脉狭窄。

（5）供血小的羊膜囊、羊水少、小膀胱。因羊水少，羊膜囊包裹于胎儿表面，又称固定胎。内脏器官均偏小，包括心脏、肝等器官。脐动脉舒张期血流减少，脐动脉舒张期血流缺失或反向，胎儿宫内生长受限。

【诊断注意点】

因双胎输血综合征仅发生于单绒毛膜双胎，判断单绒双胎或双绒双胎比较简单方法，早孕期观察双胎峰提示为双绒毛膜，不会发生双胎输血，反之为单绒毛膜双胎，应该警惕双胎输血综合征。

（二）联体双胎

孪生胎儿之间的某一部分联接在一起，不能分离，称联体畸胎。主要发生于单卵双胎单羊膜囊双胎，发生率约 1/50 000。联胎的种类很多，有头部联胎、胸部联胎、腹部联胎、背部联胎和腰部联胎等。联胎中的两个胎儿，大小有时很悬殊，小的几乎附着于正常的胎儿上，称为寄生胎。

【声像图表现】

（1）联体：仅发生在身体某一部分或某一区域，双面畸形一个身体、一个头、两个面部；双臀畸形一个头、胸腔、腹部合并两个盆腔和（或）外生殖器（图 21-2-7）。

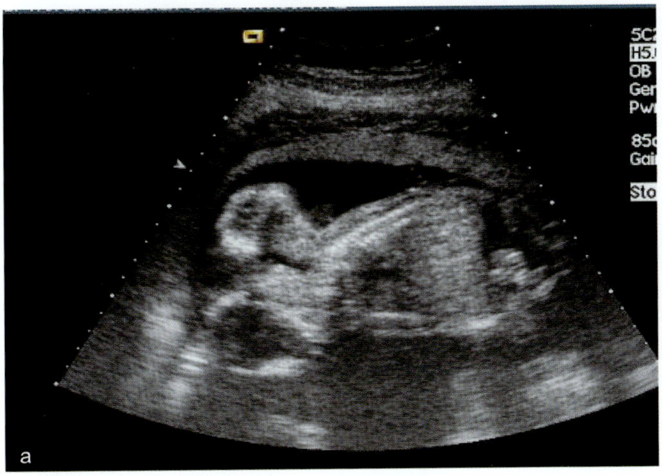

图 21-2-7a　联体双胎

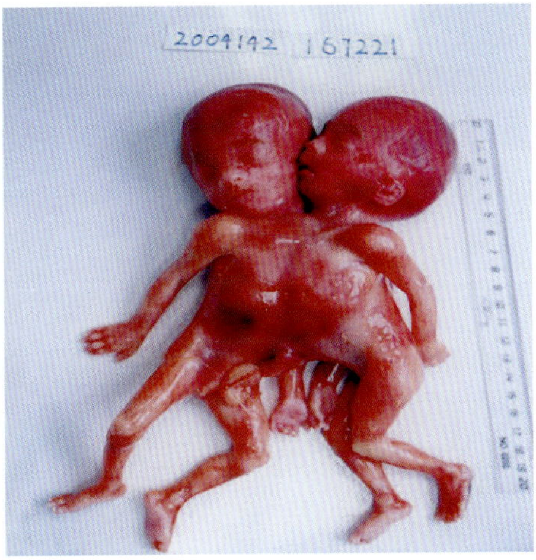

图 21-2-7b　联体双胎标本

（2）双头联体：双胎为两个胎头，一个躯体，肢体数目正常。

（3）并头联体：双胎，有一个共同的胎头，躯干常为两套，肢体两套。

（4）胸腹部联体：双胎，显示两个胎头，胸腹横径增宽，两侧各见一条脊柱。

（5）寄生胎：为不相等的联体畸形，一个胎儿发育正常，另一个胎儿未能发育成形，类似一肿物。寄生部位仅仅见到人体某一结构，如两个上肢或下肢，或胎儿臀部等，或见形态不规则，回声杂乱的肿瘤样结构，内可见低回声，强光团回声，后方伴声影（图 21-2-8）。

【诊断注意点】

（1）联体双胎只发生在单羊单绒双胎，因此诊断联体时应注意宫腔内有无羊膜光带回声，如有羊膜光带分隔，不会发生联体。

（2）联体双胎位置多固定不变，但骶尾部的联体部位仅为类似蒂的连接，两个胎儿位置不是固定的，诊断中应注意不要漏诊。

（3）联体双胎常常发生脐带缠绕，注意其声像图特征。

（三）双胎无心反向动脉灌注序列综合征

双胎反转动脉灌注（TRAP）是单合子多胎妊娠的严重并发症。认为在胚胎期发生明显

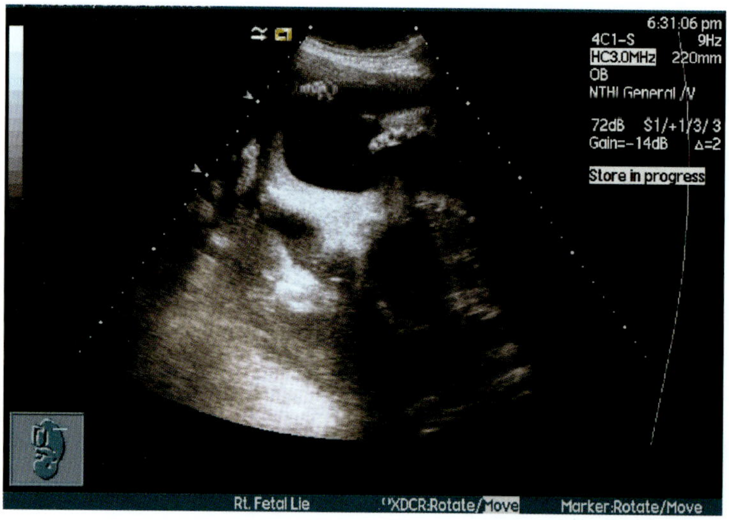

图 21-2-8a 寄生胎

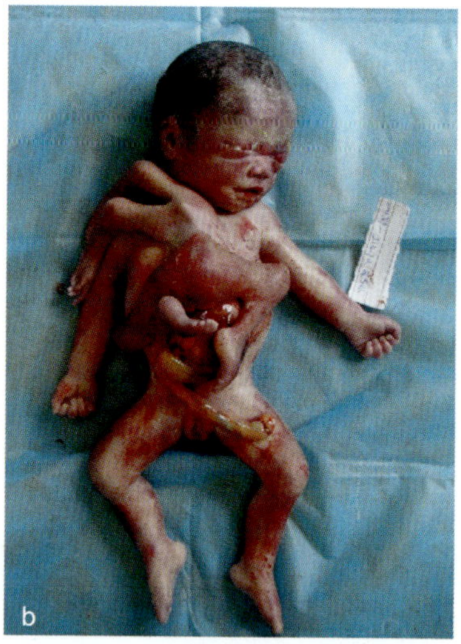

图 21-2-8b 寄生胎标本

的胎盘血管吻合，双胎之一反向泵血（泵血儿）输送给同胞（受血儿），导致双胎之一的不适当地灌注而发病，也称双胎反向动脉灌注，非常罕见，发病率 1/35 000。

【声像图表现】

（1）显示双胎之一为无头无心儿，也可以是少见类型有头无心。因无血流信号显示常误认为死胎（图 21-2-9）。

（2）无心胎儿多伴有严重的胎儿水肿，肢体畸形和其他器官的畸形，因有神经管畸形常伴有羊水多。

（3）双胎之一正常胎儿可以合并胎儿宫内生长迟缓以及其他脏器的畸形。

（4）显示泵血儿胎儿循环通路正常。

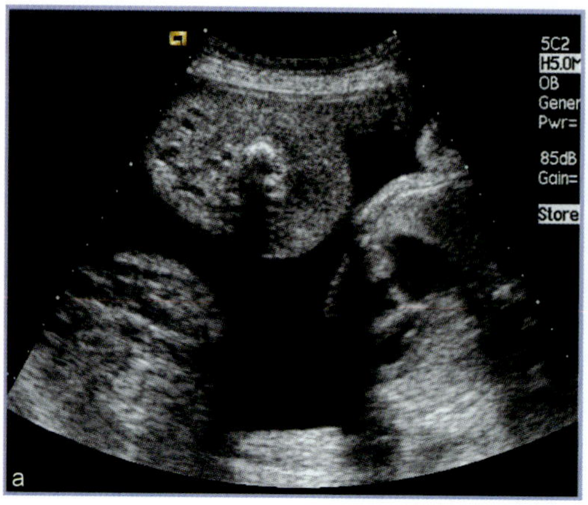

图 21-2-9a 无心双胎

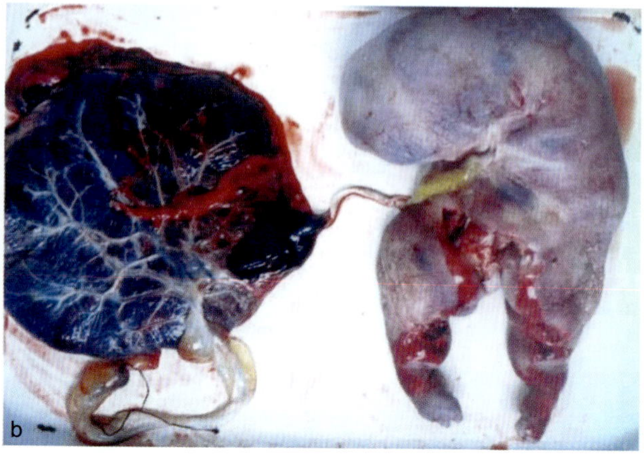

图 21-2-9b 无心双胎标本

（5）可出现宫内生长迟缓血流参数的改变，可合并胎儿心功能不全。

（6）胎儿胎盘血流，脐动脉和脐静脉显示反向循环，即进入胎儿体内的为脐动脉，出胎儿体内的为脐静脉。可合并单脐动脉。理论而言，血液首先流到无心儿的尾部，使其尾部的血液较躯干血氧含量更高，无心儿的盆腔及下肢发育更好。肢体和躯干水肿的皮肤可见丰富的侧支循环通路。

【诊断注意点】

勿将无头无心儿当做死胎，彩色多普勒显示无头无心胎儿血流为鉴别要点，注意有头无心胎儿脐血管血流为反向灌注，进胎儿体内为脐动脉，出胎儿体内的为脐静脉。彩色血流方向和频谱多普勒均有鉴别诊断意义。

三、胎儿畸形

（一）无脑畸形

前神经孔不闭合而引起极其严重的神经管畸形，大部分脑和颅的缺失称为无脑畸形。母亲血清甲胎蛋白水平异常升高。可在筛查中发现。

【声像图表现】

（1）正常颅骨光环结构消失。

（2）胎头颅顶骨缺如，无正常脑组织回声，脑中线回声消失（图 21-2-10）。

（3）因胎儿颅骨缺如，并可见到一对圆形的眼眶回声。胎头像一尊泥塑的头像，又称烧瓶头或蛙头等。胎儿面部可显示正常的鼻及唇的回声。

【诊断注意点】

（1）注意和露脑畸形区别，露脑畸形为大部分颅骨缺失，脑组织大部分裸露在颅外。

（2）注意和小头畸形鉴别，此时应特别注意颅顶部有无颅骨光环。

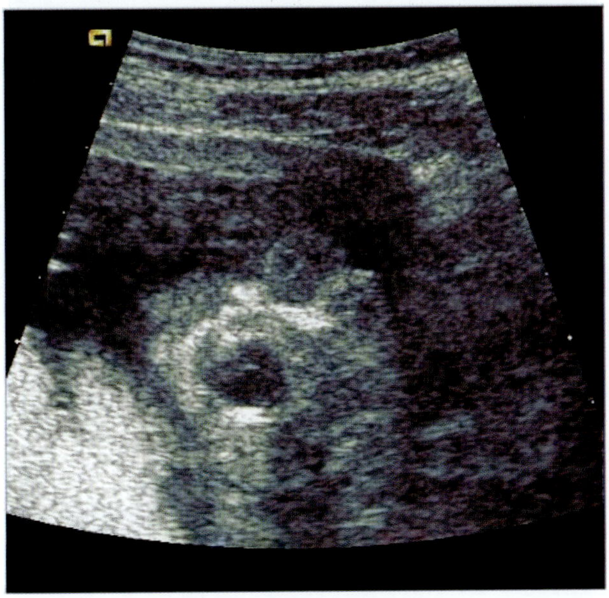

图 21-2-10　无脑儿

（3）诊断经验提示：12 周以前颅骨骨化未完成，不能诊断为无脑畸形。

（二）脑膨出

因为枕骨或其他中轴线上的颅骨可能未钙化，使颅内组织从缺损处膨出。多发生在枕部。占神经管缺陷 5%。和无脑畸形一样，母血清甲胎蛋白升高。

【声像图表现】

胎头旁见包块回声，包块以囊性多见，可以是囊实性或实性（图 21-2-11）。

包块与胎儿颅骨有关系，颅骨可见回声中断，包块从颅骨缺损部位凸出。颅内结构可以有相应的改变，有脑室膨出时，可以有脑室扩大及脑室形态改变。脑组织膨出过多时可以有脑中线偏移，脑结构紊乱。

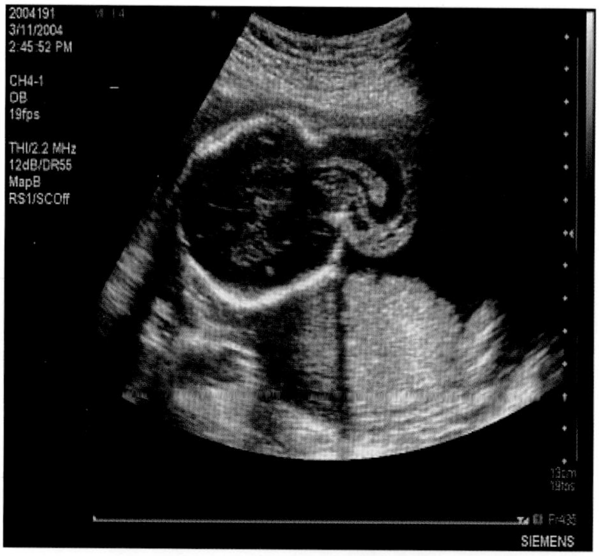

图 21-2-11 胎儿脑膨出畸形

【诊断注意点】

大的脑膜脑膨出应注意和露脑畸形鉴别，当膨出脑组织过多时颅骨缺损也较大，常常容易和露脑畸形混淆，但仔细扫查仍然可以鉴别。露脑畸形应该是颅骨大部分缺失，这是主要的鉴别点。

（三）脑积水

各种原因导致脑脊液循环通路受阻，脑脊液在脑室系统内过多积聚称为脑积水。发生率约 2/1000。50% ～60% 脑积水病例合并有神经管缺陷。

【声像图表现】

（1）侧脑室无回声区增大，如脑脊液循环阻塞部位较低可以表现第三、第四脑室扩张，孕 24 周后侧脑室 / 大脑半球（LV/HW）比值＞33%（图 21-2-12）。

（2）侧脑室后角增宽大于 10mm，10 ~ 15mm 为脑室轻度扩大，大于 15mm 为脑室明

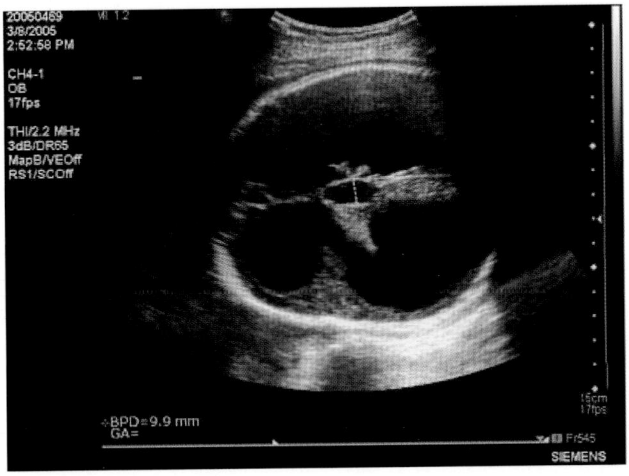

图 21-2-12　重度脑积水

显扩大。

（3）轻度脑积水，双顶径和头围测值可正常，重度脑积水，上述测值均大于正常。重度脑积水时脉络丛与脑中线的角度变大，悬垂在侧脑室中。脑积水严重时可显示脑动脉阻力增高甚至舒张期血流断流。

【诊断注意点】

（1）孔洞脑：常表现为非对称性大脑半球空洞，和侧脑室可以贯通，也可能不贯通。

（2）蛛网膜囊肿：可见局限性无回声区，囊壁光滑，多位于脑半球表层，囊肿近脑实质部分可有脑组织受压，而囊肿表面多直接紧贴硬脑膜下，不能显示蛛网膜下隙。

（3）注意和全前脑无裂畸形，水脑，胼胝体缺失等引起的脑内积水鉴别 。

（四）前脑无裂畸形

前脑无裂畸形是胚胎早期由 3 个脑泡发育到 5 个脑泡时的前脑发育异常所致畸形，主要表现为脑结构异常与面中轴异常。分为三种类型，即无叶全前脑、半叶全前脑、叶状全前脑。发生率 1/5 200 ~ 16 000，合并神经系统以外的畸形。染色体异常，多见 13- 三体。

【声像图表现】

（1）无叶全前脑无大脑镰和大脑正中裂。脑室为单腔侧脑室或为一个融合的前角，后角可见分隔，第三脑室常不能辨认。胼胝体、透明隔缺如。丘脑融合、小脑幕上除了脑干和额叶外均为无回声暗区，脑的背侧可见囊性变，位于顶或枕区，与单腔脑室相通（图 21-2-13）。

（2）半叶全前脑：与无叶全前脑声像图表现类似，但可以表现丘脑部分融合，部分病例可以观察到脑中线结构和半球裂隙。

（3）叶状全前脑表现侧脑室前角变平，透明隔缺失，应考虑叶状全前脑常合并小头畸形，可合并喙鼻、独眼、双眼融合或眼距过短，唇裂、心脏等多种畸形。

彩色多普勒：可显示颅底 Willis 动脉环畸形，如一支大脑前动脉，一支大脑后动脉。

【诊断注意点】

（1）要与重度脑积水鉴别，重度脑积水脑室可以明显扩张，但仍保持侧脑室结构与脑中线，脑室内可见到漂浮脉络丛。不伴有面部畸形。

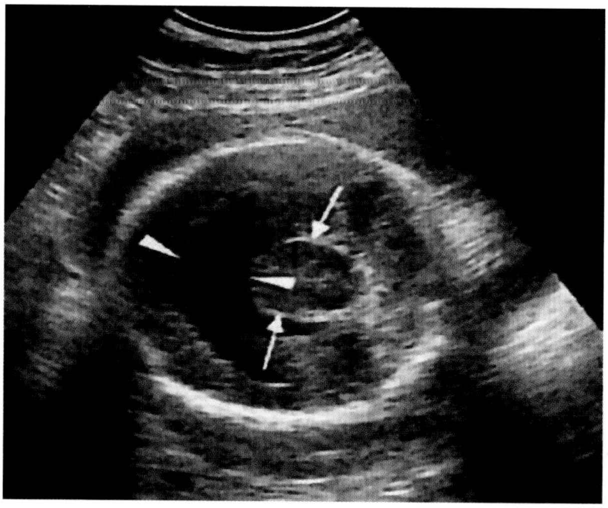

图 21-2-13 全前脑无裂

（2）水脑：声像图特点颅内见大片液性暗区，没有大脑皮质回声，多不伴有面部畸形。

（五）小脑发育不全

小脑发育不全包括小脑蚓部未发育（即 Dandy - Walker 畸形）和 Dandy - Walker 变异型（即小脑下蚓部缺失）。因此建议将这类疾病归为一组，称为 Dandy - Walker 综合征。

Dandy - Walker 畸形

Dandy- Walker 畸形 50％合并其他脑部畸形。25％合并骨骼畸形，如并指、颅裂等。10％有面部血管瘤，还可合并心血管畸形。和染色体异常有关。

【声像图表现】

两个小脑半球之间有液体，小脑蚓部缺失或发育不全，常见小脑半球之间有一钥匙孔状特征性显像（图 21-2-14）。

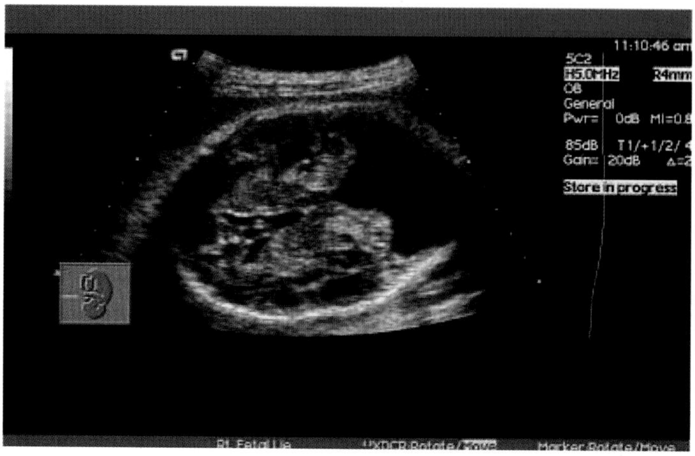

图 21-2-14 Dandy- Walker 畸形

（六）脊柱裂和脊髓脊膜膨出

胚胎时期神经管闭合过程中发生障碍，后神经孔闭合不全，则可发生脊髓裂，可伴有相应节段的脊柱裂。和无脑畸形一样，母血清和羊水甲胎蛋白均显著升高。发生率为 1～4/1000。

【声像图表现】

1．隐性脊柱裂　几乎都发生在第 5 腰椎或第 1 骶椎，病变脊柱处纵切椎弓两排并行排列强回声间距稍宽，缺损局部隆起，皮肤回声正常，无囊性膨出。横切时椎弓形态改变，椎弓成“U”形或“V”形（图 21-2-15）。

2．脊髓脊膜膨出　脊柱表面见一囊状或混合性肿物膨出，膨出部分脊柱横切椎弓形态改变，椎弓成“U”形或“V”形，甚至形成“一”形。脊柱冠状切面见病变部位的椎弓间距增宽，形态改变，病变部位无皮肤覆盖，仅见膜样结构包裹膨出肿物。如有脊神经膨出，囊性膨出物中可见到马尾样脊神经丛（图 21-2-16）。可合并有脊柱侧弯。如在膨出物中发现强回声团，注意脂肪脊髓脊膜膨出。

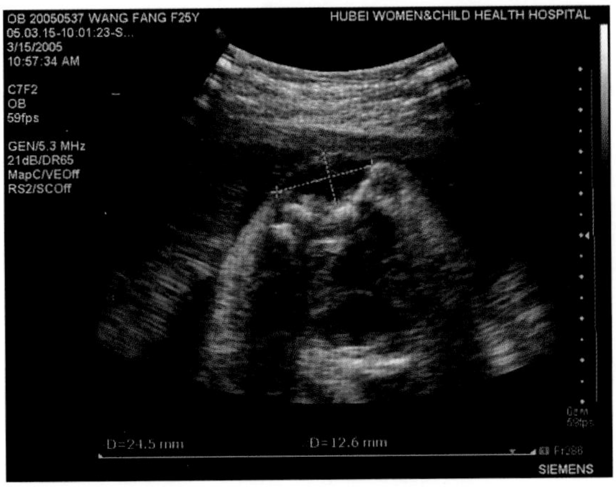

图 21-2-15　脊膜膨出横切面

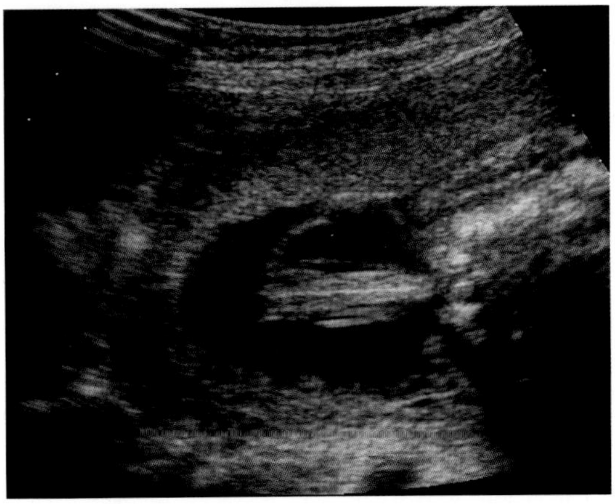

图 21-2-16　骶尾部脊髓脊膜膨出

3．开放性脊柱裂　纵切与冠状切面椎体与椎弓间距明显增大，可伴有部分椎弓或椎体缺失，表现脊柱部分骨化中心回声连续中断，还可伴有脊柱变形，前凸或后凸。横切椎弓正“八”形结构发生改变，呈“U”或”V”形或倒“八”形，椎弓完全开放可呈“一”形。脊柱表面皮肤缺失，甚至向内凹陷。

【诊断注意点】

应与骶尾部畸胎瘤鉴别，鉴别要点骶尾椎融合是正常的，不要把腹部低回声肠腔误为骶尾部脊膜膨出，鉴别方法调整探头方向，多切面扫查观察低回声与骶尾部的关系，即可明确诊断。

（七）胎儿肺囊性腺瘤样畸形

肺囊腺瘤畸形是一种进展性畸形，通常由于终末端支气管异常增生所致。可双侧发生或全肺发生，但多数仅局限于一侧或一个肺叶。85%的病变为单侧发生，可以是囊性的、混合性的或实质性的。

【声像图表现】

Ⅰ型表现为有限数目的大囊肿，其直径 2～10cm，囊壁厚、光滑，在这些囊肿间可见正常的肺组织。

Ⅱ型由多数直径＜ 2cm 的囊肿所组成，壁薄，在囊肿之间为不规则的肺组织。

Ⅲ型是由许多显微镜下所见的小囊肿填塞，囊肿径线 <0.5cm。其典型的声像图表现为非囊性的实性病变，病变侧肺血流不丰富（图 21-2-17）。

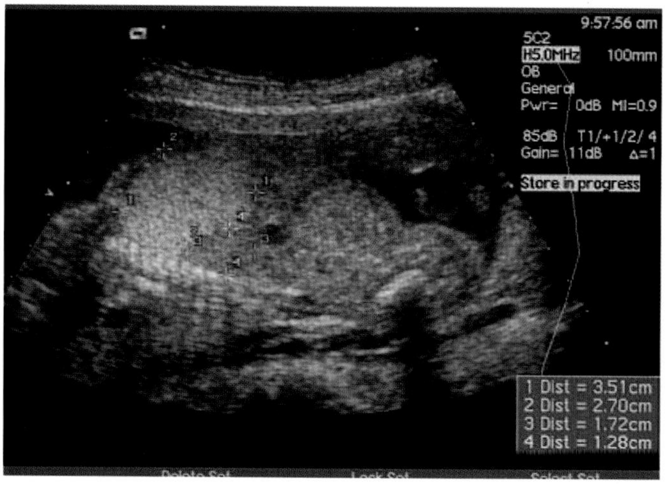

图 21-2-17 肺囊腺瘤 Ⅲ 型

病变累及一侧肺时，常使心脏移位。至胸腔的左下角或右下角，对侧肺多发育不良，显示少许肺组织回声或肺组织显示不清。横膈向下移位，且形态发生变化，向腹部突出。肿大的肺组织压迫横膈使其向反面凸出，膈肌凸面反转。常合并有胎儿腹水、胎儿水肿、羊水增多。胎儿心脏受挤压。下腔静脉血流回流受阻所致。可合并心功能不全表现，可有二尖瓣、三尖瓣反流，静脉导管 PI 值升高，A 波流速降低甚至反向。

【诊断注意点】

肺分离表现为均匀一致的强回声，易和Ⅲ型肺囊腺瘤混淆。但肺分离多发生在下叶肺，循环起源于体循环，胸或腹主动脉上段进入分离肺。支气管囊肿多为单发，靠近支气管。气管闭锁可见双侧肺体积增大，回声增强。伴有水肿和羊水少。

（八）肺分离

肺的某一部分与正常肺分离，分离的肺组织不与气管相通，由主动脉供血，分离肺位于胸膜内被正常肺包绕为叶内型，分离肺由胸膜覆盖为叶外型。分离肺最常见在肺下叶与横膈之间，也可见于胸腔外，如纵隔、腹腔等。

【声像图表现】

（1）胸腔或腹腔内见光点细而均匀的强回声。

（2）彩色多普勒显示病灶内血流信号，与胸主动脉或腹主动脉上段相连续，少数肺分离病灶可以双重供血，肺动脉与主动脉同时供血。静脉回流可以是病变侧肺静脉，也可以回流到奇静脉（图 21-2-18）。

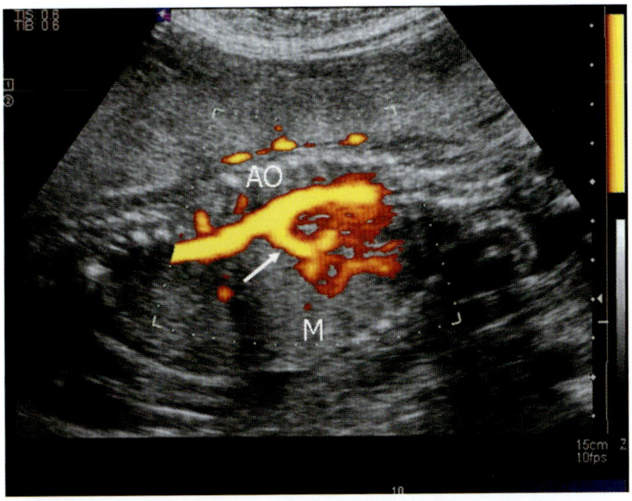

图 21-2-18　肺分离

AO 示主动脉，箭头示供血动脉，M 示肺包块

【诊断注意点】

肺腺瘤样畸形Ⅲ型声像图表现酷似肺分离，彩色多普勒对鉴别诊断有帮助，肺腺瘤样畸形血流不如肺分离容易显示，与腹主或胸主动脉没有延续关系。

肺分离的预后与病变严重程度有关。病变较轻者可无任何症状，直到成年后因肺部感染或其他症状做检查时才被发现。若纵隔移位明显、出现胎儿胸水和水肿时，预后往往较差。

（九）肺发育不良

肺发育不良相对常见，主要因为肺细胞，气道，肺泡量减少，使得肺的大小和重量减少，虽然已有可供选择的病理标准，但近期提出肺与胎儿体重和重量比例降低为诊断胎儿肺发育不良的一种方法。发生率占活产婴儿 1.4%，死产婴占 6.7%。

【声像图表现】

（1）心围 / 胸围比值增大。

（2）胸围 / 腹围比值减小。

（3）三维超声容积测量以及 MRI 肺体积计算估计肺的发育。

（十）胎儿膈疝

膈肌发育通常在孕 9 周以前完成，先天性膈疝包括胸腹裂孔疝、胸骨后疝及食管裂孔疝。

【声像图表现】

膈疝时可见胃、小肠及肝疝入胸腔，纵隔移向对侧。左侧膈疝容易发现，这是由于胃和小肠内充满液体呈无回声，增加了与呈稍强回声胎肺的对比（图 21-2-19）。右侧膈疝较难诊断，则是由于肝回声与肺相近，注意在右侧胸腔内发现胆囊回声为诊断右侧膈疝有力依据。

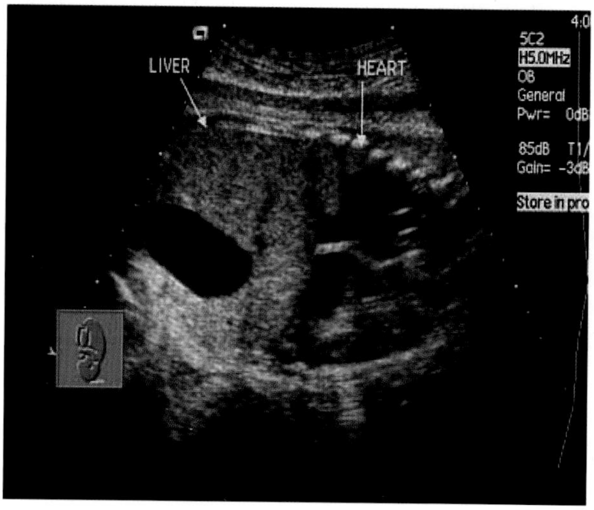

图 21-2-19　左侧膈疝

胸骨后膈疝：缺损位于胸骨后膈肌，疝孔多偏右侧，肝、肠、胃均可能疝入。可合并其他畸形。

食管裂孔疝：见胃泡进入纵隔，与心脏并排显示。动态观察，胃泡形态及大小均发生变化）。

【诊断注意点】

28 周以前诊断为隔疝者，可建议其中止妊娠。诊断较迟或继续妊娠者，应进行染色体检查及详细超声检查，鉴别有无合并其他畸形。

（十一）先天性食管闭锁

先天性食管闭锁是由于一段食管腔完全闭合引起的食管梗阻，伴有或不伴有食管气管瘘占活产婴 1/3000。

【声像图表现】

胎儿上腹部找不到胃泡或仅见小的胃泡，如合并有食管气管瘘胃泡仍可以显示；羊水多，可能在胎儿会厌部位或稍下方见到囊袋样回声（图 21-2-20）。羊水进入肠腔减少，显示肠腔回声增强。腹围减小，胸围可以大于腹围。

【诊断注意点】

凡是能引起上消化道梗阻疾病，都会出现羊水多，如妊娠期多次超声检查均有羊水多，和胃泡径线小，应特别注意胎儿可能有食管闭锁合并食管气道瘘。

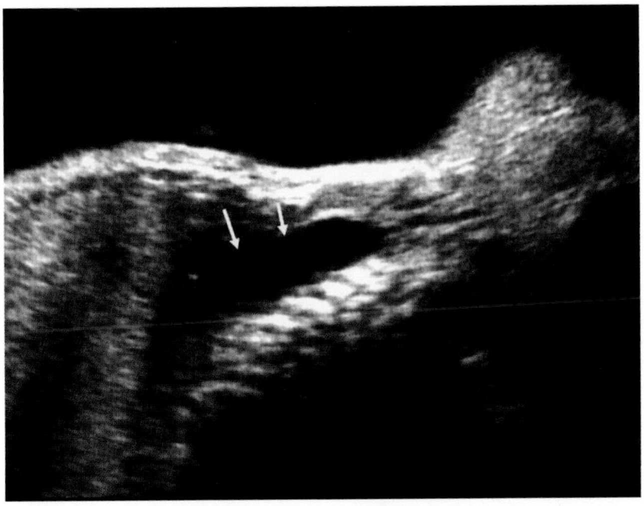

图 21-2-20　食管闭锁

箭头所指为食管闭锁囊袋

（十二）十二指肠闭锁

十二指肠闭锁主要由于肠管重建失败，肠空泡化受阻，或空泡化不完全导致肠腔狭窄或闭锁。主要表现为羊水增多。

【声像图表现】

（1）胎儿上腹部或中腹部见两个并行排列无回声空泡结构，又称“双泡征”。在心脏下方的空泡为胃泡，肝下方的空泡为扩张的十二指肠肠管，仔细扫查，两个空泡之间可以沟通（图 21-2-21）。

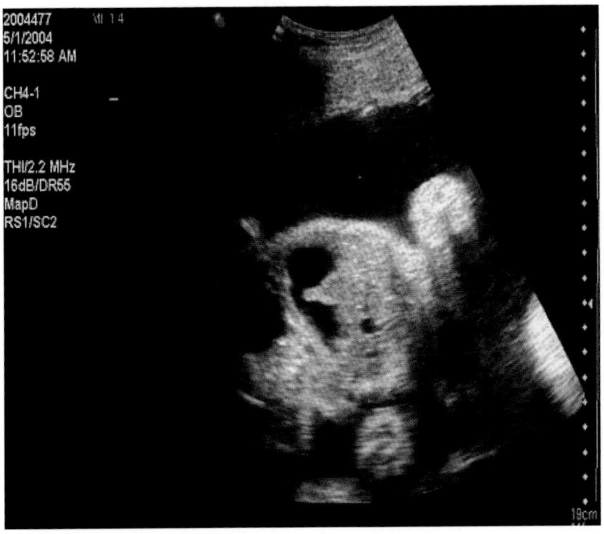

图 21-2-21　十二指肠闭锁

（2）见不到充液的结肠及小肠回声，小肠呈一团迂曲状光团回声。

（3）羊水过多。

（十三）脐膨出

由于先天性腹壁发育不全，在脐孔周围发生缺损，内脏由此突入脐带基底部。其中突出的内脏一般为小肠，严重者肝、胰、脾均可于脐部突出。

【声像图表现】

（1）胎儿腹部正中（脐部）有缺损，缺损处突出一界限清楚球形包块，根据突出成分不同，疝囊内可有肠管、肝、脾、胃等。突出物外包有一层囊，囊壁薄。可呈多囊状，囊内见多条光带回声（图 21-2-22）。脐血管常附着于膨出的囊上，沿囊表面行走。

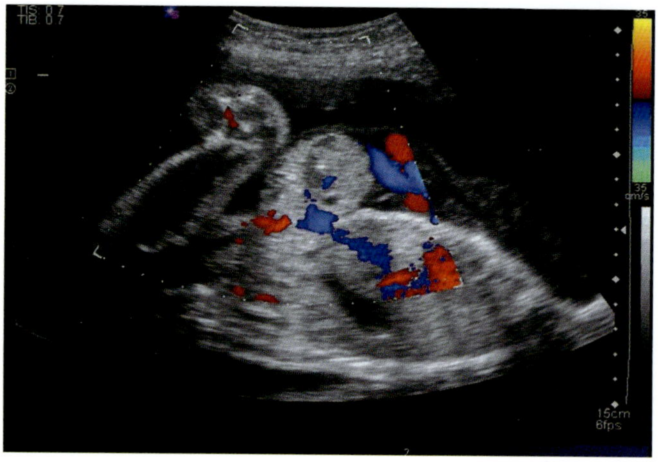

图 21-2-22 脐膨出

（2）可同时合并其他畸形，如脊柱侧弯、单脐动脉等、羊水多等。

（3）彩色及频谱多普勒在膨出囊上可显示脐血管血流，或膨出内脏血流信号，合并脐带过短时，可在一个断面上观察到脐带从胎儿至胎盘的全段血流。

（十四）腹裂

腹裂指脐旁腹壁全层缺损，是腹部严重的畸形。裂口的长短、宽窄不等，裂口小者 2～3cm，只有肠腔从裂口脱出，裂口大者肝、胃、小肠及心脏全部脱出。

【声像图表现】

（1）腹壁连续性中断，有肠管通过脐旁缺损处突出。脱出肠腔，漂浮在羊水中，没有包膜覆盖，肠管回声增强。

（2）裂口较小时，脱出的肠腔可嵌顿于裂口，此时可见腹腔内的空腔脏器扩张。裂口大时，肝、脾、心脏均可脱出，漂浮在羊水中（图 21-2-23）。

（3）脐血管与腹壁连接是正常的，彩色多普勒可显示胎儿腹壁与脐血管的血流连接关系。

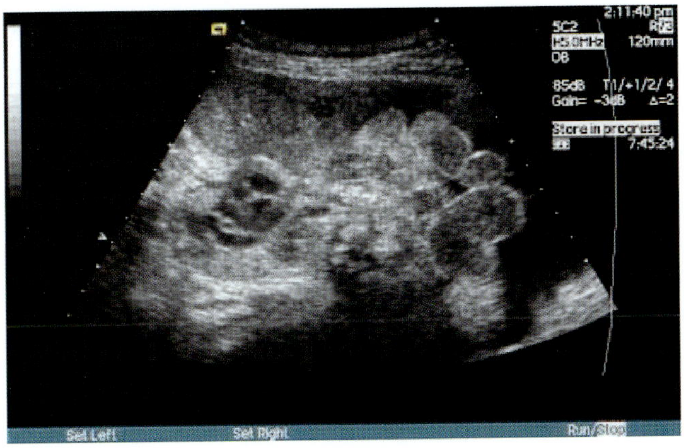

图 21-2-23　腹裂

【诊断注意点】

注意脐膨出鉴别，脐膨出内脏外有囊包绕。腹裂没有囊的包绕，脐带与腹壁的连续关系正常，是腹裂与脐膨出的鉴别点。

（十五）肾缺如

肾缺如又称肾不发育，是由于中肾管未长出输尿管芽，从而不能诱导生后肾原基使其分化为后肾。

【声像图表现】

（1）双肾缺如直接征象：膀胱不显示，未见双侧肾及羊水过少。

（2）肾上腺失去了正常的三角形或帽形，位置发生改变，呈长条形且与脊柱平行，称为肾上腺平卧（图 21-2-24）。

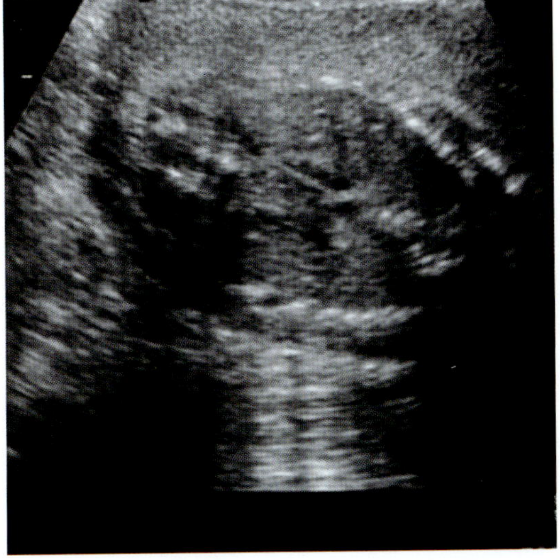

图 21-2-24　肾缺如

（3）严重羊水过少甚至无羊水，造成肺发育不良，肢体受挤压出现肢体畸形（手脚畸形、腿弯曲、髋关节脱位）。面部受挤压出现特殊面容（耳部位低、皮肤过多、双眼内眦间皮肤皱折、鹦鹉鼻和下巴退缩）。

（4）彩色多普勒血流显像不能显示双侧肾动脉。

【诊断注意点】

当诊断单侧肾缺如时，需注意与异位肾及肾发育不良鉴别。

（十六）常染色体隐性遗传性多囊肾

常染色体隐性遗传性多囊肾（婴儿型）又称婴儿型多囊肾，是一种常染色体隐性遗传病。

【声像图表现】

（1）双侧肾对称性均匀性增大，占据整个腹腔，腹围明显增大。

（2）肾回声增强。

（3）羊水过少。

（4）膀胱不显示（图 21-2-25）。

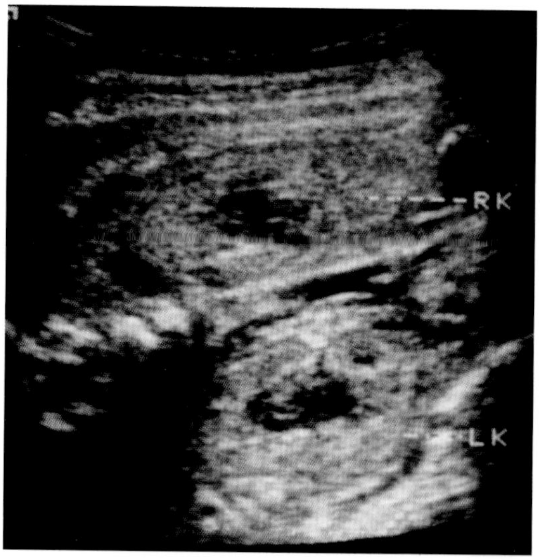

图 21-2-25　Ⅰ型多囊肾

【诊断注意点】

早期肾轻度增大的胎儿，要注意密切随访观察。由于 24 周前本病胎儿肾和羊水量均可能在正常范围内，所以本病早期诊断较困难。

（十七）多囊性发育不良肾

多囊性发育不良肾（potter Ⅱ型），比较常见，表现为集合管囊性扩张。本病无遗传，以男性多见，常为单侧发病，对侧肾多发育正常。但双侧发病者亦可高达 23%。

【声像图表现】

（1）病变侧肾形态失常，体积可增大或减小。

（2）病变侧可见多个大小不一的囊性无回声区，囊与囊之间互不相通，肾周围无正常的肾皮质，亦不能显示正常的集合系统回声（图 21-2-26）。

（3）双侧多囊性发育不良肾，则常有羊水过少及膀胱不显示等特征。

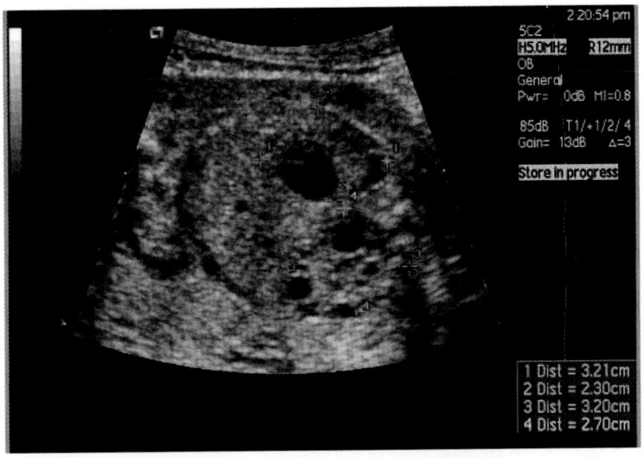

图 21-2-26　Ⅱ型多囊肾

【诊断注意点】

本病与肾积水相鉴别，前者肾形态失常，未见正常的肾皮质，后者肾椭圆形结构基本不变，可见正常的肾皮质结构。鉴别要点主要是囊性无回声区之间是否相通，后者是相通的。

（十八）先天性肾盂输尿管连接处梗阻

先天性肾盂输尿管连接处梗阻是胎儿和新生儿肾积水的最常见的原因。

【声像图表现】

（1）肾盂肾盏扩张，但输尿管、膀胱等不扩张。

（2）羊水量多正常，但部分病例表现为羊水过多。即使为双侧梗阻，也可有羊水正常或过多。

（3）约 25% 病例可合并有其他肾畸形，包括多囊性发育不良肾，肾发育不良或缺如，约 12% 可伴有肾外畸形。

【诊断注意点】

与重复肾所引起肾积水鉴别，前者肾积水是居中的，后者有两个肾盂，上肾盂扩张而下肾盂多正常、同侧输尿管扩张和输尿管疝。

（十九）膀胱输尿管连接处梗阻（非反流性输尿管扩张）

膀胱输尿管连接处梗阻约占胎儿肾积水的 10% 左右。

【声像图表现】

（1）肾积水。

（2）输尿管扩张，走行弯曲，并与肾盂相通。

（3）羊水量正常。

【诊断注意点】

扩张的输尿管应与邻近的肠管相区别，侧动探头，找到输尿管与肾盂的连接有助于鉴别诊断。

（二十）膀胱流出道梗阻

膀胱流出道梗阻可继发于各种不同的病理过程。绝大多数病例为男孩，女孩也可出现尿道梗阻。男孩后尿道瓣膜是最常见的原因，女孩尿道梗阻的主要原因是骶尾部发育畸形或尿道闭锁。

【声像图表现】

（1）膀胱明显扩张及膀胱壁明显增厚。

（2）后尿道明显扩张。典型表现为后尿道似“钥匙孔”样与膀胱相通，此种征象常因显示平面不满意而不能显示（图 21-2-27）。

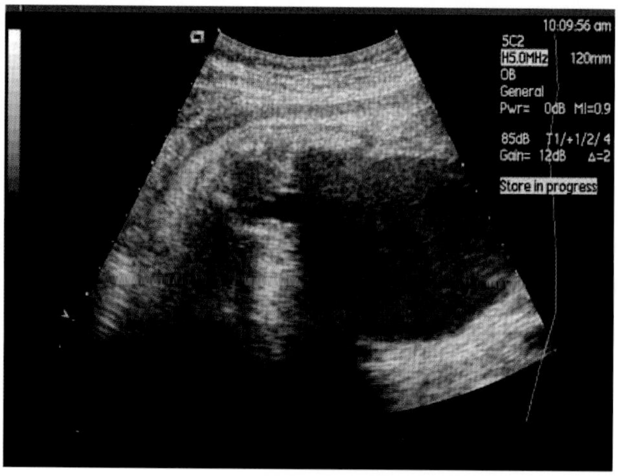

图 21-2-27 膀胱流出道梗阻

（3）双侧输尿管扩张及双肾积水。肾积水偶可表现为非对称，一侧肾明显，一侧肾表现较轻。

（4）超过 50% 的患者羊水过少，由于本病只发生在男性，因此对疑似者检查男性生殖器有助于确诊。

【诊断注意点】

与膀胱输尿管连接处梗阻鉴别，后者常常表现单侧肾积水及输尿管的扩张，膀胱未见异常。

（二十一）软骨发育不全

软骨发育不全是一种致死性软骨营养障碍，发生率是 1/40 000，为常染色体隐性遗传。病理分为Ⅰ型与Ⅱ型，Ⅰ型除短肢外，还表现为脊柱或颅骨未骨化，可伴有肋骨骨折。Ⅱ

型较Ⅰ型轻，多不伴有肋骨骨折。

【声像图表现】

（1）胎儿头颅稍大，面圆、双顶径、头围径线与孕周相符（图 21-2-28）。

（2）胸腔狭小。

（3）腹部较膨隆。

（4）胎儿四肢明显短小，和头、躯干比例不对称。

（5）胎儿四肢长骨低于该孕周的 3 个标准差以上。

（6）Ⅰ型可合并肋骨骨折。

（7）可表现长骨干骨垢端缺失。

（8）可合并羊水多。

【诊断注意点】

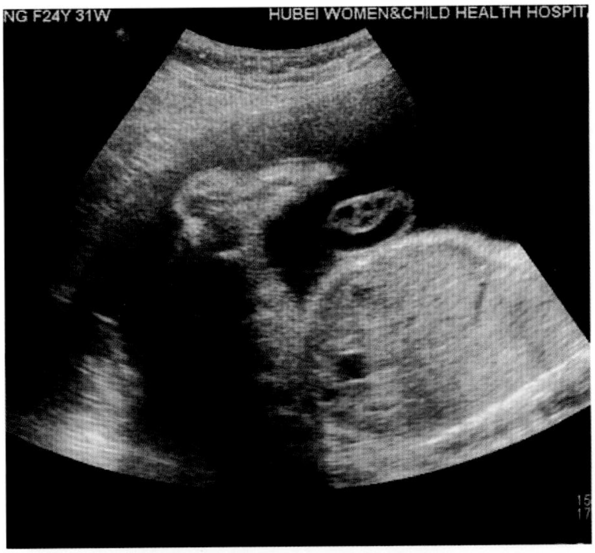

图 21-2-28　软骨发育不良

当合并有胎儿宫内生长迟缓时诊断难度增加，胎儿宫内生长受限头围、腹围和四肢应对称性小于孕周。

与致死性侏儒鉴别诊断困难。

（二十二）致死性侏儒

致死性侏儒致死性骨骼畸形，以长骨极其短小，尤其是近端长骨如股骨、肱骨短小为特征。

【声像图表现】

（1）长骨极短，伴弯曲，以股骨、肱骨明显。

（2）胸腔狭小。

（3）大的头颅。

（4）常合并其他畸形。

（5）羊水多。

【诊断注意点】

需与成骨发育不良Ⅱ型、软骨发育不全鉴别。

（二十三）成骨发育不良

成骨发育不良是一种少见的先天性骨骼发育障碍性疾病。又称脆骨 - 蓝巩膜 - 耳聋综合征。其特征是多发性骨折、蓝色巩膜、进行性耳聋、牙齿改变、关节松弛和皮肤异常。

【声像图表现】

（1）胎儿颅骨壁薄如纸，常有塌陷。

（2）胸部变形，肋骨有骨折表现。

（3）四肢长骨短而宽、弯曲、成角，亦可在宫腔内骨折（图 21-2-29）。

【诊断注意点】

需要与软骨发育不全Ⅰ型和致死型侏儒鉴别。

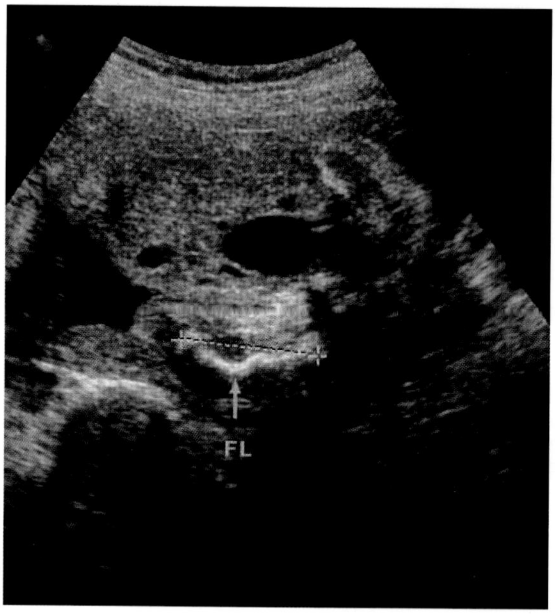

图 21-2-29 成骨发育不良

（二十四）桡骨缺失

指桡骨缺失或发育不良是一种常染色体隐性遗传病。

【声像图表现】

（1）胎儿前臂桡骨缺失。

（2）几乎没有正常腕关节，腕关节呈锐角弯曲，双手掌几乎紧贴前臂内侧为本病特征性表现（图 21-2-30）。

（3）常有拇指缺失。

（4）多为对称性桡骨缺失，但也有表现单侧桡骨缺失。

（5）可以有染色体异常的其他表现，如淋巴水囊瘤、腹壁缺损、先天性心脏病等表现。

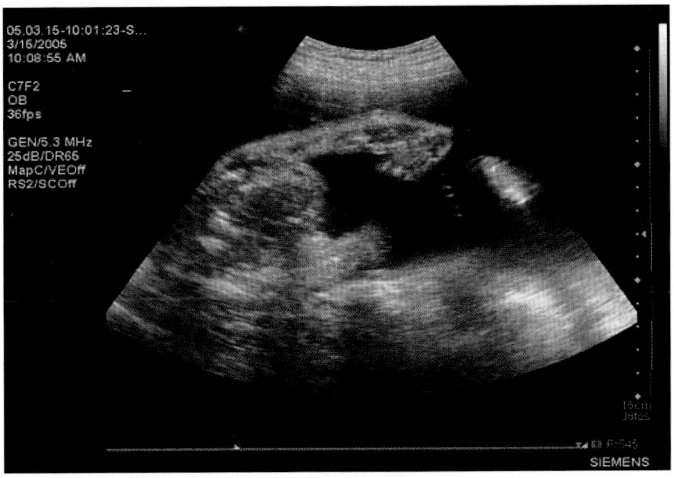

图 21-2-30　先天性桡骨缺失

四、胎儿先天性心脏病

（一）心脏位置异常

包括胸外心脏及胸内心脏位置异常，分为右位心、左位心和中位心。

（二）房间隔缺损

包括原发孔型和继发孔型房间隔缺损。

【临床及声像图表现】

胎儿期诊断应慎重。由于卵圆孔的存在仍然使该诊断较为困难。通常只能肯定较大的继发孔型房间隔缺损。

（三）室间隔缺损

占全部心脏畸形的 30%，单发或合并其他心内畸形。依缺损发生部位的不同可分为膜周部缺损、漏斗部缺损和肌部缺损。其中膜周部缺损占所有室间隔缺损的 75%。

【声像图表现】

单发的大的室间隔缺损超声表现为室间隔的回声连续性中断。通常使用四腔心切面、左室流出道切面和大血管短轴切面。对于小的室间隔缺损，常常不易检出。

（四）房室通道

分为完全型和部分型。常伴染色体异常，多为唐氏综合征（21- 三体综合征）。

完全型房室通道四腔心切面较容易确诊，由房室间隔和房室瓣在心脏中央形成的“十”字交叉图像消失，四个心腔相互交通。仅见一组共同房室瓣在心脏中央启闭运动。对位不良的房室瓣可引起一侧心室发育不良和另一侧心室扩大。部分病例可伴有大动脉异常。

（五）左心发育不良综合征

是指左心室狭小、二尖瓣狭窄或闭锁及主动脉瓣狭窄或闭锁。病因可能与常染色体隐性遗传有关。

（六）单心室

占所有先天性心脏病的1.5%。是指心房在房室连接处均与一个心室腔相连为特征的一组先天性心脏畸形。包括两个心房由两个明显的房室瓣或共同房室瓣与一个主要的心室连接，如单心室双入口；也包括如二尖瓣或三尖瓣闭锁这样的缺少一侧房室连接引起的一侧心室不发育或形成残余心腔的一组先天异常。

【声像图表现】

（1）双入口型的单心室：二组房室瓣均开向单一的心室腔。无明显的室间隔。超声检查在形态学上需要辨认左心室、右心室或难以辨认。但多数表现为左心室。

（2）二尖瓣或三尖瓣闭锁型的单心室，也仅见一组房室瓣开向一个主要的心室腔，另一侧心腔很小，形成残余心腔，或者似一团块状肿瘤。

（3）通常探测由单心室发出的大血管走行较困难，需要与左心发育不良综合征、有完整的室间隔的肺动脉闭锁相鉴别。

（4）可合并内脏异位、右位心等。

（七）三尖瓣下移畸形

部分或整个三尖瓣瓣叶没有附着于正常部位的三尖瓣环，而是向下移位异常附着于右室壁。主要病变发生于三尖瓣的隔叶和后叶，少数有前叶的改变。

【声像图表现】

（1）四腔心切面显示右房扩大明显，右室缩小。

（2）三尖瓣隔瓣于室间隔的附着点下降，瓣叶回声异常。

（3）彩色多普勒可见右房内的三尖瓣反流。

（八）永存动脉干

占先天性心脏病的0.5%～3%，以一支发自心脏的骑跨于室间隔上的大血管来供应体循环、肺循环和冠状动脉循环为特征。胎儿超声心动图表现具有特征性。96.5%者永存动脉干有室间隔缺损，30%者合并其他心外畸形。

【声像图表现】

（1）左室长轴可见室间隔之上骑跨 - 扩大的主动脉根。

（2）仅见一组动脉瓣，瓣膜多有异常。

（3）四腔心切面可见大的室间隔缺损。

（4）主动脉弓源于共同动脉干。

（5）多数无动脉导管。

（6）肺动脉主干及其分支有多种发生形式，分为四种类型。需要操作者有娴熟的操作技巧分辨和追踪肺动脉。

（7）可合并单心室、单心房、主动脉弓离断、右位主动脉弓等。

五、胎盘异常

（一）前置胎盘

胎盘长到子宫内口的附近或跨过它形成前置胎盘。

前置胎盘有以下分类。①中央性前置胎盘：子宫内口完全被胎盘覆盖。②部分性前置胎盘：胎盘边缘部分覆盖子宫内口。③边缘性前置胎盘：胎盘边缘部分达子宫内口，未覆盖子宫内口。④低置胎盘：胎盘边缘与宫内口相距 3cm 以内。

【声像图表现】

1．中央性前置胎盘

（1）子宫峡部以下的前后壁均有胎盘光点分布，子宫内口全被胎盘覆盖。

（2）胎头或胎体与膀胱间距增宽，正常妊娠时，胎头紧靠膀胱壁。

2．部分性前置胎盘

（1）分前壁部分性前置胎盘和后壁部分性前置胎盘。

（2）前壁性前置胎盘位于子宫前壁，胎盘边缘覆盖子宫内口前部分，胎头与膀胱间距增大，绒毛板回声清晰。

（3）后壁性前置胎盘位于后壁，胎盘边缘覆盖子宫内口后部分，胎头靠前，与子宫后壁之间空隙较大，绒毛板回声清晰，轻轻推胎头，可显示一个由膀胱、胎头和绒毛板形成的三角区（图 21-2-31）。

3．边缘性前置胎盘

（1）胎盘边缘刚达内口，但未覆盖子宫颈内口，胎儿为头位，则可显示胎头，绒毛板和充盈的膀胱三者所构成的三角区。

（2）如胎儿臀位，子宫下段羊水较多，加上充盈的膀胱，使胎盘最低部位显像清楚。

4．低置胎盘　根据绒毛板的线状回声和子宫内口关系进行判断，胎盘下缘与宫内口相距 3cm 以内为低置胎盘。

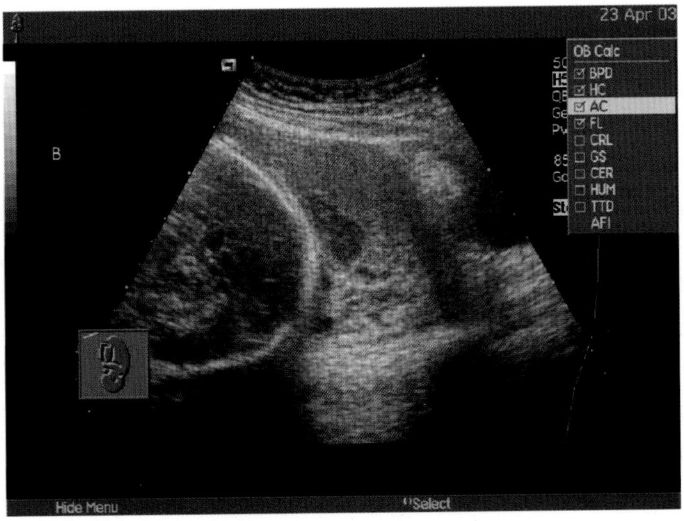

图 21-2-31　前置胎盘

（二）胎盘早剥

【临床表现】

指正常位置的胎盘，从妊娠20周至胎儿娩出前，出现部分或全部与子宫壁发生分离，称为胎盘早剥。

【声像图表现】

（1）显性剥离，胎盘的形态可无变化；隐性剥离，则显示剥离区的胎盘增厚，向羊膜腔膨出，胎盘厚度＞5cm。

（2）胎盘与子宫壁之间回声杂乱，随胎盘剥离时间的不同声像图表现形式多样，剥离时间长者，血液凝固成血块可呈强回声或光团回声。胎盘刚剥离，血液尚未凝固，呈无回声区。

（3）如剥离面小，脐带及胎儿体内仍有血流显示，剥离面大，胎儿死亡，脐带及胎儿体内均无血流信号显示。胎盘剥离面过大，出现胎死宫内。如血液破入羊膜腔，羊水内可见漂浮的光点或光团回声。

（4）胎盘基底部与子宫剥离面部位无血流信号显示，而未剥离的胎盘基底部及胎盘实质内均有血流信号显示，二者之间形成明显的分界。通过子宫黏膜层与胎盘基底部血流信号显示估计胎盘的剥离面积。

（5）超声对比造影剂显示剥离部分造影剂灌注缺失，胎盘未剥离部分则有造影剂灌注，二者分界清楚，显著提高了胎盘早剥诊断准确性。尤其是对小面积的显性胎盘早剥。

【诊断注意点】

（1）子宫肌壁局部收缩。

（2）胎盘后子宫壁间肌瘤。

（3）胎盘后静脉丛。

（4）胎盘内静脉血窦。

（5）子宫破裂。因胎儿与胎盘均可能从子宫破口进入腹腔，胎儿已死亡，使得图像变得复杂和不易识别。碰到上述情况，需仔细扫查子宫壁各部位。

（三）胎盘植入

【临床表现】

胎盘植入是指胎盘绒毛因子宫蜕膜发育不良等原因而植入子宫肌层，根据植入面积分为完全性与部分性植入胎盘绒毛粘连达肌层称为胎盘粘连；侵入肌层称为胎盘植入；穿透肌层称为胎盘穿透。

【声像图表现】

（1）对胎盘基底部与子宫黏膜层界限不清，或胎盘基底部见多个小的低回声或无回声，结合临床曾有过剖宫产史、子宫内膜炎或多次人工流产或妊娠史，应警惕胎盘植入的可能。

（2）CDFI：在胎盘植入部位的子宫肌壁内显示血流信号较丰富，并可记录到滋养层频谱。

（3）中央型前置胎盘全孕期未出血，应特别注意胎盘附着部位子宫肌壁及膀胱壁的血流变化。在肌壁处或膀胱壁处测到滋养层血流，应考虑胎盘植入。

（4）超声造影通过对子宫胎盘灌注时清楚观察到胎盘着床子宫部位，与子宫浆膜层关系，从而判断有无植入与穿孔。胎盘植入穿透造影可以显示植入与穿透部分的子宫浆膜层呈现毛刺样改变。MRI 亦可以作为辅助诊断手段之一。

（四）胎盘绒毛膜血管瘤

【临床表现】

胎盘肿瘤多为绒毛膜血管瘤，通常位于胎盘实质内。小的肿瘤多无症状，大的肿瘤可伴有羊水过多或产前出血。部分可出现胎儿循环的动静脉瘘，可见高输出量心力衰竭及胎儿水肿。大的绒毛膜血管瘤可出现消耗性凝集疾病及微血管病的溶血性贫血。

【声像图表现】

（1）胎盘组织中见一实质性界限清楚的肿块，多突向胎儿面，肿块内可呈低回声，部分呈无回声及部分呈强回声（图 21-2-32）。

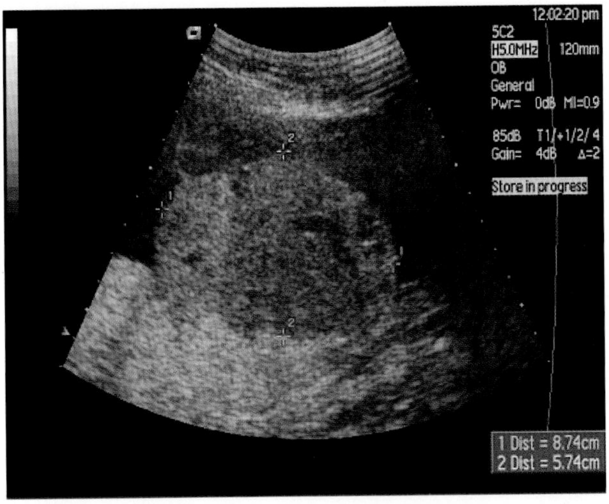

图 21-2-32　胎盘绒毛膜血管瘤

（2）部分病例合并羊水过多、胎儿宫内发育迟缓及胎儿心功能不全等异常情况。

（3）彩色多普勒可显示瘤体供血血管来自于胎盘，测到静脉性或低阻力动脉频谱。

【诊断注意点】

（1）注意与胎盘早期剥离鉴别。胎盘绒毛膜血管瘤彩色多普勒在肿块内测到血流信号。胎动及胎心是否正常有助于鉴别诊断。

（2）注意与转移到胎盘的恶性肿瘤鉴别。恶性黑色素瘤是最常见转移到胎盘的恶性肿瘤。几乎占报道病例 1/3。白血病及淋巴瘤占另 1/3。在大多数病例，肿瘤是在绒毛间隙，很少种植在胎儿。这种病例鉴别在于注意其母亲是否患原发疾病。

六、脐带异常

（一）脐带脱垂

【临床表现】

引起脐带脱垂的因素有脐带过长、脐带纤细、臀位、羊水过多、早破水、多胎、胎儿畸形、子宫宫颈功能不全等。

脱垂的类型有：①脐带下移至胎儿耳朵水平，称为隐性脐带脱垂；②脐带下移至胎头前部，称为脐带先露或脐带前置；③早破水、宫口已开，脐带脱入阴道称为脐带脱垂。

【声像图表现】

（1）隐性脐带脱垂，脐带下移至胎儿耳朵水平在羊水暗区内见到小等号样脐带光带回声，如合并羊水少或无前羊水，则诊断难度较大（图 21-2-33）。

（2）脐带脱垂，在已开放宫颈口处及阴道内，在羊水衬托下，可显示脐带的等信号回声。

（3）可在胎儿耳旁或胎头前方及宫颈、阴道处显示脐血管红、蓝相间的彩色血流信号。并可测到脐动脉、脐静脉频谱。

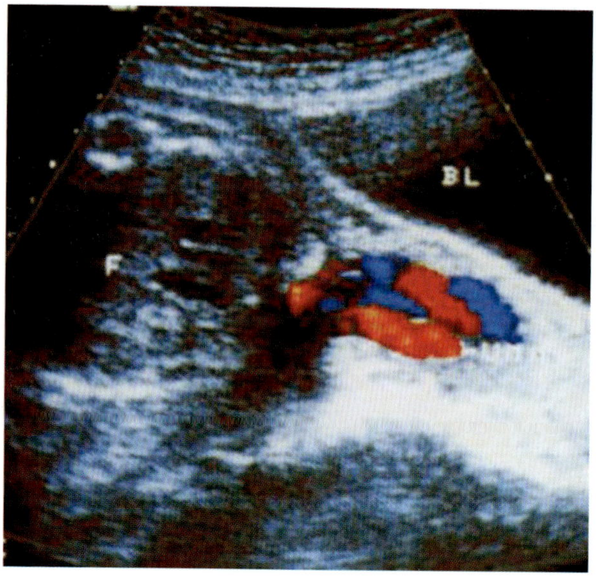

图 21-2-33　脐带脱垂

（二）脐带囊肿

【声像图表现】

（1）为脐带内见无回声暗区，彩色多普勒暗区内无血流信号，而脐血管内有红、蓝血流信号。

（2）尿囊囊肿靠近脐带根部，圆形或椭圆形，有一定的张力。尿囊囊肿可与膀胱相通，随尿液的排空与充盈，囊肿表现为增大或缩小。二者之间可有交通（图 21-2-34）。

（三）单脐动脉

【临床表现】

单脐动脉又称脐带双血管（two vessels cord），是较少见的脐带血管数目异常，发生率 0.2% ~ 1%。并发多种畸形。

【声像图表现】

（1）脐血管仅显示两根血管，单一的脐动脉较正常脐动脉粗。

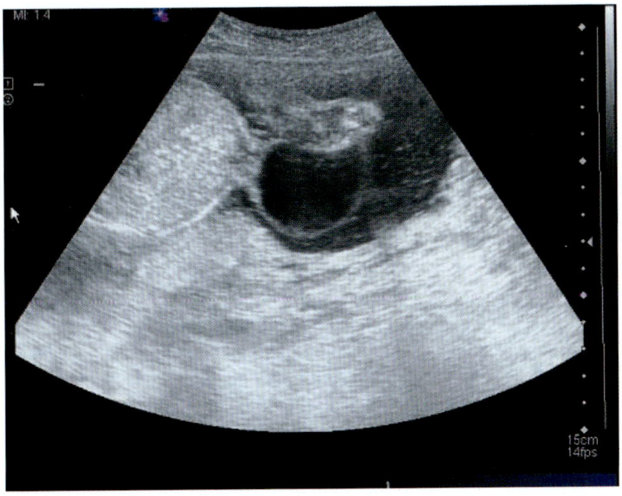

图 21-2-34　脐带囊肿

（2）彩色多普勒：纵切显示两根脐血管呈一红一蓝并行走向，螺旋排列稀疏，横切呈一红一蓝两个圆环结构。正常胎儿盆腔膀胱显示两根脐动脉包绕膀胱而行。单脐动脉仅显示一根血管走行在膀胱周边。脐动脉 S/D 比值多数显示正常，部分病例显示测值偏高（图 21-2-35）。

（3）单脐动脉常合并多种畸形，表现相应器官畸形声像图特征。

【诊断注意点】

（1）单脐动脉和诸多高危因素关系密切，脐血管应列为产前超声监测的常规项目。

（2）单脐动脉常和多发畸形并存，发现单脐动脉后，应仔细全面扫查胎儿各个器官，避免漏诊畸形，特别是致死性多种畸形共存，如先天性心脏病、双肾缺如、消化道闭锁、肾上腺缺如等。注意与染色体异常关系。

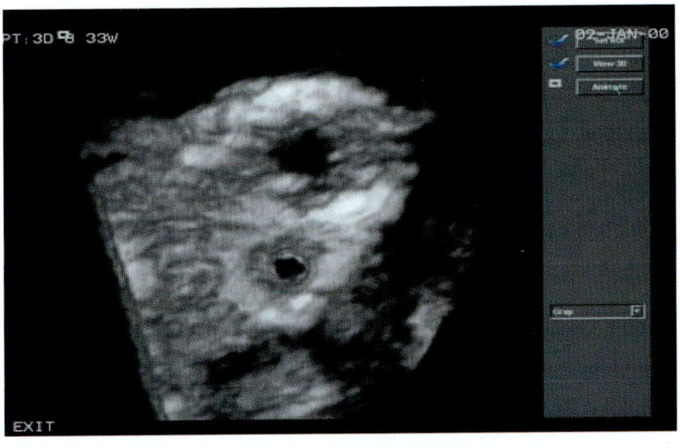

图 21-2-35　单脐动脉

七、羊水异常

（一）羊水过少

【临床表现】

足月妊娠羊水量<300ml 者称羊水过少。与胎儿泌尿道畸形、过期妊娠、慢性羊水漏出等原因有关。羊水过少可致胎儿肌肉骨骼畸形，如马蹄内翻足活动受限、臀位、肺发育不全，无羊水缓冲作用，宫缩时子宫壁直接压迫脐带、胎体，使胎儿产时突然死亡。胎膜黏附于肢体，形成羊膜带综合征致多发畸形。

【声像图表现】

（1）羊水量明显减少。

（2）羊水池最大垂直深度（AFD）≤3cm 或羊水指数（AFI）<7cm。

（3）胎儿与羊水界面不清。

（4）胎儿小肢体明显聚拢。

（二）羊水过多

【临床表现】

正常妊娠羊水量超过 2000ml 者称羊水过多，发生率为 0.4% ~3.3%。约 2/3 病例为特发性的，约 1/3 胎儿伴有先天性畸形。

【声像图表现】

（1）羊膜腔内见大片羊水液性暗区。

（2）胎儿相对地显得较小，活动频繁。

（3）胎儿不活动时，常卧于子宫后壁。

（4）羊水最大平段大于 8cm, Hill 等提出轻度羊水过多时羊水最大平段为 8 ~ 11cm（80%）；中度时 12 ~ 15cm（15%）；重度时≥16cm（5%）。

（5）羊水指数>24cm。

（6）注意和羊水过多胎儿相关畸形鉴别。

（陈欣林）

第二十二章　腹膜后肿块的超声诊断

第一节　检查方法及正常超声声像图

一、检查方法

腹膜后间隙是后腹膜与腹横筋膜之间解剖间隙及其解剖结构的总称。上起膈下筋膜间隙，下与盆外筋膜间隙相连通，包括肾旁前、肾周和肾旁后三个间隙。腹膜后间隙位置较深，探头频率不宜过高，一般取 3.5MHz，凸阵探头显像效果更好。检查宜在空腹时，必要时饮水或灌肠后检查。

二、正常超声声像图

（一）腹膜后间隙超声检查基本断面图像

1. 经胰腺长轴的横断面图　胰腺、十二指肠降部、胆总管下段、门静脉起始部和脾静脉以及肠系膜上动脉根部，所占据的区域相当于腹膜后肾旁前间隙。

2. 经肾门的横断面图　肾、输尿管、肾血管、腹主动脉和下腔静脉，即肾周围间隙。

3. 经腹主动脉长轴的纵断面图　位于脊柱左前方腹主动脉及其主要分支腹腔动脉、肠系膜上动脉、髂总动脉等，以及十二指肠横部和胰体占据的间隙。

（二）超声诊断腹膜后病变的特点

1. 肿物部位　原发性腹膜后肿瘤表现为腹膜后固定的占位性病变，具有位置深和移动性小的特点。肿块与前腹腔脏器无关，贴近后腹壁的脊柱、腹主动脉、下腔静脉、腰大肌和腰方肌，向前压迫腹腔内脏器。

2. 肿物形态大小　一般境界清晰，呈圆形、椭圆形、分叶状或不规则形。体积通常较大。

3. 肿物内部回声　原发性腹膜后肿瘤种类繁多，由于组织来源、病理类型、生长速度、有无坏死等因素不同，肿瘤内部回声可表现为囊性、实性或混合性回声。实性肿块内可呈低回声，中等回声或强回声，光点分布可均匀或不均。瘤体可因出血坏死出现囊性变，或因钙化而出现声影。

4. 肿物周邻关系　肿块与腹膜后间隙内脏器及血管紧邻，脏器可被推挤，腹膜后血管有移位、绕行或被肿物包绕等征象。腹膜后脏器与大血管之间的间距增宽。肿块前方或两侧有活跃的肠腔气体强回声，肿块的后方则无此气体强回声。

5．其他征象 肿块不随呼吸、肠蠕动、手推动或体位变化而移动。深呼吸运动或改变体位时可见肿物与腹腔内脏器之间的相对位置有明显变化。

6．应用彩色多普勒血流显像观察腹膜后肿块内部及周边的血流是否丰富，了解肿块与周围大血管的关系：如周围主要供应血管是否受压、推移、血管壁浸润、血管是否被包绕于肿瘤组织内等，对手术治疗有很大帮助。

第二节 原发性腹膜后肿瘤

原发性腹膜后肿瘤的来源有脂肪组织、结缔组织、筋膜、肌肉、血管、淋巴、神经以及胚胎残余组织等，多见于男性，约70%为恶性肿瘤。常见原发性腹膜后肿瘤见表22-2-1。

表22-2-1 常见原发性腹膜后肿瘤

组织来源	良性肿瘤	恶性肿瘤
间叶组织		
脂肪组织	脂肪瘤	脂肪肉瘤
纤维组织	纤维瘤	纤维肉瘤
平滑肌	平滑肌瘤	平滑肌肉瘤
横纹肌	横纹肌瘤	横纹肌肉瘤
血管	血管瘤、血管外皮瘤	血管内皮肉瘤、血管外皮肉瘤
淋巴管	淋巴管瘤	淋巴管肉瘤
多成分间叶组织	间叶瘤	间叶肉瘤
淋巴网状组织	假性淋巴瘤	淋巴细胞肉瘤、网状细胞肉瘤霍奇金病
神经组织		
神经鞘及神经束	神经鞘瘤，神经纤维瘤	恶性神经鞘瘤，恶性神经纤维瘤
交感神经	神经节细胞瘤	神经母细胞瘤
异位肾上腺皮质	嗜铬细胞瘤 非嗜铬性副神经节瘤	恶性嗜铬细胞瘤 恶性非嗜铬性副神经节瘤
其他组织		
胚胎残留组织	囊肿 囊性畸胎瘤 脊索瘤	恶性畸胎瘤 精原细胞瘤 滋养叶细胞癌 胚胎性癌 恶性脊索瘤
来源不明或不能分类	囊肿	未分化癌，未分化肉瘤

一、腹膜后囊性肿物

腹膜后常见的囊性肿块有来自生殖泌尿道的囊肿，淋巴囊肿、皮样囊肿、寄生虫性囊肿等，超声诊断腹膜后囊肿较容易，但鉴别其来源及性质常较困难。

（一）腹膜后囊肿

【声像图表现】

囊肿常呈扁圆形、椭圆形或扁长圆形，包膜回声明显，光滑整齐。内部呈透声良好的无回声区，肿瘤不活动，与周围脏器无关，无法肯定其来源（图 22-2-1）。

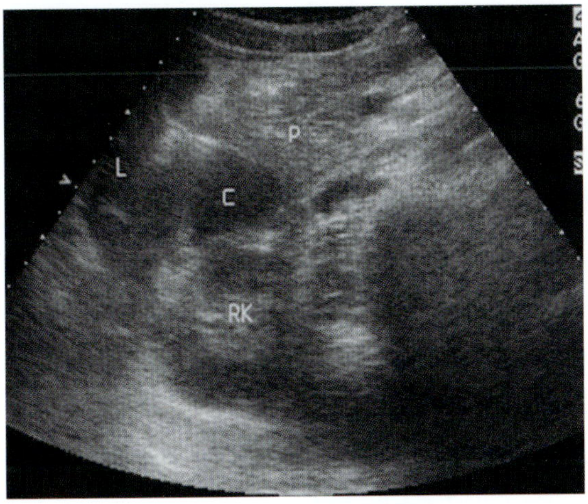

图 22-2-1　腹膜后囊肿

胰头后外侧一无回声区，与胰腺肾脏无关

（二）囊状淋巴管瘤

本病在囊性肿瘤中较常见，90%发生在婴幼儿，好发于颈部，见于腹膜后者不多，成人患者更少见。囊肿可为单个或多个大囊腔，内容为浆液或乳糜液。

【声像图表现】

椭圆形肿块，内部呈单房或多房无回声区，其余均类似一般囊肿的声像图特征（图 22-2-2、图 22-2-3）。

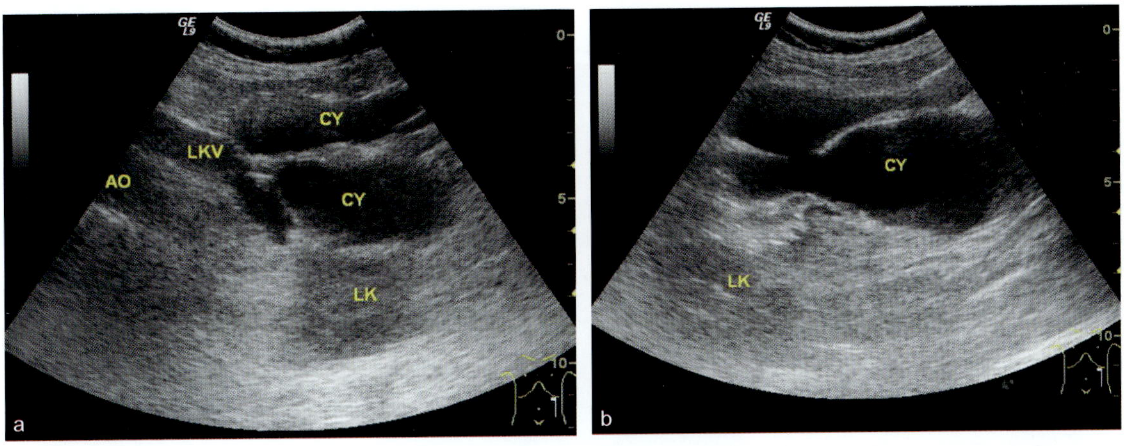

图 22-2-2　腹膜后囊状淋巴管瘤

a. 左上腹横切；b. 侧腹冠状切面

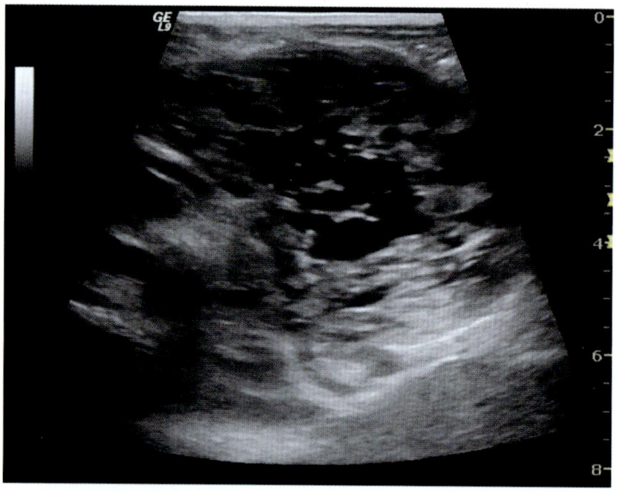

图 22-2-3 胰腺囊状淋巴管瘤

胰腺肿大，呈蜂窝状改变，曾发生两次乳糜状腹水

二、腹膜后实质性均质性肿块

（一）淋巴瘤

【临床表现】

淋巴瘤是原发于淋巴结及单核巨噬细胞系统的肿瘤。腹膜后淋巴瘤可以是全身淋巴瘤的一部分，有发热、消瘦、乏力等全身症状。

【声像图表现】

病变多见于腹腔大血管周围，呈大小不等的圆形或椭圆形低回声区，边界清楚，轮廓光整，可呈结节状，当邻近数个淋巴瘤粘连融合时可呈分叶状或大块状。有时因内部回声较低而易误诊为囊肿。彩色多普勒血流显像可显示淋巴瘤内的血流，并可判断淋巴瘤与腹膜后大血管及其分支的位置关系（图 22-2-4）。

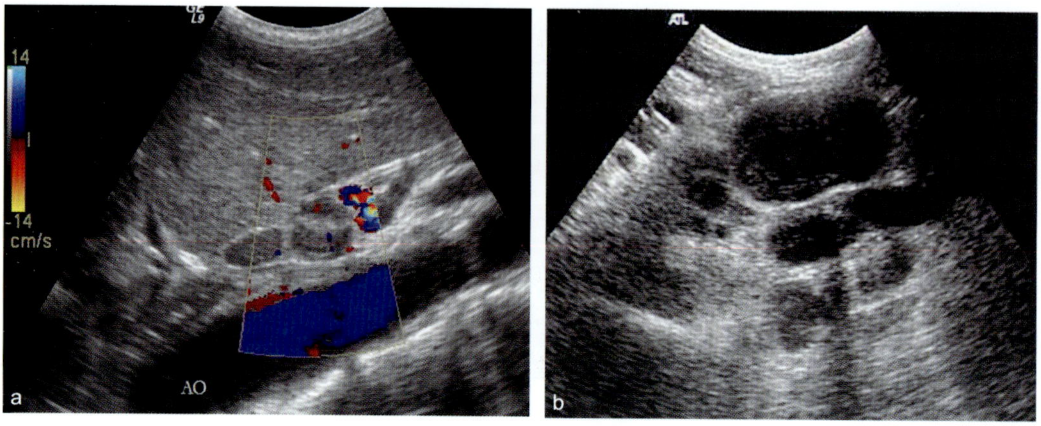

图 22-2-4 腹膜后淋巴瘤

（二）恶性组织细胞瘤

【临床表现】

主要由组织细胞组成的恶性肿瘤，很少见，较多见于成年人。

【声像图表现】

在腹膜后、脊柱前方或两侧出现椭圆形肿块，境界清楚，内部呈细小弱回声，常为单个。声像图上很难与淋巴瘤鉴别。

三、腹膜后实质性非均质性肿块

（一）平滑肌瘤和平滑肌肉瘤

【临床表现】

发生在腹膜后者较为多见，发病年龄多在 40 ~ 50 岁，女性多见，常有腹痛。

【声像图表现】

瘤体多较完整，可呈椭圆形、分叶状或不规则结节状。边界清晰，有类似包膜的回声。内部呈低、中等回声，后方衰减明显。较大的肿瘤内因出血坏死而呈现大片无回声区（图 22-2-5）。有钙化灶形成时可出现局灶性强回声，并伴有声影。CDFI：其内可见丰富血流信号，并可测到低阻型动脉频谱及静脉频谱。

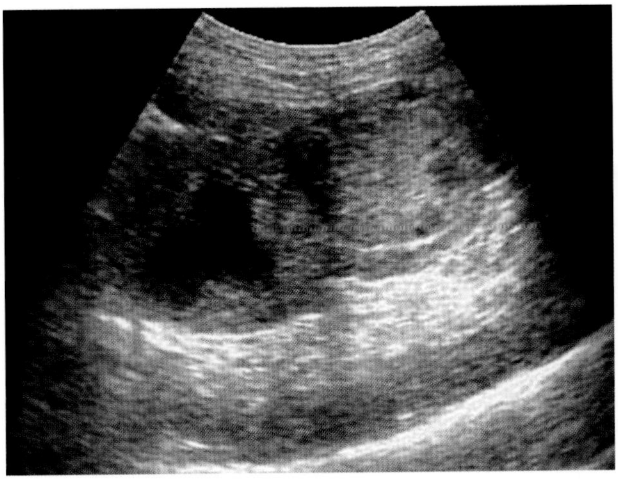

图 22-2-5　腹膜后平滑肌肉瘤

（二）纤维肉瘤

【临床表现】

多发生在 20 ~ 50 岁男性，生长速度较慢，无疼痛。

【声像图表现】

病变区多呈圆形或椭圆形，境界较清楚，有的轮廓明显，可出现类似包膜回声。内部回声常较周围组织稍低，呈稍不均匀分布的光点；有的内部回声很低，分布较不均匀，有的并可有局限性无回声区（图 22-2-6）。

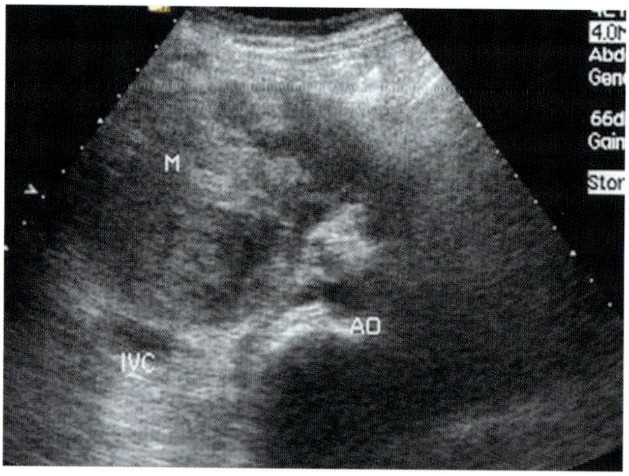

图 22-2-6 腹膜后纤维肉瘤

（三）脂肪肉瘤

【临床表现】

脂肪肉瘤为最常见的腹膜后肿瘤，多来自肾周脂肪组织。多发生在 50 岁以后的男性。生长缓慢无痛。

【声像图表现】

病变范围常较大，肿块可为圆形、椭圆形或呈分叶状，肿瘤界限清楚。内部为稍不均匀的弱回声或中等强度回声。当有出血或囊性变时，可出现不规则无回声区（图 22-2-7）。

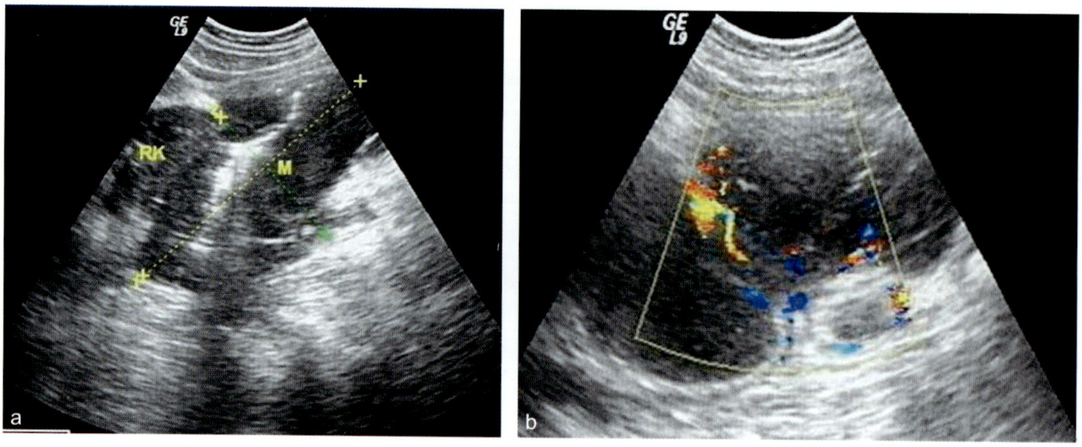

图 22-2-7 腹膜后脂肪肉瘤

a. 右肾后下方；b. 同一患者显示丰富血流信号

（四）横纹肌肉瘤

【临床表现】

为中度到高度恶性肿瘤，发生在腹膜后较少。患者常有腹痛，疼痛可向下肢放射。

【声像图表现】

病变区呈不规则圆形或分叶状，境界尚清楚，但无明显包膜回声。内部回声强弱不均，常有不规则团块状较强回声，出血、坏死或囊性变时可见形状不规则的低回声或无回声区。

（五）神经纤维瘤

【声像图表现】

病变区略呈圆形或椭圆形，后缘所处位置较深，常在肾附近、两侧髂静脉汇合处及腰骶联合的前方探及。境界常较明显清晰，也有类似假包膜的较强回声。内部呈稍不均匀的低回声，后壁及远侧回声不增强。

（六）神经母细胞瘤

【临床表现】

多发生于婴儿及 5～6 岁以下儿童，大多数在出生时即已存在。

【声像图表现】

病变较大，呈圆形、分叶状或不规则形，边界一般较清楚，如肿瘤向周围组织浸润，则境界常较模糊和不规则。内部可为透声良好的低回声区，后方回声可有轻度增强。当有出血，坏死或囊性变时，可出现无回声区或低回声区。如有局限性钙化灶时，可出现强回声并伴有声影。CDFI：其内可见丰富血流信号，并可测到低阻型动脉频谱及静脉频谱（图 22-2-8）。

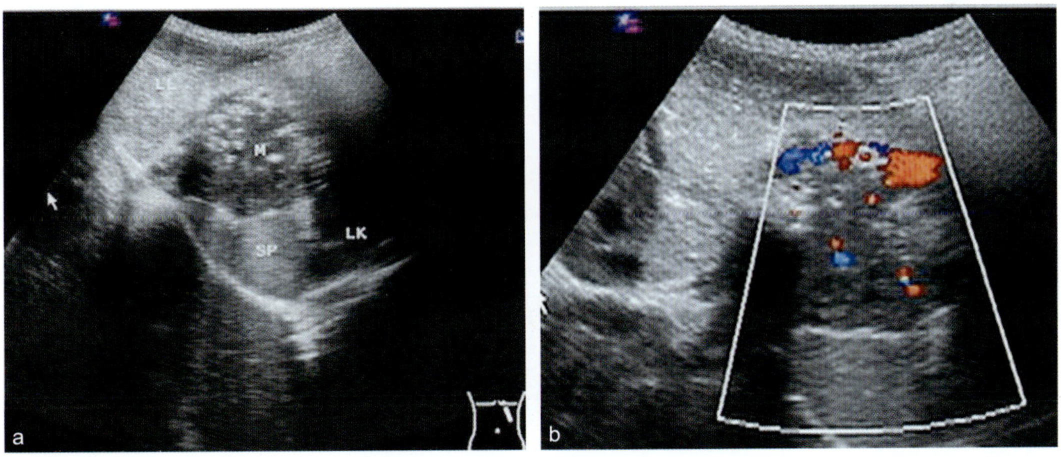

图 22-2-8　腹膜后神经母细胞瘤

图 b 与图 a 为同一患者，CDFI 显示丰富血流信号

【诊断注意点】

常与肾母细胞瘤不易区分。肾母细胞瘤时，肾失去正常形态和轮廓，而神经母细胞瘤时，肾一般正常，有时位置可被推移。

（七）恶性畸胎瘤

【声像图表现】

病变区略呈圆形，轮廓大多不规则，与周围组织间分界多不清晰。内部回声粗大，强弱不一，分布不均匀。可有较强回声，有时可伴有声影。也可有小的散在无回声区。后壁及远侧回声有时可稍有增强（图 22-2-9）。

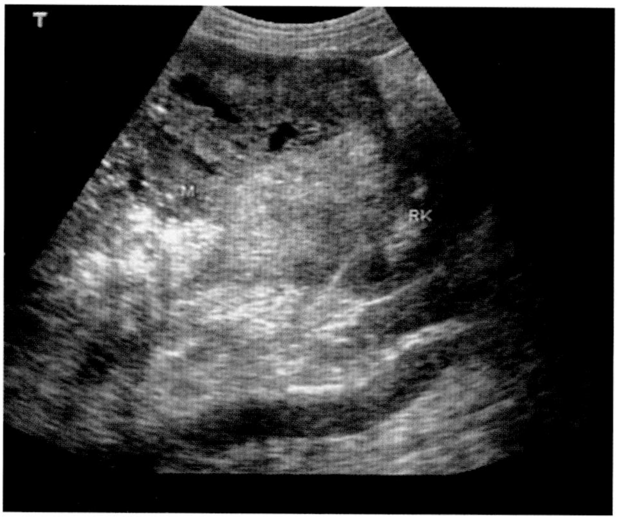

图 22-2-9 腹膜后恶性畸胎瘤

内有强回声及小片状无回声，推压右肾（RK）

四、腹膜后混合性肿瘤

（一）良性囊性畸胎瘤

【声像图表现】

肿块呈不规则圆形或椭圆形，多数为单房性，少数为多房性。囊壁较厚，回声较强。外壁光滑整齐，内壁粗糙不平，有时可见形态不规则的较强回声光团，由囊壁突向囊腔。肿块内部呈低弱回声，可布满颗粒状漂浮光点回声或出现分层现象。如出现圆球样较强回声光团伴浅淡声影，可能为毛发团。有时可见强回声伴声影，则提示骨骼或牙齿等结构的存在。良性囊性畸胎瘤常有完整包膜，因而可见侧边声影。内部油脂样物质透声性良好，可致后方回声增强（图 22-2-10）。

（二）神经鞘瘤

【临床表现】

生长缓慢，初期一般无症状。肿块较大时可压迫神经引起感觉异常和疼痛。

【声像图表现】

肿瘤呈圆形或椭圆形，轮廓光滑，包膜清楚且回声较强。内部呈均匀性低回声，内可见单个或多个大小不等的无回声区。多房性者其间隔较细而规则。肿块后方回声可稍增强。

（三）海绵状血管瘤

【声像图表现】

肿块形态多呈不规则形，境界较模糊，与周围组织分界不清。内部回声较强，分布不

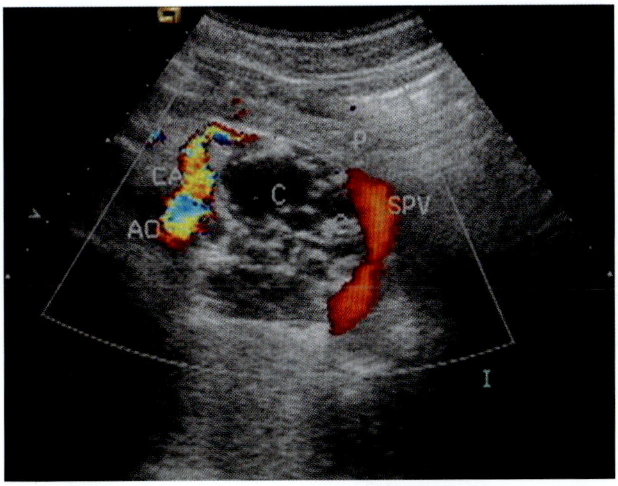

图 22-2-10　良性囊性畸胎瘤

左上腹腹膜后多放囊性病变，内可见光点及强回声光斑

均匀。内见散在分布的大小不一的无回声区。当血窦扩张不明显时，常不易与其他实质性腹膜后肿瘤相鉴别。

第三节　继发性腹膜后肿瘤

腹膜后转移癌可来自许多脏器，转移到腹膜后的肿瘤主要侵犯目标是淋巴结。

【声像图表现】

肿瘤转移性腹膜后淋巴结肿大绝大多数是低回声肿块，分布均匀，无明显声衰减，多分布于腹主动脉及下腔静脉周围。孤立性淋巴结肿大呈散在的圆形或卵圆形结节，边界清楚；多个肿大的淋巴结聚集则呈蜂窝状低回声肿块，位于脊柱和大血管的前方，或围绕血管；更多的肿大的淋巴结聚集成团则淋巴结之间的分界可以消失，低回声区连成一片，形成分叶状的轮廓。彩色多普勒血流显像可显示肿大淋巴结内的血流，并可判断肿大淋巴结与腹膜后大血管及其分支的位置关系（图 22-3-1）。

【诊断注意点】

腹膜后转移癌的患者多有原发性肿瘤的病史，超声检查除发现腹膜后淋巴结肿大外，有时尚能发现腹内原发病变的影像特征，一般不难做出诊断。如无原发肿瘤的病史，超声检查只见肿大的淋巴结者，应与腹膜后的淋巴瘤鉴别：淋巴瘤系全身性淋巴组织疾病，常合并浅表淋巴结肿大；转移癌除可能合并锁骨上淋巴结肿大外，其他浅表淋巴结很少受累。

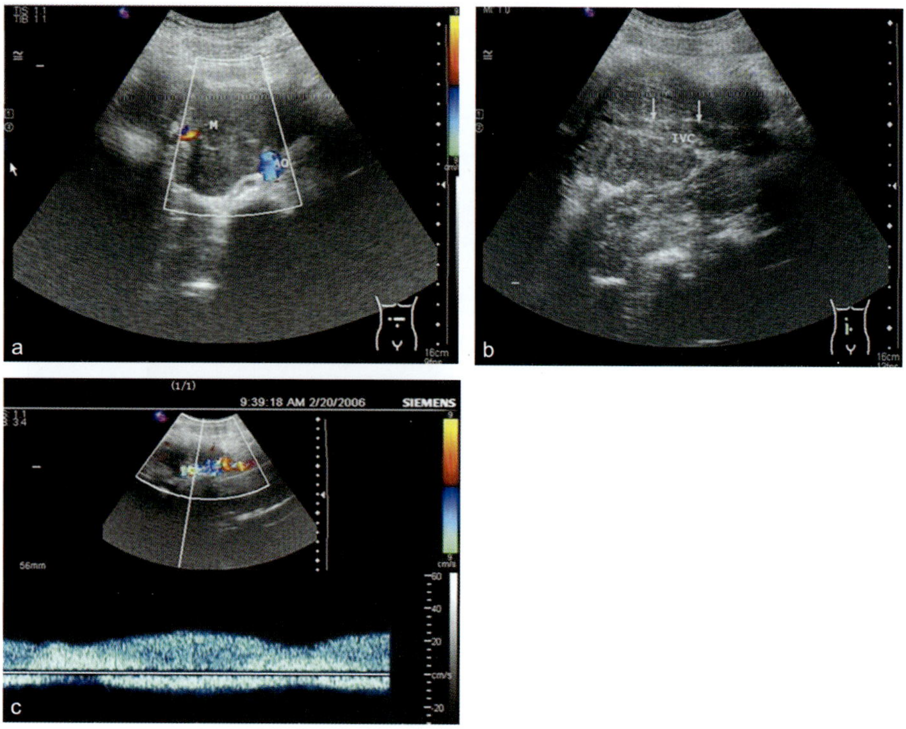

图 22-3-1 睾丸精原细胞瘤腹膜后淋巴结转移

a. 腹膜后转移压迫侵犯下腔静脉；b. 示侵犯下腔静脉内的低回声；c. 示受侵犯下腔静脉内高速不规则的血流信号及频谱

第四节 其他腹膜后疾病

一、腹膜后脓肿

【临床表现】

腹膜后脓肿可由邻近脏器感染，外伤及脊柱化脓性病变所致。临床症状可有腹部、腰背部及髂窝疼痛或发热等全身感染中毒症状。

【声像图表现】

腹膜后间隙出现含液性包块，多为圆形、椭圆形或不规则形，可向同侧髂窝部延伸。无回声区内可有坏死组织形成的细小光点或片状回声，并可随体位改变而移动。超声引导下针吸抽液有助于诊断液体为脓性。

二、腹膜后结核性冷脓肿

【临床表现】

多见于儿童和青少年，病变大多来自于胸椎或腰椎结核，病变破坏椎体，进入腹膜后间隙而形成腹膜后脓肿，并沿腰大肌鞘膜扩散至髂窝和腹股沟区。

【声像图表现】

常在腰大肌后方显示长条形、轮廓欠整齐的囊实性包块，以囊性为主。内部回声可因坏死液化而表现为无回声区（图 22-4-1），或因肉芽增生表现为不均匀低回声或强回声。患侧大腿做屈伸动作时，可判断腰大肌的纵断面与脓肿的关系。脓肿可向下延伸至髂窝和腹股沟区。超声引导下抽液有助于诊断。

三、腹膜后血肿

【临床表现】

腹膜后血肿多有外伤史或腹部，脊柱手术史。临床症状因损伤部位，严重程度及出血量的多少而异。

【声像图表现】

腹膜后间隙出现无回声或低回声包块。形状不规则，轮廓欠清楚，前后径较短而上下径较长。新鲜血肿因有凝血块而呈低回声，数日后液化可呈无回声（图 22-4-2）。腹膜后脏器可被推挤移位。 超声引导下针吸抽液有助于诊断。

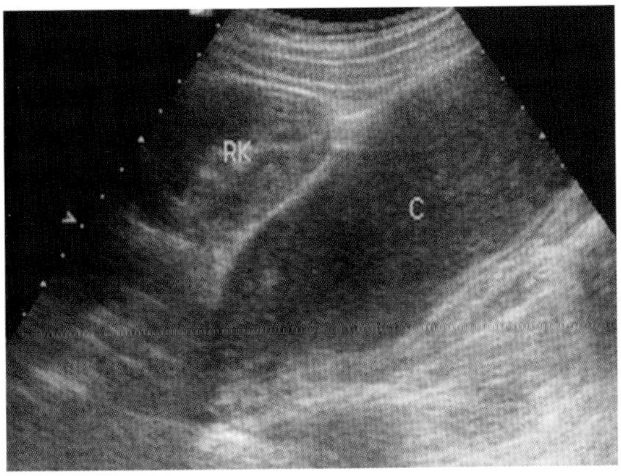

图 22-4-1　右肾后下方寒性脓肿

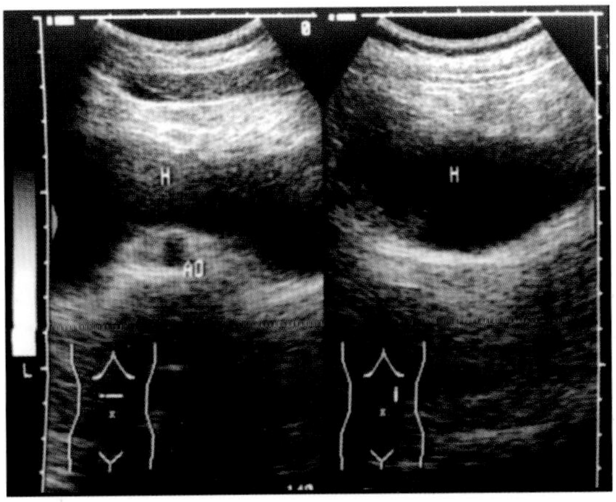

图 20-4-2　腹膜后血肿

（陈云超）

第二十三章　腹部大血管及内脏血管疾病的超声诊断

第一节　检查方法及正常超声声像图

一、腹主动脉及其分支

（一）腹主动脉

位于脊柱左前方，上段直径 2～3cm，中段（胰腺水平）1.6～2.2cm，下段（分叉处上方）1.3～1.7cm。腹主动脉正常峰值流速范围：上段 70.0～181.0cm/s，下段 67.0～149.1cm/s。

（二）腹腔动脉及分支

腹腔动脉在胰体上缘水平自腹主动脉前壁发出，长 1.2～2.5cm，其分支有胃左动脉、肝总动脉和脾动脉。剑突下斜切显示腹腔动脉与其主要分支肝总动脉及脾动脉呈“Y”形（图 23-1-1），腹腔动脉管径 0.6～1.0cm，肝总动脉起始段内径 0.3～0.5cm，脾动脉起始段内径 0.4～0.5cm。正常峰值流速范围 60～120cm/s。

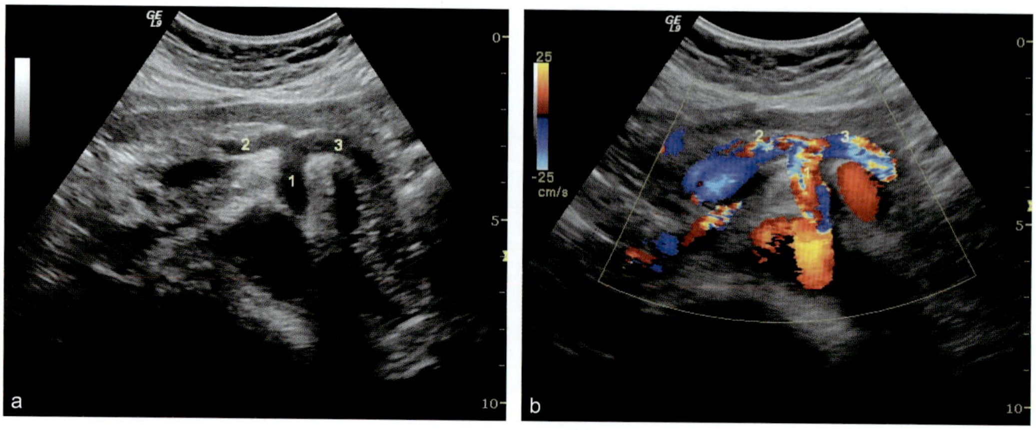

图 23-1-1　腹腔动脉

正常腹腔干、脾动脉、肝总动脉，三者呈“Y”形。1. 腹腔干　2. 肝总动脉 3. 脾动脉

（三）肠系膜上动脉

纵向扫查时起始部与腹主动脉成 30°，而后向下走行，起始部管腔内径 0.4～0.6cm（图 23-1-2）。多普勒频谱与腹腔动脉频谱相似。

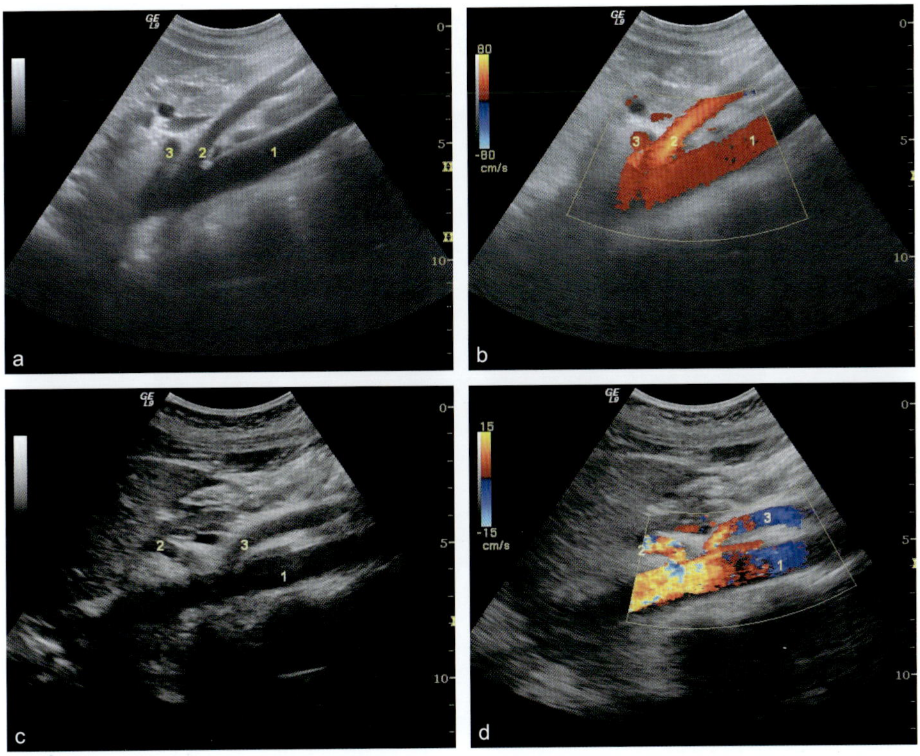

图 23-1-2　肠系膜上动脉

正常腹主动脉、腹腔干、肠系膜上动脉。肠系膜上动脉与腹主动脉成 30°。1. 腹主动脉　2. 腹腔干　3. 肠系膜上动脉

（四）肾动脉

自第 1 腰椎水平起自腹主动脉，起始部管腔内径 0.5～0.7cm（如图 23-1-3），正常峰值流速 60～90cm/s。

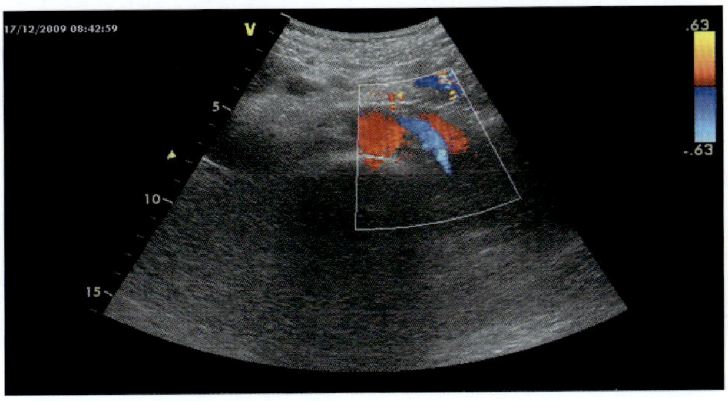

图 23-1-3　正常左肾动脉、静脉

二、下腔静脉及其属支

（一）下腔静脉

位于脊柱之右前侧，正常成人下腔静脉平均内径 2.2 ~ 2.7cm（图 23-1-4）。血流频谱呈三相或两相波形，其振幅受呼吸影响，吸气时增高，呼气时减低。

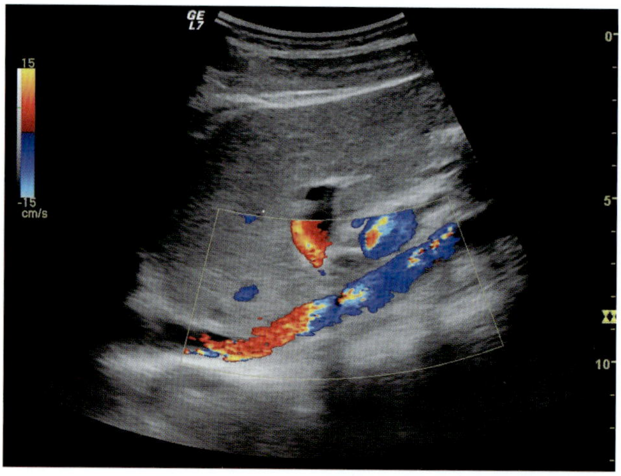

图 23-1-4 正常下腔静脉

（二）肝静脉

位于肝裂内，流向第二肝门。分为左、中、右肝静脉，中肝静脉与左肝静脉可共干（图 23-1-5）。正常肝静脉内径 0.9 ~ 1.1cm。脉冲多普勒频谱与下腔静脉类似，血流速度略低。

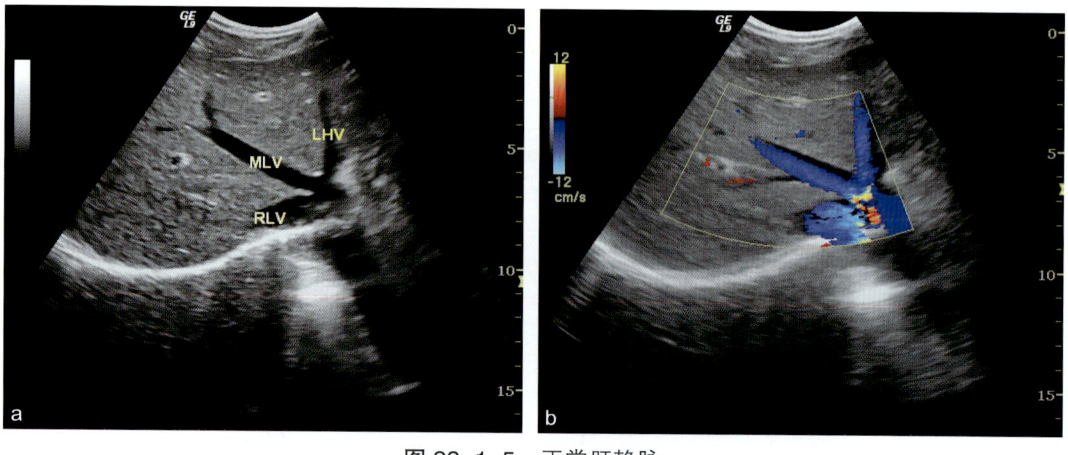

图 23-1-5 正常肝静脉

LHV：左肝静脉 MHV：中肝静脉 RHV：右肝静脉

（三）肾静脉

肾门部横断观察，右肾静脉较细短，自肾门直接汇入下腔静脉右侧壁；左肾静脉自肾门发出后，经肠系膜上动脉后方，越腹主动脉前方，注入下腔静脉左前壁（如图 23-1-3、23-1-8a），正常肾静脉内径为 0.8 ~ 1.1cm。

三、门静脉及其属支

（一）门静脉

门静脉主干由脾静脉和肠系膜上静脉在胰头后方汇合而成，长 6 ~ 8cm，在肝门横沟处分为左支和右支（图 23-1-6、图 23-1-7）。内径 0.8 ~ 1.4cm，呈连续性低速血流，平均流速 15 ~ 20cm/s。

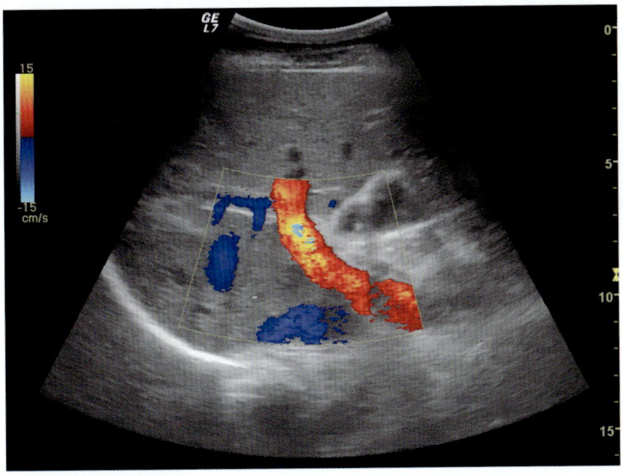

图 23-1-6　正常门静脉主干及右支

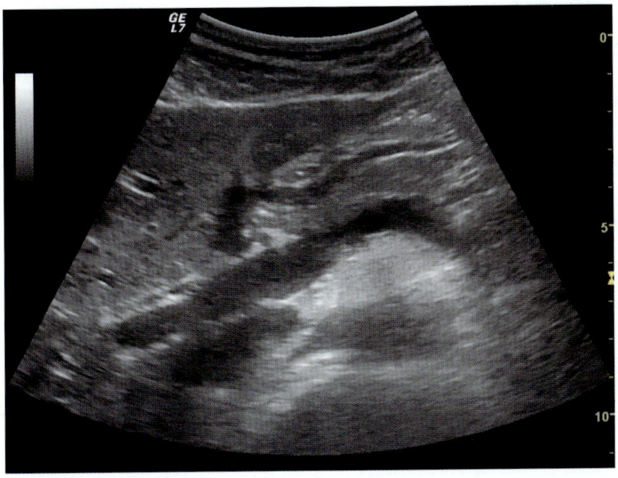

图 23-1-7　正常门静脉及脾静脉

（二）脾静脉

可分为胰后段（位于胰腺后方）及脾门部脾静脉，胰后段后方为肠系膜上动脉、腹主动脉横断面及脊柱断面（图 23-1-7）。脉冲多普勒频谱同门静脉。

（三）肠系膜上静脉

上行至胰颈后方与脾静脉汇合成门静脉（图 23-1-8），脉冲多普勒频谱同门静脉，餐后血流增快。

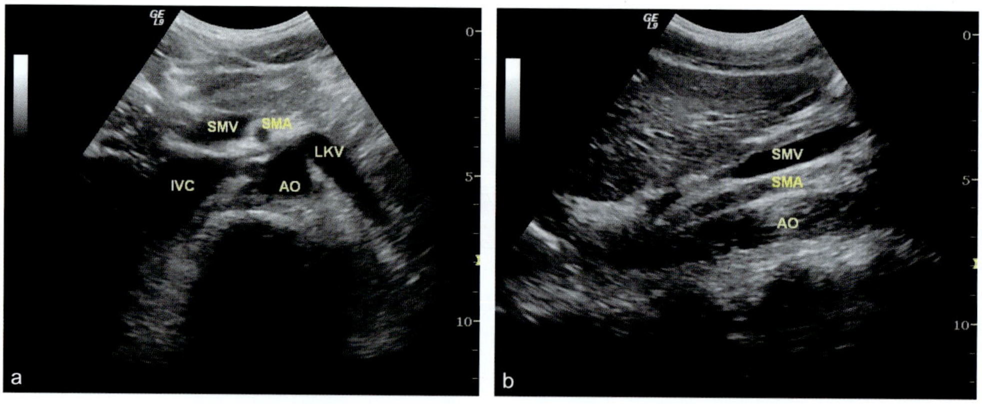

图 23-1-8 正常肠系膜上动、静脉

AO：腹主动脉 SMA：肠系膜上动脉 SMV：肠系膜上静脉 IVC：下腔静脉 LKV：左肾静脉

第二节 常见腹部大血管及内脏血管疾病

一、动脉狭窄和闭塞性疾病

【声像图表现】

病变部位管壁增厚或管腔内异常回声，局部管腔狭窄或闭塞。病变部位彩色血流束不同程度变窄，明显狭窄处可见五彩镶嵌的彩色血流，狭窄远端表现为彩色充填不足或不能显示。完全闭塞者局部彩色血流中断。

导致腹主动脉及分支狭窄或闭塞的病理类型主要有闭塞性主动脉硬化、大动脉炎和动脉闭塞三类。此外有先天性和外压性狭窄。

1. 闭塞性动脉硬化 动脉内中膜复合体不规则增厚，可呈低回声、不均质回声或强回声粥样硬化斑块（图 23-2-1）。粥样斑块部位常继发血栓形成，最后形成纤维 - 子房斑块的复合病变，病变继续发展引起动脉管腔狭窄甚至阻塞，使远端组织逐渐出现相应的缺血症状。本病多发于中老年男性，常伴有高血压、高脂血症、糖尿病等。

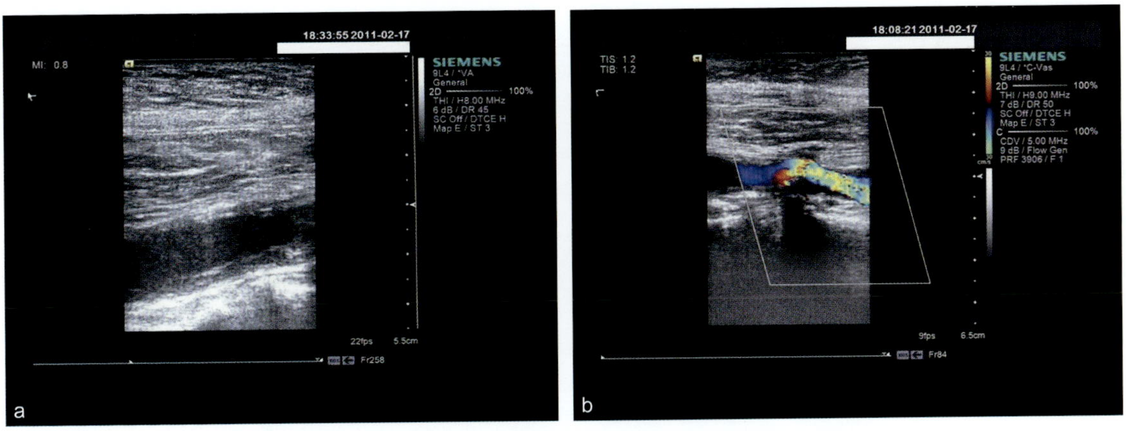

图 23-2-1　腹主动脉粥样硬化斑块

腹主动脉内中膜复合体不规则增厚，动脉后壁可见低回声及高回声粥样硬化斑块，斑块致动脉管腔狭窄处可见血流加速

2. 多发性大动脉炎（polyarteritis）　多发性大动脉炎是主动脉及其主要分支的多发性、非化脓性炎症病变。临床主要分为四型：即头臂动脉型、胸腹主动脉型、肾动脉型和混合型。病变动脉正常结构消失，管壁全层增厚，回声偏低或不均匀。管壁外膜与周围组织分界不清，管腔不同程度狭窄（图 23-2-2）。

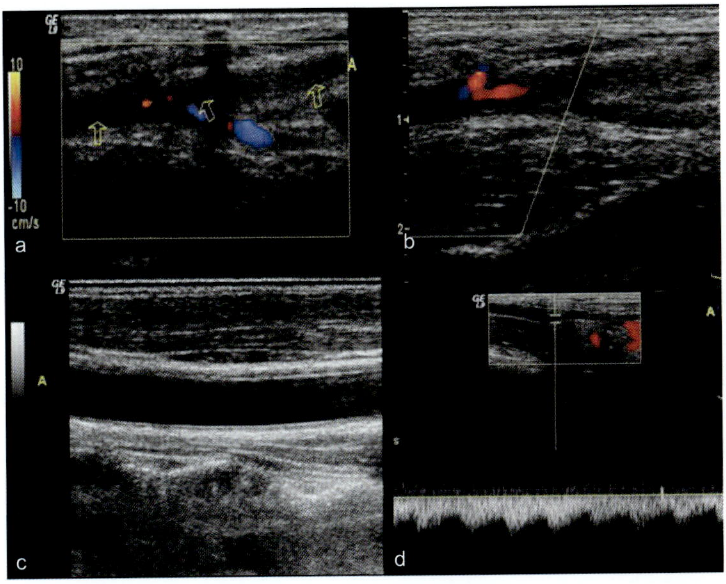

图 23-2-2　多发性大动脉炎

a. 左侧股浅动脉壁明显增厚，管腔明显狭窄；b. 狭窄管腔内可见间隙状血流信号；
c. 正常侧股浅动脉管壁显示正常；d. 狭窄管腔内可见动脉血流频谱

3. 腹部动脉栓塞　由脱落的栓子（包括血栓、气栓、瘤栓等）阻塞腹部血管所致（图 23-2-3）。绝大多数栓子来源于心脏的血栓。临床表现起病急骤，症状明显，疼痛剧烈，功能障碍突出，进展迅速。具体症状因栓塞部位不同而异。

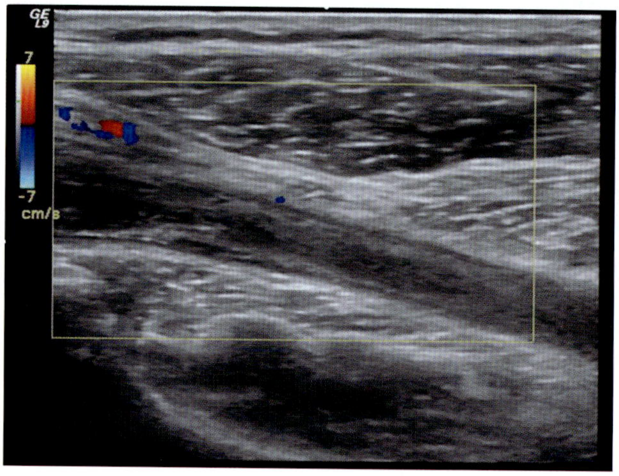

图 23-2-3 腹主动脉栓塞
腹主动脉内可见低回声充填，彩色多普勒血流信号消失

二、腹主动脉瘤

指腹主动脉局部性扩张。临床多表现为腹部搏动性肿块。常见症状为腹痛，多位于脐周或中上腹。疼痛剧烈持续，并向背部、骨盆、会阴及下肢扩展，或在肿块上出现明显压痛等，均为瘤体破裂的征象。根据动脉瘤的结构，可分为三类。

（一）真性动脉瘤

动脉瘤的壁与腹主动脉壁延续。

【声像图表现】

腹主动脉远端血管内径较近端管径增宽，局部血管常呈梭形或囊状扩张，管腔内径大小不一，常向一侧突出。局部扩张的无回声区前后壁与其两端的腹主动脉前后壁相连续。腹主动脉瘤内常有血栓形成，血栓呈同心圆或偏心性层状分布。CDFI 示腹主动脉瘤内收缩期呈现与腹主动脉相连续的彩色血流，形态因管腔的大小和有无血栓而异，大的腹主动脉瘤多呈五彩镶嵌，或为涡流表现（图 23-2-4）。

（二）假性动脉瘤

动脉壁全层破裂，动脉周围血肿内表面被内皮覆盖，形成瘤壁，内腔仍与血管相通。

【声像图表现】

腹主动脉旁显示厚壁无回声区，壁回声不均匀，边界欠清，与主动脉壁不连续，搏动不明显。主动脉壁和管腔回声通常无异常。伴有血栓形成时，瘤腔壁可见厚薄不均的低回声或中等回声。CDFI 收缩期高速多色彩色血流经破裂口进入瘤体，舒张期转换色彩从破口流向腹主动脉，瘤内可形成红蓝相间的涡流。瘤腔内则为低速湍流血流（图 23-2-5）。

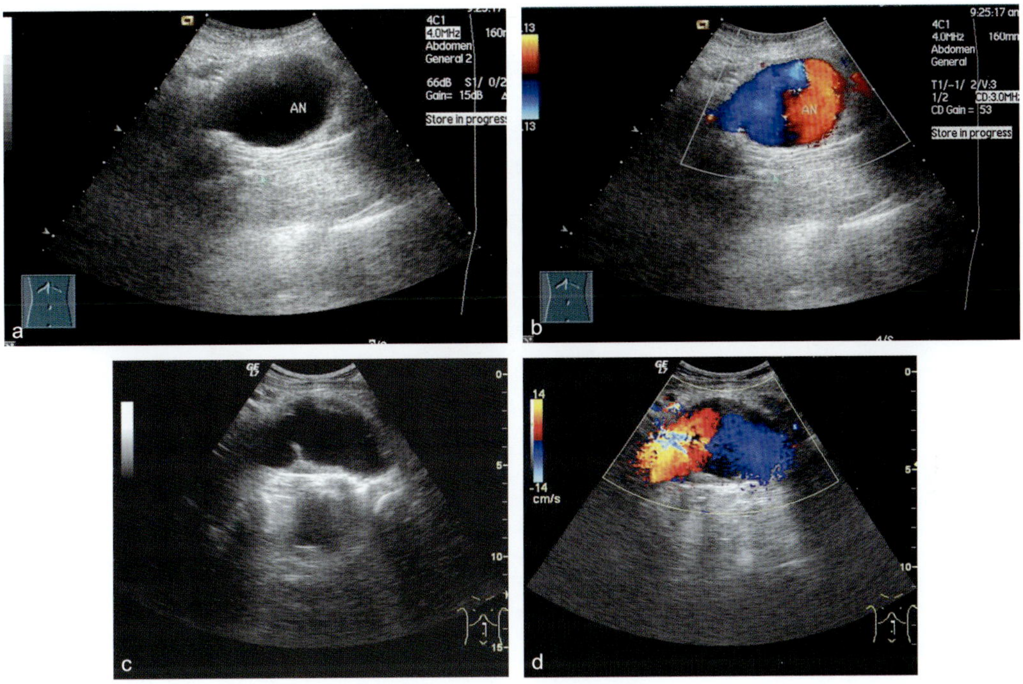

图 23-2-4　腹主动脉动脉瘤

腹主动脉局部梭形扩张，扩张处动脉管壁与近端和远端腹主动脉管壁相连续，扩张处动脉内可见漩涡状血流信号

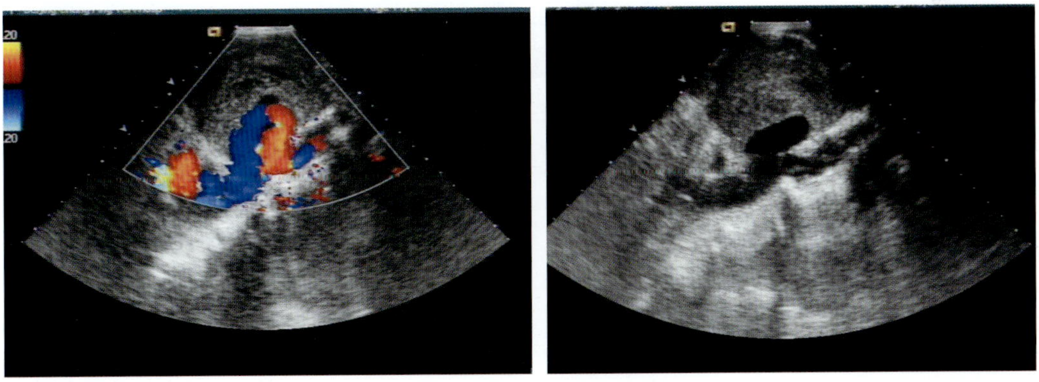

图 23-2-5　腹主动脉假性动脉瘤

腹主动脉管壁连续性中断，中断处前壁可见厚壁无回声区且与其近、远端腹主动脉管壁不连续，无回声区内可见红蓝相间的涡流血流信号

（三）夹层动脉瘤

血管内膜受损形成裂口，血液从撕裂的内膜口向疏松的动脉中层流入，撕开中层形成假腔，假腔的另一处可能再破入血管腔内，形成一个血液通道。

【声像图表现】

腹主动脉增宽，内膜分离，呈细线样回声，形成真假两个腔，假腔内径一般大于真腔。若动脉中层环形剥离，横断面呈双环状，内环为细而弱的内膜回声，外环为外膜高回声。

可见剥离的内膜随动脉搏动而摆动。CDFI 示真腔内彩色血流束可变窄，可见彩色血流从真腔经破裂口进入假腔。收缩期真腔内色彩明亮，而假腔内为色彩暗淡的血流，甚至无血流信号（图 23-2-6）。

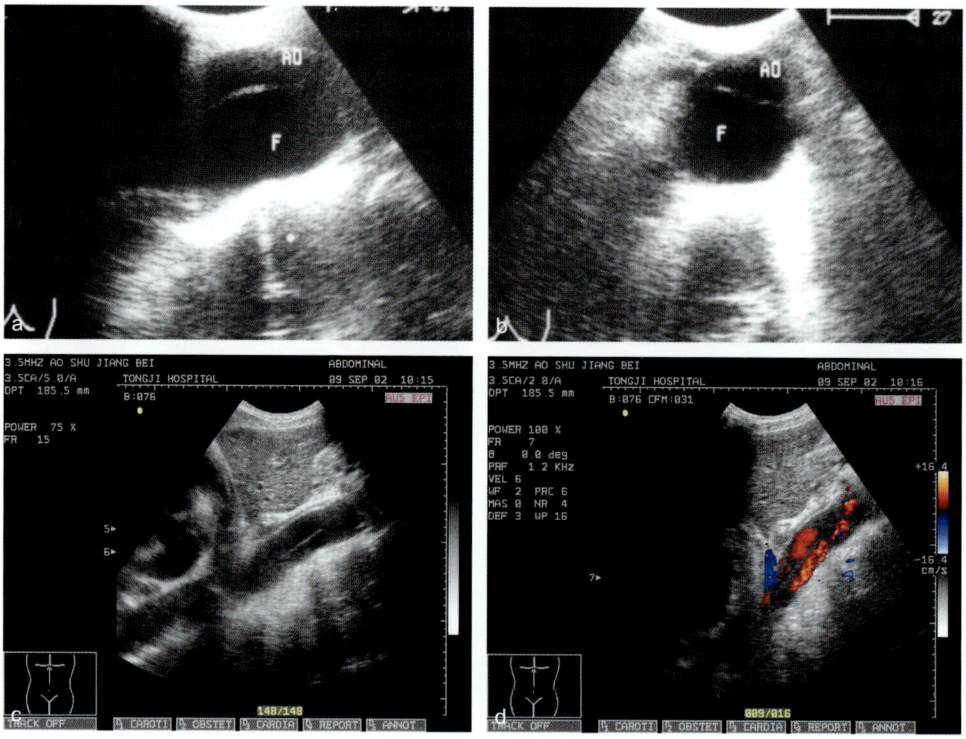

图 23-2-6 腹主动脉夹层动脉瘤

腹主动脉增宽，管腔内可见细线样光带回声漂浮，并将腹主动脉分为真假两腔，假腔一般大于真腔

三、髂总动脉夹层动脉瘤

【声像图表现】

髂总动脉增宽，腔内可见细线样回声，形成真假两个腔，假腔内径一般大于真腔。可见剥离的内膜随动脉搏动而摆动。CDFI 示真腔内彩色血流束可变窄，呈花色血流，而假腔内为色彩暗淡的血流无血流信号（图 23-2-7）。

四、肾动脉狭窄

【声像图表现】

为肾动脉直接或间接受病变侵犯或压迫所致。其中最常见病因包括动脉粥样硬化、大动脉炎、栓塞或血栓形成。绝大多数限于一侧肾动脉，也可为双侧病变。狭窄多发生在肾动脉起始部，也可有肾门部肾动脉分支狭窄。患肾常呈缺血性萎缩（长径≤9cm；狭窄处肾动脉血流加速，峰值流速大于 180cm/s（图 23-2-8）；肾内动脉流速减慢，阻力减低，呈

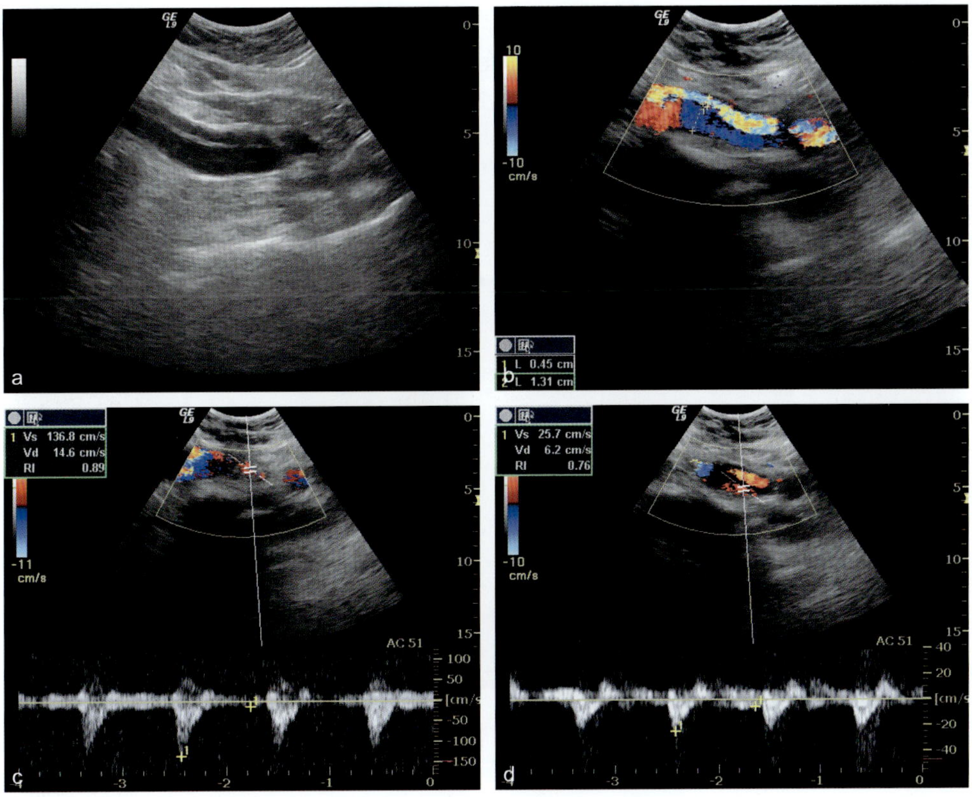

图 23-2-7　左髂总动脉夹层动脉瘤

a. 左髂总动脉腔内可见剥脱内膜的光带回声，随血流有搏动；b. 左髂总动脉真、假腔内可见不同的彩色血流，真腔内呈花色血流，假腔内血流色彩暗淡；c. 左髂总动脉瘤真腔内血流速度高；d. 左髂总动脉瘤假腔内血流速度较低

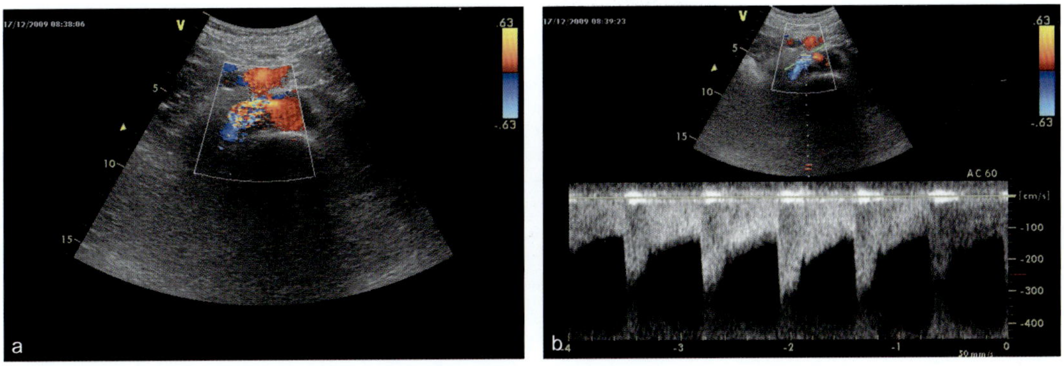

图 23-2-8　右肾动脉狭窄

右肾动脉狭窄处可见彩色混叠血流信号，峰值流速大于 180cm/s

“小慢波”（图 23-2-9）；严重者肾动脉血流不能显示。根据血流指数（RAR= 肾动脉起始部近心端的腹主动脉收缩期峰值流速／肾动脉干收缩期峰值流速）判断肾动脉狭窄可分为三度：狭窄 0%～59%（1<RAR<3.5）；狭窄 60%～99%（RAR≥3.5）；完全阻塞（肾动脉无血流信号）。

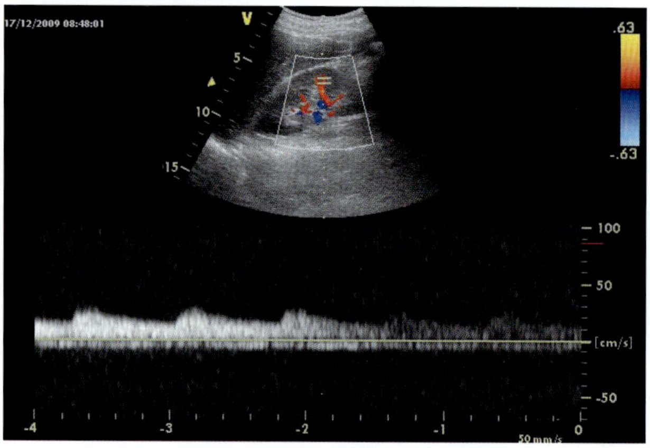

图 23-2-9 右肾动脉狭窄

右肾内动脉呈低速低阻的“慢小波”

（张 伟）

第二十四章　颈部及四肢血管疾病的诊断

第一节　颈部血管疾病

颈部血管的超声检查方法及正常声像图如下：

1. 检查方法　线阵探头，频率 7 ~ 12MHz，从颈动脉头侧向根部做连续横断面扫查，然后探头旋转 90° 作纵断面扫查。向后外侧移动探头显示颈内静脉长轴。探头继续平行向后外侧移动，在颈椎横突间观察椎静脉和椎动脉。

2. 正常超声声像图

（1）二维显像：颈总动脉内径 7 ~ 8mm，颈内动脉内径 4 ~ 6mm，颈外动脉内径 4 ~ 5mm。颈内静脉壁较光滑，在其下段可显示瓣膜回声。椎体横突之间显示椎动脉、椎静脉，呈节段性平行无回声管状结构，内膜光滑，椎动脉显示有搏动。正常椎动脉内径大于 3mm。

（2）CDFI：颈动脉呈搏动性层流，颈总动脉分叉处血流轻度紊乱，可见色彩混叠。颈内静脉呈稳态、较缓慢的层流显示。椎动脉、椎静脉显示节段性红色和蓝色血流带，色彩均匀（图 24-1-1 ~ 图 24-1-6）。

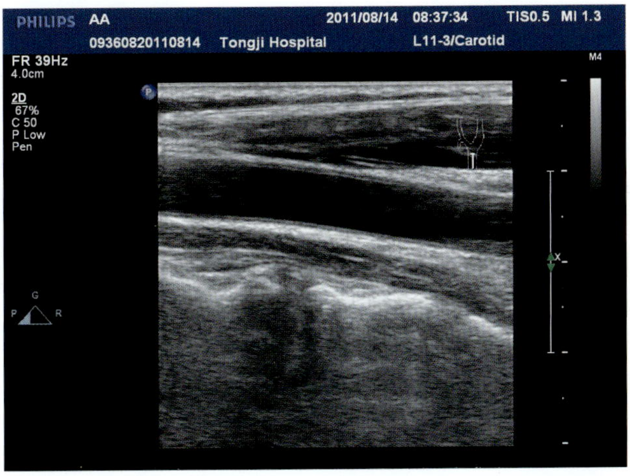

图 24-1-1　正常颈动脉

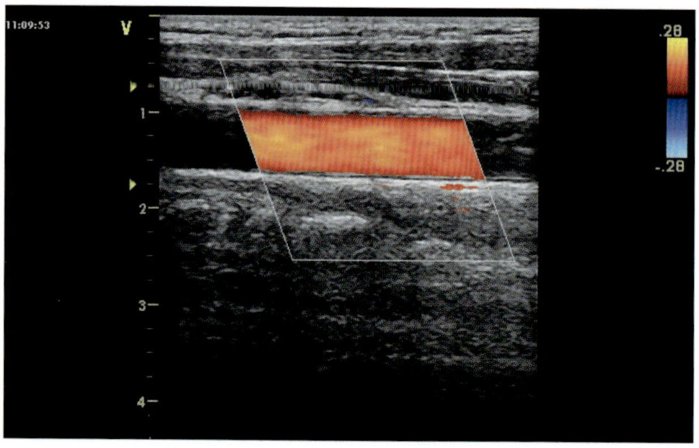

图 24-1-2 正常颈动脉彩色血流图

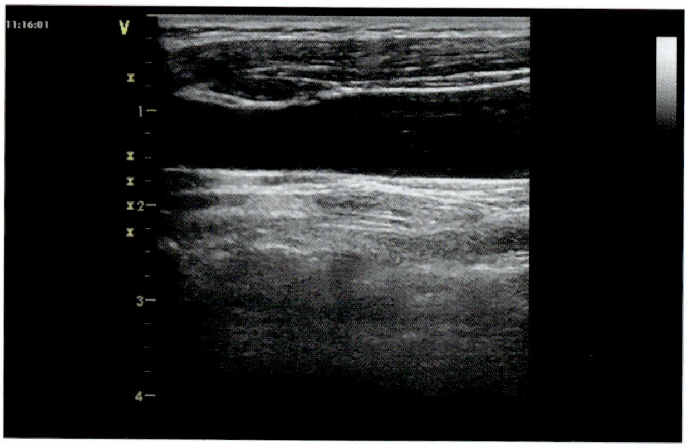

图 24-1-3 正常颈内静脉

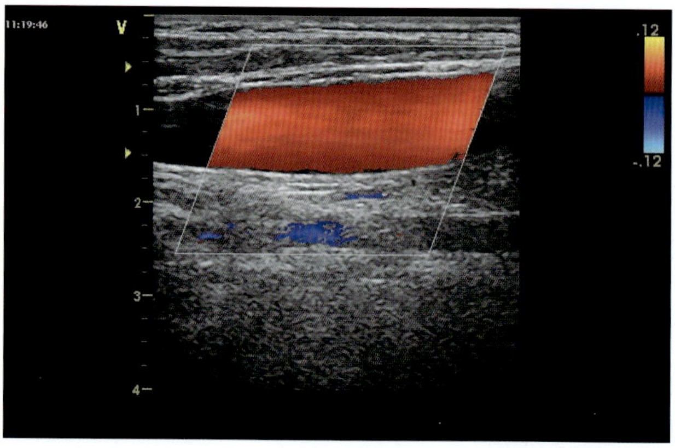

图 24-1-4 正常颈内静脉彩色血流图

（3）频谱多普勒

①颈内动脉

中等阻力型：收缩期峰值流速 40～60cm/s，阻力指数 0.50～0.70。（图 24-1-7）。

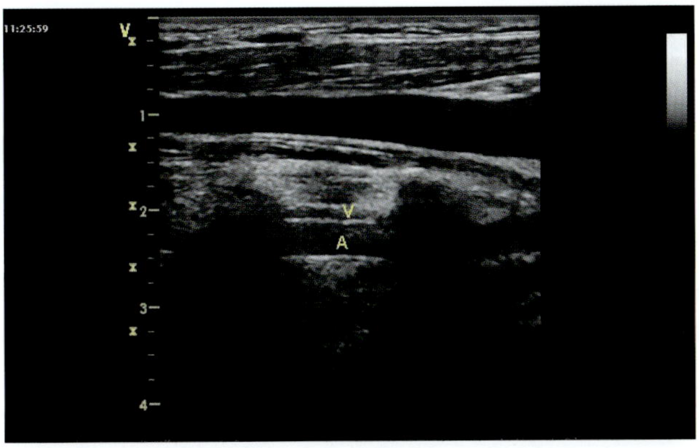

图 24-1-5　正常椎动脉、椎静脉

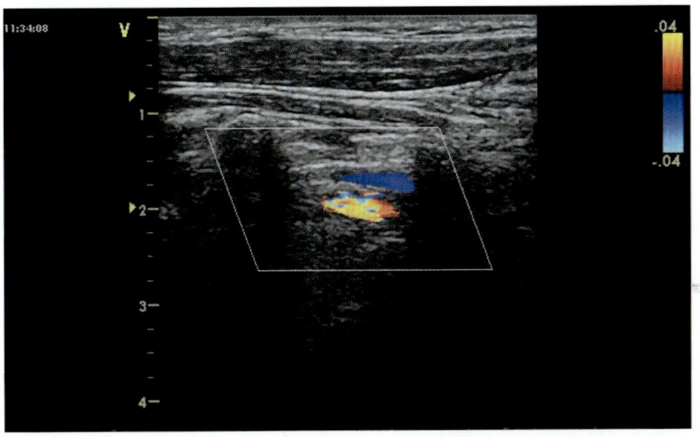

图 24-1-6　正常椎动脉、椎静脉彩色血流图

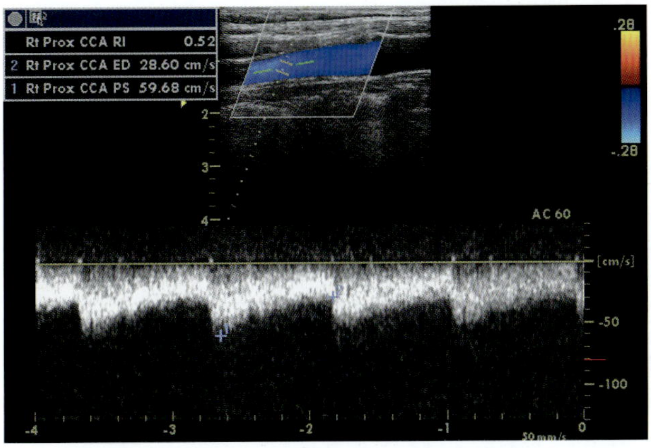

图 24-1-7　颈内动脉血流频谱（低阻型）

颈外动脉高阻力型：收缩期峰值流速 40 ~ 70cm/s，阻力指数大于 0.75，多在 0.80 左右（图 24-1-8）。

颈总动脉阻力介于颈内动脉、外动脉之间，收缩期峰值流速 50 ~ 80cm/s，阻力指数

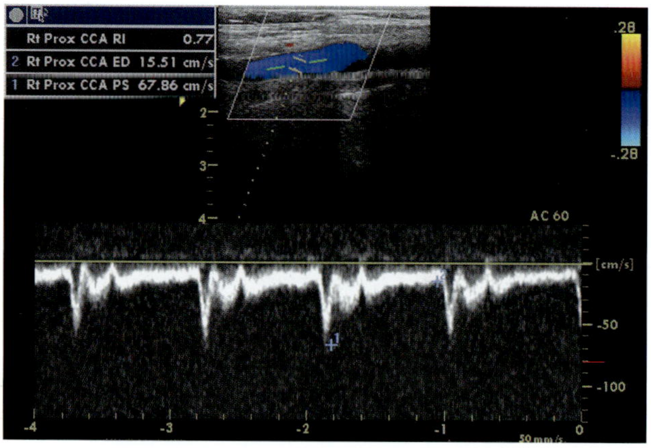

图 24–1–8 颈外动脉血流频谱（高阻型）

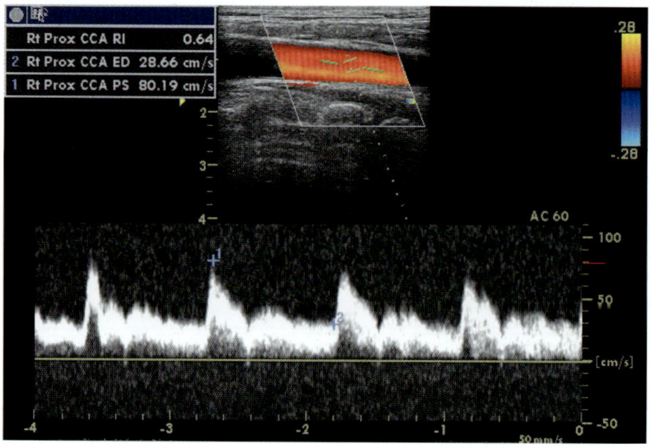

图 24–1–9 颈总动脉血流频谱（阻力介于颈内动脉与颈外动脉之间）

0.60～0.75（图 24-1-9）。

②颈内静脉：呈单向充填低速血流频谱，并受呼吸及颈动脉搏动的影响，频谱呈波状，屏气后频谱明显增宽，较平直（图 24-1-10）。

③椎动脉：其频谱形态与颈内动脉相似，单峰，中等阻力，流速低于颈内动脉。收缩期峰值流速范围 35～50cm/s，阻力指数 0.50～0.75（图 24-1-11）。

④椎静脉：单向、平稳、持续的低速血流频谱（图 24-1-12）。

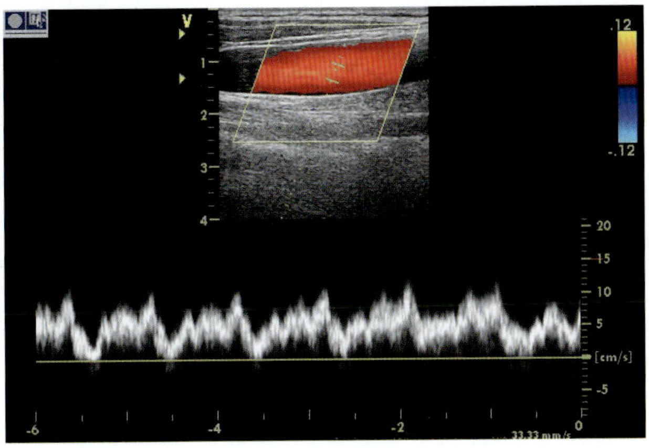

图 24-1-10　颈内静脉血流频谱

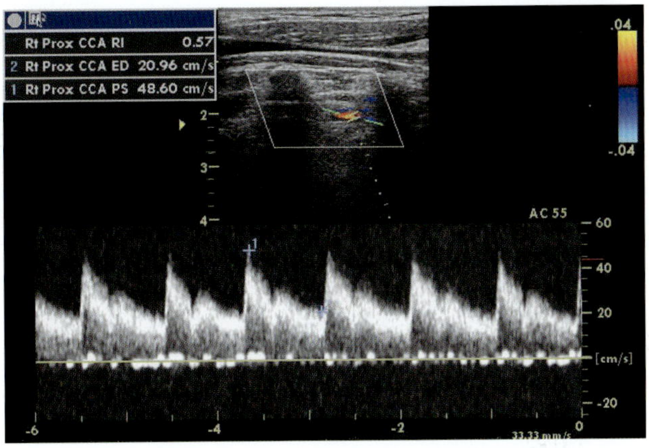

图 24-1-11　椎动脉血流频谱

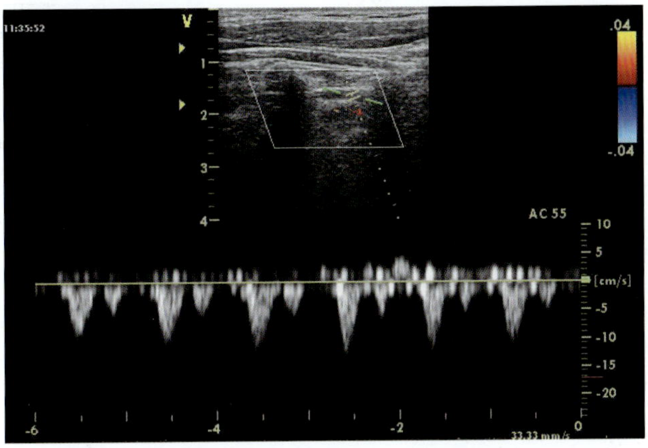

图 24-1-12　椎静脉血流频谱

一、颈动脉粥样硬化

好发部位为颈总动脉分叉处和颈内动脉起始段。

【临床表现】

临床症状多，不特异，可有头晕、头痛、肢体运动不协调，甚至有运动障碍。

【声像图表现】

1. 二维超声　早期的病变较轻，表现为动脉内膜增厚，内中膜厚度>1.0mm，或有局限性强回声斑点（图 24-1-13）。当病变进一步发展，动脉管壁结构不清，呈不规则的强回声，可见局限的、回声不等斑块凸入管腔造成不同程度的狭窄（图 24-1-14）。

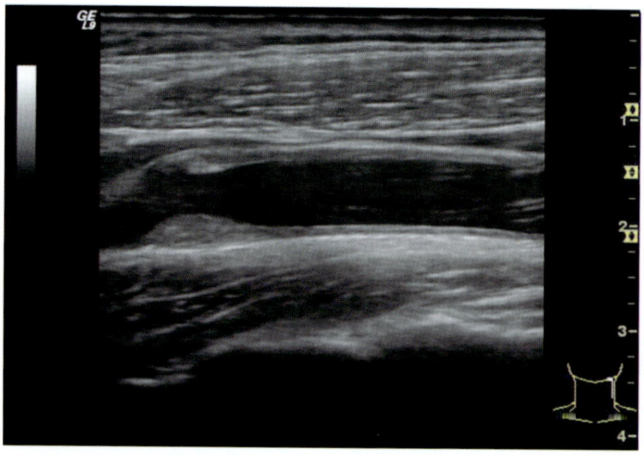

图 24-1-13　颈动脉内膜增厚

颈动脉内中膜增厚，分叉处可见等回声斑块凸起

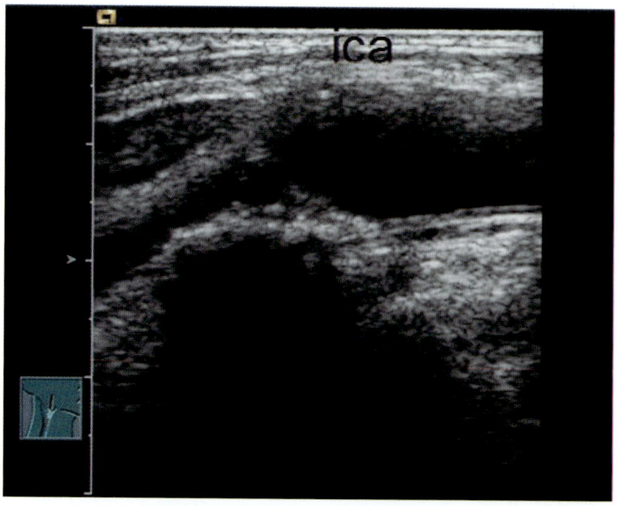

图 24-1-14　颈动脉斑块

颈动脉分叉处可见强回声斑块凸起，边界不规则

2. CDFI　病变较轻，仅为内膜增厚和小的斑块改变时，仅表现为血流束边缘不光滑（图 24-1-15）。当斑块突入管腔时，斑块部分彩色血流信号充盈缺损，同时，狭窄段血流增快而使血流颜色变亮可形成湍流（图 24-1-16）；完全阻塞时，腔内无血流信号显示。

3. 频谱多普勒图像　小的斑块没有频谱的改变。一般程度狭窄时，狭窄处可出现形态异常、频窗充填、收缩期峰值流速增加的湍流频谱（图 24-1-17），狭窄远端血流频谱成波峰圆钝、频窗充填、频带增宽、峰值流速不同程度的减低的阻塞样频谱（图 24-1-18），严重阻塞的病例甚至测不到血流频谱。

4. 斑块稳定性的评价　超声可以根据斑块的回声、表面特征及血供情况等评价斑块的稳定性。

（1）斑块回声：一般根据斑块的回声特征，将斑块分为低回声、等回声和强回声斑块（图 24-1-19、图 24-1-20、图 24-1-21），还可分为均质性和不均质性斑块。一般认为，强回声斑块为硬斑，低回声斑块为软斑，低回声斑块和不均质性斑块伴脑栓塞的风险增加。

（2）斑块表面特征：超声可以显示斑块表面光滑程度，甚至可显示斑块内凹陷性溃疡。超声特征为：凹陷部分在斑块内；凹陷部分边缘锐利或有突出的边缘；凹陷部分有血流信号。溃疡型斑块同样是引起脑栓塞的危险性斑块。

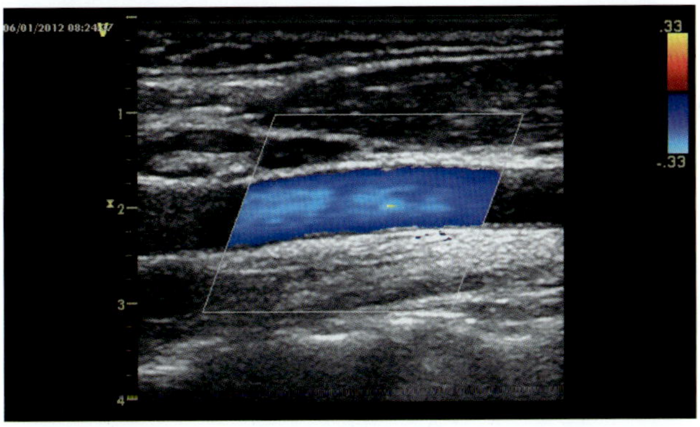

图 24-1-15　颈动脉内膜增厚时彩色血流

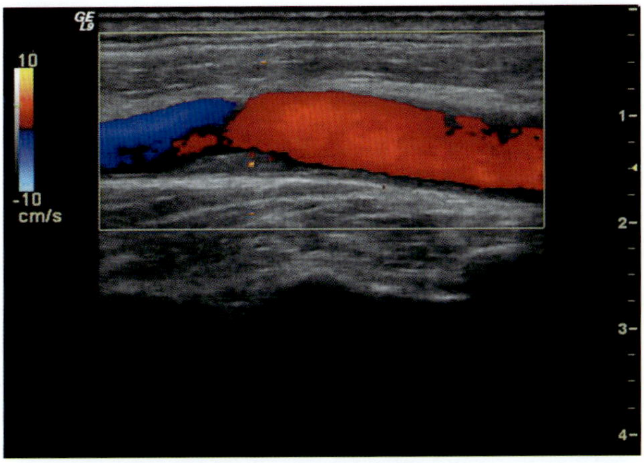

图 24-1-16　颈动脉斑块

颈动脉斑块处彩色血流部分充盈缺损

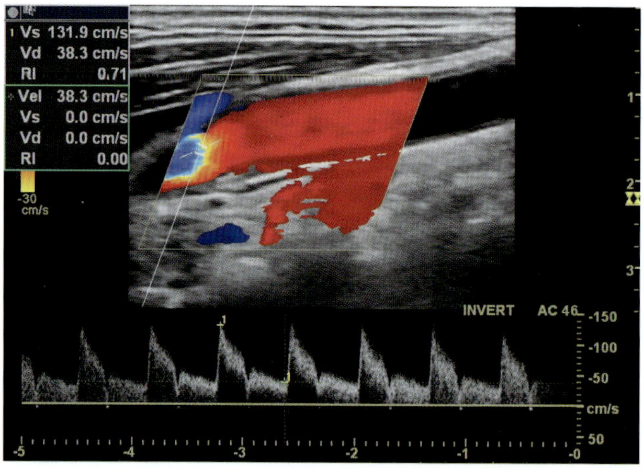

图 24-1-17 颈动脉狭窄处血流频谱

狭窄处峰值流速明显增高大，132cm/s，RI 0.71

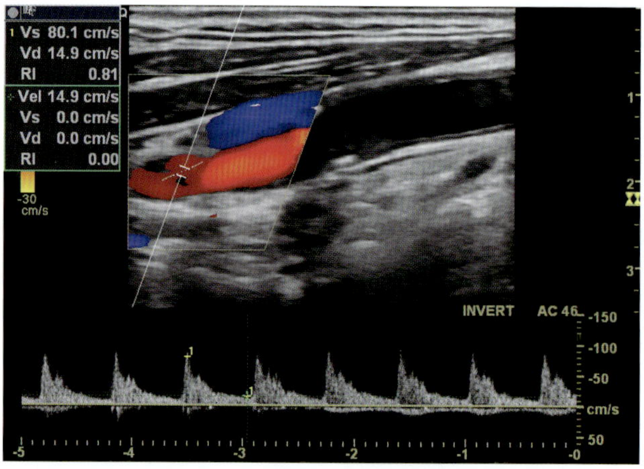

图 24-1-18 颈动脉狭窄远端血流频谱

与图 24-1-17 同一病例，狭窄后方流速较狭窄处明显减低

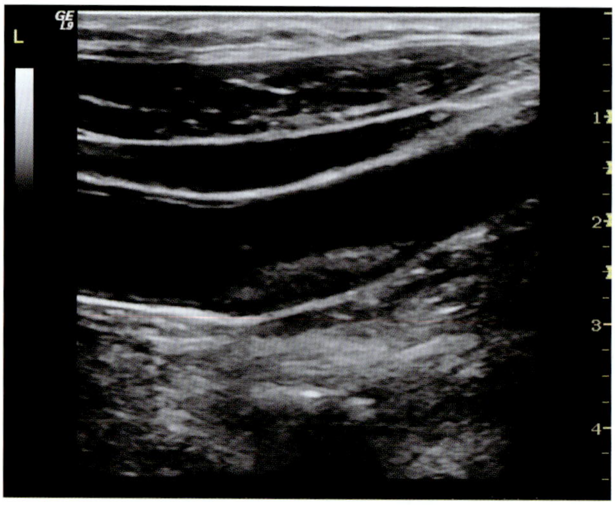

图 24-1-19 颈动脉低回声斑块

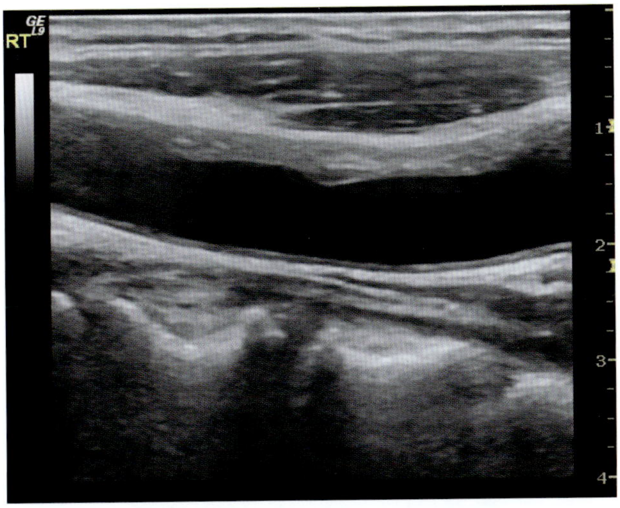

图 24-1-20　颈动脉等回声斑块

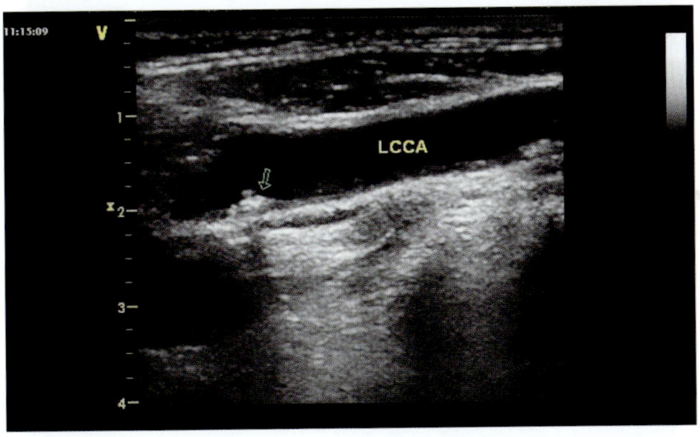

图 24-1-21　颈动脉强回声斑块

（3）超声造影：动脉粥样硬化易损斑块的形成和发展与斑块内新生血管形成有关。超声造影能实时检测斑块内新生微血管，观察斑块的血供情况，评估其稳定性（图 24-1-22）。

5．颈动脉狭窄程度的评估　应该通过二维超声、彩色多普勒显像和频谱多普勒三种方法结合应用，综合分析，以减少误差，使判断更准确。

（1）二维超声估计：选择血管横断面测量管腔内径（图 24-1-23，图 24-1-24）。

狭窄程度 %=（狭窄近端最大径 - 狭窄处最小径）/ 狭窄近端最大径

（2）CDFI 估计：方法同二维超声，测量彩色血流束的宽度。

（3）频谱多普勒估计：主要观察频谱形态、狭窄处收缩期峰值流速、舒张末期流速。

颈动脉狭窄程度的超声估测：

轻度狭窄：内径减少 0%～49%；频谱无改变；收缩期峰值流速 <120cm/s。

中度狭窄：内径减少 50%～79%；频带增宽，充填；收缩期峰值流速 >120cm/s，舒张末期血流加快。

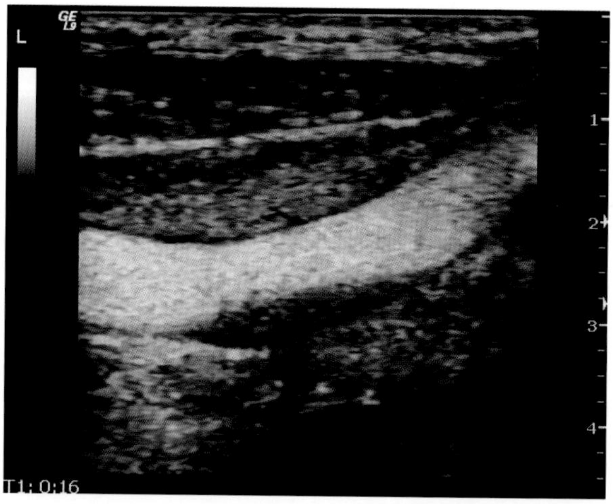

图 24-1-22 颈动脉斑块超声造影

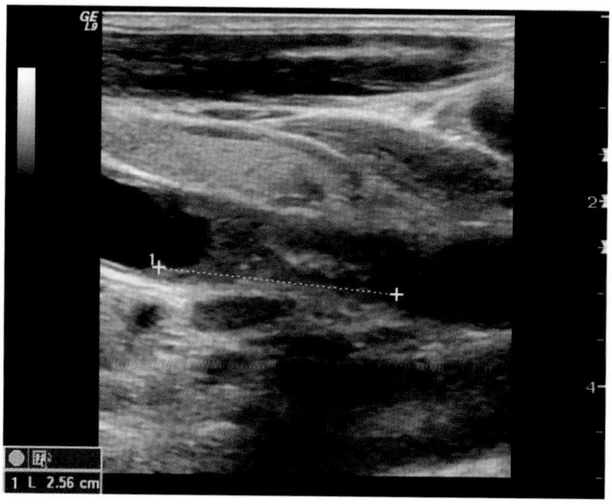

图 24-1-23 左侧颈总动脉纵断面

斑块长 2.56cm，似乎填满管腔，血管闭塞

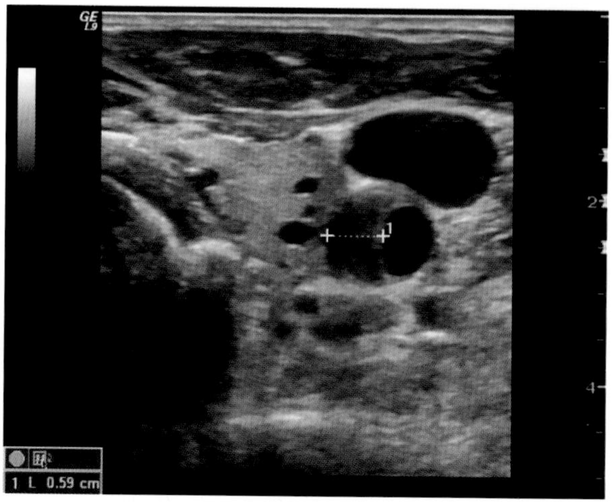

图 24-1-24 左侧颈总动脉横断面

准确显示血管内径，斑块厚度 0.59cm，并未填满管腔

重度狭窄：内径减少 80% ~ 99%；频谱异常；收缩期峰值流速增快，可大于 200 cm/s；舒张末期血流速度明显加快。

闭塞：内径减少 100%，无血流频谱显示。

二、多发性大动脉炎

【临床表现】

好发于年轻女性，发病缓慢，病程较长，数年或十几年不等。早期出现低热、乏力、关节炎、肌肉疼痛等全身症状。根据受累的动脉部位不同可分为头臂型，胸、腹主动脉型，肾动脉型，以及混合型四型。

【声像图表现】

1. 二维超声　受累动脉管壁全层弥漫性不规则性增厚，增厚的管壁呈均质弱回声或等回声，动脉壁搏动减弱或消失；常伴有管腔明显狭窄、严重者动脉管腔完全阻塞。

2. CDFI　动脉病变处的彩色血流可呈不规则的、局限性变细或充盈缺损，也可呈均匀的变细；血流颜色明亮，甚呈“五彩镶嵌”样。

3. 频谱多普勒　动脉狭窄最严重部位为收缩期峰速明显增高的湍流样频谱；病变远端动脉频谱表现收缩期峰速减低的阻塞样频谱（图 24-1-25）。

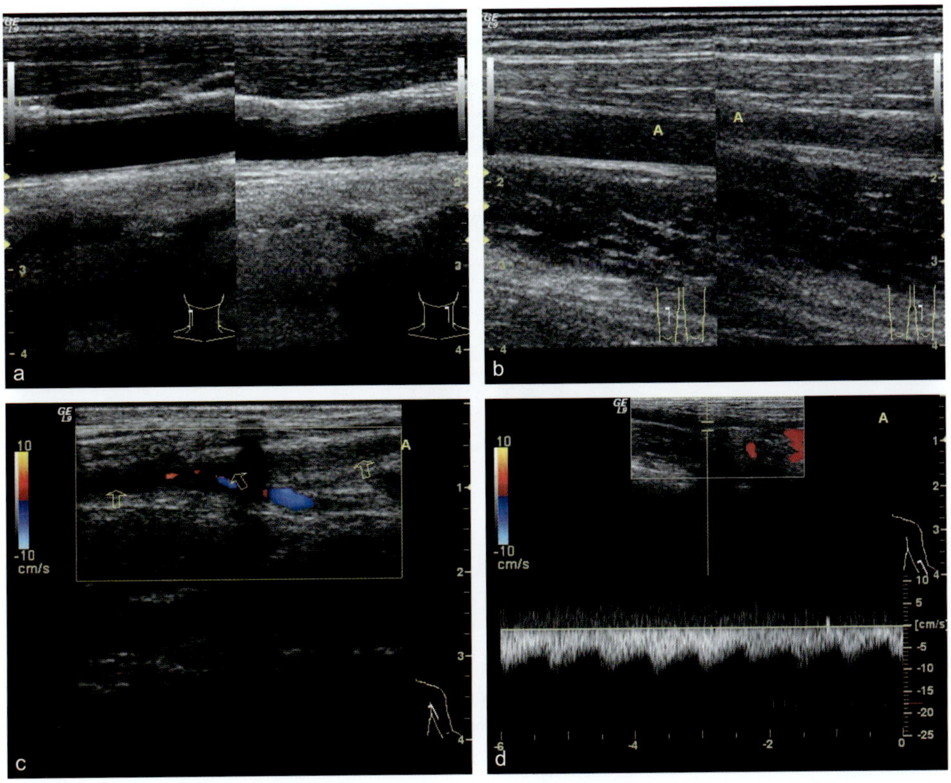

图 24-1-25　多发性大动脉炎

a. 左侧颈总动脉管壁增厚、管腔变窄，右侧颈总动脉正常；b. 左侧股浅动脉管壁增厚、管腔变窄，右侧股浅动脉正常；c. 左侧肱动脉管壁明显增厚、管腔明显变窄，仅可见短线状细束血流显示；d. 左侧肱动脉远端血流峰速减低，呈低阻频谱

三、颈内静脉扩张症

【声像图表现】

（1）二维超声显示单侧颈内静脉（以右侧为常见）局限性管腔增宽（图 24-1-26）。用力屏气或哭闹时，颈内静脉内径局限性增宽，内径测值超过屏气前 5～8mm，甚至超过 10mm。

（2）对侧颈内静脉用力屏气后，内径稍有局限性增宽。

（3）CDFI 显示用力屏气后局限性增宽的颈内静脉内血流呈涡流状。

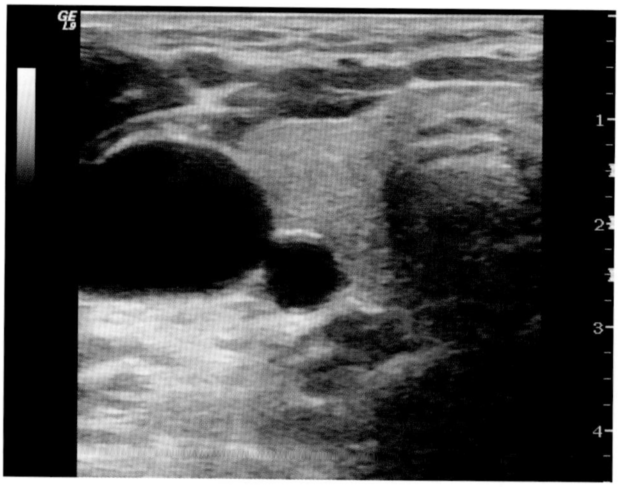

图 24-1-26 颈内静脉扩张症

右侧颈内静脉明显增宽，腔内未见光团回声

四、锁骨下动脉窃血综合征

锁骨下动脉起始段狭窄或闭塞，导致脑血流经同侧椎动脉虹吸引流灌入患侧上肢远端，从而引起脑缺血。

【临床表现】

患侧上肢麻木、无力，患肢冷，脉搏轻甚至触及不到，又称“无脉症”；患肢血压低或不能测及血压。

【声像图表现】

CDFI 显示一侧椎动脉血流非向脑供血，呈逆行向颅外；同侧锁骨下动脉段或无名动脉段无彩色血流显示，呈闭塞征象（图 24-1-27、图 24-1-28）。

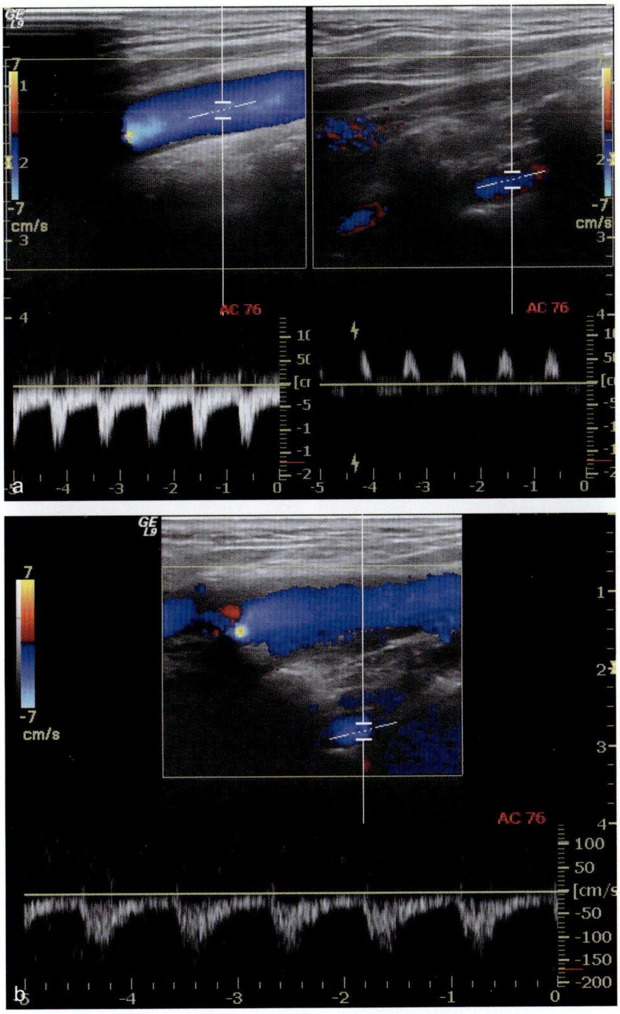

图 24-1-27　锁骨下动脉窃血综合征

a. 左侧（患侧）椎动脉与同侧颈总动脉血流反向。左图为左侧颈总动脉血流频谱图，血流朝向头侧；右图为左侧椎动脉血流频谱图，血流背离头侧。b. 右侧（健侧）椎动脉与同侧颈总动脉血流同向。均朝向头侧

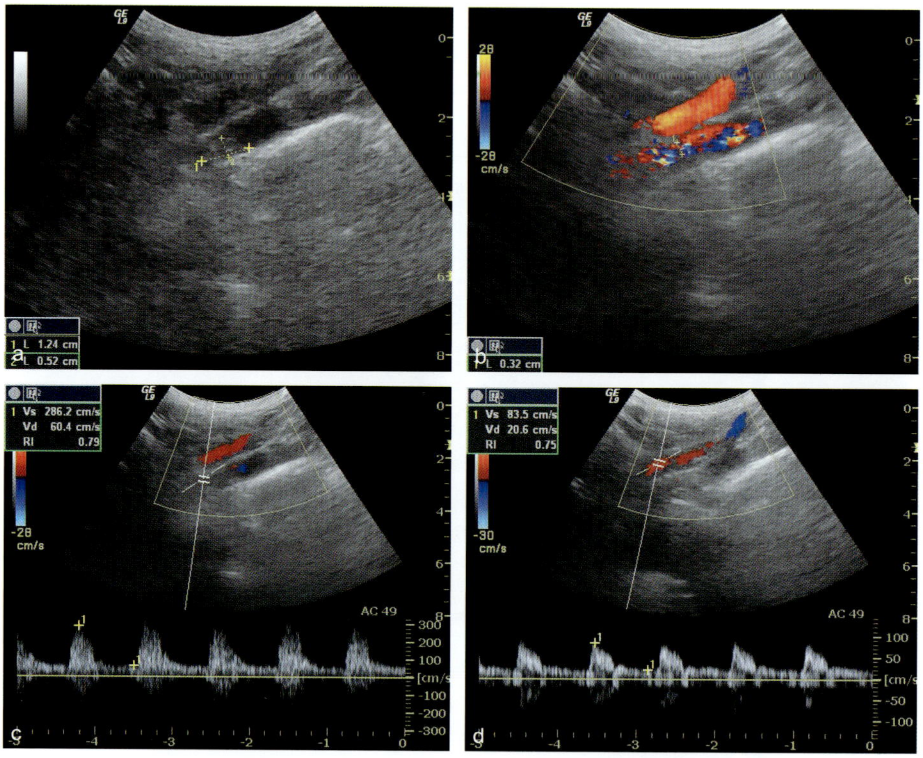

图 24-1-28 左侧锁骨下动脉起始段狭窄

a. 左锁骨下动脉起始段管腔内可见较大团块，大小 1.24cm × 0.52cm；b. 左锁骨下动脉起始段血流加速，呈五彩镶嵌血流；c. 频谱显示患侧狭窄段峰值流速 286.2cm/s；d. 右锁骨下动脉（健侧）起始段峰值流速 83.5cm/s

第二节 四肢血管疾病

四肢血管的超声检查方法及正常声像图如下：

1. 检查方法 线阵探头，频率 5 ~ 12MHz，取卧位或坐位，卧位有助于静脉血流的显示。四肢的静脉分深、浅两类，深静脉与同名动脉伴行；浅静脉不与动脉伴行，行于皮下组织内。了解四肢血管的体表投影有助于检查四肢血管，扫查时探头不要加压，注意双侧对比。

2. 正常声像图及常用正常值

（1）正常肢体动脉：动脉壁呈内膜与管腔交界面、中层、外膜三层结构，管腔内为无回声（图 24-2-1）。彩色血流充盈良好（图 24-2-2）。多普勒频谱呈三相波（图 24-2-3）。

（2）正常四肢静脉：上肢静脉彩色血流呈单向连续性，下肢静脉血流呈自发性、随呼吸周期变化，呼气时血流持续显示，流速加快；吸气时短暂血流减慢或无血流显示。Valsalva 试验大、中静脉内无血流显示（图 24-2-4）。

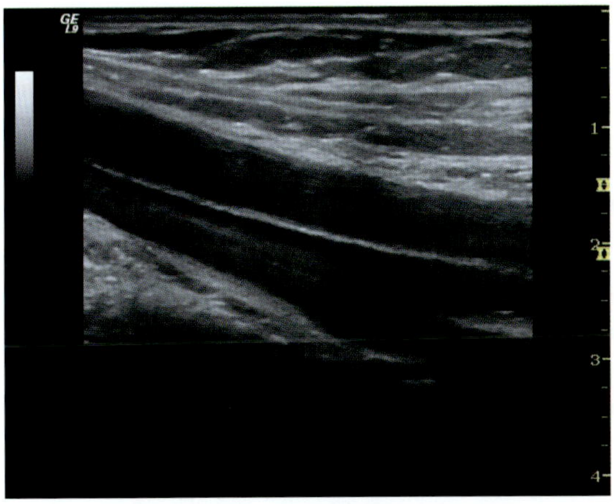

图 24-2-1　正常下肢动脉二维图

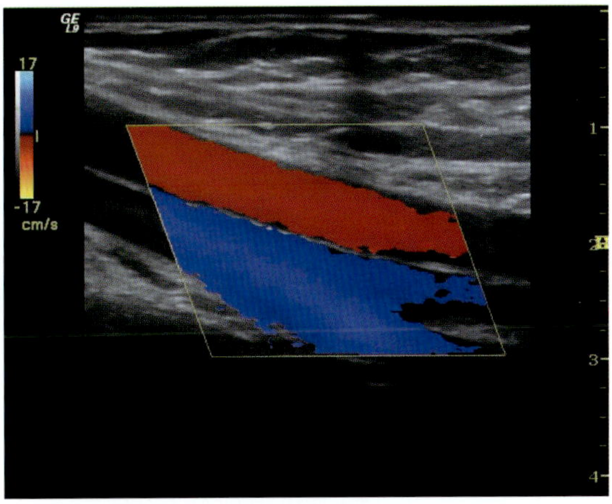

图 24-2-2　正常下肢动脉血流图

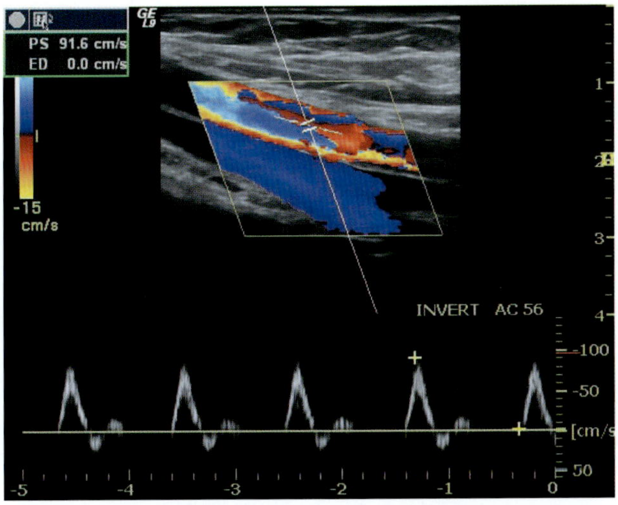

图 24-2-3　正常股浅动脉血流频谱，呈高阻力型三相波

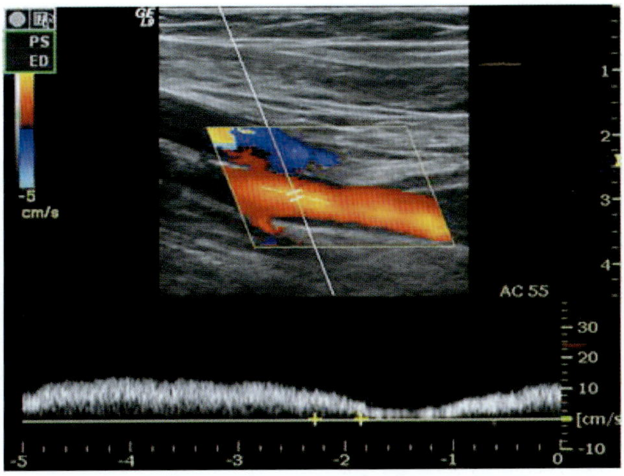

图 24-2-4　正常下肢静脉

一、肢体动脉硬化

【临床表现】

临床症状多，不特异，可头晕、头痛、肢体运动不协调甚至运动障碍。

【声像图表现】

1. 二维超声 动脉管壁内中膜增厚并可见不规则的强弱不等回声斑块突入管腔造成不同程度的狭窄（图 24-2-5）。

2. CDFI 斑块部位彩色血流信号部分充盈缺损（图 24-2-6），同时，狭窄段血流增快而使血流颜色变亮可形成湍流；当狭窄进一步加重至完全阻塞时，腔内无血流信号显示。

3. 频谱多普勒 狭窄段频谱形态异常，三相波消失，频带增宽，收缩期窗消失，血流速度加快，舒张早期反向血流消失，呈单相中等阻力型频谱显示（图 24-2-7）。狭窄段近心

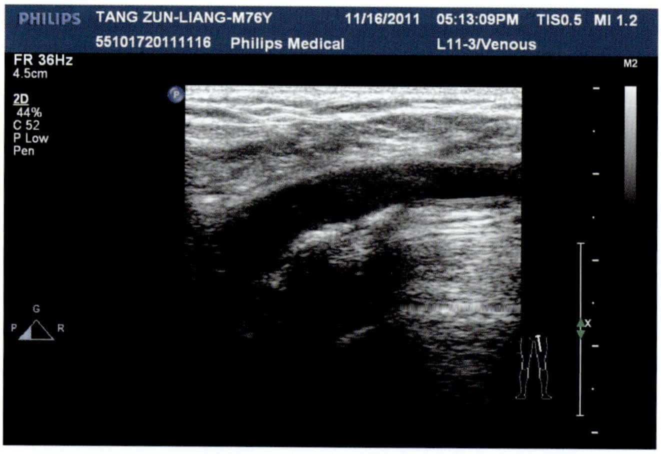

图 24-2-5 左股浅动脉斑块

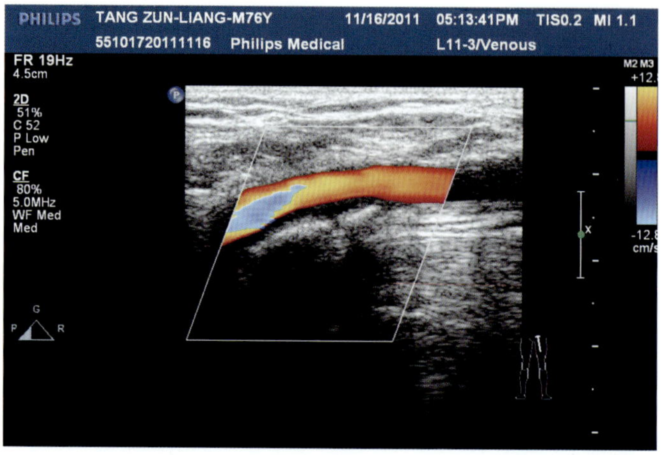

图 24-2-6 左股浅动脉斑块处血流充盈缺损

端频谱可正常，远心端呈低阻力型频谱（图 24-2-8）。闭塞段及其远心端均无多普勒血流频谱显示。

4．四肢动脉狭窄程度的判断　其标准如下。

轻度：直径减少 1%～19%，三相波型；频带正常或轻度增宽；与近心端正常动脉比较，收缩期最大血流速度增加小于 30%，近心端和远心端频谱正常。

中度：直径减少 20%～49%，三相波型或二相波型，频带增宽，收缩期窗减少或消失，舒张早期反向血流峰速减低，收缩期峰值流速较近心端增加 30%～100%。

重度：直径减少 50%～99%，单相中等阻力型频谱，频带增宽、充填，收缩期峰值流速较近心端增加大于 100%，远心端收缩期峰值流速降低，频谱呈单相中等阻力型。

完全闭塞：无血流信号。远心端无血流信号显示。

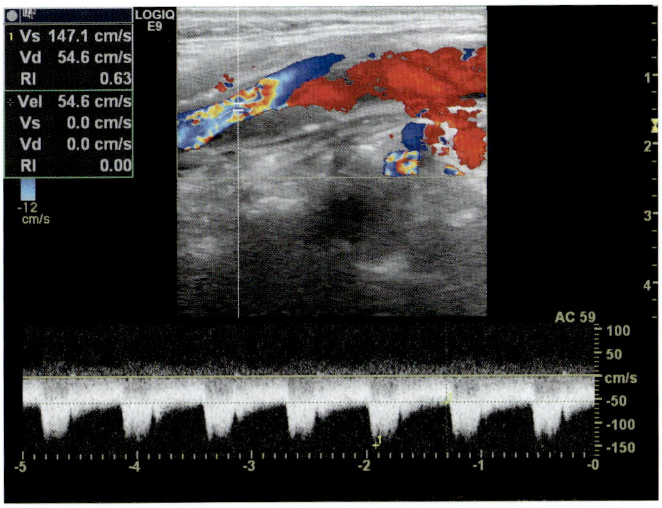

图 24-2-7　动脉狭窄处血流频谱

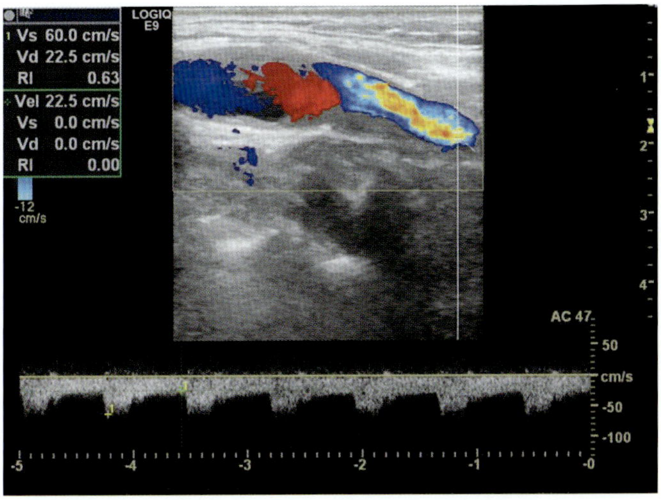

图 24-2-8　动脉狭窄远端血流频谱

二、肢体动脉栓塞

以血栓最常见，其他还可见感染性栓子和瘤栓。

【声像图表现】

1．二维超声　新鲜血栓时，动脉腔内显示较低的实性回声，血栓机化时，回声增强，且回声不均。栓塞部位近端血管管径增宽，栓子部位血管搏动性消失。

2．CDFI　不全栓塞时栓子部位彩色血流束变细，血流部分充盈缺损。完全栓塞时彩色血流在栓子部位中断，栓塞远端动脉内无彩色血流显示（图 24-2-9）。

3．频谱多普勒　栓塞段及靠近栓塞段的远端动脉，收缩期峰流速加快，为高速湍流频谱；远离栓塞段的远端动脉频谱阻力降低。完全栓塞时无血流频谱显示。

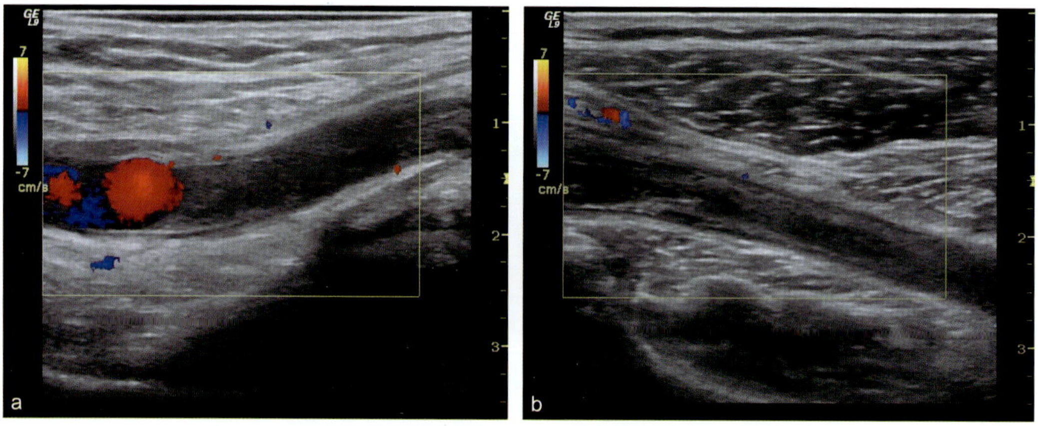

图 24-2-9　动脉完全栓塞

管腔可见较低的实性回声充填，栓塞近端（a）显示部分血流，远端（b）血流显示

三、肢体假性动脉瘤

四肢动脉瘤以假性动脉瘤为主，股动脉和腘动脉为好发部位。

【声像图表现】

1．二维超声　动脉旁显示无回声区，其内可见沉积的光点回声，部分病例显示动脉壁连续中断，与无回声相连通。如有附壁血栓，无回声区内显示实质性回声。

2．CDFI　无回声区内显示涡流状彩色血流，一半红色，一半蓝色，颜色较暗。收缩期可见彩色血流束射入瘤体无回声区内。

3．频谱多普勒　在瘤体红蓝交界处取样，显示双向涡流频谱（图 24-2-10、图 24-2-11）。

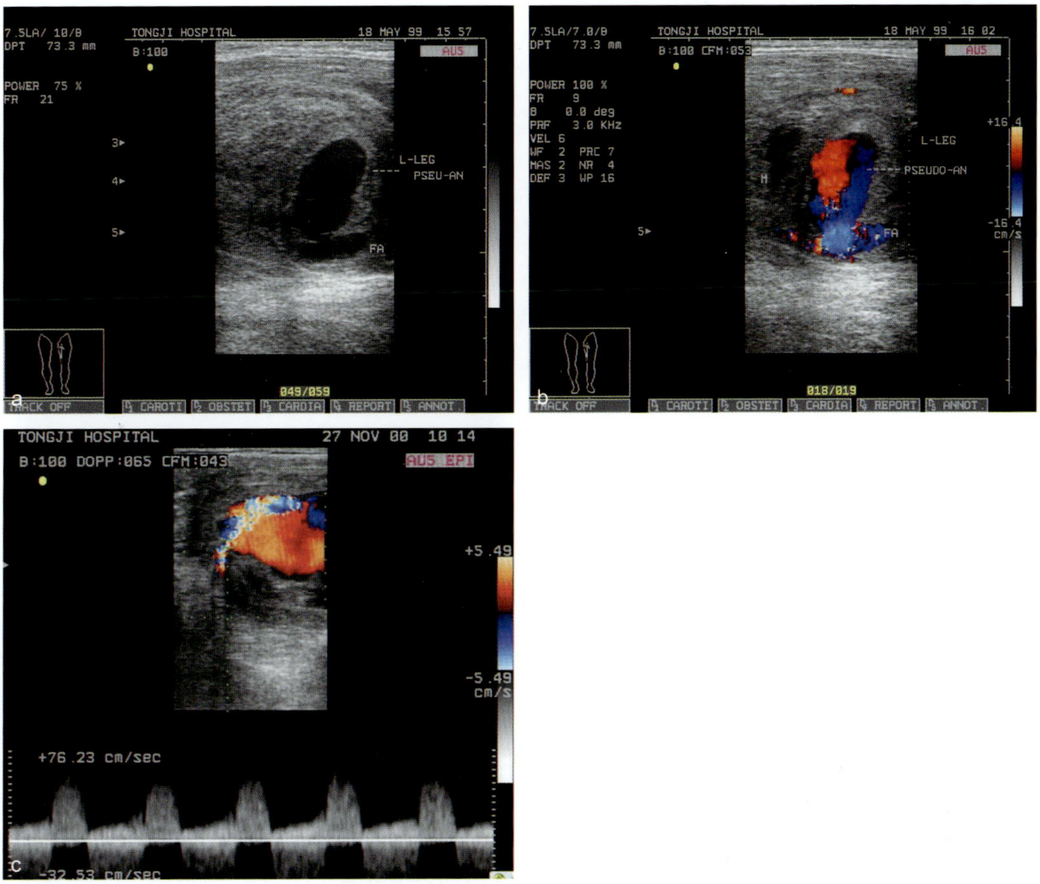

图 24-2-10　左股动脉假性动脉瘤

a. 股动脉旁可见无回声区，周边回声较强，内部可见光点回声；b. 动脉旁可见无回声区，内部可见部分红色、部分蓝色血流，这种红蓝血流分布是特征性表现；c. 动脉壁连续中断处可见高速血流，呈双向动脉频谱

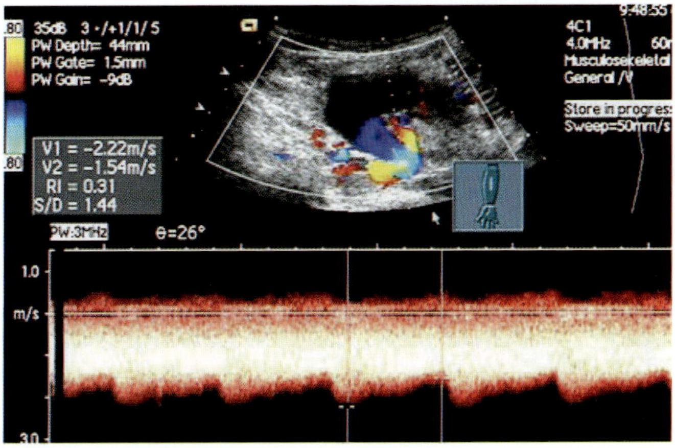

图 24-2-11　桡动脉假性动脉瘤

桡动脉破口处可见高速血流，流速达 222cm/s

四、下肢静脉血栓

【声像图表现】

1. 二维超声 静脉管腔内显示实性回声，可呈低回声或高回声。静脉管腔增宽，栓塞以下远端静脉明显扩张，探头加压后，管腔不能压瘪。深吸气或 Valsalva 试验静脉管径无明显变化。

2. CDFI 部分血栓时彩色血流束变细或充盈缺损；完全栓塞时血栓处及近心端静脉内无彩色血流显示，远心端彩色血流色彩变暗；慢性血栓再通时，血栓内可见断续的细带状迂曲彩色血流束（图 24-2-12）。

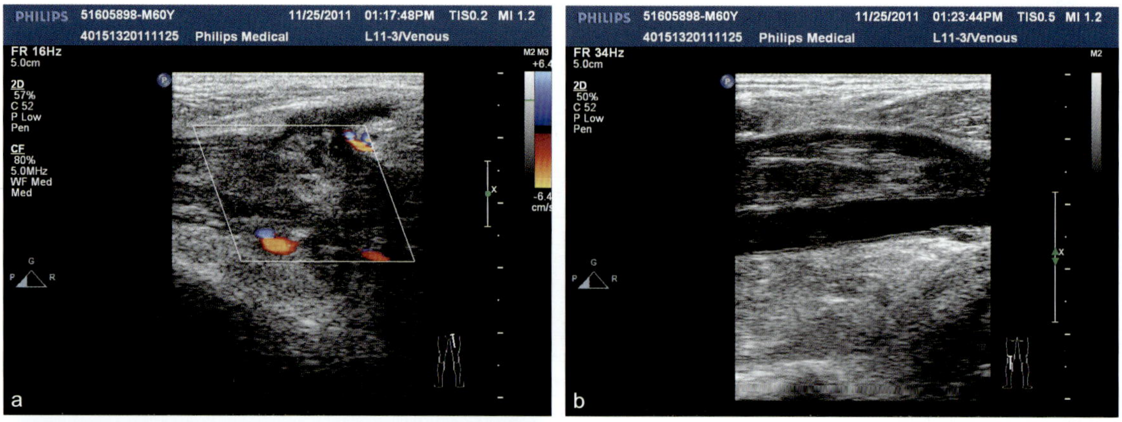

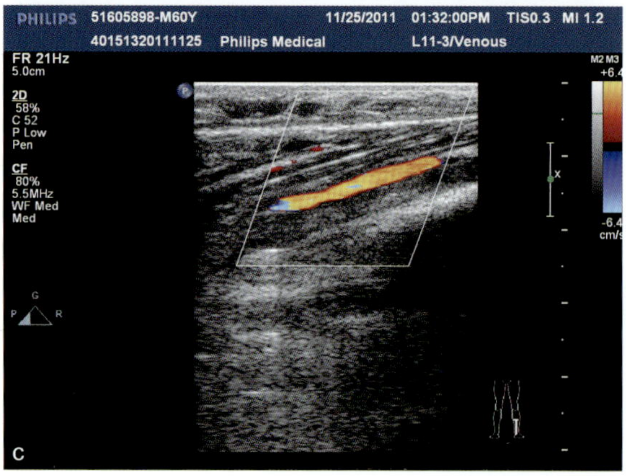

图 24-2-12 左下肢静脉血栓

a. 左股静脉仅可见细束血流信号；b. 左腘静脉内光点群充填；c. 左胫前静脉血流充盈缺损

五、血栓闭塞性脉管炎

【临床表现】

血栓闭塞性脉管炎是一种侵犯四肢中小动脉和静脉的发作性、节段性炎症，常和血栓并存，好发于下肢，以 20～40 岁年轻吸烟男性多见。

【声像图表现】

1. 二维超声　受累动脉段内膜面粗糙不平，管壁不均匀性增厚，内径变细甚至闭塞，多以腘动脉以下病变为主；病变呈节段性，可见正常动脉段与病变段交替。

2. CDFI　受累动脉段血流信号变细、边缘不平整，血流间断性变细、稀疏或消失，亮、暗变化明显；如完全闭塞则无血流信号显示，病程较长者可见侧支血管形成。

3. 脉冲多普勒　多数情况下，脉冲多普勒频谱呈单相波，流速增高或减低，病变以远段呈“慢小波”(图 24-2-13)。

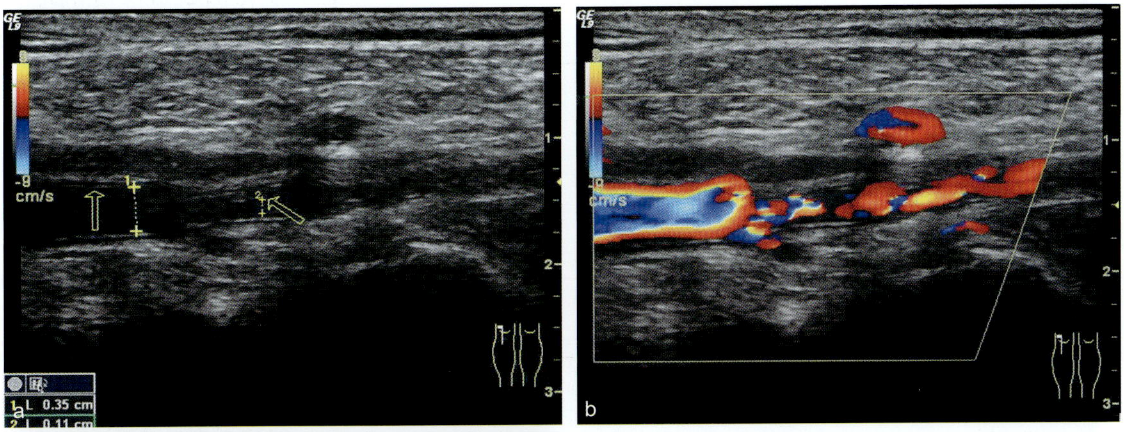

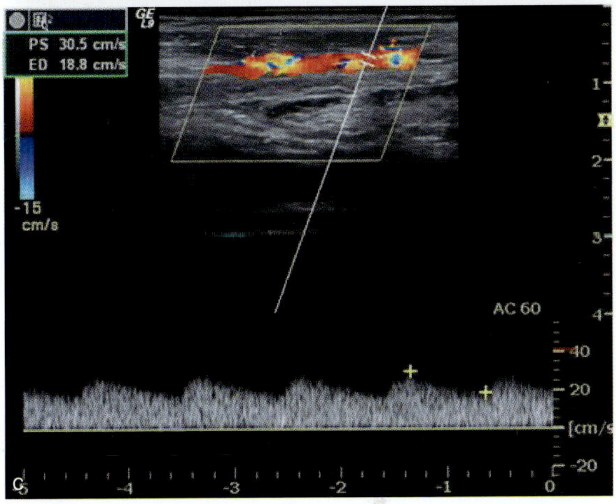

图 24-2-13　肱动脉脉管炎

a. 胫前动脉管壁明显增厚，管腔狭窄，与近心端正常动脉分界明显；b. 胫前动脉内血流宽窄分界明显，下段动脉明显狭窄；c. 胫前动脉下段管腔粗细不均，彩色血流明暗不等，较暗处峰值流速 30.5cm/s

六、肢体动静脉瘘

四肢动静脉瘘主要由外伤引起，其次为医源性损伤。

【声像图表现】

1. 二维超声　动脉和静脉壁连续中断，其间显示无回声管道相通。动静脉相通处远心端静脉内径增宽，静脉壁伴有搏动。

2. CDFI　血流从动脉经相通的无回声管道流入静脉内，呈五彩镶嵌，多普勒频谱表现为双向动静脉混叠的血流频谱。其远端静脉内可表现为搏动型血流，远心端动脉呈高速低阻力型血流频谱显示（图 24-2-14）。

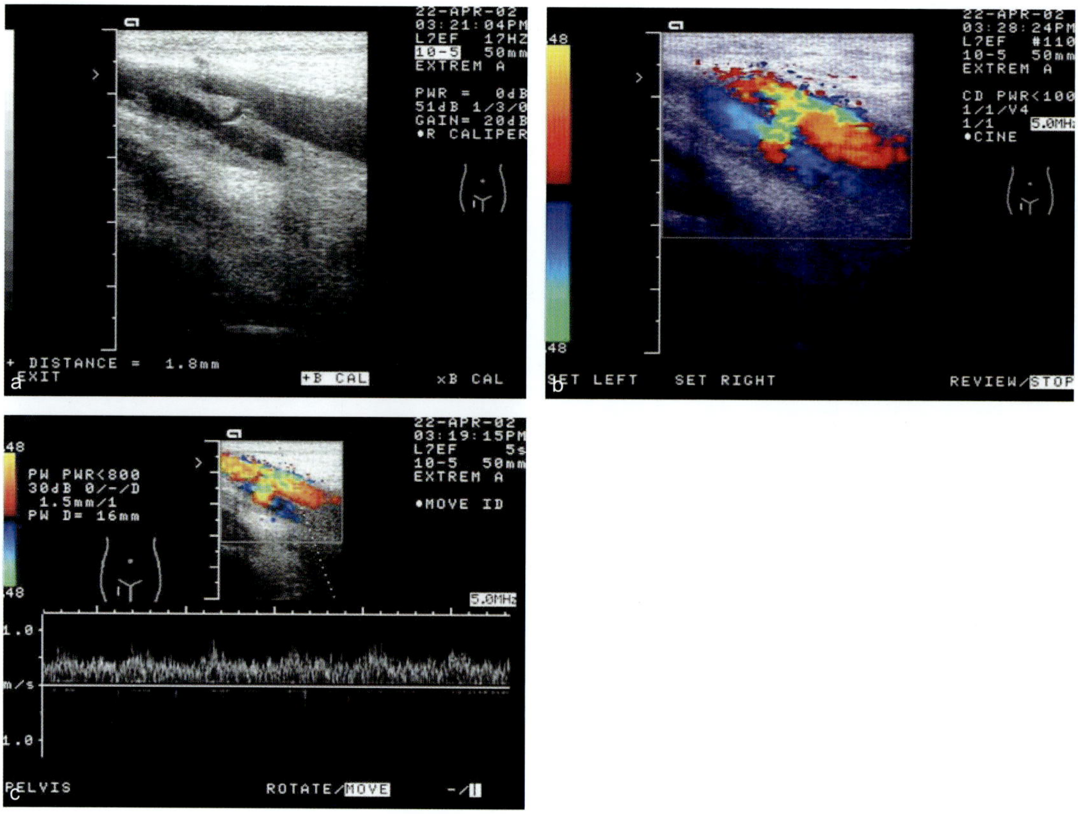

图 24-2-14 右股动静脉瘘

a. 右股动、静脉壁连续中断，其间显示无回声管道相通，宽度 1.8mm；b. 右股动、静脉壁间无回声管道内显示血流信号；c. 同一病例静脉内可见搏动性血流频谱

七、大隐静脉曲张

【临床表现】

长时间站立后，腿酸胀不适，足踝内侧会有麻木和轻度的疼痛感；双小腿有类似蚯蚓状蓝色的曲张静脉团块。由于静脉曲张发展到中晚期出现足踝部的色素沉着及溃疡形成。

【声像图表现】

（1）大隐静脉向股总静脉汇入处静脉内径增宽，大隐静脉瓣关闭不全，CDFI 可见反流信号。

（2）下肢由内踝向上大隐静脉走行各段均增宽，走行迂曲，部分病例大隐静脉腔内可见密集光点群回声充填。CDFI 显示静脉腔内血流呈花色，色彩暗淡，部分可见血流充盈缺损（图 24-2-15）。

（3）下肢深、浅静脉间交通支增宽，CDFI 显示血流由浅静脉流向深静脉，如果交通

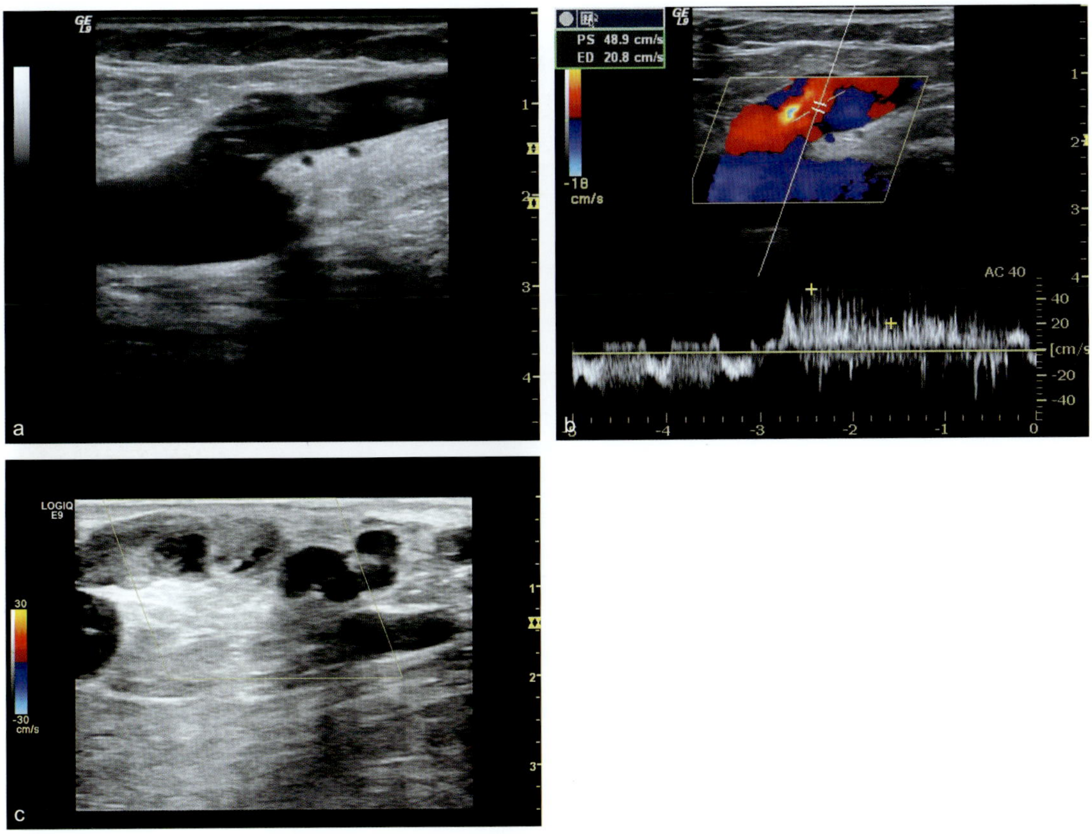

图 24-2-15　大隐静脉曲张

a. 大隐静脉入口处管腔明显增宽；b. 做 Valsalva 试验时可见反流血流信号；c. 大隐静脉明显增宽、迂曲，腔内可见血栓光点群回声

支内未见血流，则可能出现深静脉阻塞。

【诊断注意点】

大隐静脉曲张除了确定是否有静脉曲张外，还要确定是否有深静脉的阻塞以及下肢深、浅静脉交通支的血流情况。

八、下肢深静脉瓣功能不全

下肢深静脉瓣功能不全分为原发性和继发性。原发性者与静脉壁及瓣膜发育不全有关，继发性下肢深静脉瓣功能不全是由于深静脉血栓形成后，瓣膜遭到破坏所致。

【声像图表现】

1. 二维超声　原发性下肢深静脉瓣功能不全，静脉管壁光滑，管腔内呈无回声，静脉瓣短小，关闭不合拢，甚至缺少瓣膜。继发性下肢深静脉瓣功能不全，静脉腔内可见血栓中强回声，静脉内壁毛糙、增厚，静脉瓣膜增厚、扭曲，活动僵硬或固定。

2. CDFI　轻者做 Valsalva 试验或挤压小腿再放松，静脉内显示红色的或多彩色反向血流；程度较重者，平静呼吸吸气相瓣膜处显示反向的血流。无静脉瓣时，可显示静脉内反流的征象。

3. 脉冲多普勒 取样容积置于瓣下，做 Valsalva 试验或挤压小腿后放松，在瓣膜下可检测到反向血流频谱。程度严重者，平静呼吸吸气相可出现快速的反向血流频谱。

（刘红云 黄道中）

第二十五章　肌肉、骨骼及软组织疾病的超声诊断

第一节　检查方法及正常超声声像图

一、检查方法

肌肉、骨骼及软组织超声检查前一般无需特殊准备，一般对于浅表部位的病变应选择频率高于 7MHz 的线阵探头，而较深部位的病变探查则选择较高频率如 5MHz 的凸阵探头。原则上在保证穿透力的条件下，尽可能选择更高频率的探头。

肌肉、骨骼及软组织超声检查技术需注意以下四个方面：

（1）对于损伤或肿块可直接在疼痛明显处或局部触诊异常处定点探查迅速发现病变，然后对病变和周围进行系统扫查以确定病变范围及其与周边重要结构的关系。而对于较复杂及严重损伤病变，因局部解剖结构层次不清，宜从周边正常区向病变区过渡扫查。

（2）对于肌肉、肌腱、关节等可活动结构，除静态检查外，还需在运动状态下行实时扫查，以发现诸如肌纤维及肌腱细小撕裂、肌腱神经及关节脱位等病变。实时动态扫查是超声特有的检查技术，相比 CT、MR 等其他影像学检查手段具有优势。

（3）对于肌肉、骨骼及软组织病变常需要进行对比检查，其包括双侧对比和病变区与周边区对比两方面。在扫查中需注意双侧探头压力一致。

（4）灰阶结合多普勒检查，先以灰阶模式全面检查病变区域，然后利用 CDFI、PD 以及 PW 等多普勒技术探查病变部位的局部血流信息。

二、正常声像图

（一）皮肤及皮下组织

皮肤厚 1.5 ~ 4mm。普通高频探头不能区分表皮与真皮，声像图表现为均匀一致的高回声。皮下组织声像图表现为均匀分布的低回声脂肪组织。

（二）肌肉、肌腱

肌肉由很多肌束及包绕肌束外周的束膜、外膜、间隔和薄层纤维脂肪组织组成，超声图像上肌束表现为中低回声，而后者显示为线状或条状高回声（图 25-1-1）。纵切时两者呈

平行有序排列的羽状或梭形、带状回声，横切时略呈圆形、梭形或不规则形。

肌腱位于肌肉两端，将其附着于骨骼。纵切面肌腱中央呈束带紧密排列的纤维状高回声，外周由两条光滑的线样高回声包绕，横切面肌腱呈圆形、椭圆形或半月形均匀高回声（图 25-1-2）。有腱鞘的肌腱，腱鞘呈薄层低回声，厚度小于 1 ~ 2mm。部分肌腱内可见到正常的籽骨，声像图表现为强回声。

由于肌肉及肌腱为镜面反射体，当超声声束与其不垂直时，会形成回声减低，即各向异性伪像，在超声扫查中要实时调整探头的角度，使声束与之垂直，减少伪像发生。对于肌腱附着端，由于其自身走行方向改变引起的回声减低不能误判为病变（图 25-1-3）。

（三）骨及关节结构

长骨干纵切面显示近场侧骨皮质呈连续光滑完整的线样强回声，后伴声影，其内部结构及远场骨皮质不能显示；短轴显示骨皮质呈弧形强回声带，后伴声影。短骨因形状、大小不同，声像图表现形态各异，一般弧度自然，无连续中断。

关节由关节面、关节囊和关节腔构成，关节面覆盖有关节软骨，声像图表现为均匀低回声带。而纤维软骨结构，声像图一般表现为稍高回声（图 25-2-4）。关节囊由纤维结缔组织构成，声像图表现为束带状高回声。关节囊内层为滑膜，正常情况下超声无法显示。关节的骨面和关节囊间的间隙为关节腔，正常时可含少量滑液，声像图显示为较窄的无回声区。关节周围韧带表现为带状均匀高回声。

（四）神经、血管

外周神经干一般由数目不等的神经纤维束被神经外膜包裹构成。声像图上纵切面表现为多发平行的低回声束（神经纤维束），其内见不连续的强回声分隔（神经束膜），横断面上表现为多发的类圆形低回声，周边包绕强回声，呈筛网样（图 25-1-1）。

外周血管声像图表现为相应走行区域的管状无回声，一般动脉管壁层次较静脉清晰，探头加压时静脉管腔可被压闭，CDFI 可显示相应的动静脉血流信号。

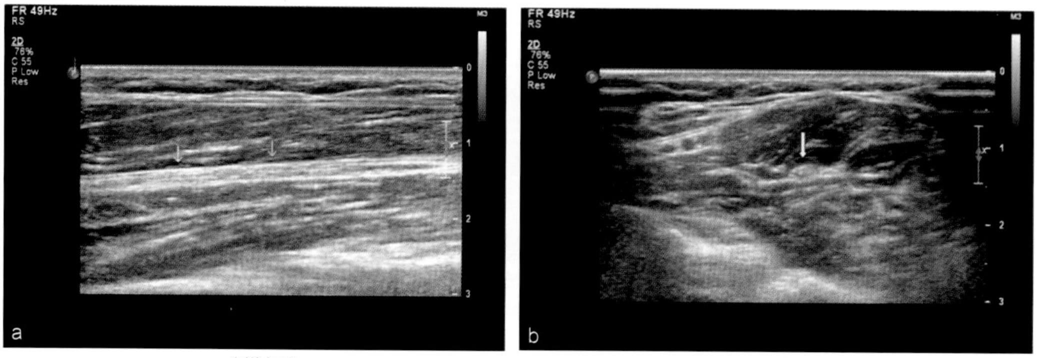

a（纵切） b（横切）

图 25-1-1 前臂中段图像

a. 前臂指浅屈肌与指深屈肌长轴图像，肌组织呈高低回声相间有序排列的梭形结构，同时可显示走行于两者间的正中神经长轴图像（箭头）；b. 前臂屈肌短轴，并可显示正中神经短轴图像（箭头）及桡动静脉断面（图像左上方）

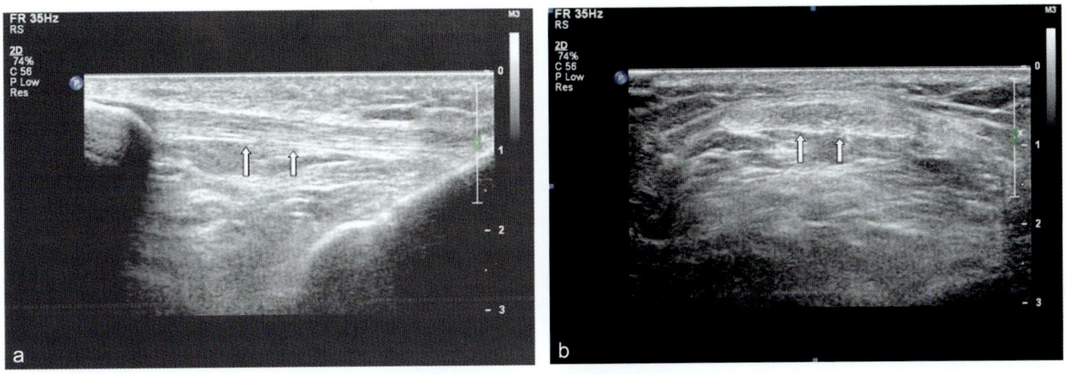

图 25-1-2　髌腱断面

a. 图示走行于髌骨与胫骨粗隆间的髌腱长轴断面（箭头）；b. 髌腱中部横断面，呈扁椭圆形（箭头）

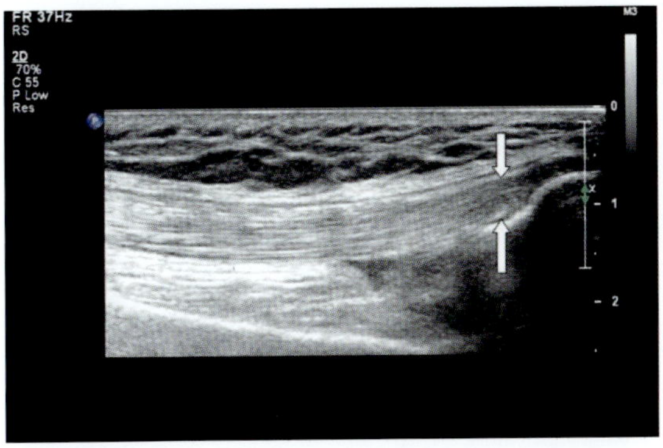

图 25-1-3　股四头肌肌腱髌骨附着端

图示股四头肌腱末端附着于髌骨，附着端回声略减低（各向异性伪像所致）（箭头）

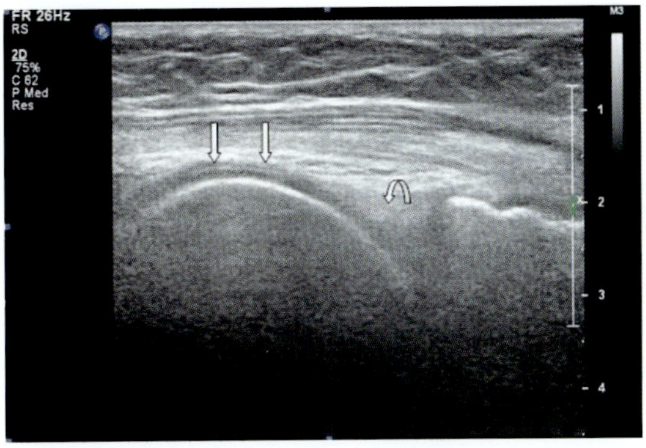

图 25-1-4　膝关节内侧冠状面

可见股骨内侧髁骨皮质强回声表面光滑的薄层低回声带（关节软骨，箭头），股骨与胫骨间的三角形高回声为部分内侧半月板断面（纤维软骨，弯箭头）

第二节　肌肉、骨骼及软组织创伤性病变

一、急性肌肉损伤

【临床表现】

患者多有明确的直接外伤或间接运动损伤史，自发出血者多有凝血功能障碍相关病史。表现受累局部软组织肿胀，肌肉疼痛，运动功能部分或完全丧失。间接损伤常发生在跨越两个关节的肌肉，如股四头肌、腓肠肌等。

【声像图表现】

轻度损伤可仅表现为局部肌纤维回声紊乱，出现模糊的小片状低回声区（图 25-2-1），局部筋膜回声一般完整，部分间接损伤可仅表现为肌肉 - 筋膜连接处的无回声区。中、重度撕裂伤表现为肌纤维连续性明显中断，断端间由血肿充填。肌肉完全撕裂时可形成肿块样改变。

血肿回声呈动态变化，急性期表现为强回声，数小时后可变为均匀的低回声，几天后液化时形成均匀的无回声，也可表现为不同回声共存的混杂回声（图 25-2-2～图 25-2-4）。肌间血肿表现为肌肉筋膜层间的无回声、低回声或混杂回声区（图 25-2-3）。对于损伤修复期，有时血肿周边可探及血流信号（图 25-2-5）。

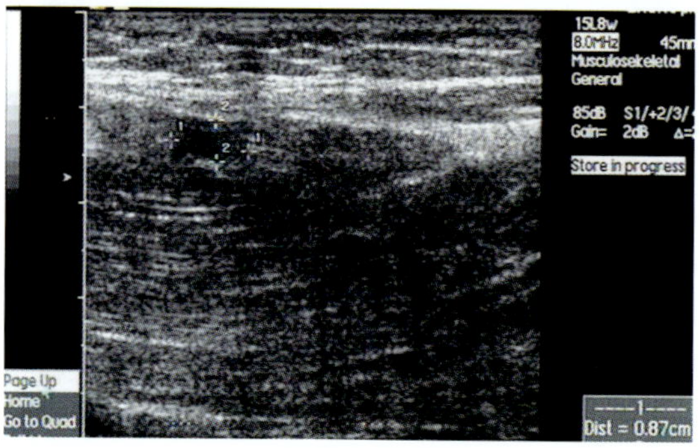

图 25-2-1　股直肌损伤

足球比赛大腿撞击后数小时，股直肌细小撕裂，显示为小片状低回声区

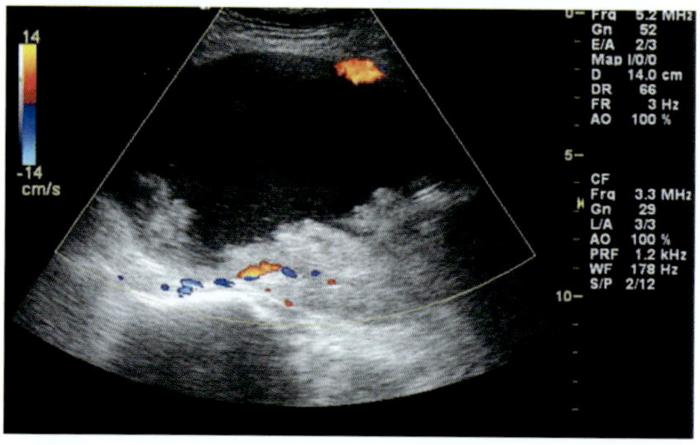

图 25-2-2　髂腰肌慢性血肿

摔伤后髂腰肌慢性血肿，左侧髂腰肌区见无回声为主的混合回声肿块

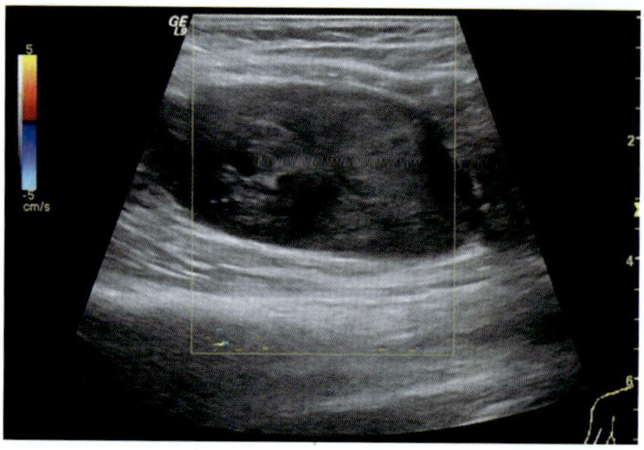

图 25-2-3　上臂屈肌压伤

上臂重物压伤后数天，上臂屈肌间血肿呈境界清楚的混合回声区，内部无血流信号

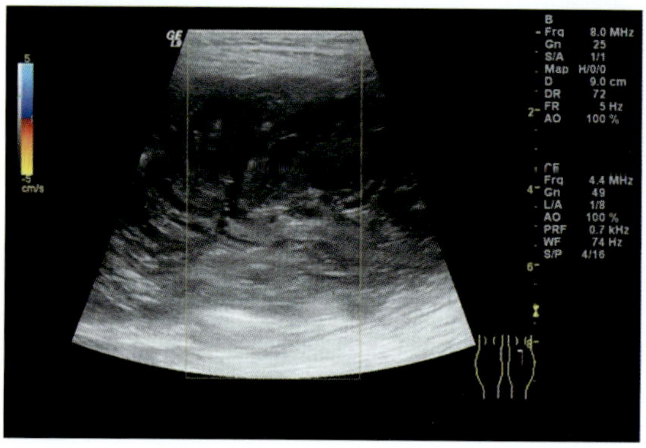

图 25-2-4　小腿三头肌血肿

换瓣术后长期抗凝治疗患者，小腿三头肌血肿呈肿块样回声，回声杂乱，内无血流信号

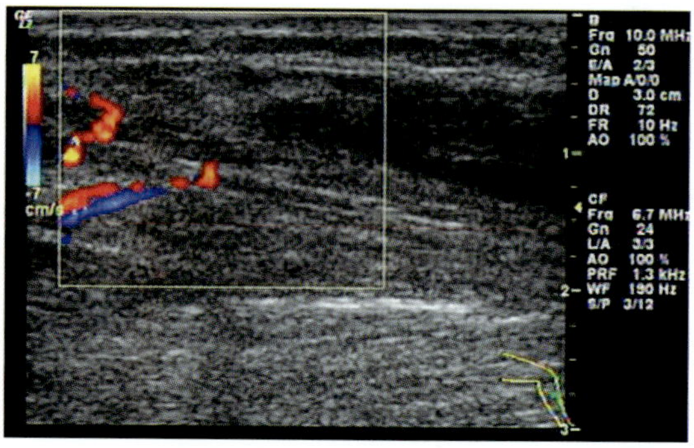

图 25-2-5　小腿外伤血肿

小腿外伤后数天血肿周边可探及较丰富血流信号

【诊断注意点】

典型的中、重度撕裂一般结合病史诊断明确，轻度间接损伤，常需重点注意探查肌肉 - 筋膜连接处。对于出现大腿深部顽固、难吸收的血肿的老年患者，需警惕恶性肿瘤内出血的可能。

二、肌腱损伤

【临床表现】

由于急性运动伤或在肌腱炎基础上引起相应肌腱完全或部分撕裂，伴疼痛和运动功能减弱或丧失。好发于跟腱、冈上肌腱、股四头肌腱等。

【声像图表现】

（1）急性完全性撕裂：肌腱回声完全中断，断端可回缩，其间充填血肿（图 25-2-6），动态扫查肌腱运动异常。有时可见相邻部位肌腱移位。

（2）不全撕裂：肌腱回声部分连续性中断，局部回声减低，腱周可见少许暗区（图 25-2-7）。

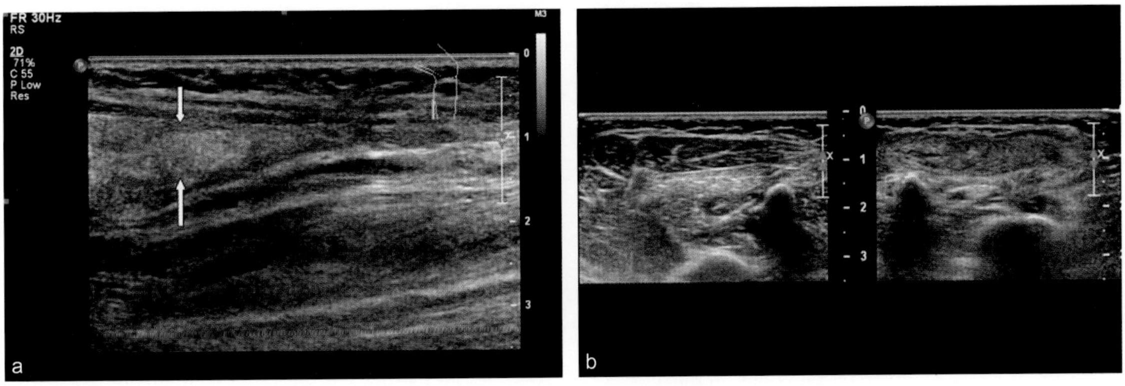

图 25-2-6　肌腱完全性撕裂

小腿中下部车祸碾压伤，跟腱完全断裂患者 a. 长轴图像示小腿中下段跟腱走行区未见正常的腱组织回声，其近端小腿三头肌肿胀（箭头），回声杂乱；b. 与健侧（左幅）对比，短轴图像示小腿中段水平三头肌回声杂乱（右幅）

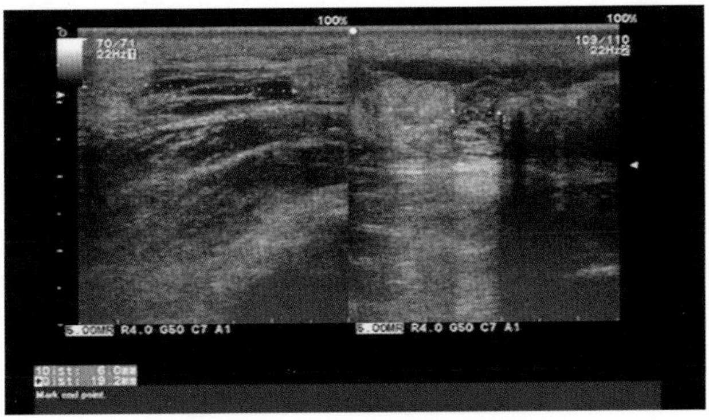

图 25-2-7　肌腱不全撕裂

右足篮球运动伤，跟腱局部肌腱肿胀并部分断裂，断裂处呈蜂窝样改变（左半幅为长轴、右半幅为短轴）

（3）肌腱修复术者可显示相应区域肌腱增粗，回声紊乱（图 25-2-8）。

【诊断注意点】

对于完全撕裂者，部分患者断端间无分离，或断端间填充血肿的回声与相邻肌腱断端接近，静态扫查可造成漏诊，动态扫查可明确诊断。部分跟腱完全撕裂患者，有时邻近的趾肌腱可移位，表现为跟腱走行区细薄的肌腱，需注意连续扫查至附着端，避免将完全撕裂误诊为部分撕裂。

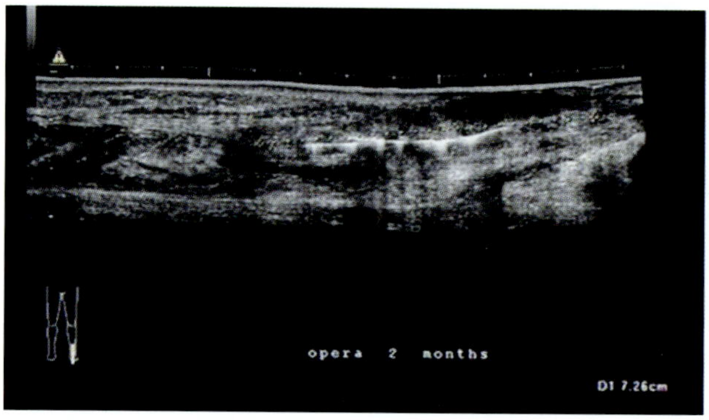

图 25-2-8 肌腱修复术后

跟腱修复术后 2 个月，跟腱肿胀，回声杂乱，并可见其内的缝线强回声

三、骨化性肌炎

【临床表现】

常继发于肌肉创伤血肿形成后，临床触及相应部位痛性肿块。部分患者与外伤无关。

【声像图表现】

典型者表现为相应损伤肌肉部位肿块回声，肿块内部有带状、片状钙化区（图 25-2-9）。部分肿块可完全钙化，变现为多层强回声，后伴声影。

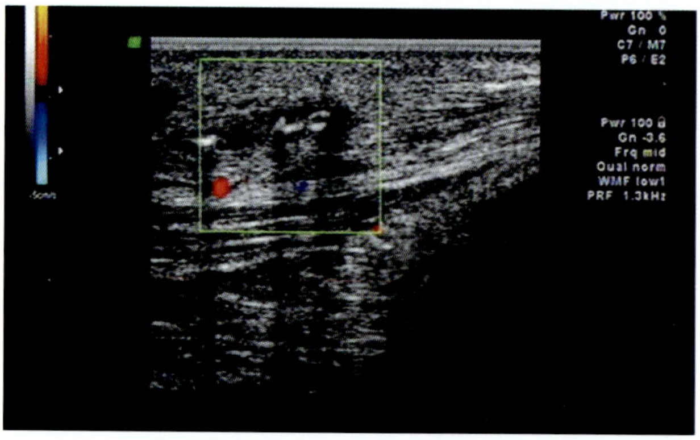

图 25-2-9 骨化性肌炎

小腿肌外伤后数月，小腿中下段三头肌内多发片状强回声伴声影

【诊断注意点】

对有明确外伤病史的典型病例诊断不难，病变区钙化区外有无异常软组织包绕及邻近骨皮质有无改变是与骨肿瘤的重要鉴别点，部分病例与肌层内含钙化肿瘤鉴别不易。

四、骨折

【临床表现】

局部疼痛、运动功能部分或完全损失，多有外伤史，无明显外伤者多为肿瘤破坏形成。骨折一般 X 线诊断较明确，而对于透 X 线的软骨骨折 X 线则无法诊断。

【声像图表现】

相应骨皮质或软骨表面连续性中断，表现为断端间移位或游离的骨折片（图 25-2-10），周边软组织水肿等改变。病理性骨折者可探及骨折周围软组织肿块。

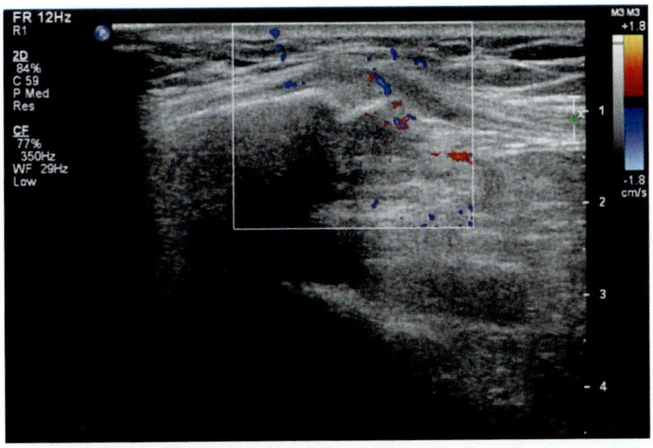

图 25-2-10　宫颈癌患者锁骨病理性骨折

左锁骨中段连续性中断，周围局部见低回声肿块，内可探及血流信号

【诊断注意点】

细小撕脱骨折需与正常的籽骨鉴别，需结合临床及 X 线检查结果，对于腕掌部等部位不规则的短骨细小骨折诊断需谨慎，多需双侧对比扫查。而对于发现无外伤史骨折者需考虑病理性骨折可能，提示临床寻找病因。

五、软组织异物

【临床表现】

有明确外伤史，部分形成外伤后肉芽肿就诊。手足部位最常见。超声探查不受异物密度影响，是探查软组织异物的首选方法。

【声像图表现】

异物依本身形状表现为形态不一的强回声或高回声，金属或玻璃类异物后方常有彗尾或模糊声影。异物周围可有低至无回声（图 25-2-11、图 25-2-12）。肉芽肿形成时表现为局部软组织结节。

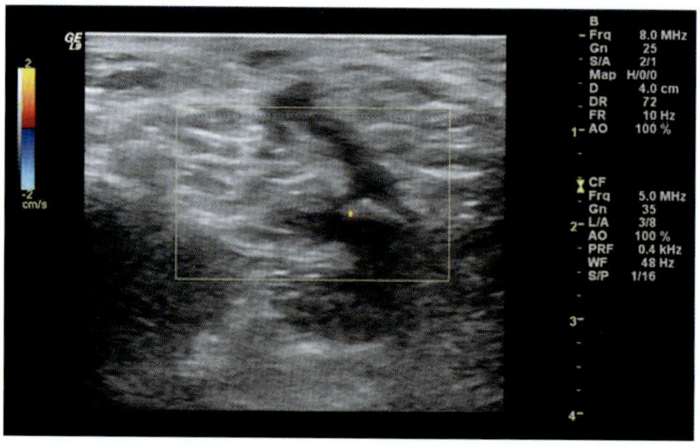

图 25-2-11　足底金属异物

足底软组织内强回声后伴声影，并可见异物与皮肤间的低回声瘘管，异物后方可见闪烁伪像

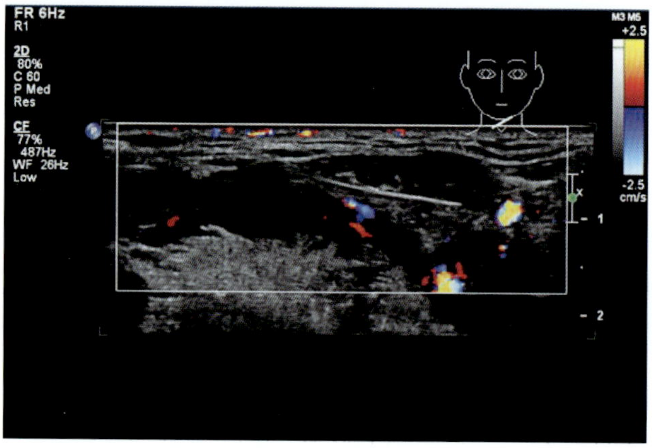

图 25-2-12　误食鱼刺后

左颌下区软组织内线样强回声，局部血流信号增多

【诊断注意点】

有时极细小异物可仅表现局部低回声。对于发现异物者需仍多切面广泛检查，避免遗漏多个异物情况。

六、肌疝

【临床表现】

局部软组织膨出就诊，肌肉收缩时显著。为局部肌肉组织由筋膜薄弱处突出，可由外伤、手术或先天因素引起。先天性者多见于小腿下 1/3 前外侧。

【声像图表现】

相应部位肌筋膜连续性中断，其深面肌组织经中断处突入浅层组织（图 25-2-13），对于外伤者有时可发现邻近肌肉等结构改变。动态观察可发现肌肉组织疝出和还纳变化。

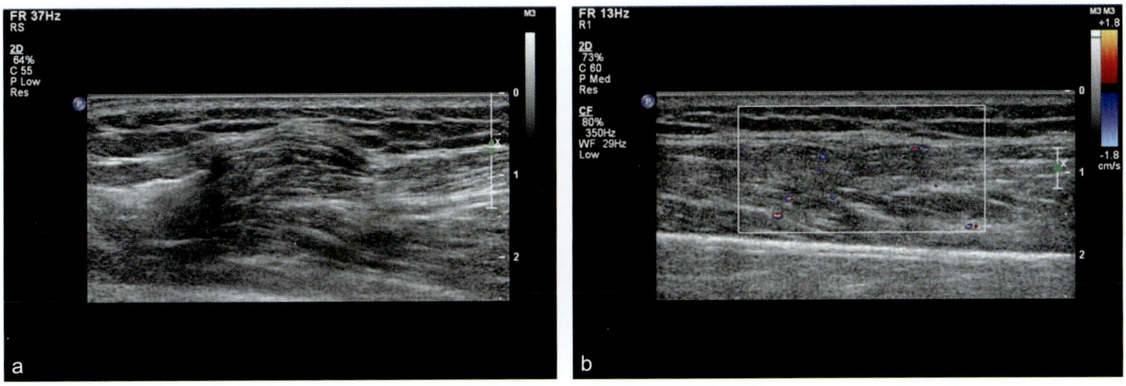

图 25-2-13　肌疝

小腿下段前外侧局部肌组织向皮下突出。a. 局部深筋膜连续性中断；b. 探头加压后疝出肌肉回

【诊断注意点】

局部肌筋膜连续性中断及动态疝出和还纳是特异征象。检查时探头不宜过分加压，以避免假阴性。

七、脂肪损伤

【临床表现】

局部皮肤表现为肿胀、硬结或萎缩，急性期可有压痛，一般数周或数月自然消退。多发于下肢或臀部。50% 由创伤引起，部分患者继发于炎性改变，可呈游走性，又称脂膜炎，可有结节性红斑、全身结缔组织疾病、胰腺疾病。

【声像图表现】

局灶性脂肪组织回声增高并内部线样分隔结构消失，一般边界欠情，大小不等（图 25-2-14），较大者常发生于臀部。早期局部脂肪组织肿胀，一般深筋膜和肌肉组织无改变。慢

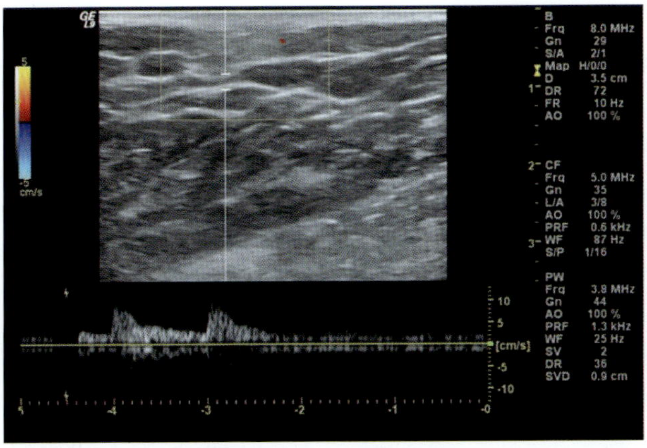

图 25-2-14　脂肪损伤

中年女性患者，双侧小腿中下段外侧反复皮下红斑伴疼痛，局部皮下脂肪层内见模糊的片状高回声，周边可探及血流信号。频谱呈低速高阻（穿刺示局部炎性改变）

性期脂肪组织回声减低，可伴钙化。急性期周边及内部可有少许血流信号。

【诊断注意点】

好发部位具有典型声像图者，结合临床诊断不难，有时需与脂肪瘤（无疼痛、边界清、具有可压缩性）、血栓性浅静脉炎继发脂肪改变（可发现浅静脉血栓改变）鉴别。

第三节 骨关节及周围软组织病变

一、关节积液

【临床表现】

关节积液是多种关节疾病累及滑膜的共同表现，表现为关节局部肿胀、疼痛。常见的病因包括创伤、结缔组织疾病、感染等。

【声像图表现】

共同征象为相应关节间隙暗区增多，暗区可呈无回声、低回声、高回声或混杂回声，其内还可见增厚的滑膜、碎屑、凝血块、关节游离体等（图 25-3-1、图 25-3-2、图 25-3-3）。

（1）肩关节积液表现为盂肱关节后隐窝（冈下肌与后盂唇间）暗区大于 2mm。

（2）肘关节积液表现为肘关节喙突窝（关节前侧）或鹰嘴后隐窝（关节后侧，较常用）暗区大于 2mm。

（3）髋关节积液表现为髋关节前关节囊前后层之间（股骨颈前方）暗区大于 3mm 或左右侧对比大于 2mm。

（4）膝关节积液表现为髌上囊暗区大于 3mm。

（5）踝关节积液表现为踝关节前隐窝（胫距关节前间隙）暗区大于 3mm。

【诊断注意点】

关节腔少量积液时，探头加压明显时可造成假阴性。注意鉴别关节积液病因时，不能单纯依据暗区回声特点，需密切结合临床，对怀疑化脓性关节炎者，需尽早行穿刺抽吸积液检查。

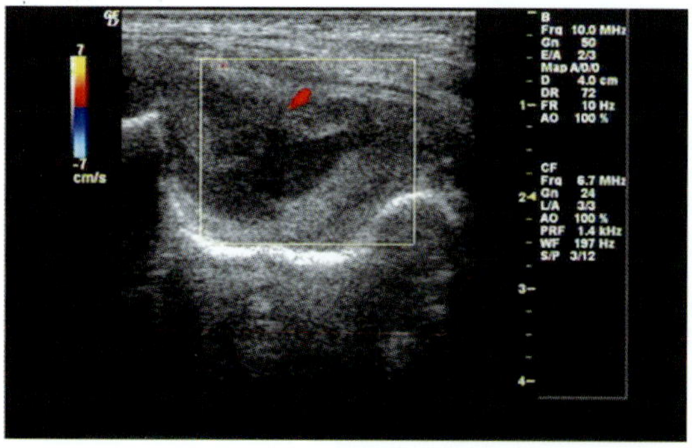

图 25-3-1 肘关节积液

滑膜明显增厚，局部可探及血流信号

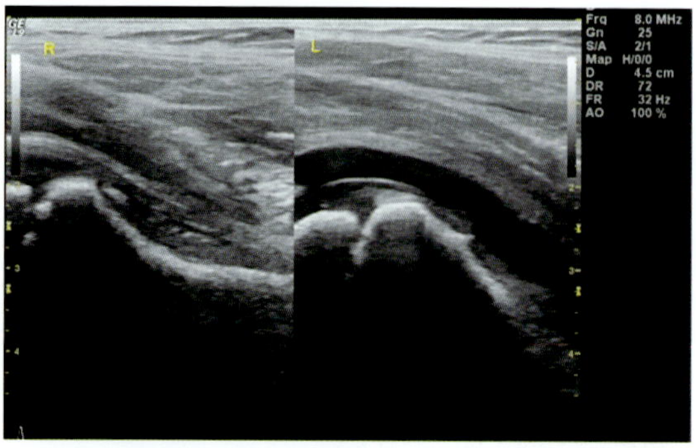

图 25-3-2 小儿髋关节一过性滑膜炎

左髋关节积液，髋关节前关节囊前后层分离，暗区向上方延伸至股骨头骨骺以上水平（右半幅），局部未见血流信号

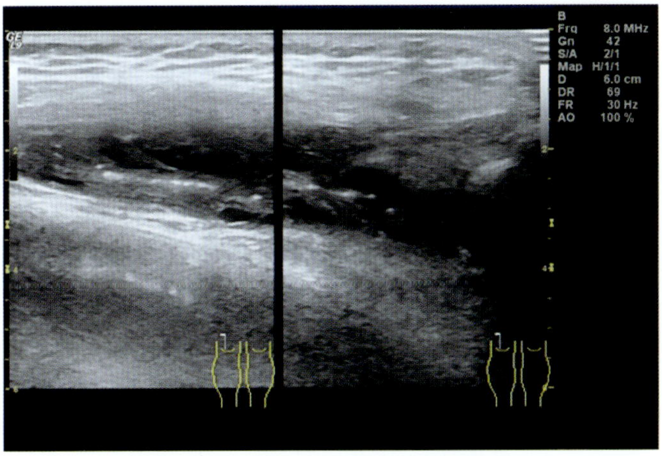

图 25-3-3　摔伤后膝关节髌上囊积血

髌上囊内暗区回声杂乱，可见条索样高回声及点线状强回声，内未见血流信号

二、滑膜增生

【临床表现】

多种关节炎的共同表现，常合并关节积液，常见于结缔组织疾病、创伤等。

【声像图表现】

相应关节间隙出现结节样、绒毛样、条带样低回声，在关节积液的衬托下显示明显，急性期内部可探及血流信号（图 25-3-4、图 25-3-5）。

【诊断注意点】

弥漫性滑膜增生需与低回声关节积液鉴别，前者探头加压位置无明显改变。部分弥漫性滑膜增生与滑膜肿瘤不易鉴别，需手术或活检确诊。

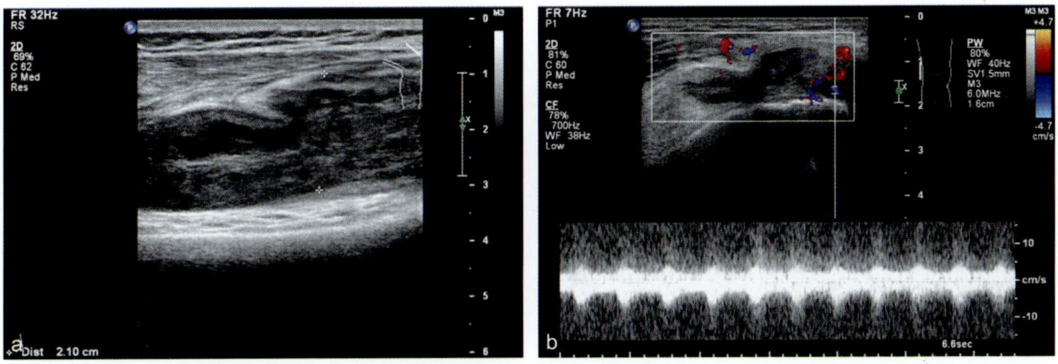

图 25-3-4　类风湿关节炎

a. 膝关节髌上囊及内侧隐窝滑膜弥漫性增厚并少许积液；b. 增厚的滑膜组织可探及较丰富的动脉血流信号

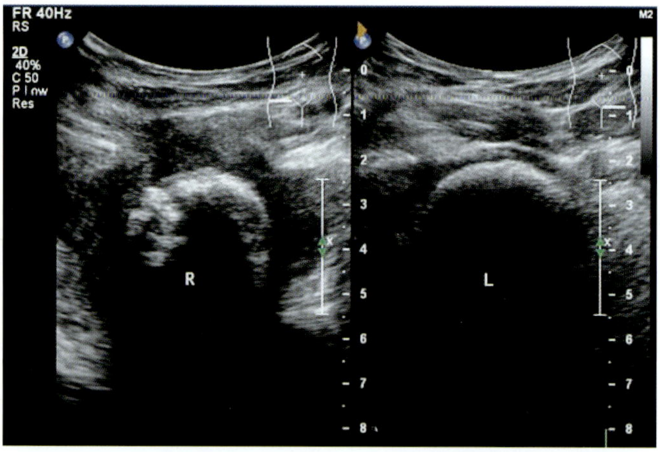

图 25-3-5 右髋关节结核性关节炎
局部滑膜增厚，局部骨质不光滑

三、滑囊炎、滑囊积液

【临床表现】

由于急慢性损伤引起相应部位的滑囊上皮炎症，滑囊内液体增多。临床表现为局部疼痛或肿块。

【声像图表现】

（1）相应解剖位置滑囊暗区增大，暗区内可为无回声或低回声，囊壁上可探及血流信号，慢性者囊壁增厚，可呈类似实性肿块回声。滑囊壁及周边有时可探及血流信号。

（2）较常见的好发炎症的滑囊有肩峰下三角肌滑囊（肩袖结构浅方），尺骨鹰嘴滑囊（鹰嘴与皮肤之间，图 25-3-6），坐骨结节滑囊（又称坐骨结节囊肿、坐骨结节与臀大肌间，图 25-3-7），髂腰肌滑囊（髂腰肌腱与髋关节间，可与关节腔相通），腓肠肌内侧头 - 半膜肌滑囊（又称腘窝囊肿，图 25-3-8、图 25-3-9），髌前、髌下滑囊，鹅足腱滑囊（缝匠肌、股薄肌、半腱肌腱与胫骨近端之间），跟骨后滑囊等。

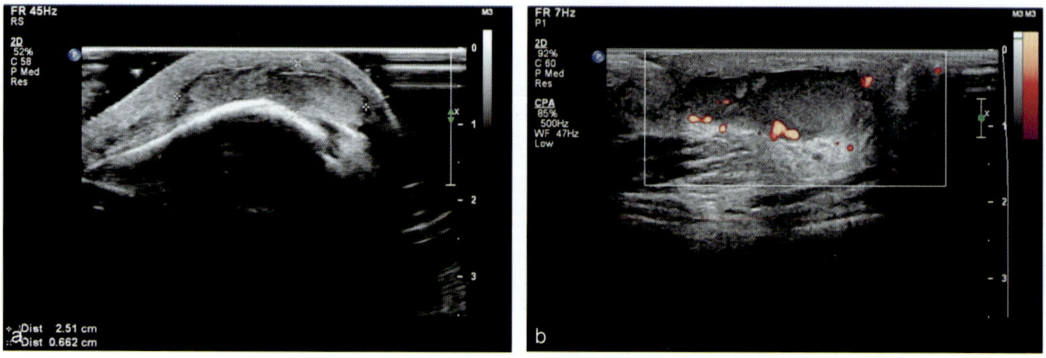

图 25-3-6 肘关节外伤后鹰嘴滑囊炎并出血
a. 鹰嘴滑囊增大，内部见密集点状高回声；b. 滑囊周边血流信号增多

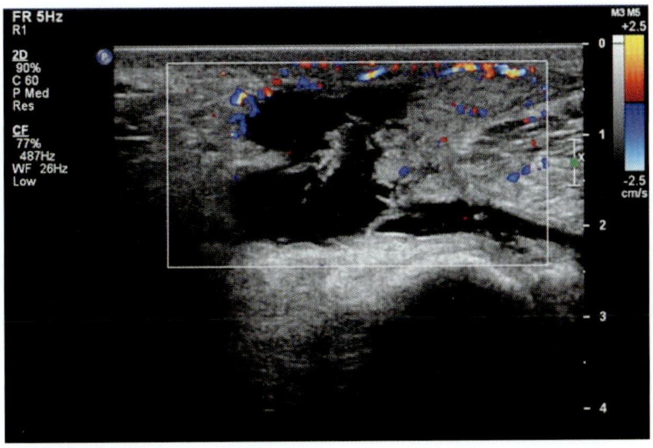

图 25-3-7　坐骨结节滑囊炎（坐骨结节囊肿）

坐骨结节与臀大肌间不规则暗区，内可见细弱点状回声及分隔回声，滑囊周边血流信号增多

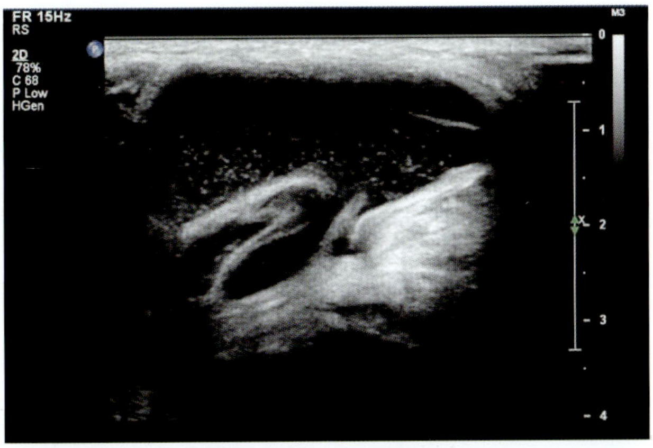

图 25-3-8　腘窝囊肿

腘窝处不规则暗区，内见密集点状回声，颈部位于半膜肌与腓肠肌内侧头之间

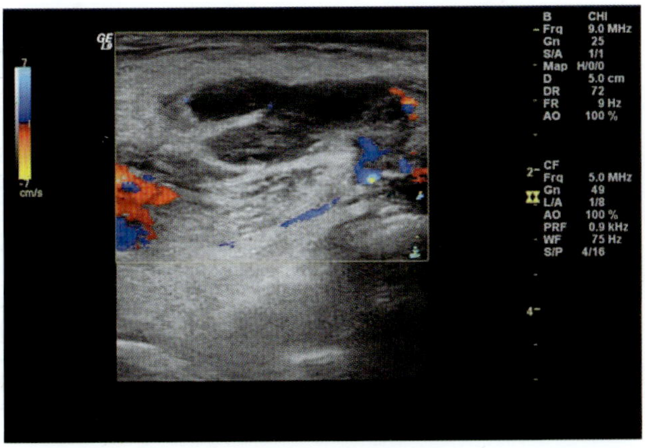

图 25-3-9　腘窝囊肿

腘窝区无回声区，部分囊壁及周边可探及血流信号

【诊断注意点】

解剖位置是诊断滑囊炎的重要依据，例如腘窝囊肿，可发现囊肿颈部由腓肠肌内侧头与半膜肌间突出。部分滑囊炎内滑膜可明显增厚，呈完全实性回声，需与滑膜肿瘤鉴别。少量的滑囊积液需注意探头压力，避免加压时使液体移位。正常肩峰三角肌下滑囊、髌下深囊，跟骨后滑囊可有少量滑液，需结合症状及双侧对比扫查。

四、腱鞘囊肿

【临床表现】

手腕、足踝部小关节周边最常见的肿块，多为关节囊周围组织薄弱，关节滑膜由薄弱点疝出引起，部分囊肿由细小的蒂延伸至远离关节处，少数可位于肌肉内。

【声像图表现】

相应部位卵圆形、分叶状或不规则形态的囊性结构（图 25-3-10、图 25-3-11、图 25-3-12），有时可观察到与相应关节相通。可为无回声或低回声，内可有分隔，探头加压仅部分压缩。

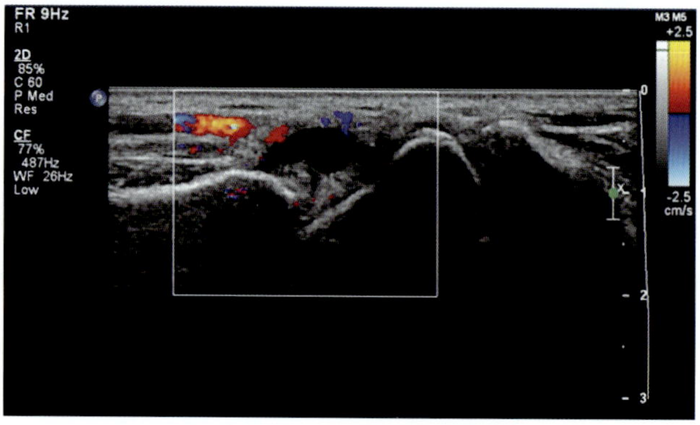

图 25-3-10 腕部腱鞘囊肿

腕部背侧紧邻腕骨的无回声，暗区内未见血流信号

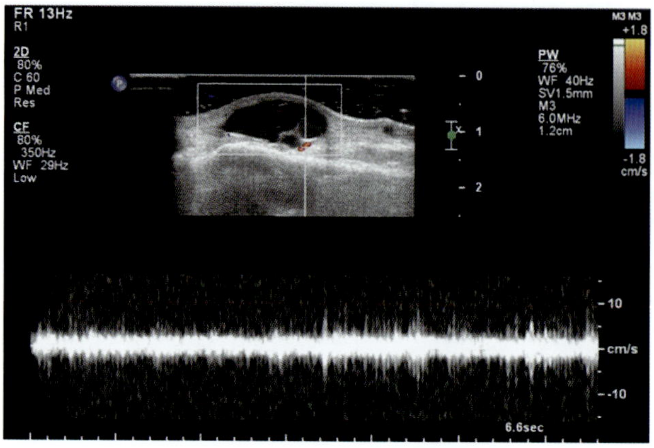

图 25-3-11 足背伸肌腱鞘囊肿

足背伸肌肌腱旁卵圆形无回声区，内有分隔，无回声区周边可见静脉血流信号

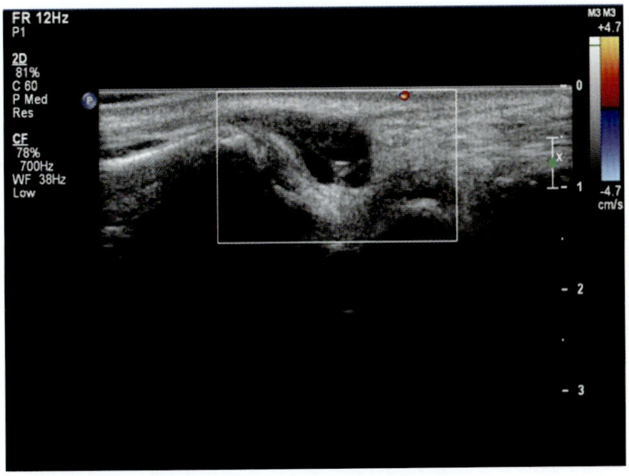

图 25-3-12　左腕部腱鞘囊肿

左腕部背侧紧邻掌骨不规则无回声区，内可见少许分隔，周边及分隔内未见血流信号

【诊断注意点】

常见部位不可完全压缩的无回声为典型征象，与相应关节相延续为特异征象。部分腱鞘囊肿可压迫周边神经引起神经卡压综合征，彩色多普勒可与浅表血管畸形相鉴别。

五、半月板囊肿

【临床表现】

常继发于膝关节半月板损伤。

【声像图表现】

内外侧半月板周边的卵圆形的无回声或低回声暗区（图 25-3-13），有时可观察相邻半月板损伤征象。

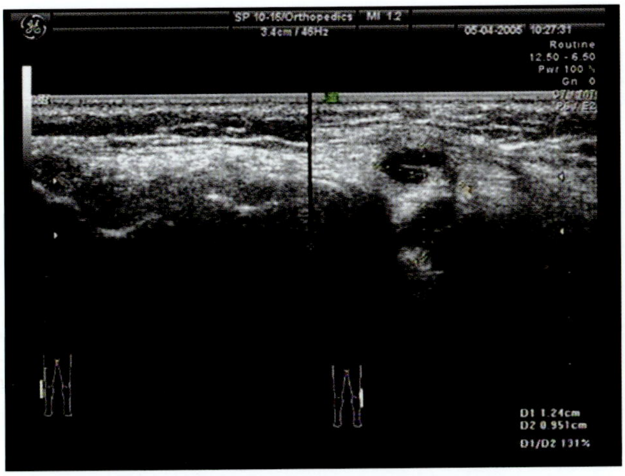

图 25-3-13　左膝关节外侧半月板囊肿

外侧半月板旁不规则暗区回声

【诊断注意点】

解剖部位是诊断要点，同时发现相邻半月板损伤为典型征象。

六、关节游离体

【临床表现】

好发于膝关节、肘关节，可继发于多种关节病变，如关节软骨或骨折、滑膜骨软骨瘤等，临床可表现出关节交锁现象。

【声像图表现】

相应关节间隙单发或多发强回声，后伴声影（图 25-3-14）。

【诊断注意点】

关节腔内出现大量游离体时需考虑滑膜骨软骨瘤病。

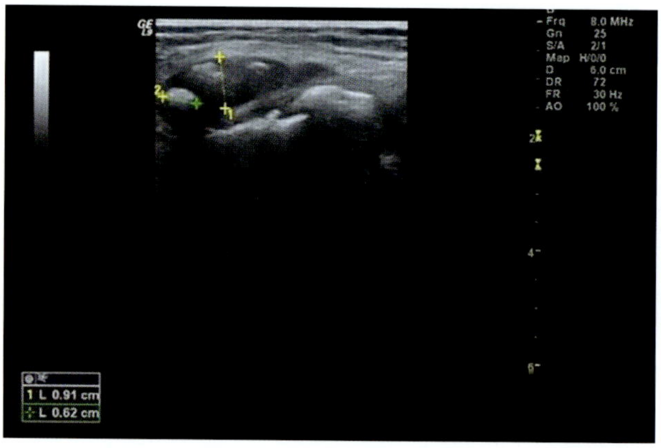

图 25-3-14 膝关节骨关节炎

髌上囊见多个关节游离体，并可见局部骨质多发骨赘形成

第四节 肌肉、骨骼及软组织肿块

一、脂肪瘤

【临床表现】

头颈、肩背及肢体最常见的软组织肿瘤，可位于皮下脂肪层或深部肌肉间或肌层内。

【声像图表现】

典型者表现为相应部位边界清楚的等回声或高回声病变，内部可见与皮肤长轴平行的条索样高回声，探头加压时可有压缩性（图 25-4-1、图 25-4-2）。少数病变可为低回声或混杂回声。内部一般无血流信号。位于深部肌层的部分脂肪瘤有时可表现为边界不清，呈强弱交织分布的异常回声区。

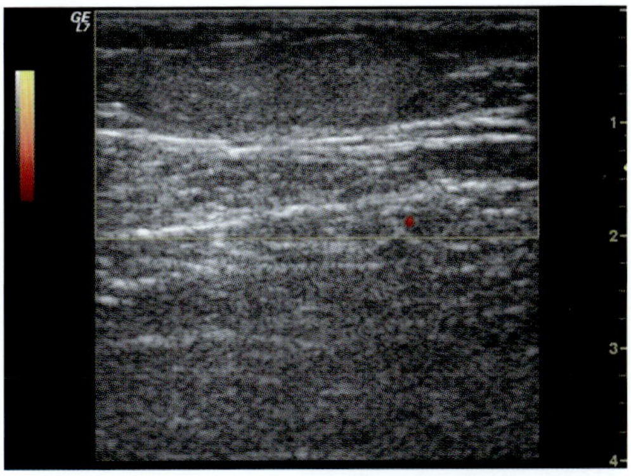

图 25-4-1　大腿内侧皮下脂肪瘤

皮下脂肪层高回声病灶，边界清，高回声内部无血流信号

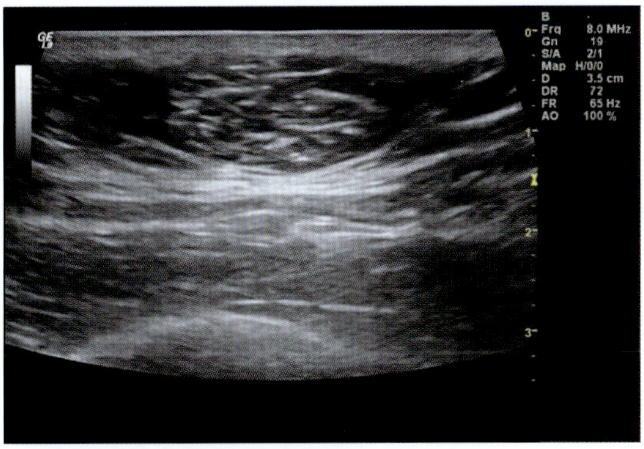

图 25-4-2　颈部皮下脂肪瘤

颈部皮下脂肪层等回声团，内部见于皮肤平行的条索样高回声，内部未见血流信号

【诊断注意点】

典型者诊断较明确。对于深部体积较大并可探及血流信号的“拟诊”脂肪瘤病变，特别是老年男性患者，需警惕脂肪肉瘤可能。

二、血管瘤

依据形态学改变，常分为毛细血管瘤、海绵状血管瘤和蔓状血管瘤。

【临床表现】

毛细血管瘤婴幼儿常见，包括草莓状血管瘤和葡萄酒色斑。海绵状血管瘤可表现颈面部、肢体皮下呈暗红、蓝色或紫色的病灶。蔓状血管瘤（先天性动静脉畸形）表现为病灶及周边区域可见迂曲、粗大的有搏动性的血管，局部皮温常增高，有时可扪及震颤。

【声像图表现】

多数病变内可探及数目不等的管道样无回声，其内部可探及血流信号。

毛细血管瘤：可仅表现为病变区皮肤层增厚，或均质团块回声（图 25-4-3）。

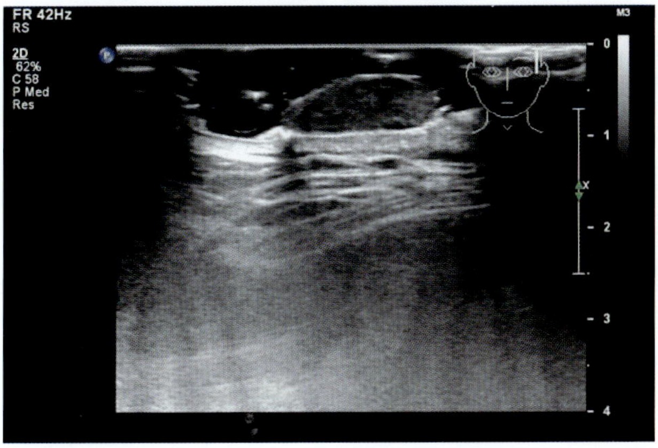

图 25-4-3　皮肤毛细血管瘤

患者自小发现耳前皮肤暗红色肿块。局部皮肤层低回声团，内部见丰富的低速血流

海绵状血管瘤：皮下或肌层内界限清楚或不清的非均质性团块，无回声区内可有血栓或静脉石（图 25-4-4、图 25-4-5）。病变无回声区内血流可较丰富，一般速度较低。

蔓状血管瘤：一般实性成分较少，边界不清，多以管状无回声为主，内部能探及丰富的高速动静脉血流信号（图 25-4-6、图 25-4-7）。

【诊断注意点】

结合相应皮肤改变和有血流充盈的管状回声、静脉石等声像图特征，典型者诊断一般不难。

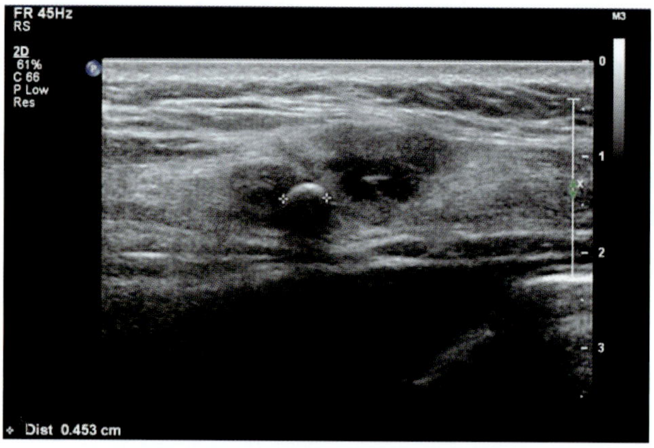

图 25-4-4 腹直肌内海绵状血管瘤

腹直肌内非均质性团块，团块内部可见不规则无回声及强回声静脉石

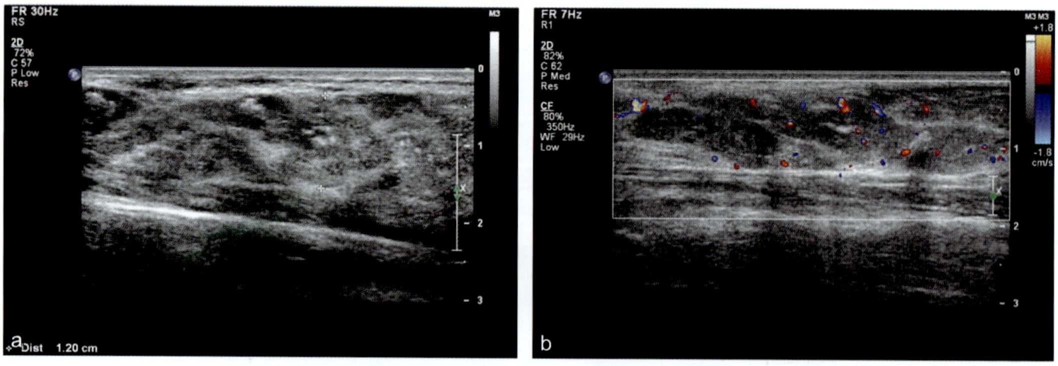

图 25-4-5 前臂肌层海绵状血管瘤

a. 前臂肌层内界限不清的非均质性团块，内部回声不均，可见散在点状及片状强回声；b. 团块内可见少许血流信号

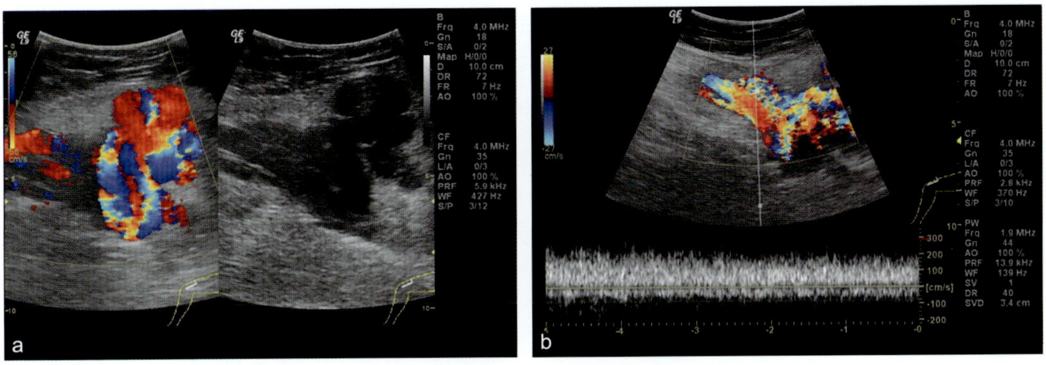

图 25-4-6　肌层蔓状血管瘤

患者大腿下段内侧发现搏动性包块数年，无外伤史。a. 股骨下段水平内侧肌层内非均质性团块，内见迂曲管道样无回声；b. 团块内迂曲管道样回声内探及丰富的高速血流

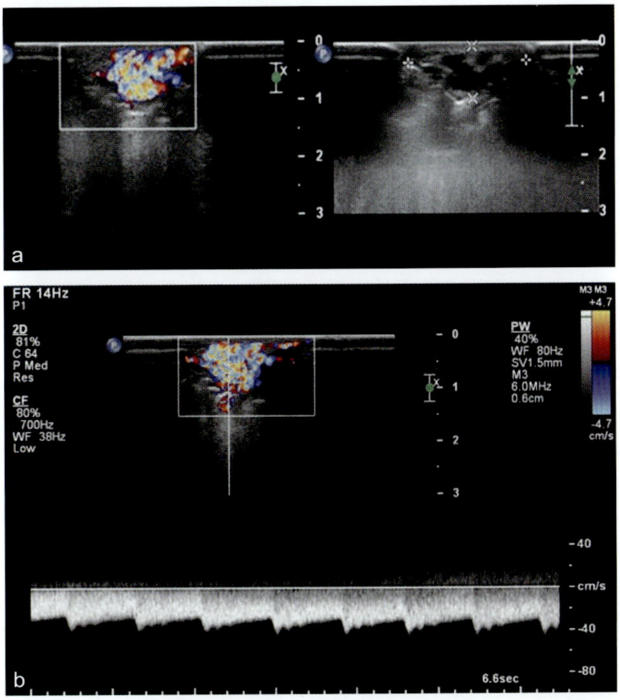

图 25-4-7　皮下蔓状血管瘤

环指桡侧皮下搏动性包块数年。a. 图示环指皮下高回声与无回声混杂团块；b. 无回声内可见丰富的高速动脉血流

三、神经源性肿瘤

【临床表现】

包括神经鞘瘤、神经纤维瘤两类，常见于肢体及头颈部，部分病例触诊时有相应神经支配区感觉异常。

【声像图表现】

圆形或椭圆形的低回声团，可有包膜。起源于外周较粗大神经的病变，可探及瘤体两端与增粗的神经干相连，呈典型的“鼠尾征”(图 25-4-8、图 25-4-9、图 25-4-10)。神经鞘瘤内部囊性变较纤维瘤常见，神经鞘瘤内部血流常较丰富(图 25-4-11)。

【诊断注意点】

起源于较粗大神经的病变，“鼠尾征”为典型特征。起源于细小神经者，超声触诊有时可出现针刺感。多发者需考虑神经纤维瘤病。

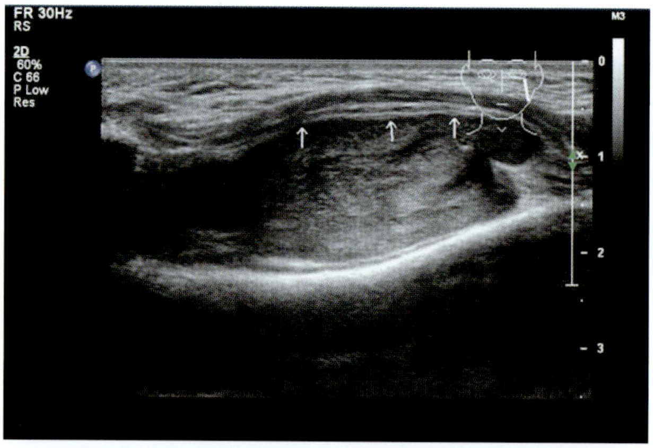

图 25-4-8 三叉神经神经鞘瘤

左面颊区不规则低回声团，团块两端呈“鼠尾征”

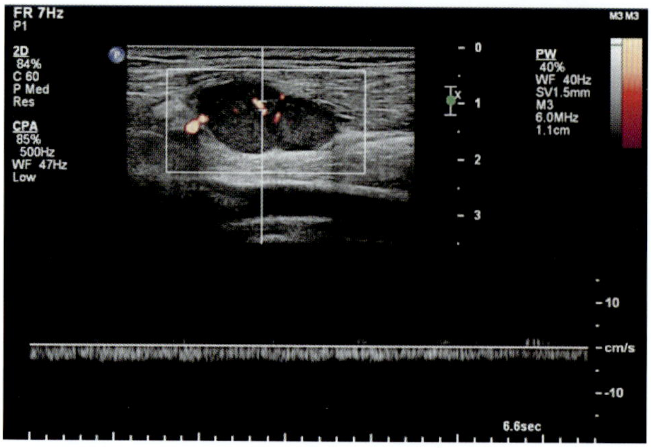

图 25-4-9 胫神经神经鞘瘤

腘窝分叶状低回声团，肿块两端可见“鼠尾征”，团块内见少许血流信号

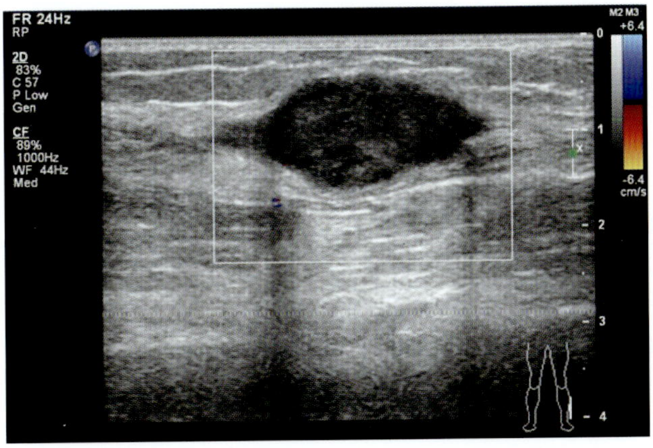

图 25-4-10　左小腿外侧中段神经纤维瘤

左侧小腿外侧中段皮下脂肪层与肌层间低回声团，两端可见“鼠尾征”，团块内未见明显血流信号

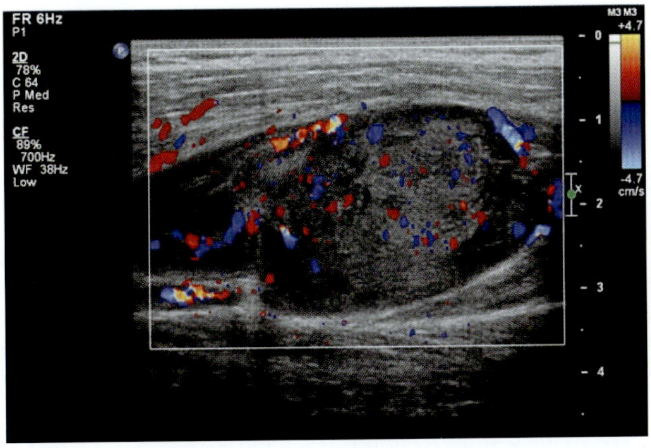

图 25-4-11　小腿外侧神经鞘瘤

小腿外侧肌层间混合回声团块，近端可见“鼠尾征”，肿块内部可探及较丰富血流信号

四、纤维瘤

【临床表现】

一般位于体表，多生长缓慢，质地较硬，边界清，可活动，一般无压痛。

【声像图表现】

椭圆形或分叶状的低回声或等回声团块，界限清楚（图 25-4-12），内部回声一般较均匀，较大病灶多呈混合回声（图 25-4-13）。

【诊断注意点】

声像图无特异性，需与其他软组织实质性肿块鉴别。

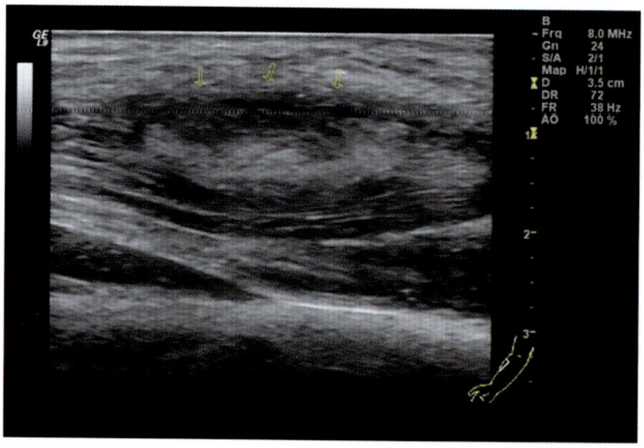

图 25-4-12　右前臂中上段桡侧肌层纤维瘤

前臂肌层内稍高回声团块，界限较清，肿块内部未见明显血流信号

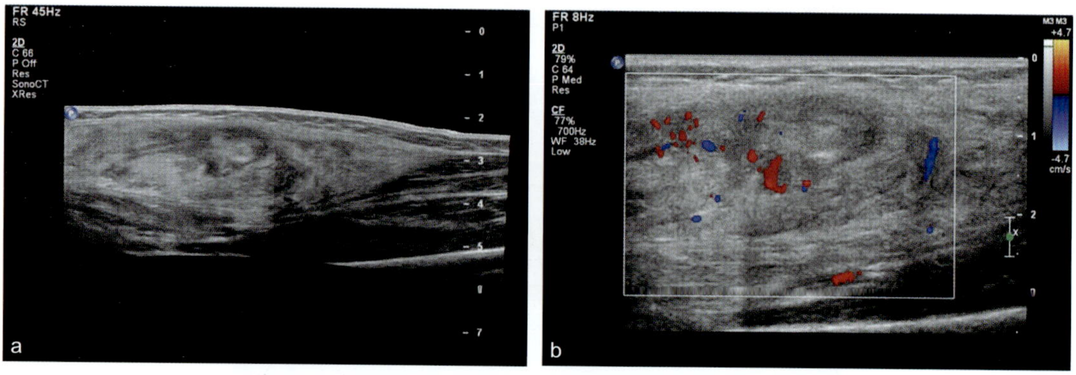

图 25-4-13　前臂肌层内纤维瘤

a. 前臂浅层屈肌内混合团块，团块内部回声不均；b. 团块内可见丰富的动脉血流

五、软组织恶性肿瘤

【临床表现】

无特异表现，转移瘤较原发者多见，肉瘤多发生于中老年，位置较深，体积较大。

【声像图表现】

肉瘤一般表现为深部肌肉内体积较大团块，内部回声常不均匀，合并液化坏死多见（图 25-4-14），内部血流信号较丰富。转移瘤声像图无特异表现，一般界限较清（图 25-4-15），少数较大病灶内部可有液化、坏死。

【诊断注意点】

部分高分化肉瘤声像图类似于良性病变。转移瘤诊断需结合病史。部分头颈部、锁骨上区、腋窝等区域的转移淋巴结早于原发瘤被发现。

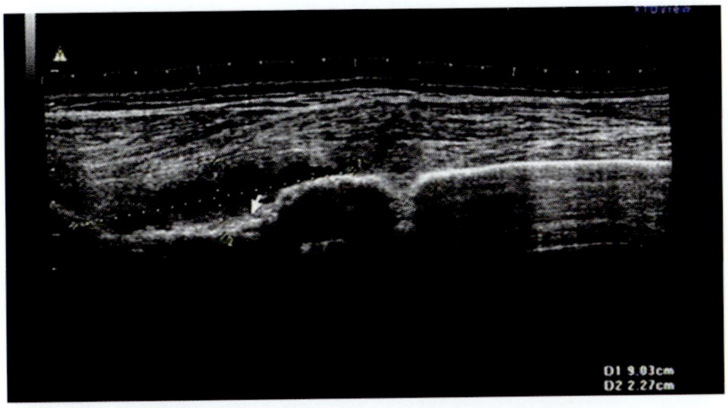

图 25-4-14　横纹肌肉瘤并骨质破坏

深部肌层混合团块，内部见大片无回声区，邻近骨质表面破坏

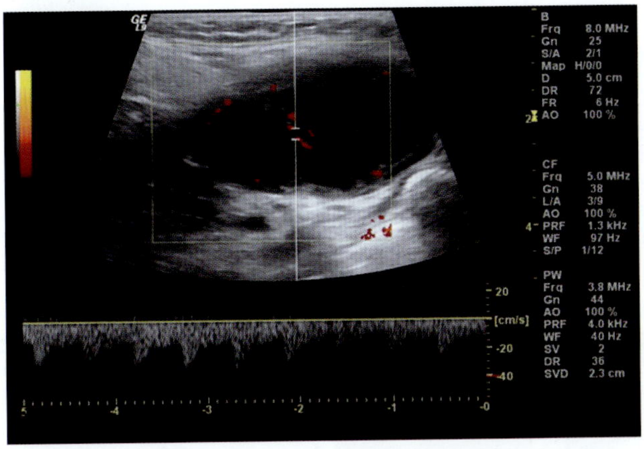

图 25-4-15　右锁骨上区淋巴瘤

右侧锁骨上区胸锁乳突肌后方混合团块，可见不规则片状无回声区带状高回声，团块内探及较丰富的动脉血流信号

六、血肿

创伤性血肿见前面章节叙述，此外血友病、抗凝治疗及有其他凝血功能障碍的患者可在无明显外伤史时出现血肿。声像图改变与前述内容类似。诊断主要密切结合病史，可动态观察。

七、软组织脓肿

【临床表现】

局部软组织常表现为红、肿、热、痛。

【声像图改变】

早期局部软组织肿胀，呈界限不清的低回声，脓肿形成后中心部位呈暗区，呈单房或蜂窝样，部分暗区内可探及密集的点状回声，探头加压时点状回声有流动感。脓肿周边血流信号明显增多（图 25-4-16、图 25-4-17）。部分慢性脓肿可呈低回声。

【诊断注意点】

急性者结合临床病史，诊断较明确。脓肿早期部分患者液化可不明显，需动态观察。慢性者行超声引导下穿刺抽液有助于明确诊断及治疗。

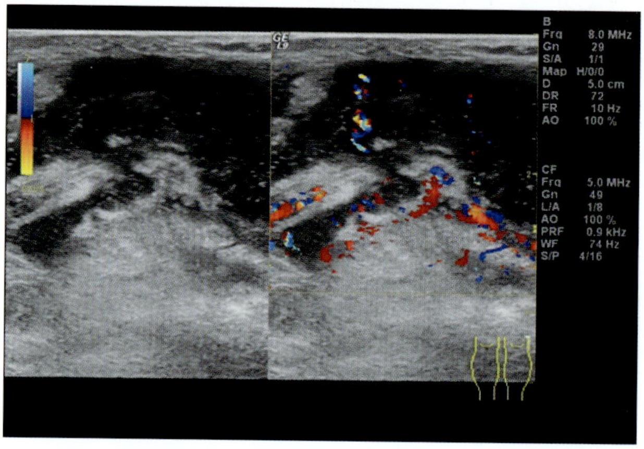

图 25-4-16 大腿下段至小腿上段软组织慢性脓肿

皮下脂肪层下方不规则暗区回声，暗区内见密集点状高回声，暗区周边血流信号丰富

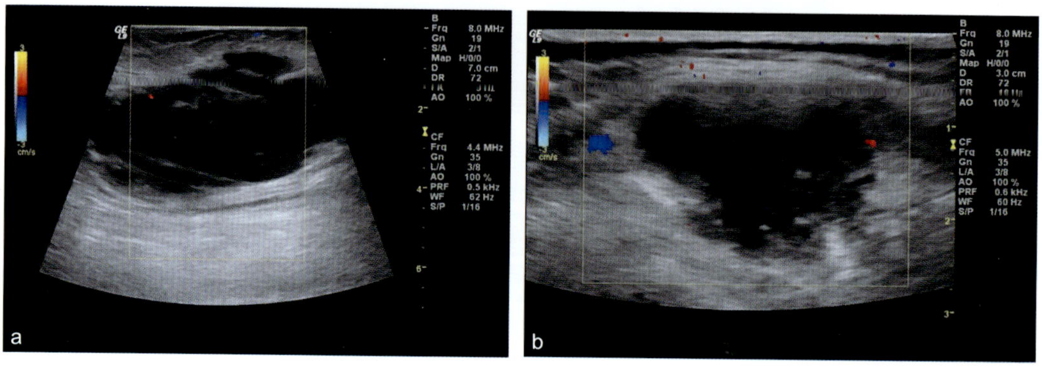

图 25-4-17 多发性软组织脓胀

系统性红斑狼疮患者，激素冲击治疗后，全身肢体多发软组织脓肿。

a. 图示肢体皮下脂肪层多个不规则无回声区，暗区内可见分隔及点状回声；b. 暗区内未见明显血流信号

八、皮脂腺囊肿

【临床表现】

头面、背部等各种皮脂腺密集部位常见的囊性病变。

【声像图表现】

位于皮肤层或皮下层靠近皮肤层的边界清楚的圆形或椭圆形病变，内部常为均匀的低回声，可有后方回声增强，当病变体积较大时，内部可呈混杂回声。部分病例可探及代表毛根的病变向皮肤层延续的纤细低回声（图 25-4-18）。

【诊断注意点】

多发生于皮脂腺密集部位，探及病变浅层向皮肤层延续的纤细低回声为较特异征象。

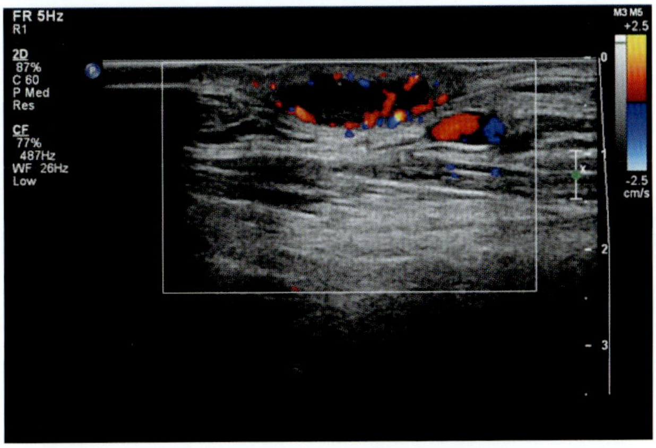

图 25-4-18　皮脂腺囊肿并发感染

紧邻皮肤层低回声结节，结节浅层可见向皮肤层延续的纤细低回声，结节周边见丰富血流信号

九、表皮样囊肿

【临床表现】

臀部、肘部等易受外伤或摩擦部位的常见的囊性病变。部分患者有相应部位的注射史或外伤史。

【声像图表现】

常见为皮下层边界清楚的圆形或椭圆形病变，内部回声较均匀，可为低回声或高回声，（图 25-4-19、图 25-4-20）探头加压有时可探及流动感。典型内部呈“洋葱皮”样改变。合并感染时可在周边组织及囊壁探及血流信号。

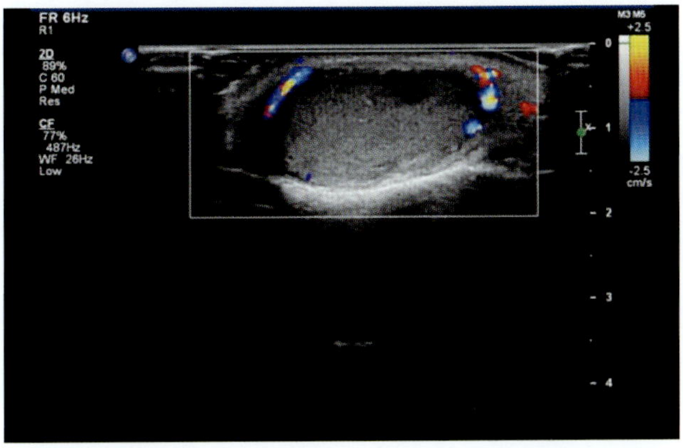

图 25-4-19　鼻翼左侧皮下表皮样囊肿

鼻骨旁均质高回声团，周边可见较丰富的血流信号

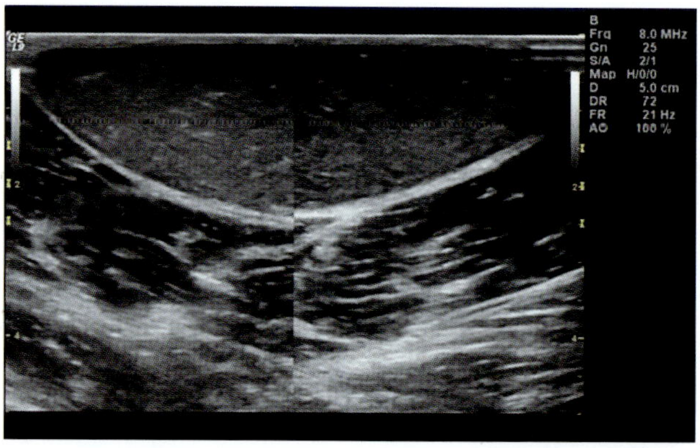

图 25-4-20　左大腿皮下表皮样囊肿

左大腿皮下均质性高回声团

【诊断注意点】

洋葱皮样改变为较特异征象。其声像图有时与皮样囊肿、皮脂腺囊肿等类似。

十、骨肿瘤及瘤样病变

【临床表现】

常因局部疼痛或局部触及肿块就诊，部分患者可有放疗、手术或原发病病史。

【声像图表现】

共同特征为与骨结构相关的肿块回声（图 25-4-21、图 25-4-22、图 25-4-23），对于恶性病变常可发现局部骨质破坏、骨膜掀起以及软组织内肿瘤骨成分等征象。

【诊断注意点】

骨肿瘤的诊断常需结合其他影像学和病理检查。超声可观察骨质表面改变，相应的软组织改变，为临床提供有价值的信息。

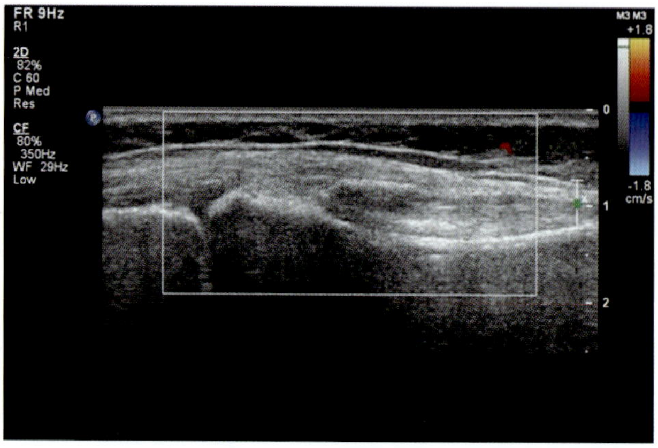

图 25-4-21　胫骨干骺端骨软骨瘤

胫骨近端干骺端见一与皮质相连异常结构，表面呈强回声，背离关节面方向

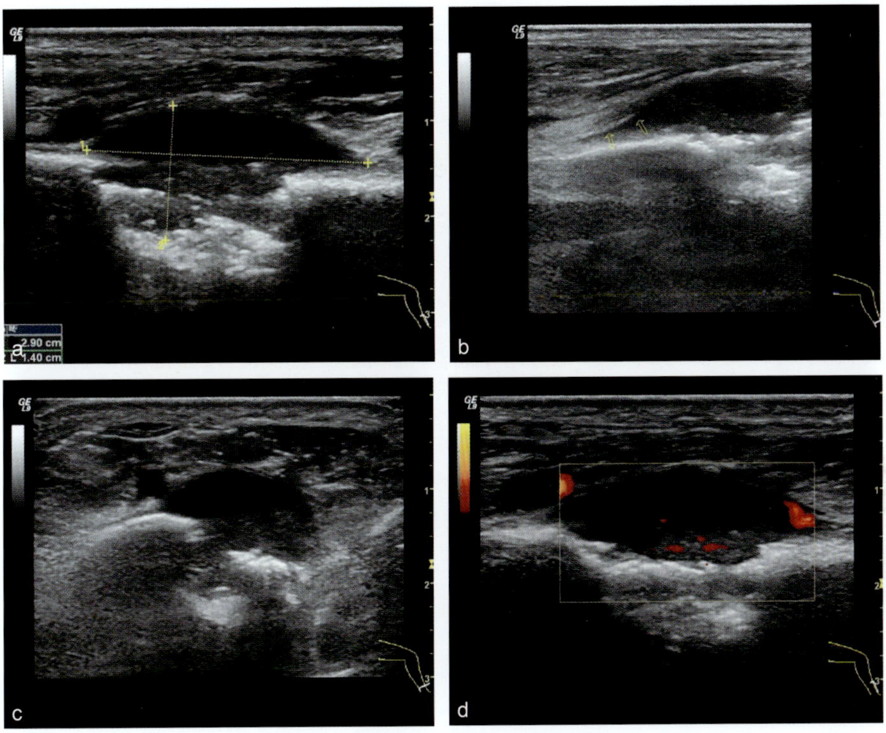

图 25-4-22 胫骨下段骨肉瘤

a、b、c. 局部胫骨骨质破坏不连续，骨膜掀起及周围软组织肿块；d. 软组织肿块内可见血流信号

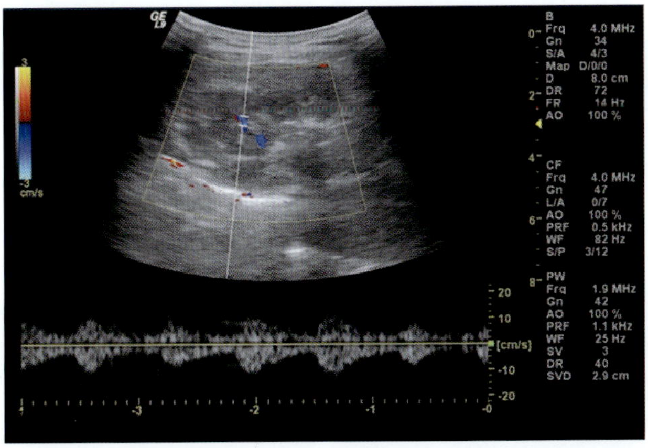

图 25-4-23 肝癌肋骨转移

左侧胸壁巨大混合团块回声，局部胸壁肋骨回声消失，肿块内可见血流信号

第五节 肌腱及其他肌肉、骨骼、软组织疾病

一、肌腱炎、肌腱病

【临床表现】

肌腱局部疼痛，运动时明显。好发于跟腱、髌腱、上肢伸肌总腱等部位。

【声像图表现】

相应肌腱局限性或弥漫性肿胀，回声减低且不均匀（图 25-5-1）。慢性病例肌腱内可有钙化。急性期病变区可探及血流信号（图 25-5-1、图 25-5-2）。部分病例可合并周围腱鞘炎（25-5-2），有时肌腱附着端骨质表面可见不规则改变。

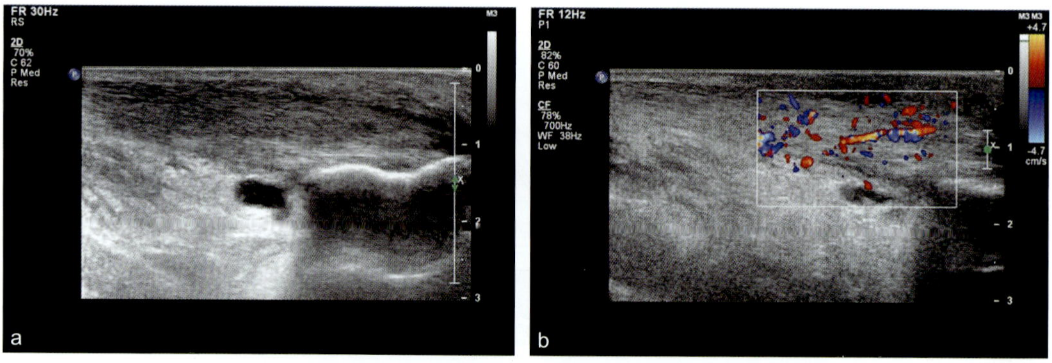

图 25-5-1 跟腱炎并跟骨后滑囊炎

a. 跟腱末端肿胀，回声不均匀，跟骨后滑囊增大（跟骨上方）；b. 跟腱内血流信号增多

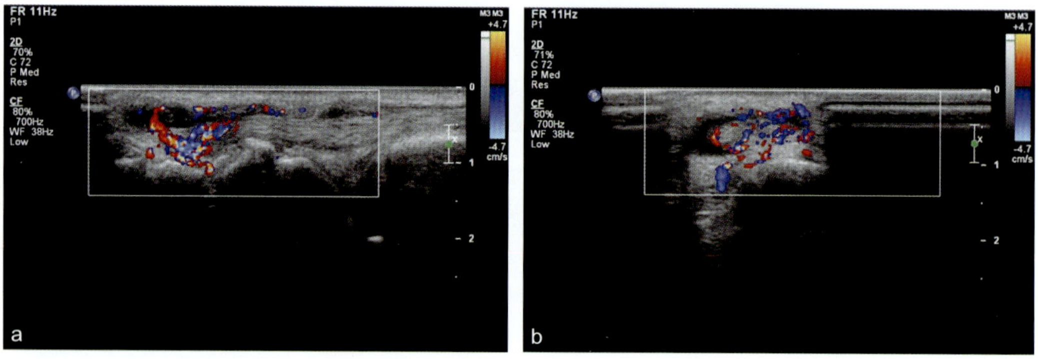

图 25-5-2 左手背尺侧肌腱及腱鞘炎

a. 相应肌腱肿胀，回声不均匀，腱鞘增宽，内见不规则低回声；b. 肌腱及腱鞘血流信号增多

【诊断注意点】

结合急慢性损伤史及声像图特征一般诊断较明确。动态扫查有助于其与肌腱不完全撕裂鉴别。

二、腱鞘炎

【临床表现】

局部肿胀、疼痛，较常见的是手腕部狭窄性腱鞘炎。

【声像图表现】

相应腱鞘增厚，回声减低（图 25-5-3、图 25-5-4），部分包绕相应肌腱形成晕征。增厚的腱鞘内常可探及丰富的血流信号，可合并相应肌腱炎。

【诊断注意点】

有时腱鞘炎需与腱鞘囊肿鉴别，后者一般为肌腱周围偏心性暗区，且暗区内无血流信号。对于少量积液，需注意探头压力。肢体部分腱鞘正常情况下有少量积液，需结合症状及双侧对比。

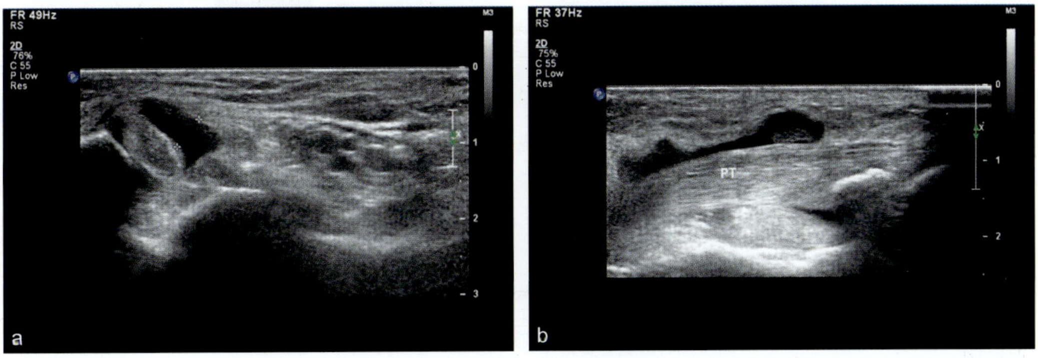

图 25-5-3　胫骨后肌腱鞘炎

老年女性，内踝肿胀数月。a. 局部胫骨后肌腱鞘增厚，其内可见高回声；b. 局部血流无明显增多

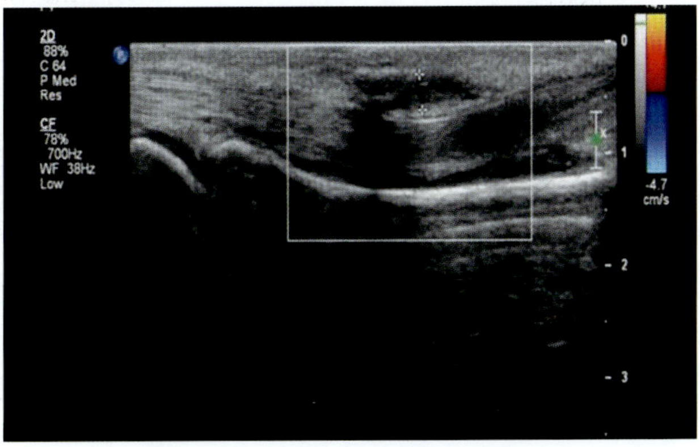

图 25-5-4　运动员屈肌腱慢性腱鞘炎

职业羽毛球运动员。右手中指屈肌腱慢性腱鞘炎，图示中指屈肌腱腱鞘广泛性增厚

三、先天性肌性斜颈

【临床表现】

患儿颈部偏向患侧，局部扪及包块。部分有产伤史。

【声像图表现】

早期典型者患儿受累侧胸锁乳突肌较对侧明显肿胀，部分呈假瘤样，肌纤维回声紊乱（图 25-5-5），一般中下部累及多见，晚期局部肌组织纤维化，肿胀可不明显。

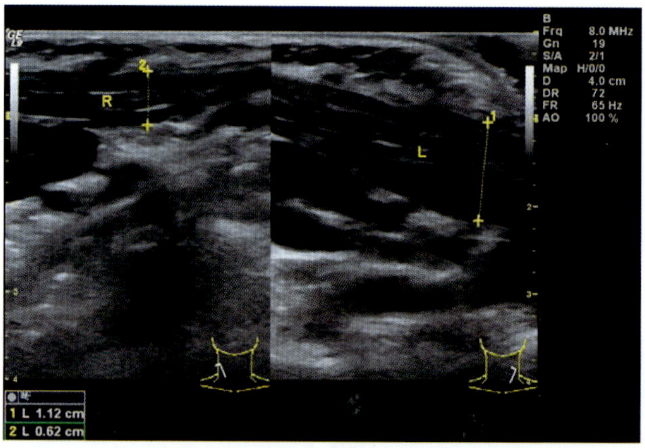

图 25-5-5 先天性肌性斜颈

图示左侧胸锁乳突肌较右侧明显增厚，肌纤维回声稍紊乱（右半幅为异常侧）

【诊断注意点】

典型者诊断较明确，晚期超声可无异常表现。

四、横纹肌溶解症

【临床表现】

局部肌肉肿胀、疼痛，肌红蛋白尿、血肌酐升高。可有创伤、缺血、药物等引起。

【声像图表现】

受累肌肉弥漫性肿大，肌间出现多发低回声及高回声区（图 25-5-6）

【诊断注意点】

声像图无特异性，与多种肌炎表现类似，诊断需结合临床病史及资料。

五、骨髓炎

【临床表现】

患处局部红、肿、热、痛，血常规白细胞计数明显增高。

【声像图表现】

早期超声可发现病变骨周边软组织肿胀，当病变破坏骨皮质表面后，超声可发现骨质破坏、骨膜下及周围软组织脓肿，慢性者常可显示局部骨皮质破坏中断，周围大小不等的强回声死骨组织及通向皮肤瘘口的窦道（图 25-5-7）。

【诊断注意点】

典型患者结合临床症状诊断不难，超声并可监测治疗效果，尤其是病变骨周围软组织改变。

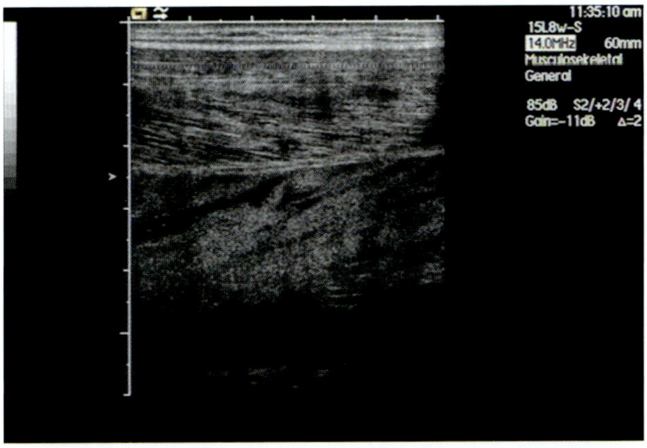

图 25–5–6　横纹肌溶解症

小腿深部肌层明显肿胀，肌纤维回声紊乱，呈高低相间改变

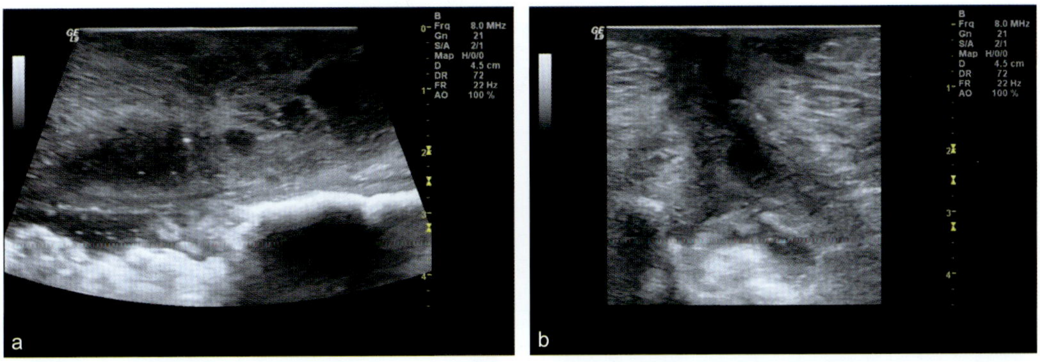

图 25–5–7　左股骨下段慢性骨髓炎并软组织脓肿，局部窦道形成

a. 左股骨下段骨皮质连续性中断，周边软组织内见不规则暗区及大小不等的斑片状强回声；b. 局部低回声窦道通向皮肤瘘口

（余　铖　严天慰）

第二十六章　介入性超声的应用

介入性超声是指在实时超声的监视或引导下，完成各种穿刺活检、X 线造影、抽吸、插管、注药治疗及肿瘤微创治疗等操作。超声显像具有实时显示、灵敏性高、引导准确、无 X 线损伤、无需造影剂、操作简便、费用低廉等优点，因而发展迅速、应用广泛，在现代临床医学中占有重要地位。

第一节　概　　述

一、导向装置

导向装置可分为两类：一类是为介入性超声专门设计的探头，即穿刺探头，形状各异，具代表性的是在线阵探头上制作一个“V”形槽（图 26-1-1）。穿刺探头虽具有导向准确的优点，但价格昂贵，且消毒过程较麻烦，现已较少使用；另一类是与探头配套结合使用的穿刺适配器，即穿刺架（图 26-1-2、图 26-1-3）。多数超声仪器制造厂家提供与超声仪器配套的穿刺架，各种探头都可以配置相应的穿刺架。

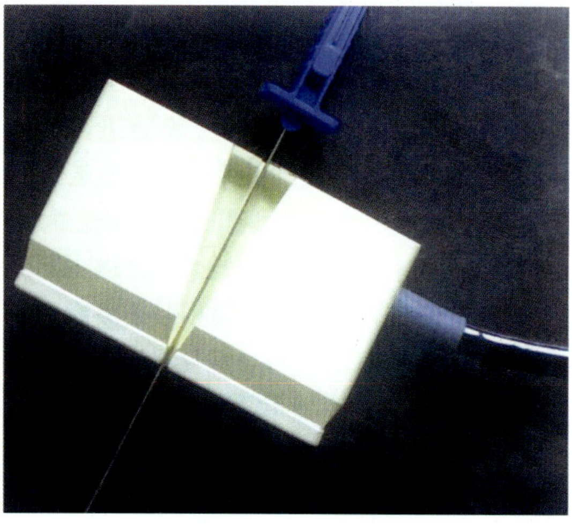

图 26-1-1　穿刺探头

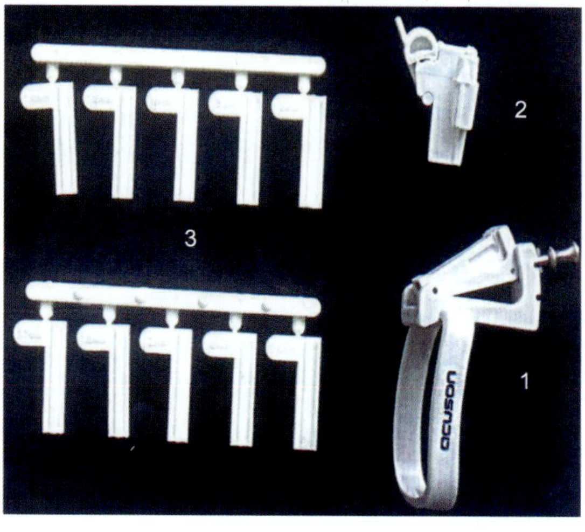

图 26-1-2　穿刺架

1. 固定部件　2. 导向部件　3. 不同规格的针槽

穿刺架基本构成相似，由固定部件、导向部件和不同规格的针槽三部分构成。固定部件将导向部件与探头紧密固定，保证穿刺过程中穿刺针始终稳定在扫查平面内。导向部件能保证穿刺针沿预先选定的方向和角度到达靶目标。导向部件有固定式和可调式两种，前者将方向和角度固定，即只有一个角度，后者可以依据需要改变角度。穿刺针槽是为选择不同规格的穿刺针设计的。有的设备有数根针槽，穿刺时依据穿刺针的外径选择，并嵌入导向部件内（图 26-1-2）；有的直接在导向部件上刻出一个沟槽，用一个夹具来调节针槽的口径（图 26-1-3）。

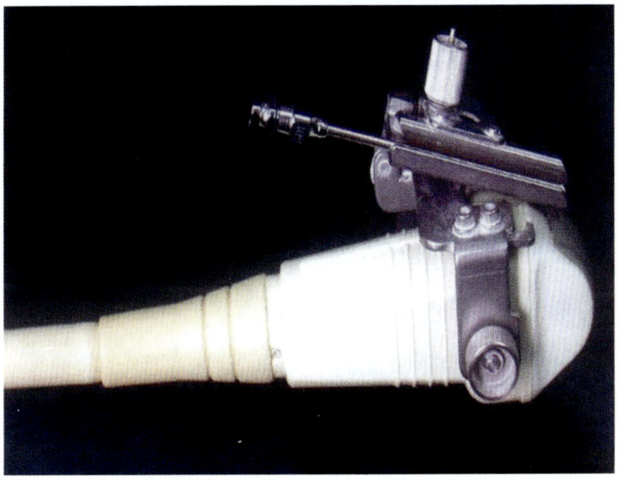

图 26-1-3　可调节针槽型穿刺架

二、针具

1. 穿刺针的规格　详见表 26-1-1。

表 26-1-1　穿刺针的直径规格

国内规格（号）	5	6	7	8	9	1.	1.	1.	1.	2.	2.
国际规格（G）	2.	2.	2.	2.	2.	1.	1.	1.	1.	1.	1.
外径（mm）	0.5	0.6	0.7	0.8	0.9	1.0	1.2	1.4	1.6	2.0	2.8
内径（mm）	0.3	0.4	0.5	0.6	0.7	0.8	1.0	1.2	1.4	1.8	2.4

表中所列数字为国际通用穿刺针管的内径：国产针管壁稍厚，相应内径略小 0.1mm。

2. 针具的分型

（1）依外径大小分粗针和细针　粗针，外径≥1mm（19G，10 号）；细针，外径＜1mm。

（2）依临床用途分普通穿刺针、套管针、多针穿刺针及组织活检针。①普通穿刺针（图 26-1-4）：如 PTC 针，用于抽吸细胞学检查、含液病变的穿刺抽吸、药物注射等。②套管针（图 26-1-5）：用于含液病变的抽吸或留置引流、血管内或其他部位留置造影等。③多孔穿刺针：主要用于含液腔的抽吸。④组织活检针（图 26-1-6、图 26-1-7、图 26-1-8）：多种

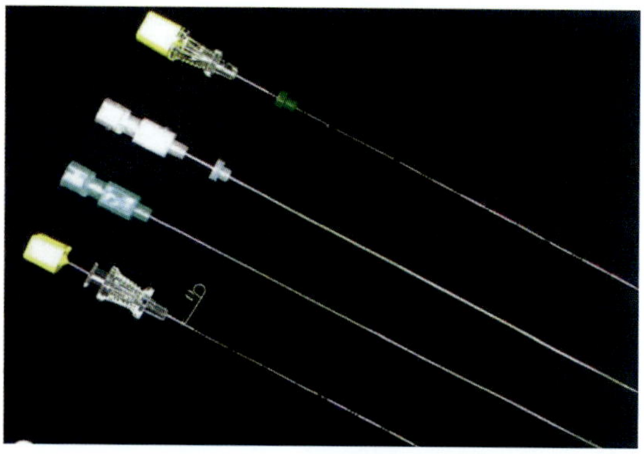

图 26-1-4 普通穿刺针

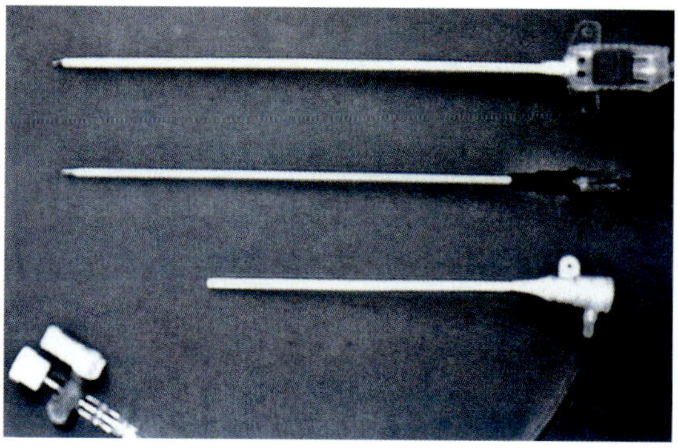

图 26-1-5 套管针

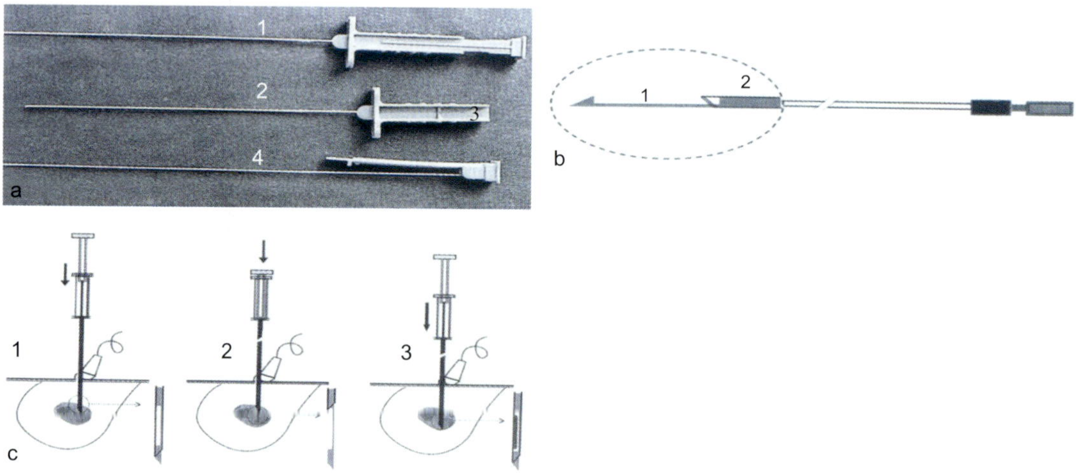

图 26-1-6 Tru-cut 针的结构（a、b）及其操作示意图（c）

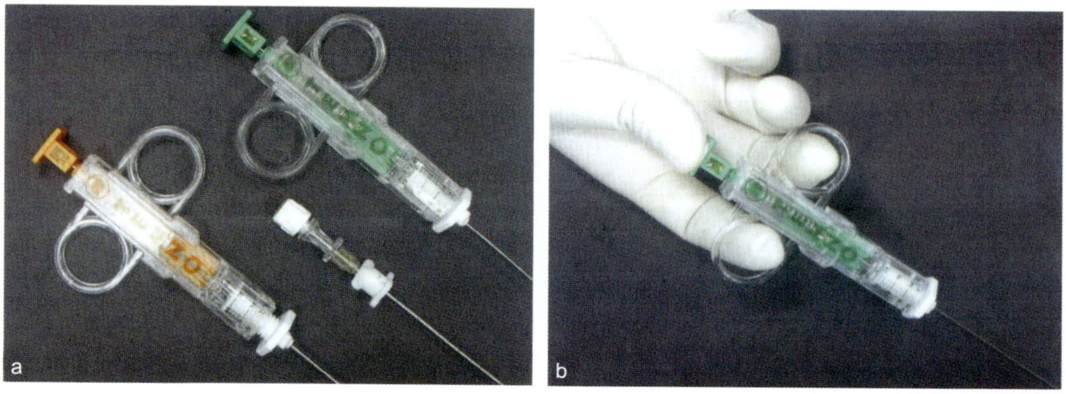

图 26-1-7 手动弹射活检针（a）及使用方法（b）

特殊设计的穿刺针被用于获取条形组织标本，这些针多为切割针，是由带有针槽的内部针芯和外鞘组成。目前使用较多的是自动活检枪，其使用方便、取材质量高，受使用者技术熟练程度的影响小。

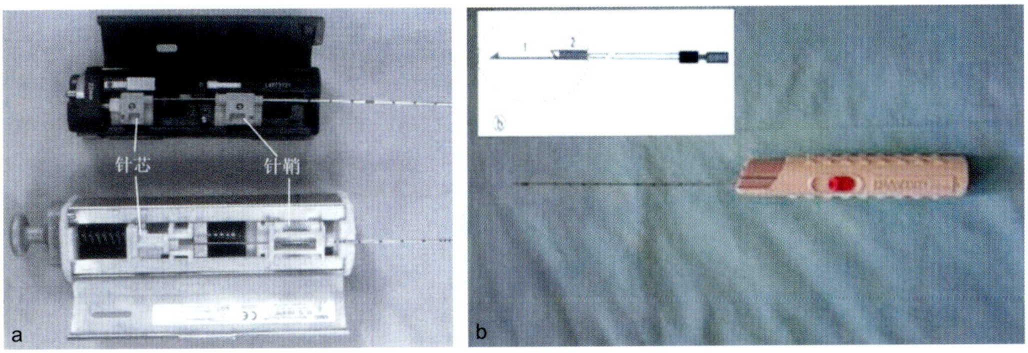

图 26-1-8　自动活检枪

a. 永久针柄型（上方为活检长度固定式，下方为活检长度可调式）；b. 针柄合体型（一次性使用）

三、超声引导穿刺的精确性

超声引导穿刺的精确性受超声仪分辨力和局部容积效应的限制。这种误差较小，仅为一至数毫米，当穿刺目标较大时影响不明显。但当目标较小或要求作精确穿刺时，其影响不可忽视。

1. 纵向分辨力　纵向分辨力是指在声束传导轴线上能够分辨两点之间最小距离，为 1 ~ 2mm。如在超声引导对胆管穿刺时，针尖在纵深所显示的位置可能与实际位置有 1 ~ 2mm 的误差，即使超声显示针尖在胆管腔内时尚须回抽针筒，见胆汁后才能证实，否则会有失误。

2. 横向分辨力　横向分辨力与声束的宽度有关。目前的聚焦探头，探头声束宽度一般不超过 2mm，线阵探头则不超过 4mm。当针尖接近病灶而又落入声束宽度内时，声像图则呈现针尖位于病灶内的假象。

3. 局部容积效应　声像图所显示的组织图像，是厚度与声速宽度相等的　厚层组织回声的重叠图像，这就可能造成声束内的针尖与其邻近的组织在声像上重叠显示，形成针尖在组织内的假象（图 26-1-9），常引起超声导向的错觉。避免的方法是对小目标穿刺时，要反复侧动探头，探头处于向两侧侧动时病灶刚好消失的中间位置，即病灶最大、边界最清晰的位置，表明声束完全通过病灶。

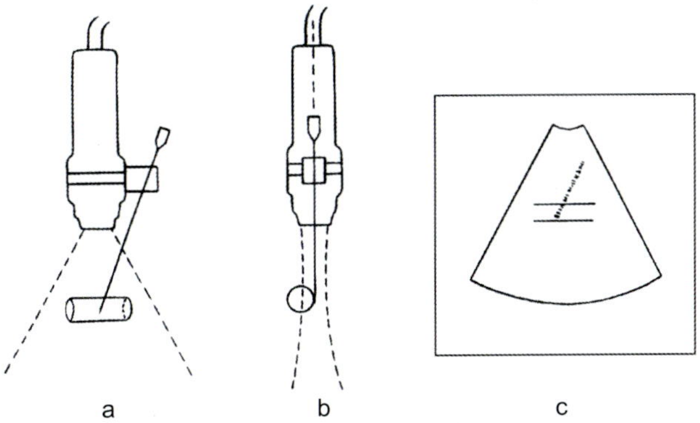

图 26-1-9　部分容积效应

四、影响穿刺准确性的因素

1. 穿刺架或引导针配置不当 术前用水槽验证引导穿刺系统是否准确是十分必要的。

2. 呼吸造成的移动 随着呼吸，腹部脏器有不同程度的移动，准备进针时，嘱患者平静呼吸，后嘱患者屏住气不动，迅速进针。完全无法控制呼吸的患者则属相对禁忌。

3. 穿刺造成的移动 当穿刺针接触至靶器官时，器官会向对侧移位，其内的病变可能偏离穿刺路线，尤其是某些位置不太固定的脏器，其偏移更为明显。锋利的穿刺细针和熟练的操作技术可以减少这一影响。

4. 组织的阻力过大或不均衡 当遇到阻力大的组织，如某些厚实的皮肤、筋膜、纤维结缔组织及硬化的管道等，细长针可能发生弯曲变形而偏离方向（图 26-1-10）。先用粗的引导针穿刺皮肤和腹壁，再将细针通过引导针进针则能保证细针的穿刺方向。此外，力求垂直进针亦可减少这一偏差。

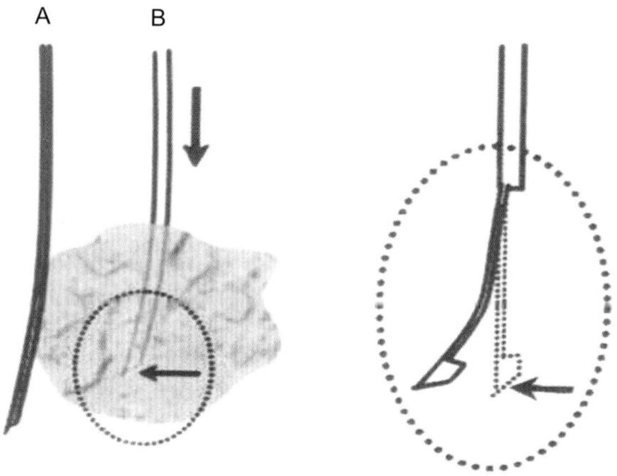

图 26-1-10 穿刺针潜行示意图

穿刺针弯曲和偏移

五、穿刺途径的选择

1. 选择最短途径 腹部肿块因其来源和大小不同，位置差异很大，只要其间不存在重要结构，选择自表皮至病灶的最短途径进行穿刺，可使操作较为容易，成功率大为提高。

2. 上腹部穿刺与胸膜腔 实时超声仪能够准确地显示肺底及其在呼吸时的上下移动，但难以显示胸膜腔的下缘及胸膜窦。肺底至胸膜腔下缘的距离个体差异较大，据统计在深吸气时，其距离为 2～3cm（图 26-1-11）。对于近膈面的目标，宜在肋缘下进针，向上（头端）作穿刺或在肺底强回声带以下 3cm 处进针，一般可避免损伤肺组织。

3. 胆囊穿刺 胆囊非目标时，禁忌胆囊穿刺，因病情需做胆囊穿刺时，宜选择经过肝、胆囊床的入路，以减少胆汁瘘的发生（图 26-1-12）。

4. 腹部穿刺与消化道 大致可分为以下三类情况：①穿刺的脏器紧邻腹壁，并且位置

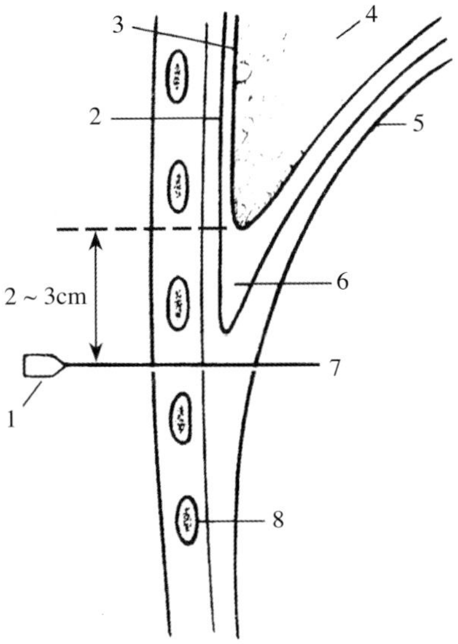

图 26–1–11　上腹部肋间穿刺与胸膜的关系

1. 穿刺针　2. 壁层胸膜　3. 脏层胸膜　4. 肺　5. 横膈　6. 肋膈窦　7. 腹腔　8. 肋骨

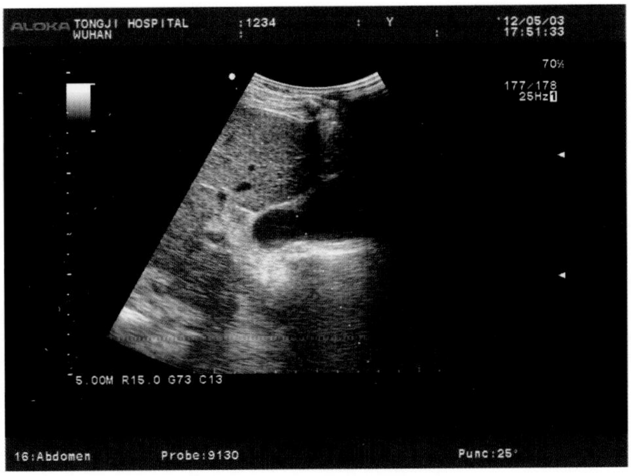

图 26–1–12　胆囊穿刺

较固定，如肝、胆囊及脾等。超声引导下穿刺时，能够准确地选择直接经腹壁的入路，一般不致误伤消化道；②胃肠道本身的肿瘤或病变，近年来报道证明，仅用细针穿刺胃肠道做活检是安全的，不会引起局部感染或腹膜炎等并发症；③腹膜后病变，原则上应采用侧卧位经侧腹壁或后腹壁进针，避免穿刺针进入腹膜腔损伤消化道。难免要穿过胃或肠时，若其无梗阻、淤血及肿胀状态，行细针穿刺仍然是安全的。

六、穿刺针具的监测

1. 提高针尖的显示率的方法

（1）轻弹针座，或以 2～3mm 的小幅度反复快速提插穿刺针，牵动周围组织运动，产生回声。有助于显示针尖，但是切不可粗暴地推拉穿刺针。

（2）快速抽动针芯，用针芯运动产生的回声来确定穿刺针位置。但是对多数组织活检针在抵达靶目标前不许抽动针芯，不能采用抽动针芯的方法。

（3）使用彩色多普勒监视，抽动针芯或提插针时可能显示穿刺针运动的彩色多普勒信号或伪像，能更有效地判断穿刺位置。

（4）在允许的情况下，拔出针芯，向针鞘内注入少量含微气泡的液体常能较清楚显示穿刺针的位置。若注入的同时，用彩色多普勒监视，效果更好。

2. 注意事项

（1）找到针尖后，如果穿刺针偏移，应将穿刺针退出到皮下，重新调整方向，使穿刺针在探头扫查平面内再次进针（图 26-1-13）。穿刺针穿入组织一定深度后，很难改变其方向，强行改变方向很容易使穿刺针弯曲甚或划破组织器官。

（2）穿刺针与扫查平面不平行，会造成对针尖位置的错误判定（图 26-1-14）。其特点是声像图上显示“针尖”强回声点，但继续进针时，强回声点不向前移动，所显示的“针尖”实际为针体与声束的交点。这种错觉可能使术者继续进针而造成其他部位损伤。特别是使用粗针或其他损伤较大的器械时，可能引起并发症。

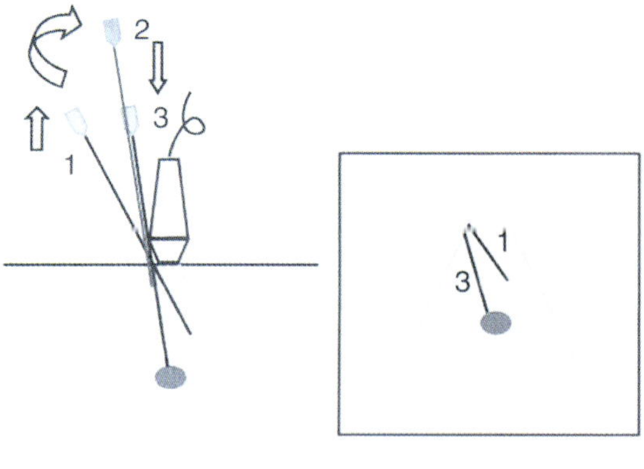

图 26-1-13 穿刺针的调整

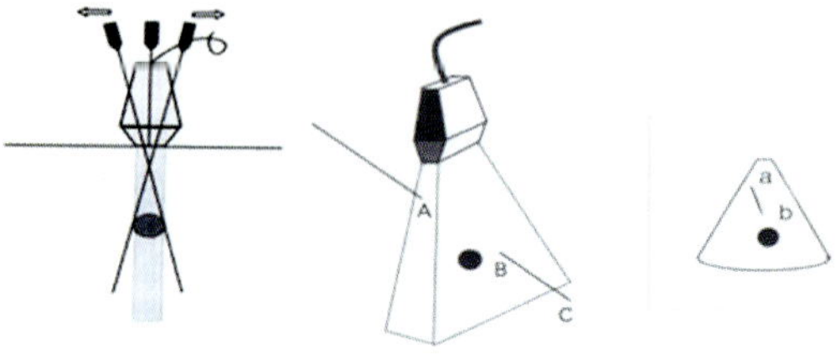

图 26-1-14 穿刺针与扫查平面的关系

七、穿刺前准备

（1）介入医师应清楚患者以前的超声、CT 或者其他影像学检查资料，了解以前是否进行过手术或介入性操作及操作中遇到的困难。

（2）介入医师必须明确施行介入性超声操作的临床原因和预期效果。

（3）在操作前一定要向患者解释清楚整个操作过程及可能会出现的不适，征得患者同意，以书面形式签订同意书并放入病例中。

（4）对每一个拟行介入操作的患者都应在使用局部麻醉前再次亲自进行超声检查，了解其病灶详情和解剖结构，分析最佳的介入路径及其邻近解剖关系，避免严重并发症的发生。

（5）凝血功能是穿刺操作必须进行的术前检查；相关器官的功能检查也不可或缺，如肝、肾肿瘤微创治疗前的肝、肾功能检查等。

（6）使用何种麻醉方式及是否预防性用药取决于操作的难度和患者的情绪。对可能发生严重并发症或者创伤较大的介入操作，术前有必要建立静脉通道。

第二节　超声引导穿刺细胞学检查和组织活检

一、超声引导细针穿刺细胞学检查

1．适应证和禁忌证

（1）适应证：临床各种影像检查疑有占位性病变经超声显像证实者，原则上皆可施行。通常用于肿块良、恶性的鉴别诊断。

（2）禁忌证：有出血倾向、大量腹水、动脉瘤、嗜铬细胞瘤和位于肝表面的海绵状血管瘤、胰腺炎急性期应避免穿刺。

2．操作方法　以肝肿块活检为例，患者一般取仰卧位，或根据穿刺部位取左侧卧位。

（1）用普通探头扫查，识别病变部位，确定穿刺点。

（2）穿刺区域常规消毒，铺盖灭菌巾，换上无菌的穿刺探头，再次确定穿刺目标和皮肤进针点，测量皮肤至穿刺取样点的距离。

（3）局部麻醉后，当屏幕上目标最清晰时，固定探头，将穿刺针进入病灶或肿块内的预定穿刺点。

（4）拔出针芯，接 10ml 或 20ml 针筒抽吸，在保持负压状态下，针尖在病灶内小幅度前后移动 3～4 次，待注射器针乳头处被抽吸物填充即可解除负压后拔针。

（5）迅速将抽吸物推置于玻片上推片，立即用 1 ：1（*v/v*）的乙醇乙醚溶液或 95% 的乙醇溶液固定，涂片染色后显微镜观察。为了降低取样的假阴性率，应对病灶的不同部位穿刺取样 3～4 次。

二、超声引导穿刺组织学活检

1．适应证和禁忌证

（1）适应证：原则上凡超声显像发现的病变需明确组织病理诊断者皆为适应证，以下情况尤为适用：①疑早期肿瘤或细胞学检查未能确诊者；②肿块较大、侵犯较广，已无法切除者；③怀疑是转移性肿瘤需确诊者；④良性病变需获得组织病理诊断者。

（2）禁忌证：同细胞学检查。

2．操作方法　以肝肿块活检为例，患者一般取仰卧位，或根据穿刺部位取左侧卧位。

（1）确定腹壁进针点以及进针距离。

（2）在无菌条件下，检查活检针后将其置于保险状态。

（3）局部麻醉后再次操作探头使引导线瞄准“靶病变”，将活检针刺向病灶，见针尖到达病灶前缘即停针。

（4）嘱患者屏气不动，打开保险，听见击发声后迅速退针，即取材完毕（图 26-2-1）。

（5）推出针芯将细条标本放置于滤纸片上，后放入 10% 甲醛溶液固定液中或置于冰生

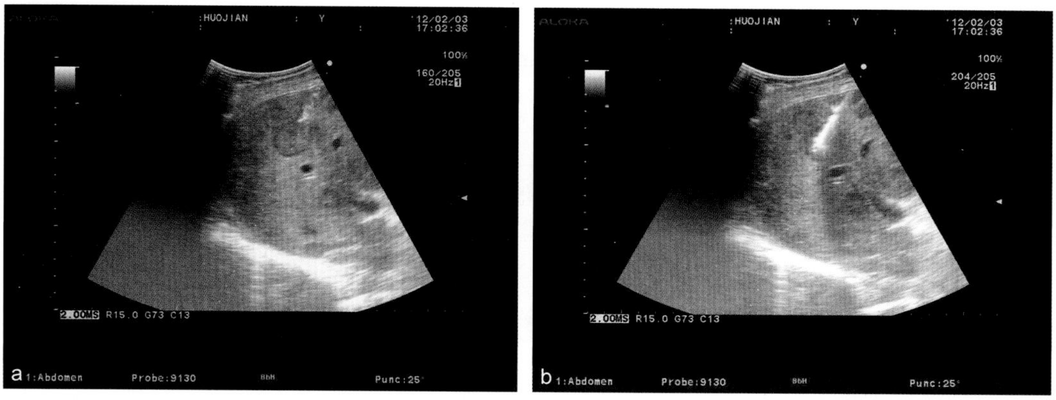

图 26-2-1 肝组织学活检

a. 针尖停到病灶前缘；b. 击发时针尖进入病灶

理氯化钠溶液纱布内送病检。

3. 注意事项

（1）组织活检的应用主要是针对实性病变或肿瘤，以液性成分为主的病灶仍以细针抽吸的效果为佳，不必用组织切割针。

（2）较大肿块的不同回声区或多发性肿块，取样要有足够的代表性，尤其要注重对实性低回声区取样。严重坏死区，切割针取样效果较差。

（3）可疑非均匀性脂肪肝，不仅要对局限性低回声区取样，也要对外周强回声区取样，否则取材部位为正常肝组织，仍得不到病理诊断。

（4）某些良性病变和软组织肉瘤的诊断，宜选用较粗的活检针。

（5）使用弹射活检枪时必须注意射程内的组织结构，并要留有余地。因为启动弹射枪时，穿刺针向深部有 2.0 ~ 2.5cm 的位移，其射入方向上绝不能有较大血管、骨骼、肺组织及肠管等重要脏器。加用彩色多普勒显像监测是避免损伤血管最有效的方法。

第三节 腹部脓肿的穿刺抽吸和置管引流

（一）适应证

超声引导腹部脓肿的穿刺抽吸和置管引流术不仅可以迅速明确诊断，并且通过抽吸或置管引流，使患者在最小损伤的条件下，达到与手术引流相媲美的治疗效果。腹部脓肿依照发生部位可分为膈下、盆腔、肠袢间、脏器内和腹膜后脓肿 5 种主要类型，除较小肠袢间脓肿超声显像困难外，其余四种均能准确地显示其形态、大小和解剖部位，属适应证。

（二）器械

器械的选择依据介入的目的而定：①仅做脓肿抽吸诊断或细菌培养、药敏试验及注入造影剂或注入药物治疗者，可选用 20 ~ 21G 较细的穿刺针。②拟进行抽吸或者引流者，要依据脓肿的大小、部位及脓液的黏稠程度，选择不同外径的粗针、导丝、引流管或套管针。

（三）操作方法

1．肝脓肿抽吸冲洗　经超声检查确定脓肿的位置和液腔的大小后即可施行超声引导穿刺。抽出脓液即确诊，同时可送检做细菌培养和药敏试验。在超声引导穿刺后，尽可能抽出脓液，再注入无菌生理氯化钠溶液或甲硝唑冲洗、抽净，最后注入抗生素或抗阿米巴药物，能收到较好的治疗效果（图 26-3-1）。

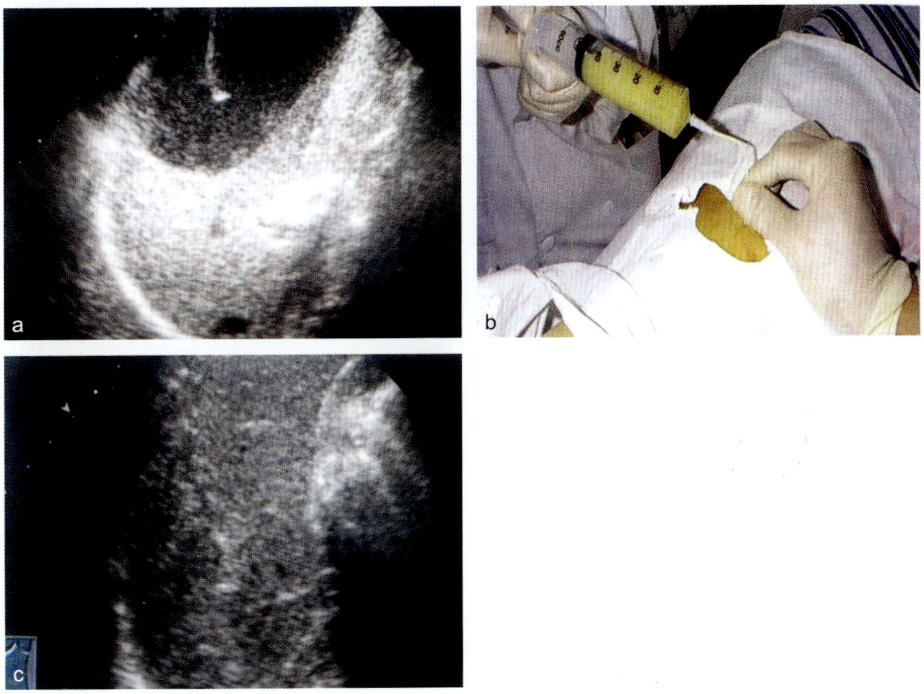

图 26-3-1　肝脓肿抽吸冲洗

a. 超声导向下穿刺脓肿；b. 抽吸和冲洗脓腔；c. 一周后超声复查脓腔消失

2．肝脓肿置管引流术　当脓肿较大或抽吸冲洗后未能治愈者可做超声引导穿刺置管引流术，其方法有两种。

（1）套管法：消毒皮肤、确定穿刺点，局部麻醉后，用刀尖将皮肤切小口，将套管针经引导槽穿入脓肿。拔出针芯脓液流出后继续推进导管，同时缓缓退出穿刺针，导管前端则自行弯曲于脓腔内。皮肤外导管用缝针固定，末端连接于引流瓶。

（2）导丝导管法：消毒皮肤、确定穿刺点，局部麻醉后，用刀尖将皮肤切小口，将穿刺针沿探头引导方向刺入脓腔，拔出针芯脓液流出或用注射器抽到脓液后，将导丝从穿刺针腔插入脓腔后拔出穿刺针，沿导丝插入扩张管扩张通道后置入引流管，再退出导丝，脓液经导管流出，证实置管成功（图 26-3-2）。

（四）注意事项

（1）行膈下脓肿穿刺时要注意避免损伤横膈和肺，以防引起脓胸或气胸。

（2）虽然可以经胃、肠等对深部脓肿做细针穿刺，但对脓肿置管引流则不允许贯穿任

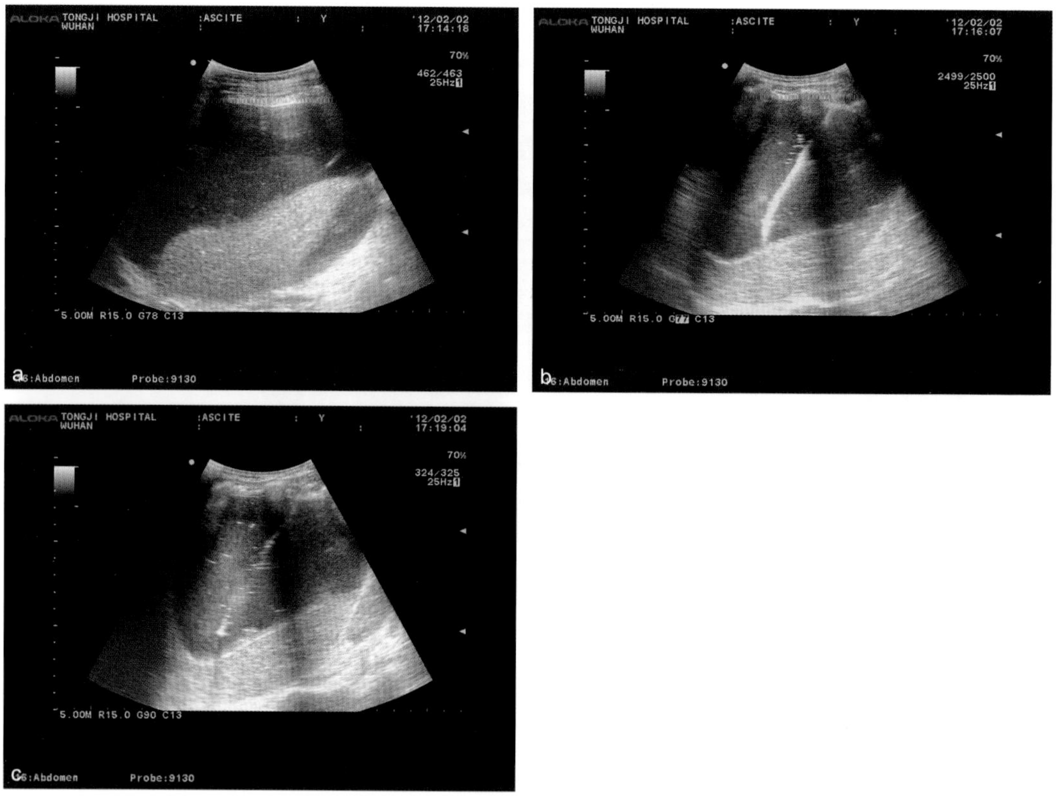

图 26-3-2　肝脓肿穿刺置管引流

a、b、c 图分别示穿刺针、导丝、引流管进入脓腔

何空腔或实质性的非感染性器官，应选择最直接、最短的途径。

（3）对腹膜后脓肿不应从前腹壁插管，只能从侧腹壁或腰背部插管，以免污染腹膜腔或损伤胃、肠。

（4）在某些脓肿经抽脓、注入抗生素治疗后仍不能治愈，且脓肿包膜完整时，可再次在超声引导下穿刺抽净脓液，无菌生理氯化钠溶液冲洗并抽净，最后注入原容量 1/4 或 1/3 的无水乙醇，保留 5min 后抽净乙醇，往往可获得治愈的疗效。

（5）如果脓肿由多个脓腔构成，必须相应插入多根导管，使得每个脓腔都充分引流。

（6）留管期间应每天用生理氯化钠溶液冲洗脓腔 2～3 次，保持导管通畅，以便脓液、坏死组织碎屑等顺利流出。

第四节　经皮经肝穿刺胆管造影及置管引流

一、经皮经肝穿刺胆管造影

经皮经肝穿刺胆管造影是胆道系统的一种直接造影方法，但随着磁共振胆道造影技术的成熟，目前临床已较少使用。

（一）适应证和禁忌证

1. 适应证

（1）阻塞性黄疸，目的是明确病因，了解阻塞部位和病变范围。

（2）胆管结石，尤其是肝内胆管结石，了解结石的数量以及胆管有无狭窄或扩张。

（3）胆道畸形，如先天性胆管囊状扩张症或胆管狭窄。

（4）胆道手术后，仍有胆管梗阻症状。

2. 禁忌证

（1）对碘造影剂过敏。

（2）凝血机制严重障碍，有出血倾向。

（3）大量腹水或肝、肾衰竭。

（4）肝内胆管扩张小于4mm，超声引导穿刺的成功率很低，作为相对禁忌证。

（二）针具和术前准备

1. 穿刺针　目前倾向于用细针，20～23G均可。

2. 术前准备

（1）患者准备：做碘过敏实验；查出凝血时间及血小板计数；穿刺前禁食6小时。

（2）物品准备：穿刺包的准备和消毒；穿刺探头及电缆的消毒（通常采用包裹消毒）；其他如造影剂的准备等。

（三）操作方法

1. 穿刺胆管的选择　原则上宜选择扩张显著、靠近腹壁的肝胆管穿刺。为使胆道系统全部显影，以左外下支为宜。优点是仰卧位时该支胆管位置最高，造影剂比重较胆汁高，依重力自然充盈右肝胆管各支及整个胆道系统。并且位于剑突下区，不受肋骨遮掩的影响，超声引导穿刺非常方便。若左外下支扩张不明显，可选择右前下支，亦能获得较好的效果。梗阻位置较高，左右肝管不相通或肝内多发结石者，造影剂注入后仅一侧或局部胆管支显影，则应根据需要另外选择胆管穿刺，力求左右各级肝胆管造影满意。

2. 穿刺角度　穿刺针与胆管夹角要适当，一般在60°～70°为宜。但对于管径过窄的胆管，尽可能使穿刺针与胆管平行的方向进针（图26-4-1），因进针角度过大或垂直进针虽容易成功刺入胆管，但也容易穿透胆管对侧壁，甚至穿入伴行的血管。另外穿刺针进入胆管的深度严重受限，抽吸和造影的过程中很容易脱出。

3. 具体步骤

（1）用普通探头扫查，选择穿刺的胆管支，确定皮肤进针点。

（2）常规消毒铺巾，换上消毒探头安装穿刺架。皮肤涂消毒耦合剂，再次确定胆管穿刺点。调整位置和角度，使荧光屏上的穿刺引导线正好通过选定的胆管穿刺点。

（3）局部麻醉后，将穿刺针刺入，荧光屏上可见针尖强回声点沿着引导线推进，触及胆管前壁时可见其向下的压迹，稍用力于穿刺针即有突破感，此时可见针尖位于胆管内。拔出针芯有胆汁溢出或注射器抽吸见胆汁流出，即穿刺成功。

（4）抽出的胆汁，一部分做细菌培养和细胞学检查。抽出一定量胆汁后换注射器缓缓注入稀释为20%～30%的造影剂，避免混入气泡。造影剂的量，视胆管扩张程度而定，为

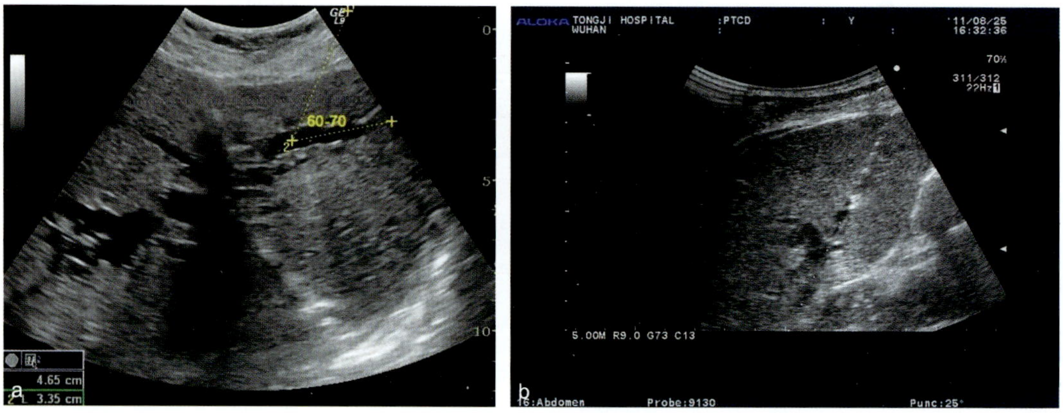

图 26-4-1 穿刺角度

a. 60°～70° 方向；b. 平行方向

了避免感染，造影剂内可加入抗生素。在 X 线下观察胆管系统及病变情况，显影满意后拍片拔针。

术后卧床 12h 并禁食，观察血压、脉搏、体温及腹部情况；静脉滴注抗生素以及维生素 K 等药物。

二、经皮经肝穿刺胆管置管引流

高分辨力实时超声仪的应用和导管技术的发展，使经皮经肝胆管穿刺引流术可以在不依赖胆管 X 线造影的条件下直接完成，从而使该技术变得更加简便、安全、实用。经皮经肝胆管穿刺引流术的优势有：①可使胆管减压，对于改善肝功能、促进伤口愈合、减少术后并发症均有较好的作用；②对引起阻塞性黄疸的恶性肿瘤患者的姑息性治疗措施，可延长患者生命、提高患者生活质量。

（一）适应证和禁忌证

凡胆管梗阻导致胆汁淤积不能手术或不宜马上手术者均适于做经皮经肝穿刺胆管置管引流。主要适应证有：阻塞性黄疸、不能切除的癌肿及胆石症。

经皮经肝穿刺胆管置管引流作为一种抢救措施或晚期肿瘤的姑息性治疗方法，绝对禁忌证很少。仅以下情况作为相对禁忌证：严重出血倾向、肝内多发转移癌和大量腹水。

（二）针具和术前准备

1. 针具

（1）穿刺针：17G 或 18G、长 15～20cm，针尖呈斜面，带针芯。

（2）导丝：前端呈 J 型弯曲，直径 0.9mm，长 50～80cm。

（3）扩张管：6～8F，长 10～15cm。

（4）引流管：7～8F，前端呈猪尾状，有侧孔，长 30～50cm。

2. 术前准备　常规做超声检查明确梗阻部位、胆管扩张程度和病变情况，作为制定穿刺方案的依据。术前可适当给予维生素 K 和抗生素，术前半小时给予镇静剂和镇痛剂。禁食 6h。

（三）操作方法

1. 穿刺胆管的选择　扩张显著并有一定长度，且与肝门有一定距离，便于置管。该支胆管应能清晰地显示，穿刺途径中无肋骨障碍，也不致损伤胸腔内结构。选择左支还是右支系统，应根据胆管扩张情况、病情需要和操作者的经验而定。

2. 穿刺角度　同经皮经肝穿刺胆管造影。

3. 具体步骤

（1）患者取仰卧位或左侧卧位，常规消毒铺巾，换上灭菌穿刺探头，再次复核欲穿刺胆管及皮肤进针点。

（2）局麻后，用小尖刀在皮肤进针点切深达肌层的小口，将穿刺针放入针槽内，调整探头，使穿刺引导线通过欲穿刺的胆管穿刺点。让患者在平静呼吸状态下屏住呼吸，迅速将针刺入肝内，当针尖到达胆管壁时，可见其下凹，稍用力推针即有突破感。此时，荧光屏上可见针尖在胆管内，拔出针芯往往有胆汁流出。

（3）在助手协助下将导丝经穿刺针插入抵达梗阻部位后，固定导丝拔出穿刺针。

（4）将扩张管沿导丝推进扩张通道，最后将引流管沿导丝插入胆管内，拔出导丝（图 26-4-2、图 26-4-3）。

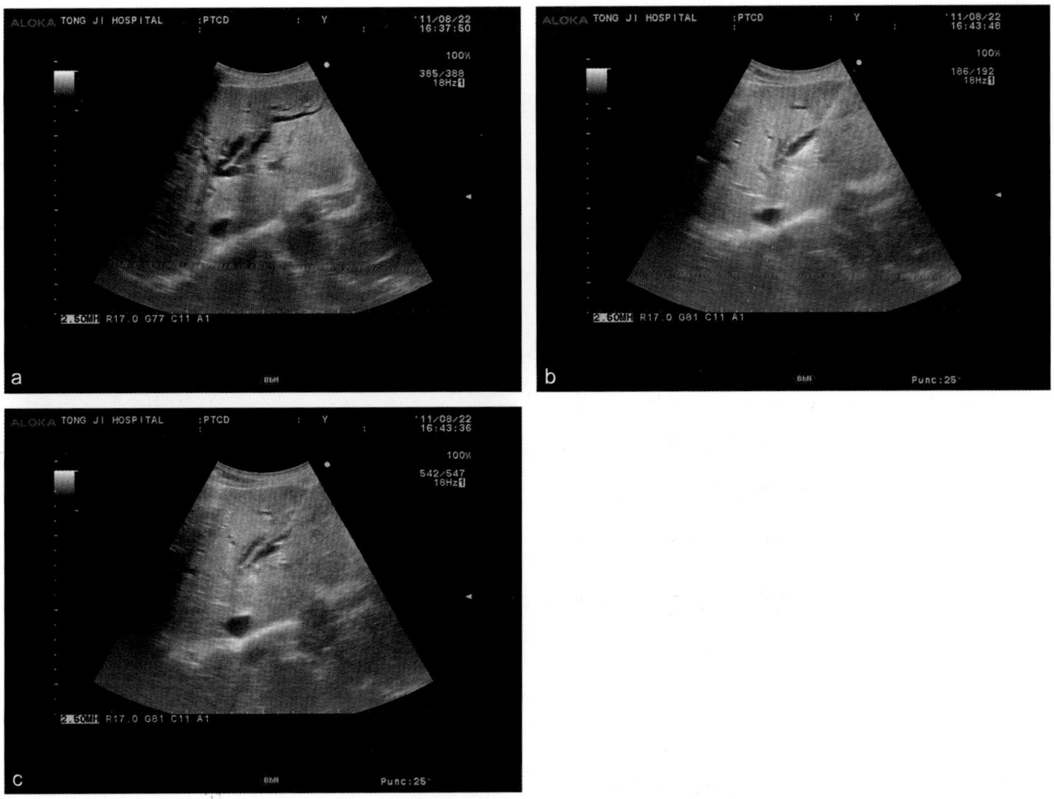

图 26-4-2　经皮经肝穿刺胆管置管引流（左叶胆管）

a、b、c 分别示穿刺针、导丝、引流管进入胆管

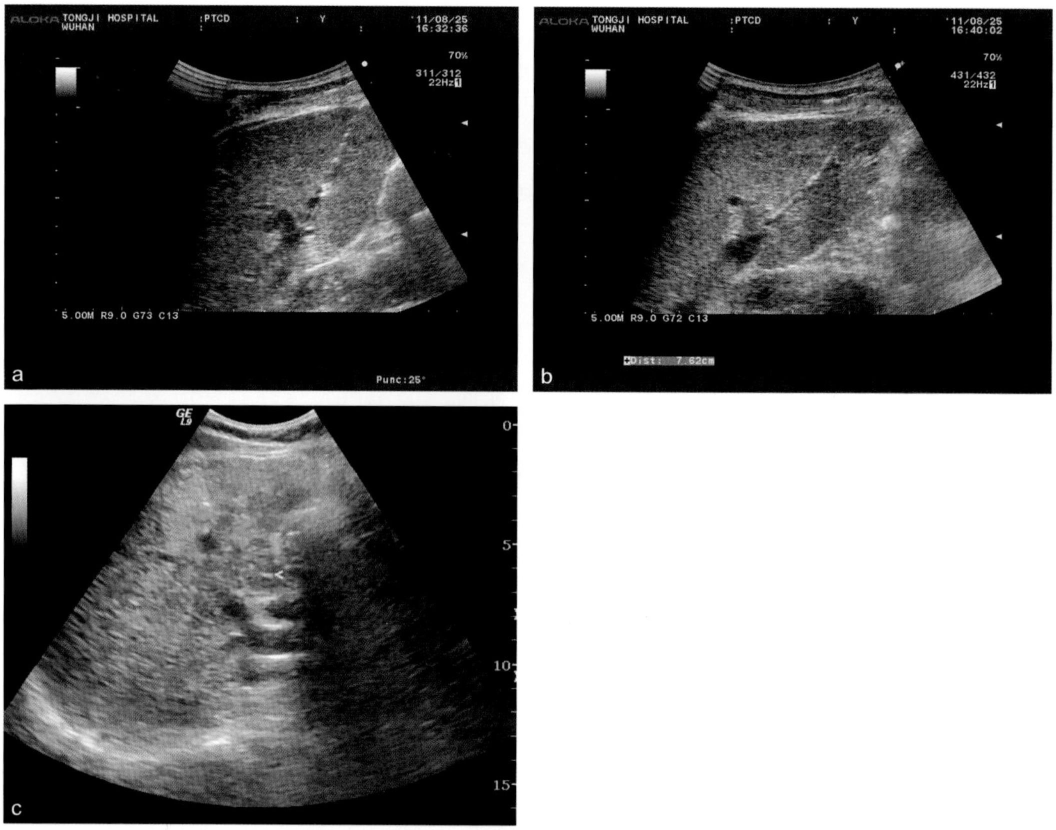

图 26-4-3 经皮经肝穿刺胆管置管引流（右叶胆管）

a、b、c 分别示穿刺针、导丝、引流管进入胆管

第五节 肝癌的微创治疗

施行微创治疗的核心原则是患者能够获得明确的疗效，而不应当作为一种变相的安慰措施。

微创治疗方法可分为三类：化学溶液注射（无水乙醇、醋酸或高温生理氯化钠溶液等），热疗（射频消融治疗、间质激光治疗、微波凝固治疗和高强度聚焦超声），冷疗（冷冻破坏疗法）。

一、乙醇溶液注射治疗

超声引导经皮乙醇溶液注射治疗机制是：乙醇溶液直接注入瘤体内，使组织脱水、固定、蛋白质变性，产生凝固性坏死；此外，血管内皮细胞受乙醇溶液的破坏所引起的血栓形成和血管闭塞，也可使细胞死亡。

（一）适应证和禁忌证

1. 适应证　小肝癌（直径≤3cm，数目≤3 个），尤适用于因严重肝硬化，心、肝、肺、肾功能不全，或肿瘤位置不当等不宜手术者。对于直径>3cm、具有较完整包膜的肝癌，可作为相对适应证。

2. 禁忌证　乙醇溶液过敏是绝对禁忌证。严重出血倾向、肝功能失代偿有黄疸及大量腹水患者属相对禁忌证。

（二）器具和术前准备

（1）高分辨力实时彩超仪，配备穿刺架。

（2）常规使用细针即 20 ~ 23G，针长 15 ~ 20cm。

（3）治疗用乙醇溶液可选用浓度为 99.5% 以上的医用乙醇溶液。

（4）治疗前应向患者解释治疗的操作过程，解除其紧张心理，并能使其主动配合操作。

（5）常规检查肝功能、肾功能及出凝血时间。

（6）查 AFP 和行超声、CT 或磁共振成像检查，以便于治疗后疗效判断的对比。

（三）治疗方法

1. 操作方法　患者多仰卧位或垫高患侧，力求病灶区位于最高点。消毒铺巾局麻后，在超声引导下先将穿刺针直接刺入肿块深部，然后将针尖退至肿块中心和浅表，分别在这三点缓慢注入适量的无水乙醇溶液。整个结节回声弥漫增强，推注乙醇溶液稍有压力，即可停止推注，数分钟后拔出穿刺针（图 26-5-1）。

2. 剂量和疗程　一次量打足，以肿瘤的体积为限，计算时半径要包括结节外 5mm，体积量大致公式如下：

$$V=4/3\pi\ (r+0.5)^3$$

式中，V 为体积量；r 为肿瘤半径。

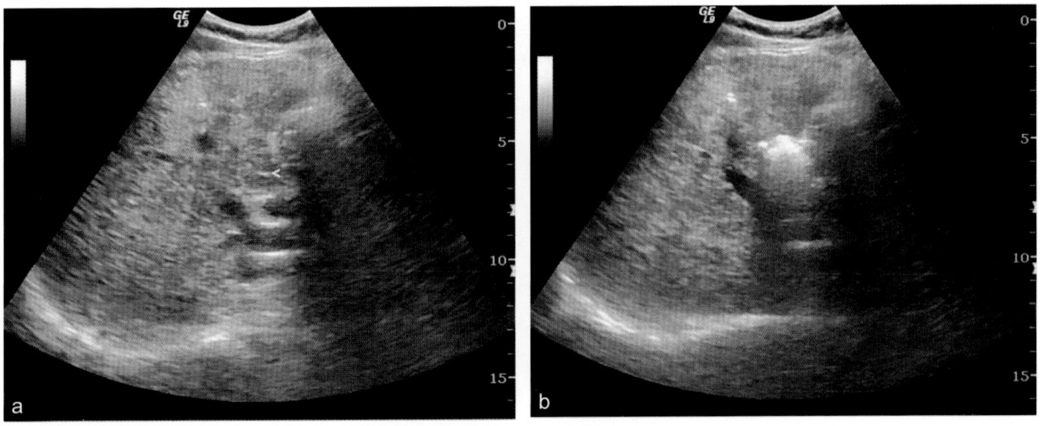

图 26-5-1　肝癌酒精注射

a. 穿刺针进入病灶；b. 注入乙醇溶液后的高回声

每周可注射 2～3 次，每 4～6 次为 1 个疗程。并根据肿瘤灭活的情况、肝功能及全身状况控制疗程的进行。

（四）疗效判断

治疗后的疗效需要采用综合指标评价，包括影像学检查、肿瘤标记物检测及选择性组织活检。

（五）并发症及注意事项

腹痛最常见，尤其肿块紧贴肝包膜或 Glisson 鞘，乙醇溶液开始注入时的刺激会造成剧烈疼痛感；此外，在拔针时，乙醇溶液往往沿着针道溢入腹腔而造成剧烈疼痛。缓慢注射，平衡压力，给予局部麻醉药等方法可缓解疼痛。推注乙醇溶液后，患者会出现醉酒感，2～3 天之后部分患者出现低热，一般不严重，无需特殊处理。

二、微波固化治疗

微波照射生物组织，使其温度升高为微波的生物体致热效应。在生物组织中，微波能转换为热能是通过生物组织中的极性分子在交变电场中的极化旋转运动及离子振动过程中与邻近分子或离子摩擦碰撞而造成的。超声引导定位精确，有效微波热场可调控，达到了一次消融治疗造成肝癌完全坏死的目的，并且远期疗效十分突出，近年来该方法已成为临床上治疗肝癌的一种重要技术。

（一）适应证和禁忌证

1. 适应证

（1）肝癌肿瘤直径≤5cm 的单发结节。

（2）多发结节，一般选择直径≤4cm，肿瘤数目≤3 枚，如肿瘤直径≤3cm，肿瘤数目可以≤5 枚。

（3）肝功能差、肝癌术后复发或肝内转移无法行手术者。

（4）无法耐受手术切除者。

（5）肝癌肿瘤直径 >5cm 的结节，微波消融可达到降低肿瘤负荷，为手术创造机会。

（6）位于Ⅶ段或Ⅷ段的肿瘤，当位置较高难以显示肿瘤或经皮穿刺肿瘤困难时，可采用右膈下肝前注液体的方法，形成透声窗，便于穿刺植入微波电极。

（7）术中微波治疗适用于术中因肿瘤位置不当、多发病灶、大肿瘤或肝硬化严重等术中无法切除的肝肿瘤。

2. 禁忌证　该方法无绝对禁忌证，但以下情况应慎用：

（1）较大的肿瘤外突于肝表面，经皮微波治疗应慎用。

（2）严重的凝血功能障碍。

（3）靠近肝门部胆管和胆囊的肿瘤，微波治疗应注意保护胆管和胆囊，预防胆道系统损伤。

（4）靠近胃肠道的肿瘤，应注意保护胃肠道，预防肠道损伤穿孔。

（二）器具和术前准备

1. 微波治疗仪 常用的微波仪附有冷循环系统，微波针的针杆内有 2 个内腔，通过水泵使冷却水循环灌注到针尖，循环的冷却水能够降低针尖的温度，防止了针尖附近组织的干燥和炭化，能够产生更大的凝固性坏死灶。不同厂家的微波仪，其频率、输出功率略有不同。

2. 术前准备

（1）检查肝功能、血小板、凝血酶原时间。

（2）糖尿病或高血压患者需将血糖、血压控制在接近正常水平方可进行治疗。

（3）50 岁以上患者应行肾功能、心电图、胸部 X 线检查。

（4）治疗当日患者禁食 8h，建立静脉通道。经皮微波治疗可在局部麻醉和静脉麻醉两种条件下进行，局部麻醉时应加用基础麻醉镇静剂和止痛剂。

（三）治疗方法

1. 治疗方案的设计 对结节直径 ＜3cm 的病例一次消融即完成治疗。对直径＞3cm 的肿瘤，则采用分区多次消融的方法，或调整功率、时间，尽可能一次治疗能凝固整个肿瘤区。周密设计治疗方案和进针的顺序对成功完成治疗是非常重要的。原则上，对单一肿瘤，治疗应先从肿瘤的远端深部开始，后治疗近端浅表区域；对多个肿瘤的治疗，应先治疗位于深部的，再治疗表浅的，这样可以避免表浅肿瘤微波治疗后的气体反射（强回声）影响深部肿瘤的观察和微波治疗。对于血液循环丰富的肿瘤，首先灭活血液循环丰富的肿瘤部分，再灭活剩余部分。医生应对要治疗的肿瘤的空间分布有充分的立体认识和定位，这是确保完全灭活肿瘤关键的一环节。注意保护好肝门、胆囊、大血管和胆管等重要结构。视肿瘤灭活情况间隔 3 天或 1 周可再补充治疗。

2. 操作方法 微波消融治疗可经皮、经腹腔镜、术中途径进行。其中经皮治疗途径是最常用的方式，与常规穿刺活检术相似。超声定位后，常规消毒铺巾、局部麻醉、尖刀切皮，在超声引导下将微波针刺入靶目标，选择合适的输出功率和时间，启动开关，到达时间后仪器自动关闭。声像图上消融治疗开始微波针尖端即出现强回声，后渐渐呈类球形扩大，且后方往往伴有声衰减，此征象为局部肿瘤组织加热产生微气泡的表现（图 26-5-2）。

（四）疗效判断与结果

同乙醇注射治疗后疗效判断（图 26-5-3、图 26-5-4、图 26-5-5）。

（五）并发症及注意事项

1. 并发症 并发症主要有：治疗后右上腹疼痛，一般尚可忍受，2～3 天消失；肿瘤凝固坏死后其分解产物被吸收会使机体发热，一般出现于治疗后 8～72h，体温大多不超过 38.5℃，无需特殊处理。

2. 注意事项

（1）准确地穿刺肿瘤将微波针放在预定的部位，是保证治疗的关键，需术者操作熟练和患者配合呼吸运动。

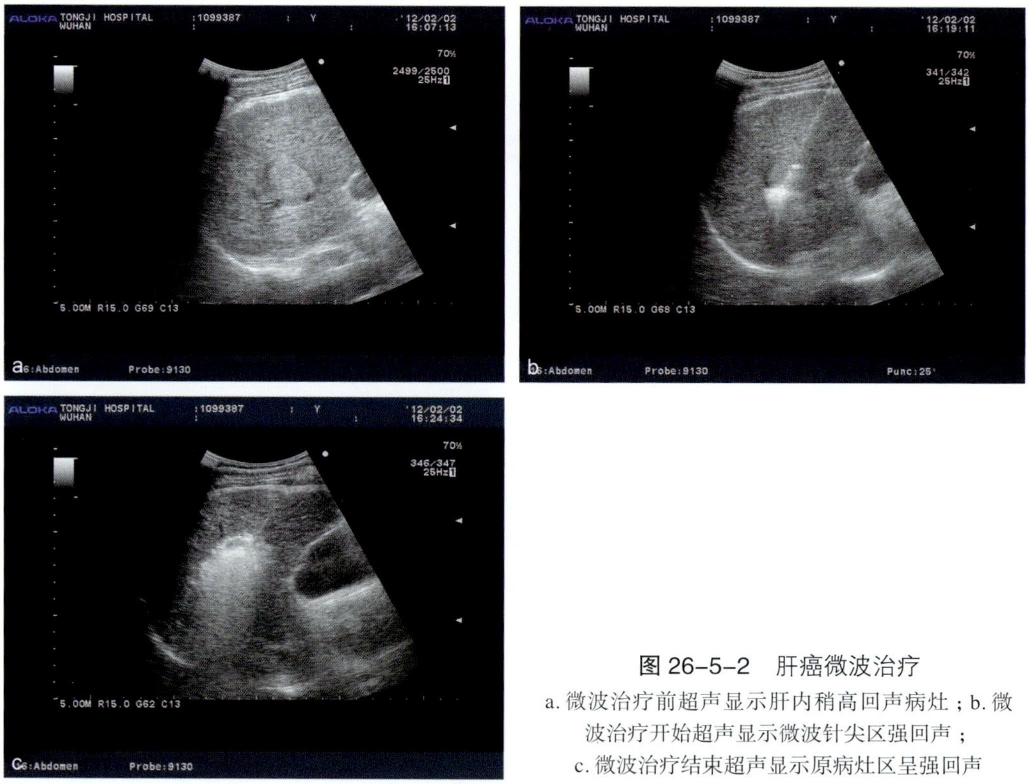

图 26-5-2　肝癌微波治疗

a. 微波治疗前超声显示肝内稍高回声病灶；b. 微波治疗开始超声显示微波针尖区强回声；c. 微波治疗结束超声显示原病灶区呈强回声

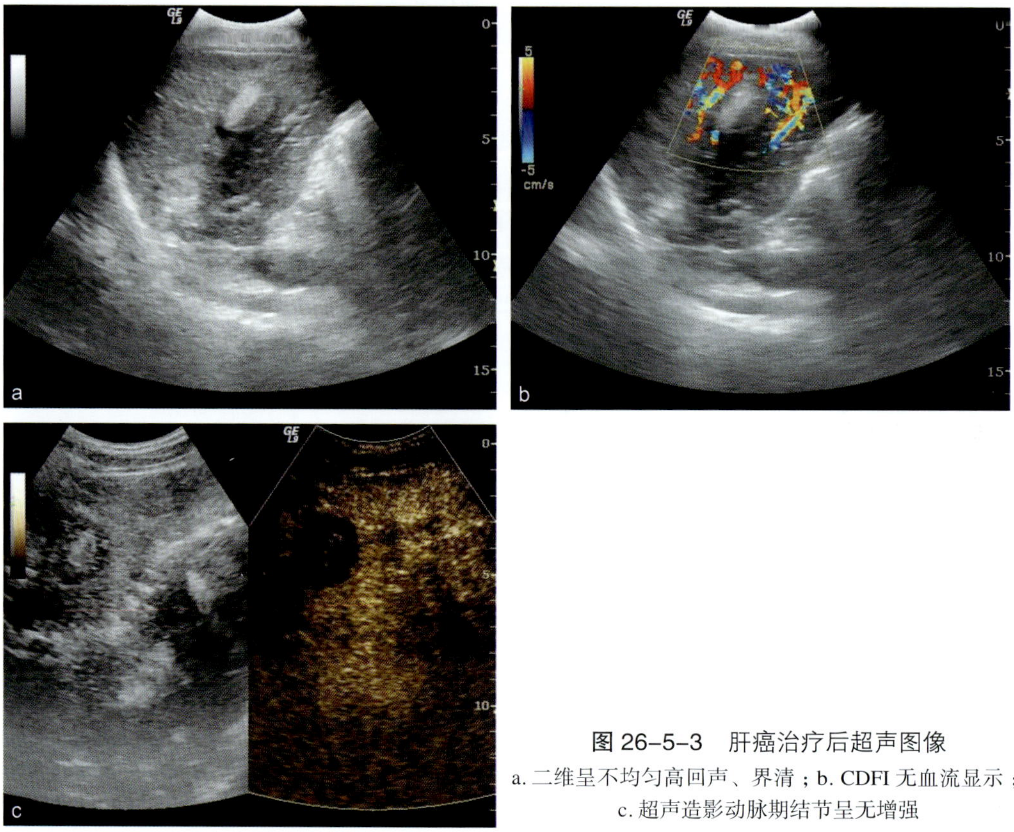

图 26-5-3　肝癌治疗后超声图像

a. 二维呈不均匀高回声、界清；b. CDFI 无血流显示；c. 超声造影动脉期结节呈无增强

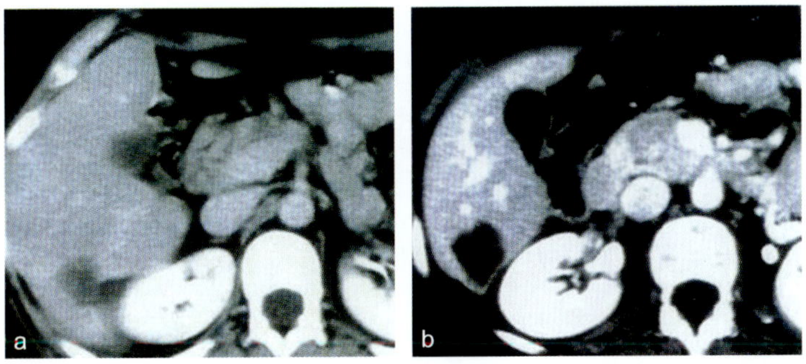

图 26-5-4　肝癌治疗后 CT 图像

a. 微波治疗前增强 CT 病灶内可见强化；b. 微波治疗后增强 CT 病灶内未见强化

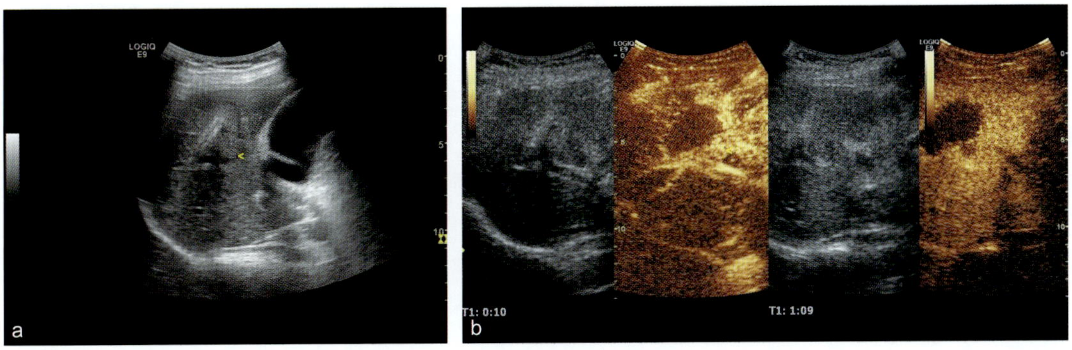

图 26-5-5　肝癌治疗后超声图像

a. 二维示不均匀高回声；b. 造影示周边残留

（2）消融治疗时必须产生足够的无瘤边缘。使用超声造影技术可改善治疗中监测和评估效果，因其能较普通超声更好地确定肿瘤的真正边缘，指导消融治疗更有效。

（3）肝肿瘤多为血供丰富的肿瘤，血管作为巨大的散热池，易将能量带走影响升温，因此，在消融治疗肿瘤组织前先将肿瘤血管凝固阻断，减少散热，有利于提高对肿瘤的消融效率。

（4）微波针多为 14 ~ 16G 的粗针，穿刺中禁止无消融的反复穿刺，这样极易引起出血。如发生微波针偏离靶目标，应先热凝固针道后方可退针。

（5）对位于门脉分叉处的肿瘤消融治疗时，除了可能增加疼痛和治疗效果受门脉血流的影响外，最大的危险是可能损伤左、右肝管，导致继发性的胆道梗阻。

（6）对肝包膜下肿瘤的消融治疗可能导致其他脏器的损伤，最常见的损伤部位是临近的肠管，可引起肠瘘的发生。

（7）治疗完成时，应利用针道凝固技术来防止潜在的肿瘤针道种植和达到止血的目的。

三、射频消融治疗

超声引导射频消融术工作原理为：当发生器产生射频电流（460kHz）时，通过裸露的电极针使周围组织内正负离子在射频电场中产生高速振动和摩擦，继而转化为热能；其热能随时间逐渐储积并向外周传导，从而使局部组织细胞发生热变性和凝固性坏死。通常射频消融所产生的组织坏死和病灶的大小和形态，与射频发生器所采用的发射功率、裸露电极的长度、电极针的空间分布、预设温度、组织阻抗和治疗持续的时间有关。

（一）适应证和禁忌证

同微波消融治疗。注意的是装有体内或体外心脏起搏器的患者，应予以特殊考虑，以避免射频之间的相互干扰。

（二）器具和术前准备

1. 射频治疗仪

（1）RITA 射频系统：该产品有几种规格可收放电极针（图 26-5-6）。在绝缘的 14G 或 15G 套管针内腔中含 7 根或 9 根可回缩、可弯曲的不同长度的电极针束。电极针被伸出张开时呈球形空间分布。电极针束的长度 3cm、5cm、7cm 不等。电极针束中有 4 根或 5 根针顶配有热敏电耦，可以实时测量其邻近组织的温度，通过温度反馈自动调节射频发射是 RITA 射频系统的主要特点。射频电流发生器的功率为 50W 或 150W，发射频率为 460kHz。此外，还需 1 个或 2 个地线板贴附在患者的背部或腿部。新一代产品可以通过射频电极针直接灌注生理氯化钠溶液，从而获得较大的凝固性坏死灶（图 26-5-7）。使用方法见仪器说明书。

（2）Radionics 射频系统：该产品的电极针设计独特（图 26-5-8），它采用中空的 17G 绝缘针，有 2～3cm 长的裸露针尖。封闭的针尖内含一个热敏电偶以监测邻近组织的温度。电极针的针杆内有 2 个内腔，通过水泵使冷却水循环灌注到针尖，因此又称为冷却电极（Cool-Tip Electrode）。与非冷却电极相比，循环的冷却水能够降低针尖的温度，防止了针尖附近组织的干燥和炭化，降低阻抗，射频电流有效地使离子振动和摩擦产热，从而产生更大的凝固坏死灶。为了增加凝固坏死灶的体积，该公司设计一种可以将 3 根冷却电极针以等边三角形排列的集束电极针。该射频电流发生器的峰值输出功率达到 200W、工作频率为 480kHz。Radionics 射频系统的特点是以电阻抗反馈来调节电流的发射和射频程序的运行。使用方法见仪器说明书。

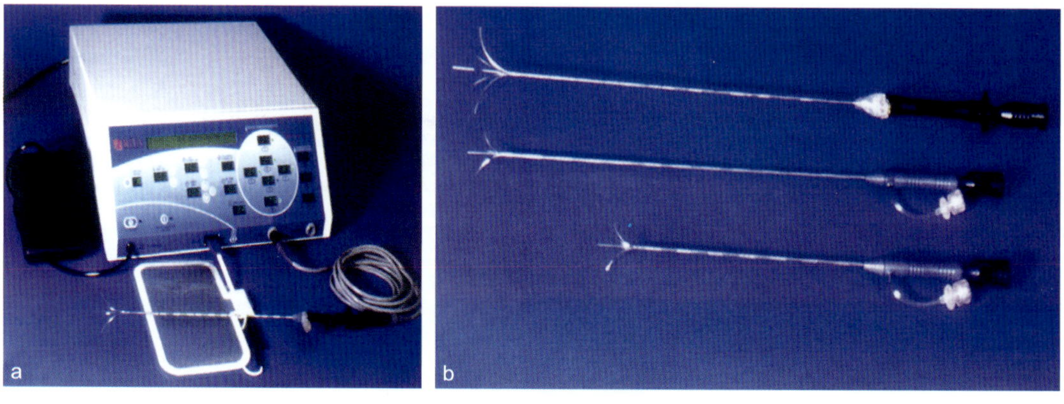

图 26-5-6 RITA 射频仪

a. 主机；b. 不同规格的电极针

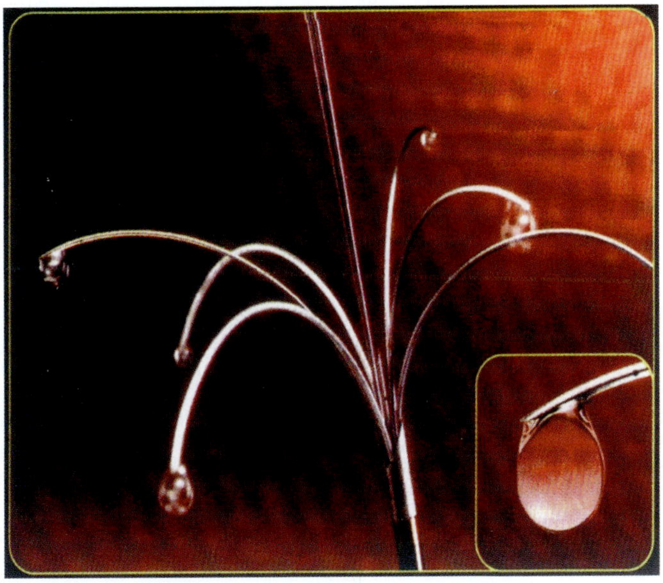

图 26-5-7　新 RITA 射频电极针

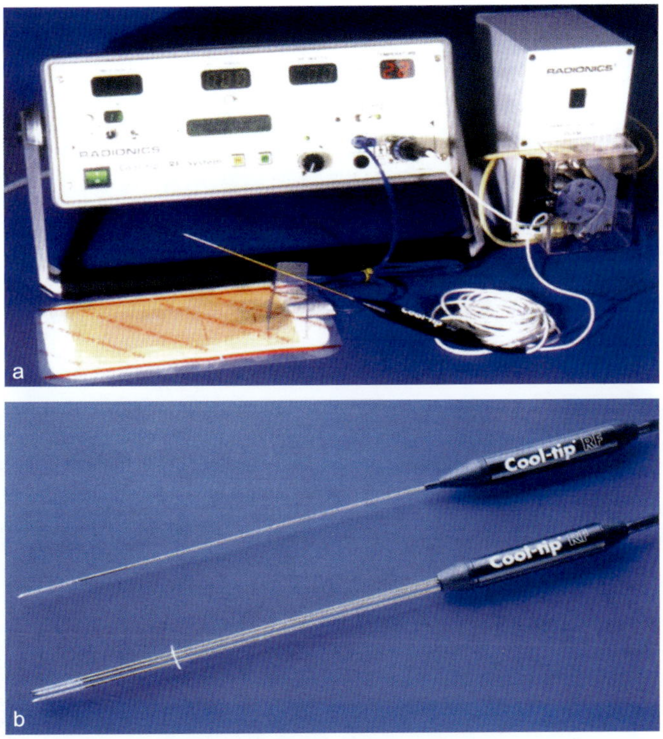

图 26-5-8　Radionics 射频仪

a. 主机；b. 单针和集束针电极

（3）国产射频消融仪：大多与 RITA 射频系统相类似，由可回缩的电极针和 14G 绝缘的鞘管式电极针构成。14G 套管针腔内含 10 根实心，可回缩、向下弯曲的电极针束，被张开时所有 10 根细电极针尖分布在同一层面上，形如“灯笼骨架”。电极针有不同的长度，10 根子针全部伸展开后空间直径 4.0～4.5cm，治疗时间 5～15min。每针尖端装有 1 个温度传感器，测温范围 70～90℃（图 26-5-9）。

2．术前准备　同微波固化治疗。

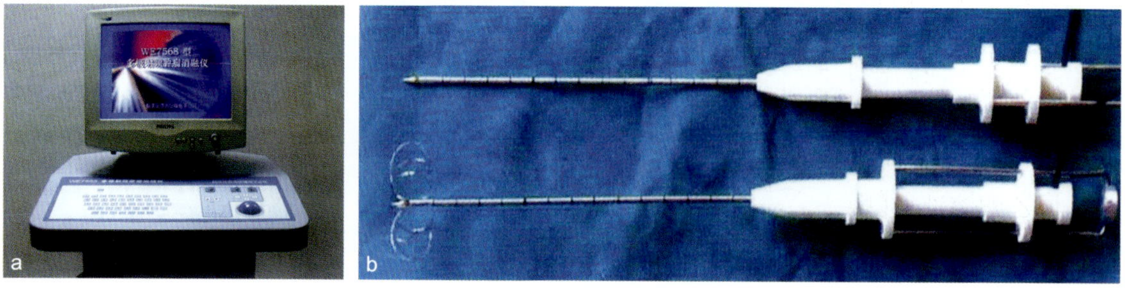

图 26-5-9　国产 WE7568 射频仪

a. 主机；b. 含 10 根可回缩电极束的电极针

（三）治疗方法

1．治疗方案的设计　同微波固化治疗。

2．操作方法　射频皮肤电极应贴于患者背部并靠近手术部位，应避开其他热源。在皮肤消毒过程中保持皮肤电极处干燥。另患者应避免皮肤与皮肤间的接触，如双腿之间、手臂与腹外侧之间等。其他步骤与微波固化治疗相似（图 26-5-10）。

在射频治疗过程中，实时监测射频场的温度变化和观察温度、能量和阻抗三者之间的关系非常重要，因这些参数可以间接反映射频治疗效果。如果射频治疗没有达到理想的预定温度，可以将多导电极抽回套针内一部分，以减少多导电极的裸露部分，这样，射频的

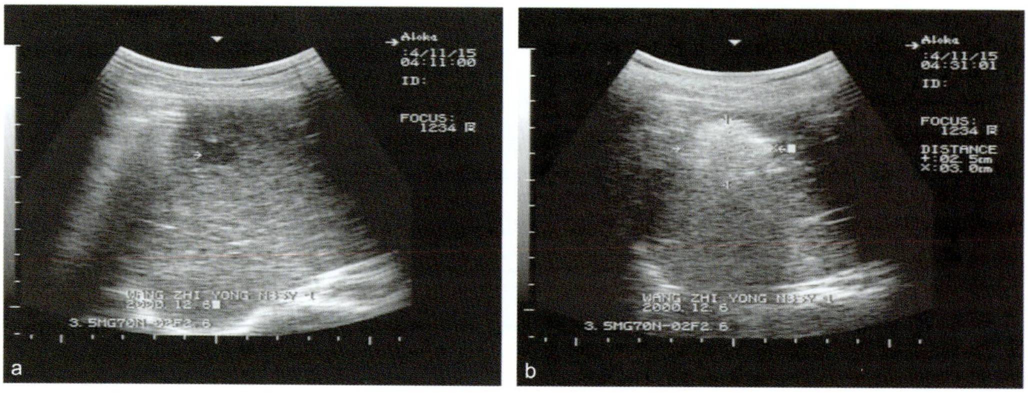

图 26-5-10　肝癌射频治疗

a. 治疗前；b. 治疗结束

热量就会集中在比较小的区域内，从而达到预定温度，然后再将电极针全部打开，最终获得理想的凝固灶。同样，阻抗也可以影响温度的升高。如果阻抗在 40～70Ω 时，达到预定温度的时间可能会比阻抗大于 70Ω 时快得多。如果阻抗很高，应检查皮肤电极的接触情况。如果某一电极温度明显低于其他电极，可能是这一电极位于大血管附近使其局部热量被血流带走，这一现象被称为热量沉默效应。此时，可将多导电极缩回，通过旋转变换角度并重新布针，从而避开血管的影响。如果未能达到预定的理想温度，血管附近的组织可能未被完全灭活。治疗完成时，应该用射频凝固穿刺的针道，利用针道凝固技术来防止潜在的肿瘤针道种植和达到止血的目的。当进行针道凝固时，首先将多导电极缩回到套针中，将射频能量设置在 10～20W，然后在保持电极针针尖在 70～80℃的情况下，将电极针缓慢以每厘米的间距逐渐拔出。

（四）疗效判断

同乙醇溶液注射治疗后疗效判断。

（五）并发症及注意事项

并发症：同微波固化治疗。
注意事项：同微波固化治疗。

四、肝癌微创治疗的临床意义

超声引导肝癌的微创治疗可原位灭活肿瘤、控制凝固灶范围、反复治疗、易耐受，且并发症少、可联合其他治疗方法，已成为一项很有前景的微创治疗技术，有望取代一部分外科手术治疗。

（李开艳）

主要参考文献

[1] 周永昌,郭万学.超声医学.4版.北京:科学技术文献出版社,2002.
[2] 曹海根,王金锐.实用腹部超声诊断学.2版.北京:人民卫生出版社,2009.
[3] 王新房.超声心动图学.4版.北京:人民卫生出版社,2009.
[4] 张青萍,邓又斌.超声诊断临床指南.2版.北京:科学出版社,2005.
[5] 邓又斌,谢明星,张青萍.中华影像医学·超声诊断学卷.2版.北京:人民卫生出版社,2011.
[6] 陈敏华.消化系疾病超声学.北京:北京出版社.2003.
[7] 赵博文.心血管超声诊断学图解.北京:人民军医出版社,2009.
[8] 何文,王硕.颅脑术中超声图谱.北京:科学技术文献出版社,2010.
[9] 杨文利,王宁利.眼超声诊断学.北京:科学技术文献出版社,2006.
[10] 吴亚群,薛新波.乳腺肿瘤.武汉:湖北科学技术出版社,2002.
[11] 张青萍,李泉水.现代超声显像鉴别诊断学.南昌:江西科学技术出版社,1999.
[12] 李治安.临床超声影像学.北京:人民卫生出版社,2003.
[13] 汪龙霞.妇科与产科超声诊断学.北京:科学技术文献出版社,2003.
[14] 张缙熙,简文豪.临床实用超声问答.北京:科学技术文献出版社,2006.
[15] 王世阆.卵巢疾病.北京:人民卫生出版社,2003.
[16] 陈常佩,陆兆龄.妇产科彩色多普勒诊断学.北京:人民卫生出版社,1998.
[17] 林宝良,夏恩兰.宫腔镜诊断·妇科内镜学.北京:人民卫生出版社,2001.
[18] 韩子玉.腹主动脉.见:徐恩多.局部解剖学.4版.北京:人民卫生出版社,1996.
[19] 张武.现代超声诊断学手册.北京:北京医科大学中国协和医科大学联合出版社,1997
[21] 刘吉斌.现代介入性超声诊断与治疗.北京:科学技术文献出版社,2004.
[22] 王金锐.刘吉斌.肌肉骨骼系统超声影像学.北京:科学技术文献出版社,2007
[23] 郭瑞军.肌肉骨骼系统超声学.北京.人民卫生出版社,2008
[24] 岳林先.实用浅表器官和软组织超声诊断学.北京:人民卫生出版社,2011
[25] Feigenbaum H. Feigenbaum's Echocardiography. 6th Edition. Phila- delphia: Williams & Wilkins, 2005,
[26] Siegel MJ. Pediatric Sonography. Third. Philadelphia: Lippincott Williams & Wilkins, 2002.
[27] 刘红云,邓又斌,常青,等.定量组织速度成像对心肌梗死患者心肌速度梯度的研究.中国医学影像技术,2003,19(12):1650-1652。
[28] 熊莉,邓又斌,申屠伟慧,等.超声斑点追踪技术测量正常人二维应变的初步研究.中华超声影像学杂志,2007,16:373-376.
[29] 刘红云,邓又斌,周鸿敏,等.二维应变超声心动图评价移植心脏左心室收缩功能.中华超声影像学杂志,2007,16(7):576-579。
[30] 童春,黎春雷,宋家琳,等.斑点追踪评价正常成人右室长轴心肌形变能力.中国医学影像技术,2007,23:1641-1643.
[31] 吕明德,谢晓燕,徐辉雄,等.肝局灶性病变超声造影:参照欧洲指南1015例临床报告.中华超声影像学杂志,2006,15:431-434.
[32] 杨文利,魏文斌,翁乃清,等.复杂玻璃体视网膜疾病的彩色多普勒超声诊断特征.中华眼科杂志,2005,41:226-231.
[33] 徐智章,俞清.超声弹性成像原理及初步应用.上海医学影像,2005,14:3-5.
[34] 肖晓云,罗葆明.乳腺超声造影研究进展.中国医学影像技术,2008,24(8):1301-1304.
[35] 罗葆明,肖炜炜,郭庆禄,等.乳腺肿块超声造影及时间-强度曲线分析再探讨.中国超声医学杂志,2008,24(3)216-218.
[36] 张芹,胡滨,胡兵.实时超声弹性成像技术在乳腺良恶性疾病鉴别诊断中的应用.医学影像学杂志,2011,21(2)294-297.
[37] 王立平,邓又斌,陆永萍.等,超声在乳腺疾病微创诊疗中的应用.中华超声影像学杂志,2005(9):671-673
[38] 吕珂,姜玉新,戴晴,等.原发性肝细胞肝癌的超声造影表现:与病理对照研究.中华超声影像学杂志,

2007, 16: 314-317.

[39] 邱逦, 卢强, 文晓荣. 二维超声及彩色多普勒超声对肝结核的诊断价值. 中国医学影像技术, 2004, 20: 1513-1514.

[40] 王先银, 张丽, 刘唐寅. 实变型肝包虫病的声像图特征及转归的研究. 中国超声医学杂志, 2002, 18: 691-693.

[41] 梁峭嵘, 梁彤, 石星. 造影增强超声对肝脾外伤的诊断价. 中华超声影像学杂志, 2005, 14（12）: 908-910.

[42] 李叶阔, 王莎莎, 朱贤. 超声造影在经皮射频凝固治疗闭合性肝外伤评价价值的实验研. 临床超声医学杂志, 2007, 9（1）: 7.

[43] 黄道中, 乐桂蓉, 张青萍, 等. 彩色多普勒超声在检测正常移植肝脏及其并发症中的应用价值. 中华器官移植杂志, 2002, 10（6）: 78

[44] 黎萍, 黄道中, 张青萍, 等. 彩色多普勒超声对原位肝移植术后肝动脉血栓形成的诊断. 中国医学影像技术, 2004, 20（1）: 63-65

[45] 周洋, 杜联. 超声造影在肝移植术后血管并发症诊断中的应. 中国超声医学杂志, 2008, 24（9）: 82.

[56] 任秀昀, 李威, 陈新. 彩色多普勒超声对肝移植后肝动脉并发症的诊断价. 中华超声影像学杂志, 2006, 15（7）: 54.

[47] 舒慧君, 朱峰. 原发性硬化性胆管炎的诊断和治疗. 临床肝胆病杂志, 2011, 06: 28-29

[48] 何婉媛, 徐智章, 王文平. 彩色多普勒超声对肝门部胆管癌的诊断价值. 中华超声影像学杂志, 2000, 04: 59

[49] 王晓曼, 贾立群. 胆道闭锁的超声诊断. 放射学实践, 2011, 02:46-47

[50] 诸琦, 曹海霞. 超声内镜对胰腺疾病的诊断现状——从影响学、细胞到分子水平. 胃肠病学和肝病学杂志, 2009, 18（1）:10-11.

[51] 李文秀, 姚克纯, 安力春, 等. 常规超声与超声造影在胰岛素瘤术前定位诊断中的对比研究. 临床超声医学杂志, 2009, 11（6）:365-367.

[52] 高国卿, 李文秀, 安力春, 等. 良性胰岛素瘤超声造影特征研究. 山西医药杂志, 2011, 40（7）:668-669.

[53] 徐王磊, 李宁, 金法. 超声内镜对胰腺癌可切除性评估的价值分析. 实用肿瘤杂志, 2007, 22（4）:311-312.

[54] 余晓云. 超声内镜技术在胰腺疾病诊断中的研究进展. 临床消化病杂志, 2010, 22（6）: 358.

[55] 成金玲, 丰义宽, 张玉英. 超声内镜在小胰腺癌诊断中的价值探讨. 潍坊医学院学报, 2009, 31（3）: 219-221.

[56] 吴春华, 李凤华, 方华, 等. 超声造影在胰腺癌可切除性评价中的价值. 上海交通大学学报（医学版）, 2010, 30（10）: 1217-1220

[57] 陈林, 陈悦, 詹维伟. 多种超声技术在胰腺内分泌肿瘤中的应用进展. 诊断学理论与实践, 2011, 10（4）.

[58] 诸琦, 熊慧芳, 徐凯, 等. 造影增强超声内镜检查对胰腺占位病变的鉴别诊断初步探讨. 中华消化内镜杂志. 2008, 25（3）.

[59] 徐慧, 冯蕾. 即时超声微泡造影诊断胰腺占位性病变的价值. 中国医学影像学杂志, 2011, 19（9）。

[60] 罗国新, 龚渭冰, 马艳. 移植肾肾动脉狭窄的彩色多普勒超声诊断. 临床超声医学杂志, 2006, 8（3）: 144-146.

[61] 姜露莹, 杜联芳, 李凡. 肾盂癌超声造影的初步研究. 中国超声医学杂志, 2007, 23（2）: 140-141.

[62] 吴蓉, 胡兵. 肾盂癌的影像学诊断进展. 声学技术, 2004, 3（11）: 109-112.

[63] 张红菊, 王萍, 丁飞. 超声引导经直肠12点前列腺穿刺活检术诊断前列腺癌的临床分析. 中国超声医学杂志, 2009, 25（2）: 154-156.

[64] 黄道中, 张青萍, 乐桂蓉, 等. 高频及彩色多普勒血流显像对睾丸及附睾疾病鉴别诊断的价值. 华中科技大学学报医学版, 2002, 31（1）: 86.

[65] 郑丽娟, 许东阳, 王. 肾上腺肿瘤声象图特征在判断良恶性质中的价. 中国超声医学杂志, 2007, 23（5）: 372-37.

[66] 王正滨, 张春华, 王新生, 等. 原发性醛固酮增多症的超声显像诊断及病理基础. 中国超声医学杂志, 2003, 19（11）:849-851.

[67] 王正滨, 张春华, 王建红, 等. 肾上腺恶性肿瘤的超声显像定位与定性诊断价值. 中华超声影像学杂志, 2004, 13（9）: 693-695.

[68] 张丹, 李燕东, 马彦, 等. 超声对子宫内膜切除术前后子宫血流动力学变化的研究. 中华医学超声杂志. 2005, 2: 29-31

[69] 徐敏, 李小琴, 周萍. 宫腔声学造影诊断子宫内病变的临床价值. 临床超声医学杂志, 2006, 8:758-759
[70] 郑笑娟, 任淑先, 黄雪兰, 等. 宫腔声学造影在宫腔镜诊断及治疗子宫粘膜性疾病中的应用. 中国局解手术学杂志, 2002, 11（1）: 15-16.
[71] 张丹, 李燕东, 马彦. 子宫内膜增生过长彩色多普勒超声检查及病理分析. 中华医学超声杂志(电子版), 2007, 4（6）: 368-370.
[72] 张丹, 马彦, 刘玉环, 等. 超声对宫腔镜子宫内膜切除后并发症的研究. 中国内镜杂志. 2005, 11（3）: 232-233
[73] 张丹, 李燕东, 马彦. 子宫纵隔的超声监测与病理检查结果比较. 中华妇产科杂志, 2004, 39（8）549-55.
[74] 张丹, 夏恩兰, 刘玉环, 等. 超声、宫腔镜和腹腔镜诊断纵隔子宫的对比研究. 中国医学影像学杂志, 2003, 11（3）: 183-184.
[75] 肖梅. 10年间57例单脐动脉的临床分析. 中国妇幼保健, 2007, 12: 5156-5157.
[76] 陈欣林. 胎儿心脏畸形与其他结构及染色体异常的关系探讨. 中华医学超声杂志（电子版）, 2005, 08: 208-210.
[77] 何光智. 胎儿唇腭部的产前超声研究. 中华超声影像学杂志, 2005, 10: 769-773.
[78] 赵胜. 超声和MRI在诊断胎儿呼吸系统畸形中的应用. 中国医学影像技术, 2008, 24（1）: 54-56
[79] 卢丹. 产前超声诊断胎儿食管闭锁的探讨. 中国医学影像技术, 2008. 5（4）: 718-720.
[80] 杨小红. 孕早期双胎反向动脉灌注序列征的超声诊断. 中华妇产科杂志, 2009, 44（8）: 619-620.
[81] 许玲, 徐延峰, 鞠志叶, 等. 产前超声在诊断胎儿隐性脊柱裂中的价值. 上海医学影像, 2009, 18（2）: 158-159.
[82] 黄轩, 方群, 刘钧澄, 等, 复杂性胎粪性腹膜炎胎儿产前超声征象与新生儿结局的探讨. 中国新生儿杂志, 2009, 24（2）: 85-86.
[83] 马小卿, 吴青青. 三维能量多普勒超声在妇产科领域的应用优势. 中国妇产科临床杂志, 2009, 10（1）: 74-75.
[84] 周启昌, 曹丹鸣, 章鸣. 三血管观在胎儿复杂心脏病超声诊断中的应用. 中国超声医学杂志, 2005, 21;（12）: 942-943.
[85] 陈欣林. 超声造影诊断胎盘植入的应用价值. 中华超声影像学杂志, 2009, 18（6）: 521-524
[86] 朱英, 邓又斌, 刘娅妮, 超声造影评价颈动脉粥样硬化斑块的新生血管与冠心病的关系. 中华超声影像学杂志, 2010, 19（8）;670-673
[87] 朱英, 邓又斌, 刘娅妮, 等. 超声造影成像技术评价颈动脉斑块内新生血管与斑块声学特性的关系. 中华医学超声杂志(电子版), 2009, 6（5）: 882-886.
[88] 熊莉, 邓又斌, 毕小军, 等. 超声造影评价颈动脉粥样斑块稳定性. 中华超声影像学杂志, 2008, 17（3）: 214-216.
[89] 赵昶, 李治安, 裴东明, 等。彩超对急性动脉栓塞和急性动脉血栓的鉴别诊断. 中国超声医学杂志, 2006, 22（1）: 32-34.
[90] 刘滨月 陈金华 宋长滨, 彩色多普勒超声诊断下肢深静脉血栓的价值. 中华医学超声杂志(电子版), 2011, 8（9）:2012-2016.
[91] 徐建红 唐杰 李俊来, 超声影像诊断多发性大动脉炎的价值. 中国医学影像学杂志, 2004, 12（2）: 98-100.
[92] 梁萍, 曹兵生, 董宝玮. 超声引导性下活检和囊肿脓肿引流治疗的临床应用. 中国超声医学杂志, 2002, 18: 75-76.
[93] 张华斌, 张武, 贾建文, 等. 3560例超声引导自动活检的回顾性分析. 中国医学影像技术, 2001, 17: 291-292.
[94] 李开艳, 张青萍, 陈孝平. 超声引导经皮射频组织消融治疗肝癌. 中华超声影像学杂志, 2002, 11: 10-12.
[95] Meluzin J, Spinarova L, Bakala J, et al. Pulsed Doppler tissue imaging of the velocity of tricuspid annular systolic motion; a new, rapid, and non-invasive method of evaluating right ventricular systolic function. Eur Heart J, 2001, 22: 340-348.
[96] Claudon M, Cosgrove D, Albrecht T, et al. Guidelines and good clinical practice recommendations for contrast enhanced ultrasound(CEUS)-update 2008. Ultraschall Med, 2008, 29: 28-44.
[97] Balta Z, Sauerbruch T, Hirner A, et al. Primary neuroendocrine carcinoma of the liver. From carcinoid tumor to small-cell hepatic carcinoma: case reports and review of the literature. Pathologe. 2008, 29(1): 53-60.
[98] Kim TK, Jang HJ, Burns PN, et al. Focal nodular hyperplasia and hepatic adenoma: differentiation with low-mechanical-index contrast-enhanced sonography. Am J Roentgenol, 2008, 190: 58-66.

[99] Catalano O, Lobianco R, Raso MM, et al. Blunt hepatic trauma: evaluation with contrast-enhanced sonography: sonographic findings and clinical application. J Ultrasound Med, 2005, 24, 299-310.
[100] Garra BS. Imaging and estimation of tissue elasticity by ultrasound. Ultrasound Q. 2007 Dec;23(4):255-68
[101] Garra BS. Elastography: current status, future prospects, and making it work for you Ultrasound Q. 2011 Sep;27(3):177-86
[102] Miller Hance WC, Silverman NH. Transesophageal echocardiography in congenital heart disease with focus on the adult. Cardiol Clin, 2000, 18(4):861-892
[103] Ahmed S, Nanda NC, Nekkanti R, et al. Transesophageal three dimensional echocardiographic demonstration of Ebstein' s anomaly. Echocardiography, 2003, 20(3):305-307
[104] Cooper DS, Doherty GM, Haugen BR, et al. Revised American Thyroid Association management guidelines for patients with thyroid nodules and differentiated thyroid cancer. Thyroid, 2009, 19(11): 1167-1214.
[105] Carl CJ, William C, et al. Sonography of Thyroid nodules A "Classic Pattern" Diagnostic Approach. Ultrasound Quarterly, 2005, 21(3):157-165.
[106] Claudon M, Cosgrove D, Albrecht T, et al. Guidelines and good clinical practice recommendations for contrast enhanced ultrasound(CEUS)-update 2008 [J] . Ultraschall Med, 2008, 29: 28-44.
[107] Xu HX, Lu MD, Liu GJ, et al. Imaging of peripheral cholangiocarcinoma with low-mechanical index contrast-enhanced sonography and SonoVue: initial experience. J Ultrasound Med, 2006, 25: 23-33.
[108] Jang HJ, Kim TK, Wilson SR. Imaging of malignant liver masses: characterization and detection. Ultrasound Q, 2006, 22(1): 19-29.
[109] Balta Z, Sauerbruch T, Hirner A, et al. Primary neuroendocrine carcinoma of the liver. From carcinoid tumor to small-cell hepatic carcinoma: case reports and review of the literature. Pathologe. 2008, 29(1): 53-60.
[110] Kim TK, Jang HJ, Burns PN, et al. Focal nodular hyperplasia and hepatic adenoma: differentiation with low-mechanical-index contrast-enhanced sonography. Am J Roentgenol, 2008, 190: 58-66.
[111] Catalano O, Lobianco R, Raso MM, et al. Blunt hepatic trauma: evaluation with contrast-enhanced sonography: sonographic findings and clinical application. J Ultrasound Med, 2005, 24, 299-310.
[112] Poletti PA, Kinkel K, Vermeulen B, et al. Blunt abdominal trauma:should us be used to detect both free fluid and organ injuries? Radiology 2003, 227(1):95-10.
[113] Noboru N, Seigo N, Guy R et al. Intrahepatic biliary strictures without hepatic artery thrombosis after liver transplantation: an analysis of 1113 liver transplantation at a single center. Transplantation 2005;79:427-432
[114] Young AL, Peters CJ, Toogood GJ, et al. A combined liver-pancreas en-bloc transplant in a patient with cystic fibrosis. Transplantation. 2005. 80(5): 605-607.
[115] Dormagen J, Meyerdierks O, Gaarder C, Naess P, Sandvik L, Klow NE. Contrast-enhanced ultrasound of the injured spleen after embolization--comparison with computed tomography. Ultraschall Med. 2011. 32(5): 485-91.
[116] Danila M. The ultrasound examination of the spleen. Med Ultrason. 2010. 12(3): 253-4.
[117] Xu WL, Li SL, Wang Y, Li M, Niu AG. Role of color Doppler flow imaging in applicable anatomy of spleen vessels. World J Gastroenterol. 2009. 15(5): 607-11.
[118] Nuernberg D, Ignee A, Dietrich CF. [Ultrasound in gastroenterology--liver and spleen. Z Gastroenterol. 2006. 44(9): 991-1000.
[119] Catalano O, Sandomenico F, Vallone P, D' Errico AG, Siani A. Contrast-enhanced sonography of the spleen. Semin Ultrasound CT MR. 2006. 27(5): 426-33.
[120] Odila UN Teixeira, Luiz A Bortolotto, Helio Bernardes Silvia. The contrast-enhanced Doppler Ultrasound with perfluorcarbon expposed sonicated allumin dose note improve the diagnosis of renal atery stenosis compared with angiography. Jpuernal of Negative Resulta in Bio medcian, 2004, 3(3).
[121] Pallwein L, MitterbergerM, Aihneer F, et al. Small renal masses:the value of contrast-enhanced color Doppler imaging. BJU Int, 2007, 99(3):579-585.
[122] Bertolotto M, Martegani A, Aiani L, et al. Value of contrast-enhanced ultrasonography for detecting renal infarcts proven by contrast enhanced CT, A feasibility study. Eur Radiol. 2008. 18(2):376-383
[123] Fridrich RM, Schneider G, Bohle RM, et al. Contrast-hanced sonography of adrenal masses:differentiation of adenomas and nonadenomatous Leision. AJR Am J rentgenol, 2008, 191(6)1852-1860.
[124] Goh SM, Yam J, Loh SF, Wong A. Minimal access app roach to the management of large ovarian cysts. Surg Endosc, 2007, 21 (1) : 80

[125] Fedele L, Bianchi S, Zanconato G, et al. Laparoscop ic excision of recurrent endometriomas: long2term outcome and comparison with p rimary surgery. Fertil Steril, 2006 , 85 (3) : 694

[126] Shahid N, Ahluwalia A, Briggs S, et al. An audit of paticnts investigated by Hysterosalpingo -Contrast-Sonography (HyCoSy) for infertility. J Obstet Gynaecol, 2005, 25(3):275-8.

[127] Eran H, Raoul O, David R, et al. Hysteroscopy combined with hysterosalpingo contrast sonography (HyCoSy): A new modality for comprehensive evaluation of the female pelvic organs. Gynecological Endocrinology, 2006, 22(4):225-9.

[128] Tamási F, Weidner A, Domokos N, et al. ECHOVIST-200 enhanced hystero-sonography: a new technique in the assessment of infertility. Eur J Obstet Gynecol Reprod Biol, 2005, 121(2): 186-90.

[129] Salomon LJ, Bernard JP, Ville Y. Estimation of fetal weight: reference range at 20-36 weeks' gestation and comparison with actual birth-weight reference range. Ultrasound Obstet Gynecol, 2007, 29: 550-5.

[130] Fonseca EB, Celik E, Parra M, et, al. Progesterone and the risk of preterm birth among women with a short cervix. N Engl J Med, 2007, 357: 462-9.

[131] Berghella V, Baxter JK, Hendrix NW. Cervical assessment by ultrasound for preventing preterm delivery. Cochrane Database Syst Rev, 2009, CD007235.

[132] Qidwai GI, Caughey AB, Jacoby AF. Obstetric outcomes in women with sonographically identified uterine leiomyomata. Obstet Gynecol, 2006, 107: 376-82.

[133] International Society of Ultrasound in Obstetrics and Gynecology. Cardiac screening examination of the fetus: guidelines for performing the 'basic' and 'extended basic' cardiac scan. Ultrasound Obstet Gynecol, 2006, 27: 107-13.

[134] Blaas HG, Eik-Nes SH. Sonographic development of the normal foetal thorax and abdomen across gestation. Prenat Diagn, 2008, 28: 568-80.

[135] De Vries JI, Fong BF. Normal fetal motility: an overview. Ultrasound Obstet Gynecol, 2006, 22 27: 701-11.

[136] Connelly JB, Hill GB, Millar WJ:The detection and management of abdominal aortic aneurysm:A cost-effectiveness analysis. Clin Invest Med, 2002, 25:127-133.

[137] Staub D, Patel MB, Tibrewala A, et al. Vasa vasorum and plaque neovascularization on contrast-enhanced carotid ultrasound imaging correlates with cardiovascular disease and past cardiovascular events. Stroke. 2010, 41(1):41-47.

[138] Wang WB, Zhao YP, Liao Q, et al. Risk factors for postoperative gastroparesis syndrome after pancreaticoduodenectomy with binary logistic regression [J]. Zhonghua Wai Ke Za Zhi, 2006, 44: 1333-1335.

[139] Buscarini L, Buscarini E, Di Stasi M, et al. Percutaneous radiofrequency ablation of small hepatocellular carcinoma: long-term results. Eur Radiol, 2001, 11: 914-921.

[140] Jarnagin WR. Management of Small Hepatocellular Carcinoma: A Review of Transplantation, Resection, and Ablation. Ann Surg Oncol, 2010, 17: 1226–1233.

[141] Lorenzo A, Masatoshi K, Kinuyo H, et al. Ultrasound Techniques for Guiding and Assessing Response to Locoregional Treatments for Hepatocellular Carcinoma. Oncology, 2010, 78: 68–77.